岭南中草药活性成分和质量标准

第一卷

叶文才　主编

科学出版社

北京

内 容 简 介

本书为"岭南中草药活性成分和质量标准"系列丛书之第一卷，主要综述了了哥王、三叉苦等50种岭南中草药的化学成分、药理作用和质量标准的国内外最新研究进展。其中，在化学成分部分，根据每种药材中化学成分的结构类型进行了分类介绍，详细列出了已分离鉴定的化合物的中英文名称，并绘出了部分代表性化合物的结构式，旨在让读者了解每种药材的化学成分组成及其特征性成分；在药理作用部分，除对每味药材或其主要成分的药理作用进行归纳总结之外，还详细列出了各项活性研究所采用的实验模型、活性数据及作用机制等信息；在质量标准部分，详细综述了研究文献中所报道的各药材的定性、定量检测方法，并列出了具体的色谱条件。此外，每个药材品种均详细列出了文中所涉及的参考文献目录，以方便读者进一步查阅原始文献。

本书可供中药学、医学、药学、化学、生物科学、植物生产、食品科学与工程等相关专业类科研工作者、药企及药检部门等专业技术人员和研究生参考阅读。

图书在版编目（CIP）数据

岭南中草药活性成分和质量标准·第一卷 / 叶文才主编 . —北京：科学出版社，2020.5
ISBN 978-7-03-063708-6

Ⅰ . ①岭… Ⅱ . ①叶… Ⅲ . ①中草药 – 生物活性 – 中药化学成分 – 广东 ②中草药 – 质量标准 – 广东 Ⅳ . ① R28

中国版本图书馆 CIP 数据核字（2019）第 282012 号

责任编辑：郭海燕 / 责任校对：韩 杨
责任印制：肖 兴 / 封面设计：北京图阅盛世文化传播有限公司

科 学 出 版 社 出版
北京东黄城根北街16号
邮政编码：100717
http://www.sciencep.com

北京汇瑞嘉合文化发展有限公司 印刷
科学出版社发行 各地新华书店经销

*

2020 年 5 月第 一 版 开本：787×1092 1/16
2020 年 5 月第一次印刷 印张：26 1/2
字数：628 000

定价：268.00元
（如有印装质量问题，我社负责调换）

《岭南中草药活性成分和质量标准·第一卷》

编 委 会

主　编　叶文才

副主编　王　英　王文婧　张晓琦　范春林　王　磊

编　委　（以下按姓氏笔画排序）

王国才　田海妍　江仁望　江英桥　李　华

李药兰　吴振龙　汪　豪　张冬梅　张庆文

陈敏锋　林　彤　周光雄　赵冰心　姚　楠

殷志琦　高　昊　黄晓君　曹　晖

摄　影　叶华谷

主编简介

叶文才，1979 年 9 月至 1983 年 7 月在中国药科大学(原南京药学院)中药学专业本科学习，1983 年 8 月至 1988 年 10 月在安徽芜湖中医学校任教，1988 年 11 月至 1997 年 7 月在中国药科大学天然药物化学教研室任讲师、副教授，1997 年 8 月至 2001 年 10 月在香港科技大学化学系攻读博士学位，2001 年 11 月至 2002 年 8 月任中国药科大学教授、博士生导师，2002 年 9 月起先后任暨南大学药学院教授、博士生导师、中药及天然药物研究所常务副所长、中药系系主任、副院长、院长，2014 年 10 月起任暨南大学副校长、校学术委员会主任委员。

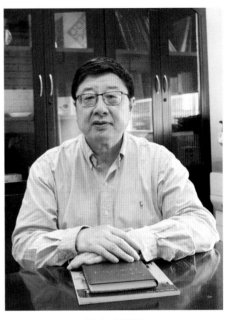

叶文才教授

曾获长江学者特聘教授、国家杰出青年科学基金、新世纪百千万人才工程国家级人选、广东南粤百杰，现任九三学社中央委员和广东省副主委、广东省政协常委等，兼任国家药典委员会委员、中国药学会理事及广东省药学会副理事长、中国药学会中药和天然药物专业委员会副主任委员、广东省学位委员会委员，以及《现代中药研究与实践》杂志主编、*Chemistry & Biodiversity* 和 *Journal of Asian Natural Products Research* 等 10 余种国内外专业学术期刊编委。

一直从事中药和天然药物活性成分及创新药物研究。先后主持了国家杰出青年科学基金、国家重点研发计划、国家自然科学基金重点项目、教育部长江学者创新团队等科研项目 40 余项；共发表研究论文 850 余篇，其中在 *JACS*，*Angew Chem Int Ed*，*J Clin Invest*，*Mol Psych*，*Chem Sci*，*OL*，*JNP* 等 SCI 收录杂志发表论文 500 余篇，2014 ～ 2018 年连续被列入 Elsevier 中国高被引学者榜单；获授权国内外发明专利 40 余项；主编著作 1 部，参编著作 11 部；获一类和五类中药新药临床研究批件各 1 项，建立或修订《中国药典》等国家或省部级标准 20 余项。以第一完成人获国家科技进步二等奖 1 项、广东省科学技术奖一等奖 2 项，获中国专利优秀奖 1 项及中国产学研合作创新成果一等奖 2 项，主要成果入选"2017 中国十大医学进展"。获中国药学发展奖、国务院政府特殊津贴、广东省丁颖科技奖，并获全国模范教师、全国优秀科技工作者称号。

序　一

中医药对中华民族的繁衍昌盛发挥了不可磨灭的功绩，而中草药是中医药防病治病的物质基础。众所周知，中草药的质量好坏直接影响其临床疗效，而其品质受地理、气候因素影响较大。岭南地区位于我国南端沿海，地处热带、亚热带，气候温和、雨量充沛，中草药资源丰富而独特，并特产许多品质上乘的道地药材，如槟榔、广藿香、广佛手、广陈皮、化橘红等，为我国十大药材主产区之一。

自古以来，岭南医家在预防及治疗疾病方面，尤其在中草药的应用上善于运用生长于岭南本地的草药或药材；岭南民间一直有饮用凉茶和烹制老火靓汤的习惯，也经常使用岭南中草药作为原料，在此过程中积累了丰富的传统用药经验。此外，广东是我国的中医药大省，拥有王老吉、潘高寿、陈李济、冯了性等十余家中华老字号企业，出产众多的名优中成药品种，且习用一些岭南的特色中草药作为组方味药。

然而，尽管部分岭南中草药现已作为常用中药品种被当今药典所收载（如高良姜、槟榔等），但绝大多数岭南中草药为岭南地区自产自用草药（如岗梅、五指毛桃等），或为岭南地区的习惯用药（如广东王不留行、广升麻等）。因历史原因，这些岭南中草药的相关研究较少，多数岭南中草药及其相关产品还存在着物质基础不清、作用机制不明等问题，质量监控也无从做起（或水准较低），严重制约了岭南中草药的发展。

近十几年来，暨南大学中药及天然药物研究团队结合自身在中药和天然药物活性成分方面的研究特长，采用现代科学技术手段，对110余种岭南中草药活性成分和质量标准开展了比较系统的研究工作，并取得了一系列研究进展。通过研究，不仅揭示了这些岭南中草药的物质基础，还建立或完善了多项岭南中草药的质量标准，其中龙脷叶和鹅不食草等药材标准已被《中国药典》收录，地胆草、广东王不留行、广升麻等药材标准已被《广东省中药材标准》收录。

《岭南中草药活性成分和质量标准·第一卷》一书即是结合了该团队多年来在该领域的研究成果，通过收集、梳理大量的国内外最新研究文献编撰而成。该书系统地总结和综述了岭南地区常用中草药的研究现状，主要包括植物来源、功能与主治、化学成分、药理作用、质量标准等内容，书中对各中草药的化学成分、药理作用和质量标准研究情况的介绍尤为详尽，其中还融入了较多编者团队的研究成果，为该书的特色之所在。该书内容丰富，反映了岭南常用中草药的研究进展和现状，是一部具有参考价值的专著。

中国工程院院士

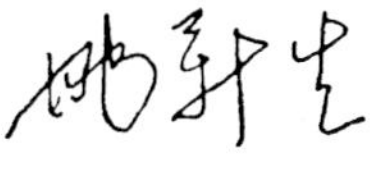

2019 年 12 月

序 二

据不完全统计，我国拥有一万余种丰富的药用植物资源，为我国天然药物化学研究提供了得天独厚的物质条件。经过几代人的努力，伴随着我国经济的发展，我国天然药物化学的研究水平已有了很大提高，目前研究实力及其成果产出均跻身世界前列，与欧美、日本等发达国家和地区大致处于同一发展水平，特别是在新颖结构天然产物的发现等领域处于国际领先地位。

岭南地区位于我国的南端，主要包括广东和海南全境、香港和澳门特别行政区以及广西大部分地区，其地理位置特殊，气候条件独特，生态条件与我国内陆地区有较大差异。不同的生态条件往往孕育了多样的生物资源，据估计岭南地区高等植物超过7500种，分布有中国亚热带植物区系的典型种群，并保有大量的珍稀濒危植物。其中，仅广东省就有药用植物种类3000余种，是我国药用植物资源宝库的重要组成部分。然而，与岭南地区巨大的中草药资源蕴藏量相比，其化学成分和药理作用的研究明显滞后，长期以来，大量使用的岭南中草药品种的活性成分或特征性成分尚不明确，既无法阐明这些中草药治病救人的科学内涵，也不能对其进行深入的开发利用。

近十几年来，暨南大学药学院中药及天然药物研究团队系统研究了110余种岭南常用中草药的化学成分，共分离鉴定天然产物4000余个，包括新骨架结构120余类的新化合物1200余个。另外，该团队还对这些岭南中草药化学成分进行了活性筛选和作用机制研究，发现了一些具有发展潜力的新药先导物。以上研究不仅阐明了这些岭南常用中草药的物质基础，而且为天然产物王国增添了一系列的新成员，阐释了岭南中草药所蕴含的丰富的化学多样性。

近年来，虽然各种学术期刊上发表了不少岭南中草药的研究成果，但主要针对某一种中草药的某类成分或某种活性，难以让读者较完整地了解这一地区中草药的研究现状。《岭南中草药活性成分和质量标准·第一卷》一书在总结该研究团队近年来的研究成果基础上，系统综述了岭南地区常用中草药的化学成分、药理作用和质量标准的国内外最新研究进展，是一本全面反映岭南中草药活性成分和质量标准研究概况的专著。书中引用了大量的国内外最新参考文献，其中部分文献是该团队本身的研究成果，特别是还包含了一些未发表的研究生毕业论文资料，内容新颖。

综上所述，该书系统全面，内容详实，反映了岭南中草药的最新研究进展，是一本极具参考价值的岭南中草药专著，乐为该书作序，并特向各位读者推荐。

中国科学院院士 孙汉董

2019 年 12 月

前　言

岭南地区位于我国南端，包括广东和海南全境、香港和澳门特别行政区以及广西大部分地区。岭南地区地形复杂多样，北枕五岭，南濒大海，有山地、丘陵及大小岛屿等，地势北高南低，河流众多，雨量充沛，其自然气候、地理环境与我国其他地区有明显的差异。岭南地区独特的地理环境和生态条件，孕育了丰富而独特的药用植物资源，仅广东省境内药用植物种类就达 3000 种以上，是我国药材的主产区之一，并特产许多质量上乘的道地药材，其中"四大南药"和"十大广药"闻名于海内外。

岭南中草药作为我国传统医药宝库的重要组成部分，在岭南地区人民防病治病、养生保健的过程中发挥了重要作用。由于岭南中草药大多为非常用中药品种，长期以来对其化学成分和药理作用的研究报道不多，多数岭南中草药缺乏有效的质量控制标准。近年来，随着以凉茶、煲汤为代表的岭南饮食文化逐渐被广泛接受，岭南中草药的相关研究已成为研究热点。然而，虽然目前已有一些有关岭南中草药的研究专著问世，但多以介绍药用植物形态、鉴别方法、资源保护、种植方法等内容为主，鲜见有对岭南中草药化学成分、药理作用和质量标准研究进行系统总结和综述的专著。

2003 年以来，笔者所在的暨南大学药学院研究团队采用现代科学技术方法，对110 余种岭南常用中草药的化学成分、药理作用和质量标准等开展了比较系统的研究工作，在岭南中草药化学成分、质量标准及名优中成药二次开发等方面均取得了一系列创新性研究成果。基于以上研究工作基础，我们组织了多家单位的研究人员，通过查阅大量最新的中英文文献，并结合本团队的研究成果编写了本书。

本书为"岭南中草药活性成分和质量标准"系列丛书之第一卷，本卷收载了了哥王、三叉苦等 50 种岭南地区中草药，每个品种独立成章，每章由植物来源、功能与主治、化学成分、药理作用、质量标准和参考文献 6 个部分组成。其中，重点介绍了各药材的化学成分、药理作用和质量标准的国内外最新研究进展，所参考的文献截止至 2019 年 6 月。在植物来源部分，主要介绍了各药材的基源植物、药用部位、别名及其分布、采收等情况，在该部分还给出了每种中草药的基源植物和饮片照片；功能与主治部分，主要介绍了各药材的性味归经及其传统用途，部分药材还简单介绍了其最早的药用出处；化学成分部分，根据每种药材化学成分的结构类型进行了分类介绍，详细列出了已分离鉴定化合物的中英文名称，并绘出了部分代表性化合物的结构式，旨在让读者了解每种药材的化学成分组成及其结构特征；在药理作用部分，除对每味药材或其主要成分的药理作用进行归纳总结之外，还详细介绍了各类活性研究所采用的实验模型、活性数据及作用机制等内容；在质量标准部分，详细综述了研究文献中所报道的各药材的定性、定量检测方法，并列出了具体的色谱条件。此外，每个药材品种均详细列出了文中所涉及的参考文献目录，以方便读者进一步查阅原始文献。

本书60余万字、药用植物及药材图片约100张、化学结构式2000多个、参考文献1900余篇，充分展示了岭南地区中草药化学成分和生物活性的多样性与独特性，可供中药学、医学、药学、化学、生物科学、植物生产、食品科学与工程等相关专业类科研工作者、药企及药检部门等专业技术人员和研究生参考阅读。

由于编写经验不足，书中可能仍有错误，恳请读者予以指正。

叶文才

2019年12月

目　录

了 哥 王

【植物来源】

本品为瑞香科（Thymelaeaceae）荛花属植物了哥王 *Wikstroemia indica*（Linn.）C. A. Mey. 的干燥根或根皮，原名九信菜，又名南岭荛花、山棉皮、狗信药、九信草、毒鱼藤等。了哥王喜生于海拔 1500 m 以下的开旷林下或石山上，在我国的广东、海南、广西、福建、台湾、湖南、四川、贵州、云南、浙江等省区有广泛分布[1]，在越南、印度、菲律宾等东南亚国家也有分布。全株有毒，根、茎叶和果实均可入药。

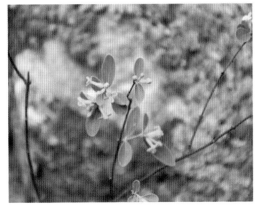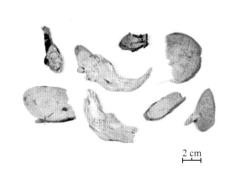

了哥王基源植物（左）与药材（右）图片

【功能与主治】

了哥王作药用始载于《岭南采药录》，其性寒，味苦、辛，有大毒，入肺肝经，具清热解毒、化痰散结、通经利水、杀虫拔毒等功效，可治肺炎、腮腺炎、疮疡肿毒、跌打损伤、水肿腹胀等症[2]。

【化学成分】

了哥王中主要含有黄酮类、木脂素类、香豆素类、甾醇类、蒽醌类、萜类等成分，其中黄酮和香豆素类化合物为其特征性化学成分。

1. 黄酮及其苷类 [3-29]

了哥王中的黄酮类化合物根据其结构类型主要包括黄酮及其苷类、黄酮醇及其苷类和双黄酮类，目前已鉴定的该类成分主要有：小麦黄素（tricin）、5- 羟基 -7, 4′- 二甲氧基黄酮（5-hydroxy-7, 4′-dimethoxyflavone，**1**）、芫花素（genkwanin）、黄花夹竹桃黄酮（thevetia-flavone）、南荛素（wikstroemin，**2**）、芫花苷（D-primeverosyl genkwanine，**3**）、槲皮素（quercetin）、杨梅素（myricetin，**4**）、山柰酚（kaempferol）、槲皮素 -7-

O-α-L- 鼠李糖苷（quercetin-7-*O*-α-L-rhamnose，**5**）、槲皮苷（quercitrin，**6**）、山奈酚 -3-*O*-β-D- 吡喃葡萄糖苷（kaempferol-3-*O*-β-D-glucopyranoside，**7**）、山奈酚 -3- 芸香糖苷（nicotiflorin，**8**）、芦丁（rutin）、芫花醇甲（wikstrol A，**9**）、芫花醇乙（wikstrol B，**10**）、sikokianin B（**11**）、sikokianin C（**12**）、雁皮素、新狼毒素、瑞香素乙（daphnodorin B，**13**）、3′-hydroxy-daphnodorin A（**14**）、genkwanol A（**15**）、daphnodorin M、genkwanol B（**16**）、genkwanol C（**17**）、瑞香酚（stelleranol）和 4′- 甲氧基瑞香黄素 E（4′-methoxydaphnodorin E，**18**）。

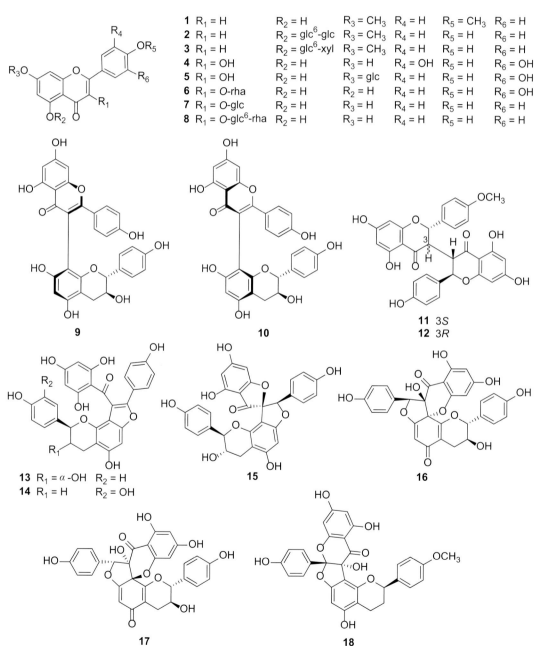

了哥王中分离鉴定的黄酮及其苷类化合物结构式

2. 木脂素类[5-12, 19, 24, 27, 30-33]

了哥王中还含有丰富的木脂素类化合物，除简单木脂素类成分，还从了哥王中分离鉴定了一系列双木脂素类化合物。已报道从了哥王中发现的木脂素类成分主要包括：salicifoliol（**19**）、lirioresinol B（**20**）、松脂素（pinoresinol，**21**）、(+)-medioresinol（**22**）、南荛酚 [(+)-nortrachelogenin，**23**]、牛蒡酚（arctigenin，**24**）、罗汉松脂酚（matairesinol，**25**）、nortracheloside（**26**）、(+)-络石苷元（methyltrachelogenin，**27**）、(+)-kusunokinin（**28**）、(+)-扁柏脂内酯 [(+)-hinokinin，**29**]、荛花酚（wikstromol）、wikstronin A、wikstronin B、wikstresinol（**30**）、acetylwikstresinol、异落叶松脂素（isolariciresinol，**31**）、刺五加酮（ciwujiatone）、bis-5, 5-nortrachelogenin（**32**）、bis-5′, 5′-(+)-matairesinol（**33**）、bis-5, 5′-nortrachelogenin（**34**）和 bis-5, 5′-(+)-matairesinol（**35**）。

19

20

21 R = H
22 R = OCH3

23 R1 = H R2 = H R3 = OH
24 R1 = H R2 = CH3 R3 = H
25 R1 = H R2 = H R3 = H
26 R1 = glc R2 = H R3 = OH

27

28

29

30

31

32

33

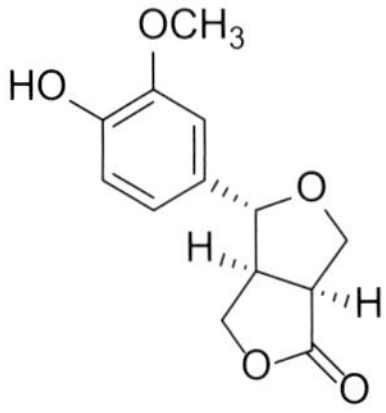

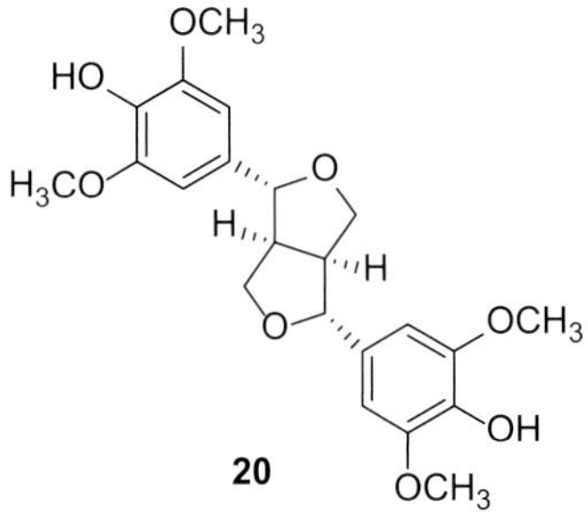

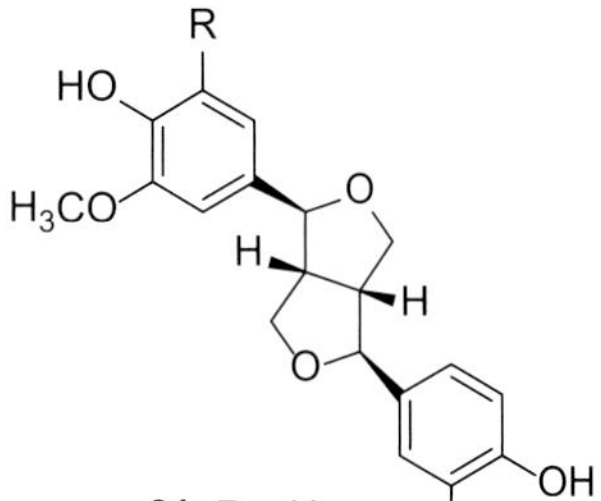

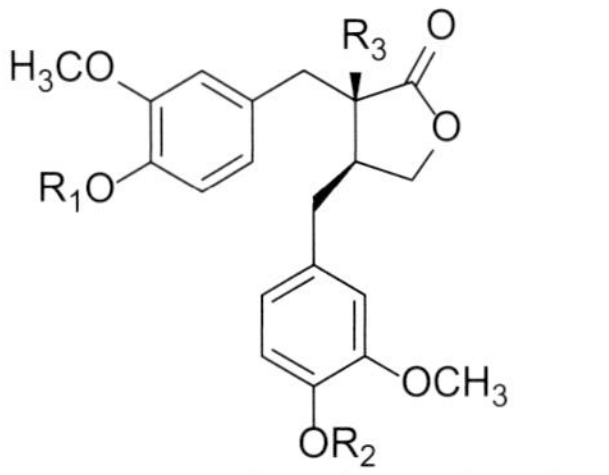

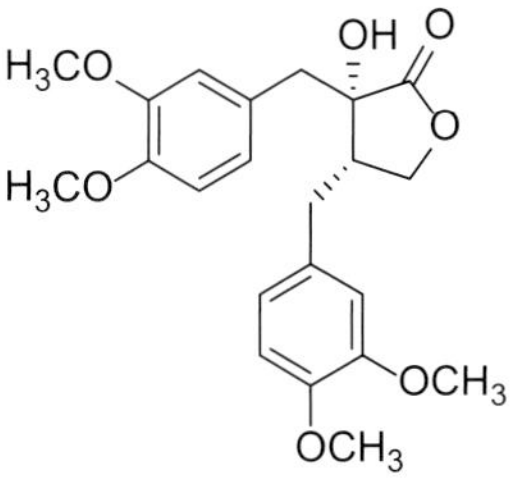

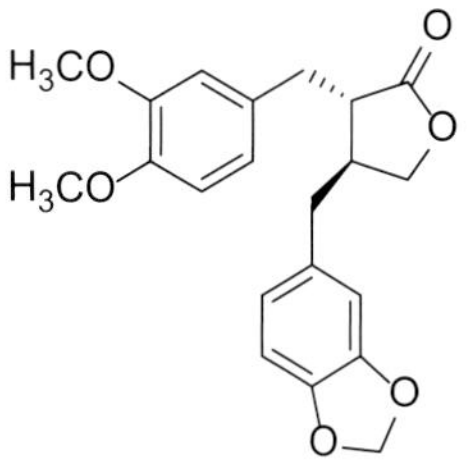

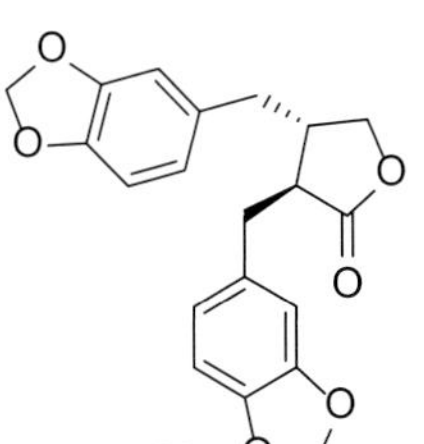

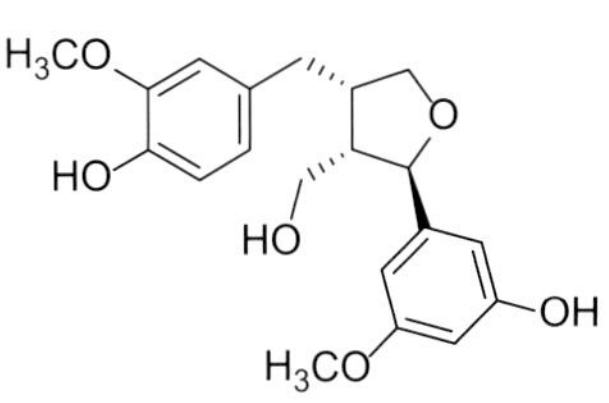

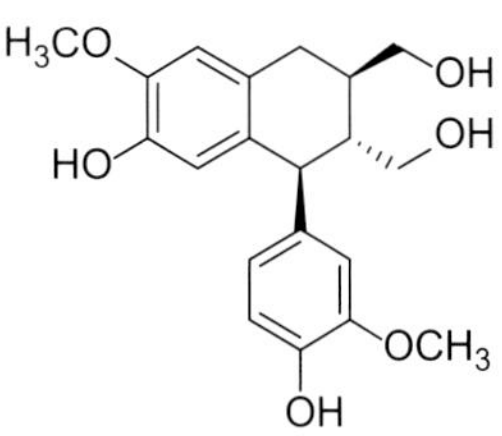

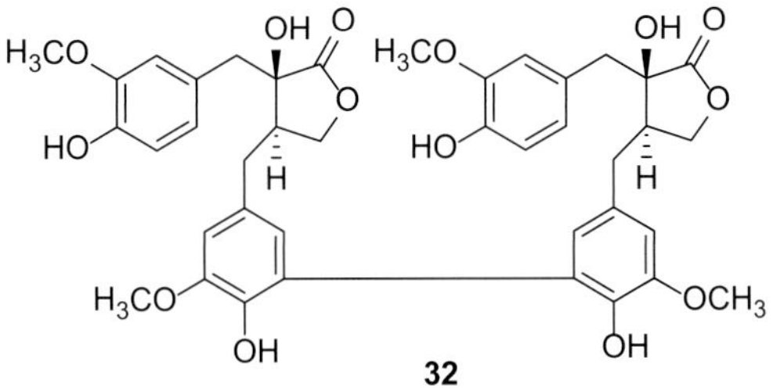

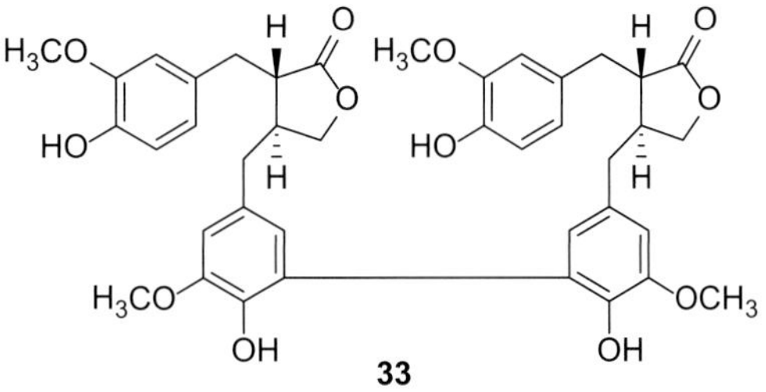

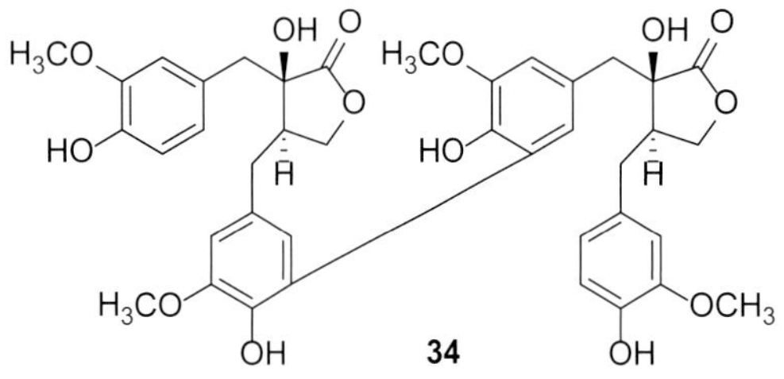

34

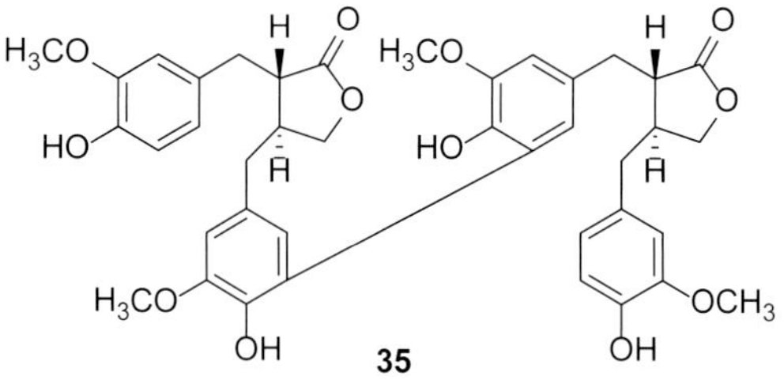

35

了哥王中分离鉴定的木脂素类化合物结构式

3. 香豆素类 [5–8, 10–14, 17–20, 22–25, 27–28, 30–32]

香豆素类成分是了哥王的特征性化学成分之一，有文献认为该类成分是了哥王清热解毒的活性成分。除简单香豆素，了哥王中还含有大量的双香豆素类化合物。文献已报道从了哥王中分离鉴定的香豆素类成分主要有：伞形花内酯（umbelliferone，**36**）、东莨菪素（scopoletin，**37**）、6′-OH, 7-*O*-7′-双香豆素（6′-OH, 7-*O*-7′-dicoumarol，**38**）、daphnogitin（**39**）、西瑞香素（daphnoretin，**40**）、西瑞香素-7-*O*-*β*-D-葡萄糖苷（daphnoretin-7-*O*-*β*-D-glucopyranoside）、edgeworin（**41**）和 methyl-3-[2-hydroxy-4-(7-hydroxy-6-methoxy-2-oxo-2H-chromen-3-yloxy)phenyl]propanoate（**42**）。

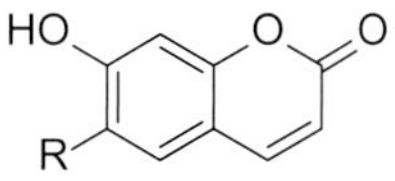

36 R = H
37 R = OCH_3

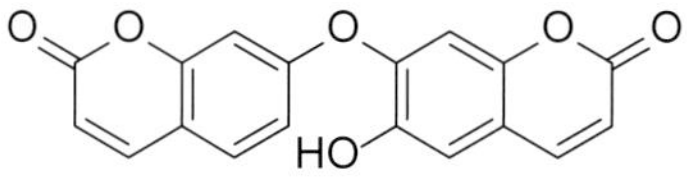

38

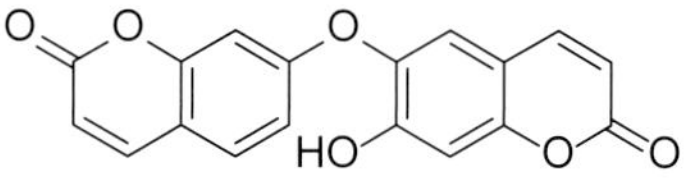

39

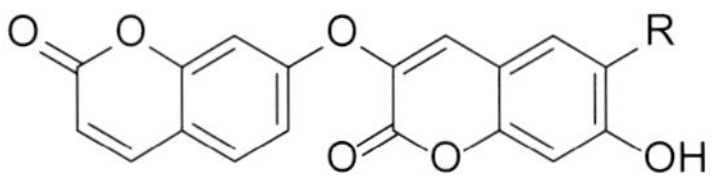

40 R = OCH_3
41 R = H

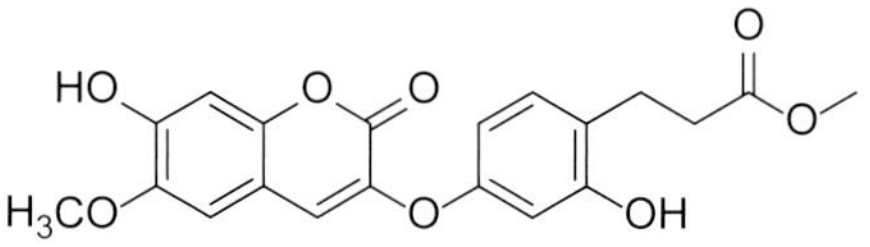

42

了哥王中分离鉴定的香豆素类化合物结构式

4. 其他类 [5–7, 11, 16–18, 20–25, 27–28, 30–34, 36]

另有学者从了哥王中分离得到了倍半萜类化合物 indicanone（**43**）；蒽醌类化合物如大黄素甲醚（physcion，**44**）和芦荟大黄素（aloe-emodin，**45**）；酰胺类化合物如灰绿曲霉酰胺（asperglaucide，**46**）和伞形香青酰胺（anabellamide，**47**）；甾醇类化合物如胡萝卜苷（daucosterol）、*β*-豆甾醇（*β*-sitosterol）、7-酮-*β*-谷甾醇（stigmast-5-en-7-one）、5-豆甾烯-3*β*, 7*α*-二醇（5-stigmastene-3*β*, 7*α*-diol）和豆甾烷-3, 7-二醇（stigmastane-3, 7-diol）等。此外，了哥王中还含有对羟基苯甲酸甲酯、2, 4, 6-三羟基苯甲酸甲酯、D-甘露醇（D-mannitol）、绿原酸（chlorogenic acid）、阿魏酸（ferulic acid）、没食子酸（gallic acid）、对羟基苯甲酸（*p*-hydroxybenzoic acid）、苯甲酸（benzoic acid）、硬脂酸甲酯（methyl stearate）和 (*E*)-2, 4-十四碳二烯酸甲酯等其他类型化合物。

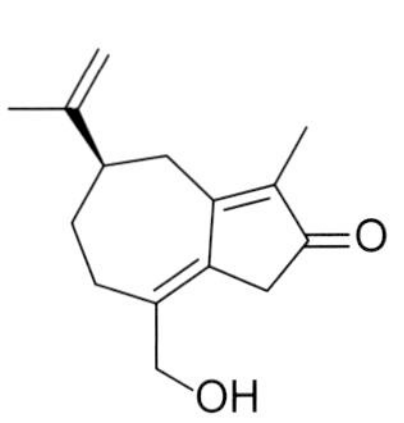

了哥王中分离鉴定的其他类型化合物结构式

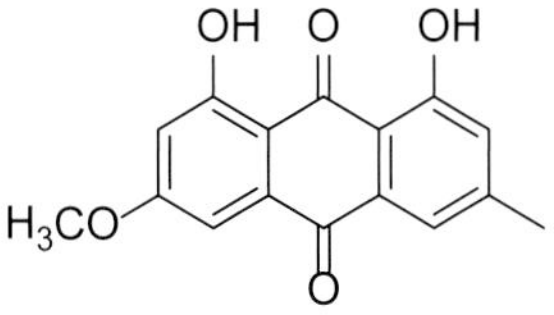

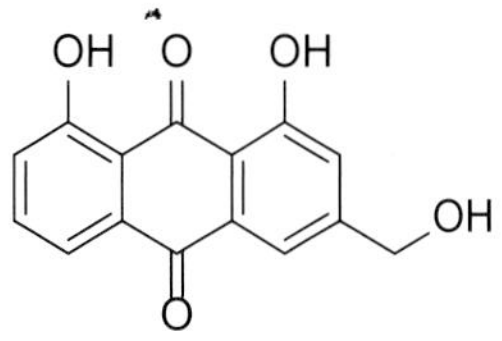

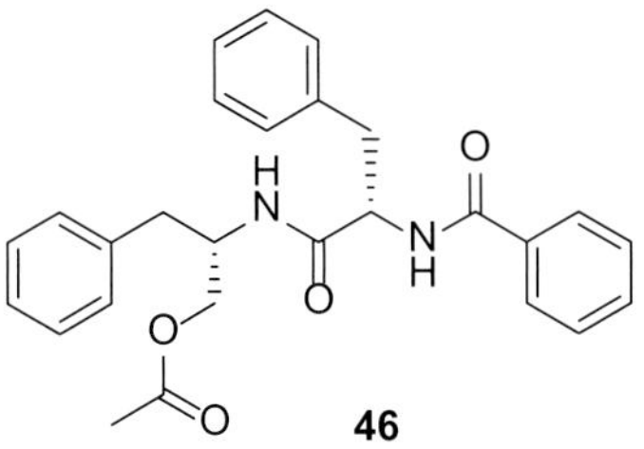

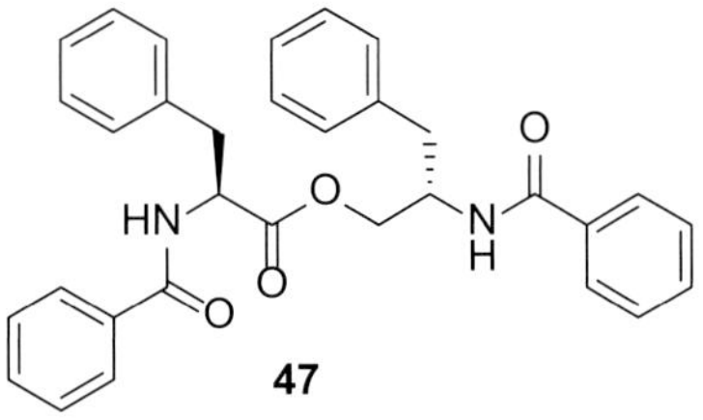

【药理作用】

1. 抗病毒

了哥王具有抗艾滋病病毒（HIV-1）、流感病毒、乙型肝炎病毒及呼吸道合胞病毒（RSV）等多种病毒的作用。

Vlietinck 等报道，从了哥王中分离得到的化合物牛蒡酚（24）具有抗 HIV 的活性[23]；Hu 等报道，从了哥王中分离得到的化合物 genkwanol A（15）、（+）-nortrachelogenin（23）、wikstrol B（10）和 daphnodorin B（13）具有一定的体外抗 HIV-1 活性[26]。2001 年，姚新生等申请了以了哥王提取物为原料制备各种治疗艾滋病制剂的专利[37]。

江西省药物研究所对浙江三越药业的了哥王片进行了抗流感病毒（甲 3 型）实验，结果显示，三越了哥王治疗流感 500 例，疗程 3 ～ 4 天，显效率达 92%[38]。

Chen 等报道，从中药了哥王中分离得到的双香豆素类化合物西瑞香素（40）能明显地抑制人肝癌 Hep3B 细胞中乙肝表面抗原（HBsAg）的表达[39]。

李药兰等发现，从了哥王乙酸乙酯萃取部位分离得到的西瑞香素具有明显的抗 RSV 活性，IC_{50} 值为 7.81 μg/mL，选择性指数（SI）为 32.01[7]。并以利巴韦林为阳性对照药，应用细胞病变效应法对从了哥王中分离得到的 19 个化合物（包括双黄酮、双木脂素和双香豆素等）进行了抗 RSV 活性筛选，发现螺双黄酮 daphnodorin M 具有良好的抗 RSV 活性[6]。随后，进一步报道了双黄酮类化合物 4′- 甲氧基瑞香黄素 E（18）的抗 RSV 活性，IC_{50} 值为 2.8 μM*[29]，并申请了相关发明专利[12]。

2. 抗炎

了哥王片由了哥王浸膏制备而成，可用于治疗支气管炎、肺炎、扁桃体炎、耳下腺炎及乳腺炎等。研究发现，了哥王片对二甲苯所致的小鼠耳部炎症有一定的抑制作用，可降低小鼠毛细血管的通透性，能明显抑制大鼠的琼脂肉芽肿，并可减轻大鼠的足跖肿

---

* 注：1 μM=1 μmol/L，全书同。

胀度及醋酸所引起的大鼠疼痛反应[40-41]。另有研究表明，了哥王乙酸乙酯萃取部位可明显降低小鼠的足肿胀度，其中高剂量组和中剂量组的抑制率分别为38.49%和29.26%，且炎症部位的前列腺素 E_2（PGE_2）的含量明显降低[42]。进一步的研究发现，从了哥王乙酸乙酯部位中分离得到的化合物 indicanone（**43**）、bis-5, 5-nortrachelogenin（**32**）和 lirioresinol B（**20**）可抑制脂多糖（LPS）所诱导的一氧化氮（NO）的产生；此外，indicanone 还可抑制诱导型一氧化氮合酶（iNOS）基因的表达，而 lirioresinol B 则显示出较好的 1, 1- 二苯基 -2- 三硝基苯肼（DPPH）自由基清除活性[21, 28]。另外，从中分离得到的西瑞香素（**40**）对二甲苯所致的小鼠耳部炎症及 5- 羟色胺（5-HT）所引起的大鼠足跖肿胀均有明显的抑制作用，并可明显抑制蛋清、角叉菜胶与甲醛所引起的大鼠足跖肿胀及巴豆油所引起的大鼠气囊肿肉芽组织的增生。此外，西瑞香素（**40**）还能显著降低大鼠肾上腺内维生素 C 的含量，抑制醋酸引起的小鼠扭体反应[43]。

3. 抗肿瘤

研究发现，了哥王醇提物及其石油醚、氯仿、乙酸乙酯萃取部位均对人宫颈癌 HeLa 和人胃腺癌 SGC-7901 等肿瘤细胞具有良好的增殖抑制活性[44]。有研究表明，从了哥王中分离得到的南荛酚（**23**）、小麦黄素和山奈酚 -3-O-β-D- 吡喃葡萄糖苷（**7**）为其抗 P-388 淋巴细胞性白血病的活性成分；而从了哥王中分离得到的西瑞香素（**40**）则对小鼠艾氏腹水癌具有明显的抑制作用，其可能是通过抑制艾氏腹水癌细胞的核酸与蛋白质的合成而发挥抗肿瘤作用[8]。另有研究发现，了哥王中的西瑞香素（**40**）对人肺腺癌 AGZY-83-a、人喉癌 HEp-2 和人肝癌 HepG2 等细胞株均具有较明显的抑制作用，推测其作用机制可能与细胞内钙超载有关[45]。从了哥王中分离得到的牛蒡酚（**24**）和罗汉松脂酚（**25**）对人白血病细胞 HL-60 具有较好的抑制作用，IC_{50} 值小于 100 ng/mL，它们可能是通过终止白血病细胞的 DNA、RNA 或蛋白质的合成来发挥抗肿瘤作用[46]。

4. 抑菌

文献报道，了哥王片对乙型溶血性链球菌（β-hemolytic Streptococcus）和肺炎双球菌（Streptococcus pneumoniae）的最低抑菌浓度（MIC）为 25 mg/mL，对金黄色葡萄球菌（Staphylococcus aureus）、铜绿假单胞菌（Pseudomonas aeruginosa）和大肠埃希菌（Escherichia coli）的 MIC 值为 50 mg/mL[40]。了哥王水煎液对藤黄八叠球菌 CMCC（B）28001、金黄色葡萄球菌 ATCC25923、枯草芽孢杆菌 CMCC（B）63501 和大肠埃希菌 ATCC25922 均有良好的抑菌作用，其 MIC 值分别为 39 mg/mL、78 mg/mL、78 mg/mL 和 156 mg/mL[47]。了哥王粗黄酮对金黄色葡萄球菌和大肠埃希菌均显示出一定的抗菌活性，MIC 值分别为 53 mg/mL 和 106.25 mg/mL[48]。体外抗菌实验表明，了哥王对金黄色葡萄球菌和乙型溶血性链球菌均有一定的抗菌作用；体内抗菌实验结果表明，了哥王能降低感染金黄色葡萄球菌小鼠的死亡率[49]。了哥王醇提物的石油醚、氯仿、乙酸乙酯、正丁醇和水萃取部位中，其乙酸乙酯萃取部位对大肠埃希菌的抑制活性最强，MIC 值为 32 mg/mL[50]。

5. 抗疟

了哥王根的正丁醇萃取部位具有明显的体外抗疟活性，从中分离得到的双黄酮类化合物 sikokianin B（**11**）和 sikokianin C（**12**）对氯喹耐药的疟原虫（*Plasmodium falciparum*）K1 亦显示出较好的体外抗疟活性，IC_{50} 值分别为 0.54 μg/mL 和 0.56 μg/mL [51]。

6. 毒性

采用最大给药剂量法，研究了哥王药材、水提物（分别水提 1 h 和 5 h）和乙醇提取物的急性毒性。结果显示，最大耐受剂量分别大于 18.75 g/kg、11.70 g/kg、14.20 g/kg 和 25.00 g/kg，表明其对小鼠均没有明显的急性毒性作用。此外，采用四甲基偶氮唑盐 [3-（4，5-dimethylthiazol-2-yl）-2, 5-diphenylterazolium bromide，MTT] 比色法和乳酸脱氢酶（lactate dehydrogenase，LDH）比色法，发现了哥王的水提物对人正常细胞 Hs68 以及肿瘤细胞 HeLa 和 HEp-2 均未表现出细胞毒性，CC_{50} 值均大于 1000 μg（生药）/mL（LDH 和 MTT 法），且了哥王的乙醇提取物、乙酸乙酯萃取部位和正丁醇萃取部位对 HeLa、HEp-2 和 A549 细胞亦未表现出明显的细胞毒性，CC_{50} 值大于 200 μg/mL（MTT 法），但其石油醚萃取部位对上述 3 种细胞株均表现出一定的细胞毒性，CC_{50} 值为（64.3±6.5）～（37.8±8.4）μg/mL（MTT 法）[5]。

【质量标准】

了哥王为《广东省中药材标准》收录品种，但其中仅规定了了哥王药材的显微鉴别方法，尚无含量测定项。

1. 高效液相指纹图谱

有研究建立了 11 批了哥王药材的 HPLC 指纹图谱，并确定了 20 个共有指纹峰。色谱条件为：Alltima C18 色谱柱（4.6 mm×250 mm，5 μm）；流动相为 0.1% 磷酸水 - 乙腈（梯度洗脱）；流速 1 mL/min；检测波长 320 nm；柱温 25 ℃。对照峰（S）为西瑞香素（**40**）[52]。

2. 含量测定方法

2.1　紫外分光光度法

以罗汉松脂酚（**25**）为对照品，建立了了哥王中总木脂素的含量测定方法，检测波长为 280 nm [53]。

2.2　高效液相色谱法

有研究以西瑞香素（**40**）为对照品，建立了了哥王药材中西瑞香素的 HPLC 含量测定方法。色谱条件为：Alltech ODS 色谱柱（4.6 mm×250 mm，5 μm）；流动相为甲醇 –0.2% 磷酸水溶液（55：45）；流速 1 mL/min；检测波长 340 nm；柱温 35 ℃；进样量 10 μL [54]。

另有研究建立了了哥王中芫花素含量的 HPLC 测定方法。色谱条件为：Alltech ODS 色谱柱（4.6 mm×250 mm，5 μm）；流动相为甲醇 –0.2% 磷酸水溶液（55：45）；流速 1 mL/min；检测波长 346 nm；柱温 35 ℃；进样量 10 μL [55]。

参 考 文 献

[1] 广东省食品药品监督管理局 . 广东省中药材标准（第一册）[S]. 广州：广东科技出版社，2011：6–7.

[2] 国家中医药管理局《中华本草》编委会 . 中华本草（Vol Ⅷ）[M]. 上海：上海科学技术出版社，1998：4441.

[3] 刘利国 . 了哥王的研究概况 [J]. 医学研究杂志，1999，（12）：22–23.

[4] 曾广方，赵志远.中药黄酮类的研究 IX.南岭荛花成分的研究新黄酮苷南荛素的分离及其化学结构 [J].药学学报，1963，10（5）：286–292.

[5] 黄伟欢.了哥王毒性和抗病毒活性成分研究 [D].暨南大学硕士学位论文，2009.

[6] 张晓丽.了哥王抗病毒部位化学成分及抗病毒活性物质研究 [D].暨南大学硕士学位论文，2011.

[7] 薛珺一.了哥王细胞毒性和抗病毒活性成分研究 [D].暨南大学硕士学位论文，2007.

[8] Lee KH，Tagahara K，Suzuki H，et al. Antitumor agents. 49 tricin，kaempferol-3-O-β-D-glucopyranoside and(+)-nortrachelogenin，antileukemic principles from *Wikstroemia indica* [J]. *Journal of Natural Products*，1981，44（5）：530–535.

[9] Chang H，Wang YW，Gao X，et al. Lignans from the root of *Wikstroemia indica* and their cytotoxic activity against PANC-1 human pancreatic cancer cells [J]. *Fitoterapia*，2017，121：31–37.

[10] Suzuki H，Lee KH，Haruna M，et al. (+)-Arctigenin，a lignan from *Wikstroemia indica* [J]. *Phytochemistry*，1982，21（7）：1824–1825.

[11] 耿立冬，张村，肖永庆.了哥王中的 1 个新双香豆素 [J].中国中药杂志，2006，31（1）：43–45.

[12] 李药兰，岑颖洲，徐少玉，等.了哥王提取物及其制备方法和用途 [P].ZL 200910040995.3.

[13] 耿立冬，张村，肖永庆.了哥王化学成分研究 [J].中国中药杂志，2006，31（10）：817–819.

[14] 陈定双，黄运东，王定勇.了哥王茎皮化学成分研究 [J].亚热带植物科学，2008，37（4）：26–28.

[15] 耿立冬.了哥王化学成分及天麻炮制研究 [D].中国中医科学院硕士学位论文，2006.

[16] 黄伟欢，薛珺一，李药兰，等.了哥王芳香类化学成分研究 [J].中药材，2008，32（8）：1174–1176.

[17] 易文燕，刘明，陈敏，等.了哥王化学成分研究 [J].时珍国医国药，2012，23（12）：3001–3003.

[18] 尹永芹，张鑫，黄峰，等.了哥王的化学成分研究 [J].中国现代应用药学，2012，29（8）：697–699.

[19] 么焕开，仲英，尹俊亭.了哥王化学成分研究（I）[J].中草药，2007，38（5）：669–670.

[20] 赵洁.了哥王化学成分研究 [J].中药材，2009，32（8）：1234–1235.

[21] Wang LY，Unehara T，Kitanaka S. Anti-inflammatory activity of new guaiane type sesquiterpene from *Wikstroemia indica* [J]. *Chemical & Pharmaceutical Bulletin*，2005，53（1）：137–139.

[22] 佟立今，孙立新，孙丽霞，等.了哥王化学成分的分离与鉴定 [J].中国药物化学杂志，2015（1）：50–53.

[23] Vlietinck AJ，De BT，Apers S，et al. Plant-derived leading compounds for chemotherapy of human immunodeficiency virus (HIV) infection [J]. *Planta Medica*，1998，64（2）：97–109.

[24] 邵萌，黄晓君，孙学刚，等.了哥王根茎中的酚性成分及其抗肿瘤活性研究 [J].天然产物研究与开发，2014，26（6）：（851–855）+875.

[25] 么焕开，张文婷，高艺桑，等.了哥王化学成分研究 [J].中药材，2010，33（7）：1093–1095.

[26] Hu K，Kobayashi H，Dong AJ，et al. Antifungal，antimitotic and anti-HIV-1 agents from the roots of *Wikstroemia indica* [J]. *Planta Medica*，2000，66（6）：564–567.

[27] Shao M，Huang XJ，Liu JS，et al. A new cytotoxic biflavonoid from the rhizome of *Wikstroemia indica* [J]. *Natural Product Research*，2015，30（12）：1417–1422.

[28] Wang LY，Unehara N，Kitanaka S. Lignans from the roots of *Wikstroemia indica* and their DPPH radical scavenging and nitric oxide inhibitory activities [J]. *Chemical & Pharmaceutical Bulletin*，2005，53（10）：1348–1351.

[29] Huang WH，Zhou GX，Wang GC，et al. A new biflavonoid with antiviral activity from the roots of *Wikstroemia indica* [J]. *Journal of Asian Natural Products Research*，2012，14（4）：401–406.

[30] Chen Y，Fu WW，Sun LX，et al. A new coumarin from *Wikstroemia indica*(L.) C. A. Mey [J]. *Chinese Chemical Letters*，2009，20（5）：592–594.

[31] Kato A，Hashimoto Y，Kidokoro M. (+)-Nortrachelogenin，a new pharmacologically active lignan from *Wikstroemia indica* [J]. *Journal of Natural Products*，1979，42（2）：159–162.

[32] Kato M，He YM，Dibwe DF，et al. New guaian-type sesquiterpene from *Wikstroemia indica* [J]. *Natural Product Communications*，2014，9（1）：1–2.

[33] 王振登，阎平，于德泉.南岭荛花化学成分研究 [J].福建中医药，1985，（5）：（44–45）+33.

[34] 谢培山，杨景鹏.了哥王化学成分的研究 —— 西瑞香素（Daphnoretin）的分离、鉴定 [J].中草药，1978，（3）：（1–5）+49.

[35] 王振登.南岭荛花的化学成分 [J].福建中医药，1989，19（5）：（45–46）+48.

[36] 国光梅，汪冶，李玮，等.了哥王石油醚提取部位化学成分研究 [J].科学技术与工程，2014，14（21）：188–190.

[37] 姚新生，胡柯.抗艾滋病新药了哥王提取物的制备方法 [P].ZL 98114403.9.

[38] 绍文.天然植物抗生素三越了哥王抗病毒有奇效 [N].医药经济报，2005：135.

[39] Chen HC，Chou CK，Kuo YH，et al. Identification of a protein kinase C（PKC）activator，daphnoretin，that suppresses hepatitis B virus gene expression in human hepatoma cells [J]. *Biochemical Pharmacology*，1996，52（7）：1025–1032.

[40] 方铝，朱令元，刘维兰，等 . 了哥王片抗炎抑菌作用的实验研究 [J]. 中国中医药信息杂志，2000，7（1）：28.

[41] 柯雪红，王丽新，黄可儿 . 了哥王片抗炎消肿及镇痛作用研究 [J]. 时珍国医国药，2003，14（10）：603–604.

[42] 徐骏军，王国伟，熊友香，等 . 了哥王抗炎有效部位研究 [J]. 江西中医药大学学报，2014，26（6）：40–41.

[43] 王筠默，张海根，朱根麟，等 . 了哥王素抗炎症作用的研究 [J]. 现代应用药学，1987（2）：1–4.

[44] 陈扬，李艳春，马恩龙，等 . 了哥王抗肿瘤活性部位筛选 [J]. 中华中医药学刊，2008，26（11）：2520–2522.

[45] 杨振宇，郭薇，吴东媛，等 . 了哥王中西瑞香素的提取分离及抗肿瘤作用研究 [J]. 天然产物研究与开发，2008，20（3）：522–526.

[46] Hirano T，Gotoh M，Oka K. Natural flavonoids and lignans are potent cytostatic agents against human leukemic HL-60 Cells [J]. *Life Science*，1994，55（13）：1061–1069.

[47] 杨振宇，杜智敏 . 了哥王水煎液的抑菌作用研究 [J]. 哈尔滨医科大学学报，2006，40（5）：362–364.

[48] Lu CL，Zhu L，Piao JH，et al. Chemical compositions extracted from *Wikstroemia indica* and their multiple activities [J]. *Pharmaceutical Biology*，2012，50（2）：225–231.

[49] 张金娟，熊英，李玮，等 . 了哥王炮制前后的药效比较研究 [J]. 时珍国医国药，2015，（5）：1118–1120.

[50] Chen C，Qu F，Wang J，et al. Antibacterial effect of different extracts from *Wikstroemia indica*，on *Escherichia coli*，based on microcalorimetry coupled with agar dilution method [J]. *Journal of Thermal Analysis & Calorimetry*，2016，123（2）：1583–1590.

[51] Nunome S，Ishiyama A，Kobayashi M，et al. In vitro antimalarial activity of biflavonoids from *Wikstroemia indica* [J]. *Planta Medica*，2004，70（1）：76–78.

[52] 刘艳，李玮，周汉华，等 . 了哥王药材 HPLC 指纹图谱研究 [J]. 中国民族民间医药，2011，20（1）：57–59.

[53] 赵金鹿，刘丽霞，魏岚，等 . 了哥王中总木脂素含量测定方法的研究 [J]. 西北药学杂志，2013，28（3）：226–227.

[54] 李艳敏，姜建国，曾治平 . 了哥王中西瑞香素含量的 HPLC 法测定 [J]. 现代食品科技，2009，25（5）：563–565.

[55] 李艳敏，姜建国，杨丽 . 了哥王中芫花素含量的高效液相色谱法测定 [J]. 时珍国医国药，2009，20（10）：2466–2467.

三　七

【植物来源】

本品为五加科（Araliaceae）人参属植物三七 *Panax notoginseng*（Burk.）F. H. Chen 的干燥根和根茎，又名山漆、金不换、田三七、盘龙七、参三七、人参三七、滇三七。主产于云南、广西等地，习称"田七"[1]，秋季开花前采挖、洗净，分开主根、支根及根茎，干燥。支根习称"筋条"，根茎习称"剪口"[2]。

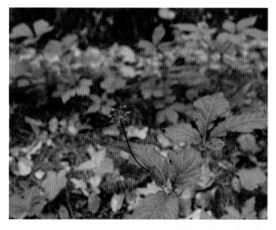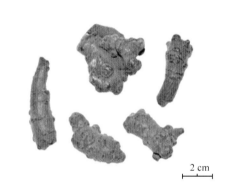

2 cm

三七基源植物（左）与药材（右）图片

【功能与主治】

三七始载于《本草纲目》草部，其味甘、微苦，性温，归肝、胃经[3]。具散瘀止血、消肿定痛等功效，可用于咯血、吐血、衄血、便血、崩漏、外伤出血、胸腹刺痛、跌扑肿痛等症[1]。历代本草所记载的三七的功效与主治均无出入，如《本草备要》、《本经逢原》、《本草从新》等均记载其具有止血、散血、定痛之功效，并阐述其为金疮要药[3-6]。

【化学成分】

三七中含有三萜及其皂苷类、黄酮类、肽类、甾醇类、多炔类、糖类、氨基酸、挥发油、无机元素等多种化学成分。其中，达玛烷型四环三萜及其皂苷类化合物为其主要及特征性成分，也有报道称三七中黄酮、肽类、糖类和无机元素的含量也较高[7]。

1. 三萜及其皂苷类 [7-39]

目前，已从三七中分离鉴定的达玛烷型四环三萜及其皂苷类成分主要有：人参皂苷 Ra₃（ginsenoside Ra₃，**1**）、人参皂苷 Rb₁（ginsenoside Rb₁，**2**）、人参皂苷 Rb₂（ginsenoside

Rb$_2$，**3**）、人参皂苷 Rb$_3$（ginsenoside Rb$_3$）、人参皂苷 Rc（ginsenoside Rc）、人参皂苷 Rd（ginsenoside Rd，**4**）、人参皂苷 Rg$_3$（ginsenoside Rg$_3$，**5**）、人参皂苷 K（ginsenoside K）、人参皂苷 F$_2$（ginsenoside F$_2$）、人参皂苷 M$_C$（ginsenoside M$_C$，**6**）、人参皂苷 Rh$_2$（ginsenoside Rh$_2$）、丙二酰 - 人参皂苷 Rb$_1$（malonyl-ginsenoside Rb$_1$）、三七皂苷 D（notoginsenoside D，**7**）、三七皂苷 Fa（notoginsenoside Fa）、三七皂苷 Fc（notoginsenoside Fc）、三七皂苷 Fe（notoginsenoside Fe）、三七皂苷 FP$_2$（notoginsenoside FP$_2$，**8**）、三七皂苷 O（notoginsenoside O，**9**）、三七皂苷 P（notoginsenoside P）、三七皂苷 Q（notoginsenoside Q，**10**）、三七皂苷 F$_4$（notoginsenoside R$_4$，**11**）、三七皂苷 S（notoginsenoside S，**12**）、三七皂苷 ST-4（notoginsenoside ST-4）、三七皂苷 T（notoginsenoside T）、绞股蓝皂苷 Ⅸ（gypenoside Ⅸ，**13**）、绞股蓝皂苷 ⅩⅢ（gypenoside ⅩⅢ）、绞股蓝皂苷 ⅩⅦ（gypenoside ⅩⅦ）、三七皂苷 L（notoginsenoside L，**14**）、quinquenoside R$_1$、vina-ginsenoside R$_7$、三七皂苷 K（notoginsenoside K）、人参皂苷 R$_{S3}$（ginsenoside R$_{S3}$）、notoginsenoside Fh$_1$（**15**）、人参皂苷 Ra$_1$（ginsenoside Ra$_1$）、gypenoside ⅩⅤ（**16**）、三七皂苷 Ft$_1$（notoginsenoside Ft$_1$，**17**）、三七皂苷 Ⅰ（notoginsenoside Ⅰ，**18**）、人参皂苷 U（ginsenoside U，**19**）、三七皂苷 -F$_Z$（notoginsenoside-F$_Z$）、20(*S*)- 原人参二醇 [20(*S*)-protopanaxadiol]、chikusetsusaponin L$_5$（**20**）、人参皂苷 F$_1$（ginsenoside F$_1$，**21**）、人参皂苷 Re（ginsenoside Re，**22**）、人参皂苷 R$_f$（ginsenoside R$_f$）、人参皂苷 Rg$_1$（ginsenoside Rg$_1$）、20(*S*)- 人参皂苷 Rg$_2$ [20(*S*)-ginsenoside Rg$_2$]、人参皂苷 Rh$_1$（ginsenoside Rh$_1$，**23**）、20-*O*- 葡萄糖人参皂苷 R$_f$（20-*O*-glucoginsenoside R$_f$）、高丽人参皂苷 R$_1$（koryoginsenoside R$_1$）、三七皂苷 FP$_1$（notoginsenoside FP$_1$，**24**）、三七皂苷 M（notoginsenoside M，**25**）、三七皂苷 N（notoginsenoside N，**26**）、三七皂苷 R$_1$（notoginsenoside R$_1$，**27**）、三七皂苷 R$_2$（notoginsenoside R$_2$，**28**）、三七皂苷 R$_3$（notoginsenoside R$_3$）、三七皂苷 R$_6$（notoginsenoside R$_6$，**29**）、三七皂苷 Rw-1（notoginsenoside Rw-1）、三七皂苷 U（notoginsenoside U，**30**）、野生素苷 D（yesanchinoside D）、pseudoginsenoside RT$_3$（**31**）、20(*S*)-6-*O*-[β-D-xylopyranosyl-(1→2)-β-D-xylopyranosyl]dammar-24-ene-3β, 6α, 12β, 20-tetrol（**32**）、20(*S*)- 原人参三醇 [20(*S*)-protopanaxtriol]、20(*S*)-20-*O*-[β-D-xylopyranosyl-(1→6)-β-D-glucopyranosyl-(1→6)-β-D-glucopyranosyl]dammar-24-ene-3β, 6α, 12β, 20-tetrol 6'-*O*-acetyl ginsenoside Rh$_1$（**33**）、6'-*O*- 乙酰基人参皂苷 Rh$_1$（6'-*O*-acetyl ginsenoside Rh$_1$）、20(*S*)-protopanaxatriol-20-*O*-β-D-glucopyranosyl-(1→6)-β-D-glucopyranoside、20(*S*)-sanchirhinoside A$_1$、20(*S*)-sanchirhinoside A$_2$、20(*S*)-sanchirhinoside A$_3$（**34**）、20(*S*)-sanchirhinoside A$_4$（**35**）、20(*S*)-sanchirhinoside A$_5$（**36**）、20(*S*)-sanchirhinoside A$_6$（**37**）、6-*O*-(β-D-glucopyranosyl)-20-*O*-(β-D-xylopyranosyl)-3β, 6α, 12β, 20(*S*)-tetrahydroxydammar-24-ene（**38**）、vinaginsenoside R$_4$（**39**）、20(*R*)- 原人参三醇 [20(*R*)-protopanaxtriol，**40**]、20(*R*)- 人参皂苷 Rg$_1$ [20(*R*)-ginsenoside Rg$_1$，**41**]、20(*R*)- 人参皂苷 Rh$_1$ [20(*R*)-ginsenoside Rh$_1$，**42**]、三七皂苷 A（notoginsenoside A）、三七皂苷 B（notoginsenoside B，**43**）、三七皂苷 C（notoginsenoside C）、三七皂苷 E（notoginsenoside E，**44**）、人参皂苷 Ⅱ（ginsenoside Ⅱ，**45**）、floranotoginsenoside B、绞股蓝皂苷 LXXI（gypenoside LXXI）、三七皂苷 SFt$_1$（notoginsenoside SFt$_1$）、三七皂苷 SFt$_2$（notoginsenoside SFt$_2$，**46**）、floranotoginsenoside A、floranotoginsenoside

C、floranotoginsenoside D（**47**）、绞股蓝皂苷 LXXI（gypenoside LXXI，**48**）、3β, 12β, 20(S)-trihydroxy-25-hydroperoxydammar-23-ene-3-O-[β-D-glucopyranosyl（1→2）-β-D-glucopyranosyl]-20-O-[β-D-xylopyranosyl（1→6）]-β-D-glucopyranoside、floraginsenoside O、人参皂苷 V（ginsenoside V，**49**）、三七皂苷 H（notoginsenoside H，**50**）、三七皂苷 J（notoginsenoside J）、三七皂苷 Rw-2（notoginsenoside Rw-2，**51**）、vinaginsenoside R$_{15}$、notopanaxoside A（**52**）、vinaginsenoside R$_{22}$（**53**）、三七皂苷 R$_8$（notoginsenoside R$_8$）、人参皂苷 Rg$_5$（ginsenoside Rg$_5$，**54**）、3β, 12β-dihydroxydammar-(E)-20(22), 24-diene-6-O-β-D-xylopyranosyl-(1→2)-β-D-glucopyranoside（**55**）、三七皂苷 SFt$_4$（notoginsenoside SFt$_4$，**56**）、人参皂苷 F$_4$（ginsenoside F$_4$，**57**）、三七皂苷 T$_5$（notoginsenoside T$_5$，**58**）、三七皂苷 ST-5（notoginsenoside ST-5，**59**）、三七皂苷 R$_9$（notoginsenoside R$_9$，**60**）、三七皂苷 SFt$_1$（notoginsenoside SFt$_1$，**61**）、三七皂苷 ST-1（notoginsenoside ST-1，**62**）、三七皂苷 ST-2（notoginsenoside ST-2，**63**）、人参皂苷 Rh$_4$（ginsenoside Rh$_4$）、人参皂苷 Rk$_1$（ginsenoside Rk$_1$）、人参皂苷 Rk$_3$（ginsenoside Rk$_3$）、三七皂苷 R$_7$（notoginsenoside R$_7$，**64**）、pseudoginsenoside F$_{11}$（**65**）、三七皂苷 ST-3（notoginsenoside ST-3）、3-O-β-D-glucopyranoside-3,12,23-triol-20-ene-dammar（**66**）、三七皂苷 B$_1$（sanchinoside B$_1$）、20(S)-人参二醇 [20(S)-panaxadiol]、3β, 6α, 2β-三羟基达玛-20(21), 24-二烯 [3β,6a,2β-trihydroxydammar-20(21),24-diene]、人参皂苷 R$_{10}$（ginsenoside R$_{10}$，**67**）、sanchirhinoside B（**68**）、三七皂苷 G（notoginsenoside G，**69**）、6-O-β-D-glucopyranosyl-20-O-β-D-glucopyranosyl- 20(S)-protopanaxadiol-3-one（**70**）、3β, 6α-20(S)-6, 20-二(β-D-葡萄糖基)-3-羟基达玛-24-烯-12-酮 [3β,6a-20(S)-6,20-bis(β-D-glucopyranosyloxy)-3-hydroxydammar-24-en-12-one，**71**]、环氧三七皂苷 A（epoxynotoginsenoside A，**72**）、人参皂苷 Rk$_2$（ginsenoside Rk$_2$）、人参皂苷 Rs$_5$（ginsenoside Rs$_5$）、人参皂苷 Rh$_3$（ginsenoside Rh$_3$）、人参皂苷 Rs$_4$（ginsenoside Rs$_4$）、3-O-β-D-葡萄糖基-(1→2)-β-D-葡萄糖基-12β, 25-二羟基达玛-(E)-20(22)-烯 [3-O-β-D-glucopyranosyl-(1→2)-β-D-glucopyranoside-12β,25-dihydroxydammar-(E)-20(22)-ene]、20(S)-人参三醇 [20(S)-panaxatriol]、三七皂苷 D（sanchirhinoside D）、pseudoginsenoside Rt$_5$、三七皂苷 SFt$_3$（notoginsenoside SFt$_3$）、三七皂苷 R$_{10}$（notoginsenoside R$_{10}$）、20(R)-人参皂苷 Rg$_3$ [20(R)-ginsenoside Rg$_3$]、20(R)-人参皂苷 Rh$_2$ [20(R)-ginsenoside Rh$_2$]、6″-O-乙酰基人参皂苷 Rg$_3$（6″-O-acetylginsenoside Rg$_3$）、20(R)-原人参二醇 [20(R)-protopanaxadiol]、vinaginsenoside R$_3$、5, 6-二脱氢人参皂苷 Rd（5,6-didehydroginsenoside Rd）、5, 6-二脱氢人参皂苷 Rb$_1$（5,6-didehydroginsenoside Rb$_1$）、25-羟基-20(R)-人参皂苷 Rh$_1$[25-hydroxy-20(R)-ginsenoside Rh$_1$]、三七皂苷 LX（notoginsenoside-LX）和三七皂苷 LY（notoginsenoside-LY）。此外，还从三七中分离鉴定了 4 个羽扇豆烷型三萜：羽扇豆醇（lupeol）、白桦脂醇（betulin，**73**）、16β-羟基羽扇豆醇（16β-hydroxylupeol，**74**）和羽扇豆-20-烯-3β, 16β-二醇-3-阿魏酸酯（lup-20-ene-3β,16β-diol-3-ferulate）。

1 $R_1 = \beta$-D-glc^2-β-D-glc $R_2 = \beta$-D-glc^6-β-D-glc^3-β-D-xyl
2 $R_1 = \beta$-D-glc^2-β-D-glc $R_2 = \beta$-D-glc^6-β-D-glc
3 $R_1 = \beta$-D-glc^2-β-D-glc $R_2 = \beta$-D-glc^6-α-L-ara(p)
4 $R_1 = \beta$-D-glc^2-β-D-glc $R_2 = \beta$-D-glc
5 $R_1 = \beta$-D-glc^2-β-D-glc $R_2 =$ H
6 $R_1 =$ H $R_2 = \beta$-D-glc^6-α-L-ara(f)
7 $R_1 = \beta$-D-glc^2-β-D-glc^2-β-D-xyl $R_2 = \beta$-D-glc^6-β-D-glc^6-β-D-xyl
8 $R_1 = \beta$-D-glc^2-β-D-glc^2-β-D-xyl $R_2 = \beta$-D-glc^6-α-L-ara(f)
9 $R_1 = \beta$-D-glc $R_2 = \beta$-D-glc^6-β-D-xyl^3-β-D-xyl
10 $R_1 = \beta$-D-glc^2-β-D-glc^2-β-D-xyl $R_2 = \beta$-D-glc^6-β-D-xyl^4-β-D-xyl
11 $R_1 = \beta$-D-glc^2-β-D-glc $R_2 = \beta$-D-glc^6-β-D-glc^6-β-D-xyl
12 $R_1 = \beta$-D-glc^2-β-D-glc^2-β-D-xyl $R_2 = \beta$-D-glc^6-α-L-ara^5(f)-β-D-xyl
13 $R_1 = \beta$-D-glc $R_2 = \beta$-D-glc^6-β-D-xyl
14 $R_1 = \beta$-D-glc^2-β-D-xyl $R_2 = \beta$-D-glc^6-β-D-glc
15 $R_1 = \beta$-D-glc^2-β-D-glc^2-β-D-xyl $R_2 = \beta$-D-glc^6-α-L-ara^4(p)-β-D-xyl
16 $R_1 = \beta$-D-xyl^2-β-D-glc $R_2 = \beta$-D-glc^6-β-D-xyl

17 R $= \beta$-D-glc^2-β-D-glc^2-β-D-xyl   **18** $R_1 = \beta$-D-glc^2-β-D-glc $R_2 = \beta$-D-glc^6-β-D-glc

19 $R_1 =$ H $R_2 =$ H $R_3 = \beta$-D-glc^6-β-D-glc
20 $R_1 =$ H $R_2 =$ H $R_3 = \beta$-D-glc^6-α-D-ara^4(p)-β-D-xyl
21 $R_1 =$ H $R_2 =$ H $R_3 = \beta$-D-glc
22 $R_1 =$ H $R_2 = \beta$-D-glc^2-α-L-rha $R_3 = \beta$-D-glc
23 $R_1 =$ H $R_2 = \beta$-D-glc $R_3 =$ H
24 $R_1 =$ H $R_2 = \beta$-D-glc $R_3 = \beta$-D-glc^6-α-L-ara(p)
25 $R_1 =$ H $R_2 = \beta$-D-glc^6-β-D-glc $R_3 = \beta$-D-glc
26 $R_1 =$ H $R_2 = \beta$-D-glc^4-α-D-glc $R_3 = \beta$-D-glc

27 R_1 = H　　　　R_2 = β-D-glc^2-β-D-xyl　　　　R_3 = β-D-glc
28 R_1 = H　　　　R_2 = β-D-glc^2-β-D-xyl　　　　R_3 = H
29 R_1 = H　　　　R_2 = β-D-glc　　　　R_3 = β-D-glc^6-α-D-glc
30 R_1 = H　　　　R_2 = H　　　　R_3 = β-D-glc^6-β-D-glc
31 R_1 = H　　　　R_2 = β-D-xyl　　　　R_3 = β-D-glc
32 R_1 = H　　　　R_2 = β-D-xyl^2-β-D-xyl　　　　R_3 = H
33 R_1 = H　　　　R_2 = H　　　　R_3 = β-D-glc^6-β-D-glc^6-β-D-xyl
34 R_1 = H　　　　R_2 = β-D-glc　　　　R_3 = α-L-ara(p)
35 R_1 = H　　　　R_2 = α-L-ara(p)　　　　R_3 = β-D-glc
36 R_1 = H　　　　R_2 = β-D-glc^2-α-L-ara(f)　　　　R_3 = β-D-glc
37 R_1 = H　　　　R_2 = β-D-glc^2-β-D-xyl　　　　R_3 = β-D-glc^6-β-D-glc
38 R_1 = H　　　　R_2 = β-D-glc　　　　R_3 = β-D-xyl
39 R_1 = β-D-glc^2-β-D-glc　　　　R_2 = H　　　　R_3 = β-D-glc

40 R_1 = H　　　R_2 = H
41 R_1 = β-D-glc　R_2 = β-D-glc
42 R_1 = β-D-glc　R_2 = H

43 R_1 = β-D-glc^2-β-D-glc　　　R_2 = β-D-glc^6-β-D-glc　　　R_3 = S_1
44 R_1 = β-D-glc^2-β-D-glc　　　R_2 = β-D-glc　　　R_3 = S_2
45 R_1 = β-D-glc^2-β-D-glc　　　R_2 = β-D-glc　　　R_3 = S_3
46 R_1 = β-D-glc　　　R_2 = H　　　R_3 = S_4
47 R_1 = β-D-glc^2-β-D-glc　　　R_2 = β-D-glc^6-α-L-ara(f)　　　R_3 = S_5
48 R_1 = β-D-glc^2-β-D-glc　　　R_2 = β-D-glc^6-β-D-xyl　　　R_3 = S_6
49 R_1 = β-D-glc^2-β-D-glc　　　R_2 = β-D-glc^6-β-D-glc　　　R_3 = S_7

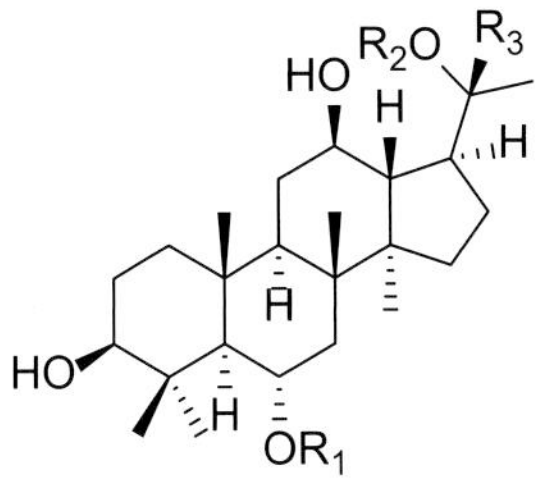

50 R$_1$ = β-D-glc^2-β-D-xyl　　R$_2$ = β-D-glc　　R$_3$ =

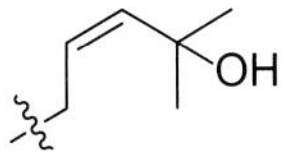

51 R$_1$ = β-D-glc^6-β-D-xyl　　R$_2$ = H　　R$_3$ =

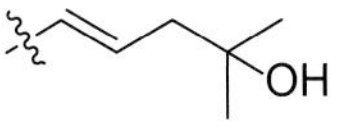

52 R$_1$ = β-D-glc　　R$_2$ = H　　R$_3$ =

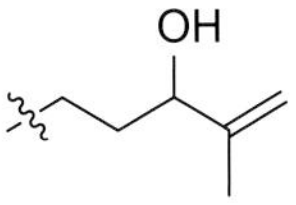

53 R$_1$ = β-D-glc　　R$_2$ = β-D-glc　　R$_3$ =

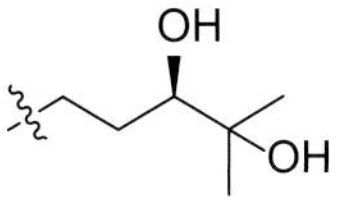

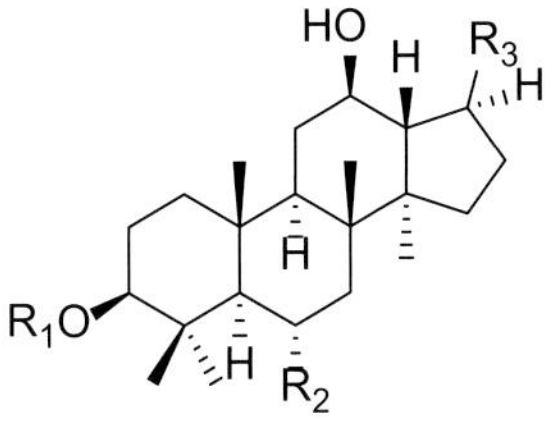

54 R$_1$ = β-D-glc^2-β-D-glc　　R$_2$ = H　　R$_3$ =

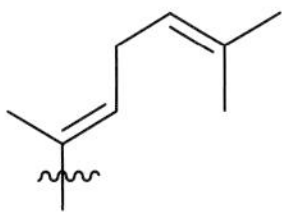

55 R$_1$ = H　　R$_2$ = O-β-D-glc^2-β-D-xyl　　R$_3$ =

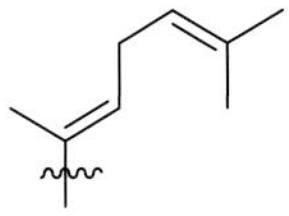

56 R$_1$ = β-D-glc^2-β-D-glc^2-β-D-xyl　　R$_2$ = H　　R$_3$ =

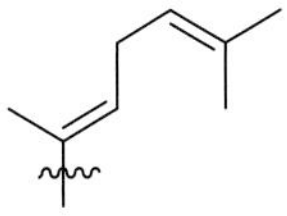

57 R$_1$ = H　　R$_2$ = O-β-D-glc^2-α-L-rha　　R$_3$ =

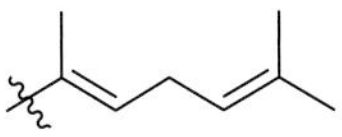

58 R$_1$ = H　　R$_2$ = O-β-D-glc^3-β-D-xyl　　R$_3$ =

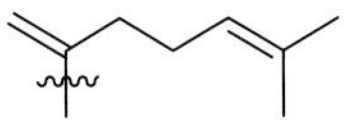

59 R$_1$ = β-D-glc^2-β-D-glc^2-β-D-xyl　　R$_2$ = H　　R$_3$ =

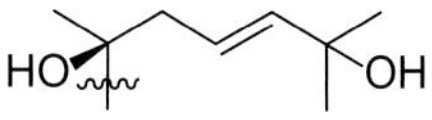

60 R$_1$ = H　　　　　　　　　R$_2$ = O-β-D-glc　　　　　　R$_3$ =

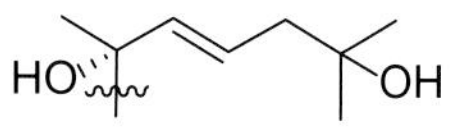

61 R$_1$ = β-D-glc　　　　　　　R$_2$ = H　　　　　　　　　R$_3$ =

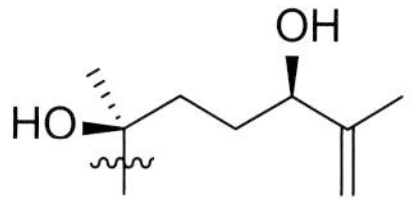

62 R$_1$ = H　　　　　　　　　R$_2$ = O-β-D-glc　　　　　　R$_3$ =

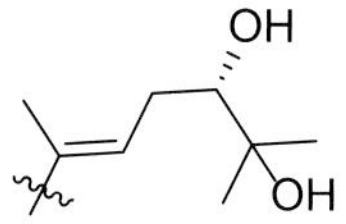

63 R$_1$ = β-D-glc^2-β-D-glc　　　R$_2$ = H　　　　　　　　　R$_3$ =

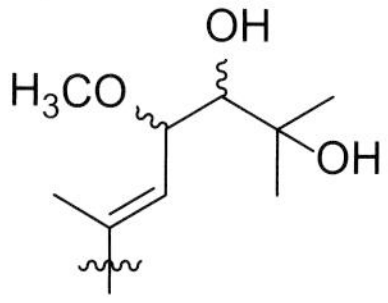

64 R$_1$ = β-D-glc　　　　　　　R$_2$ = H　　　　　　　　　R$_3$ =

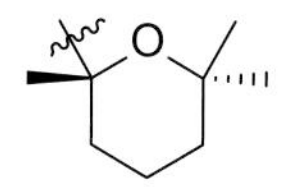

65 R$_1$ = H　　　　　　　　　R$_2$ = O-β-D-glc^2-α-L-rha　　R$_3$ =

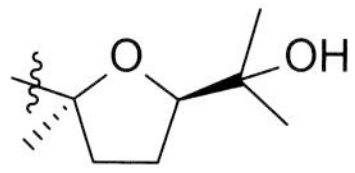

66 R$_1$ = β-D-glc　　　　　　　R$_2$ = H　　　　　　　　　R$_3$ =

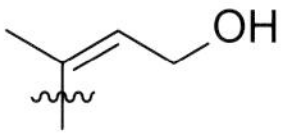

67 R$_1$ = β-D-glc　　　　　　　R$_2$ = H　　　　　　　　　R$_3$ =

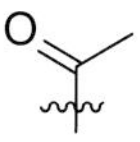

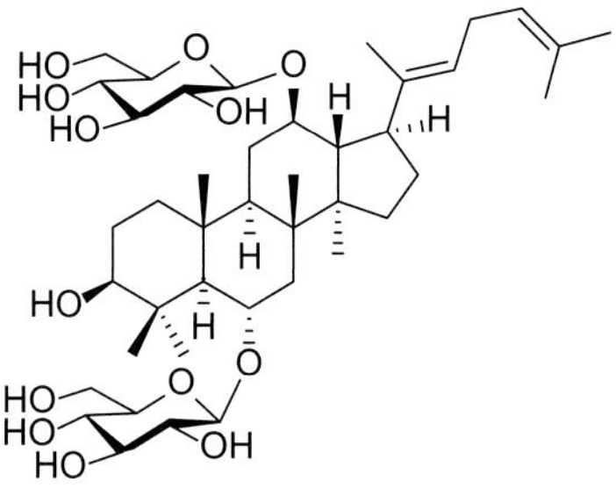

68

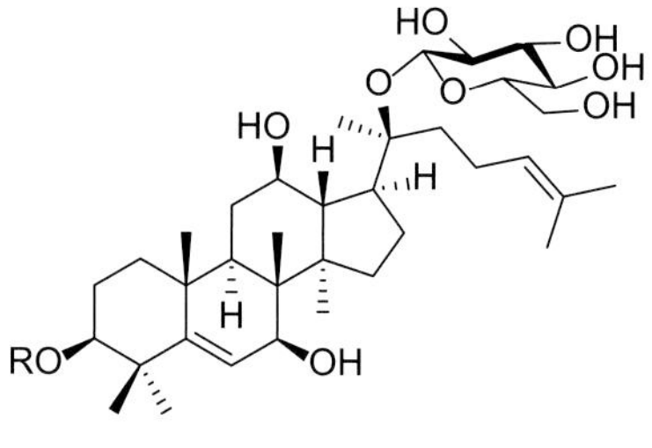

69 R = β-D-glc^2-β-D-glc

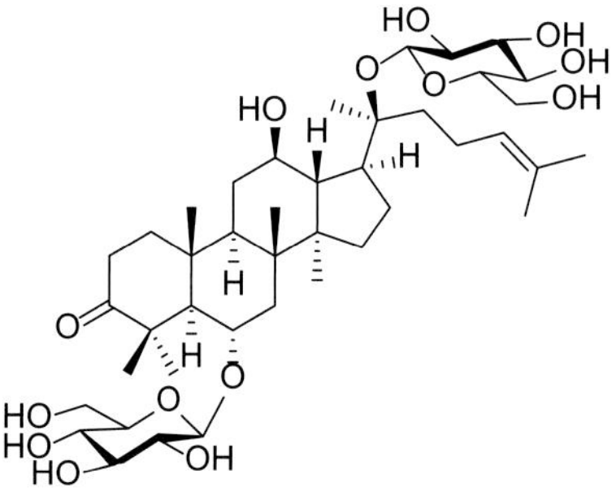

70

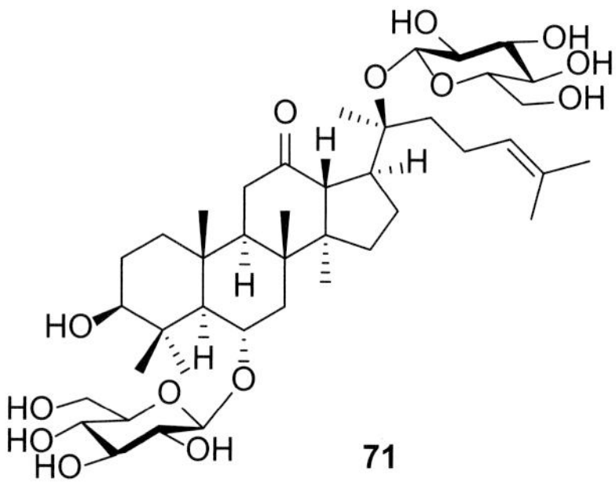

71

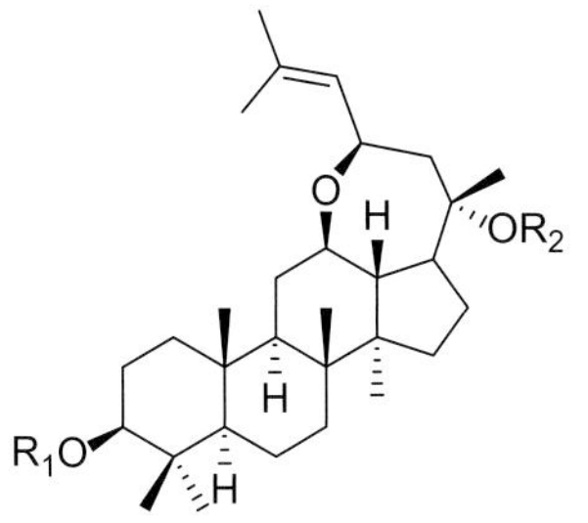

72 R$_1$ = β-D-glc^2-β-D-glc　　R$_2$ = β-D-glc^6-β-D-glc　　73 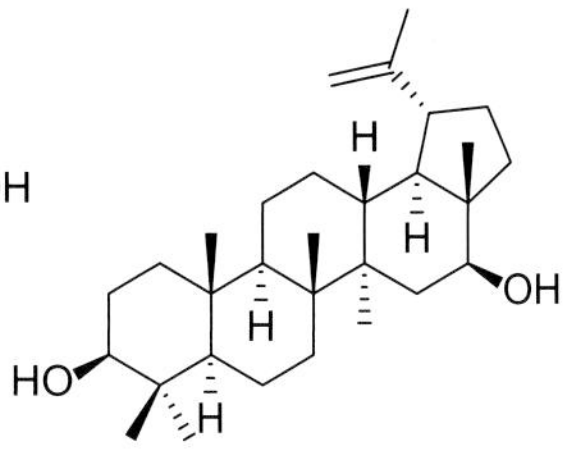　　74

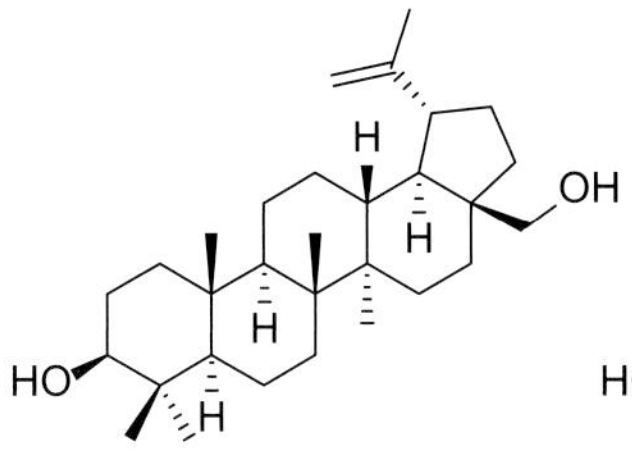

三七中分离鉴定的三萜及其皂苷类化合物结构式

2. 黄酮类 [7–8, 24, 40–42]

除三萜及其皂苷类化合物，三七中还含有丰富的黄酮、二氢黄酮及其苷类化合物，如：甘草素（liquiritigenin）、芹糖甘草苷（liquiritin apioside，**75**）、槲皮素（quercetin）、槲皮素 -3-O- 槐糖苷（quercetin-3-O-sophoroside，**76**）、槲皮素 -3-O-2″-β-D- 葡萄糖基 -β-D- 半乳糖苷（quercetin-3-O-2″-β-D-glucopyranosyl-β-D-galactopyranoside）、槲皮素 -3-O-β-D- 木糖基 -β-D- 半乳糖苷（quercetin3-O-β-D-xylopyranosyl-β-D-galactopyranoside）、山奈酚（kaempferol）、山奈酚 -7-O-α-L- 鼠李糖苷（kaempferol-7-O-a-L-rhamnoside）、山奈酚 -3-O-β-D- 半乳糖苷（kaempferol-3-O-β-D-galactoside）、山奈酚 -3-O-α-L- 鼠李糖苷（kaempferol-3-O-a-L-rhamnoside）、山奈酚 -3-O-（2″-β-D- 葡萄糖基）-β-D- 半乳糖苷 [kaempferol-3-O-(2″-β-D-glucopyranosyl)-β-D-galactopyranoside]、槲皮素 -3-O-β-D- 葡萄糖基 -(1→2)-β-D- 半乳糖苷 [quercetin-3-O-β-D-glucopyranosyl-(1→2)-β-D-galactopyranoside] 和山奈酚 -3-O-[2″, 3″- 二 -(E)- 对羟基肉桂酰基]-α-L- 鼠李糖苷 {kaempferol-3-O-[2″,3″-di-(E)-p-coumaroyl]-a-L-rhamnoside，**77**}。

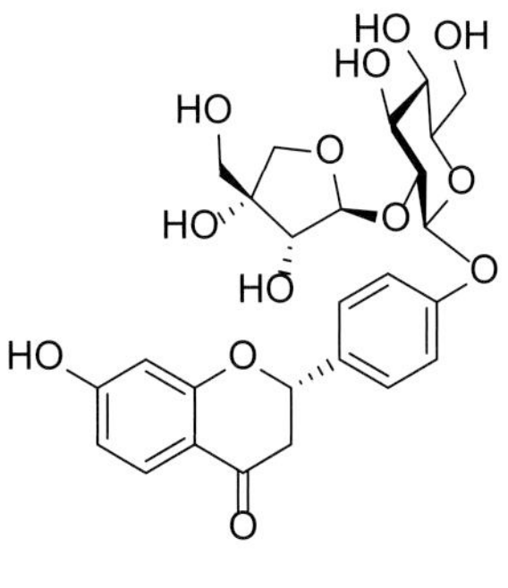

75 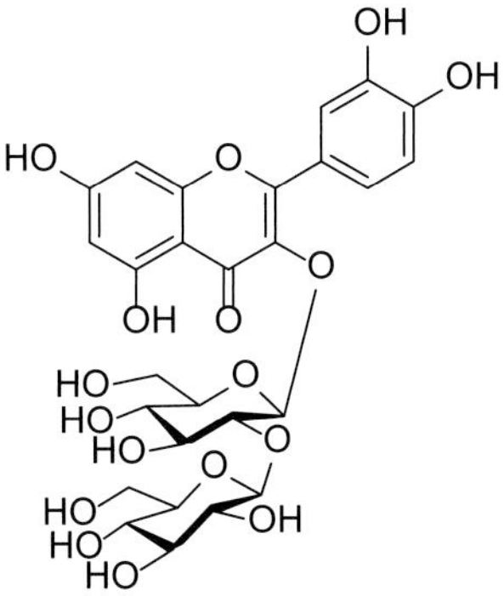　　**76** 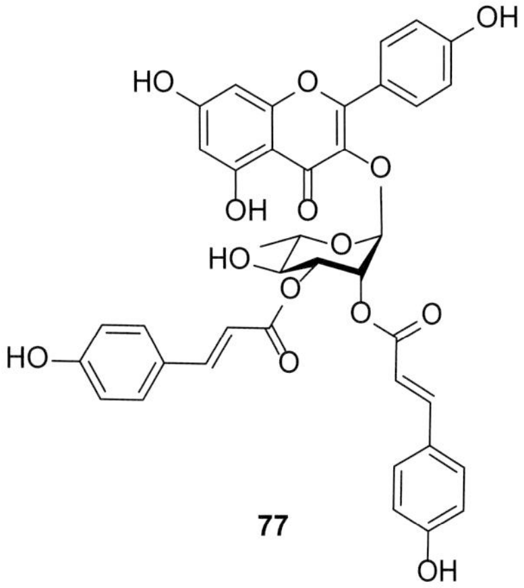　　**77**

三七中分离鉴定的黄酮类化合物结构式

3. 多炔类 [14, 20, 27, 31, 38, 43]

多炔类成分是三七中另一大类特征性成分，目前已鉴定的主要有：法卡二醇

（falcarindiol，**78**）、人参炔三醇（panaxytriol，**79**）、人参炔醇（panaxynol，**80**）、人参环氧炔醇（panaxydol，**81**）、西洋参炔醇 PQ-2（panax quinquefolium polyacetylene PQ-2）、人参二醇氯醇（panaxydol chlorohydrone）、(8*E*)-1, 8-hepatadecadiene-4, 6-diyene-3, 10-diol、人参炔 E（ginsenoyne E，**82**）、notoginsenic acid *β*-sophoroside 和西洋参炔醇 PQ-1（panax quinquefolium polyacetylene PQ-1）。

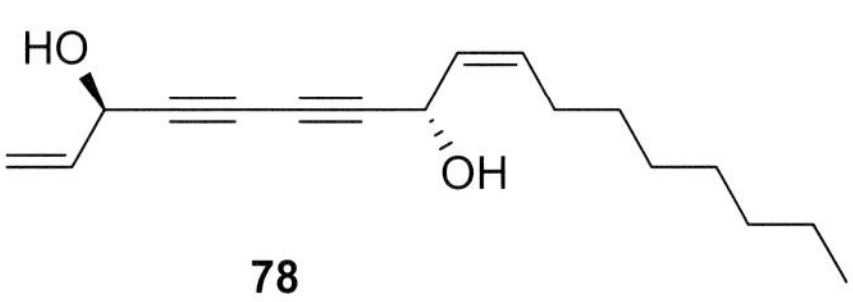

78 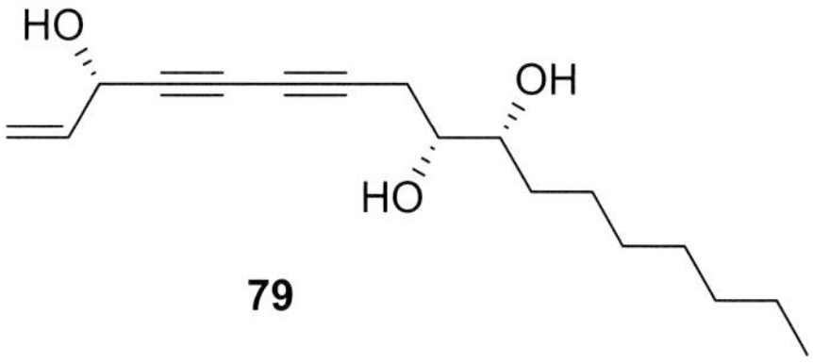　**79** 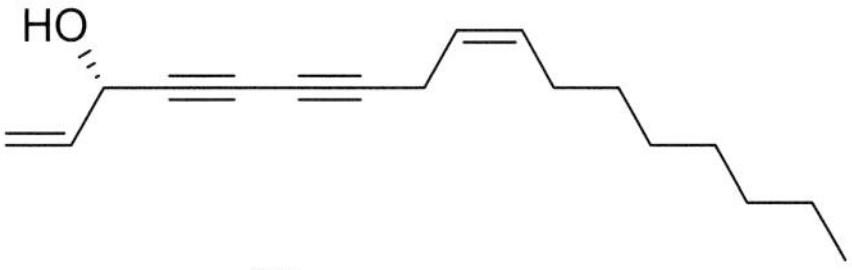　**80** 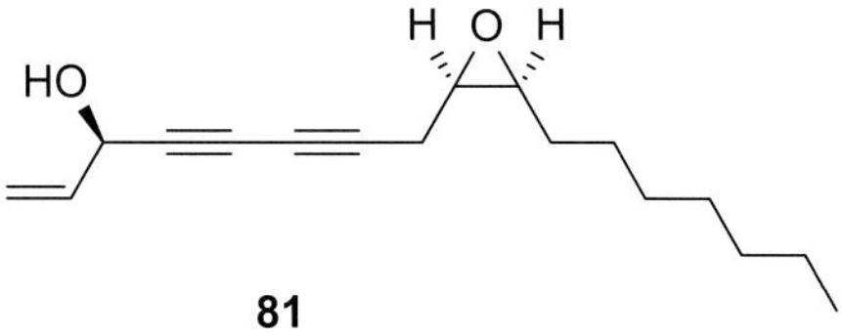　**81** 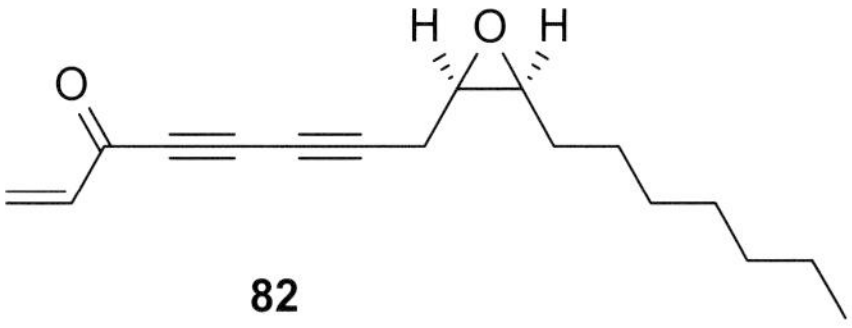　**82**

三七中分离鉴定的多炔类化合物结构式

4. 二肽类 [44-45]

此外，还从三七中分离鉴定了一系列二肽类化合物，如：*cyclo*-(Leu-Thr)、*cyclo*-(Leu-Ile)（**83**）、*cyclo*-(Leu-Val)、*cyclo*-(Ile-Val)（**84**）、*cyclo*-(Leu-Ser)、*cyclo*-(Leu-Tyr)（**85**）、*cyclo*-(Val-Pro)（**86**）、*cyclo*-(Ala-Pro)、*cyclo*-(Phe-Tyr)（**87**）、*cyclo*-(Phe-Ala)、*cyclo*-(Phe-Val)、*cyclo*-(Leu-Ala)、*cyclo*-(Ile-Ala) 和 *cyclo*-(Val-Ala)。

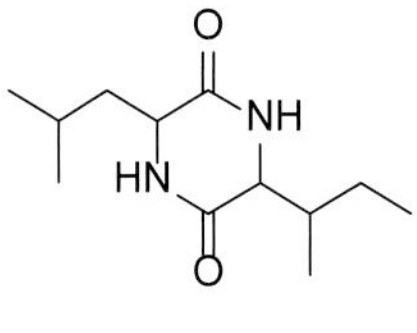

83 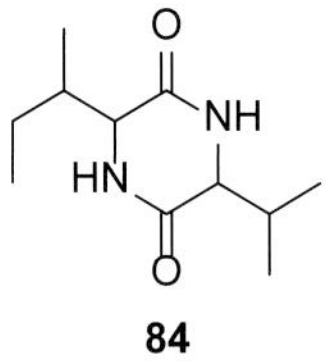　**84** 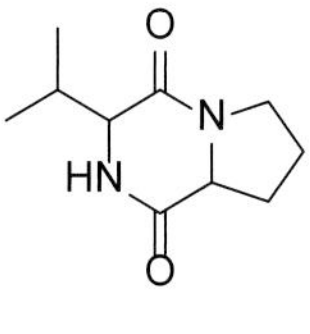　**85**

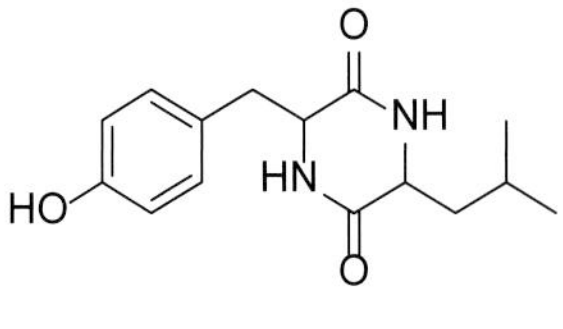

86 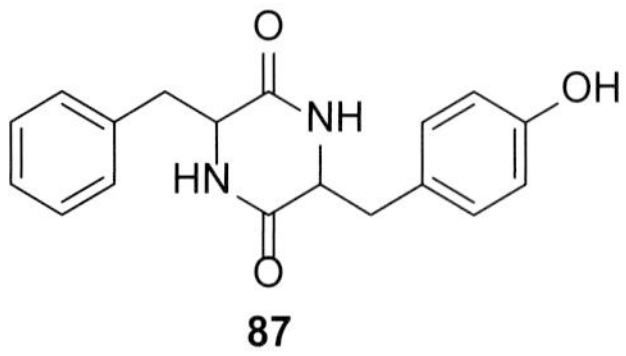　**87**

三七中分离鉴定的二肽类化合物结构式

5. 其他类 [8, 14, 16, 20, 31, 47–50]

除以上主要化学成分，三七中还含有三七素（dencichine）、苄基 -β- 黄嘌呤苷（benzyl-β-primeveroside）、(S)- 色氨酸 [(S)-tryptophan]、淫羊藿次苷 B$_6$（icariside B$_6$）、3- 羟基 -4- 甲氧基苯甲酸（3-hydroxy-4-methoxybenzoic acid）、1-[6-(2, 3, 4- 三羟基丁基)-2-吡嗪基]-1, 2, 3, 4- 赤丁四醇 {1-[6-(2,3,4-trihydroxybutyl)-2-pyrazinyl]-1,2,3,4-butanetetrol}、肉桂酸（cinnamic acid）、1β, 6α- 二羟基桉叶 -4(15) 烯 [1β,6a-dihydroxyeudesm-4(15)ene]、2-甲氧基 -1H- 吡咯（2-methoxy-1H-pyrrole）、5- 羟甲基 -2- 呋喃甲醛（5-hydroxymethyl-2-furancarboxaldehyde）、aromadenedrane-7α, 11a-diol、aromadenedrane-7β, 11a-diol、alloaromadenedrane-7α, 11a-diol、桉油烯醇（spathulenol）、腺苷（adenosine）、鸟嘌呤核苷（guanosine hydrate）和 (Z, Z)-9, 12-octadecadienoic acid 2-hydroxy-1, 3-propanedinyl ester、β- 谷甾醇（β-sitosterol）、胡萝卜苷（daucosterol）、豆甾醇（stigmasterol）、豆甾醇 -3-O-β-D- 葡萄糖苷（stigmasterol-3-O-β-D-glucopyranoside）和 stigmast-7-en-3β-ol-3-O-β-D-glucopyranoside 等其他类型化合物。

利用气相色谱 - 质谱（GC-MS）联用技术对三七的挥发油部位进行了分析，并采用标准质谱图集对照，共鉴定出 34 个成分，主要为 2, 8- 二甲基 -5- 乙酸基 - 双环 (5, 3, 0) 癸二烯 -1, 8、α- 愈创烯、β- 愈创烯、δ- 愈创烯、别芳萜烯等。

【药理作用】

1. 心血管系统作用

早期研究表明，三七总皂苷有利于保护烧伤早期大鼠的心脏功能[51]。且三七可以通过多种途径保护心肌细胞，如三七提取物能降低心肌缺血模型大鼠的氧化应激作用[52]，从三七中分离的三亚油酸还能够抑制心肌细胞中超氧化物的产生[53]。

多项研究表明，三七对多种类型的心律失常均显示出良好的治疗效果。三七中的人参三醇苷可明显对抗大鼠冠状动脉结扎所诱发的缺血性心律失常及再灌注性心律失常，并可使缺血再灌注所引起的心肌梗死范围明显减小，对 CaCl$_2$-Ach 所诱发的小鼠房颤或房扑也有明显的保护作用[54]。

2. 抗动脉粥样硬化

三七总皂苷可通过多种机制发挥治疗动脉粥样硬化的作用，如通过抗炎作用，或通过调节甘油三酯代谢[55]。

3. 止血

《本草纲目新编》中记载："三七根，止血之神药也。"其中，三七素（三七氨酸）可有效缩短凝血酶原时间、凝血时间及凝血酶时间[56]。而三七总皂苷可改善脑出血大鼠脑组织凝血酶的表达[57]。此外，三七粉、三七乙醇提取物及其总皂苷部位均可显著缩短大鼠的出血时间[58]。

4. 促进血管新生

血管新生在许多生理过程中起着重要作用，如伤口愈合和胎儿发育。有研究发现，三七总皂苷可促进血管新生，作用机制研究显示其涉及的信号通路包括 VEGF-KDR/Flk-1 和 PI3K-Akt-eNOS [37]。

5. 抗氧化

研究表明，三七中的黄酮类 [59] 和皂苷类 [60] 成分均具有良好的抗氧化和清除自由基的作用。其中，从三七中分离得到的 20S- 人参皂苷 Rg_2 具有较强的清除 H_2O_2 诱导的细胞内活性氧（ROS）的作用 [60]。此外，三七作为膳食补充剂还可提高高脂饮食大鼠肝脏的抗氧化能力 [61]。

6. 抗炎

三七花的总皂苷部位能明显抑制角叉菜胶、5- 羟色胺（5-HT）、高岭土等所致的大鼠脚爪水肿和巴豆油所致小鼠耳郭肿胀，并能显著对抗 5-HT、组胺及缓激肽所致的大鼠皮肤毛细血管通透性的增加 [62]。但其抗炎机制较为复杂，其中三七的水提物能够抑制嗜中性粒细胞（Neu）的功能，抑制一氧化氮和前列腺素 E_2（PGE_2）的过量产生，并可降低脂多糖（LPS）诱导的小鼠巨噬细胞 RAW264.7 中诱导型一氧化氮合酶（iNOS）和环氧合酶 -2（COX-2）的表达 [63]。

7. 神经保护

三七具有良好的神经保护作用，其总皂苷部位及单体化合物人参皂苷 Rg_1、Rb_1、三七皂苷 R_1、三七皂苷及三七多糖均可抑制神经细胞的凋亡。其作用机制为，通过提高 Bcl-2/Bax 的比值和增加 Trx-1、SOD-1 和 HSP70 的表达，降低半胱天冬酶 -1、半胱天冬酶 -3 和凋亡相关蛋白的表达，从而恢复抗凋亡信号通路 Akt—NF-κB [64-66]。

8. 保肝

有研究发现，三七的甲醇和水提物对四氯化碳所诱导的大鼠肝损伤有保护作用 [67]。三七的水煎液在体内外模型中均可有效防止酒精性肝损伤 [68-69]。此外，从其甲醇提取物中分离得到的人参皂苷 Re 和 Rg 对 D- 半乳糖胺 / 脂多糖（LPS）诱导的小鼠肝损伤表现出良好的保护作用 [67]。此外，三七总皂苷对肝纤维化也具一定的治疗效果，该活性可能与其对促纤维化和抗纤维化细胞因子的免疫调节及抗氧化作用有关 [70]。

9. 抗肿瘤

近年来，对三七抗肿瘤作用的研究也较多。其中，三七提取物对直肠癌 [71]、肝癌 [72]、肺癌 [73]、淋巴细胞瘤 [74]、胰腺癌 [75] 及乳腺癌 [76-77] 均具有潜在抗肿瘤活性。其可能的作用机制为，通过下调 Bcl-2 的表达、上调 Bax 的表达、降低线粒体跨膜电位及激活半胱天冬酶 -3 通路，从而来抑制肿瘤细胞的增殖及诱导细胞凋亡 [78]。

10. 免疫佐剂活性

从三七中分离得到的三萜皂苷类成分三七皂苷 D（**7**）、G（**69**）、H（**50**）和 K 能使 OVA 致敏小鼠血清的 IgG 水平明显升高 [27]。

11. 毒性

对三七药材的毒性研究较少，目前主要是对其总皂苷部位做过一些相关研究。三七总皂苷具有一定的肝肾毒性[79]。另有研究表明，三七总皂苷对 NIH/3T3 小鼠胚胎成纤维细胞有明显毒性，半效应量 ID_{50} 约为 0.4 mg/mL，且对 NIH/3T3 细胞血清刺激的细胞增殖有明显的抑制作用[80]。

【质量标准】

三七为 2015 年版《中国药典》收录品种，其中规定了三七药材的显微鉴别、水分、总灰分、酸不溶性灰分检查、醇溶性浸出物和含量测定等检测项。

1. 高效液相指纹图谱

有研究采用 HPLC 指纹图谱和 DMS 结合的方法，建立了三七不同部位样品的指纹图谱，包括根茎、主根、支根、纤维根、烂根。其色谱条件如下：Agilent 1100 HPLC 系统；Agilent ZORBAX C18 色谱柱（4.6 mm×50 mm，1.8 μm）；水（A）- 乙腈（B）为流动相梯度洗脱（0～22 min，17%～19% B；22～30 min，19%～27% B；30～35 min，27% B；35～47 min，27%～46% B；47～70 min，46%～90% B）；流速 0.8 mL/min；柱温 35 ℃；检测波长 203 nm；进样量 3 μL；采集时间 70 min[81]。

2. 含量测定方法

目前，对三七药材中主成分人参皂苷类化合物的含量测定方法研究较多。此外，对其中的黄酮类成分和三七素的含量测定也有研究报道。

2.1　紫外分光光度法

以槲皮素作为对照品，建立了三七中总黄酮的含量测定方法，检测波长为 249 nm[82]。以三七总皂苷作为对照品，建立了三七中总皂苷的含量测定方法，检测波长为 277 nm[83]。

2.2　高效液相色谱法

2015 年版《中国药典》中规定，以人参皂苷 Rg_1、人参皂苷 Rb_1 及三七皂苷 R_1 为对照品，建立了三七药材的含量测定方法。色谱条件：以十八烷基硅烷键合硅胶为填充剂；以乙腈为流动相 A，以水为流动相 B，进行梯度洗脱；检测波长 203 nm。理论板数按三七皂苷 R_1 峰计算应不低于 4000。梯度洗脱条件：1～12 min，19：81（A：B）；12～60 min，19：81→36：64（A：B）。并规定，三七药材中含人参皂苷 Rg_1（$C_{42}H_{72}O_{14}$）、人参皂苷 Rb_1（$C_{54}H_{92}O_{23}$）及三七皂苷 R_1（$C_{47}H_{80}O_{18}$）的总量不得少于 5.0%[2]。

有文献建立了 HPLC 法同时测定三七总皂苷中人参皂苷 Rg_1、Re、Rb_1 和三七皂苷 R_1 的方法。固定相为氨基键合相，流动相为乙腈 - 水（81：19，$V：V$），检测波长 203 nm。三七总皂苷中人参皂苷 Rg_1、Re、Rb_1 和三七皂苷 R_1 与其他成分分离度良好，保留时间分别约为 5.7 min、8.9 min、25.1 min 和 9.9 min[84]。

以标化的三七标准提取物作为对照品，利用 HPLC 法定性及定量地对三七中的主要成分人参皂苷 Rg_1、Re、Rb_1、Rd 和三七皂苷 R_1 进行了测定。通过使用 Agilent ZORBAX SB-AQ（4.6 mm×50 mm，3.5 μm）色谱柱，5 个成分可在 20 min 内实现完全分离。本法以总皂苷的含量 [以三七皂苷 R_1 来计算（类似一测多评）]、三七皂苷 R_1 的含量、人参皂苷 Rg_1 与三七皂苷 R_1 峰面积比及人参皂苷 Rb_1 与三七皂苷 R_1 的峰面积比作为指标，对三七的质量进行控制[85]。

　　有研究建立了一种加压溶剂提取及 HPLC-ELSD 联用方法，快速测定三七中总人参二醇型皂苷和总人参三醇型皂苷的含量。该方法中，总人参二醇型皂苷中的各个单体成分和人参三醇型皂苷中各个单体成分无须分离，三七中的皂苷类成分在色谱中形成两个主要色谱峰（分别对应人参二醇型皂苷和人参三醇型皂苷），然后以人参皂苷 Rg_1 和 Rb_1 作为对照品，测定总人参二醇型皂苷和总人参三醇型皂苷的含量。此方法也可用于人参和西洋参中总人参二醇型皂苷和总人参三醇型皂苷的含量测定，以总人参三醇型皂苷和总人参二醇型皂苷的含量比值作为指标，可区分三七、人参和西洋参三种药材。色谱条件为：Agilent SB-C18 色谱柱（4.6 mm×250 mm，5 μm）；流动相为水（A）和乙腈（B）梯度洗脱（0.00 ～ 1.35 min，20% ～ 30% B；1.35 ～ 1.36 min，30% ～ 36% B；1.36 ～ 3.50 min，36% B；3.50 ～ 3.51 min，36% ～ 63% B；3.51 ～ 4.50 min，63% B；4.50 ～ 10.00 min，63% ～ 100% B）；柱温 25 ℃。在上述色谱条件下，总人参二醇型皂苷和总人参三醇型皂苷在 8 min 内可形成两个主要色谱峰[86]。

　　有研究对三七中的止血成分三七素的含量进行了分析，建立了三七中三七素的 HPLC 含量测定方法。色谱条件为：Nova-Pak C18 色谱柱（5.9 mm×160 mm，4.6 μm）；流动相为水 - 甲醇（95 ：5）；检测波长 213 nm。在上述色谱条件下，三七素的保留时间约 2.1 min，理论塔板数按三七素计，不低于 2600[87]。

　　还有研究采用四丁基氢氧化铵离子对试剂，建立了反相离子对色谱法测定三七中三七素的含量[88]。

参 考 文 献

[1] 张子龙，王文全 . 三七本草研究概述 [J]. 世界科学技术—中医药现代化，2010，12（2）：271–276.

[2] 国家药典委员会 . 中华人民共和国药典（2015 年版，一部）[S]. 北京：中国医药科技出版社，2015：11–12.

[3] 李时珍 . 中华医书集成·本草纲目 [M]. 北京：中医古籍出版社，1999：615–616.

[4] 张璐 . 本经逢原（第一卷）[M]. 上海：上海科学技术出版社，1959：41.

[5] 吴仪洛 . 本草从新 [M]. 上海：上海卫生出版社，1957：24.

[6] 汪昂原著，郑金生整理 . 本草备要 [M]. 北京：人民卫生出版社，2005：67.

[7] 周家明，崔秀明，曾江，等 . 三七各部位单体皂苷成分研究进展与活性利用探讨 [J]. 中药材，2007，30（12）：1615–1618.

[8] 夏鹏国，张顺仓，梁宗锁，等 . 三七化学成分的研究历程和概况 [J]. 中草药，2014，45（17）：2564–2570.

[9] Li Q，Yang J，Huang GK，et al. New dammarane type saponins from the roots of *Panax notoginseng* [J]. *Helvetica Chimica Acta*，2014，97（1）：102–111.

[10] Kaunda JS，Wang T，Liu LL，et al. Eight darmarane-type saponins isolated from the roots of *Panax notoginseng* [J]. *Acta Pharmaceutica Sinica B*，2013，3（6）：381–384.

[11] Li DW，Cao JQ，Bi XL，et al. New dammarane-type triterpenoids from the leaves of *Panax notoginseng* and their protein tyrosine phosphatase 1B inhibitory activity [J]. *Journal of Ginseng*，2014，38（1）：28–33.

[12] Wan JB，Zhang QW，Hong SJ，et al. 5, 6-Didehydroginsenosides from the roots of *Panax notoginseng* [J]. *Molecules*，2010，15（11）：8169–8176.

[13] Guo X，Zhang X，Feng J，et al. Purification of saponins from leaves of *Panax notoginseng* using preparative two-dimensional reversed-phase liquid chromatography/hydrophilic interaction chromatography [J]. *Analytical and Bioanalytical Chemistry*，2013，405（10）：3413–3421.

[14] Liao PY，Wang D，Zhang YJ，et al. Dammarane-type glycosides from steamed notoginseng [J]. *Journal of Agricultural and Food Chemistry*，2008，56（5）：1751–1756.

[15] Yang TR，Kasai R，Zhou J，et al. Dammarane saponins of leaves and seeds of *Panax notoginseng* [J]. *Phytochemistry*，1983，22（6）：1473–1478.

[16] Wang XY，Wang D，Ma XX，et al. Two new dammarane–type bisdesmosides from the fruit pedicels of *Panax notoginseng* [J]. *Helvetica Chimica Acta*，2008，91（1）：60–66.

[17] 时圣明，李巍，曹家庆，等. 三七果化学成分的研究 [J]. 中草药，2010，41（8）：1249–1251.

[18] 宋建平，曾江，崔秀明，等. 三七根茎的化学成分研究（II）[J]. 云南大学学报（自然科学版），2007，29（3）：287–290.

[19] Wang JR，Yamasaki Y，Tanaka T，et al. Dammarane-type triterpene saponins from the flowers of *Panax notoginseng* [J]. *Molecules*，2009，14（6）：2087–2094.

[20] Yoshikawa M，Morikawa T，Kashima Y，et al. Structures of new dammarane-type triterpene saponins from the flower buds of *Panax notoginseng* and hepatoprotective effects of principal ginseng saponins [J]. *Journal of Natural Products*，2003，66（7）：922–927.

[21] Liu Q，Lv JJ，Wang D，et al. Dammarane type saponins from steamed leaves of *Panax notoginseng* [J]. *Natural Product Bioprospect*，2011，1（3）：124–128.

[22] Pei Y，Du Q，Liao PY，et al. Notoginsenoside ST-4 inhibits virus penetration of herpes simplex virus in vitro[J]. *Journal of Asian Natural Products Research*，2011，13（06）：498-504.

[23] 黄凤，向飞军，伍杰雄. 三七叶皂苷成分及单体提取分离研究进展 [J]. 中药材，2009，32（6）：999–1005.

[24] 李海舟，刘锡葵，杨崇仁. 三七茎叶的化学成分（摘要）[J]. 药学实践杂志，2000，18（5）：354.

[25] Matsuura H，Kasai R，Tanaka O，et al. Further studies on dammarane-saponins of sanchi-ginseng [J]. *Chemical & Pharmaceutical Bulletin*，1983，31（7）：2281–2287.

[26] Yoshikawa M，Morikawa T，Ueno T，et al. Bioactive saponins and glycosides VIII. notoginseng(1)：new dammarane-type triterpene oligoglycosides，notoginsenosides-A, B, C and D from the dried root of *Panax notoginseng*(Burk.)F.H. Chen [J]. *Chemical & Pharmaceutical Bulletin*，1997，45（6）：1039–1045.

[27] Yoshikawa M，Morikawa T，Yashiro K，et al. Bioactive saponins and glycosides XIX notoginseng(3)：immunological adjuvant activity of notoginsenosides and related saponins：structures of notoginsenosides-L, -M, and-N from the roots of *Panax notoginseng*（Burk.）F.H. Chen [J]. *Chemical & Pharmaceutical Bulletin*，2001，49（11）：1452–1456.

[28] Han LF，Kaunda JS，Liu LL，et al. Saponins from roots of *Panax notoginseng* [J]. *Chinese Herbal Medicines*，2014，6（2）：159–163.

[29] Yuan C，Xu FX，Huang XJ，et al. A novel 12, 23-epoxy dammarane saponin from *Panax notoginseng* [J]. *Chinese Journal of Natural Medicines*，2015，13（4）：303–306.

[30] Ma WG，Mizutani M，Malterud KE，et al. Saponins from the roots of *Panax notoginseng* [J]. *Phytochemistry*，1999，52（6）：1133–1139.

[31] Komakine N，Okasaka M，Takaishi Y，et al. New dammarane-type saponin from roots of *Panax notoginseng* [J]. *Journal of Natural Medicine*，2006，60（2）：135–137.

[32] Qiu S，Yang WZ，Shi XJ，et al. A green protocol for efficient discovery of novel natural compounds：Characterization of new ginsenosides from the stems and leaves of *Panax ginseng* as a case study [J]. *Analytica Chimica Acta*，2015，893：65–76.

[33] 余河水，张丽娟，宋新波，等. 三七炮制品化学成分研究 [J]. 中国中药杂志，2013，38（22）：3910–3917.

[34] Zhang Y，Han LF，Sakah KJ，et al. Bioactive protopanaxatriol type saponins isolated from the roots of *Panax notoginseng*（Burk.）F.H. Chen [J]. *Molecules*，2013，18（9）：10352–10366.

[35] 刘利民，张晓琦，汪豪，等. 三七主根的微量皂苷类成分研究 [J]. 中国药科大学学报，2011，42（2）：115-118.

[36] 邱楠楠，刘金平，苏航，等. UPLC-ESI-MS-MS 分析生晒参和紫红参中皂苷类成分 [J]. 中国实验方剂学杂志，2013，19（13）：91–93.

[37] Hong SJ，Wan JB，Zhang Y，et al. Angiogenic effect of saponin extract from *Panax notoginseng* on HUVECs in vitro and zebrafish in vivo [J]. *Phytotherapy Research*，2009，23（5）：677–686.

[38] 刘刚，鲍建材，郑友兰，等. 三七的化学成分研究进展 [J]. 人参研究，2004，（2）：10–18.

[39] 魏均娴，杜元冲. 三七植物各部位的研究和开发利用 [J]. 天然产物研究与开发，1992，4（3）：94–100.

[40] 郑莹，李绪文，桂明玉，等. 三七茎叶黄酮类成分的研究 [J]. 中国药学杂志，2006，41（3）：176–178.

[41] Choi RC，Zhu JT，Leung KW，et al. A flavonol glycoside，isolated from roots of *Panax notoginseng*，reduces amyloid-*β*-induced neurotoxicity in cultured neurons：signaling transduction and drug development for Alzheimer's disease [J]. *Journal of Alzheimer's Disease*，2010，19（3）：795–811.

[42] 黄建，王红，杨晓帆，等. 三七花蕾中黄酮类成分的分离与结构鉴定 [J]. 天然产物研究与开发，2012，24（8）：1060–1062.

[43] 饶高雄，王兴文，金文. 三七总苷中的聚炔醇成分 [J]. 中药材，1997，20（6）：298–299.

[44] 王双明，谭宁华，杨亚滨，等. 三七环二肽成分 [J]. 天然产物研究与开发，2004，16（5）：383–386.

[45] 谭宁华，王双明，杨亚滨，等. 三七环二肽成分和人参内酰胺成分（英文）[J]. 云南植物研究，2003，25（3）：366–368.

[46] 鲁歧，李向高. 三七止血成分的分离鉴定与含量测定 [J]. 中成药，1988，（9）：34–35.

[47] 李琦，阎爱新，叶蕴华，等. 三七中 2-（1′，2′，3′，4′- 四羟基丁基）-6-（2″，3″，4″- 三羟基丁基）吡嗪的分离、纯化和结构鉴定（英文）[J]. 北京大学学报（自然科学版），2001，37（2）：286–288.

[48] 魏均娴，王菊芬，张良玉，等. 三七的化学研究——I. 三七绒根的成分研究 [J]. 药学学报，1980，15（6）：359–364.

[49] 左国营，魏均娴，杜元冲，等. 三七花蕾皂苷成分的研究 [J]. 天然产物研究与开发，1991，3（4）：24-30.

[50] 施丽娜，刘润民，曹树明，等. 市售三七挥发油成分的研究 [J]. 昆明医学院学报，1989，10（4）：6–8.

[51] Zhang HG，Li XH，Yang ZC. Effects of *Panax notoginseng* saponins on myocardial GsmRNA expression and ATPase activity after severe scald in rats [J]. *Burns*，2003，29（6）：541–546.

[52] Han SY，Li HX，Ma X，et al. Evaluation of the anti-myocardial ischemia effect of individual and combined extracts of *Panax notoginseng* and *Carthamus tinctorius* in rats [J]. *Journal of Ethnopharmacology*，145（3）：722–727.

[53] Yang HY，Liu JC，Chen YL，et al. Inhibitory effect of trilinolein on endothelin-1-induced *c-fos* gene expression in cultured neonatal rat cardiomyocytes [J]. *Naunyn-schmiedeberg's Archives of Pharmacology*，2005，372（2）：160–167.

[54] 高宝英，李学军，刘磊，等. 三七中人参三醇苷对动物缺血性心律失常的影响 [J]. 药学学报，1992，27（9）：641–644.

[55] Wan JB，Lee SM，Wang JD，et al. *Panax notoginseng* reduces atherosclerotic lesions in ApoE-Deficient mice and inhibits TNF-*α*-induced endothelial adhesion molecule expression and monocyte adhesion [J]. *Journal of Agricultural and Food Chemistry*，2009，57（15）：6692–6697.

[56] 陈娟，倪军，王艳艳. 三七药理作用的研究进展 [J]. 双足与保健，2017，19：186-187.

[57] 赵雪松，陈志刚，高芳，等. 三七总皂苷对脑出血大鼠凝血酶及神经功能的影响 [J]. 世界中医药，2013，8（11）：1335–1337.

[58] White CM，Fan C，Song J，et al. An evaluation of the hemostatic effects of hydrophilic，alcohol，and lipophilic extracts of notoginseng [J]. *Pharmacotherapy*，2001，21（7）：773–777.

[59] Hong J，Hu JY，Liu JH，et al. In vitro antioxidant and antimicrobial activities of flavonoids from *Panax notoginseng* flowers [J]. *Natural Product Research*，2014，28（16）：1260–1266.

[60] Xin X，Zhong J，Wei D，et al. Protection effect of 20(*S*)-ginsenoside Rg$_2$ extracted from cultured *Panax notoginseng* cells on hydrogen peroxide-induced cytotoxity of human umbilical cord vein endothelial cells in vitro [J]. *Process Biochemistry*，2005，40（10）：3202–3205.

[61] Xia W，Sun C，Zhao Y，et al. Hypolipidemic and antioxidant activities of Sanchi (*Radix notoginseng*) in rats fed with a high fat diet [J]. *Phytomedicine*，2011，18（6）：516–520.

[62] 刘杰，耿晓照，刘亚平，等. 三七花总皂苷抗炎作用的实验研究 [J]. 中药药理与临床，1985：150.

[63] Jin UH，Park SG，Suh SJ，et al. Inhibitory effect of *Panax notoginseng* on nitric oxide synthase，cyclooxygenase-2 and neutrophil functions [J]. *Phytotherapy Research*，2007，21（2）：142–148.

[64] Jia D，Deng Y，Gao J，et al. Neuroprotective effect of *Panax notoginseng* plysaccharides againstfocal cerebral ischemia reperfusion injury in rats [J]. *International Journal Biological Macromolecules*，2014，63：177–180.

[65] Zeng XS，Zhou XS，Luo FC，et al. Comparative analysis of the neuroprotective effects of ginsenosides Rg$_1$ and Rb$_1$ extracted from *Panax notoginseng* against cerebral ischemia [J]. *Canadian Journal of Physiology and Pharmacology*，2014，92（2）：102–108.

[66] Ma B，Meng X，Wang J，et al. Notoginsenoside R$_1$ attenuates amyloid-*β*-induced damage in neurons by inhibiting reactive oxygen species and modulating MAPK activation [J]. *International Immunopharmacology*，2014，22（1）：151–159.

[67] Prasain JK，Kadota S，Basnet P，et al. Hepatoprotective effects of *Panax notoginseng*：ginsenosides Re and Rg₁ as its active constituents in D-galactosamine/lipopolysaccharide-induced liver injury [J]. *Phytomedicine*，1996，2（4）：297–303.

[68] Lin CF，Wong KL，Wu RS，et al. Protection by hot water extract of *Panax notoginseng* on chronic ethanol-induced hepatotoxicity [J]. *Phytotherapy Research*，2003，17（9）：1119–1122.

[69] Ding RB，Tian K，Cao YW，et al. Protective effect of *Panax notoginseng* saponins on acute ethanol-induced liver injury is associated with ameliorating hepatic lipid accumulation and reducing ethanol-mediated oxidative stress [J]. *Journal of Agricultural and Food Chemistry*，2015，63（9）：2413–2422.

[70] Peng XD，Dai LL，Huang CQ，et al. Relationship between anti-fibrotic effect of *Panax notoginseng* saponins and serum cytokines in rat hepatic fibrosis [J]. *Biochemical and Biophysical Research Communications*，2009，388（1）：31–34.

[71] Wen XD，Wang CZ，Yu C，et al. *Panax notoginseng* attenuates experimental colitis in the azoxymethane/dextran sulfate sodium mouse model [J]. *Phytotherapy Research*，2014，28（6）：892–898.

[72] Toh DF，Patel DN，Chan EC，et al. Anti-proliferative effects of raw and steamed extracts of *Panax notoginseng* and its ginsenoside constituents on human liver cancer cells [J]. *Chinese Medicine*，2011，6（4）：1–9.

[73] Bi X，Zhao Y，Fang W，et al. Anticancer activity of *Panax notoginseng* extract 20(*S*)-25-OCH₃-PPD：targeting *β*-catenin signaling [J]. *Clinical and Experimental Pharmacology and Physiology*，2009，36（11）：1074–1078.

[74] Chen B，Shen YP，Zhang DF，et al. The apoptosis-inducing effect of ginsenoside F4 from steamed notoginseng on human lymphocytoma JK cells [J]. *Natural Product Research*，2013，27（24）：2351–2354.

[75] Wang P，Zhang L，Yao J，et al. An arabinogalactan from flowers of *Panax notoginseng* inhibits angiogenesis by BMP2/Smad/Id1 signaling [J]. *Carbohydrate Polymers*，2015，121：328–335.

[76] Zhao Y，Wang W，Han L，et al. Isolation，structural determination，and evaluation of the biological activity of 20(*S*)-25-methoxyl-dammarane-3, 12, 20-triol [20(*S*)-25-OCH₃-PPD]，a novel natural product from *Panax notoginseng* [J]. *Medicinal Chemistry*，2007，3（1）：51–60.

[77] Wang P，Cui J，Du X，et al. *Panax notoginseng* saponins（PNS）inhibits breast cancer metastasis [J]. *Journal of Ethnopharmacology*，2014，154（3）：663–671.

[78] Yang ZG，Sun HX，Ye YP. Ginsenoside Rd from *Panax notoginseng* is cytotoxic towards HeLa cancer cells and induces apoptosis [J]. *Chemistry & Biodiversity*，2006，3（2）：187–197.

[79] 唐娇、黄俊明、张印红，等．三七的药理活性及毒理学研究进展 [J]. 毒理学，2012，26（3）：228–231.

[80] 刘成海、熊磊、刘平，等．MTT 法观察三七总苷对 NIH/3T3 成纤维细胞毒性作用与增殖的影响 [J]. 中国中西医结合脾胃杂志，1999，7（4）：203–205.

[81] Yang Z，Zhu J，Zhang H，et al. Investigating chemical features of *Panax notoginseng* based on integrating HPLC fingerprinting and determination of multiconstituents by single reference standard [J]. *Journal of Ginseng Research*，2018，42（3）：334–342.

[82] 崔秀明、董婷霞、黄文哲，等．三七中黄酮成分的含量测定 [J]. 中草药，2002，33（7）：611–612.

[83] 刘旭、付青姐、李明春、徐江平．三七总皂苷含量的紫外分光光度法测定 [J]. 实用医药杂志，2008，25（4）：452.

[84] 周迎春、赵怀清、梁宁，等．高效液相色谱法同时测定三七总皂苷中人参皂苷 Rg₁、Re、Rb₁ 与三七皂苷 R₁ 含量 [J]. 沈阳药科大学学报，2003，20（1）：27–31.

[85] Li SP，Qiao CF，Chen YW，et al. A novel strategy with standardized reference extract qualification and single compound quantitative evaluation for quality control of *Panax notoginseng* used as a functional food [J]. *Journal of Chromatography A*，2013，25（1313）：302–307.

[86] Xu FX，Yuan C，Wan JB，et al. A novel strategy for rapid quantification of 20(*S*)-protopanaxatriol and 20(*S*)-protopanaxadiol saponins in *Panax notoginseng*，*P. ginseng* and *P. quinquefolium* [J]. *Natural Product Research*，2014，29（1）：46–52.

[87] 崔秀明、徐珞珊、王强，等．三七中三七素的含量测定 [J]. 中国药学杂志，2005，40（13）：1017–1019.

[88] 李琳、王承潇、曲媛，等．反相离子对色谱法测定三七中三七素含量 [J]. 中国中药杂志，2015，40（20）：4026–4030.

三 叉 苦

【植物来源】

本品为芸香科（Rutaceae）蜜茱萸属植物三桠苦 *Melicope pteleifolia*（Champ. ex Benth.）
T. G. Hartley 的干燥茎及带叶嫩枝，又名三丫苦、三支枪、三叉虎、三脚鳖、郎晚（傣药）、
波查卯（瑶药）、棵三咖（壮药）、少朝施卡（彝药）等。三桠苦植物生于平地至海拔
2000 m 山地，常见于较阴蔽的山谷湿润地带，在我国主要分布于广东、广西、海南、福建、
台湾、贵州和云南等省区，在柬埔寨、老挝、泰国、越南、缅甸等东南亚国家也有分
布[1]。三桠苦植物原归属于芸香科吴茱萸属，拉丁名为 *Evodia lepta*（Spreng.）Merr.。近
年来，通过 DNA 亲缘关系研究，发现三桠苦与蜜茱萸属植物的亲缘关系更为接近[2]，故
在 2008 年《中国植物志》英文版 *Flora of China* 的第 11 卷中，将三桠苦归属至蜜茱萸属
（Melicope）。

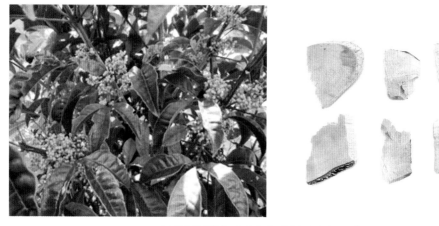

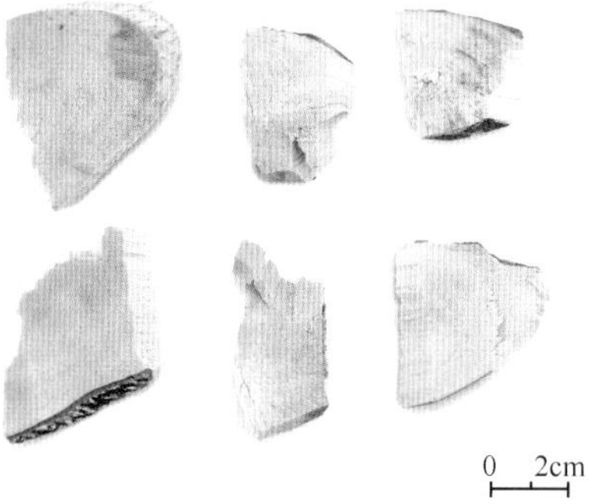

0   2cm

三叉苦基源植物（左）与药材（右）图片

【功能与主治】

民国胡真所著的《山草药指南》为记载三叉苦的最早文献："跌打药。三桠苦，味
苦，性寒，清热毒，凡跌打发热作痛，煎水服即止"。而据《本草释名考订》所记载：
"本品因三出复叶对生而多以'三'冠名。'丫''桠''叉''岔'皆为分叉之意。……
其味苦，因呼'三叉苦、三桠苦'"。"桠"又音形同"桠"，故认为"三桠苦"即"三
叉苦"。三叉苦药用记录始载于《岭南采药录》，是岭南地区常用中草药，也是广东凉
茶中重要的原料药之一[3]。三叉苦味苦，性寒，具清热解毒、祛风除湿、消肿止痛等功效，
可用于治疗外感风热、发热、咳嗽、咽喉肿痛、风湿痹痛、胃脘疼痛、疮疡等[4]。其叶
主治黄疸型肝炎、疟疾、风湿骨痛、咽喉肿痛、湿疹、皮炎、疮疡、急慢性感冒和发热等，

海南本地居民还用来治疗胃病和胃溃疡等。

【化学成分】

三叉苦中主要含有酰基间苯三酚类、生物碱类、黄酮类化合物等，其中酰基间苯三酚类化合物为其主要及特征性化学成分。

1. 酰基间苯三酚类 [5-18]

三叉苦中含有结构类型多样的酰基间苯三酚类化合物，根据其结构特点主要可分为简单间苯三酚及其糖苷类、苯并吡喃类及新骨架酰基间苯三酚类。

①简单酰基间苯三酚及其糖苷类化合物主要有：2, 4, 6-trihydroxy-3-geranylacetophenone（**1**）、3, 5-di-*C*-*β*-D-glucopyranosyl phloroacetophenone、5-*C*-*β*-D-glucopyranosyl-3-*C*-(6-*O*-*trans*-*p*-coumaroyl)-*β*-D-glucopyranoside phloroacetophenone（**2**）、pteleifolol A（**3**）、pteleifolol B（**4**）、pteleifolol C（**5**）、pteleifolol D（**6**）、2, 4, 6-trihydroxyacetophenone-3, 5-di-*C*-glucopyranoside、melicospiroketal A（**7**）、melicospiroketal B（**8**）、melicospiroketal C（**9**）、melicospiroketal D（**10**）和 melicospiroketal E（**11**）。

②通过异戊烯基侧链形成的苯并吡喃类化合物主要有：6- 乙酰基 -3*α*, 7- 二羟基 -5- 甲氧基 -8-(3- 甲基 -2- 丁烯基)-2, 2- 二甲基苯并二氢吡喃 [6-acetyl-3*α*,7-dihydroxy-5-methoxy-8-(3-methyl-2-butenyl)-2,2- dimethylchroman / pteleifolone B，**12**]、6- 乙酰基 -3*β*, 5- 二羟基 -7- 甲氧基 -8-(3- 甲基 -2- 丁烯基)-2, 2- 二甲基苯并二氢吡喃 [6-acetyl-3*β*,5-dihydroxy-7-methoxy-8-(3-methyl-2-butenyl)-2,2-dimethylchroman / pteleifolone C，**13**]、6- 乙酰基 -3*α*- 羟基 -5, 7- 二甲氧基 -2, 2- 二甲基苯并吡喃 -4- 酮（6-acetyl-3*α*-hydroxy-5,7-dimethoxy-2,2-dimethylchrom-4-one / pteleifolone D，**14**）、6- 乙酰基 -3*α*- 羟基 -4*α*, 5, 7- 三甲氧基 -2, 2- 二甲基苯丙二氢吡喃（6-acetyl-3*α*-hydroxy-4*α*,5,7-trimethoxy-2,2-dimethylchroman/ pteleifolone A，**15**）、dichromene A（**16**）、dichromene B、6-acetyl-5-methoxy-2, 2, 8, 8-tetramethyl-2*H*, 8*H*-benzo[1, 2-b: 3, 4-b′]-dipyran（**17**）、leptin A（**18**）、leptin B（**19**）、leptin C（**20**）、melifolin、pteleifolol E、5, 5′-dimethoxy-alloagerasanin、反式 -3, 4- 二羟基 -5, 7- 二甲氧基 -6- 乙酰基 -2, 2- 二甲基苯并二氢吡喃 [(*trans*)-3,4-dihydroxy-5,7-dimethoxy-6-acetyl-2,2-dimethylchroman / leptin D，**21**]、3- 羟基 -4- 乙氧基 -5, 7- 二甲氧基 -6- 乙酰基 -2, 2- 二甲基苯并二氢吡喃（3-hydroxy-4-ethoxy-5,7-dimethoxy-6-acetyl-2,2-dimethylchroman / leptin E，**22**）、3- 羟基 -4- 丁氧基 -5, 7- 二甲氧基 -6- 乙酰基 -2, 2- 二甲基苯并二氢吡喃（3-hydroxy-4-butoxy-5,7-dimethoxy-6-acetyl-2,2-dimethylchroman / leptin F，**23**）、反式 -3, 4- 二羟基 -5, 7, 8- 三甲氧基 -6- 乙酰基 -2, 2- 二甲基苯并二氢吡喃 [(*trans*)-3,4-dihydroxy-5,7,8-trimethoxy-6-acetyl-2,2-dimethylchroman / leptin G，**24**]、3- 羟基 -4- 乙氧基 -5, 7, 8- 三甲氧基 -6- 乙酰基 -2, 2- 二甲基苯并二氢吡喃（3-hydroxy-4-ethoxy-5,7,8-trimethoxy-6-acetyl-2,2-dimethylchroman / leptin H，**25**）、methylevodionol（**26**）、leptol B（**27**）、ethylleptol B（**28**）、methylleptol B（**29**）、leptene B（**30**）、isoevodionol、8- 乙酰基 -5, 7- 二羟基 -6- 异戊烯基 -2, 2- 二甲基 -2*H*-1- 苯并吡喃（8-acetyl-5,7-dihydroxy-6-isopentenyl-2,2-dimethyl-2H-1-benzopyran，**31**）、6- 乙酰基 -5- 羟基 -7, 8- 二甲氧基 -2, 2- 二甲基 -2*H*-1- 苯并吡喃（6-acetyl-5-hydroxy-7,8-dimethoxy-2,2-dimethyl-2*H*-1-benzopyran）、leptol A、ethylleptol A、 leptene A、evodione、leptonol、methylleptol A、alloevodionol、alloevodionol methylether、8-(1- 羟乙基)-5, 7- 二甲氧基 -2, 2- 甲基 -2H-1- 苯并吡喃 [8-(1-hydroxyethyl)-5,7-dimethoxy-2,2-dimethyl-2H-1-benzopyran，32]、8-(1- 甲氧乙基)-5, 7- 二甲氧基 -2, 2- 二甲基 -2H-1- 苯并吡喃 [8-(1-methoxyethyl)-5,7-dimethoxy-2,2-dimethyl-2H-1-benzopyran，33]、8- 乙烯基 -5, 7- 二甲氧基 -2, 2- 二甲基 -2H-1- 苯并吡喃（8-ethenyl-5,7-dimethoxy-2,2-dimethyl-2H-1-benzopyran，34）、8- 乙酰基 -7- 羟基 -5, 6- 二甲氧基 -2, 2- 二甲基 -2H-1- 苯并吡喃（8-acetyl-7-hydroxy-5,6-dimethoxy-2,2-dimethyl-2H-1-benzopyran）、8-(1- 羟乙基)-5, 6, 7- 三甲氧基 -2, 2- 二甲基 -2H-1- 苯并吡喃 [8-(1-hydroxyethyl)-5,6,7-trimethoxy-2,2-dimethyl-2H-1-benzopyran，35]、6-(1- 羟乙基)-5, 7, 8- 三甲氧基 -2, 2- 二甲基 -2H-1- 苯并吡喃 [6-(1-hydroxyethyl)-5,7,8-trimethoxy-2,2-dimethyl-2H-1-benzopyran，36]、6-(l- 甲氧乙基)-5, 7, 8- 三甲氧基 -2, 2- 二甲基 -2H-1- 苯并吡喃 [6-(l-methoxyethyl)-5,7,8-trimethoxy-2,2-dimethyl-2H-1-benzopyran，37]、6-(1- 甲氧乙基)-5, 7- 二甲氧基 -2, 2- 二甲基 -2H-1- 苯并吡喃 [6-(1-methoxyethyl)-5,7-dimethoxy-2,2-dimethyl-2H-1-benzopyran]、11-O- 叶绿基 -6-(1- 羟乙基)-5, 7- 二甲氧基 -2, 2- 二甲基 -2H-1- 苯并吡喃 [11-O-phytyl-6-(1-hydroxyethyl)-5,7-dimethoxy-2,2-dimethyl-2H-1-benzopyran，38]、7-(1- 甲氧乙基)-5, 6, 8- 三甲氧基 -2, 2- 二甲基 -2H-1- 苯并吡喃 [7-(1-methoxyethyl)-5,6,8-trimethoxy-2,2-dimethyl-2H-1-benzopyran]、8- 羟基 -5, 7- 二甲氧基 -2, 2- 二甲基 -2H-l- 苯并吡喃（8-hydroxy-5,7-dimethoxy-2,2-dimethyl-2H-l-benzopyran）和 alloevodion。

　　③近年来还从三叉苦中发现了一系列结构新颖的新骨架酰基间苯三酚类化合物，主要有：(+)-melicolone A（39）、(−)-melicolone A、(+)-melicolone B（40）和 (−)-melicolone B。

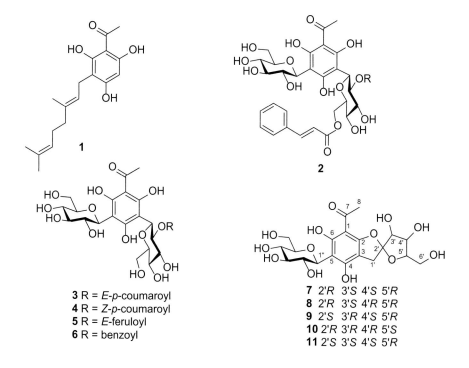

3 R = E-p-coumaroyl
4 R = Z-p-coumaroyl
5 R = E-feruloyl
6 R = benzoyl

7 2'R 3'S 4'S 5'R
8 2'R 3'S 4'R 5'R
9 2'S 3'R 4'S 5'R
10 2'R 3'R 4'R 5'S
11 2'S 3'S 4'S 5'R

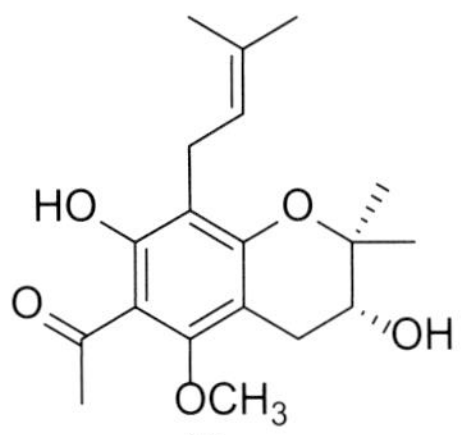

12 **13** **14** **15**

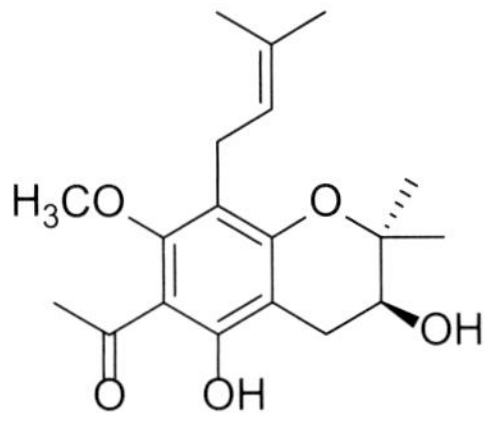

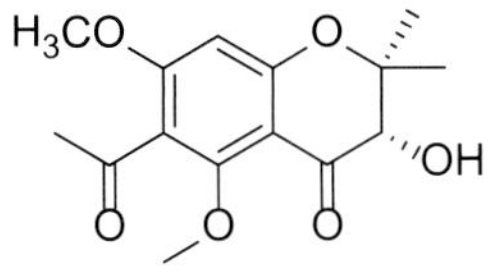

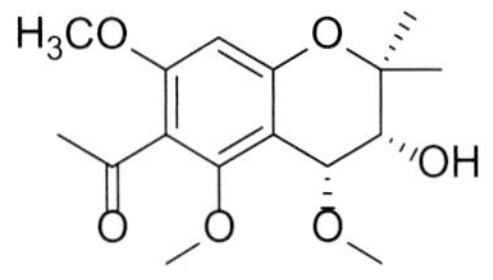

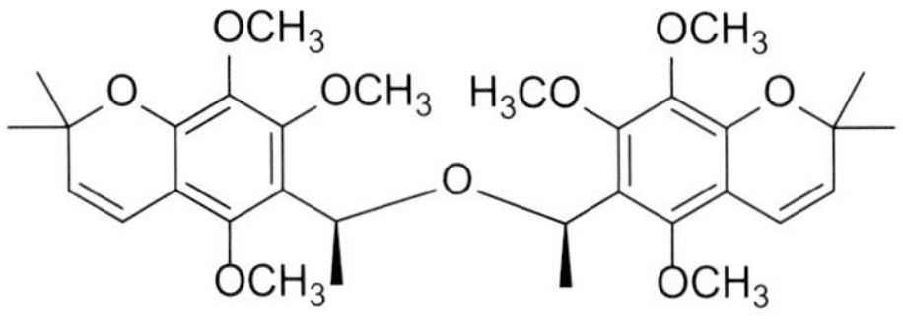

16 **17** **18** **19**

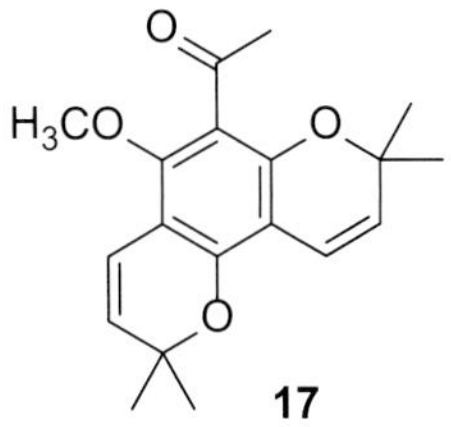

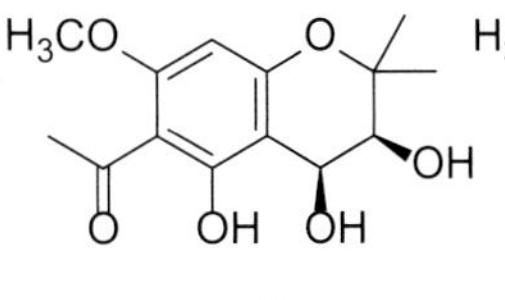

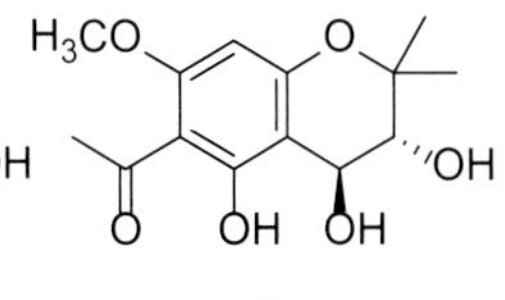

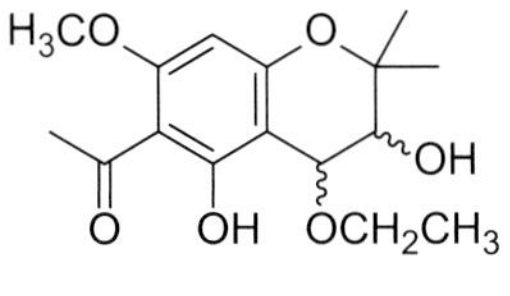

20 *cis* **21**

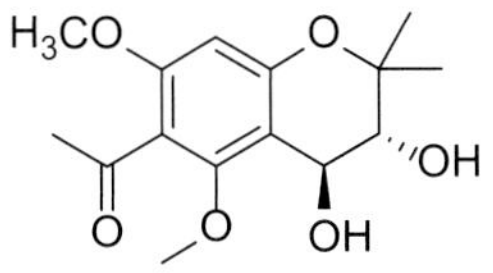

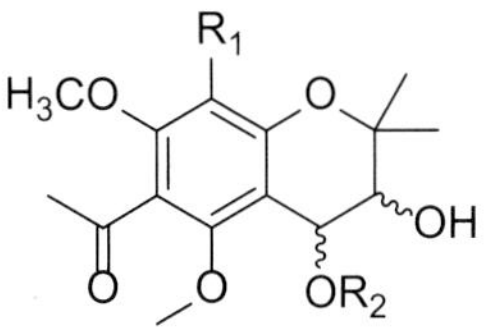

22 R₁ = H   R₂ = CH₂CH₃
23 R₁ = H   R₂ = CH₂CH₂CH₂CH₃
25 R₁ = OCH₃ R₂ = CH₂CH₃

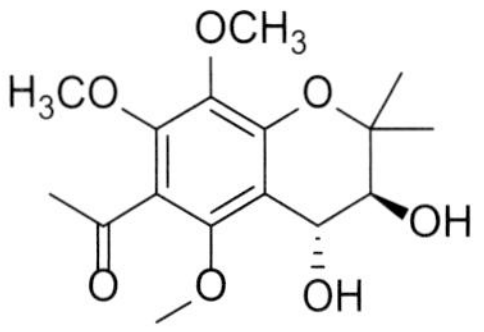

24

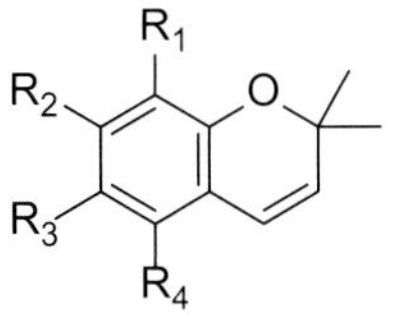

26 R₁ = H	R₂ = OCH₃	R₃ = COCH₃	R₄ = OCH₃
27 R₁ = H	R₂ = OCH₃	R₃ = CH(OH)CH₃	R₄ = OCH₃
28 R₁ = H	R₂ = OCH₃	R₃ = CH(OCH₂CH₃)CH₃	R₄ = OCH₃
29 R₁ = H	R₂ = OCH₃	R₃ = CH(OCH₃)CH₃	R₄ = OCH₃
30 R₁ = H	R₂ = OCH₃	R₃ = CH=CH₂	R₄ = OCH₃
31 R₁ = COCH₃	R₂ = OH	R₃ = CH₂-CH=C(CH₃)₂	R₄ = OH
32 R₁ = CH(OH)CH₃	R₂ = OCH₃	R₃ = H	R₄ = OCH₃
33 R₁ = CH(OCH₃)CH₃	R₂ = OCH₃	R₃ = H	R₄ = OCH₃
34 R₁ = CH=CH₂	R₂ = OCH₃	R₃ = H	R₄ = OCH₃
35 R₁ = CH(OH)CH₃	R₂ = OCH₃	R₃ = OCH₃	R₄ = OCH₃
36 R₁ = OCH₃	R₂ = OCH₃	R₃ = CH(OH)CH₃	R₄ = OCH₃
37 R₁ = OCH₃	R₂ = OCH₃	R₃ = CH(OCH₃)CH₃	R₄ = OCH₃
38 R₁ = H	R₂ = OCH₃	R₃ = CH(OC₂₀H₃₉)CH₃	R₄ = OCH₃

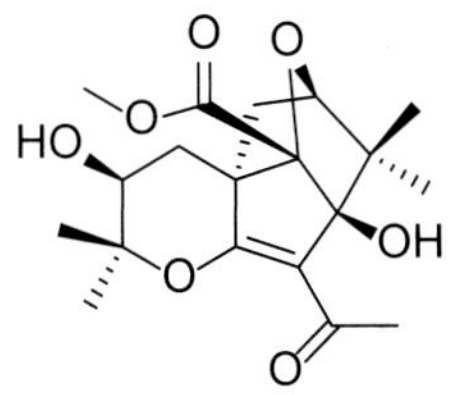

39 **40**

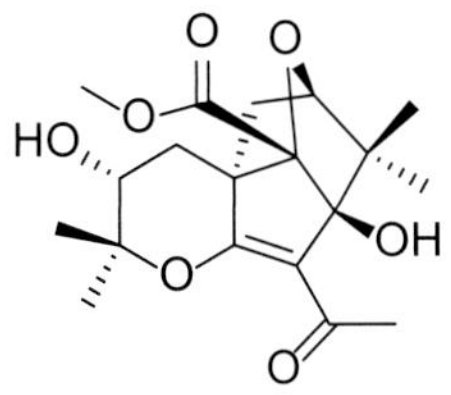

三叉苦中分离鉴定的酰基间苯三酚类化合物结构式

2. 生物碱类 [5, 8, 19–24]

三叉苦中还含有喹啉类和酰胺类生物碱，如 melicobisquinolinone A（**41**）、melicobisquinolinone B（**42**）、糙叶败酱碱（patriscabratine，**43**）、*N*-甲基弗林德碱（*N*-methylflindersine，**44**）、白鲜碱（dictamine，**45**）、吴茱萸春（evolitrine，**46**）、茵芋碱（skimmianine，**47**）、7-羟基白鲜碱（7-hydroxydictamnine）、香草木宁（kokusaginine，**48**）、leptanoine C（**49**）、melineurine（**50**）、leptanoine A（**51**）、leptanoine B（**52**）、atanine（**53**）、*N*-methylatanine、4-甲基喹啉酮 [4-methoxy-2(1*H*)-quinolinone/edulinine，**54**]、(−)-ribalinine（**55**）和 (+)-isoplatydesmine（**56**）。

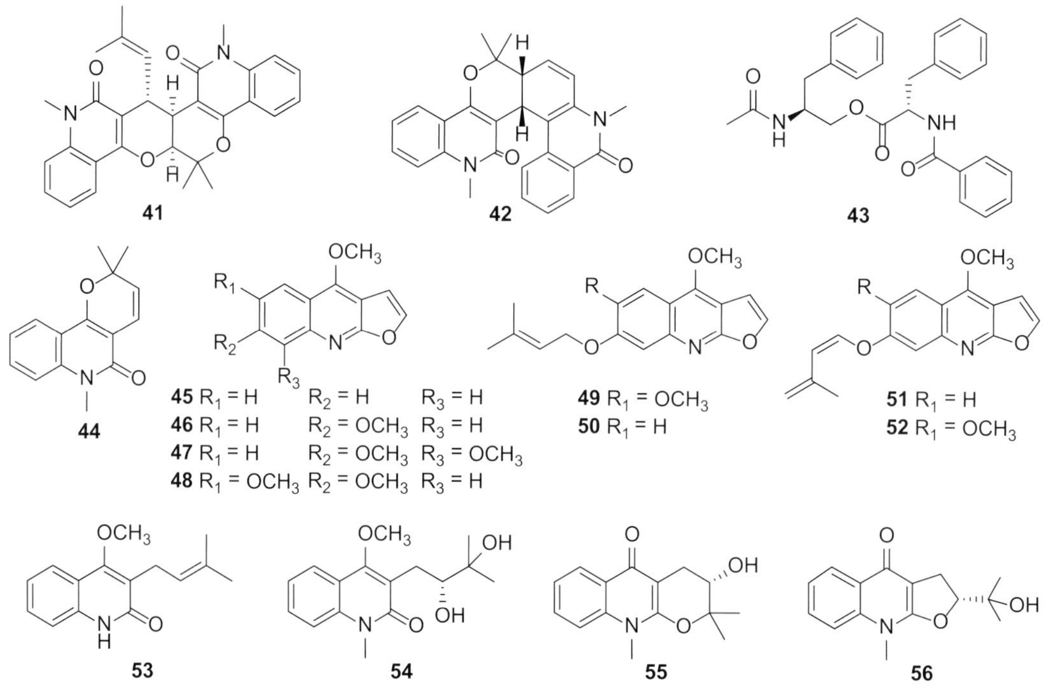

45 R₁ = H　　R₂ = H　　R₃ = H
46 R₁ = H　　R₂ = OCH₃　R₃ = H
47 R₁ = H　　R₂ = OCH₃　R₃ = OCH₃
48 R₁ = OCH₃　R₂ = OCH₃　R₃ = H

49 R₁ = OCH₃
50 R₁ = H

51 R₁ = H
52 R₁ = OCH₃

三叉苦中分离鉴定的生物碱类化合物结构式

3. 黄酮类 [8, 16, 25–28]

此外，三叉苦中还含有槲皮素、山柰酚、3, 7-二甲氧基山柰酚、山柰酚-3-*O*-α-L-吡喃阿拉伯糖苷（**57**）、山柰酚-3-*O*-芸香糖苷（**58**）、山柰酚-3-*O*-β-D-吡喃葡萄糖醛酸苷（**59**）、3, 7, 3′-三甲氧基槲皮素（**60**）、藿香黄酮醇（pachypodol）、异鼠李素、7, 4-二羟基-3, 5, 3′-三甲氧基黄酮（**61**）、异鼠李素-3-*O*-α-L-阿拉伯吡喃糖苷、3, 5, 3′-三羟基-4′-甲氧基-7-异戊烯氧基黄酮（pteleifolosin C）、3, 5, 4′-三羟基-8, 3′-二甲基-7-异戊烯氧基黄酮（**62**）、3, 5, 3′-三羟基-8, 4′二甲氧基-7-异戊烯氧基黄酮（pteleifolosin B，**63**）、山柰酚-3-*O*-β-D-吡喃葡萄糖苷、山柰酚-3-*O*-α-D-葡萄糖基(1→2)-β-D-吡喃葡萄糖苷（**64**）、山柰酚-3-*O*-α-L-鼠李糖基 (1→2)-β-D-半乳糖苷（**65**）和山柰酚-3-*O*-β-D-吡喃葡萄糖醛酸甲酯等黄酮及其苷类化合物。

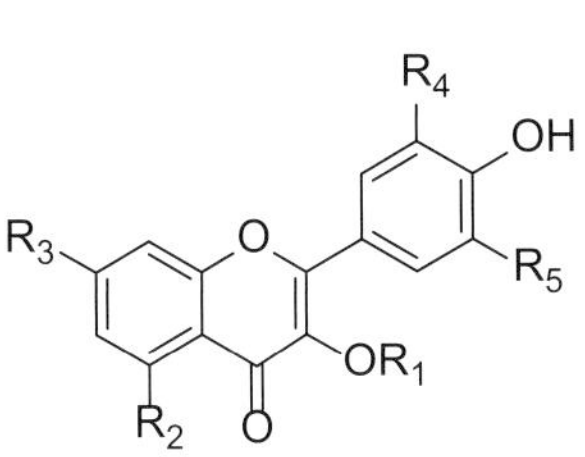

57 R_1 = α-L-ara	R_2 = OH	R_3 = OH	R_4 = H	R_5 = H
58 R_1 = β-D-glc^6-α-L-rha	R_2 = OH	R_3 = OH	R_4 = H	R_5 = H
59 R_1 = β-D-glc	R_2 = OH	R_3 = OH	R_4 = H	R_5 = H
60 R_1 = CH_3	R_2 = OH	R_3 = OCH_3	R_4 = H	R_5 = OCH_3
61 R_1 = CH_3	R_2 = OCH_3	R_3 = OH	R_4 = OCH_3	R_5 = H

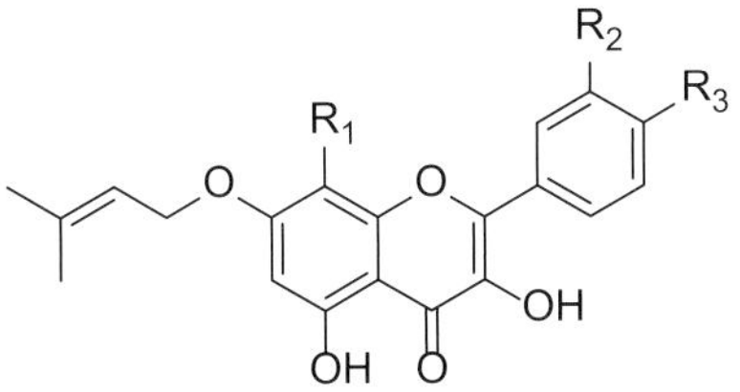

62 R_1 = OCH_3　R_2 = OCH_3　R_3 = OH

63 R_1 = OCH_3　R_2 = OH　R_3 = OCH_3

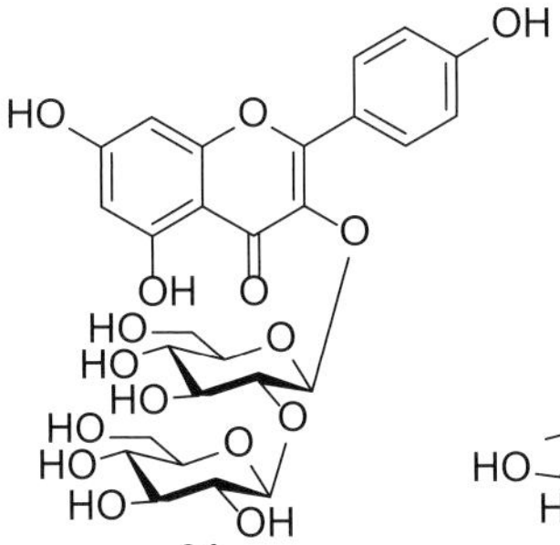

64 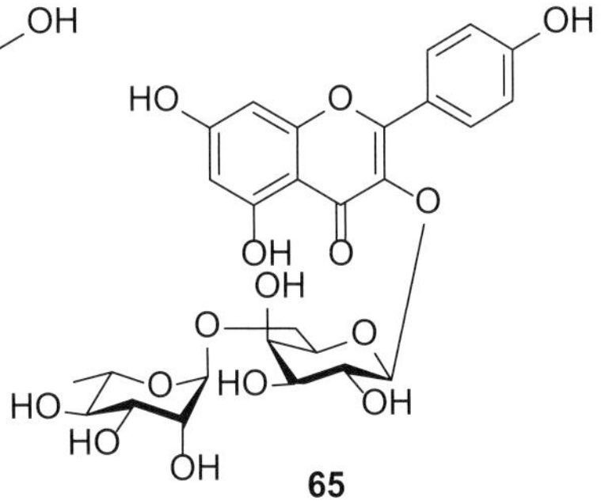　　　　　**65**

三叉苦中分离鉴定的黄酮类化合物结构式

4. 其他类 [25, 27-30]

除以上化学成分，还从三叉苦中分离鉴定了补骨脂素、1′, 2′- 脱氢异紫花前胡内酯、5-甲氧基 -1′, 2′- 脱氢异紫花前胡内酯、5-methoxyarnocoumarin、异紫花前胡内酯、3- 异戊烯基伞形花内酯、7- 去甲基软木花椒素、赤式 -3-(1′, 2′, 3′- 三羟基) 异戊基 -7-羟基香豆素、β-谷甾醇、3- 酮基 -β- 谷甾醇、3- 乙酰基 -β- 谷甾醇、7- 酮基 -β- 谷甾醇、7α- 羟基甾醇、蜡酸、香草酸、胡萝卜苷、tricosanoic aid tetradecyl ester、1-(5, 7, 8- 三甲氧基 -2, 2- 二甲基 -2H-1-苯并吡喃基 -6)- 乙酮、1, 2, 4, 5- 四异丙基苯和氧化丁香烯、十六酸、十六酸十八烷基酯、δ- 杜松油烯等其他类型化合物。

【药理作用】

1. 抗炎

研究表明，三叉苦枝叶的甲醇提取物在体内外均具有较好的抗炎作用，可抑制脂多糖（LPS）诱导的巨噬细胞 RAW264.7 产生一氧化氮（NO）和前列腺素 E_2（PGE_2），并呈良好的剂量依赖性，在动物实验中能改善 EtOH/HCl 诱导的小鼠胃炎症状。其甲醇提取物可抑制诱导型一氧化氮合酶（iNOS）和环氧化酶 -2（COX-2）mRNA 的产生，并能抑制核因子 NF-κB 的核转位及其上游相关酶的磷酸化作用，还可抑制 Syk 和 Src 等酶的活性 [31]。三叉苦茎的水提物和根的醇提物对二甲苯所致小鼠耳肿胀、醋酸所致小鼠扭体反应及角叉菜胶所诱导的小鼠足肿胀均具有抑制作用，并可降低炎性组织中 PGE_2 和血清中 COX-2 的含量 [32-33]。从三叉苦叶中分离得到的三个黄酮类化合物 3, 5, 3′- 三羟基 -4′- 甲氧基 -7- 异戊烯氧基黄酮（pteleifolosin C）、3, 5, 4′- 三羟基 -8, 3′- 二甲氧基 -7- 异戊烯氧基黄酮（**62**）和 3, 5, 3′- 三羟基 -8, 4′ 二甲氧基 -7- 异戊烯氧基黄酮（pteleifolosin B，**63**）对 LPS 所诱导的 BV-2 细胞释放 NO 具有一定的抑制作用，IC_{50} 值分别 16.74 μM、18.96 μM

和 13.44 μM [28]。

2. 抗菌

研究表明，三叉苦茎枝和根的醇提物及其石油醚、氯仿萃取部位均对乙型溶血性链球菌（*β-hemolytic Streptococcus*）具有较好的抑制作用 [33]；另有报道，三叉苦地上部分的石油醚、氯仿、乙酸乙酯提取物和地下部分的石油醚、氯仿提取物对乙型溶血性链球菌均有较明显的抑制作用 [34]。

3. 保肝

三叉苦醇提物能明显降低实验动物的血清谷丙转氨酶（ALT）、谷草转氨酶（AST）和肝匀浆丙二醛（MDA）的含量，并提高肝脏谷胱甘肽过氧化物酶（GSH-Px）的活性 [35]。

4. 调节血糖、血脂

三叉苦水煎液对高脂饮食性胰岛素抵抗大鼠的血脂、血糖代谢均具有一定的调节作用 [36]。进一步的研究表明，三叉苦水煎液可增加外周组织对胰岛素的敏感性，减轻胰岛素抵抗大鼠的高血糖、高血脂症状，上调胰岛素受体底物 -1（IRS-1）和胰高血糖素样多肽 -1（GLP-1）mRNA 的表达，并调节脂联素、瘦素和抵抗素的分泌水平 [37-39]。

5. 抗氧化

三叉苦水提取物具有明显的清除超氧自由基、羟基自由基和过氧化氢的作用，清除率与浓度之间存在着明显的量效关系 [40-41]。

【质量标准】

三叉苦目前收录于《广东省中药材标准》，其中仅规定了三叉苦药材的显微鉴别、水分灰分检查和醇溶性浸出物等检测项，尚无含量测定项。

1. 高效液相指纹图谱

有文献以山柰酚 -3-*O*-*α*-D- 葡萄糖基（1→2）-*β*-D- 吡喃葡萄糖苷为对照品，建立了 19 批三叉苦叶的 HPLC 指纹图谱，并标定了 12 个共有指纹峰。其色谱条件为：Kromasil C18 色谱柱（4.6 mm×250 mm，5 μm）；流动相为 5% 四氢呋喃甲醇（A）-0.4% 甲酸水溶液（B），从 10% A 线性梯度洗脱到 57% A；流速 1.0 mL/min；柱温 25 ℃；检测波长 300 nm；采集时间为 80 min [42]。

2. 含量测定方法

有研究以吴茱萸春为对照品，建立了市售三叉苦药材中吴茱萸春的 RP-HPLC 含量测定方法。色谱条件为：Cosmosil C18-MS-II 色谱柱（4.6 mm×250 mm，5 μm）；柱温 25 ℃；流速 1.0 mL/min；检测波长 243.5 nm；进样量 20 μL；流动相为乙腈 - 水（45：55）；对照峰（S）为吴茱萸春 [43]。

此外，还有研究以山柰酚为对照品，建立了测定三叉苦枝叶中山柰酚含量的 RP-HPLC 方法。色谱条件为：Diamonsil C18 色谱柱（4.6 mm×250 mm，5 μm）；流动相为甲醇 -0.4% H_3PO_4（55：45）；流速 1 mL/min；检测波长 368 nm；柱温 25 ℃；进样量 10 μL [44]。

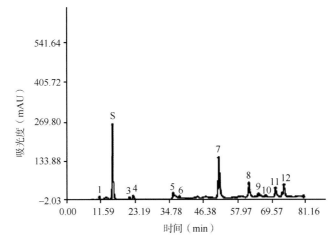

S：山柰酚 -3-*O*-α-D- 葡萄糖基（1→2）-*β*-D- 吡喃葡萄糖苷

三叉苦药材的 HPLC 色谱图（共有模式）[42]

　　另有报道以 4- 甲基喹啉酮为对照品，建立了三叉苦茎中 4- 甲基喹啉酮的 RP-HPLC 含量测定方法。色谱条件为：Kromasil 100-5 C18 色谱柱（4.6 mm×250 mm，5 μm）；甲醇 - 水（50 ： 50）为流动相；流速 1.0 mL/min；柱温 30 ℃；检测波长 254 nm；进样量 15 μL[45]。

参 考 文 献

[1] 广东省食品药品监督管理局 . 广东省中药材标准（第三册）[M]. 广州：广东科技出版社，2018：12–16.

[2] Poon WS，Shaw PC，Simmons MP，et al. Congruence of molecular，morphological，and biochemical profiles in Rutaceae：a cladistic analysis of the subfamilies Rutoideae and Toddalioideae [J]. *Systematic Botany*，2007，32（4）：837−846.

[3] 陈彩英，黄永秋，王小平，等 . 三叉苦本草源流考证，中药新药与临床药理，2017，7（28）：543−546.

[4] 全国中草药汇编编写组 . 全国中草药汇编（上册）[M]. 北京：人民卫生出版社，1975.

[5] Shaari K，Safri S，Abas F，et al. A geranylacetophenone from the Leaves of *Melicope ptelefolia* [J]. *Natural Product Research*，2006，20（5）：415−419.

[6] Nguyen NH，Ha TKQ，Choi S，et al. Chemical constituents from *Melicope pteleifolia* leaves [J]. *Phytochemistry*，2016，130：291−300.

[7] Nakashima KI，Abe N，Chang FR，et al. Pteleifolols A–E，acetophenone di-*C*-glycosides and a benzopyran dimer from the leaves of *Melicope pteleifolia* [J]. *Journal of Natural Medicines*，2017，71（1）：299−304.

[8] Xu J，Sun XC，Liu XY，et al. Phytochemical constituents from *Melicope pteleifolia* that promote neurite outgrowth in PC12 cells [J]. *Journal of Functional Foods*，2016，23：565−572.

[9] Li GL，Zhu DY. Two new dichromenes from *Evodia lepta* [J]. *Journal of Natural Products*，1998，61（3）：390−391.

[10] Kamperdick C，Van NH，Sung TV，et al. Benzopyrans from *Melicope ptelefolia* leaves [J]. *Phytochemistry*，1997，45（5）：1049−1056.

[11] 李硕果 . 三桠苦的化学成分研究 [D]. 中国药科大学硕士论文，2010.

[12] 李国林，朱大元 . 三个新 2,2- 二甲基苯并二氢吡喃类化合物的分离与鉴定 [J]. 植物学报，1997，39（7）：670−674.

[13] Van NH，Kamperdick C，Sung TV，et al. Benzopyran dimers from *Melicope ptelefolia* [J]. *Phytochemistry*，1998，48（6）：1055−1057.

[14] Li GL，Zeng JF，Zhu DY. Chromans from *Evodia lepta* [J]. *Phytochemistry*，1998，47（1）：101−104.

[15] 李国林，曾佳烽，朱大元 . 4 个新 2,2- 二甲基色烯类化合物的分离和鉴定 [J]. 药学学报，1997，32（9）：682−684.

[16] Li GL，Zeng JF，Song CQ，et al. Chromenes from *Evodia lepta* [J]. *Phytochemistry*，1997，44（6）：1175−1177.

[17] Li GL，Zhu DY. Two chromenes from *Evodia lepta* [J]. *Phytochemistry*，1998，48（6）：1051−1054.

[18] Xu JF，Zhao HJ，Wang XB，et al. (±)-Melicolones A and B，rearranged prenylated acetophenone stereoisomers with an unusual 9-oxatricyclo [3.2.1.1^{3,8}] nonane core from the leaves of *Melicope ptelefolia* [J]. *Organic Letters*，2015，17：146−149.

[19] Kamperdick C，Van NH，Sung TV，et al. Bisquinolinone alkaloids from *Melicope ptelefolia* [J]. *Phytochemistry*，1999，50（1）：177-181.

[20] 刁远明，高幼衡，彭新生. 三叉苦化学成分研究（Ⅰ）[J]. 中草药，2004，35（10）：1098-1099.

[21] Gunawardana YAGP，Cordell GA，Ruangrungsi N，et al. Traditional medicinal plants of Thailand Ⅶ. alkaloids of *Evodia lepta* and *Evodia gracilis* [J]. *Journal of the Science Society of Thailand*，1987，13（2）：107-112.

[22] 刁远明，高幼衡，彭新生，等. 三叉苦化学成分研究（Ⅱ）[J]. 中草药，2006，37（9）：1309-1311.

[23] Sichaem J，Jirasirichote A，Sapasuntikul K，et al. New furoquinoline alkaloids from the leaves of *Evodia lepta* [J]. *Fitoterapia*，2014，92：270-273.

[24] 李斯达，褚晨亮，崔婷，等. 三桠苦茎枝化学成分的研究 [J]. 中草药，2017，48（6）：1076-1079.

[25] 卢海啸. 三桠苦叶的生物活性成分及指纹图谱研究 [D]. 广州中医药大学博士论文，2012.

[26] 朱盛华. 三桠苦化学成分及茎叶化学成分的比较研究 [D]. 广州中医药大学博士论文，2009.

[27] 刁远明. 三桠苦活性成分的研究 [D]. 广州中医药大学硕士论文，2005.

[28] 魏荷琳，曾邦国，肖隆祥，等. 三叉苦叶中三个黄酮类化合物的体外抗炎活性研究 [J]. 产业与科技论坛，2015，14（12）：46-47.

[29] 毕和平，韩长日，韩建萍. 三叉苦叶挥发油的化学成分分析 [J]. 中草药，2005，36（5）：663-664.

[30] 梁粤，郭丽冰. 气相色谱-质谱法分析三叉苦茎的挥发油成分 [J]. 现代中药研究与实践，2009，22（6）：29-30.

[31] Yoon JY，Jeong HY，Kim SH，et al. Methanol extract of *Evodia lepta* displays Syk/Src-targeted anti-inflammatory activity [J]. *Journal of Ethnopharmacology*，2013，148（3）：999-1007.

[32] 邓琪，黄美景，郭丽冰，等. 三丫苦抗炎镇痛作用及机制研究 [J]. 中国实验方剂学杂志，2011，17（4）：125-128.

[33] 梁粤. 三丫苦抗炎镇痛作用及脂溶性化学成分研究 [D]. 广东药学院硕士学位论文，2010.

[34] 邓琪，梁粤，郭丽冰，等. 三丫苦对乙型溶血性链球菌的体外抗菌作用 [J]. 中国实验方剂学杂志，2010，16（7）：123-124.

[35] 庞辉，玉艳红，汤桂芳. 三叉苦提取物对小鼠实验性肝损伤的保护作用 [J]. 广西医科大学学报，2006，23（6）：961-962.

[36] 胡向阳，李安，杨璇. 三丫苦对高脂饮食性胰岛素抵抗模型大鼠血糖、血脂代谢的影响 [J]. 亚太传统医药，2012，8（8）：14-16.

[37] 胡向阳，林春淑，李安. 三丫苦对高脂饮食性胰岛素抵抗模型大鼠骨骼肌 IRS-1mRNA 的影响 [J]. 四川中医，2012，30（9）：46-48.

[38] 胡向阳，杨璇，李安. 三丫苦对高脂饮食性胰岛素抵抗模型大鼠 GLP-1mRNA 的影响 [J]. 实用中医药杂志，2012，28（9）：730-731.

[39] 胡向阳，林春淑，杨璇. 三丫苦对胰岛素抵抗模型大鼠血清脂联素、瘦素和抵抗素的影响 [J]. 现代中医药，2012，32（5）：64-67.

[40] 毕和平，张伟立，韩长日，等. 三叉苦提取物抗氧化作用的研究 [J]. 食品科学，2007，28（7）：57-60.

[41] 毕和平，张立伟，任蕾，等. 三叉苦水提取物清除羟自由基作用的研究 [J]. 中华临床医药，2003，4（22）：32-34.

[42] 卢海啸，张丽媛，倪林，等. 三叉苦叶的 HPLC 指纹图谱研究 [J]. 中药新药与临床药理，2012，23（2）：187-203.

[43] 李硕果，叶文才，江仁望. HPLC 法测定市售三桠苦中吴茱萸春的含量 [J]. 亚太传统医药，2011，7（4）：33-35.

[44] 王腾华，高幼衡，张丽媛，等. HPLC 法测定三桠苦中山奈酚的含量 [J]. 广东药学院学报，2012，28（5）：519-521.

[45] 崔婷，褚晨亮，李斯达，等. HPLC 法测定三桠苦茎中 4- 甲基喹啉酮的含量 [J]. 中药新药与临床药理，2018，29（1）：78-80.

大叶冬青

【植物来源】

本品为冬青科（Aquifoliaceae）冬青属植物大叶冬青 *Ilex latifolia* Thunb. 的干燥叶，为苦丁茶的基源植物之一，又名大叶茶、大苦酊、宽叶冬青、波罗树。大叶冬青生于海拔 250～1500 m 的山坡常绿阔叶林、灌木丛或竹林中，在我国主要分布于广西、广东、海南及福建等地，全年均可采收，除去杂质，干燥[1]。

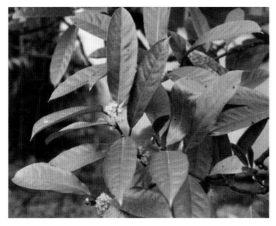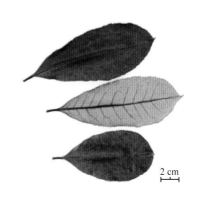

大叶冬青基源植物（左）与药材（右）图片

【功能与主治】

苦丁茶一名在早期本草中并未见有记载，而据《中药大辞典》记载，苦丁茶一名出自清代张璐的《本经逢原》（1695）。大叶冬青和苦丁茶冬青（*I. kudingcha* C.J.Tseng）为苦丁茶的主要基源植物。大叶冬青性凉，味苦、甘，归肝、肺、胃经，具消炎解暑、生津解渴、消食化痰、清脾肺、活血脉之功效，可用于治疗感冒发热、扁桃体炎、咽喉肿痛、急慢性肝炎、急性肠胃炎、跌打损伤等[2]。

【化学成分】

大叶冬青中主要含有三萜及其苷类、黄酮类、多糖、多酚及氨基酸类等成分，其中三萜及其苷类化合物为大叶冬青的主要及特征性化学成分。

1. 三萜及其苷类 [3-23]

大叶冬青中三萜类化合物的苷元主要为齐墩果烷型和乌苏烷型两大类，其苷元中常含有内酯官能团，被认为是大叶冬青降脂作用的活性基团。目前，已从大叶冬青中分离鉴定的三萜及其苷类化合物主要有：齐墩果酸（oleanolic acid）、古柯二醇（erythrodiol，

1）、β- 香树脂醇（β-amyrin）、siaresinolic acid（**2**）、β-amyrin acetate、(+)-arjungenin（**3**）、latifoloside U（**4**）、latifoloside S（**5**）、taraxerol（**6**）、ilelic acid E（**7**）、ilelic acid B（**8**）、ilelic acid C（**9**）、ilelic acid D（**10**）、乌苏酸（ursolic acid）、乌苏醇（uvaol）、α- 香树脂醇（α-amyrin）、乌苏酸乙酯（ursolic acetate）、坡模酸（pomolic acid，**11**）、冬青素 B（ilexgenin B，**12**）、3β, 23- 二羟基乌苏 -12- 烯 -28- 酸（3β, 23-dihydroxy urs-12-en-28-oic acid，**13**）、3-O-[β-D- 吡喃葡萄糖基 -(1→3)]-[α-L- 吡喃鼠李糖基 -(1→2)]-α-L- 吡喃阿拉伯糖基坡模酸 {3-O-[β-D-glucopyranosyl-(1 → 3)]-[α-L-rhamnopyranosyl-(1 → 2)]-α-L-arabinopyranosyl-pomolic acid}、大叶冬青皂苷 F（latifoloside F / kudinoside G，**14**）、latifoloside G（**15**）、latifoloside E（**16**）、latifoloside A（**17**）、大叶冬青皂苷 D（latifoloside D，**18**）、latifoloside I（3β, 21α, 28-trihydroxy-urs-12-ene，**19**）、latifoloside J（**20**）、latifoloside T（**21**）、苦丁茶冬青皂苷 E（ilekudinoside E，**22**）、latifoloside I（30S-3β, 19α, 23-trihydroxy-urs-12-en-28-oic acid 28-O-β-D-glucopyranoside）、latifoloside I（3-O-β-D-glucopyranosyl（1→3）-α-L-arabinopyranosyl ilexgenin B-28-O-β-D-glucopyranosyl ester）、kudinoside N（**23**）、latifoloside L（**24**）、3-O-α-L- 吡喃阿拉伯糖基 -23- 羟基乌苏酸（3-O-α-L-arabinopyranosyl-23-hydroxyursolic acid）、坡模酸 3-O-α-L- 吡喃阿拉伯糖苷（pomolic acid 3-O-α-L-arabinopyranoside，**25**）、27- 反式对香豆酰氧基乌苏酸（27-*trans-p*-coumaroyloxyursolic acid）、27- 顺式对香豆酰氧基乌苏酸（27-*cis-p*-coumaroyloxyursolic acid）、latifoloside N（**26**）、latifoloside M（**27**）、latifoloside K（**28**）、(12β)-12, 19, 20-trihydroxy-3-oxo-urs-13(18)-en-28-oic acid-28, 20-lactone（**29**）、β- 苦丁内酯（β-kudinlactone，**30**）、kudinoside C（**31**）、苦丁冬青皂苷 F（kudinoside F，**32**）、3-O-α-L-rhamnopyranosyl-(1→2)-β-D-xylopyranosyl-[(3β, 12β)-3, 12, 19, 20-tetrahydroxy-urs-13(18)-en-28-oic acid-28, 20-lactone]（**33**）、3-O-β-D-xylopyranosyl-(1→2)-α-L-arabinopyranosyl-[(3β, 12β)-3, 12, 19, 20-tetrahydroxy-urs-13(18)-en-28-oic acid-28, 20-lactone]（**34**）、kudinoside LZ3（**35**）、苦丁苷 A（kudinoside A，**36**）、ilekudinoside G（**37**）、kudinoside LZ11（**38**）、苦丁苷 D（kudinoside D，**39**）、kudinoside E（**40**）、(3β, 12β, 19α)-3, 12, 19, 20-tetrahydroxy-urs-13(18)-en-28-oic acid-28, 19-lactone、latifoloside R（**41**）、3β, 13β-dihydroxy-urs-11-en-28-oic acid-13-lactone（**42**）、latifoloside O（**43**）、latifoloside P（**44**）、latifoloside Q（**45**）、大叶冬青皂苷 C（latifoloside C，**46**）、大叶冬青皂苷 H（latifoloside H，**47**）、latifoloside B（**48**）、kudinoside O（**49**）、ilelic acid A（**50**）、白桦酸（betulinic acid）、白桦脂醇（betulin）、羽扇豆醇（lupeol）、(3β, 4β)- 羽扇豆 -20(29)- 烯 -3, 23- 二醇 [(3β,4β)-lup-20(29)-ene-3,23-diol]、foliasalacin A4 和 (20S, 24S)- 环氧达玛烷 -3β, 25- 二醇 [(20S,24S)-epoxydammarane-3β,25-diol]。

1 R₁ = H   R₂ = H   R₃ = H   R₄ = H   R₅ = CH₂OH
2 R₁ = H   R₂ = H   R₃ = H   R₄ = OH   R₅ = COOH
3 R₁ = OH   R₂ = H   R₃ = OH   R₄ = OH   R₅ = COOH
4 R₁ = H   R₂ = S₁   R₃ = H   R₄ = H   R₅ = COOS₁
5 R₁ = H   R₂ = S₂   R₃ = H   R₄ = H   R₅ = COOS₁

6

7

8

9

10

11 R$_1$ = H　　R$_2$ = H　　R$_3$ = OH　R$_4$ = α-CH$_3$　R$_5$ = H　　R$_5$ = COOH
12 R$_1$ = H　　R$_2$ = H　　R$_3$ = OH　R$_4$ = β-CH$_3$　R$_5$ = H　　R$_5$ = COOH
13 R$_1$ = H　　R$_2$ = OH　R$_3$ = H　　R$_4$ = α-CH$_3$　R$_5$ = H　　R$_5$ = COOH
14 R$_1$ = S$_3$　R$_2$ = H　　R$_3$ = OH　R$_4$ = α-CH$_3$　R$_5$ = H　　R$_6$ = COOS$_4$
15 R$_1$ = S$_3$　R$_2$ = H　　R$_3$ = OH　R$_4$ = β-CH$_3$　R$_5$ = H　　R$_6$ = COOS$_4$
16 R$_1$ = S$_3$　R$_2$ = H　　R$_3$ = OH　R$_4$ = β-CH$_3$　R$_5$ = H　　R$_6$ = COOS$_5$
17 R$_1$ = S$_6$　R$_2$ = H　　R$_3$ = OH　R$_4$ = α-CH$_3$　R$_5$ = H　　R$_6$ = COOS$_5$
18 R$_1$ = S$_6$　R$_2$ = H　　R$_3$ = OH　R$_4$ = β-CH$_3$　R$_5$ = H　　R$_6$ = COOS$_5$
19 R$_1$ = S$_6$　R$_2$ = H　　R$_3$ = H　　R$_4$ = α-CH$_3$　R$_5$ = OS$_5$　R$_6$ = CH$_2$OH
20 R$_1$ = S$_6$　R$_2$ = H　　R$_3$ = H　　R$_4$ = α-CH$_3$　R$_5$ = OS$_5$　R$_6$ = COOH
21 R$_1$ = S$_6$　R$_2$ = H　　R$_3$ = OH　R$_4$ = α-CH$_3$　R$_5$ = H　　R$_6$ = COOS$_1$
22 R$_1$ = S$_7$　R$_2$ = H　　R$_3$ = OH　R$_4$ = α-CH$_3$　R$_5$ = H　　R$_6$ = COOS$_5$
23 R$_1$ = S$_2$　R$_2$ = H　　R$_3$ = OH　R$_4$ = α-CH$_3$　R$_5$ = H　　R$_6$ = COOS$_5$
24 R$_1$ = S$_2$　R$_2$ = H　　R$_3$ = OH　R$_4$ = α-CH$_3$　R$_5$ = H　　R$_6$ = COOH
25 R$_1$ = S$_8$　R$_2$ = H　　R$_3$ = OH　R$_4$ = α-CH$_3$　R$_5$ = H　　R$_6$ = COOH

26 R$_1$ = S$_3$　R$_2$ = β-CH$_3$　R$_3$ = S$_4$
27 R$_1$ = S$_6$　R$_2$ = β-CH$_3$　R$_3$ = S$_5$
28 R$_1$ = S$_3$　R$_2$ = α-CH$_3$　R$_3$ = S$_5$

29 R$_1$ = O　　R$_2$ = β-OH　R$_3$ = H
30 R$_1$ = OH　　R$_2$ = β-OH　R$_3$ = H
31 R$_1$ = OS$_2$　R$_2$ = β-OH　R$_3$ = H
32 R$_1$ = OS$_3$　R$_2$ = H　　R$_3$ = OH
33 R$_1$ = OS$_9$　R$_2$ = β-OH　R$_3$ = H
34 R$_1$ = OS$_{10}$　R$_2$ = β-OH　R$_3$ = H
35 R$_1$ = OS$_6$　R$_2$ = β-OH　R$_3$ = H

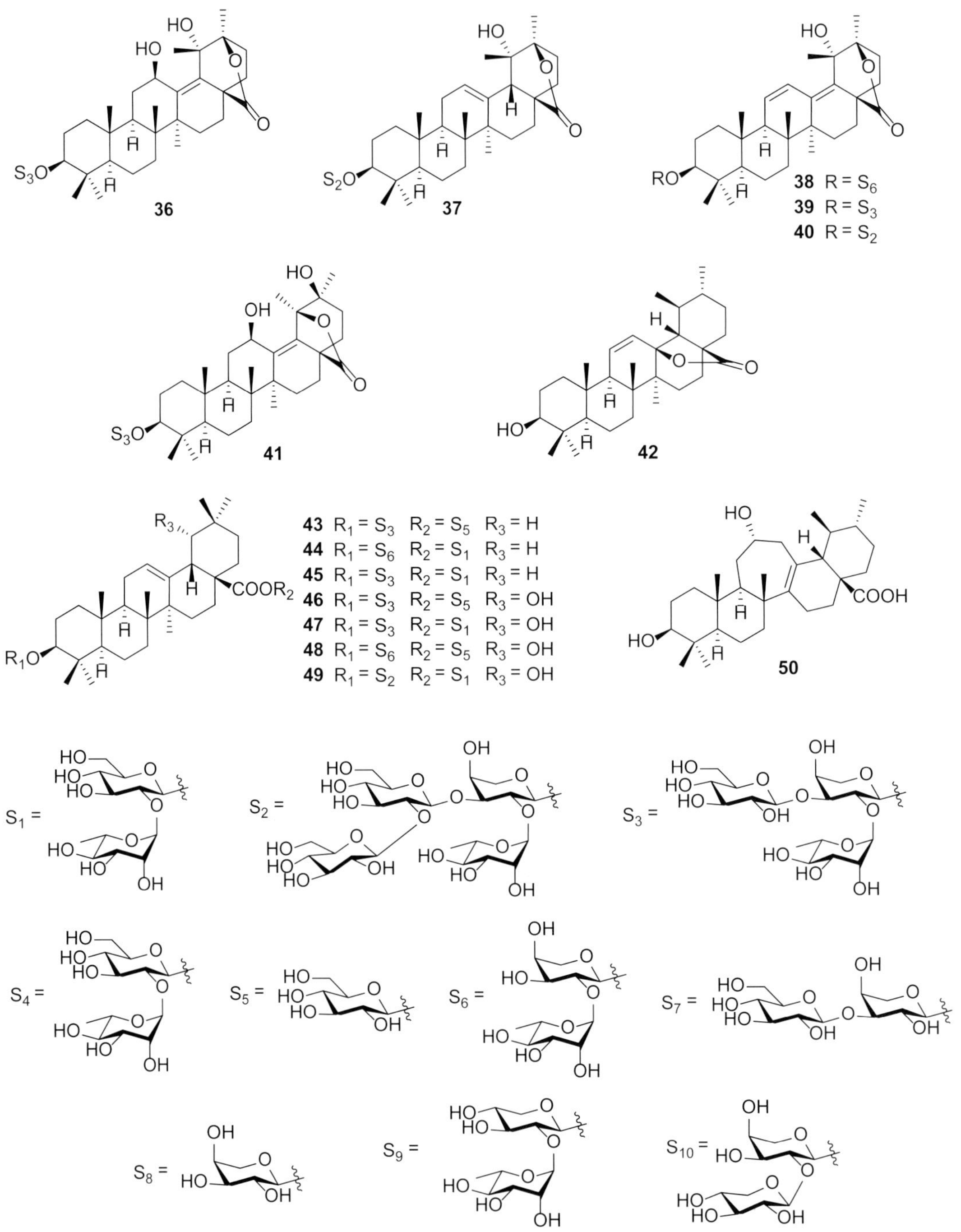

36

37

38 R = S₆
39 R = S₃
40 R = S₂

41

42

43 R₁ = S₃ R₂ = S₅ R₃ = H
44 R₁ = S₆ R₂ = S₁ R₃ = H
45 R₁ = S₃ R₂ = S₁ R₃ = H
46 R₁ = S₃ R₂ = S₅ R₃ = OH
47 R₁ = S₃ R₂ = S₁ R₃ = OH
48 R₁ = S₆ R₂ = S₅ R₃ = OH
49 R₁ = S₂ R₂ = S₁ R₃ = OH

50

S₁ =

S₂ =

S₃ =

S₄ =

S₅ =

S₆ =

S₇ =

S₈ =

S₉ =

S₁₀ =

大叶冬青中分离鉴定的三萜及其苷类化合物结构式

2. 黄酮类 [17, 24–25]

　　大叶冬青中还含有丰富的黄酮、黄酮醇、二氢黄酮及其苷类化合物，其结构特点为常含有多甲氧基取代。目前，已分离鉴定的该类成分主要有：5- 羟基 -6, 7, 8, 4′- 四甲氧基黄酮（5-hydroxy-6,7,8,4′-tetramethoxyflavone，**51**）、5- 羟基 -6, 7, 8, 3′, 4′- 五甲氧基黄酮（5-hydroxy-6, 7, 8, 3′, 4′-pentamethoxyflavone，**52**）、橘皮素（tangeretin，**53**）、川陈皮素（nobiletin，**54**）、山奈酚 -3-*O*-α-L- 吡喃鼠李糖（1→6)-*O*-β-D- 吡喃葡萄糖苷（kaempferol-3-*O*-α-L-rhamnopyranosyl (1 → 6)-*O*-β-D-glucopyanoside / nicotifloroside，**55**]、芦丁（rutin，**56**）、槲皮素（quercetin）、杨梅素（myricetin，**57**）、5, 6, 7, 8, 4′- 五甲氧基黄酮醇（5, 6, 7, 8, 4′-pentamethoxyflavonol，**58**）、5, 6, 7, 8, 3′, 4′- 六甲氧基黄酮醇（5,6,7,8,3′,4′-hexamethoxyflavonol，**59**）、5- 羟基 -3′, 4′, 7- 三甲氧基二氢黄酮（5-hydroxy-3′,4′,7-trimethoxyflavanone，**60**）、(–)- 儿茶素 [(–)-catechin]、(–)- 表儿茶素 [(–)-epicatechin]、(–)- 儿茶素没食子酸酯 [(–)-catechin gallate] 和 (–)- 表儿茶素没食子酸酯 [(–)-epicatechin gallate]。

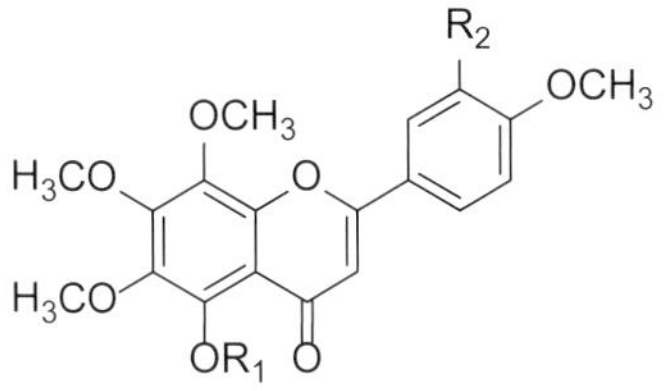

51 R$_1$ = H	R$_2$ = H
52 R$_1$ = H	R$_2$ = OCH$_3$
53 R$_1$ = CH$_3$	R$_2$ = H
54 R$_1$ = CH$_3$	R$_2$ = OCH$_3$

55 R$_1$ = S$_{11}$	R$_2$ = H	R$_3$ = H
56 R$_1$ = S$_{12}$	R$_2$ = OH	R$_3$ = H
57 R$_1$ = H	R$_2$ = OH	R$_3$ = OH

| **58** R$_1$ = CH$_3$ | R$_2$ = H | R$_3$ = OCH$_3$ |
| **59** R$_1$ = H | R$_2$ = OCH$_3$ | R$_3$ = H |

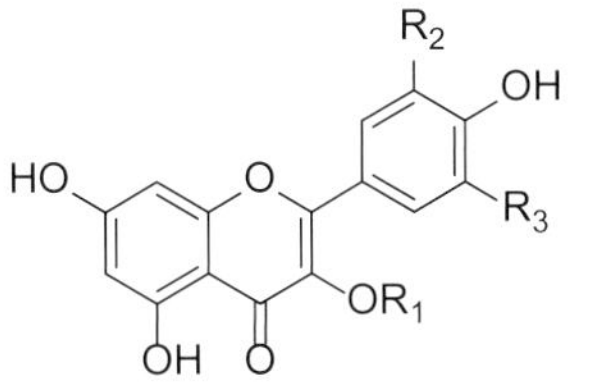

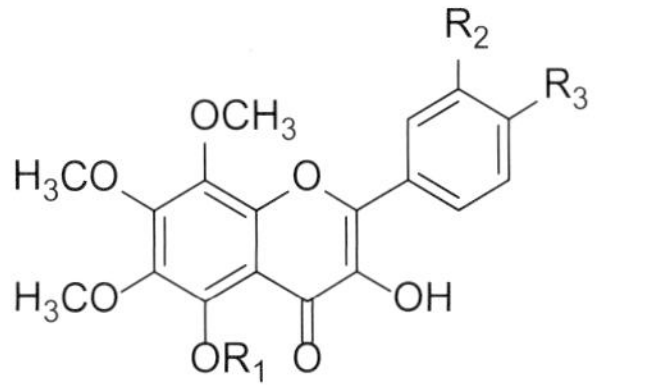

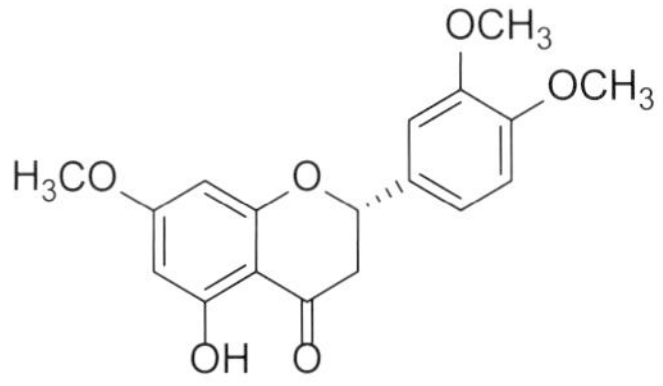

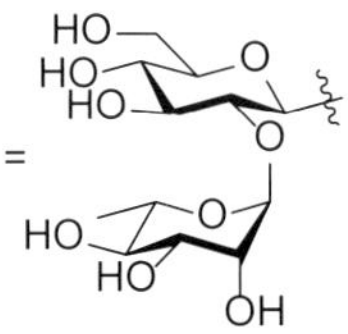

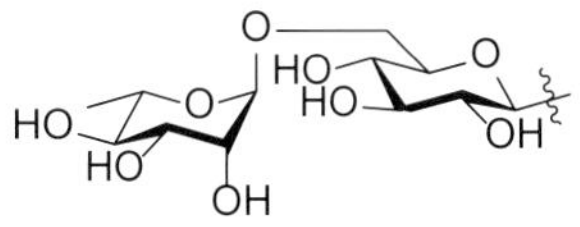

大叶冬青中分离鉴定的黄酮类化合物结构式

3. 其他类 [15, 17, 24–25]

此外，大叶冬青中还含有多糖、多酚、挥发油、游离氨基酸、蛋白质、维生素、微量元素、soyacerebroside I（**61**）、soyacerebroside II（**62**）、β- 谷甾醇（β-sitosterol）、反式长寿花糖苷（*cis*-roseoside）和咖啡因（caffeine）等其他类型化合物。

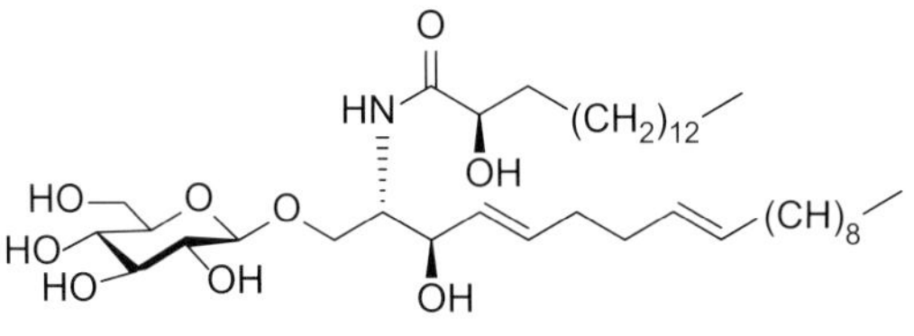

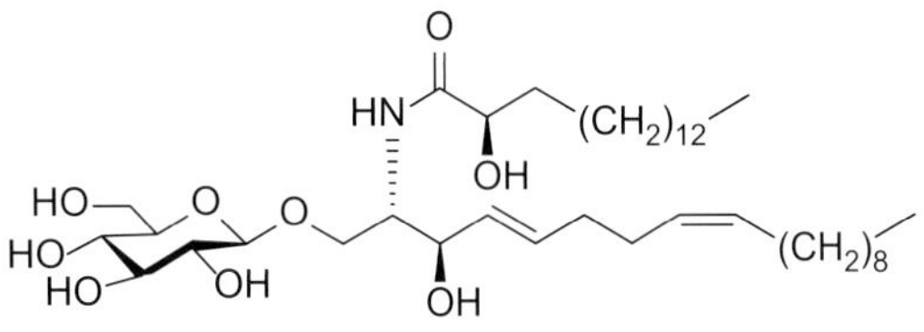

大叶冬青中分离鉴定的神经酰胺类化合物结构式

【药理作用】

1. 降血脂

研究表明，大叶冬青水煎液能显著降低高脂血症大鼠血清的总甘油三酯（TG）和总胆固醇（TC）含量，并对高密度脂蛋白（HDL-C）、低密度脂蛋白（LDL-C）、动脉粥样硬化指数（AI）和冠心指数（R-CHR）均有一定的调节作用[26-27]；还可明显改善正常大鼠的脂蛋白代谢，使脂蛋白水平及其运转机制处于良好状态[28]。大叶冬青水提物能显著抑制脂滴的积累和脂肪细胞的分化，抑制肝脏和脂肪组织中生脂基因的表达，增强能量代谢，改善高脂饮食诱导的胰岛素抵抗及糖耐量受损，从而抵抗肥胖的发生[29]。此外，大叶冬青总皂苷亦能显著降低高脂饮食诱导的非酒精性脂肪肝小鼠血清中 TG、TC 和 LDL-C 的水平，并可通过抑制胆固醇调节元件结合蛋白 SREBPs 及目标基因 SREBP-1 和 SREBP-2 的表达，上调 AMPK 磷酸化水平，抑制肝脏的脂质积累[30]。

2. 降血糖

据报道，大叶冬青水煎液具有较好的抑制肾上腺素所致大鼠血糖升高的作用[31]。

3. 心脑血管作用

研究表明，大叶冬青水提液能显著增加离体豚鼠心脏的冠脉流量，提高小鼠的耐缺氧能力，对垂体后叶素所致大鼠急性心肌缺血有明显的保护作用，并能增加麻醉兔的脑血流量，降低脑血管阻力和血压[32]。此外，大叶冬青能增强大鼠离体心脏的收缩力和降低离体心脏灌流系统的收缩频率，抑制大鼠心肌细胞膜的 Na^+/K^+-ATP 酶活性[33]。大叶冬青醇提物还可减少脑缺血／再灌注所诱导的大鼠脑梗死和水肿的形成，减轻神经功能障碍和减少脑细胞死亡，改善脑缺血／再灌注诱导的大鼠缺血性脑损伤[34]。

4. 抗菌

大叶冬青提取物对金黄色葡萄球菌（*Staphylococcus aureus*）、大肠埃希菌（*Escherichia coli*）、铜绿假单胞菌（*Pseudomonas aeruginosa*）、福氏痢疾杆菌（F's *dysentery bacillus*）、伤寒杆菌（*Salmonella typhi*）、乙型溶血性链球菌（*β-hemolytic Streptococcus*）、肺炎双球菌（*Streptococcus pneumoniae*）和普通变形杆菌（*Proteus vulgaris*）均有明显的抑菌作用，其中对金黄色葡萄球菌、大肠埃希菌和痢疾杆菌的抑制作用最强，其 MCI 值均为 2.50 mg/mL[35]。

5. 抗氧化

大叶冬青的多酚、多糖、生物碱和总黄酮部位均具有一定的抗氧化作用，其抗氧化效果大小的次序为：多酚＞黄酮＞多糖类＞生物碱[36]。

6. 抗肿瘤

研究表明，从大叶冬青中分离鉴定的三萜类化合物 27-*trans-p*-coumaroyloxyursolic acid 可有效抑制乳腺癌细胞株 MCF-7 和 MDA-MB-231 的增殖，其 IC_{50} 值分别为 12.65 μM 和 4.58 μM[8]。而从大叶冬青中分离鉴定的乌苏酸对鼻咽癌细胞 CNE-2 有较强的抑制作用，能阻滞癌细胞于 G_0/G_1 期，并诱导肿瘤细胞的凋亡[37]。

7. 免疫调节

大叶冬青水煎液可增强小鼠腹腔巨噬细胞的吞噬功能，并提高脾细胞溶血空斑数目，从而可增强和调节机体的免疫功能[38]。大叶冬青水煎液还可显著促进免疫低下小鼠分泌白细胞介素-2（IL-2）、白细胞介素4（IL-4）和 γ-干扰素（IFN-γ），增强和上调机体免疫功能[39]。

8. 抗生育

大叶冬青水煎液以0.3 g/100 g体重的剂量给大鼠皮下注射或腹腔注射时，具有抗早孕、抗着床的作用[40]。并发现其水煎液对大鼠、小鼠、豚鼠及家兔的离体子宫平滑肌具有兴奋作用[41]。

【质量标准】

目前对大叶冬青质量标准的报道还仅限于实验室研究，暂未颁布其法定的质量控制标准。

1. 高效液相指纹图谱

有研究以绿原酸为参照物，建立了10批苦丁茶样品的HPLC指纹图谱，并标定了13个共有指纹峰。色谱条件为：流动相为甲醇-0.5%醋酸水梯度洗脱；检测波长260 nm；流速0.6 mL/min[42]。

以大叶冬青皂苷C（46）为参照物，建立了不同来源的10批大叶冬青药材的特征HPLC-DAD指纹图谱，标定了15个共有峰，并对其中7个主要色谱峰进行了指认。色谱条件为：岛津C18色谱柱（4.6 mm×250 mm，5 μm）；流动相为乙腈-水溶液梯度洗脱；流速1 mL/min；柱温35 ℃；检测波长210 nm；进样量20 μL[43]。

2. 含量测定方法

2.1 紫外分光光度法

有研究以芦丁为对照品，建立了大叶冬青药材中总黄酮含量的测定方法，检测波长为510 nm[44]。

2.2 高效液相色谱法

以大叶冬青皂苷F（14）、大叶冬青皂苷H（47）、大叶冬青皂苷C（46）、大叶冬青皂苷D（18）、苦丁冬青皂苷F（32）和苦丁茶冬青皂苷E（22）为对照品，建立了同时测定上述6种三萜皂苷类化合物含量的RP-HPLC方法。色谱条件为：Wonda Cract ODS-2色谱柱（4.6 mm×250 mm，5 μm）；流动相为乙腈-水梯度洗脱；流速1 mL/min；检测波长210 nm；柱温35 ℃；进样量20 μL[45]。

另有文献建立了同时测定6种冬青科苦丁茶中熊果酸和齐墩果酸含量的RP-HPLC方法。色谱条件为：Eclipse XDB-C18色谱柱（4.6 mm×150 mm，5 μm）；流动相为甲醇-0.2%磷酸水溶液（88：12）；检测波长220 nm；流速0.8 mL/min；柱温35 ℃；进样量20 μL[46]。

此外，还有研究建立了同时测定大叶冬青中苦丁苷A（36）和苦丁苷D（39）含量的HPLC法。色谱条件为：Dikma Diamonsil C18色谱柱（4.6 mm×250 mm，5 μm）；流动

相为乙腈 - 水（36∶64）；流速 1 mL/min；柱温 40 ℃；苦丁苷 A 的检测波长为 228 nm，苦丁苷 D 的检测波长为 261 nm [47]。

参 考 文 献

[1] 江苏新医学院，中药大辞典（上册）[M].上海：上海科学技术出版社，1977：1288.

[2] 江西药科学校革命委员会，草药手册 [M].南昌：江西药科学校，1970.

[3] 王存琴，张艳华.大叶冬青的化学成分及药理活性研究进展 [J].中国药房，2014，25（11）：1052–1054.

[4] 易帆，彭勇，许利嘉，等.大叶苦丁茶的研究进展 [J].中国现代中药，2013，15（8）：710–717.

[5] 范春林.大叶冬青的化学成分研究 [D].暨南大学硕士学位论文，2010.

[6] 关玥.大叶冬青化学成分及其蛋白质相互作用机制研究 [D].吉林农业大学硕士学位论文，2017.

[7] 赵轩，范春林，黄晓君，等.大叶冬青叶中 2 个新的三萜皂苷 [J].中国中药杂志，2016，41（16）：3036–3041.

[8] Wang CQ，Wang L，Fan CL，et al. Ilelic acids A and B, two unusual triterpenes with a seven-membered ring from *Ilex latifolia* [J]. *Organic Letters*，2012，14（16）：4102–4105.

[9] Huang J，Ogihara Y，Shimizu N，et al. Triterpenoids from stem bark of *Ilex latifolia* [J]. *Natural Medicines*，2000，54（2）：107.

[10] Yamada S. Triterpenoids from the leaves of *Ilex latifolia* [J]. *Bulletin of the Chemical Society of Japan*，1966，39（10）：2313–2314.

[11] Cao XL，Liu Y，Li J，et al. Bioactivity-guided isolation of neuritogenic triterpenoids from the leaves of *Ilex latifolia* Thunb [J]. *Food & Function*，2017，8（10）：3688–3695.

[12] Ouyang MA，Wang HQ，et al. Triterpenoid saponins from the leaves of *Ilex latifolia* [J]. *Phytochemistry*，1997，45（7）：1501–1505.

[13] 伍彬，郑曦孜.大叶冬青化学成分研究 [J].中国药业，2009，18（10）：17–18.

[14] Huang J，Wang X，Ogihara Y，et al. Latifolosides I and J, two new triterpenoid saponins from the bark of *Ilex latifolia* [J]. *Chemical & Pharmaceutical Bulletin*，2001，49（2）：239–241.

[15] 王存琴，王宏婷，许浩，等.大叶冬青叶三萜类化学成分研究 [J].中药材，2015，38（8）：1653–1655.

[16] Wang CQ，Li MM，Zhang W，et al. Four new triterpenes and triterpene glycosides from the leaves of *Ilex latifolia* and their inhibitory activity on triglyceride accumulation [J]. *Fitoterapia*，2015，106：141–146.

[17] Ouyang MA. Glycosides from the leaves of *Ilex latifolia* [J]. *Chinese Journal of Chemistry*，2001，19（9）：885–892.

[18] Huang J，Wang X，Ogihara Y，et al. Latifolosides K and L, two new triterpenoid saponins from the bark of *Ilex latifolia* [J]. *Chemical & Pharmaceutical Bulletin*，2001，49（6）：765–767.

[19] Ouyang MA，Liu YQ，Wang HQ，et al. Triterpenoid saponins from *Ilex latifolia* [J]. *Phytochemistry*，1998，49（8）：2483–2486.

[20] 范春林，范龙，张晓琦，等.大叶冬青的三萜皂苷类成分研究 [J].中国药学杂志，2010，45（16）：1228–1232.

[21] Ochi M，Ochiai K，Nagao K，et al. Bitter principles of Aquifoliaceae. III. Structures and stereochemistry of three aglycones obtained by the hydrolysis of latifoloside A, a bitter glycoside from *Ilex latifolia* [J]. *Bulletin of the Chemical Society of Japan*，1975，48（3）：937–940.

[22] 欧阳明安，滕荣伟，王德祖，等.三萜大叶冬青苷 I 和苦丁冬青苷 K 的 NMR 研究 [J].波谱学杂志，2001，18（2）：155–160.

[23] 王金辉，左文健，李国玉，等.一组苦丁茶皂苷类化合物 [P]，中国发明专利，ZL200910176449.2.

[24] 王存琴，王磊，李宝晶，等.大叶冬青的黄酮类成分研究 [J].中国中药杂志，2014，39（2）：258–261.

[25] Liang YR，Ma WY，Lu JL，et al. Comparison of chemical compositions of *Ilex latifolia* Thumb and *Camellia sinensis* L.[J]. *Food Chemistry*，2001，75（3）：339–343.

[26] 邱丰艳，王小精.冬青属苦丁茶的药理研究进展 [J].安徽农业科学，2007，35（32）：10350–10352.

[27] 潘慧娟，廖志银，应奇才，等.苦丁茶大叶冬青的降脂作用研究 [J].茶业科学，2004，24（1）：49–52.

[28] 申梅淑，张淑芬，郭新民，等.苦丁茶对大鼠血脂和载脂蛋白的影响 [J].中国林副特产，2002，29（4）：7.

[29] 吴海兰.大叶冬青对高膳食诱导的小鼠肥胖和相关代谢综合征的调节作用 [D].江南大学硕士学位论文，2017.

[30] Feng RB，Fan CL，Liu Q，et al. Crude triterpenoid saponins from *Ilex latifolia*（Da Ye Dong Qing）ameliorate lipid accumulation by inhibiting SREBP expression via activation of AMPK in a non-alcoholic fatty liver disease model [J]. *Chinese*

Medicine，2015，10：1–13.

[31] 屈立志，陆婷，鲁培基，等．苦丁茶对大鼠肾上腺素性高血糖的影响 [J]．中药新药与临床药理，1999，10（5）：279–280.

[32] 朱莉芬，罗集鹏．苦丁茶的心血管药理作用研究 [J]．中药材，1994，17（3）：37–40.

[33] Woo AYH，Jiang JM，Chau CF，et al. Inotropic and chronotropic actions of *Ilex latifolia*：Inhibition of adenosine-5′-triphosphatases as a possible mechanism [J]. *Life Sciences*，2001，68（11）：1259–1270.

[34] Kim JY，Jeong HY，Lee HK，et al. Protective effect of *Ilex latifolia*，a major component of "*Ku Ding Cha*"，against transient focal ischemia-induced neuronal damage in rats [J]. *Journal of Ethnopharmacology*，2011，133（2）：558–564.

[35] 董艳，乔建成，张晓丽，等．苦丁茶药效学实验研究 [J]．牡丹江医学院学报，2001，22（1）：7–9.

[36] 陈薇，王恒山，黄世稳，等．大叶苦丁茶抗氧化成分及抗氧化性能研究（I）[J]．广西植物，2002，22（5）：463–466.

[37] 农朝赞，李世生，毛德文，等．苦丁茶熊果酸对鼻咽癌细胞增殖的抑制作用研究 [J]．时珍国医国药，2011，22（11）：2687–2689.

[38] 董艳，白雪峰，石学魁，等．苦丁茶对小鼠免疫功能的影响 [J]．牡丹江医学院学报，2001，22（2）：6–7.

[39] 于新慧，孙延斌，徐晓焱．苦丁茶对免疫功能低下小鼠的实验研究 [J]．牡丹江医学院学报，2008，29（3）：14–16.

[40] 徐元秀，宋耕英，张鲁彤．中药苦丁茶对大鼠的抗生育作用 [J]．西安医学院学报，1984，5（4）：379–381.

[41] 徐元秀，宋耕英，张鲁彤．中药苦丁茶对动物子宫平滑肌的作用 [J]．西安医学院学报，1985，6（2）：125–128.

[42] 胡婷．苦丁茶有效成分的分离纯化、结构鉴定及生物活性评价 [D]．华南理工大学博士学位论文，2016.

[43] 冯琳琳．苦丁茶冬青及大叶冬青的质量控制研究 [D]．吉林大学硕士学位论文，2017.

[44] 田建平，李娟玲，胡远艳，等．冬青属苦丁茶叶总黄酮含量测定与资源评价 [J]．食品科技，2014，39（1）：278–281.

[45] 关玥，冯琳琳，于敏，等．HPLC 法同时测定大叶冬青中 6 种三萜皂苷成分的量 [J]．中草药，2017，48（11）：2296–2299.

[46] 李宏杨，刘飞，张凤琴，等．冬青科苦丁茶中熊果酸和齐墩果酸含量的测定 [J]．安徽农业科学，2010，38（14）：7244–7246.

[47] 张俊清，谭银丰，李海龙，等．海南大叶冬青中 2 种活性成分的含量测定 [J]．中国药学杂志，2010，45（9）：658–660.

大 叶 桉

【植物来源】

本品为桃金娘科（Myrtaceae）桉属植物大叶桉 *Eucalyptus robusta* Smith 的干燥叶子，又名桉叶、蚊子树叶等，原产于澳大利亚，现广泛分布于我国西南及南部各省[1-2]。

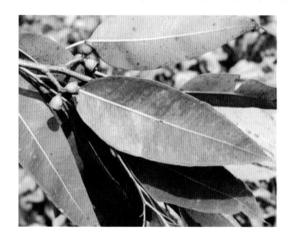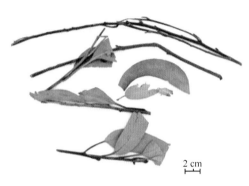

2 cm

大叶桉基源植物（左）与药材（右）图片

【功能与主治】

大叶桉叶味辛、苦，性凉，具疏风发表、清热解毒、杀虫止痒等功效，岭南地区民间常用其水煎液预防和治疗流感、脑炎、疟疾等[2-3]。

【化学成分】

大叶桉中主要含有酰基间苯三酚类、三萜类、黄酮类、挥发油类等化学成分，其中酰基间苯三酚类化合物为大叶桉的特征性化学成分。

1. 酰基间苯三酚类[4-14]

酰基间苯三酚类化合物是桉属植物的一类特征性化学成分，具一定的化学分类学意义。大叶桉中含有丰富的该类化合物，其骨架类型多样，多为多甲酰基间苯三酚衍生物。目前，已从该植物中报道了 43 个间苯三酚类化合物，分别为：robustaol B（**1**）、1-(2, 6- 二羟基 -4- 甲氧基 -3, 5- 二甲基苯基)-2- 甲基 -1- 丙酮 [1-(2,6-dihydroxy-4-methoxy-3,5-dimethylphenyl)-2-methylpropan-1-one，**2**]、1-(2, 6- 二羟基 -4- 甲氧基 -3, 5- 二甲基苯基)-2- 甲基 -1- 丁酮 [1-(2,6-dihydroxy-4-methoxy-3,5-dimethylphenyl)-2-methylbutan-1-one]、robustaol A（**3**）、robustaside C（**4**）、robustaside D（**5**）、robustaside E、robustaside B（**6**）、robustaside A（**7**）、eucalrobusone F（**8**）、euglobal R1（**9**）、euglobal R2（**10**）、 robustadial A（**11**）、robustadial B（**12**）、eucarobustol B（**13**）、eucarobustol A（**14**）、eucalrobusone N、eucalrobusone A（**15**）、eucalrobusone B、eucalrobusone C（**16**）、eucarobustol D（**17**）、eucarobustol C（**18**）、macrocarpal C、eucarobustol E（**19**）、eucarobustol F（**20**）、eucarobustol G、eucarobustol H、eucarobustol I、eucarobustol J、eucalrobusone D（**21**）、eucalrobusone E（**22**）、eucalrobusone O（**23**）、eucalrobusone P、euglobal IIIa（**24**）、eucalrobusone J（**25**）、eucalrobusone M（**26**）、eucalrobusone G（**27**）、eucalrobusone H、eucalrobusone I、eucalrobusone K（**28**）、eucalrobusone L（**29**）、（±)-eucalyprobusone A、eucalyptusdimer A（**30**）、eucalyptusdimer B（**31**） 和 eucalyptusdimer C。

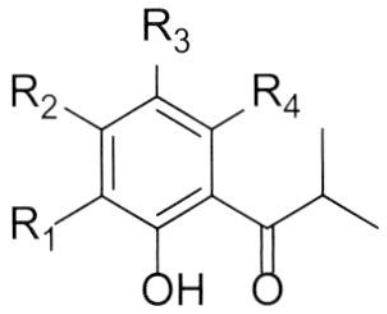

1 R_1 = H R_2 = OH R_3 = H R_4 = OCH$_3$
2 R_1 = CH$_3$ R_2 = OCH$_3$ R_3 = CH$_3$ R_4 = OH

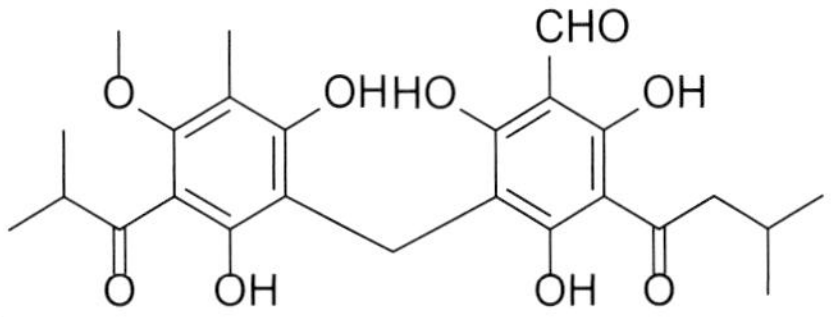

3

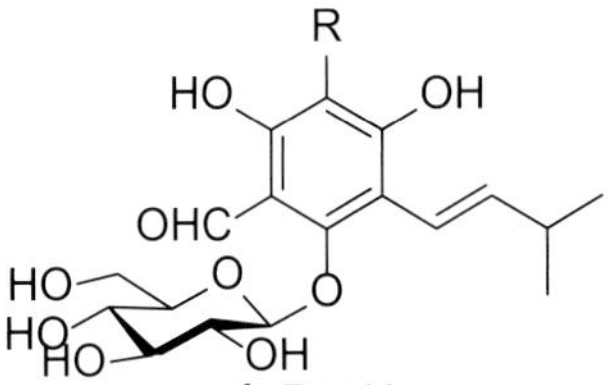

4 R = H
5 R = CH$_3$

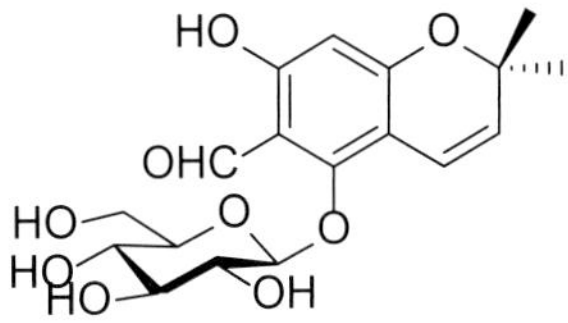

6

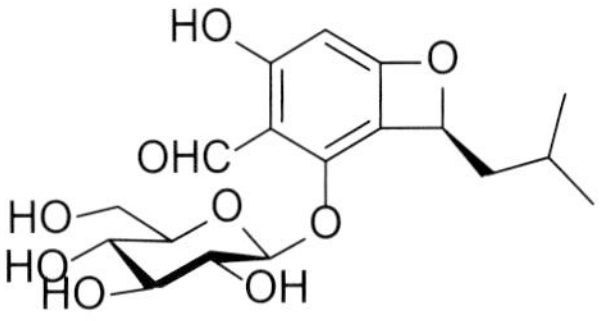

7

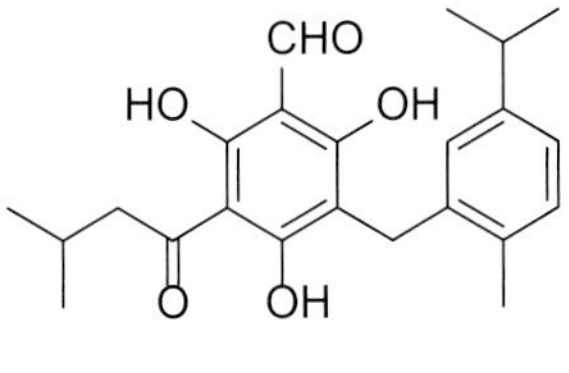

8

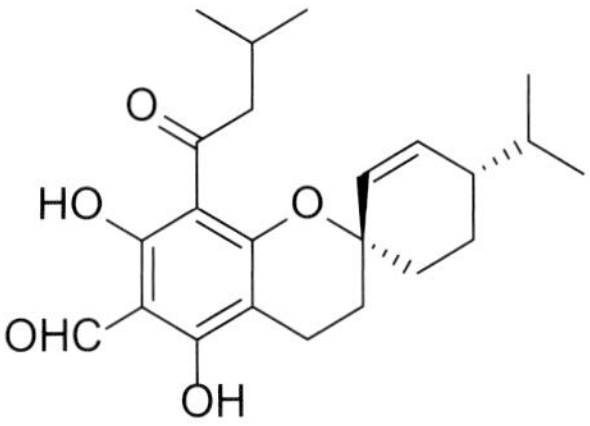

9

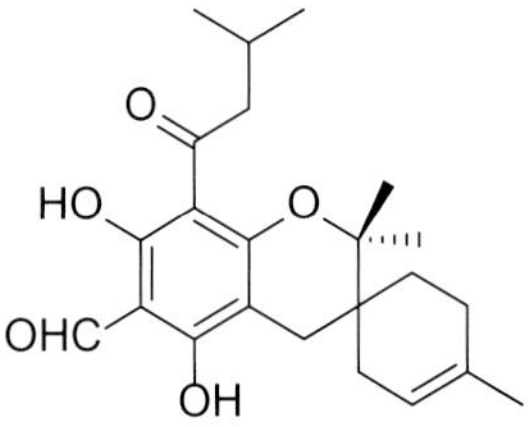

10

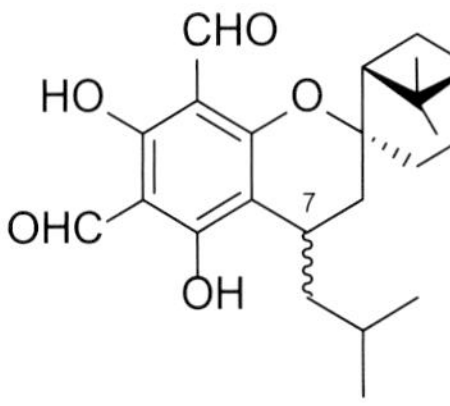

11 7S
12 7R

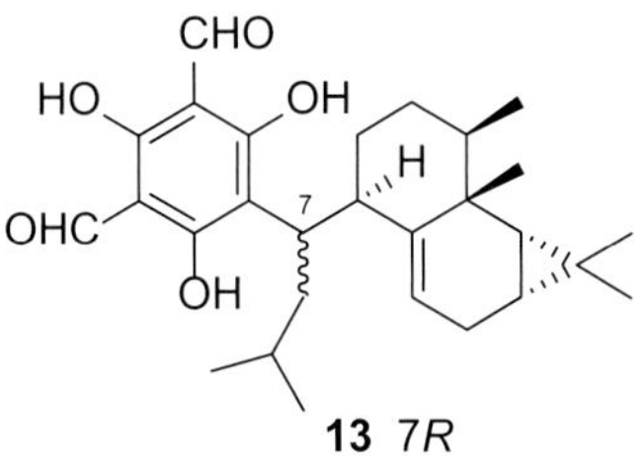

13 7R
14 7S

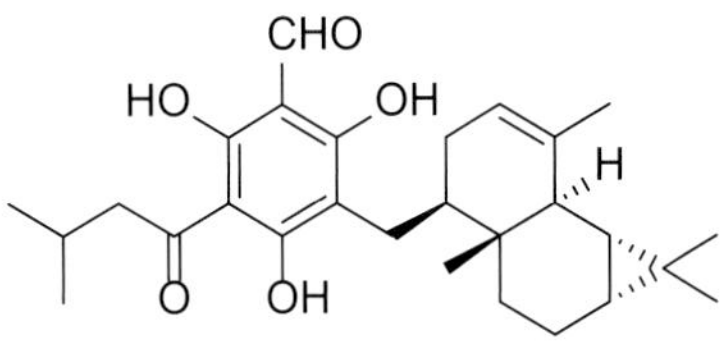

15

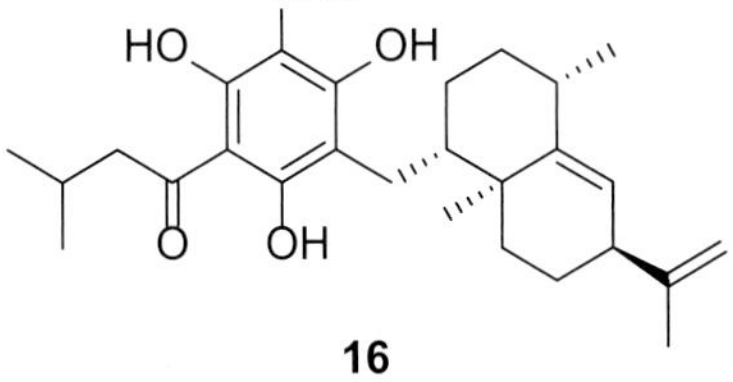

16

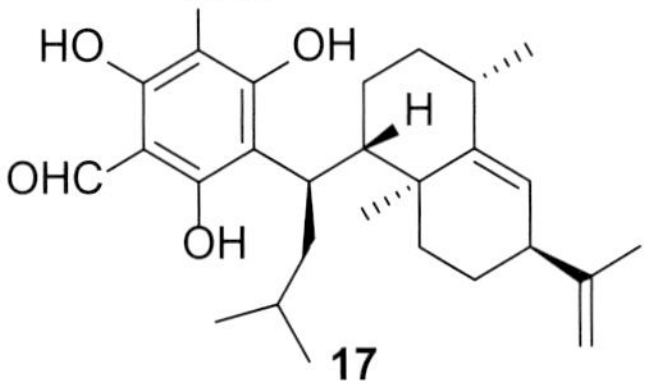

17

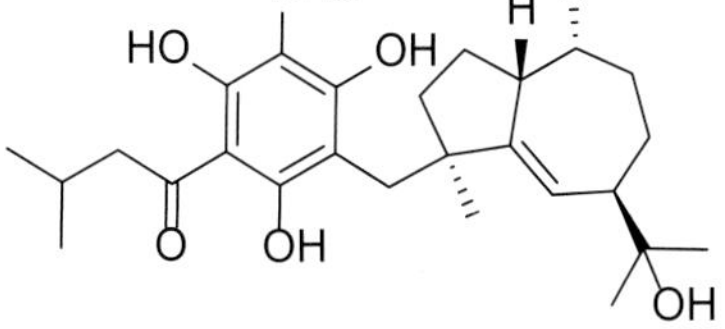

18

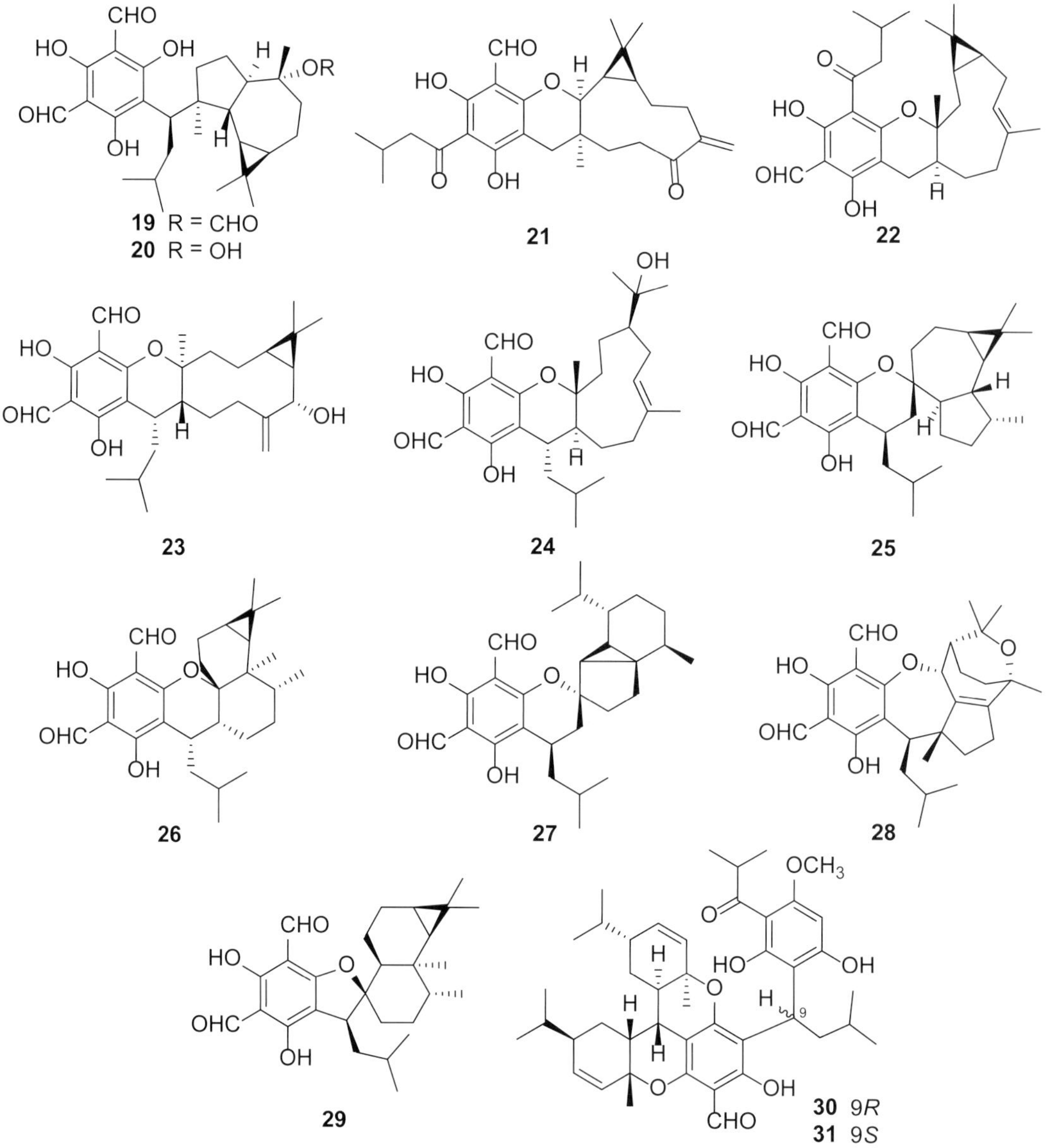

19 R = CHO
20 R = OH

21

22

23

24

25

26

27

28

29

30 9R
31 9S

大叶桉中分离鉴定的酰基间苯三酚类化合物结构式

2. 黄酮类 [4–6，15–16]

大叶桉中的黄酮类化合物其 A 环多含有甲基取代，已分离鉴定的该类成分主要有：eucalyptin（**32**）、sideroxylin（**33**）、4′-acetylsideroxylin（**34**）、4′-benzoylsideroxylin（**35**）、(–)-2S-8- 甲基 -5, 7, 4′- 三羟基二氢黄酮 -7-O-β-D- 吡喃葡萄糖苷 [(–)-2S-8-methyl-5,7,4′-trihydroxyflavanone-7-O-β-D-glucopyranoside，**36**]、槲皮素 -3-O-(2″- 没食子酰基)-α-L- 阿拉伯糖苷 [quercetin-3-O-(2″-galloyl)-α-L-arabinoside]、山柰酚 -3-O-α-L- 阿拉伯糖苷（kaempferol-3-O-α-L-arabinoside）、guaijaverin、三叶豆苷（trifolin）和金丝桃苷（hyperin）。

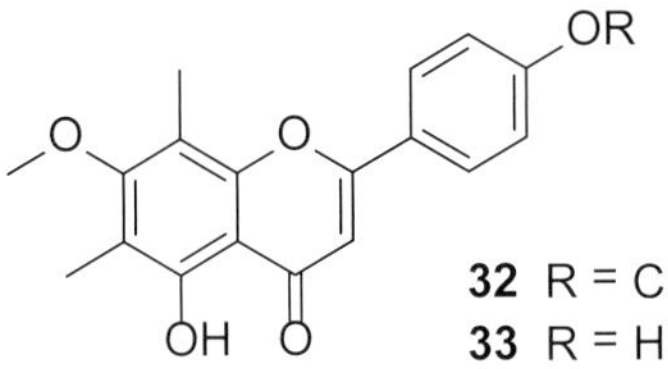

大叶桉中分离鉴定的黄酮类化合物结构式

3. 三萜类 [15]

大叶桉中还含有大量的三萜类化合物,主要是以齐墩果烷型和乌苏烷型三萜为主,如:齐墩果酸(oleanolic acid)、乌苏酸(ursolic acid)、科罗索酸(corsolic acid)、3β- 羟基 -11α- 甲氧基 - 乌苏 -12- 烯 -28- 酸(robustanic acid)、3β- 羟基 -11α- 甲氧基 - 乌苏 -12- 烯 -28- 酸甲酯(robustanic acid methyl ester)、3β- 乙酰氧基 -11α- 甲氧基 - 乌苏 -12- 烯 -28- 酸甲酯(3-O-acetylrobustanic acid methyl ester)、3β- 乙酰氧基 -11α- 甲氧基 - 乌苏 -12- 烯 -28- 酸(3-O-acetylrobustanic acid)、3β- 羟基 - 乌苏 -11, 13(18)- 二烯 -28- 酸 [3β-hydroxyurs-11, 13(18)-dien-28-oic acid]、3β- 乙酰氧基 - 乌苏 -11, 13(18)- 二烯 -28- 酸 [3β-acetoxyurs-11, 13(18)-dien-28-oic acid] 和 3β- 羟基 - 乌苏 -11- 烯 -28, 13β- 内酯(11, 12-dehydroursolic acid lactone)。

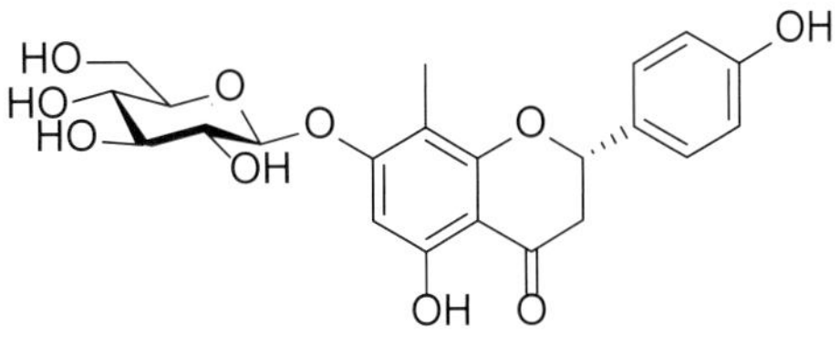

4. 挥发油类 [17–21]

大叶桉叶作为提取桉叶精油的重要原料,挥发油类成分是其主成分之一,也是大叶桉叶的活性成分之一。目前,从大叶桉叶中鉴定的挥发油类成分主要有:α- 蒎烯(α-pinene)、β- 蒎烯(β-pinene)、月桂烯(myrcene)、水芹烯(phellandrene)、柠檬烯(limonene)、异松油烯(terpinolene)、松油醇(terpineol)、蓝桉醇(globulol)、1, 8- 桉油素(1, 8-cineole)、桉油烯醇(spathulenol)、雅槛蓝树油烯(eremophilene)和 D- 柠檬烯(D-limonene)。

5. 鞣质及其他类 [4, 6]

此外,大叶桉叶中还含有鞣质、有机酸、甾醇等其他类型化合物,如:2- 甲基 -5, 7- 二羟基 - 苯并吡喃酮 -7β- 葡萄糖苷(5, 7-dihydroxy-2-methylchromone 7-O-β-glycoside)、鞣花酸(ellagic acid)、没食子酸(gallic acid)、β- 谷甾醇(β-sitosterol)、胡萝卜苷(daucosterol)、正三十烷醇及正三十烷酸等。

【药理作用】

1. 抗菌

大叶桉叶的水煎液对多种病原体均具有抗菌作用,尤其对金黄色葡萄球菌及表皮葡萄球菌有较强的抑菌活性 [3]。大叶桉叶挥发油对金黄色葡萄球菌(*Staphylococcus aureus*)、铜绿假单胞菌(*Pseudomonas aeruginosa*)及痢疾杆菌(*Shigella castellani*)

均具有良好的抑菌作用[20]；对大肠埃希菌（*Escherichia coli*）和白色念珠菌（*Candida albicans*）亦具有良好的抑菌作用，并推测其挥发油中的萜类成分 α-蒎烯、β-蒎烯、柠檬烯等是其主要活性成分[22]。大叶桉叶挥发油对耐甲氧西林金黄色葡萄球菌（MRSA）也具有较好的抑菌活性，其最低抑菌浓度（MIC）为 5 mL/L，作用 24 h 和 48 h 对 MRSA 质粒的消除率分别为 38.6% 和 62.0%[23]。从大叶桉叶中分离得到的一系列酰基间苯三酚类化合物 eucalrobusone J（**25**）、eucalrobusone O（**23**）和 macrocarpal C 对光滑假丝酵母菌（*Candida glabrata*）具有显著的抑菌活性，MIC 值分别为 2.57 μg/mL、1.95 μg/mL 和 2.49 μg/mL[12]。而 eucarobustol E（**19**）对白色念珠菌（*Candida albicans*）的生物膜具有较强的抑制作用，可降低生物膜的表面疏水性[24]。

2. 抗疟

从大叶桉中分离得到的酰基间苯三酚二聚体大叶桉酚甲（robustaol A，**3**）对鼠疟原虫（*Plasmodium berghei*）有显著的抑制作用[9-10, 25]。

3. 抗肿瘤

从大叶桉叶中分离得到的酰基间苯三酚类化合物 euglobal Ⅲ a（**24**）对人早幼粒细胞白血病 HL-60、肝癌 SMMC-7721、非小细胞肺癌 A549、乳腺癌 MCF-7 及结肠癌 SW480 等肿瘤细胞株均有抑制作用，IC_{50} 值分别为 15.7 μM、15.5 μM、17.6 μM、14.3 μM 和 21.8 μM[13]。而 eucalrobusone C（**16**）可显著抑制肝癌 HepG2、乳腺癌 MCF-7 和骨肉瘤 U2OS 等肿瘤细胞的增殖，IC_{50} 值分别为 7.40 μM、8.99 μM 和 8.50 μM。同时，eucalrobusone A（**15**）、eucalrobusone D（**21**）和 eucalrobusone H 等酰基间苯三酚类化合物对肝癌细胞 HepG2 也表现出一定的细胞毒活性[7]。此外，eucalrobusone C 还可通过产生活性氧（ROS），激活 p38 MAPK 通路，诱导线粒体依赖的肝癌细胞凋亡[26]。

4. 抗炎

研究表明，大叶桉叶油对二甲苯引起的小鼠耳肿胀、醋酸引起的小鼠腹腔毛细血管通透性增加、角叉菜胶所致小鼠足跖肿胀及炎足组织中的前列腺素 E_2（PGE_2）渗出均具有显著的抑制作用；还能明显减少棉球所致的小鼠肉芽组织增生，提示其对急慢性炎症模型均表现出较强的抗炎活性[27]。大叶桉叶甲醇提取物对大鼠实验性子宫内膜炎具有良好的疗效，可显著降低 Toll 样受体（TLR）-4、TLR-9、环氧合酶-2（COX-2）、诱导型一氧化氮合酶（iNOS）、一氧化氮（NO）、髓过氧化物酶（MPO）、白细胞介素 IL-10、细胞间黏附分子 1（ICAM-1）及血清淀粉样蛋白 A（SAA）等炎症因子水平[28]。并且，从大叶桉叶中分离得到的（±）-eucalyprobusone A 可显著抑制 NO 的释放[14]。

5. 酶抑制活性

从大叶桉叶中分离得到的酰基间苯三酚类化合物 1-（2, 6-dihydroxy-4-methoxy-3, 5-dimethyphenyl）-2-methyl-1-propanone（**2**）和 1-（2, 6-dihydroxy-4-methoxy-3, 5-dimethylphenyl）-2-methyl-1-butanone 对磷酸二酯酶具有较好的抑制作用，ED_{50} 值分别为 100 μg/mL 和 125 μg/mL[5]。而 eucarobustol A（**14**）、eucarobustol G 和 eucarobustol I 则对蛋白酪氨酸磷酸酶 1B（PTP1B）具有一定的抑制作用，IC_{50} 值分别为 1.3 μM、1.8 μM

和 1.6 μM [11]；此外，eucalyptusdimer A（**30**）和（±）-eucalyprobusone A 对乙酰胆碱酯酶具有一定的抑制作用，IC$_{50}$ 值分别为 17.71 μM 和 13.61 μM [14]。

【质量标准】

桉树在清代光绪年间才输入我国，大叶桉叶在我国的药用历史较短，尚未被《中国药典》和《广东省中药材标准》所收载，对其质量标准的研究报道也较少。

1. 超高效液相指纹图谱

有文献报道以番石榴苷为参照物，建立了不同产地、不同采收季节的共 28 批大叶桉叶药材样品的 UPLC 指纹图谱，并标定了 6 个共有峰。其色谱条件为：色谱柱 Waters ACQUITY UPLC HSS T3（2.1 mm×100 mm，1.8 μm）；流动相为乙腈 -0.5% 甲酸水溶液梯度洗脱；柱温 40 ℃；流速 0.4 mL/min [29]。

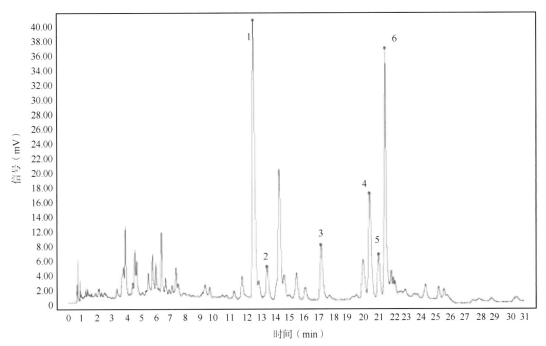

大叶桉叶药材的 UPLC 对照指纹图谱（共有模式）[29]

2. 气相 - 质谱联用技术测定挥发油中主成分

采用 GC-MS 联用技术，通过检索 NIST 05 质谱数据库，鉴定了大叶桉叶挥发油中 113 个组分的化学组成。该方法的色谱条件为：HP-5MS 石英毛细管柱（0.25 mm×30 m，0.25 μm）；程序升温：60 ℃ 为起始温度，以 4 ℃/min 升至 220 ℃；载气为氦气；流量 1 mL/min；进样量 1 μL。质谱条件为：EI 电离子源，离子源温度 230 ℃，接口温度 280 ℃，质量扫描范围 26 ～ 550 aum [19]。

参 考 文 献

[1] 广东省食品药品监督管理局 . 广东省中药材标准（第一册）[S]. 广州：广东科技出版社，2011：10–12.

[2] 中国科学院中国植物志编辑委员会.中国植物志 [M].北京：科学出版社，53（1）：31-52.

[3] 周邦靖.桉叶的临床应用及其抗菌作用 [J].四川中医，1984，（2）：56-57.

[4] 秦国伟，徐任生.大叶桉化学成分的研究——大叶桉酚乙和其他成分的分离和鉴定 [J].化学学报，1986，44（2）：151-156.

[5] Cheng Q，Snyder JK. Two New Phloroglucinol derivatives with phosphodiesterase inhibitory activity from the leaves of *Eucalyptus robusta* [J]. *Zeitschrift fur Naturforschung B*，1991，46（9）：1275-1277.

[6] Guo QY，Huang XJ，Zhao BX，et al. Five new acylphloroglucinol glycosides from the leaves of *Eucalyptus robusta* [J]. *Natural Product Communications*，2014，9（2）：209-212.

[7] Shang ZC，Yang MH，Jian KL，et al. ^{1}H NMR-guided isolation of formyl-phloroglucinol meroterpenoids from the leaves of *Eucalyptus robusta* [J]. *Chemistry – A European Journal*，2016，22（33）：11778-11784.

[8] Jian YQ，Wang Y，Huang XJ，et al. Two new euglobals from the leaves of *Eucalyptus robusta* [J]. *Journal of Asian Natural Products Research.*，2012，14（9）：831-837.

[9] Xu RS，Snyder JK，et al. Robustadials A and B from *Eucalyptus robusta* [J]. *Journal of the American Chemical Society*，1984，106（3）：734-736.

[10] Cheng Q，Snyder JK. Revised structures of robustadials A and B from *Eucalyptus robusta* [J]. *The Journal of Organic Chemistry*，1988，53（19）：4562-4567.

[11] Yu Y，Gan LS，Yang SP，et al. Eucarobustols A-I，conjugates of sesquiterpenoids and acylphloroglucinols from *Eucalyptus robusta* [J]. *Journal of Natural Products*，2016，79（5）：1365-1372.

[12] Shang ZC，Yang MH，Liu RH，et al. New formyl phloroglucinol meroterpenoids from the leaves of *Eucalyptus robusta* [J]. *Scientific Reports*，2016，6：39815.

[13] Peng LY，He J，Xu G，et al. Euglobal- Ⅲ a，A novel acylphloroglucinol-sesquiterpene derivative from *Eucalyptus robusta*：absolute structure and cytotoxicity [J]. *Natural Products and Bioprospecting*，2011，1（2）：101-103.

[14] Qin XJ，Feng MY，Liu H，et al. Eucalyptusdimers A-C，dimeric phloroglucinol-phellandrene meroterpenoids from *Eucalyptus robusta* [J]. *Organic Letters*，2018，20（16）：5066-5070.

[15] Khare M，Srivastava SK，Singh AK. A new triterpenic acid from *Eucalyptus robusta* [J]. *Indian Journal of Chemistry*，*Section B*：*Organic Chemistry Including Medicinal Chemistry*，2002，41B（2）：440-445.

[16] 管希锋，郭倩仪，黄晓君，等.大叶桉叶中一个新的黄酮苷 [J].中国中药杂志，2015，40（24）：4868-4872.

[17] Kottearachchi NS，Sammani A，Kelaniyangoda DB，et al. Anti-fungal activity of essential oils of ceylon *Eucalyptus* species for the control of *Fusarium Solani* and *Sclerotium Rolfsii* [J]. *Archives of Phytopathology and Plant Protection*，2012，45（17）：2026-2035.

[18] Traore N，Sidibe L，Figueredo G，et al. Chemical composition five essential oils of *Eucalyptus* species from Mali：*E. houseana* F.V. Fitzg. ex Maiden，*E. citriodora* Hook.，*E. raveretiana* F. Muell.，*E. robusta* Smith and *E. urophylla* S.T. Blake [J]. *Journal of Essential Oil Research*，2010，22（6）：510-513.

[19] 唐伟军，周菊峰，李晓宁，等.大叶桉挥发油的化学成分研究 [J].分析科学学报，2006，（2）：182-186.

[20] 张闻扬，郑燕菲，袁子娇，等.季节对大叶桉和柠檬桉叶挥发油化学成分的影响及抑菌性研究 [J].应用化工，2015，44（11）：2123-2127.

[21] 郭向群，曹建民.蓝桉和大叶桉不同部位中的挥发油含量测定 [J].卫生职业教育，2003，（2）：123.

[22] Sartorelli P，Marquioreto AD，Amaral-Baroli A，et al. Chemical composition and antimicrobial activity of the essential oils from two species of *Eucalyptus* [J]. *Phytotherapy Research*，2007，21（3）：231-233.

[23] 郑乐怡.大叶桉挥发油对耐甲氧西林金黄色葡萄球菌体外抑制及质粒消除作用 [J].广东医学院学报，2016，34（2）：149-151.

[24] Liu RH，Shang ZC，Li TX，et al. *In Vitro* antibiofilm activity of eucarobustol E against *Candida Albicans* [J]. *Antimicrobial Agents and Chemotherapy*，2017，61（8）：e02707-16/15.

[25] 秦国伟，陈政雄，王洪诚，等.大叶桉酚甲的结构和合成 [J].化学学报，1981，（1）：83-89.

[26] Jian KL，Zhang C，Shang ZC，et al. Eucalrobusone C suppresses cell proliferation and induces ROS-dependent mitochondrial apoptosis via the P38 mapk pathway in hepatocellular carcinoma Cells [J]. *Phytomedicine*，2017，25：71-82.

[27] 白峰，李瑾，王文魁.大叶桉叶挥发油的抗炎活性研究 [J].中兽医医药杂志，2008，（5）：34-36.

[28] Tiwari A，Singh P，Jaitley P，et al. *Eucalyptus robusta* leaves methanolic extract suppresses inflammatory mediators by specifically targeting Tlr4/Tlr9，Mpo，Cox2，Inos and inflammatory cytokines in experimentally-induced endometritis in rats [J]. *Journal of Ethnopharmacology*，2018，213：149-158.

[29] 郭倩仪.大叶桉的化学成分及 UPLC 指纹图谱研究 [D].暨南大学硕士学位论文，2013.

山 芝 麻

【植物来源】

本品为梧桐科（Sterculiaceae）山芝麻属植物山芝麻 *Helicteres angustifolia* L. 的干燥根，又名岗油麻、岗脂麻、山油麻、白头公、野芝麻、山芝麻头等。山芝麻为我国南部山地和丘陵地区常见的小灌木，常生长于草坡上，在我国主要分布于湖南、江西、广东、广西、云南、福建和台湾等省区，夏、秋季采挖，洗净、切片、晒干[1]。

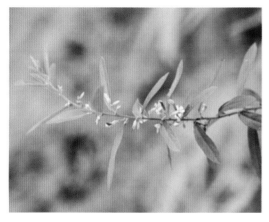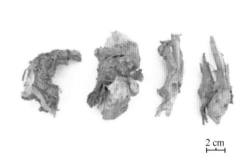

山芝麻基源植物（左）与药材（右）图片

【功能与主治】

山芝麻因其果实形似芝麻的果实而得名，始载于《生草药性备药》，谓："根治疮，去毒，止血，埋口；又能润大肠，食多大便必快。"《增订岭南采药录》中谓其："岗芝麻根为凉茶主要原料，亦治骨鲠口喉。"山芝麻味苦、微甘，性寒，具清热解毒、止咳之功效。用于治疗感冒高热、扁桃体炎、咽喉炎、腮腺炎、麻疹、咳嗽、疟疾等；外用可治疗毒蛇咬伤、外伤出血、痔疮、痈肿疔疮等[2]。

【化学成分】

山芝麻中主要含有三萜、倍半萜醌类、甾醇及苯丙素类等成分，其中三萜类化合物为其主要及特征性化学成分。

1. 三萜类[3-12]

山芝麻中的三萜类化合物，根据其结构类型主要有齐墩果烷型、羽扇豆烷型、乌苏烷型及葫芦烷型四大类，已报道的该类成分主要包括：齐墩果酸（oleanolic acid）、3*β-O*- 对羟基 - 反 - 肉桂酰 - 齐墩果酸（3-*O-trans-p*-coumaroyloleanolic acid，**1**）、山芝麻宁酸（helicterilic acid，**2**）、山芝麻宁酸甲酯（methyl helicterilate，**3**）、3*β*- 羟基 -27- 苯甲酰氧基齐墩果酸甲酯（3*β*-hydroxy-27-benzoyloxyolean-12-en-28-oic acid methyl ester）、3*β*-羟基-27-苯甲酰氧基羽扇豆-20(29)-烯-28-酸[3*β*-hydroxy-27-benzoyloxylup-20(29)-en-28-oic acid，**4**]、3*β*-羟基-27-苯甲酰氧基羽扇豆-20(29)-烯-28-酸甲酯[3*β*-hydroxy-27-benzoyloxylup-20(29)-en-28-oic acid methyl ester]、白桦脂酸（betulinic acid）、3*β*-乙酰氧基白桦脂酸（3*β*-acetoxybetulinic acid）、白桦脂醇-3-乙酸酯（3-acetoxybetulin）、3*β*-乙酰氧基-27-对羟基苯甲酰氧基羽扇豆-20(29)-烯-28-酸甲酯[3*β*-acetoxy-27-(*p*-hydroxyl) benzoyloxylup-20(29)-en-28-oic acid methyl ester，**5**]、3*β*-乙酰氧基-27-苯甲酰氧基羽扇豆-20(29)-烯-28-酸[3*β*-acetoxy-27-benzoyloxylup-20(29)-en-28-oic acid，**6**]、3*β*-乙酰氧基-27-对羟基苯甲酰氧基羽扇豆20(29)-烯-28-酸[3*β*-acetoxy-27-(*p*-hydroxyl) benzoyloxylup 20(29)-en-28-oic acid]、山芝麻酸甲酯（methyl helicterate，**7**）、pyracrenic acid（**8**）、乌苏酸（ursolic acid）、葫芦素B（cucurbitacin B，**9**）、葫芦素D（cucurbitacin D，**10**）、葫芦素E（cucurbitacin E）、异葫芦素D（isocucurbitacin D，**11**）、葫芦素J（cucurbitacin J）、葫芦素I（cucurbitacin I，**12**）和已降葫芦苦素I（hexanorcucurbitacin I，**13**）。

1

2 R_1 = Ac R_2 = COOH
3 R_1 = Ac R_2 = $COOCH_3$

4 R_1 = H R_2 = benzoyloxy R_3 = COOH
5 R_1 = Ac R_2 = *p*-hydroxyl-benzoyloxy R_3 = $COOCH_3$
6 R_1 = Ac R_2 = benzoyloxy R_3 = COOH

7

8

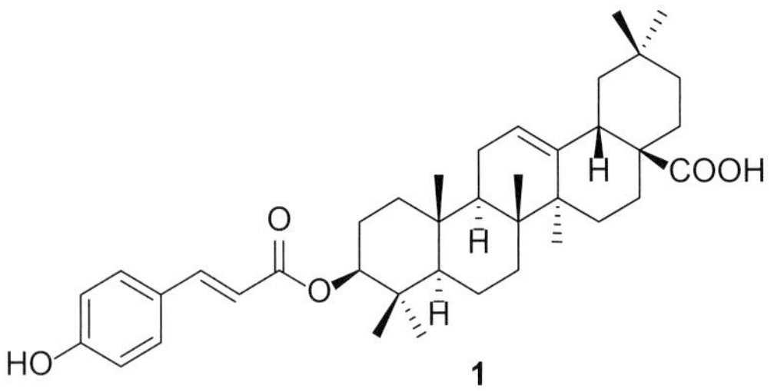

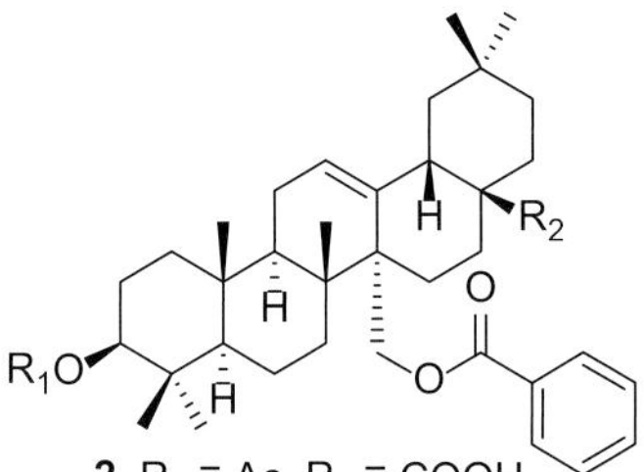

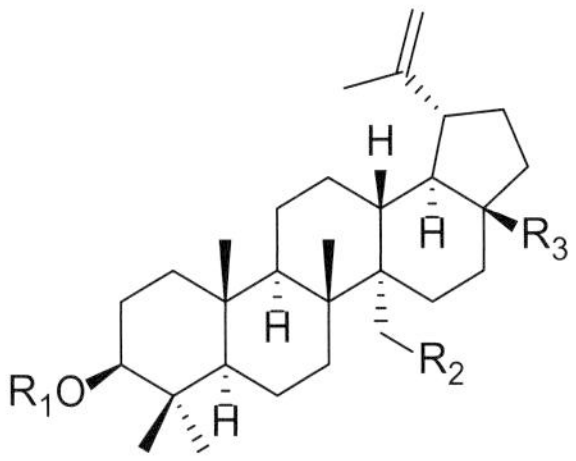

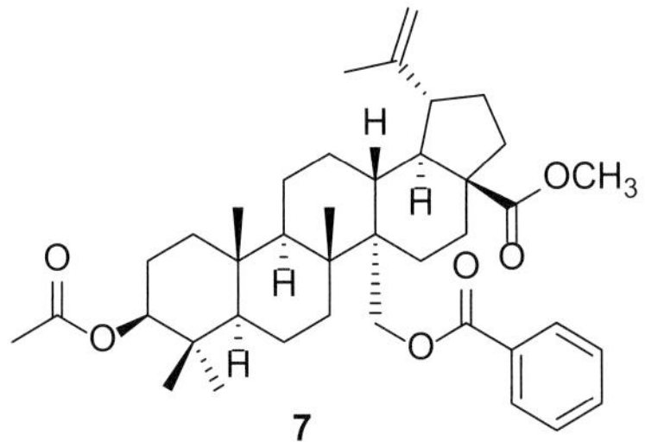

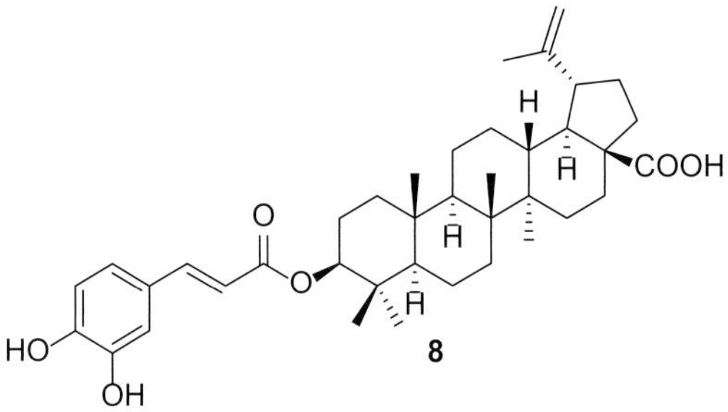

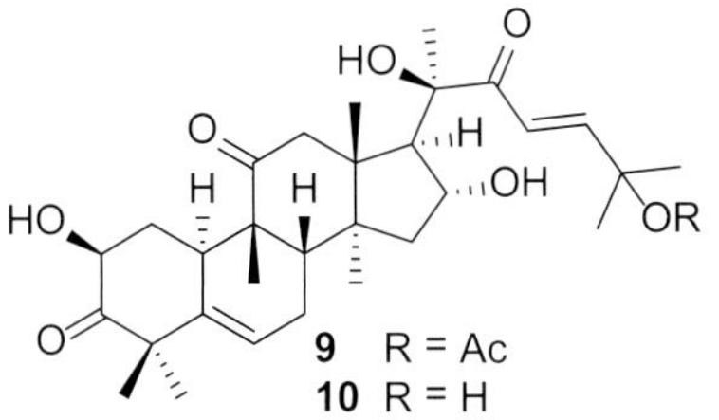

9 R = Ac
10 R = H

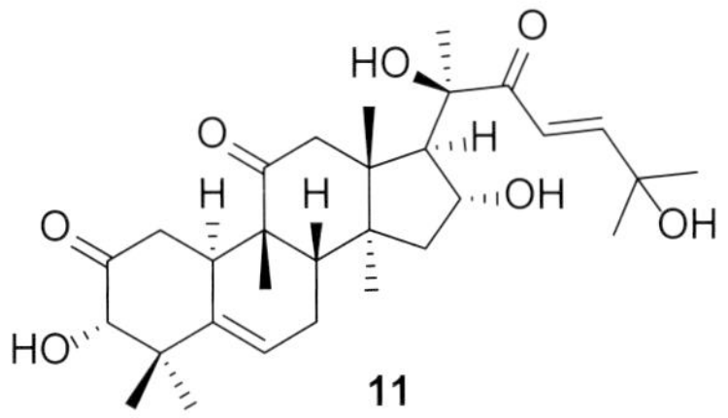

11

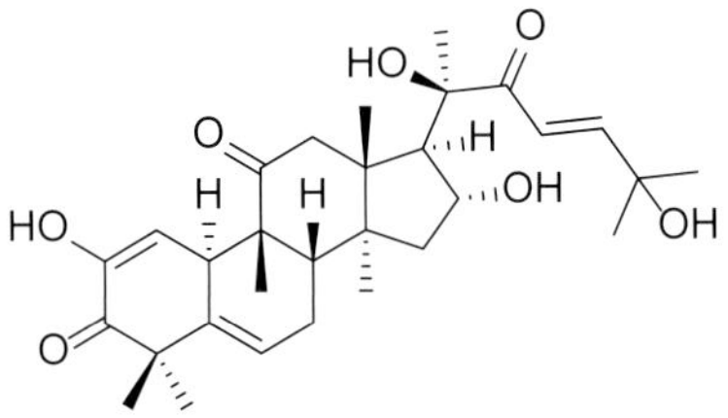

12

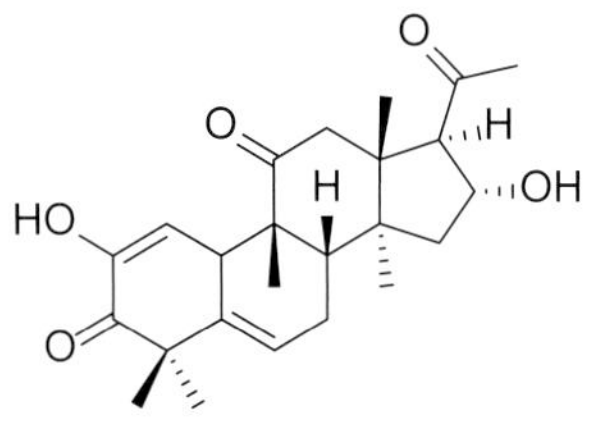

13

山芝麻中分离鉴定的三萜类化合物结构式

2. 倍半萜醌类 [3-4, 6, 9, 13]

还从山芝麻中分离得到了一系列结构新颖的倍半萜醌类化合物，如山芝麻内酯（heliclactone，**14**）、6, 7, 9*α*-trihydroxy-3, 8, 11*α*-trimethylcyclohexo-[*d*, *e*]-coumarin（**15**）、mansonone M、mansonone E（**16**）、mansonone F（**17**）和 mansonone H。

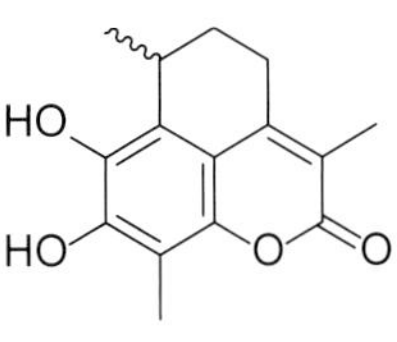

14

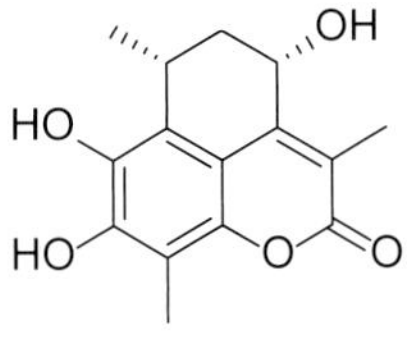

15

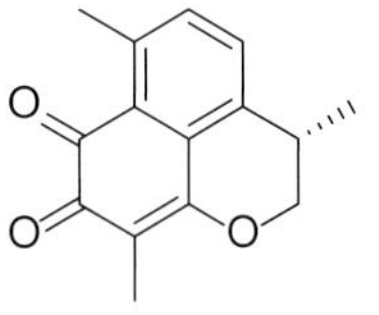

16

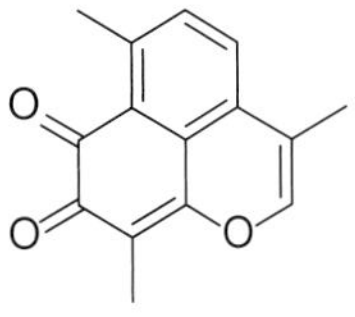

17

山芝麻中分离鉴定的倍半萜醌类化合物结构式

3. 甾醇类 [8-9, 12, 14]

山芝麻中还含有少量的甾醇类化合物，包括 2*α*, 7*β*, 20*α*- 三羟基 -3*β*, 21- 二甲氧基 -5- 孕烯（2*α*,7*β*,20*α*-trihydroxy-3*β*,21-dimethoxy-5-pregnene，**18**）、heligenin B（**19**）、heligenin A（**20**）、*β*- 谷甾醇（*β*-sitosterol）、*β*- 胡萝卜苷和麦角甾醇（ergosterol）。

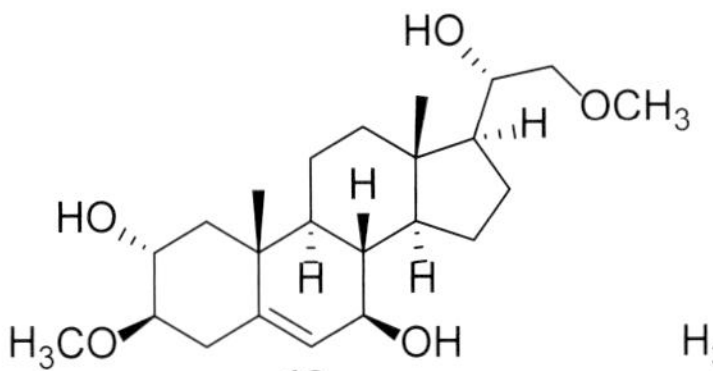

18

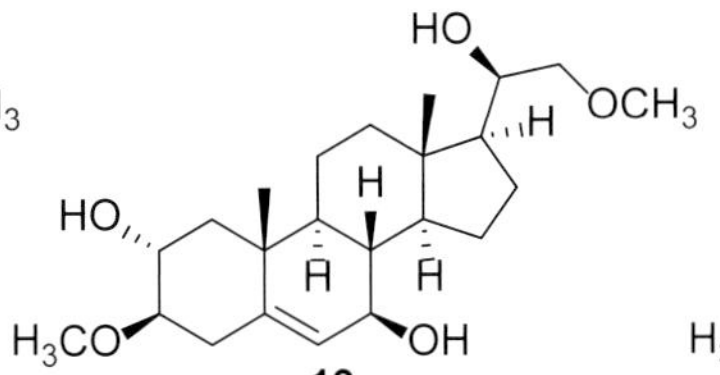

19

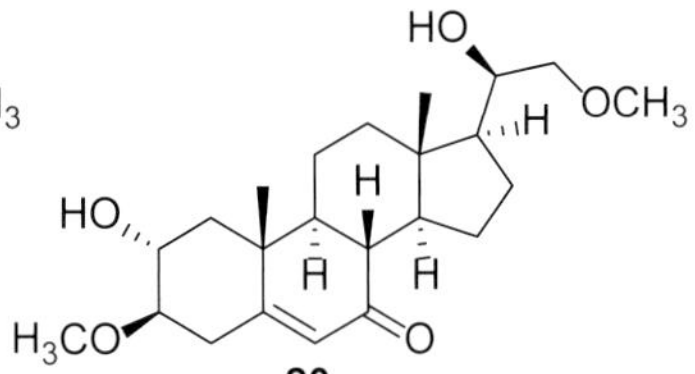

20

山芝麻中分离鉴定的甾醇类化合物结构式

4. 其他类 [12, 14–15]

此外，山芝麻中还含有 helicterone A（**21**）、小麦黄素（tricin）、细辛脂素（asarinin）和迷迭香酸（rosmarinic acid）等其他类型化合物。另有报道，利用高效液相色谱串联质谱（HPLC-MS^n）技术，从其水提液中鉴定出了柠檬酸（citric acid）、新绿原酸（neochlorogenic acid，**22**）、绿原酸（chlorogenic acid）、隐绿原酸（4-succinyl-3, 5-dicaffeoylquinic acid，**23**）、异绿原酸 A（isochlorogenic acid A，**24**）、异绿原酸 B（isochlorogenic acid B，**25**）和异绿原酸 C（isochlorogenic acid C）等有机酸类成分。

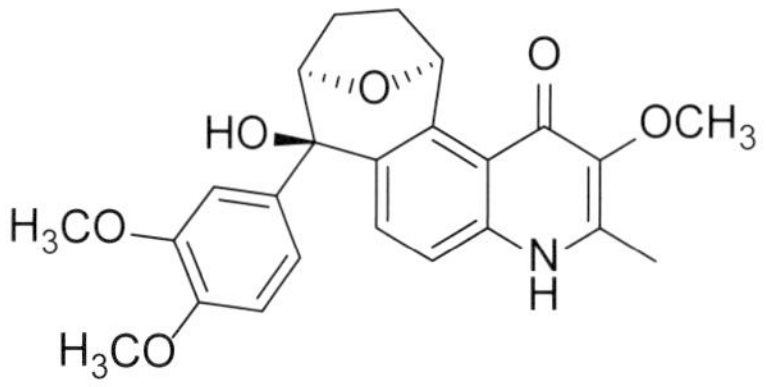

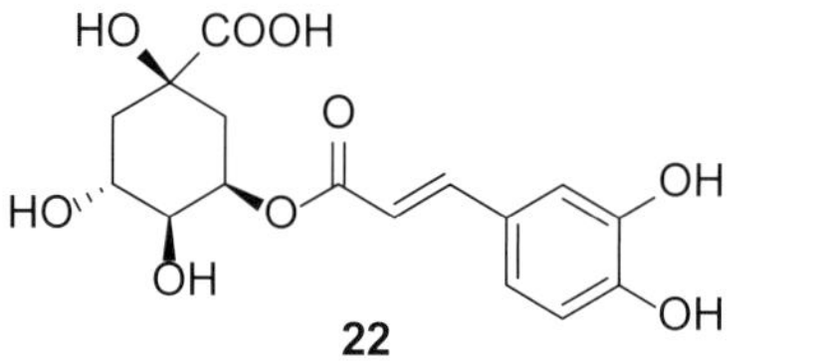

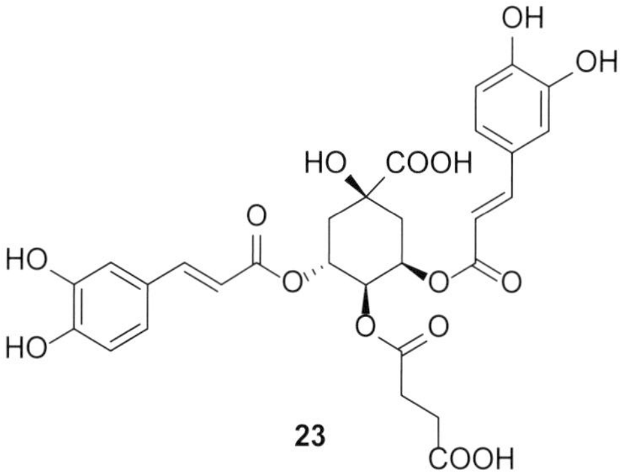

山芝麻中分离鉴定的其他类型化合物结构式

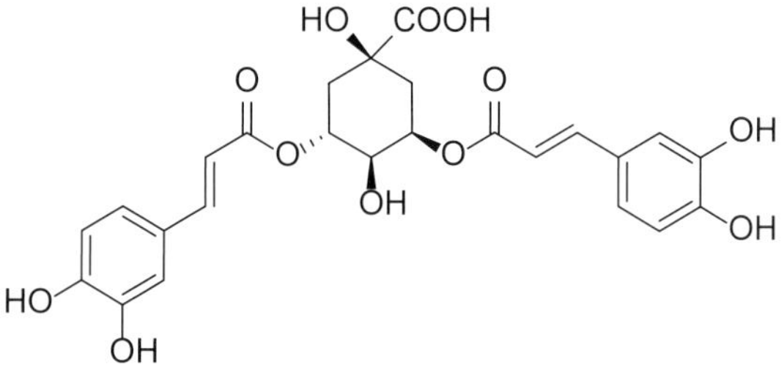

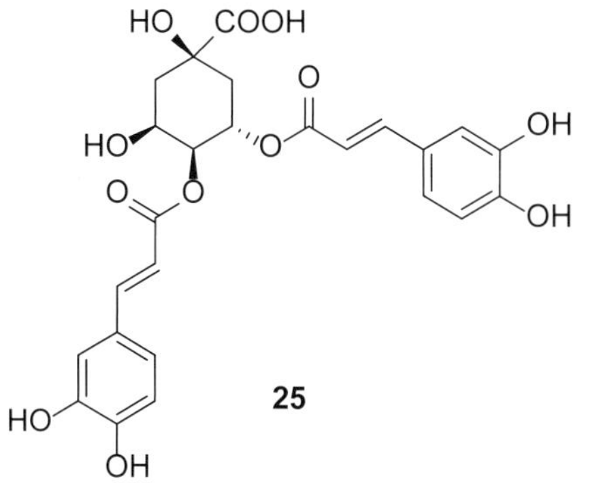

5. 挥发油类 [16]

利用气相色谱 - 质谱（GC-MS）联用技术，对山芝麻的挥发油类成分进行了分析，共鉴定出了 81 个成分，多为单萜、倍半萜类化合物，如异松油烯（terpinolene）、α- 红没药烯（α-bisabolene）、1- 金刚烷基 - 甲基甲酮（1-adamantyl methyl ketone）、表姜烯（epizonaren）、4, 5- 脱氢异长叶烯（4, 5-dehydroisolongifolene）、异喇叭茶烯（isoledene）

和愈创木二烯（guaia-3, 9-diene）等。

【药理作用】

1. 抗乙肝病毒

山芝麻水提物可显著降低鸭乙型肝炎病毒（DHBV）DNA 阳性的麻鸭血清中 DHBV-DNA 的含量，且停药后仍表现出持续的抑制作用，并呈现出明显的量效和时效关系[17]。另有研究表明，山芝麻水提物含药血清在 HepG2.2.15 细胞培养中可有效地抑制乙型肝炎病毒 DNA 的复制，其作用呈明显的量效和时效关系[18]。

2. 抗肝纤维化和保肝

山芝麻水提物可有效抑制大鼠肝脏纤维组织的形成，其机制可能为降低 α- 平滑肌肌动蛋白（α-SMA）和金属蛋白酶组织抑制因子（TIMP-1）蛋白的表达，从而减轻肝纤维化[19]。山芝麻水提物可明显改善肝纤维化大鼠血清学指标，提高超氧化物歧化酶（SOD）的活性，降低肝纤维化大鼠血清中丙二醛（MDA）、羟脯氨酸（Hyp）、透明质酸（HA）和 TIMP-1 的含量[20]。

研究表明，山芝麻具有抗脂质过氧化及护肝作用，对 DHBV-DNA 阳性的麻鸭给予山芝麻水提物进行干预，血清中 SOD 的活性明显升高，而一氧化氮（NO）和过氧化脂质（LPO）的含量显著下降[21]。山芝麻水提物对 CCl_4 所致肝损伤小鼠具有保肝作用，可使其血清谷丙转氨酶（ALT）、谷草转氨酶（AST）的活力和 MDA 的含量下降，并提升 SOD 的活性和总抗氧化能力（T-AOC）[22]。

山芝麻酸甲酯（**7**）对 CCl_4 所致的大鼠肝损伤具有保护作用，可降低大鼠血清中 ALT、AST 和白蛋白（ALB）的水平，并提高肝脏 SOD、谷胱甘肽过氧化物酶（GSH-Px）和谷胱甘肽还原酶（GSH-Rd）的活力，可明显降低血浆中炎症因子白细胞介素 -6（IL-6）和肿瘤坏死因子 -α（TNF-α）的含量，其机制可能与抑制 NF-κB 信号通路，从而减轻炎症反应及减少细胞凋亡有关[23]。另有研究表明，山芝麻酸甲酯能明显抑制肝星状细胞的增殖，并促进其凋亡，以及减少胶原的生成和过度沉积，其机制可能与抑制 ERK 和 TGF-β1/Smads 信号通路有关[24-25]。

3. 抗炎、镇痛

山芝麻能显著抑制二甲苯所引起的小鼠耳郭肿胀，以及抑制醋酸所引起的小鼠腹腔毛细血管通透性的增加，并降低热板实验中小鼠的痛阈值，减少醋酸所引起的小鼠扭体次数，具有良好的抗炎、镇痛作用[26]。另有研究显示，山芝麻的乙酸乙酯提取物可能为其抗炎作用的活性部位[27]。

4. 抗肿瘤

研究表明，山芝麻的乙醇提取物对 S180 荷瘤小鼠的抑瘤率为 54.73%，表现出较好的抗肿瘤活性[28]。

5. 毒性

山芝麻有小毒，内服剂量不宜过大，中毒时可见头晕、恶心、腹泻等不良反应[29]。

【质量标准】

山芝麻为《广东省中药材标准》收录品种，其中规定了山芝麻药材的显微鉴别、水分灰分检查和水溶性浸出物等检测项，但尚无含量测定项。

1. 薄层色谱鉴别法

采用薄层色谱法，对山芝麻中的 β- 谷甾醇进行了定性鉴别[30]。

2. 含量测定方法

2.1 紫外分光光度法

以齐墩果酸作为对照品，建立了山芝麻中总三萜的紫外分光光度含量测定方法，检测波长为 552 nm[31]。

2.2 高效液相色谱法

以山芝麻宁酸甲酯、山芝麻酸甲酯、山芝麻宁酸、山芝麻酸、白桦酯酸、齐墩果酸为对照品，建立了同时测定山芝麻中上述 6 种三萜类成分含量的 RP-HPLC 方法。色谱条件为：Waters Symmetry C18 色谱柱（4.6 mm×250 mm，5μm）；流动相为磷酸（0.2%）水（A）-乙腈（B）梯度洗脱 0 ～ 60 min，80%（B）；60 ～ 75 min，80% ～ 100%（B）；流速1.2 mL/min；检测波长 230 nm；柱温 35 ℃[31]。

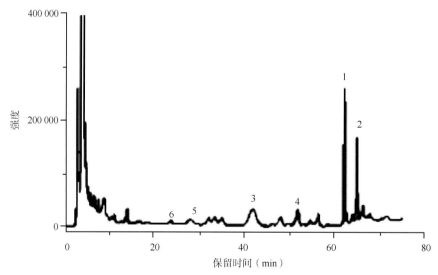

1. 山芝麻宁酸甲酯；2. 山芝麻酸甲酯；3. 山芝麻宁酸；4. 山芝麻酸；5. 白桦脂酸；6. 齐墩果酸

山芝麻药材的 HPLC 色谱图及其主要色谱峰的指认[31]

参 考 文 献

[1] 国家中医药管理局《中华本草》编委会 . 中华本草（第 5 卷）[M]. 上海：上海科学技术出版社，1988：383–384.

[2] 广东省食品药品监督管理局 . 广东省中药材标准（第一册）[M]. 广州：广东科技出版社，2004：16–17.

[3] 高玉桥，苏丹，梅全喜 . 山芝麻的研究进展 [J]. 中国药业，2009，18（16）：88–90.

[4] 黄必奎 . 山芝麻化学成分与药理作用研究概况 [J]. 广西中医药大学学报，2013，16（2）：129–131.

[5] 苏丹，高玉桥，梁耀光，等 . 高速逆流色谱法分离制备山芝麻中的三萜类成分 [J]. 中药材，2016，39（5）：1053–1056.

[6] 钟蕾、邹忠梅、徐丽珍、等．山芝麻属植物化学成分 [J]．国外医药（植物药分册），2001，16（4）：145–148.

[7] 郭新东、安林坤、徐迪、等．山芝麻中的新三萜化合物 [J]．高等学校化学学报，2003，24（11）：2022–2023.

[8] 魏映柔、王国才、张晓琦、等．山芝麻化学成分 [J]．中国中药杂志，2011，36（9）：1193–1197.

[9] Chen W，Tang W，Lou L，et al. Pregnane，coumarin and lupane derivatives and cytotoxic constituents from *Helicteres angustifolia* [J]．*Phytochemistry*，2006，67（10）：1041–1047.

[10] 魏映柔．山芝麻的化学成分研究 [D]．中国药科大学硕士学位论文，2011.

[11] Chang YS，Ku YR，Lin JH，et al. Analysis of three lupane type triterpenoids in *Helicteres angustifolia* by high-performance liquid chromatography [J]．*Journal of Pharmaceutical and Biomedical Analysis*，2001，26（5-6）：849–855.

[12] 郭新东、安林坤、徐迪、等．中药山芝麻的化学成分研究（I）[J]．中山大学学报（自然科学版），2003，42（2）：52–55.

[13] Chen CM，Chen ZT，Hong YL. A mansonone from *Helicteres angustifolia* [J]．*Phytochemistry*，1990，29（3）：980–982.

[14] Wang GC，Li T，Wei YR，et al. Two pregnane derivatives and a quinolone alkaloid from *Helicteres angustifolia* [J]．*Fitoterapia*，2012，83（8）：1643–1647.

[15] 宋伟峰、罗淑媛、李瑞明、等．高效液相色谱串联质谱法鉴定山芝麻水提取液的化学成分 [J]．中国医药导报，2012，9（34）：108–109.

[16] 苏丹、高玉桥、黄增芳、等．山芝麻挥发油成分的 GC-MS 分析 [J]．中国药房，2011，22（23）：2173–2174.

[17] 黄权芳、杨辉、韦刚、等．山芝麻抗鸭乙型肝炎病毒作用 [J]．中国实验方剂学杂志，2011，17（20）：179–181.

[18] 黄权芳、韦刚、杨辉、等．山芝麻含药血清对 HepG2.2.15 细胞 HBV 复制的抑制作用 [J]．时珍国医国药，2012，23（7）：1849–1850.

[19] 林兴、冯志强、卢锷英、等．山芝麻水提物对大鼠肝纤维化组织中 α-SMA，TIMP-1 蛋白表达的影响 [J]．山东医药，2010，50（7）：46–47.

[20] 林兴、黄权芳、张士军、等．山芝麻对肝纤维化大鼠血清学指标的影响 [J]．时珍国医国药，2010，21（12）：3085–3086.

[21] 黄权芳、韦刚、林兴、等．山芝麻对鸭乙型肝炎动物模型体内血清超氧化物歧化酶等 3 项指标的影响 [J]．时珍国医国药，2011，22（11）：2683–2684.

[22] 林兴、黄权芳、张士军、等．山芝麻对 CCl_4 诱导小鼠肝损伤的脂质过氧化反应的影响 [J]．中国实验方剂学杂志，2010，16（10）：147–149.

[23] 卢春远、林兴、黄权芳、等．山芝麻酸甲酯对 CCl_4 致大鼠慢性肝损伤的作用及其机制的影响 [J]．中国实验方剂学杂志，2017，23（7）：141–147.

[24] 卢盛娟．山芝麻酸甲酯对 PDGF-BB 刺激的肝星状细胞 ERK 信号通路的影响 [D]．广西医科大学硕士学位论文，2017.

[25] 聂金兰．山芝麻酸甲酯对肝星状细胞 TGF-β1/Smads 信号通路的调控作用机制 [D]．广西医科大学硕士学位论文，2017.

[26] 高玉桥、胡莹、张文霞．山芝麻的抗炎镇痛作用研究 [J]．今日药学，2012，22（5）：267–269.

[27] 何燕、李翼鹏、杨威、等．中药山芝麻有效部位的筛选研究 [J]．海峡药学，2009，21（11）：28–30.

[28] 金孝勤、庞素秋．山芝麻中化学成分与抗肿瘤活性研究 [J]．安徽医药，2016，20（1）：34–37.

[29] 徐建国、夏靖燕．中草药山芝麻中毒 28 例临床分析 [J]．浙江中西医结合杂志，2004，14（12）：728–730.

[30] 刘佳、谷炳明、成佳玲．山芝麻质量标准研究 [J]．中国药品标准，2016，17（3）：171–173.

[31] 苏丹、高玉桥、梅全喜．山芝麻药材中 6 个三萜类成分及总三萜的含量测定 [J]．时珍国医国药，2016，27（5）：1038–1040.

山 豆 根

【植物来源】

本品为豆科（Leguminosae）槐属植物越南槐 *Sophora tonkinensis* Gagnep. 的干燥根及根茎，也称广豆根。在我国主要分布于广西、贵州、广东、湖南、江西等省区，每年秋季采挖，除杂，洗净，干燥[1]。

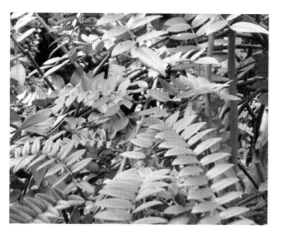 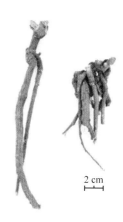

2 cm

山豆根基源植物（左）与药材（右）图片

【功能与主治】

山豆根最早收载于宋代的《开宝本草》，现《中国药典》有收录。山豆根性寒，味苦，归肺、胃经。具有清热解毒、消肿利咽等功效，可用于治疗火毒蕴结、咽喉肿痛、齿龈肿痛、口舌生疮等症[1]。

【化学成分】

生物碱、黄酮和三萜类化合物为山豆根的主要化学成分，其中以苦参碱为代表的生物碱类化合物是山豆根的特征性及活性成分。

1. 生物碱类 [2-9]

山豆根中含有大量的喹诺里西啶型生物碱类成分，根据其结构类型主要包括苦参碱类和金雀花碱类，文献已报道的生物碱如下：苦参碱（matrine，**1**）、sophoranol（**2**）、(+)-9α- 羟基苦参碱 [(+)-9α-hydroxymatrine，**3**]、(−)-14β- 羟基苦参碱 [(−)-14β-hydroxymatrine，**4**]、氧化苦参碱 [(+)-oxymatrine，**5**]、14β- 羟基氧化苦参碱 [(−)-14β-hydroxyoxymatrine，**6**]、(+)-5α- 羟基苦参碱 [(+)-5α-hydroxyoxymatrine，**7**]、槐果碱 [(−)-sophocarpine，**8**]、(−)-5α- 羟基槐果碱 [(−)-5α-hydroxysophocarpine，**9**]、(−)-9α- 羟基槐果碱 [(−)-9α-hydroxysophocarpine，

10]、(+)-12α- 羟基槐果碱 [(+)-12-hydroxysophocarpine，**11**]、(−)-12β- 羟基槐果碱 [(−)-12β-hydroxysophocarpine，**12**]、(+)- 氧化槐果碱 [(+)-oxysophocarpine，**13**]、(+)-5α- 羟基槐果碱 [(+)-5α-hydroxyoxysophocarpine，**14**]、(−)-12β- 羟基槐果碱 [(−)-12β-hydroxyoxysophocarpine，**15**]、槐胺碱 [(+)-sophoramine，**16**]、(+)-5α- 羟基槐胺碱 [(+)-5α-hydroxylemannine，**17**]、金雀花碱 [(−)-cytisine，**18**]、N- 甲基金雀花碱 [(−)-N-methylcytisine，**19**]、(−)-N- 己酰基金雀花碱 [(−)-N-hexanoylcytisine，**20**]、(−)-N- 乙基金雀花碱 [(−)-N-ethylcytisine，**21**]、(−)-N- 甲酰基金雀花碱 [(−)-N-formylcytisine，**22**]、(−)-N- 乙酰基金雀花碱 [(−)-N-acetylcytisine，**23**]、(−)-N- 丙酰基金雀花碱 [(−)-N-propionylcytisine，**24**]、(−)-anagyrine（**25**）、tonkinensine A（**26**）和 tonkinensine B（**27**）。

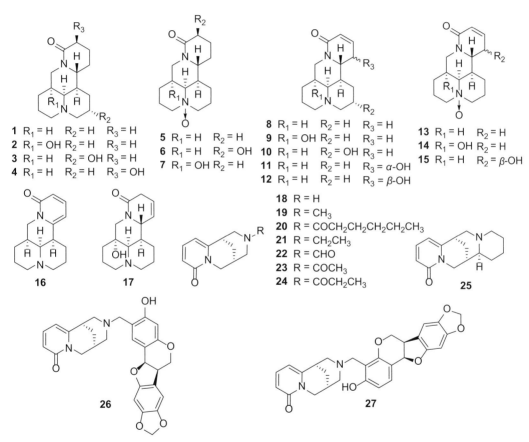

山豆根中分离鉴定的生物碱类化合物结构式

2. 黄酮类 [2–4, 10–22]

山豆根中黄酮类化合物的含量较高，其结构类型丰富，主要包括黄酮、二氢黄酮、查耳酮、异黄酮和紫檀素类，如：7, 4′- 二羟基黄酮（7, 4′-dihydroxyflavone，**28**）、槲皮素（quercetin，**29**）、黑豆黄素（bayin，**30**）、牡荆素（vitexin，**31**）、8-C- 异戊烯基山柰酚（8-C-prenylkaempferol）、6, 8- 二异戊烯基山柰酚（6,8-diprenylkaempferol，**32**）、tonkinensisol（**33**）、甘草素（liquiritigenin，**34**）、光甘草酚（glabrol）、tonkinochromane J（**35**）、

山豆根酮（sophoranone，**36**）、(2*S*)-7, 4′- 二羟基 -5′- 醛基 -8, 3′-(3″- 甲基丁 -2″- 烯基) 二氢黄酮 [(2*S*)-7,4′-dihydroxy-5′-aldehyde-8,3′-(3″-methylbut-2″-enyl)flavanone]、(2*S*)-7, 2′, 4′- 三羟基 -8, 3′, 5′-(3″- 甲基丁 -2″- 烯基) 二氢黄酮 [(2*S*)-7,2′,4′-trihydroxy-8,3′,5′-(3″-methylbut-2″-enyl)flavanone]、2′, 4′, 7-trihydroxy-6, 8-bis(3-methyl-2-butenyl)flavanone（**37**）、7, 4′- 二羟基 -6, 8- 二异戊烯基二氢黄酮（7,4′-dihydroxy-6,8-diprenylflavanone）、2′- 羟基光甘草酚（2′-hydroxyglabrol）、6, 8- 二异戊烯基 -2′, 4′, 7- 三羟基二氢黄酮（6,8-diprenyl-2′,4′,7-trihydroxyflavanone）、sophoratonin F（**38**）、shandougenine C（**39**）、shandougenine D、5-dehydroxylupinifolin（**40**）、2-(2′, 4′-dihydroxyphenyl)-8, 8-dimethyl-10-(3-methyl-2-butenyl)-8*H*-pyrano[2, 3-*d*]chroman-4-one、lupinifolin、flemichin D（**41**）、sophoratonin D（**42**）、sophoratonin E（**43**）、山豆根色烯素（sophoranochromene，**44**）、tonkinochromane B、tonkinochromane D、tonkinochromane E、tonkinochromane G、sophoratonin B、sophoratonin C（**45**）、sophoratonin A、sophoratonin G（**46**）、tonkinochromane K、8, 4′- 二羟基 -7 甲氧基异黄酮（8,4′-dihydroxy-7-methoxyisoflavone）、8-*O*-methylretusin、calycosin（**47**）、daidzein、7, 8- 二羟基 -4′- 甲氧基异黄酮（7,8-dihydroxy-4′-methoxyisoflavone，**48**）、7, 3′, 4′- 三羟基异黄酮（7,3′,4′-trihydroxyisoflavone，**49**）、7, 3′- 二羟基 -8, 4′- 二甲氧基异黄酮（7,3′-dihydroxy-8,4′-dimethoxyisoflavone）、7, 4′- 二羟基 -3′- 甲氧基异黄酮（7,4′-dihydroxy-3′-methoxyisoflavone，**50**）、7, 3′- 二羟基 -5′- 甲氧基异黄酮（7,3′-dihydroxy-5′-methoxyisoflavone）、芒柄花素（formononetin）、芒柄花苷（ononin，**51**）、金雀异黄素（genistein）、5, 7, 2′, 4′- 四羟基异黄酮（5,7,2′,4′-tetrahydroxyisoflavone，**52**）、7, 2′- 二羟基 -4′- 甲氧基异黄烷醇（7,2′-dihydroxy-4′-methoxy-isoflavanol，**53**）、(3*S*, 4*R*)-4- 羟基 -7, 4′- 二甲氧基异黄烷 3′- *O*-*β*-D- 吡喃葡萄糖苷 [(3*S*,4*R*)-4-hydroxy-7,4′-dimethoxyisoflavan 3′-*O*-*β*-D-glucopyranoside，**54**]、(6a*R*, 11a*R*)-3-*O*-*β*-D-glucopyranosylmedicarpin（**55**）、(6a*R*, 11a*R*)-maackiain（**56**）、(6a*R*, 11a*R*)-1-hydroxy-4-isoprenylmaackiain（**57**）、trifolirhizin（**58**）、maackiain-3-*O*-glucoside 6″-acetate（trifolirhizin-6″-monoacetate）、pterocarpin、maackiapterocarpan B、3-methylmaackiapterocarpan B（**59**）、sophoratonin H（**60**）、isoliquiritigenin、sophoradin（**61**）、tonkinochromane L（**62**）和 tonkinochromane C（**63**）。

28	R_1 = H	R_2 = H	R_3 = H	R_4 =H
29	R_1 = OH	R_2 = OH	R_3 = H	R_4 = OH
30	R_1 = H	R_2 = H	R_3 = *β*-D-glc	R_4 =H
31	R_1 = H	R_2 = OH	R_3 = *β*-D-glc	R_4 =H

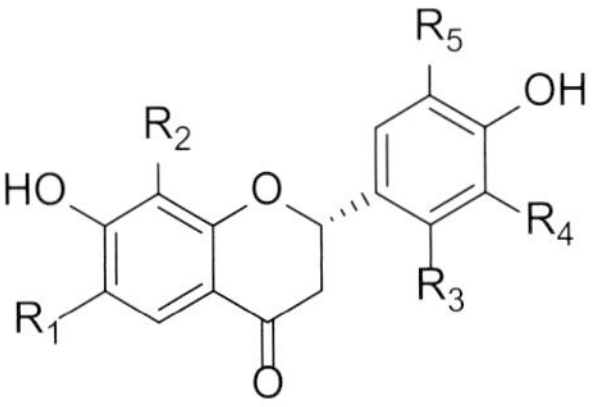

34 $R_1 = H$ $R_2 = H$ $R_3 = H$ $R_4 = H$ $R_5 = H$
35 $R_1 = H$ $R_2 = X$ $R_3 = H$ $R_4 = OH$ $R_5 = X$
36 $R_1 = H$ $R_2 = X$ $R_3 = H$ $R_4 = X$ $R_5 = X$
37 $R_1 = X$ $R_2 = X$ $R_3 = OH$ $R_4 = H$ $R_5 = H$
38 $R_1 = X$ $R_2 = X$ $R_3 = H$ $R_4 = X$ $R_5 = X$
39 $R_1 = X$ $R_2 = X$ $R_3 = H$ $R_4 = OH$ $R_5 = X$

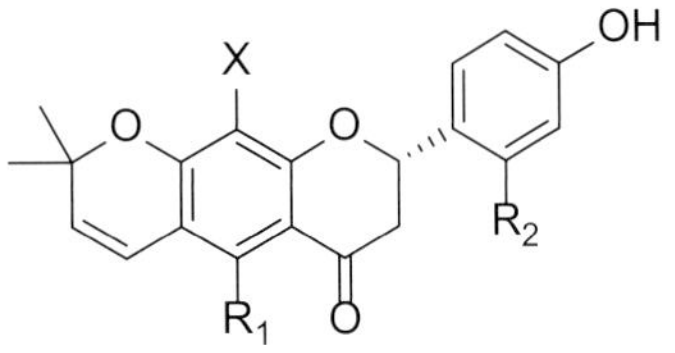

40 $R_1 = H$ $R_2 = H$
41 $R_1 = OH$ $R_2 = OH$

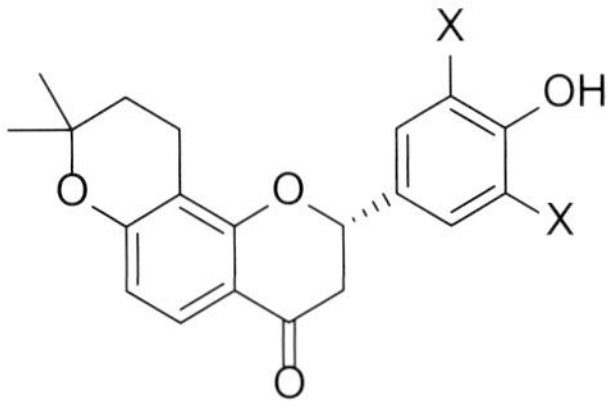

42

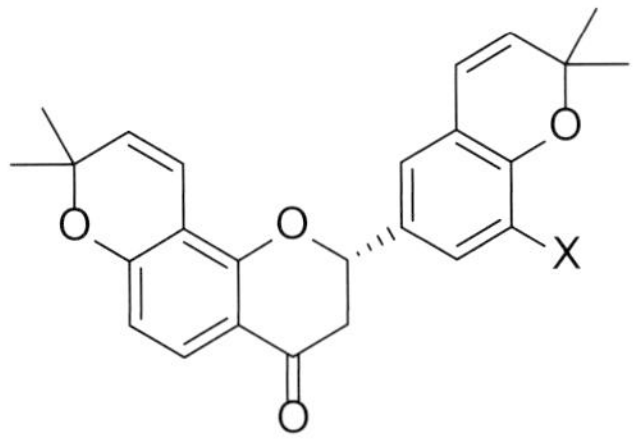

43

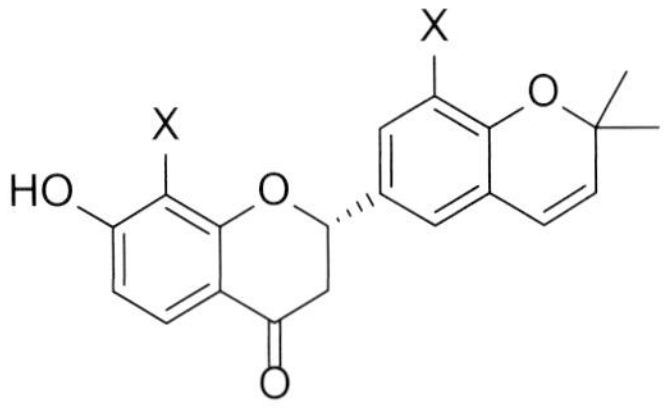

44

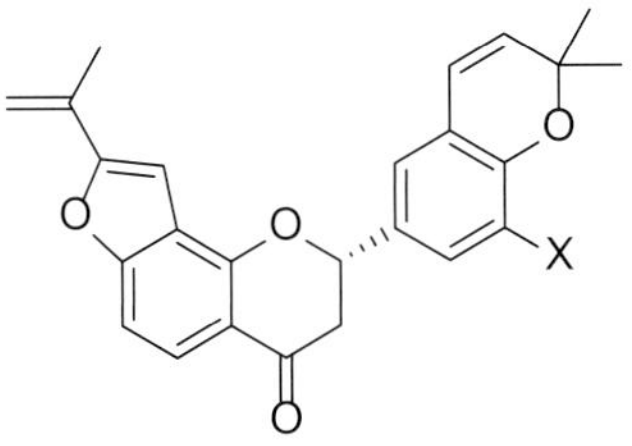

45

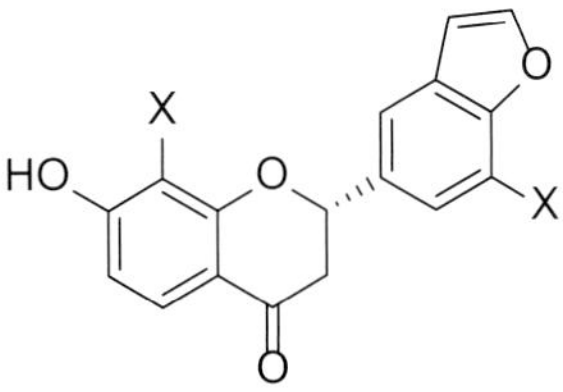

46

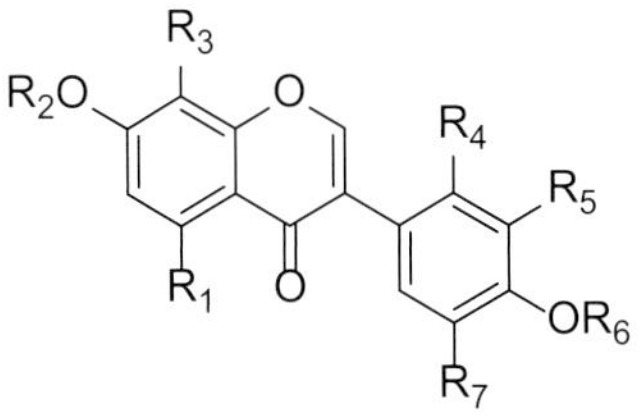

47 $R_1 = H$ $R_2 = H$ $R_3 = H$ $R_4 = H$ $R_5 = H$ $R_6 = CH_3$ $R_7 = OH$
48 $R_1 = H$ $R_2 = H$ $R_3 = OH$ $R_4 = H$ $R_5 = H$ $R_6 = CH_3$ $R_7 = H$
49 $R_1 = H$ $R_2 = H$ $R_3 = H$ $R_4 = H$ $R_5 = OH$ $R_6 = H$ $R_7 = H$
50 $R_1 = H$ $R_2 = H$ $R_3 = H$ $R_4 = H$ $R_5 = OCH_3$ $R_6 = H$ $R_7 = H$
51 $R_1 = H$ $R_2 = \beta\text{-D-glc}$ $R_3 = H$ $R_4 = H$ $R_5 = H$ $R_6 = CH_3$ $R_7 = H$
52 $R_1 = OH$ $R_2 = H$ $R_3 = H$ $R_4 = OH$ $R_5 = H$ $R_6 = H$ $R_7 = H$

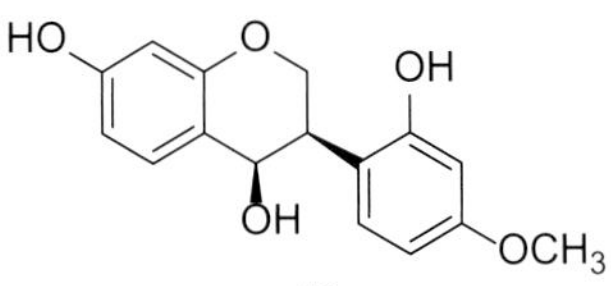

53

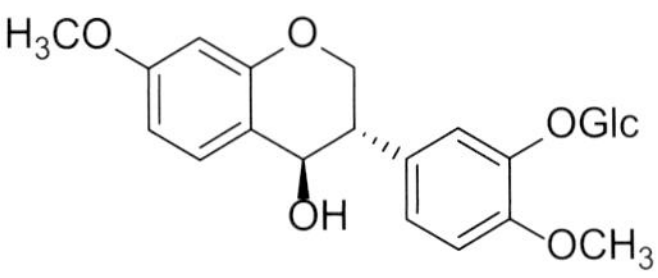

54

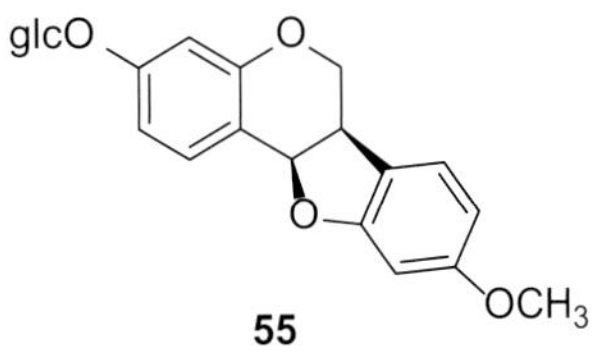

55

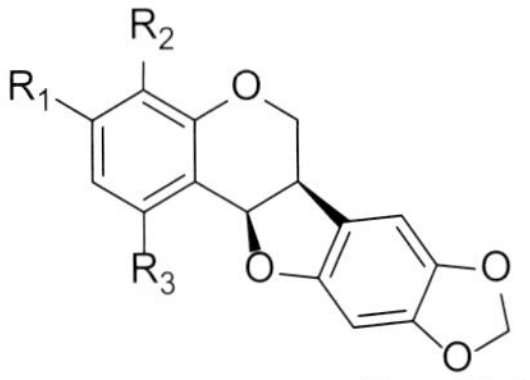

56 $R_1 = OH$ $R_2 = H$ $R_3 = H$
57 $R_1 = OH$ $R_2 = X$ $R_3 = OH$
58 $R_1 = O\text{-}\beta\text{-D-glc}$ $R_2 = H$ $R_3 = H$

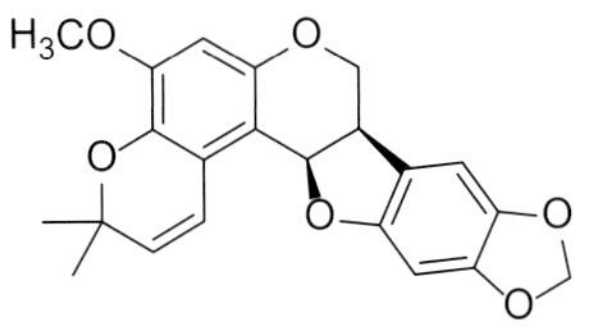

59

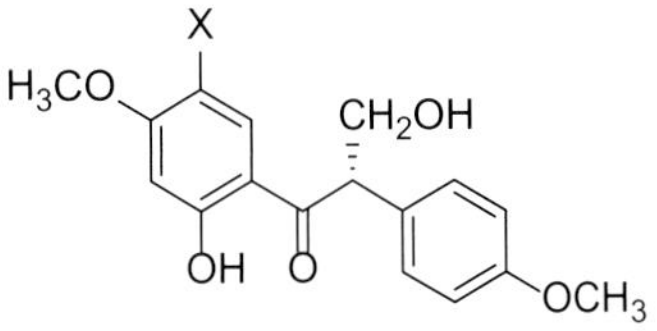

60

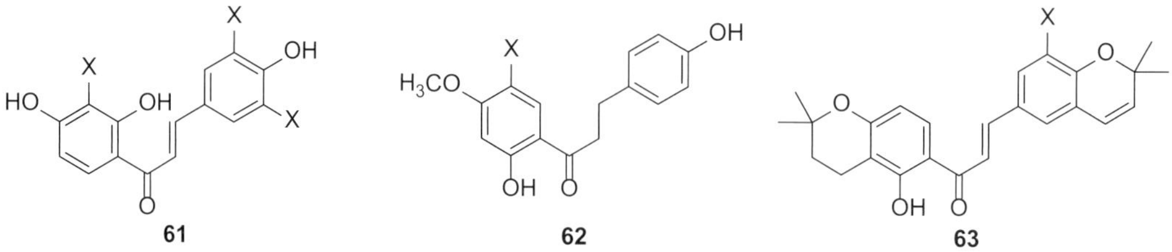

山豆根中分离鉴定的黄酮类化合物结构式

3. 其他类 [10–12, 15, 17–19]

此外，山豆根中还含有少量的苯并呋喃、苯丙素、三萜及甾醇等其他类型化合物，如 bolusanthin Ⅳ、2-(2, 4- 二羟基苯基)-5,6- 亚甲二氧基苯并呋喃 [2-(2,4-dihydroxyphenyl)-5,6-methylenedioxybenxofuran]、medicarpin、medicarpin 3-O- glucoside 6″-acetate、shandougenine B、shandougenine A、松脂醇（pinoresinol）、(–)- 丁香脂素 [(–)-syringaresinol]、medioresinol、羽扇豆醇、豆甾醇（stigmasterol）、β- 谷甾醇（β-sitosterol）和胡萝卜苷（daucosterol）等。

【药理作用】

1. 抗病毒

研究发现，苦参碱类生物碱对柯萨奇病毒（CB）、腺病毒（AdV）、呼吸道合胞病毒（RSV）、流感病毒甲 3 型、副流感病毒 3 型等病毒均有抑制作用 [23]。其中，氧化苦参碱（5）可明显降低 SMMC-7721 转染细胞内重组丙型肝炎病毒（HCV）的 RNA 水平，并呈量效关系 [24]。

另有研究通过代谢组学技术，分析了山豆根抗乙肝的主要代谢过程和其主要影响的代谢物。实验结果表明，山豆根可直接调控乙肝病毒的复制和基因的表达，并通过影响机体的免疫调节作用发挥间接抗病毒作用，还可通过干预脂肪酸的代谢、视黄醇（维生素 A）的代谢和胆汁酸代谢等过程，调节病毒感染所导致的机体代谢紊乱 [25]。

2. 保肝

长期高果糖喂养可引起大鼠胰岛素抵抗、肝脏脂质沉积及肝细胞损伤，并伴有肝细胞内内质网应激（ERS）。氧化苦参碱治疗后可使大鼠空腹血糖（FBG）、空腹血胰岛素（FINS）水平、HOMA 指数、血清谷丙转氨酶（ALT）、谷草转氨酶（AST）含量及肝脏甘油三酯(TG)含量显著降低，从而改善高果糖饮食所导致的大鼠脂肪肝和肝细胞损伤，其机制可能与氧化苦参碱可改善肝脏的 ERS 有关 [26]。

3. 免疫调节

在研究中发现，山豆根多糖能通过改变机体内自由基相关酶的活性来影响体内自由基的产生和清除能力，从而减少机体免疫器官的过氧化损伤，并可拮抗由地塞米松所引起的免疫抑制，增强机体免疫功能 [27]。

研究表明,山豆根中分离的苦参碱(1)可明显抑制刀豆蛋白 A（ConA）和脂多糖（LPS）所诱导的小鼠脾淋巴细胞的增殖及 ConA 诱导的小鼠脾细胞释放白细胞介素 -2（IL-2），并可抑制 LPS 所诱导的小鼠腹腔巨噬细胞释放白细胞介素 -1（IL-1），进而起到免疫抑制的作用[28]。此外，槐胺碱（**16**）可减少 CD3 和 CD4 细胞的数目，并降低 CD4/CD8 比值，抑制 T 淋巴细胞的增殖，从而延长移植器官的存活时间，表明槐胺碱对移植排斥反应有一定的抑制作用，此作用与其减少 T 淋巴细胞的数量并抑制 T 淋巴细胞的功能有关[29]。

4. 抗肿瘤

通过细胞增殖抑制实验、黏附实验、侵袭重组基底膜实验、趋化性运动实验，发现山豆根具有抑制小鼠黑色素瘤细胞 B16-BL6 增殖、黏附、侵袭和转移的能力，且其抑制活性与药物剂量呈正相关[30]。山豆根总生物碱能显著降低大鼠血清中 AFP 的含量，减少肿瘤组织中的癌结节数，并不同程度地减少肝组织中 VEGF 和 PI3K mRNA 的表达，并增加 PTEN mRNA 的表达，对肝癌有治疗作用，并能改善免疫功能，延长生存时间，其作用机制与环磷酰胺类似，参与了 VEGF、PI3K 及 PTEN 基因的调控[31]。此外，山豆根多糖对 Lewis 肺癌小鼠的肿瘤生长具有抑制作用，各剂量组的肿瘤重量均显著降低，胸腺指数及血清 TNF-α、VEGF 水平和外周血 CD4$^+$、CD8$^+$T，CD4$^+$/CD8$^+$ 水平均显著升高；与空白对照组比较，山豆根多糖各剂量组脾巨噬细胞吞噬活性及淋巴细胞增殖活性均显著升高，其抑瘤作用与提高机体免疫力有关[32]。

从山豆根中分离鉴定的山豆根酮（**36**）、山豆根色烯素（**44**）等二氢黄酮类化合物，对人口腔上皮癌细胞 KB、人肺腺癌细胞 A549、人结肠癌细胞 HCT-8 和人前列腺癌细胞 DU145 体外抑制作用的 GI$_{50}$ 值为 5.10 ～ 7.52 µg/mL[33]。

山豆根水提物可有效降低体外培养的人肝癌细胞线粒体的代谢活性，从而抑制肝癌细胞的增殖[34]。其活性成分苦参碱对 K-562 细胞有诱导分化作用，其机制可能与抑制端粒酶活性、阻止细胞周期的进程有关[35–36]。

5. 抗炎镇痛

山豆根能减轻小鼠耳郭肿胀，减少小鼠的扭体次数，延长凝血时间，降低肝损伤小鼠转氨酶的活性，增加免疫器官的重量和延长小鼠游泳时间，具有一定的抗炎、镇痛、抗凝、降酶、免疫增强和抗疲劳作用[37]。醋酸扭体法和甩尾法实验结果表明，山豆根中的苦参碱型生物碱对小鼠具有一定的镇痛作用[38]。

6. 抗菌

山豆根水提物可显著抑制大肠埃希菌（*Escherichia coli*）、金黄色葡萄球菌（*Staphylococcus aureus*）、白色葡萄球菌（*Staphylococcus albicans*）、甲型链球菌（*α-hemolytic Streptococcus*）和乙型链球菌（*β-hemolytic Streptococcus*）的生长[39]。而山豆根醇提物对威克海姆原藻（*Prototheca wickerhamii*）及啤酒酵母突变型 GL7 真菌（*Saccha romyces cerevisiae* GL7）均具有较强的抑菌活性[40]。

7. 毒性

山豆根的主成分苦参碱可麻痹呼吸肌的运动神经末梢，引起呼吸急促、呼吸衰竭，严重者可导致呼吸停止而死亡[41]。小鼠急性毒性实验结果表明，单次大剂量服用山豆根水煎汤剂，会使小鼠的神经系统与肝肾均出现中毒现象，并导致死亡，LD_{50} 值为 19.6 g/kg [42]。以斑马鱼为模型，将山豆根水煎液经大孔树脂所得到的水洗部位、生物碱部位和非生物碱部位（主要为黄酮类和皂苷类）进行急性毒性实验，结果显示非生物碱部位为山豆根的主要毒性部位，其可能通过诱导细胞膜损伤和凋亡从而影响细胞活力 [43]。另有研究表明，山豆根全组分的最大耐受量（MTD）为 10.68 g/kg，各提取部位的急性毒性大小顺序为总生物碱提取物、水提取物、全组分、醇提取物，主要毒性症状是烦躁、多动、呼吸急促、抽搐 [44]。僵蚕、天麻、甘草组成的复方与山豆根配伍后能减轻山豆根的神经毒性，以山豆根 : 复方 2（僵蚕 + 天麻 + 甘草）按 1 : 2 的比例配伍时减毒效果最佳，其减毒机制可能与复方能够调节脑内多巴胺（DA）和乙酰胆碱（Ach）的比例有关 [45]。

【质量标准】

1. 高效液相指纹图谱

以氧化苦参碱为参照峰，建立了 10 个不同产地的山豆根药材的 UPLC 指纹图谱，确定了 29 个共有峰。色谱条件如下：Agilent ZORBAX SB C18 RRHD 色谱柱（2.1 mm× 100 mm，1.8 μm）；流动相为乙腈（A）-0.2% 磷酸（B）梯度洗脱（0 ～ 5 min，5% A；5 ～ 6 min，5% ～ 9% A；6 ～ 6.5 min，9% ～ 12% A；6.5 ～ 11 min，12% ～ 15% A；11 ～ 21 min，15% ～ 34% A；21 ～ 23 min，34% ～ 45% A；23 ～ 26 min，45% ～ 47% A；26 ～ 27 min，47% ～ 77% A；27 ～ 35 min，77% ～ 98% A）；流速 0.3 mL/min；柱温 30 ℃；检测波长 215 nm [46-47]。

以氧化苦参碱为参照峰，建立了 10 个不同产地的山豆根药材的 HPLC 指纹图谱，并指认了 10 个共有峰。色谱条件如下：Phenomenex Gemini C18 色谱柱（4.60 mm× 250 mm，5 μm）；流动相为甲醇 - 水（0.2% 磷酸 + 0.32% 三乙胺），75 min 内甲醇由 3% 变化到 100%，水由 97% 变化到 0%；流速 1 mL/min；柱温 25 ℃；检测波长在进样 24 min 后由 220 nm 调节到 280 nm；进样量 5 μL [48]。

2. 含量测定方法

2.1　高效液相色谱法

以金雀花碱、氧化苦参碱、氧化槐果碱、N- 甲基金雀花碱、槐醇、苦参碱和槐果碱 7 种生物碱及三叶豆紫檀苷、芒柄花素和马卡因 3 种黄酮类化合物为对照品，建立了同时测定山豆根中上述 10 种成分含量的 RP-HPLC 方法。色谱条件为：Welch Xtimate™ C18 色谱柱（4.6 mm×250 mm，5 μm）；流动相为乙腈 -0.01 mol/L 醋酸铵（氨水调 pH 8.0）溶液梯度洗脱；流速 1.0 mL/min；柱温 30 ℃；检测波长 225 nm [49]。

还有文献报道，以苦参碱、氧化苦参碱、槐果碱和氧化槐果碱 4 种生物碱类成分为对照品，建立了山豆根中 4 种生物碱类化合物的同步 HPLC 检测方法。色谱条件为：ZORBAX SB C18 色谱柱（4.6 mm×150 mm，5 μm）；流动相为甲醇 -0.2% 磷酸（用三乙胺调 pH 5.0）梯度洗脱；流速 1.0 mL/min；柱温 30 ℃；检测波长 215 nm [50]。

此外，还有研究建立了同时测定山豆根中苦参碱、氧化苦参碱、槐果碱和 N- 甲基野靛碱 4 种生物碱类成分的 HPLC 含量测定方法。色谱条件为：Agilent C18 色谱柱（4.6 mm×250 mm，5 μm）；流动相为甲醇 - 磷酸盐缓冲液（pH = 6.3）（20：80）；流速1.0 mL/min；柱温 37 ℃；检测波长 220 nm [51]。

2.2　液相色谱 - 质谱联用法

有研究建立了同时测定山豆根中 trifolirhizin（**58**）、quercetin（**29**）、maackiain（**56**）、sophoranone（**36**）和 sophoranochromene（**44**）5 种黄酮类成分的 HPLC-DAD-ESI-MS 含量测定方法。色谱条件为：Cosmosil-C18 色谱柱（4.6 mm×250 mm，5 μm）；流动相为甲醇 - 水梯度洗脱；流速 1.0 mL/min；检测波长 310 nm [52]。

2.3　紫外分光光度法

以芦丁作为对照品，建立了山豆根中总黄酮的含量测定方法，检测波长为 510 nm [53]。

参 考 文 献

[1] 国家药典委员会.中华人民共和国药典（2015 年版，一部）[S].北京：中国医药科技出版社，2015：27.

[2] 程钱，王金凤，王宝丽，等.山豆根化学成分、生物活性及质量控制研究进展 [J].辽宁中医药大学学报，2017，19（7）：119–125.

[3] 李妃，李成平，付晖，等.山豆根研究进展及毒性成分检测方法补充报道 [J].药物分析杂志，2013，33（8）：1453–1463.

[4] 郭智.基于 UPLC-ESI-QTof 的山豆根、苦参化学成分比较及柴胡不同提取方法柴胡皂苷 a、d 变化的研究 [D].北京协和医学院硕士学位论文，2013.

[5] 周友红，呼海涛.山豆根不可与北豆根混用 [J].中国民族民间医药，2008，17（2）：55–56.

[6] Pan QM，Li YH，Hua J，et al. Antiviral matrine-type alkaloids from the rhizomes of *Sophora tonkinensis* [J]. *Journal Natural Product*，2015，78（7）：1683–1688.

[7] Ding PL，Huang H，Zhou P，et al. Quinolizidine alkaloids with anti-HBV activity from *Sophora tonkinensis* [J]. *Planta Medica*，2006，72（9）：854–856.

[8] Li XN，Lu ZQ，Qin S，et al. Tonkinensines A and B，two novel alkaloids from *Sophora tonkinensis* [J]. *Tetrahedron Letters*，2008，49（23）：3797–3801.

[9] Pan QM，Zhang GJ，Huang RZ，et al. Cytisine type alkaloids and flavonoids from the rhizomes of *Sophora tonkinensis* [J]. *Journal of Asian Natural Products Research*，2016，18（5）：429–435.

[10] 隆金桥，林华，羊晓东.广西山豆根化学成分的研究 [J].云南大学学报，2011，33（1）：72–76.

[11] Yoo H，Chae HS，Kim YM，et al. Flavonoids and arylbenzofurans from the rhizomes and roots of *Sophora tonkinensis* with IL-6 production inhibitory activity [J]. *Bioorganic & Medicinal Chemistry Letters*，2014，24（24）：5644–5647.

[12] Yang XZ，Deng SH，Huang M，et al. Chemical constituents from *Sophora tonkinensis* and their glucose transporter 4 translocation activities [J]. *Bioorganic & Medicinal Chemistry Letters*，2017，27（6）：1463–1466.

[13] Deng YH，Xu KP，Zhou YJ，et al. A new flavonol from *Sophora tonkinensis* [J]. *Journal of Asian Natural Products Research*，2007，9（1）：45–48.

[14] 李行诺，闫海霞，庞晓雁，等.山豆根中黄酮化学成分研究 [J].中国中药杂志，2009，34（3）：282–285.

[15] Xia WJ，Luo P，Hua P，et al. Discovery of a new pterocarpan-type antineuroinflammatory compound from *Sophora tonkinensis* through suppression of the TLR4/NF-κB/MAPK signaling pathway with PU.1 as a potential target [J]. *Acs Chemical Neuroscience*. 2019，10（1）：295–303.

[16] Li XN，Sha N，Yan HX，et al. Isoprenylated flavonoids from the roots of *Sophora tonkinensis* [J]. *Phytochemistry Letters*，2008，1（3）：163–167.

[17] Lee JW，Lee JH，Lee C，et al. Inhibitory constituents of *Sophora tonkinensis* on nitric oxide production in RAW 264.7 macrophages [J]. *Bioorganic & medicinal chemistry letters*，2015，25（4）：960–962.

[18] Ahn J，Kim YM，Chae HS，et al. Prenylated flavonoids from the roots and rhizomes of *Sophora tonkinensis* and their effects on the expression of inflammatory mediators and proprotein convertase subtilisin/kexin type 9 [J]. *Journal of natural products*，

2019，82（2）：309–317.

[19] Luo G，Yang Y，Zhou M，et al. Novel 2-arylbenzofuran dimers and polyisoprenylated flavanones from *Sophora tonkinensis* [J]. *Fitoterapia*，2014，99：21–27.

[20] Ding PL，Chen DF. Isoprenylated flavonoids from the roots and rhizomes of *Sophora tonkinensis* [J]. *Helvetica Chimica Acta*，2006，89（1）：103–110.

[21] Ding PL，Chen DF. Three cyclized isoprenylated flavonoids from the roots and rhizomes of *Sophora tonkinensis* [J]. *Helvetica Chimica Acta*，2007，90（11）：2236–2244.

[22] Yang RY，Lan YS，Huang ZJ，et al. Isoflavonoids from *Sophora tonkinensis* [J]. *Chemistry of Natural Compounds*，2012，48（4）：674–676.

[23] 樊宏伟，卢继红，张蓉.苦参碱类生物碱的体外抑菌、抑病毒及诱生干扰素的实验研究 [J].中医药信息，2000，17（4）：75–76.

[24] 陈紫晅，李继强，曾民德，等.氧化苦参碱抗丙型肝炎病毒的体外实验研究 [J].中华肝脏病杂志，2001，9：12–14.

[25] 柴煊，孟雅坤，柏兆方，等.基于生物靶标网络分析的山豆根抗乙肝病毒的作用机制初步研究 [J].药学学报，2018，53（3）：396–402.

[26] 任路平，宋光耀，霍丽静，等.氧化苦参碱对高果糖喂养诱导大鼠脂肪肝和肝脏内质网应激的干预作用 [J].中国医科大学学报，2012，41（10）：892–899.

[27] 帅学宏，胡庭俊，曾芸，等.山豆根多糖对免疫抑制模型小鼠免疫器官指数和自由基相关酶活性的影响 [J].南京农业大学学报，2009，32（2）：170–172.

[28] 尚智，丁涛，温富春，等.苦参碱对小鼠免疫功能的影响 [J].长春中医药大学学报，2007，23（2）：21–22.

[29] 张佩，纪丽丽，王晨光，等.槐胺碱对皮肤移植大鼠 T 淋巴细胞的影响 [J].中草药，2001，32（3）：230–232.

[30] 李俊兰，张东兴，刘诗.山豆根对小鼠黑色素瘤细胞 B16-BL6 生长、增殖的影响 [J].光明中医，2017，32（9）：1256–1259.

[31] 曹洛云，李天娇，孟宪生，等.山豆根生物碱对 DEN 诱发肝癌大鼠的作用及机制研究 [J].中国现代应用药学，2018，35（3）：370–374.

[32] 路海滨，高洋，禹珊珊，等.山豆根多糖对 Lewis 肺癌小鼠抑瘤作用及免疫功能影响的实验研究 [J].中药材，2018，41（6）：1460–1463.

[33] 何常明.苦参和山豆根黄酮类成分及其生物活性的比较研究 [D].复旦大学博士学位论文，2010.

[34] 肖正明，宋景贵，徐朝晖，等.山豆根水提物对体外培养人肝癌细胞增殖及代谢的影响 [J].山东中医药大学学报，2000，24（1）：62–64.

[35] 何於娟，蒋纪恺，张彦，等.苦参碱作用 K562 细胞表面分化抗原表型的改变 [J].中草药，2001，32（8）：730–731.

[36] 张莉萍，蒋纪恺，谭荣安，等.苦参碱对 K562 细胞株端粒酶活性和细胞周期的影响 [J].中华肿瘤杂志，1998，20（5）：328–329.

[37] 钟正贤，张颖，卢文杰，等.多叶越南槐和山豆根的药理作用比较 [J].云南中医中药杂志，2012，33（1）：58–60.

[38] Xiao P，Kubo H，Ohsawa M，et al. Kappa-opioid receptor mediated antinociceptive effects of stereoisomers and derivatives of（+）-matrine in mice [J]. *Planta Medica*，1999，65（3）：230–233.

[39] 丁凤荣，卢炜，邱世翠，等.山豆根体外抑菌作用研究 [J].时珍国医国药，2002，13（6）：335–336.

[40] 王理达，胡迎庆，屠鹏飞，等.13 种生药提取物及化学成分的抗真菌活性筛选 [J].中草药，2001，32（3）：241–244.

[41] 牛焕红，范芳.山豆根中毒致儿童中枢神经系统损害 10 例 [J].发育医学电子杂志，2017，5（1）：25–27.

[42] 韩馥蔓.山豆根单煎汤剂及其复方汤剂的化学成分、急性毒性及抗炎活性比较 [D].中国中医科学院硕士学位论文，2017.

[43] 陈影，张倩，韩淑娴，等.山豆根不同提取部位的毒性作用研究 [J].中国药物警戒，2017，14（10）：582–586.

[44] 孙蓉，杨倩，赵燕.山豆根不同组分小鼠急性毒性比较研究 [J].中国药物警戒，2010，7（5）：257–262.

[45] 胡昕，鄢良春，宋军.山豆根神经毒性的配伍减毒作用和机制研究 [J].四川中医，2018，36（7）：68–71.

[46] 程钱，赵崇军，代一航，等.不同产地山豆根 UPLC 指纹图谱的研究 [J].环球中医药，2017，10（12）：1450–1455.

[47] 程钱.山豆根指纹图谱、含量测定及成分分析研究 [D].北京中医药大学硕士学位论文，2017.

[48] 黄颖，王乃平，陈勇.广西产山豆根 HPLC 指纹图谱测定 [J].中国实验方剂学杂志，2011，17（14）：66–68.

[49] 韩馥蔓，王莉鑫，陈影，等.HPLC 同时测定山豆根中 7 种生物碱及 3 种黄酮的含量 [J].中国中药杂志，2016，41（24）：4628–4634.

[50] 程钱, 邹秦文, 汪建芬, 等. 高效液相色谱法同时测定山豆根中 4 种生物碱的含量与聚类分析 [J]. 中国药业, 2017, 26(17): 10–13.

[51] 何超然, 李哲, 李任, 等. HPLC 法同时测定山豆根中 4 种生物碱及其含量 [J]. 中国药物应用与监测, 2018, 15 (2): 77–81.

[52] He CM, Cheng ZH, Chen DF. Qualitative and quantitative analysis of flavonoids in *Sophora tonkinensis* by LC/MS and HPLC [J]. *Chinese Journal of Natural Medicines*, 2013, 11 (6): 690–698.

[53] 邹玉龙, 张颖, 徐丹, 等. 山豆根中总黄酮的含量测定 [J]. 中国民族民间医药, 2016, 25 (9): 13.

广 升 麻

【植物来源】

本品为菊科（Compositae）麻花头属植物华麻花头 *Serratula chinensis* S. Moore 的根，又名麻花头、升麻。广升麻多野生于山坡、路旁、林荫下或丛林中，在我国主要分布于陕西、江苏、安徽、浙江、江西、福建、河南、湖南、广东、广西等省区，夏、秋季采收 2～3 年生者，切片晒干或焙干[1-2]。

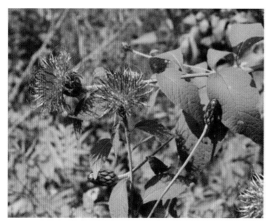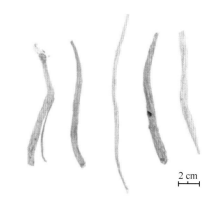

广升麻基源植物（左）与药材（右）图片

【功能与主治】

广升麻始载于《广东中药》，谓："发痘疹，解毒"；其味辛、苦，性微寒。具散风透疹、清热解毒、升阳举陷等功效，在两广地区多作升麻使用，主治风热头痛、麻疹透发不畅、斑疹、肺热咳喘、咽喉肿痛、胃火牙痛、久泻脱肛、子宫脱垂等症[1-2]。

【化学成分】

广升麻中主要含有蜕皮甾酮类和神经鞘酯类成分，其中蜕皮甾酮类化合物为其主要及特征性成分，也被认为是广升麻的主要药效成分。

1. 蜕皮甾酮类[3-6]

蜕皮甾酮类化合物为麻花头属植物的特征性成分，多具有胆甾 -7- 烯 -6- 酮的 C27 骨架结构，常有多羟基取代，侧链易发生进一步的环合。已从广升麻中分离鉴定的蜕皮甾酮类化合物主要包括 20- 羟基蜕皮甾酮 -2-*O*-*β*-D- 半乳糖苷（20-hydroxyecdysone-2-*O*-*β*-D-galactopyranoside，**1**）、3-*O*- 乙酰基 -20- 羟基蜕皮甾酮 -2-*O*-*β*-D- 半乳糖苷（3-*O*-acetyl-20-hydroxyecdysone-2-*O*-*β*-D-galactopyranoside，**2**）、20- 羟基蜕皮甾酮 2-*O*-*β*-D- 葡萄糖苷（20-hydroxyecdysone-2-*O*-β-D-glucopyranoside）、3-*O*- 乙酰基 -20- 羟基蜕皮甾酮 -2-*O*-β-D- 葡萄糖苷（3-*O*-acetyl-20-hydroxyecdysone-2-*O*-β-D-glucopyranoside）、20- 羟基蜕皮甾酮 25-*O*-β-D- 葡萄糖苷（20-hydroxyecdysone-25-*O*-β-D-glucopyranoside，**3**）、20- 羟基蜕皮甾酮（20-hydroxyecdysone / β-ecdysterone / β-ecdyson，**4**）、水龙骨素 B（polypodine B，**5**）、罗汉松甾酮 C（podecdysone C，**6**）、24-*epi*-abutasterone（**7**）、24-*O*-acetyl-*epi*-abutasterone、3-*O*- 乙酰基 -20- 羟基蜕皮甾酮（3-*O*-acetyl-20-hydroxyecdysone）、2-*O*- 乙酰基 -20- 羟基蜕皮甾酮（2-*O*-acetyl-20-hydroxyecdysone）、20, 22- 异丙叉基 -20- 羟基蜕皮甾酮（20-hydroxyecdysone-20, 22-monoacetonide，**8**）、水龙骨素 B 20, 22- 缩丙酮（polypodine B 20, 22- acetonide）、20- 羟基蜕皮甾酮 -20, 22- 缩丁醛（20-hydroxyecdysone-20, 22-butylidene acetal，**9**）、20- 羟基蜕皮甾酮 -20, 22- 缩丙醛（20-hydroxylecdysone-20, 22-propyl acetal，**10**）、莜节花甾酮（shidasterone，**11**）、筋骨草甾酮 D（ajugasterone D，**12**）、carthamosterone（**13**）、24- 亚甲基莜节花甾酮（24-methylene-shidasterone，**14**）、24(28)-dehydromakisterone A（**15**）和 coronatasterone（**16**）。

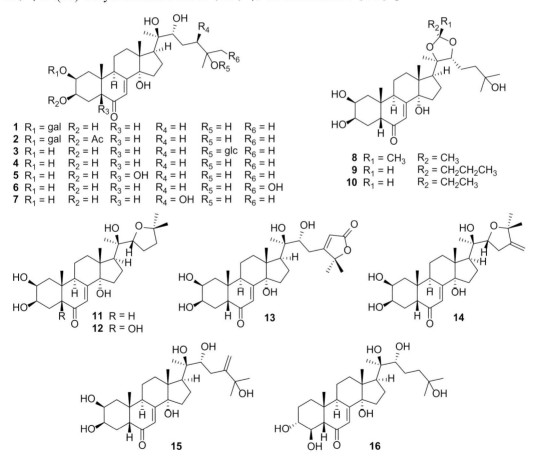

1 R₁ = gal R₂ = H R₃ = H R₄ = H R₅ = H R₆ = H
2 R₁ = gal R₂ = Ac R₃ = H R₄ = H R₅ = H R₆ = H
3 R₁ = H R₂ = H R₃ = H R₄ = H R₅ = glc R₆ = H
4 R₁ = H R₂ = H R₃ = H R₄ = H R₅ = H R₆ = H
5 R₁ = H R₂ = H R₃ = OH R₄ = H R₅ = H R₆ = H
6 R₁ = H R₂ = H R₃ = H R₄ = H R₅ = H R₆ = OH
7 R₁ = H R₂ = H R₃ = H R₄ = OH R₅ = H R₆ = H

8 R₁ = CH₃ R₂ = CH₃
9 R₁ = H R₂ = CH₂CH₂CH₃
10 R₁ = H R₂ = CH₂CH₃

11 R = H
12 R = OH

13

14

15

16

广升麻中分离鉴定的蜕皮甾酮类化合物结构式

2. 神经鞘酯类 [7-8]

广升麻中还含有一系列的神经鞘酯类化合物，这也是麻花头属植物的特征性成分之一。目前已鉴定的主要有：1-*O*-*β*-D- 葡萄糖 -(2*S*, 3*R*, 8*E*)-2-[(2′*R*)-2- 羟基十六烷酰胺]-8- 十八烯 -1, 3- 二醇 {1-*O*-*β*-D-glucopyranosyl-(2*S*, 3*R*, 8*E*)-2-[(2′*R*)-2-hydroxypalmitoylamino]-8-octadecene-1, 3-diol，**17**}、楤木脑苷脂（aralia cerebroside）、1-*O*-*β*-D- 葡萄糖 -(2*S*, 3*R*, 4*R*, 8*E*)-2-[(2′*R*)-2- 羟基二十二烷酰胺]-8- 十八烯 -1, 3, 4- 三醇 {1-*O*-*β*-D-glucopyranosyl-(2*S*, 3*S*, 4*R*, 8*E*)-2-[(2′*R*)-2-hydroxybehenoylamino]-8-octadecene-1, 3, 4-triol，**18**}、(2*S*, 3*S*, 4*R*, 8*E*)-8, 9- 二脱氢植物鞘氨醇 (2*R*)-2- 羟基十六烷酰胺 {(2*S*, 3*S*, 4*R*, 8*E*)-2-[(2*R*)-2-hydroxypalmitoylamino]-8-octadecene-1, 3, 4-triol}、(2*S*, 3*S*, 4*R*, 8*E*)-8, 9- 二 脱 氢 植 物 鞘 氨 醇 (2*R*)-2- 羟 基 二 十 二 烷 酰 胺 {(2*S*, 3*S*, 4*R*, 8*E*)-2-[(2*R*)-2-hydroxybehenoylamino]-8-octadecene-1, 3, 4-triol}、(2*S*, 3*S*, 4*R*, 8*E*)-8, 9- 二脱氢植物鞘氨醇 (2*R*)-2- 羟 基 二 十 三 烷 酰 胺 {(2*S*, 3*S*, 4*R*, 8*E*)-2-[(2*R*)-2-hydroxytricosanoylamino]-8-octadecene-1, 3, 4-triol，**19**}、(2*S*, 3*S*, 4*R*, 8*E*)-8, 9- 二脱氢植物鞘氨醇 (2*R*)-2- 羟基二十四烷酰胺 {(2*S*, 3*S*, 4*R*, 8*E*)-2-[(2*R*)-2-hydroxytetracosanoylamino]-8-octadecene-1, 3, 4-triol，**20**} 和 (2*S*, 3*S*, 4*R*, 8*E*)-8, 9- 二脱氢植物鞘氨醇（2*R*）-2- 羟基二十五烷酰胺 {(2*S*, 3*S*, 4*R*, 8*E*)-2-[(2*R*)-2-hydroxypentacosanoylamino]-8-octadecene-1, 3, 4-triol，**21**}。

17	R_1 = glc	R_2 = H	n = 16
18	R_1 = glc	R_2 = OH	n = 22
19	R_1 = H	R_2 = OH	n = 23
20	R_1 = H	R_2 = OH	n = 24
21	R_1 = H	R_2 = OH	n = 25

广升麻中分离鉴定的神经鞘脂类化合物结构式

【药理作用】

1. 降胆固醇

广升麻提取物对兔、大鼠的食物性高胆固醇血症具有降胆固醇作用[2]。研究表明，20- 羟基蜕皮甾酮（**4**）可通过促进胆汁中胆固醇的排泄，显著降低大鼠肝脏中的胆固醇含量[9]。

2. 抗氧化

2, 2- 偶氮二 (2- 甲基丙基脒) 二盐酸盐（AAPH）可诱导人血红细胞的过氧化而发生溶血，20- 羟基蜕皮甾酮（**4**）和 20, 22- 异丙叉基 -20- 羟基蜕皮甾酮（**8**）由于具有较好的抗氧化活性，可分别将 AAPH 所诱导产生溶血的时间延长至（162.0±2.0）min 和（137.8±6.5）min，而阳性对照药谷胱甘肽的延长时间为（114.7±3.5）min；同时，这两个化合物还可有效地抑制由 $FeSO_4$ 和半胱氨酸所诱导的大鼠肝微粒体的脂质过氧化，并抑制丙二醛的产生[10–11]。

3. 抗肿瘤

广升麻醇提物的氯仿萃取部位对人胃癌细胞 SGC-7901 的增殖有抑制作用，进一步的机制研究表明，其可能通过抑制 PI3K/Akt 信号通路来诱导细胞凋亡[12]。

【质量标准】

广升麻药材的质量标准在《卫生部药品标准》和《广东省中药材标准》中均有收录，但其中质量控制项内容仅为显微和薄层色谱鉴别，尚无含量测定方法。

1. 高效液相指纹图谱

以 20- 羟基蜕皮甾酮（**4**）为内参照物，建立了 10 批广升麻药材样品的 HPLC 指纹图谱，标定了 13 个共有指纹峰，并对其中 2 个色谱峰进行了化学指认。其色谱条件如下：Agilent C18 色谱柱（3.0 mm×100 mm，1.8 μm）；乙腈 -0.1% 甲酸水溶液为流动相梯度洗脱；洗脱梯度为：0 ～ 20 min 乙腈由 5%→15%，20 ～ 30 min 乙腈为 15%，30 ～ 40 min 乙腈由 15%→20%，40 ～ 60 min 乙腈由 20%→35%；流速 0.4 mL/min；柱温 30 ℃；检测波长 310 nm；进样量 2 μL[13]。

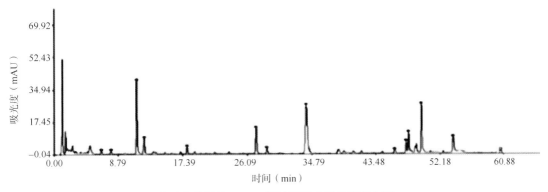

广升麻药材的 HPLC 指纹图谱（共有模式）[13]

2. 含量测定方法

2.1　高效液相色谱法

以 20- 羟基蜕皮甾酮为对照品，建立了测定广升麻植株中不同部位蜕皮甾酮含量的 RP-HPLC 方法。色谱条件为：ZORBAX Eclipse XDB-C18 柱（4.6 mm×250 mm，5 μm）；流动相为甲醇 - 水（46 ∶ 54）；流速 1.0 mL/min；柱温 30 ℃；检测波长 248 nm[14]。

另有文献报道，以 20- 羟基蜕皮甾酮为对照品，建立了广升麻药材中蜕皮甾酮类化合物的含量测定方法。色谱条件为：C18 色谱柱（4.6 mm×250 mm，5 μm）；流动相为乙腈 - 水（18 ∶ 82）；流速 1.0 mL/min；柱温 30 ℃；检测波长 248 nm[15]。

2.2　近红外光谱法

有学者运用近红外光谱方法对广升麻药材进行了快速分析，建立了广升麻中 20- 羟基蜕皮甾酮含量与其近红外光谱之间的校正模型，并对未知样品进行含量预测。光谱采集条件：波数范围为 4000 ～ 12000 cm^{-1}；分辨率为 8 cm^{-1}，扫描次数为 32 次，重复次数为 6 次，取 6 次扫描光谱图平均图谱作为该样品的近红外光谱图。再利用一致性模型对光谱进行分析，便能准确地鉴别广升麻的正品与其混用品[16]。

参 考 文 献

[1] 广东省食品药品监督管理局.广东省中药材标准（第二册）[S].广州：广东科技出版社，2011：39–42.

[2] 国家中医药管理局《中华本草》编委会.中华本草（Vol Ⅶ）[M].上海：上海科学技术出版社，1999：955–956.

[3] 唐海姣.广升麻中蜕皮甾酮类成分研究 [D].中国药科大学硕士学位论文，2014.

[4] Zhang ZY，Yang WQ，Fan CL，et al. New ecdysteroid and ecdysteroid glycosides from the roots of *Serratula chinensis* [J]. *Journal of Asian Natural Products Research*，2017，19（3）：208–214.

[5] 唐海姣，范春林，王贵阳，等.广升麻的化学成分研究 [J].中草药，2014，45（7）：906-912.

[6] 凌铁军，马文哲，魏孝义.华麻花头根中的蜕皮甾酮类成分（英文）[J].热带亚热带植物学报，2003，11（2）：143–147.

[7] Ling TJ，Xia T，Wan XC，et al. Cerebrosides from the roots of *Serratula chinensis* [J]. *Molecules*，2006，11（9）：677–683.

[8] 凌铁军，吴萍，刘梅芳，等.华麻花头根中的神经酰胺成分（英文）[J].热带亚热带植物学报，2005，13（5）：403–407.

[9] Lupien PJ，Hinse C，Chaudhary KD. Ecdysone as a hypocholesterolemic agent [J]. *Archives of Physiology and Biochemistry*，1969，77（2）：206–212.

[10] Dai JQ，Cai YJ，Shi YP，et al. Antioxidant activity of ecdysteroids from *Serratula strangulate* [J]. *Chinese Journal of Chemistry*，2002，20（5）：497–501.

[11] Cai YJ，Dai JQ，Fang JG，et al. Antioxidative and free radical scavenging effects of ecdysteroids from *Serratula strangulate* [J]. *Canadian Journal of Physiology and Pharmacology*，2002，80（12）：1187–1194.

[12] Cai QY，Lin J，Zhang L，et al. Chloroform fraction of *Serratulae chinensis S. Moore* suppresses proliferation and induces apoptosis via the phosphatidylinositide 3-kinase/Akt pathway in human gastric cancer cells [J]. *Oncology Letters*，2018，15（6）：8871–8877.

[13] 肖浩，严小红，江英桥，等.广升麻 HPLC 指纹图谱研究 [J].中国药品标准，2014，15（4）：262–265.

[14] 徐玉琴，王志辉，周日宝，等. HPLC 法测定广升麻植株中不同部位蜕皮甾酮的含量 [J].中国药房，2016，27（15）：2147–2149.

[15] 肖浩.广升麻质量标准的研究 [D].广州中医药大学硕士学位论文，2014.

[16] 肖浩，严小红，江英桥，等.近红外光谱法快速分析广升麻药材 [J].中药新药与临床药理，2013，24（5）：506–509.

广东土牛膝

【植物来源】

广东土牛膝为菊科（Compositae）泽兰属植物华泽兰 *Eupatorium chinense* L. 的根，又名斑骨相思、土牛膝、多须公、六月霜、白须公、六月雪等。在我国主要分布于华南及西南地区，包括广东、广西、浙江、福建、安徽、湖北、湖南、云南、四川及贵州等省区[1]。

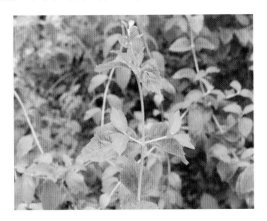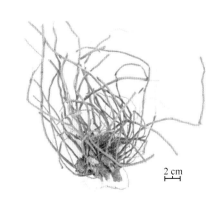

广东土牛膝基源植物（左）与药材（右）图片

【功能与主治】

广东土牛膝药用最早记载于清代何克谏所著的岭南本草书籍《生草药性各要》，其后在《本草求原》、《岭南采药录》、《生草药性备要》等中均有收载。广东土牛膝具有祛风、消肿、清热、解毒、行瘀等功效，临床上可用于治疗白喉、乳蛾、咽喉红肿、吐血、血淋、外伤肿痛等，是广东地区著名的喉科要药[2]。

【化学成分】

广东土牛膝中主要含有苯并呋喃类、苯丙素及其苷类、酚酸及其苷类、三萜及甾体类等化学成分，其中苯并呋喃类化合物为其特征性成分。

1. 苯并呋喃类 [3-9]

广东土牛膝中含有简单苯并呋喃、苯并呋喃二聚体及苯并呋喃三聚体，且多以外消旋体的形式存在。目前，已从广东土牛膝中报道的简单苯并呋喃类化合物有：泽兰素（euparin，**1**）、2-(1- 甲基 -1- 羟乙基)-5- 乙酰基苯并呋喃 [2-(1-methyl-1-hydroxyethyl)-5-acetylbenzofuran]、2-(1- 甲基 -1- 羟乙基)-5- 乙酰基 -6- 羟基苯并呋喃 [2-(1-methyl-1-hydroxyethyl)-5-acetyl-6-hydroxybenzofuran]、2-(1- 甲基 -1, 2- 二羟乙基)-5- 乙酰基 -6- 羟基苯并呋喃 [2-(1-methyl-1,2-dihydroxyethyl)-5-acetyl-6-hydroxybenzofuran]、2-(1- 甲基 -1,

2- 二羟乙基)-5- 乙酰基苯并呋喃 [2-(1-methyl-1,2-dihydroxyethyl)-5-acetylbenzofuran]、euparone（**2**）、2, 6- 二乙酰基 -5- 羟基苯并呋喃（2,6-diacetyl-5-hydroxybenzofuran，**3**）、2-(1- 羟甲基 -1, 2- 二羟乙基)-6- 乙酰基 -5- 羟基苯并呋喃 [2-(1-hydroxymethyl-1,2-dihydroxyethyl)-6-acetyl-5-hydroxybenzofuran]、(2*R*, 3*S*)-5- 乙酰基 -6- 羟基 -2- 异丙烯基 -3- 乙氧基苯并二氢呋喃 [(2*R*, 3*S*)-5-acetyl-6-hydroxy-2-isopropenyl-3-ethoxy-benzodihydrofuran]、(3*S**, 4*R**)- 6- 乙酰基 -3, 4- 二羟基 -2, 2- 二甲基苯并二氢吡喃 [(3*S**, 4*R**)-6-acetyl-3,4-dihydroxy-2,2-dimethylchromane，**4**]、3-(2, 3- 二羟基异戊基)-4- 羟基苯乙酮 [3-(2,3-dihydroxy-isopentyl)-4-hydroxyacetophenone，**5**]、ruscodibenzofuran（**6**）、(+/–)-eupachinin A [(+/–)-**7**] 和 (+/–)-eupachinin B [(+/–)-**8**]；苯并呋喃二聚体主要包括：(+/–)-dieupachinin A [(+/–)-**9**]、(+/–)-dieupachinin B [(+/–)-**10**]、(+/–)-dieupachinin C、(+/–)-dieupachinin D [(+/–)-**11**]、(+/–)-dieupachinin E 和 dieupachinin F（**12**）；仅报道了一个苯并呋喃三聚体：trieupachinin A（**13**）。

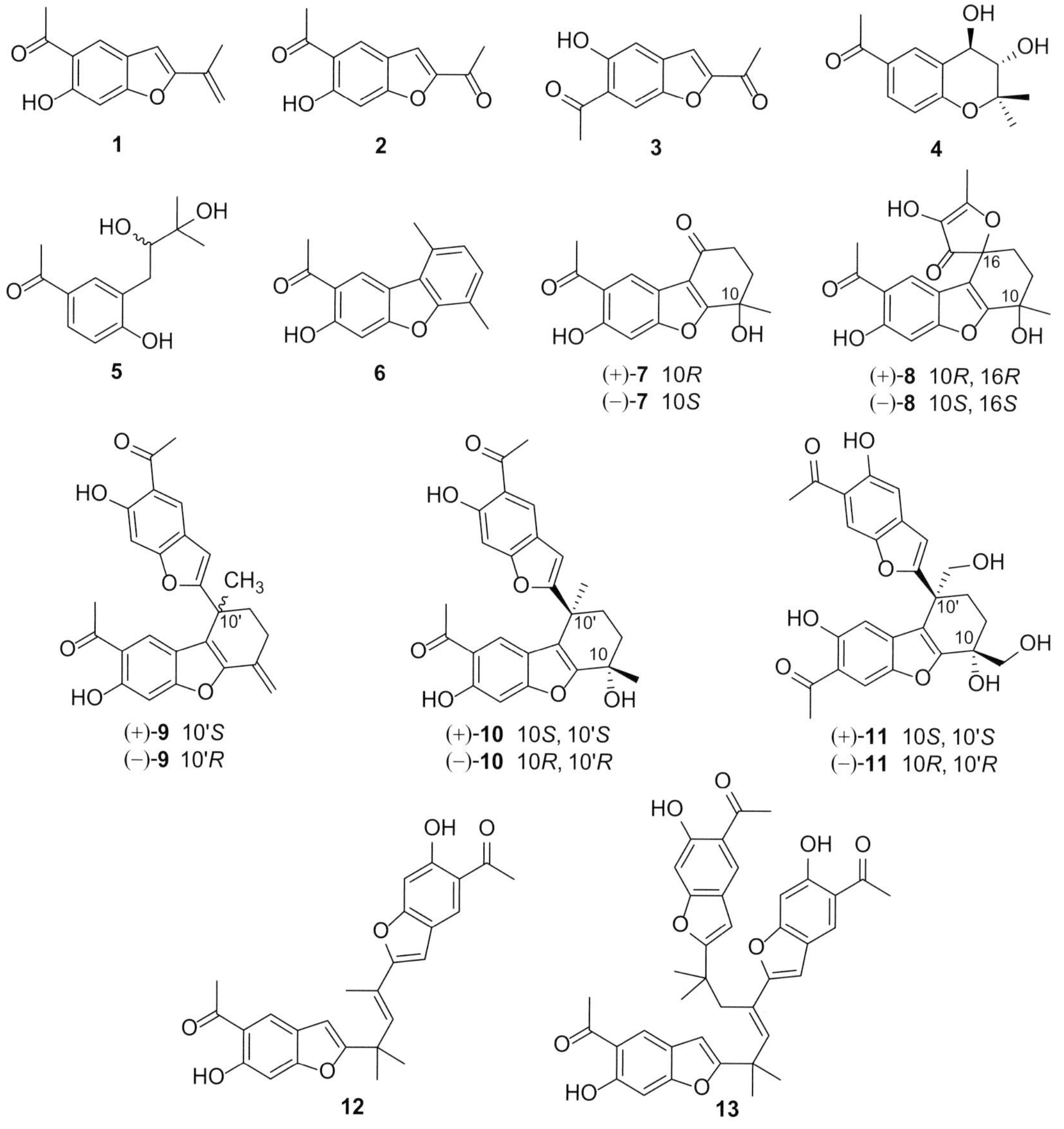

广东土牛膝中分离鉴定的苯并呋喃类化合物结构式

2. 苯丙素及其苷类 [3,6]

苯丙素类化合物是广东土牛膝中含有的第二大类化学成分，已报道的主要包括苯丙烯醇类、苯丙烯酸类、木脂素类及它们的苷类成分：(±)- 赤 -1-(4- 羟基 -3- 甲氧基苯基)-2-[1-(1, 2, 3- 三羟基丙基)-3- 甲氧基苯基]-1, 3- 丙二醇 {(±)-erythro-1-(4-hydroxy-3-methoxyphenyl)-2-[1-(1,2,3-trihydroxy-propyl)-3-methoxyphenoxy]-1,3-propandiol，**14**}、苏式 -3-O- 乙酰基 -1-(4- 羟基 -3- 甲氧基苯基)-2-[4-(3- 羟基 -1-(E)- 丙烯基)-2, 6- 二甲氧基苯基] 丙基 -β-D- 吡喃葡萄糖苷 [(threo)-3-O-acetyl-1-(4-hydroxy-3-methoxyphenyl)-2-[4-(3-hydroxy-1-(E)-propenyl)-2,6-dimethoxyphenoxy]propyl-β-D-glucopyranoside]、苏式 -3- 羟基 -1-(4- 羟基 -3- 甲氧基苯基)-2-[4-(3- 羟基 -1-(E)- 丙烯基)-2, 6- 二甲氧基苯基]- 丙基 -β-D- 吡喃葡萄糖苷 {(threo)-3-hydroxy-1-(4-hydroxy-3-methoxyphenyl)-2-[4-(3-hydroxy-1-(E)-propenyl)-2,6-dimethoxyphenoxy]-propyl-β-D-glucopyranoside，**15**}、hedyotol C 4″-O-β-D-glucopyranoside、(±)- 丁香脂素 [(±)-syringaresinol]、(±)- 丁香脂素 4-O-β- 葡萄糖苷 [(±)-syringaresinol 4-O-β-D-glucopyranoside]、(±)- 松脂醇 [(±)-pinoresinol]、(±)-medioresinol、7S, 7′S, 8R, 8′R-foliachinenoside C（**16**）、7S, 7′S, 8R, 8′R-icariol A2 9-O-β-D-glucopyranoside（**17**）、(±)-5, 5′-dimethoxylariciresinol 4′-O-β-D-glucopyranoside、citrusin C（**18**）、dictamnoside A、4- 烯丙基 -2, 6- 二甲氧基苯酚（4-allyl-2,6-dimethoxyphenol，**19**）、4-(β-D- 吡喃葡萄糖基)-3, 5- 二甲氧基苯丙酮 [4-(β-D-glucopyranosyloxy)-3,5-dimethoxyphenylpropanone]、3, 5- 二甲氧基 -4- 羟基苯丙酮（3,5-dimethoxy-4-hydroxy propiophenone，**20**）、baihuaqianhuoside（**21**）、对羟基肉桂酸（p-hydroxycinnamic acid）和 E- 咖啡酸（E-caffeic acid）。

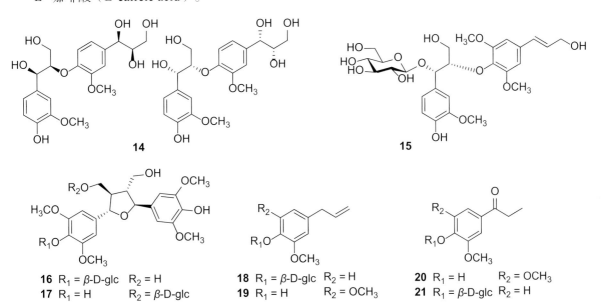

广东土牛膝中分离鉴定的苯丙素类化合物结构式

3. 酚酸及其苷类 [3, 7, 10]

从广东土牛膝中分离鉴定的酚酸类成分主要包括: 5-acetyl-2, 4-dihydroxybenzaldehyde、pungenin、2, 6- 二甲氧基 -4- 羟基苯酚 -O-β-D- 葡萄糖苷（2,6-dimethoxy-4-hydroxyphenol-O-β-D-glucoside）、丁香酸 4-O-β-D- 吡喃葡萄糖苷（syringic acid 4-O-β-D-glucopyranoside）、di-O-methylcrenatin 和苄基 -1-O-β-D- 吡喃葡萄糖苷（benzyl-1-O-β-D-glucopyranoside）。

4. 三萜及甾体类 [3, 6, 7, 9]

此外，还从广东土牛膝中分离鉴定了表木栓醇（epi-friedelanol）、木栓酮（friedelin）、ardisiacrispin A（**22**）、ardisiacrispin B（**23**）、达玛二烯醇乙酸酯（dammaradienyl acetate）、豆甾醇（stigmasterol）和豆甾醇 3-O-β-D- 吡喃葡萄糖苷（stigmasterol 3-O-β-D-glucopyranoside）等三萜及甾体类化合物。

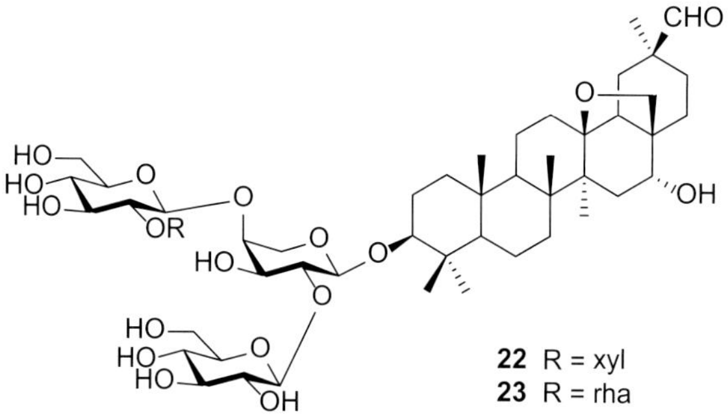

22 R = xyl
23 R = rha

广东土牛膝中分离鉴定的三萜苷类化合物结构式

5. 其他类 [3, 6, 9, 10]

除以上类型化合物，土牛膝中还含有腺苷（adenosine）、α-(E)-acaridiol 8-O-β-D-glucopyranoside、α-(E)-acaridiol 9-O-β-D-glucopyranoside、2- 乙 酰 基 -3- 羟 基 -5-(1- 丙 炔基) 噻吩 3-O-β-D- 吡喃葡萄糖苷 [2-acetyl-3-hydroxy-5-(prop-1-ynyl)thiophen 3-O-β-D-glucopyranoside] 和 N-(2′-hydroxy-tetracosanosyl)-2-amino-1, 3, 4-trihydroxy-octadec-8-(E)-ene 等其他类型化合物。

【药理作用】

1. 抑菌

研究表明，广东土牛膝水煎剂对白喉杆菌有一定的抑菌作用 [2, 11]。给豚鼠接种混有广东土牛膝水煎剂的白喉杆菌，豚鼠的致死率明显降低；广东土牛膝酊剂（注射用）1∶32 ～ 1∶64 对白喉杆菌（Corynebacterium diphtheriae）、1∶32 对溶血性链球菌（Streptococcus hemolytic）、1∶16 对金黄色葡萄球菌（Staphylococcus aureus）均具有抑菌作用 [12]。从广东土牛膝中分离的部分化合物对肺炎克雷伯菌（Klebsiella pneumoniae）、大肠埃希菌（Escherichia coli）、铜绿假单胞菌（Pseudomonas aeruginosa）、金黄色葡萄球菌、肺炎链球菌（Streptococus pneumoniae）5 种细菌均具有不同程度的抑菌活性，其中，达玛二烯醇乙酸酯、泽兰素（**1**）和 ruscodibenzofuran（**6**）对肺炎克雷伯菌具有较强的抑菌活性，MIC 值分别为 0.98 μg/mL、0.98 μg/mL 和 0.49 μg/mL；euparone（**2**）对大肠埃希菌则显示出较强的抑菌活性（MIC ≤ 3.91 μg/mL）；达玛二烯醇乙酸酯、(2*R*, 3*S*)-5- 乙酰基 -6- 羟基 -2- 异丙烯基 -3- 乙氧基苯并二氢呋喃、泽兰素（**1**）和 euparone（**2**）对铜绿假单胞菌则表现出较强的抑菌活性，MIC 值均为 7.81 μg/mL [7]。

2. 抗病毒

研究表明，广东土牛膝中分离鉴定的苯并呋喃类化合物泽兰素（**1**）显示出良好的体外抗呼吸道合胞病毒（RSV）活性，且毒性较低 [4]。

3. 抗炎

采用致炎模型观察广东土牛膝对实验动物的抗炎作用，发现其乙醇提取液对蛋清所致大鼠足跖肿胀、对二甲苯所致小鼠耳郭炎症及对大鼠棉球肉芽肿增生均有明显的抑制作用，其抑制作用均较阿司匹林强。此外，该提取液对醋酸所致小鼠腹腔毛细血管通透性增高也有明显的抑制作用，但其抑制率略低于阿司匹林 [13]。

4. 镇痛

广东土牛膝能提高热板实验中小鼠的痛阈值，对醋酸所致小鼠的扭体反应也有明显的抑制作用，提示广东土牛膝具有良好的镇痛效果，与阿司匹林类似。初步的作用机制研究显示，其镇痛作用可能是通过抑制致痛部位的环氧酶的活性，使 PGs 合成减少，从而减轻疼痛 [13]。

5. 抗肿瘤

广东土牛膝中分离鉴定的苯并呋喃类化合物泽兰素（**1**）对乳腺癌细胞 MCF-7 有一定的抑制活性，其 IC_{50} 值为（11.54 ± 0.36）μM [8]。

6. 毒性

广东土牛膝提取物的毒性较低，对小鼠的 LD_{50} 值为 208.75 mg/kg，LD_{50} 的 95% 平均可信度为 183.36 ～ 234.14 [13]。

【质量标准】

广东土牛膝为《广东省中药材标准》收录品种，其中仅规定了广东土牛膝药材的显微鉴别等项目，尚无指纹图谱、含量测定等定性、定量检测方法。目前，对广东土牛膝质量标准的研究报道也不多。

1. 高效液相指纹图谱

有文献建立了 10 批广东土牛膝药材样品的特征 HPLC 指纹图谱，标定了 16 个共有指纹峰。其色谱条件如下：Diamonsil C18 色谱柱（4.6 mm×250 mm，5 μm）；乙腈 0.2% 磷酸水溶液为流动相梯度洗脱；流速 1.0 mL/min；柱温室温；检测波长 240 nm；进样量 20 μL；采集时间 60 min [14]。

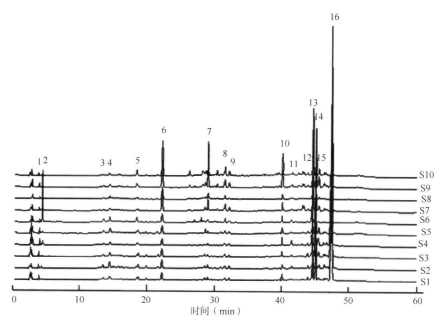

10 批广东土牛膝药材的 HPLC 指纹图谱[14]

2. 含量测定方法

以广东土牛膝中主含的 2 个苯并呋喃类化合物泽兰素（euparin，**1**）和二羟基泽兰素 [2-(1-methyl-1-hydroxyethyl)-5-acetyl-6-hydroxybenzofuran] 为对照品，建立了同时测定广东土牛膝中上述两种苯并呋喃类化合物含量的 RP-HPLC 方法。色谱条件为：Diamonsil C18 色谱柱（4.6 mm×250 mm，5 μm）；乙腈 -0.2% 磷酸水溶液为流动相梯度洗脱；流速 1.0 mL/min；检测波长 240 nm；进样量 20 μL [5]。

有研究建立了测定广东土牛膝中 2-(1-methyl-1-hydroxyethyl)-5-acetyl-6-hydroxybenzofuran 含量的 RP-HPLC 方法。色谱条件为：Diamonsil C18 色谱柱（4.6 mm×250 mm，5 μm）；乙腈 -0.2% 磷酸水溶液为流动相梯度洗脱；流速 1.0 mL/min；检测波长 240 nm；进样量 20 μL [15]。

另有研究建立了测定广东土牛膝中腺苷含量的 HPLC 检测方法。色谱条件为：DiamonsilTM C18 色谱柱；用甲醇 - 磷酸盐缓冲溶液（体积比 12 ∶ 88）为流动相；柱温 30 ℃；检测波长为 260 nm [16]。

参 考 文 献

[1] 中国科学院中国植物志编辑委员会 . 中国植物志 [M]. 北京：科学出版社，1997，74（1）：54–55.

[2] 梅全喜，吴惠妃 . 广东土牛膝的药用历史及现代研究概况 [J]. 中医药学刊，2005，23（11）：1995–1998.

[3] 王文婧 . 广东土牛膝的化学成分研究 [D]. 暨南大学博士学位论文，2011.

[4] Wang WJ，Wang L，Liu Z，et al. Antiviral benzofurans from *Eupatorium chinense* [J]. *Phytochemistry*，2016，122：238–245.

[5] Xie XL，Xu XJ，Li RM，et al. Isolation and simultaneous determination of two benzofurans in Radix *Eupatorii Chinensis* [J]. *Natural Product Research*，2010，24（19）：1854-1860.

[6] 廖彭莹，张颖君，王一飞，等 . 广东土牛膝的化学成分（英文）[J]. 云南植物研究，2010，32（2）：183–188.

[7] 刘梦元，虞丽娟，李燕慈，等 . 华泽兰根的化学成分及其体外抑菌活性研究 [J]. 天然产物研究与开发，2015，27（11）：

1905–1909.

[8] Wang WJ，Wang L，Huang XJ，et al. Two pairs of new benzofuran enantiomers with unusual skeletons from *Eupatorium chinense* [J]. *Tetrahedron Letters*，2013，54（26）：3321–3324.

[9] 王文婧 . 广东土牛膝的化学成分研究 [D]. 暨南大学硕士学位论文，2008.

[10] Wang WJ，Wang Y，Zhang QW，et al. Chemical constituents from *Eupatorium chinense* [J]. *Journal of Asian Natural Products Research*，2011，13（9）：845–850.

[11] 曾品会 . 土牛膝根对白喉杆菌的抑制和对动物实验的观察 [J]. 广东中医，1959，（9）：345–347.

[12] 陈国清、邱小梅、郑鸣金、等 . 14 种草药对白喉菌的抗生力及其对白喉毒素作用的观察 [J]. 福建中医药，1964，（9）：137–147.

[13] 刘晓燕、曾晓春、江剑东、等 . 广东土牛膝抗炎镇痛的研究 [J]. 中医药学刊，2004，22（8）：1566–1568.

[14] 谢晓玲、徐新军、陈孝、等 . 广东土牛膝色谱指纹图谱研究 [J]. 中药材，2010，33（7）：1068–1071.

[15] 李瑞明、张俊鹏、任斌、等 . HPLC 法测定广东土牛膝中二羟基泽兰素的含量 [J]. 今日药学，2011，21（10）：617–619.

[16] 卢绮雯、李坚、萧鹏、等 . HPLC 法测定广东土牛膝中腺苷的含量 [J]. 广东药学院学报，2007，23（2）：131–133.

广 东 桑

【植物来源】

本品为桑科（Moraceae）桑属植物广东桑 *Morus atropurpurea* Roxb. 的干燥叶，又名家桑、荆桑、桑佛端（瑶药）、盟娘侬（壮药）等。广东桑是同属植物桑 *Morus alba* L. 的栽培种，主要种植于文昌、琼山、临高、万宁等地，一般霜后采收者为佳 [1-2]。

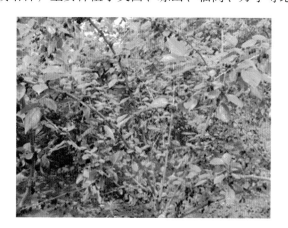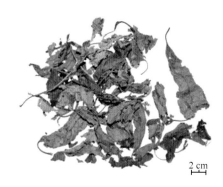

桑叶基源植物（左）与药材（右）图片

【功能与主治】

桑叶的药用始载于《五十二病方》，而桑叶的名称最早见于《神农本草经》，列为中品，附于桑根白皮下，称为"神仙叶"。其味苦、甘，性寒，归肺、肝经，有小毒。具疏散风热、清肺润燥、平肝明目、凉血止血等功效，用于治疗风热感冒、肺热咳嗽、头晕头痛、目赤昏花等症。苗族用其治疗风热头痛、咳嗽、目赤肿痛，壮族用其治疗痧病、咳嗽和眩晕 [1-2]。

【化学成分】

桑叶中主要含有黄酮及其苷类、苯并呋喃类、二苯乙烯类、多羟基生物碱类、三萜及甾醇等化学成分，其中黄酮及其苷类、苯并呋喃类和多羟基生物碱类化合物为其特征性成分。

1. 黄酮及其苷类 [3-10]

广东桑叶中含有大量的黄酮类化合物，其结构特点为多异戊烯基或牻牛儿基取代。目前，已从桑叶中分离鉴定的该类成分主要有：australone A（**1**）、桑酮 S（kuwanon S，**2**）、山奈酚（kaempferol）、槲皮素（quercetin）、紫云英苷（astragalin，**3**）、山奈酚 3-*O*-β-D- 芸香糖苷（kaempferol 3-*O*-β-rutinoside）、异槲皮素 / 异槲皮苷（isoquercetin，**4**）、芦丁（rutin，**5**）、albanin A（**6**）、桑酮 T（kuwanon T，**7**）、桑酮 C（kuwanon C，**8**）、

桑白皮素（morusin，**9**）、桑酮 A（kuwanon A，**10**）、桑酮 B（kuwanon B，**11**）、环桑素（cyclomulberrin，**12**）、环桑黄酮（cyclomorusin，**13**）、柚皮素（naringenin，**14**）、柚皮苷（naringin，**15**）、桑根酮醇 O（sanggenol O，**16**）、二氢桑色素（dihydromorin，**17**）和 2′, 4′, 4, 2″- 四羟基 -3′-(3″- 甲基 -3″- 丁烯基) 查尔酮 [2′,4′,4,2″-tetrahydroxy-3′-(3″-methylbut-3″-enyl)-chalcone，**18**]。

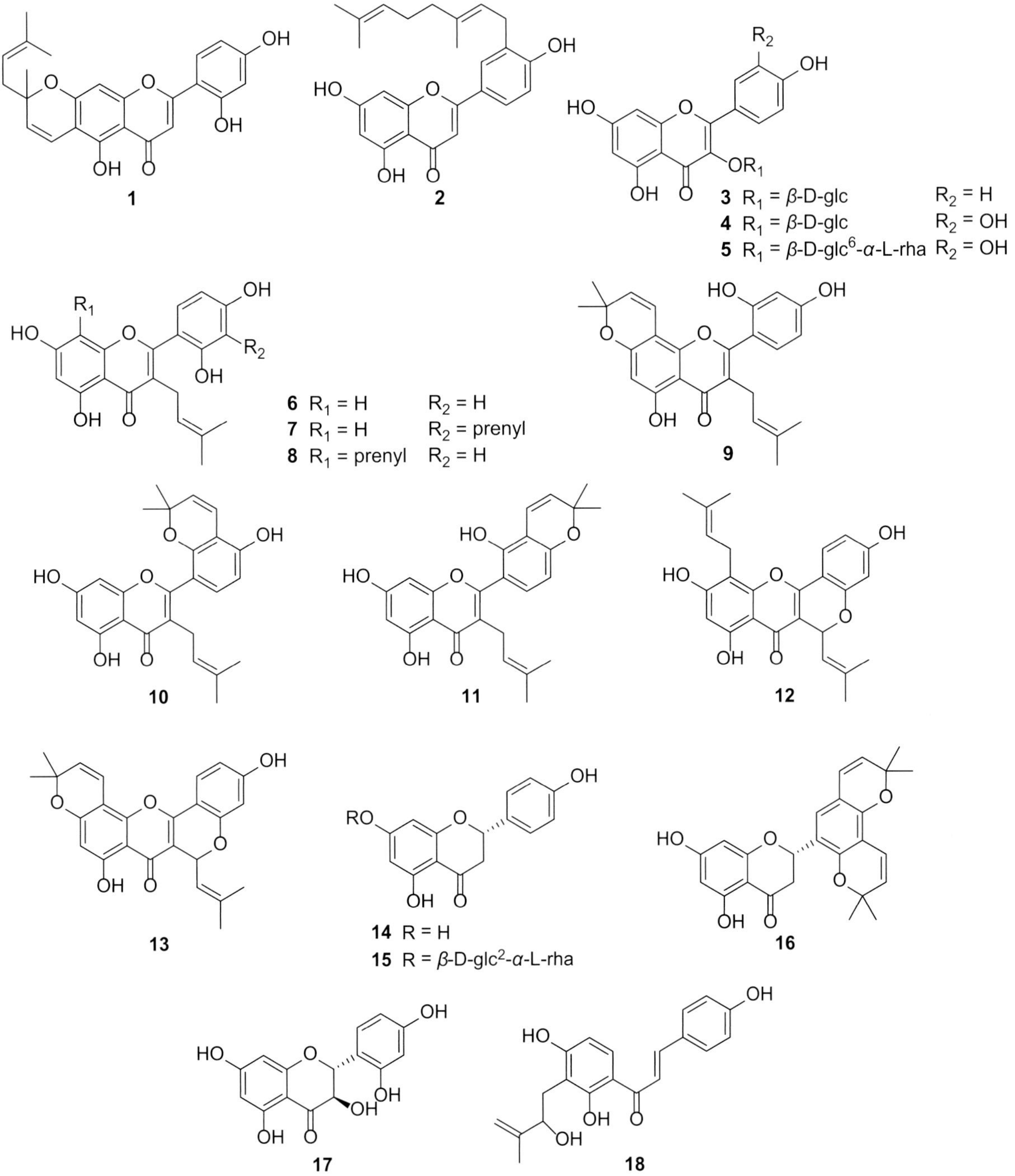

广东桑中分离鉴定的黄酮及其苷类化合物结构式

2. 苯并呋喃类 [3–7, 11]

苯并呋喃类化合物为桑叶中的另一大类特征性成分，也多连有异戊烯基或牻牛儿基取代，已报道的主要有：桑辛素 M（moracin M，**19**）、桑辛素 C（moracin C，**20**）、桑皮呋喃 A（mulberrofuran A，**21**）、桑皮呋喃 L（mulberrofuran L，**22**）、桑皮呋喃 B（mulberrofuran B，**23**）、atrofuran B（**24**）、桑辛素 O（moracin O，**25**）、桑辛素 P（moracin P，**26**）、桑皮苷 C（mulberroside C，**27**）、atrofuran A（**28**）、桑皮呋喃 G（mulberrofuran G，**29**）、albanol B（**30**）和桑皮呋喃 C（mulberrofuran C，**31**）。

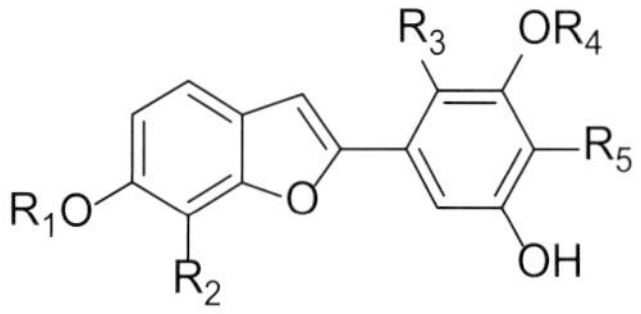

19	R_1 = H	R_2 = H	R_3 = H	R_4 = H	R_5 = H
20	R_1 = H	R_2 = H	R_3 = H	R_4 = H	R_5 = prenyl
21	R_1 = H	R_2 = H	R_3 = geranyl	R_4 = CH$_3$	R_5 = H
22	R_1 = H	R_2 = geranyl	R_3 = H	R_4 = H	R_5 = H
23	R_1 = CH$_3$	R_2 = geranyl	R_3 = H	R_4 = H	R_5 = H

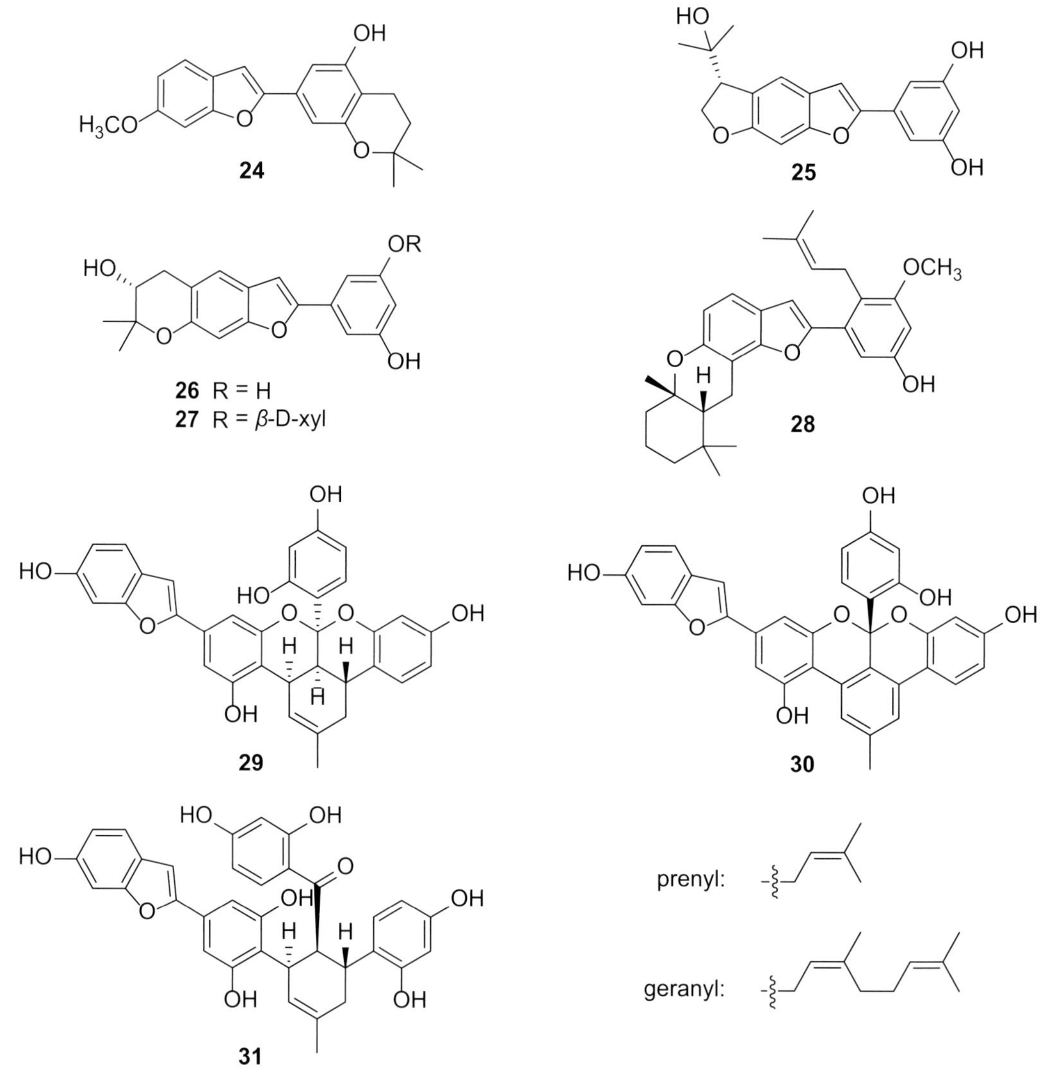

24

25

26 R = H
27 R = β-D-xyl

28

29

30

31

prenyl:

geranyl:

广东桑中分离鉴定的苯骈呋喃类化合物结构式

3. 多羟基生物碱 [3, 5, 10]

多羟基生物碱类化合物是桑叶的特征性化学成分之一，也被认为是桑叶降血糖的主要活性成分。文献报道从桑叶中分离鉴定的多羟基生物碱类化合物主要有：荞麦碱（fagomine，**32**）、1- 脱氧野尻酶素（l-deoxynojirimycin，**33**）、2-O-α-D- 吡喃半乳糖基 -1- 脱氧野尻酶素（2-O-α-D-galatopyranosyl-1-deoxynojirimycin，**34**）、胞苷（cytidine，**35**）、2-(1′, 2′, 3′, 4′- 四羟基丁基)-5-(2″, 3″, 4″- 三羟基丁基)- 吡嗪 [2-(1′, 2′, 3′, 4′-tetrahydroxybutyl)-5-(2″, 3″, 4″-trihydroxybutyl)-pyrazine，**36**]、2-(1′, 2′, 3′, 4′- 四羟基丁基)-5-(1″, 2″, 3″, 4″- 四羟基丁基)- 吡嗪 [2-(1′, 2′, 3′, 4′-tetrahydroxybutyl)-5-(1″, 2″, 3″, 4″-tetrahydroxybutyl)-pyrazine，**37**] 和 2-(1′, 2′, 3′, 4′- 四羟基丁基)-6-(2″, 3″, 4″- 三羟基丁基)- 吡嗪 [2-(1′, 2′, 3′, 4′-tetrahydroxybutyl)-6-(2″, 3″, 4″-trihydroxybutyl)-pyrazine，**38**]。

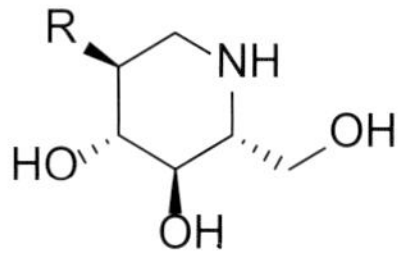

32 R = H
33 R = OH
34 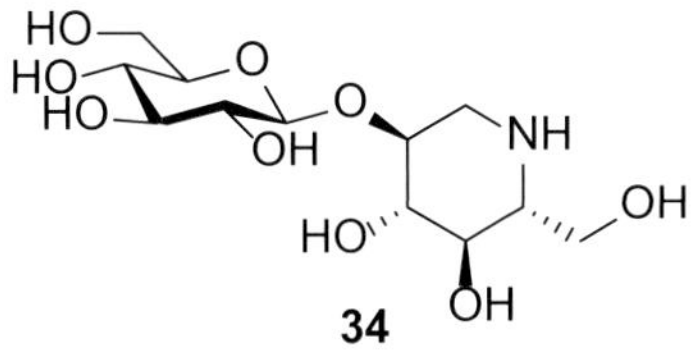
35 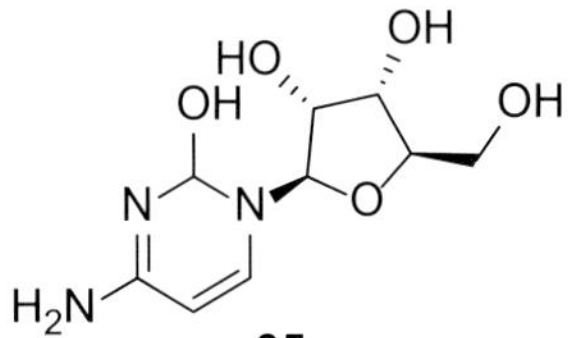
36 R = H 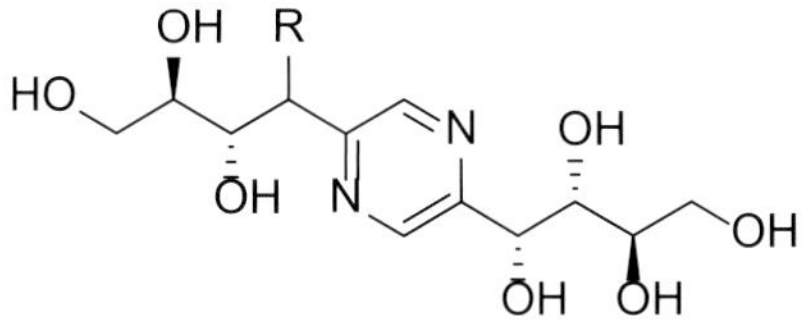
37 R = α-OH
38 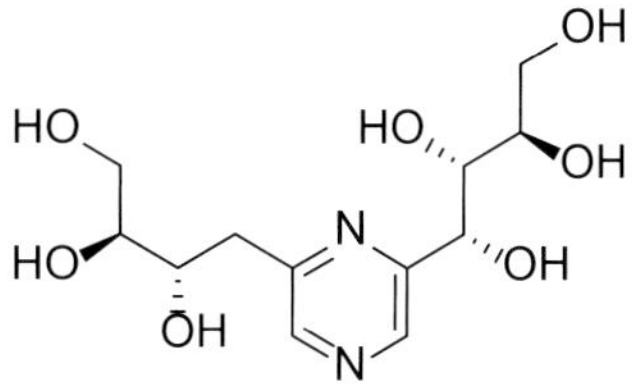

广东桑中分离鉴定的多羟基生物碱类化合物结构式

4. 二苯乙烯类 [3–6, 11]

此外，广东桑中还含有少量的二苯乙烯类化合物，如氧化白藜芦醇（oxyresceratrol，**39**）、氧化白藜芦醇 -4′-O-β-D- 吡喃葡萄糖苷（oxyresveratrol-4′-O-β-D-glucopyranoside，**40**）和桑皮苷 A（mulberroside A，**41**）。

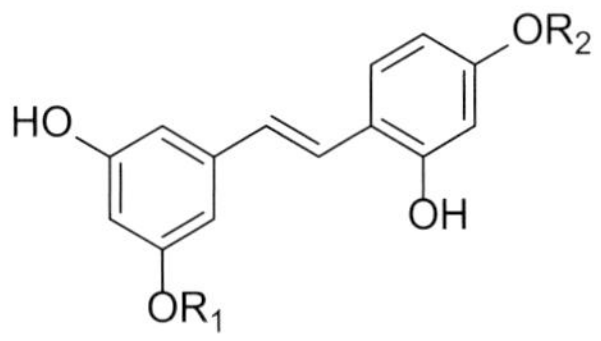

39 R_1 = H　　　R_2 = H
40 R_1 = H　　　R_2 = β-D-glc
41 R_1 = β-D-glc　R_2 = β-D-glc

广东桑中分离鉴定的二苯乙烯类化合物结构式

5. 其他类 [3–5, 7–8, 10–11]

除以上化学成分，广东桑中还含有三萜类 [木栓酮（friedelin）、乌苏酸（ursolic

acid）和桦皮酸（betulinic acid）等]、甾醇类 [β- 蜕皮松（β-ecdysone）、β- 谷甾醇（β-sitosterol）和 β- 胡萝卜苷（β-daucosterol）等] 以及伞形花内酯（umbelliferone）、5, 7- 二羟基香豆素（5,7-dihydroxycoumarin）、菊苣苷（cichorioside）、咖啡酸乙酯（ethyl trans-caffeate）、长寿花糖苷（roseoside）、3- 醛基吲哚（1*H*-indole-3-aldehyde）等其他类型化合物。

【药理作用】

1. 降血糖

研究表明，从广东桑中分离得到的多羟基生物碱类化合物 1- 脱氧野尻霉素（DNJ，**33**）对 α- 糖苷酶具有显著的可逆的非竞争性抑制作用，能有效地抑制蔗糖等双糖在肠道的水解以及降低单糖在肠道内的吸收，抑制餐后血糖浓度的升高，从而发挥降低血糖、治疗糖尿病的作用[12]。此外，广东桑中的胞苷（**35**）、2-(1′, 2′, 3′, 4′- 四羟基丁基)-5-(2″, 3″, 4″-三羟基丁基)- 吡嗪（**36**）、2-(1′, 2′, 3′, 4′- 四羟基丁基)-6-(2″, 3″, 4″- 三羟基丁基)- 吡嗪（**38**）和 2-(1′, 2′, 3′, 4′- 四羟基丁基)-5-(1″, 2″, 3″, 4″- 四羟基丁基)- 吡嗪（**37**）等其他多羟基生物碱类化合物对 α- 葡萄糖苷酶也有一定的抑制作用，其半数抑制浓度（IC_{50}）分别为 2.5 mg/L、1.9 mg/L、2.0 mg/L 和 7.2 mg/L，优于阳性对照药阿卡波糖（IC_{50} = 9.25 mg/L）[10]。而广东桑的总生物碱提取物 [主要含有胞苷（**35**）、2-(1′, 2′, 3′, 4′- 四羟基丁基)-5-(2″, 3″, 4″-三羟基丁基)- 吡嗪（**36**）和 1- 脱氧野尻霉素（**33**）] 也具有一定的 α- 糖苷酶抑制活性和降血糖作用[13]。此外，从广东桑中分离得到的黄酮类成分 rutin（**5**）和 astragalin（**3**）对 α-糖苷酶也显示出较好的抑制活性，IC_{50} 值分别为（13.19±1.10）μM 和（15.82±1.11）μM[9]。

2. 抗肿瘤

从广东桑中分离得到的 1- 脱氧野尻霉素可显著抑制黑色素瘤细胞 B16F10 的侵袭、迁移和细胞基质黏附，降低基质金属蛋白酶 mmp-2 和 mmp-9 的活性及其 mRNA 的表达，并可显著降低 B16F10 细胞表面的异常糖基化和唾液酸化，提示其对 B16F10 细胞的抗转移作用可能与 mmp-2 / 9 的活性减弱和表达抑制，以及与金属蛋白酶组织抑制剂 timp-2 mRNA 的表达增强有关，亦与改变 B16F10 细胞膜表面的糖基化和唾液酸化有关[14]。

3. 抗氧化、改善记忆衰退

研究表明，广东桑桑椹的清除自由基能力与其所含有的酚类、花青素、原花青素的量具有一定的相关性[15]。其中，富含酚类和花青素的广东桑桑椹提取物可使小鼠 β 淀粉样蛋白（Aβ）显著减少，在回避性反应测试中表现出学习和记忆能力的提高，并可使小鼠的抗氧化酶活性更高，大脑和肝脏的脂质氧化更少[16]。

【质量标准】

目前尚无广东桑的质量标准相关研究报道，现对桑叶的质量标准研究情况进行简述。《中国药典》（2015 年版）已规定了桑叶药材的显微鉴别、水分灰分检查、醇溶性浸出物和含量测定等检测项[1]。

1. 高效液相指纹图谱

以芦丁（**5**）为参照物，建立了 13 批桑叶药材的 HPLC 指纹图谱，确定了 16 个共有峰。

色谱条件为：Agilent Eclipse XDB-C18 色谱柱（4.6 mm×250 mm，5 μm）；流动相为乙腈 -0.1% 醋酸水溶液梯度洗脱；流速 1.0 mL/min；柱温 30 ℃；检测波长 290 nm；进样量 10 μL[17]。

以芦丁（**5**）和绿原酸为参照物，建立了不同产地 10 批桑叶药材样品的特征 HPLC 指纹图谱，标定了 13 个共有指纹峰。其色谱条件如下：Diamosil C18 色谱柱（4.6 mm×250 mm，5 μm）；流动相为甲醇 -0.5% 磷酸水溶液梯度洗脱；流速 1.0 mL/min；柱温 30 ℃；检测波长 320 nm；进样量 10 μL；采集时间 60 min[18]。

以紫云英苷（**3**）和异槲皮苷（**4**）为参照物，建立了不同来源的 11 批桑叶药材的特征 UPLC 指纹图谱，标定了 15 个共有峰。色谱条件为：ACQUITY UPLC BEH-C18 色谱柱（2.1 mm×50.0 mm，1.7 μm）；流动相为甲醇 -0.2% 磷酸水溶液梯度洗脱；流速 0.6 mL/min；柱温 40 ℃；检测波长 358 nm；进样量 1.0 μL；采集时间 220 min[19]。

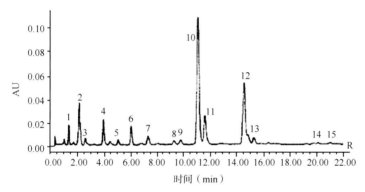

11 批桑叶药材的 UPLC 指纹图谱（共有模式）[19]

2. 含量测定方法

2.1 紫外分光光度法

以芦丁（**5**）作为对照品，建立了桑叶总黄酮的含量测定方法，检测波长为 510 nm[20]。

2.2 高效液相色谱法

《中国药典》规定了 RP-HPLC 法测定桑叶中芦丁（**5**）含量的方法。色谱条件为：以十八烷基硅烷键合硅胶为填充剂；流动相为乙腈 -0.5% 磷酸水溶液梯度洗脱；柱温 35 ℃；检测波长 358 nm[1]。

有研究建立了 RP-HPLC 法测定桑叶中芦丁（**5**）含量的方法。色谱条件为：Hypersil BDS C18 色谱柱（4.6 mm×150 mm，5 μm）；甲醇 - 水梯度洗脱；流速 1.0 mL/min；柱温 25 ℃；检测波长 320 nm；进样量 10 μL[21]。

以紫云英苷（**3**）、异槲皮苷（**4**）和芦丁（**5**）为对照品，建立了同时测定桑叶中上述 3 种黄酮苷含量的 HPLC 方法。色谱条件为：Shim-pack C18 色谱柱（4.6 mm×250 mm，5 μm）；流动相为乙腈 -0.4% 磷酸水溶液梯度洗脱；柱温 35 ℃；检测波长 360 nm[22]。

以芦丁（**5**）、绿原酸和木犀草苷为对照品，建立了同时测定以上 3 种化学成分含量的 HPLC 检测方法。色谱条件为：Phenomenex Luna C18 色谱柱（4.6 mm×250 mm，5 μm）；乙腈 -0.1% 磷酸水溶液梯度洗脱；流速 1.0 mL/min；柱温 30 ℃；检测波长 348 nm[23]。

参 考 文 献

[1] 国家药典委员会.中华人民共和国药典（2015 年版，一部）[S].北京：中国医药科技出版社，2015：297–298.

[2] 贾敏如，张艺.中国民族药辞典 [M].北京：中国医药科技出版社，2016：540–541.

[3] 吴东玲，广东桑根皮的化学成分研究 [D].暨南大学硕士学位论文，2010.

[4] 何雪梅，吴东玲，邹宇晓，等.广东桑根皮化学成分研究 [J].现代食品科技，2014，30（6）：219–228.

[5] 吴东玲，张晓琦，黄晓君，等.广东桑根皮的化学成分研究 [J].中国中药杂志，2010，35（15）：1978–1981.

[6] Wang WJ，Wu DL，Liao ST，et al. Two 2-phenylbenzofuran derivatives from *Morus atropurpurea* [J]. *Natural Products Communications*，2013，8（5）：599–600.

[7] 许延兰，李续娥，邹宇晓，等.广东桑枝的化学成分研究 [J].中国中药杂志，2008，33（21）：2499–2502.

[8] 轧霁，张晓琦，叶文才，等.广东桑种子的化学成分 [J].中国药科大学学报，2006，37（4）：301–303.

[9] Hong HC，Li SL，Zhang XQ，et al. Flavonoids with α-glucosidase inhibitory activities and their contents in the leaves of *Morus atropurpurea* [J]. *Chinese Medicine*，2013，8：19/1–19/7.

[10] 唐本钦，杨婷婷，杨文强，等.广东桑叶化学成分及其 α- 葡萄糖苷酶活性研究 [J].中草药，2013，44（22）：3109–3113.

[11] 何细新，巢晓娟，杨璐，等.广东桑根心材的化学成分研究 [J].天然产物研究与开发，2014，26：193–196.

[12] Watson AA，Fleet GWJ，Asano N，et al. Polyhydroxylated alkaloids – natural occurrence and therapeutic applications [J]. *Phytochemistry*，2001，56（3）：265–295.

[13] 张晓琦，叶葳，叶文才，等.具有 α- 糖苷酶抑制剂活性的中药提取物及其应用 [P].中国发明专利，ZL 200710026300.7.

[14] Wang RJ，Yang CH，Hu ML. 1-Deoxynojirimycin inhibits metastasis of B16F10 melanoma cells by attenuating the activity and expression of matrix metalloproteinases-2 and -9 and altering cell surface glycosylation [J]. *Journal of Agricultural and Food Chemistry*，2010，58（16）：8988–8993.

[15] Isabelle M，Lee，BL，Ong CN，et al. Peroxyl radical scavenging capacity，polyphenolics，and lipophilic antioxidant profiles of mulberry fruits cultivated in southern China [J]. *Journal of Agricultural and Food Chemistry*，2008，56（20）：9410–9416.

[16] Shih PH，Chan YC，Liao JW，et al. Antioxidant and cognitive promotion effects of anthocyanin-rich mulberry（*Morus atropurpurea* L.）on senescence-accelerated mice and prevention of Alzheimer's disease [J]. *Journal of Nutritional Biochemistry*，2010，21（7）：598–605.

[17] 姚江雄，李春，廖端芳，等.桑叶药材 HPLC 指纹图谱研究 [J].中国实验方剂学杂志，2013，19（10）：119–121.

[18] 李钟，胡海容.桑叶药材 HPLC 指纹图谱的研究 [J].药物研究，2007，2（5）：280–283.

[19] 彭丽英，彭攸灵，杨先国.不同产地桑叶药材 UPLC 指纹图谱研究 [J].中国当代医药，2004，21（14）：8–13.

[20] 吕丹，王海波，邸学，等.桑叶药材中总黄酮含量的测定 [J].中国药房，2016，27（6）：844–845.

[21] 郑雪花，刘塔斯，陈迪钊.反相高效液相色谱法测定不同产地桑叶芦丁的含量 [J].中南药学，2007，5（6）：507–509.

[22] 严安定，袁野，吴亮，等.HPLC 法同时测定桑叶中芦丁、异槲皮苷、紫云英苷的含量 [J].安徽医药，2011，15（3）：296–298.

[23] 郑娟，茅纯，邹耀华.HPLC 测定桑叶中绿原酸、芦丁和木犀草苷含量 [J].中国现代应用药学，2014，31（2）：218–221.

广西莪术

【植物来源】

本品为姜科(Zingiberaceae)姜黄属植物广西莪术 *Curcuma kwangsiensis* S. G. Lee et C. F. Liang 的干燥根茎。广西莪术是广西的道地药材，其块根也称"桂郁金"，主要产于我国广西、云南，栽培或野生于山坡草地及灌木丛中[1-2]。广西莪术与温郁金 *Curcuma rcenyujin* Y. H. Chenet C. Ling、姜黄 *C. longa* L. 和蓬莪术 *C. phaeocaulis* Val 均被《中国药典》收录，作为中药郁金的基源植物。

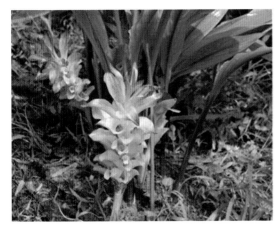 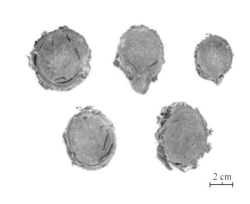

2 cm

广西莪术基源植物（左）与药材（右）图片

【功能与主治】

广西莪术始载于《雷公炮炙论》。其味苦、辛，性温，入肝、脾经。具有行气破血，消积止痛的功效。可用于治疗癥瘕痞块、瘀血经闭、食积胀痛、早期宫颈癌等[1]。

【化学成分】

广西莪术中主要含有二苯基庚烷类、萜类及挥发油、酚酸类、甾醇类等化学成分，其中二苯基庚烷类和挥发油类化合物为其特征性成分。

1. 二苯基庚烷类[3-7]

以姜黄素为代表的二苯基庚烷类化合物是姜科植物的特征性成分，广西莪术中亦含有丰富的该类化合物，目前已从广西莪术中报道的该类成分主要有：(3*R*′, 5*S*′)-3, 5- 二羟基 -1-(4- 羟基 -3- 甲氧基苯基)-7-(3, 4- 二羟基苯基) 庚烷 [(3*R*′,5*S*′)-3,5-dihydroxy-1-(4-hydroxy-3-methoxyphenyl)-7-(3,4-dihydroxyphenyl)heptane, **1**]、(3*R**, 5*S**)-3, 5- 二 羟 基 -1-(3, 4- 二羟基苯基)-7-(4- 羟苯基) 庚烷 [*rel*-(3*R*,5*S*)-3,5-dihydroxy-1-(3,4-dihydroxyphenyl)-7-

(4-hydroxyphenyl)heptane，**2**]、(3*R**, 5*S**)-3, 5- 二羟基 -1-(4- 羟基 -3- 甲氧基苯基)-7-(4- 羟苯 基) 庚 烷 [*rel*-(3*R*,5*S*)-3,5-dihydroxy-1-(4-hydroxy-3-methoxyphenyl)-7-(4-hydroxyphenyl) heptane]、(3*R**, 5*S**)-3, 5- 二羟基 -1-(3- 甲氧基 -4, 5- 二羟基苯基)-7-(4- 羟苯基) 庚烷 [*rel*-(3*R*,5*S*)-3,5-dihydroxy-1-(3-methoxy-4,5-dihydroxyphenyl)-7-(4-hydroxyphenyl)heptane，**3**]、(3*R*, 5*S*)-3, 5- 二 羟 基 -1, 7- 二 (4- 羟 苯 基) 庚 烷 [(3*R*,5*S*)-3,5-dihydroxy-1,7-bis(4-hydroxyphenyl)heptane，**4**]、(3*R*, 5*S*)-3, 5- 二羟基 -1-(4- 羟基 -3, 5- 二甲氧基苯基)-7-(4- 羟苯 基) 庚 烷 [(3*R*,5*S*)-3,5-dihydroxy-1-(4-hydroxy-3,5-dimethoxyphenyl)-7-(4-hydroxyphenyl) heptane]、(3*R*, 5*R*)-3, 5- 二羟基 -1, 7- 二 (4- 羟苯基) 庚烷 [(3*R*,5*R*)-3,5-dihydroxy-1,7-bis(4-hydroxyphenyl)heptane，**5**]、(3*R*, 5*R*)-3, 5- 二羟基 -1-(3, 4- 二羟基苯基)-7-(4- 羟苯基) 庚烷 [(3*R*,5*R*)-3,5-dihydroxy-1-(3,4-dihydroxyphenyl)-7-(4-hydroxyphenyl)heptane，**6**]、(3*R*, 5*R*)-3, 5- 二羟基 -1-(4- 羟基 -3- 甲氧基苯基)-7-(3, 4- 二羟基苯基) 庚烷 [(3*R*,5*R*)-3,5-dihydroxy-1-(4-hydroxy-3-methoxyphenyl)-7-(3,4-dihydroxyphenyl)heptane，**7**]、(3*R*, 5*R*)-3, 5- 二羟基 -1-(3, 4- 二羟基苯基)-7- 苯基庚烷 [(3*R*,5*R*)-3,5-dihydroxyl-1-(3,4-dihydroxyphenyl)-7-phenylheptane，**8**]、(3*R*, 5*R*)-3- 乙酰氧基 -5- 羟基 -1, 7- 二 (4- 羟苯基) 庚烷 [(3*R*,5*R*)-3-acetoxy-5-hydroxy-1,7-bis(4-hydroxyphenyl)heptane]、(3*R*, 5*R*)-3- 乙酰氧基 -5- 羟基 -1-(3, 4- 二羟基苯基)-7-(4- 羟苯基) 庚烷 [(3*R*,5*R*)-3-acetoxy-5-hydroxy-1-(3,4-dihydroxyphenyl)-7-(4-hydroxyphenyl) heptane]、(3*R*, 5*R*)-3- 乙 酰 氧 基 -5- 羟 基 -1, 7- 二 (3, 4- 二 羟 基 苯 基) 庚 烷 [(3*R*,5*R*)-3-acetoxy-5-hydroxy-1,7-bis(3,4-dihydroxyphenyl)heptane]、(3*R*, 5*R*)-3- 乙 酰 基 -5- 羟 基 -1-(3, 4- 二 羟 基 苯 基)-7- 苯 基 庚 烷 [(3*R*,5*R*)-3-acetyl-5-hydroxyl-1-(3,4-dihydroxyphenyl)-7-phenylheptane]、(3*R*, 5*R*)-3, 5- 二乙酰基 -1, 7- 二 (4- 羟苯基) 庚烷 [(3*R*,5*R*)-3,5-diacetyl-1,7-bis(4-hydroxyphenyl)heptane]、(3*R*, 5*R*)-3, 5- 二乙酰氧基 -1-(3, 4- 二羟基苯基)-7-(4- 羟苯基) 庚 烷 [(3*R*,5*R*)-3,5-diacetoxy-1-(3,4-dihydroxyphenyl)-7-(4-hydroxyphenyl)heptane]、(3*R*, 5*R*)-3, 5- 二乙酰氧基 -1, 7- 二 (3, 4- 二羟基苯基) 庚烷 [(3*R*,5*R*)-3,5-diacetoxy-1,7-bis(3,4-dihydroxyphenyl)heptane]、(3*S*, 5*S*)-3- 乙酰氧基 -5- 羟基 -1-(3, 4- 二羟基苯基)-7-(4- 羟苯基) 庚烷 [(3*S*,5*S*)-3-acetoxy-5-hydroxy-1-(3,4-dihydroxyphenyl)-7-(4-hydroxyphenyl)heptane]，(3*S*)-1-(3, 4- 二羟基苯基)-7-（4- 羟苯基）庚 -3- 醇 [(3*S*)-1-(3, 4-dihydroxyphenyl)-7-(4-hydroxyphenyl) heptan-3-ol，**9**]、(3*R*)-1-(3, 4- 二羟基苯基)-7-(4- 羟苯基) 庚 -3- 醇 [(3*R*)-1-(3,4-dihydroxyphenyl)-7-(4-hydroxyphenyl)heptan-3-ol，**10**]、(3*S*)-3- 乙 酰 氧 基 -1-(3, 4- 二 羟 基 苯 基)-7-(4- 羟 苯 基) 庚 烷 [(3*S*)-3-acetoxy-1-(3,4-dihydroxyphenyl)-7-(4-hydroxyphenyl)heptane]、(3*R*)-3- 乙 酰氧基 -1-(3, 4- 二羟基苯基)-7-(4- 羟苯基) 庚烷 [(3*R*)-3-acetoxy-1-(3,4-dihydroxyphenyl)-7-(4-hydroxyphenyl)heptane]、(3*S*)-1, 7- 二 (4- 羟苯基)-(6*E*)-6- 庚 -3- 醇 [(3*S*)-1,7-bis(4-hydroxyphenyl)-(6*E*)-6-hepten-3-ol，**11**]、(3*R*)-1, 7- 二 (4- 羟 苯 基)-(6*E*)-6- 庚 -3- 醇 [(3*R*)-1,7-bis(4-hydroxyphenyl)-(6*E*)-6-hepten-3-ol，**12**]、(3*S*)-1-(3, 4- 二羟基苯基)-7-(4- 羟苯基)-(6*E*)-6- 庚 -3- 醇 [(3*S*)-1-(3,4-dihydroxyphenyl)-7-(4-hydroxyphenyl)-(6*E*)-6-hepten-3-ol，**13**]、(3*R*)-1-(3, 4- 二 羟 基 苯 基)-7-(4- 羟 苯 基)-(6*E*)-6- 庚 -3- 醇 [(3*R*)-1-(3,4-dihydroxyphenyl)-7-(4-hydroxyphenyl)-(6*E*)-6-hepten-3-ol，**14**]、(3*S*)-1-(3, 4- 二 羟 基 苯 基)-7- 苯 基 -(6*E*)-6- 庚 -3- 醇 [(3*S*)-1-(3,4-dihydroxyphenyl)-7-phenyl-(6*E*)-6-hepten-3-ol，**15**]、(3*R*)-1-(3, 4- 二 羟 基 苯 基)-7- 苯 基 -(6*E*)-6- 庚 -3- 醇 [(3*R*)-1-(3,4-dihydroxyphenyl)-7-phenyl-(6*E*)-6-hepten-3-ol，

16]、(3*S*)-3- 乙酰氧基 -1-(3, 4- 二羟基苯基)-7-(4- 羟苯基)-(6*E*)-6- 庚烷 [(3*S*)-3-acetoxy-1-(3,4-dihydroxyphenyl)-7-(4-hydroxyphenyl)-(6*E*)-6-heptene]、(3*R*)-3- 乙 酰 氧 基 -1-(3, 4- 二 羟 基 苯 基)-7-(4- 羟 苯 基)-(6*E*)-6- 庚 烷 [(3*R*)-3-acetoxy-1-(3,4-dihydroxyphenyl)-7-(4-hydroxyphenyl)-(6*E*)-6-heptene]、2, 3, 5- 三羟基 -1-(3- 甲氧基 -4- 羟苯基)-7-(3, 5- 二甲氧基 -4- 羟苯基) 庚烷 [2,3,5-trihydroxy-1-(3-methoxy-4-hydroxyphenyl)-7-(3,5-dimethoxy-4-hydroxyphenyl)heptane]、2, 3, 5- 三羟基 -1-(4- 羟苯基)-7-(3, 5- 二甲氧基 -4- 羟苯基) 庚烷 [2,3,5-trihydroxy-1-(4-hydroxyphenyl)-7-(3,5-dimethoxy-4-hydroxyphenyl)heptane]、1, 7- 二 (4- 羟苯基)-3- 庚酮 [1,7-bis(4-hydroxyphenyl)-3-heptanone，**17**]、1-(4- 羟基 -3- 甲氧基苯基)-7-(4- 羟苯基)-3- 庚酮 [1-(4-hydroxy-3-methoxyphenyl)-7-(4-hydroxyphenyl)-3-heptanone，**18**]、(5*S*)-5- 羟基 -1-(4- 羟苯基)-7- 苯基 -3- 庚酮 [(5*S*)-5-hydroxy-1-(4-hydroxyphenyl)-7-phenyl-3-heptanone]、(5*S*)-5- 羟基 -1-(4- 羟苯基)-7-(3, 4- 二羟基苯基)-3- 庚酮 [(5*S*)-5-hydroxy-1-(4-hydroxyphenyl)-7-(3,4-dihydroxyphenyl)-3-heptanone，**19**]、(5*S*)-5- 羟 基 -1, 7- 二 (4- 羟 苯 基)-3- 庚酮 [(5*S*)-5-hydroxy-1,7-bis(4-hydroxyphenyl)heptan-3-one]、(5*S*)-5- 羟基 -1-(4- 羟基 -3- 甲氧基苯基)-7-(4- 羟苯基)-3- 庚酮 [(5*S*)-5-hydroxy-1-(4-hydroxy-3-methoxyphenyl)-7-(4-hydroxyphenyl)-3-heptanone]、(5*S*)-5- 羟 基 -1-(4- 羟 基 -3- 甲 氧 基 苯 基)-7-(3, 4- 二 羟 基 苯 基)-3- 庚酮 [(5*S*)-5-hydroxy-1-(4-hydroxy-3-methoxyphenyl)-7-(3,4-dihydroxyphenyl)heptan-3-one，**20**]、1-(4- 羟基 -3- 甲氧基苯基)-7-(4- 羟苯基)-(4*E*)-4- 庚烯 -3- 酮 [1-(4-hydroxy-3-methoxyphenyl)-7-(4-hydroxyphenyl)-(4*E*)-4-hepten-3-one，**21**]、1-(4- 羟苯基)-7- 苯基 -(6*E*)-6- 庚烯 -3- 酮 [1-(4-hydroxyphenyl)-7-phenyl-(6*E*)-6-hepten-3-one]、(*E*)-1, 7- 二 (4- 羟苯基)-6- 庚烯 -3- 酮 [(*E*)-1,7-bis(4-hydroxyphenyl)-6-hepten-3-one，**22**]、姜黄素 (curcumin, **23**)、1, 7- 二 (4- 羟苯基) 庚 -4*E*, 6*E*- 二烯 -3- 酮 [1,7-bis(4-hydroxyphenyl)hepta-4*E*, 6*E*-dien-3-one，**24**]、(1*S*, 5*R*)-1, 5- 环氧 -1-(4- 羟苯基)-7-(3- 甲氧基 -4- 羟苯基) 庚烷 [(1*S*,5*R*)-1,5-epoxy-1-(4-hydroxyphenyl)-7-(3-methoxy-4-hydroxyphenyl)heptane，**25**]、(1*R*, 2*S*, 5*S*)-1, 5- 环氧 -2- 羟基 -1, 7- 二 (3, 4- 二羟基苯基) 庚烷 [(1*R*,2*S*,5*S*)-1,5-epoxy-2-hydroxy-1,7-bis(3,4-dihydroxyphenyl)heptane，**26**]、(1*S*, 3*S*, 5*S*)-1, 5- 环氧 -3- 羟基 -1-(4- 羟基 -3, 5- 二甲氧基苯基)-7-(4- 羟苯基) 庚烷 [(1*S*,3*S*,5*S*)-1,5-epoxy-3-hydroxy-1-(4-hydroxy-3,5-dimethoxyphenyl)-7-(4-hydroxyphenyl)heptane] 和 1, 5- 环氧 -3α- 羟基 -1-(3, 4- 二羟基 -5- 甲氧基苯基)-7-(3, 4- 二羟基) 庚烷 [1,5-epoxy-3α-hydroxy-1-(3,4-dihydroxy-5-methoxyphenyl)-7-(3,4-dihydroxy)heptane，**27**]。

1 R₁ = OCH₃　R₂ = H　R₃ = OH
2 R₁ = OH　R₂ = H　R₃ = H
3 R₁ = OCH₃　R₂ = OH　R₃ = H
4 R₁ = H　R₂ = H　R₃ = H

5 R₁ = H　R₂ = H　R₃ = H　R₄ = H　R₅ = OH
6 R₁ = H　R₂ = H　R₃ = OH　R₄ = H　R₅ = OH
7 R₁ = H　R₂ = H　R₃ = OCH₃　R₄ = OH　R₅ = OH
8 R₁ = H　R₂ = H　R₃ = OH　R₄ = H　R₅ = H

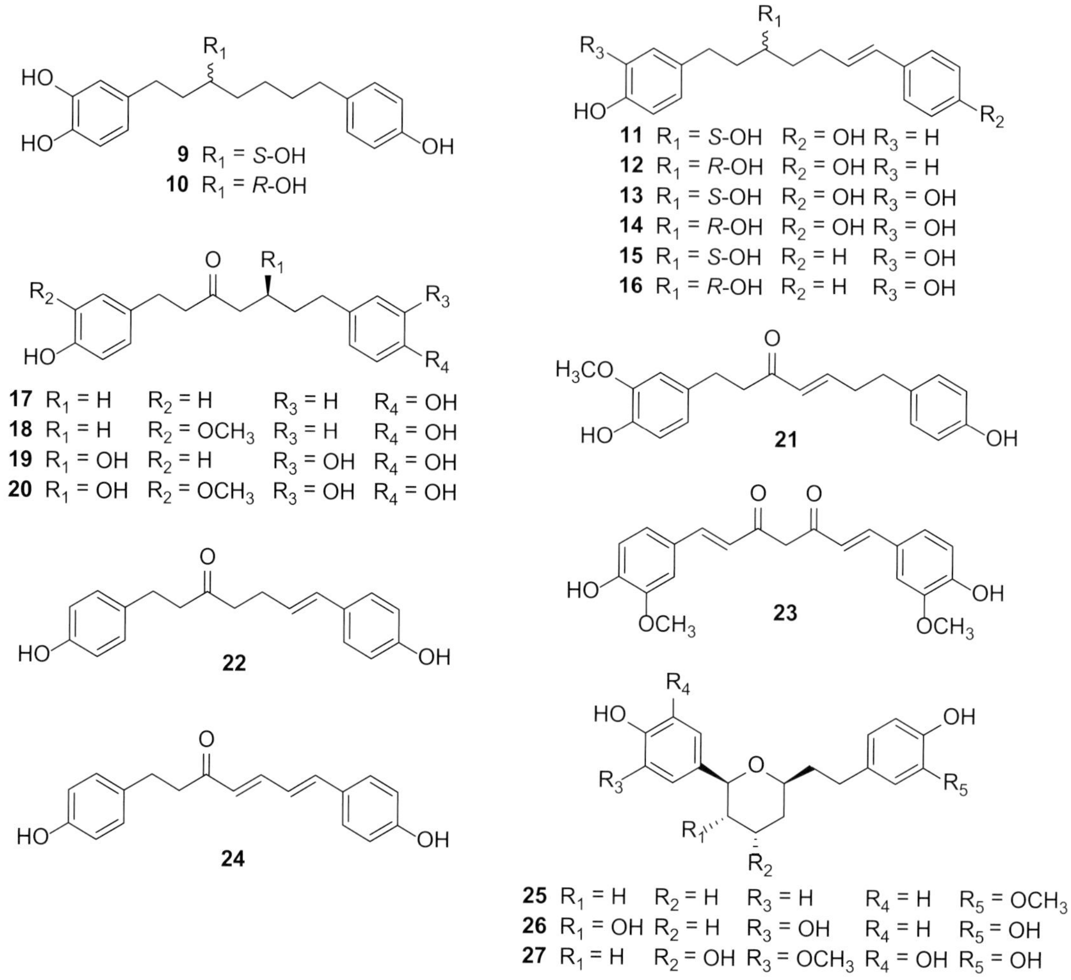

9 $R_1 = S$-OH
10 $R_1 = R$-OH

11 $R_1 = S$-OH　$R_2 = $ OH　$R_3 = $ H
12 $R_1 = R$-OH　$R_2 = $ OH　$R_3 = $ H
13 $R_1 = S$-OH　$R_2 = $ OH　$R_3 = $ OH
14 $R_1 = R$-OH　$R_2 = $ OH　$R_3 = $ OH
15 $R_1 = S$-OH　$R_2 = $ H　$R_3 = $ OH
16 $R_1 = R$-OH　$R_2 = $ H　$R_3 = $ OH

17 $R_1 = $ H　　$R_2 = $ H　　　$R_3 = $ H　　$R_4 = $ OH
18 $R_1 = $ H　　$R_2 = $ OCH$_3$　$R_3 = $ H　　$R_4 = $ OH
19 $R_1 = $ OH　$R_2 = $ H　　　$R_3 = $ OH　$R_4 = $ OH
20 $R_1 = $ OH　$R_2 = $ OCH$_3$　$R_3 = $ OH　$R_4 = $ OH

21

22

23

24

25 $R_1 = $ H　　$R_2 = $ H　　$R_3 = $ H　　　$R_4 = $ H　　$R_5 = $ OCH$_3$
26 $R_1 = $ OH　$R_2 = $ H　　$R_3 = $ OH　　$R_4 = $ H　　$R_5 = $ OH
27 $R_1 = $ H　　$R_2 = $ OH　$R_3 = $ OCH$_3$　$R_4 = $ OH　$R_5 = $ OH

广西莪术中分离鉴定的二苯基庚烷类化合物结构式

2. 二萜类[8]

从广西莪术中分离鉴定的二萜类化合物以半日花烷型二萜为主，已报道的该类成分主要有：(*E*)-16- 羟基半日 -8(17), 11, 13- 三烯 -15, 16- 内酯 [(*E*)-16-hydroxylabda-8(17),11,13-trien-15,16-olide，**28**]、(*E*)-15- 羟基半日 -8(17)，11, 13- 三烯 -16, 15- 内酯 [(*E*)-15-hydroxylabda-8(17),11,13-trien-16,15-olide]、(*E*)- 半日 -8(17)，11, 13- 三烯 -16, 15- 内酯 [(*E*)-labda-8(17),11,13-trien-16,15-olide]、(*E*)- 半日 -7, 11, 13- 三烯 -16, 15- 内酯 [(*E*)-labda-7,11,13-trien-16,15-olide，**29**]、coronarin D（**30**）、(*E*)- 半日 -8(17)，12, 14- 三烯 -16- 酸 [(*E*)-labda-8(17),12,14-trien-16-oic acid，**31**]、zerumin A（**32**）、半日二烯酸（labdadienedioic acid）、calcaratarin B、5*S*, 9*S*, 10*S*, 15*R*-(−)-curcuminol D（**33**） 和 5*S*, 9*S*, 10*S*, 15*R*-(−)-curcuminol H。

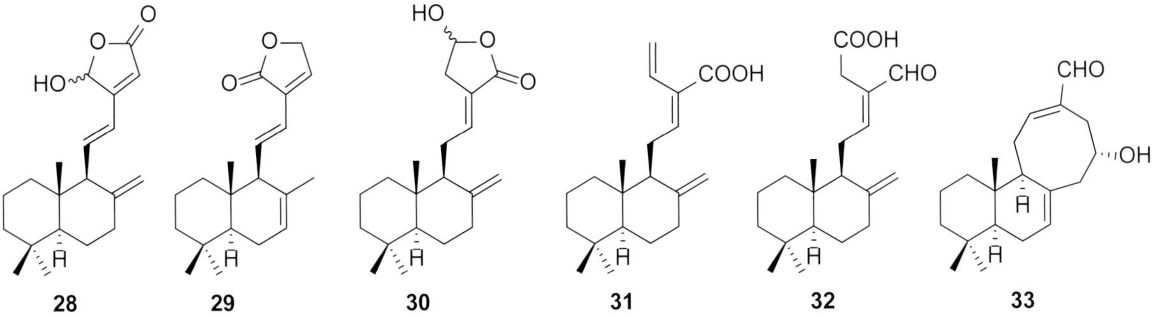

广西莪术中分离鉴定的二萜类化合物结构式

3. 倍半萜类 [9–16]

广西莪术中含有丰富的倍半萜类化合物，是广西莪术挥发油部位的重要组成部分。目前，从广西莪术中分离鉴定的倍半萜类成分主要有：kwangsiensis A（**34**）、kwangsiensis B、乌药薁（linderazulene，**35**）、2-oxoguaia1(10),3,5,7(11),8-pentaen-12,8-olide（**36**）、桂莪术内酯 [(−)-gweicurculactone，**37**]、zedoarolide B（**38**）、zedoalactone A、(1*R*,4*R*,5*S*,8*S*,9*Z*)-4-hydroxy-1, 8-epoxy-5H-guai-7(11),9-dien-12,8-olide（**39**）、异莪术烯醇（isocurcumenol，**40**）、莪术烯醇（curcumenol）、zedoarondiol（**41**）、isozedoarondiol、alismoxide（**42**）、莪术呋喃二烯(furanodiene)、莪术呋喃二烯酮(furanodienone，**43**)、蓬莪术环氧酮(zederone，**44**）、吉马酮（germacrone，**45**）、comosone II（**46**）和 curcuzedoalide（**47**）。

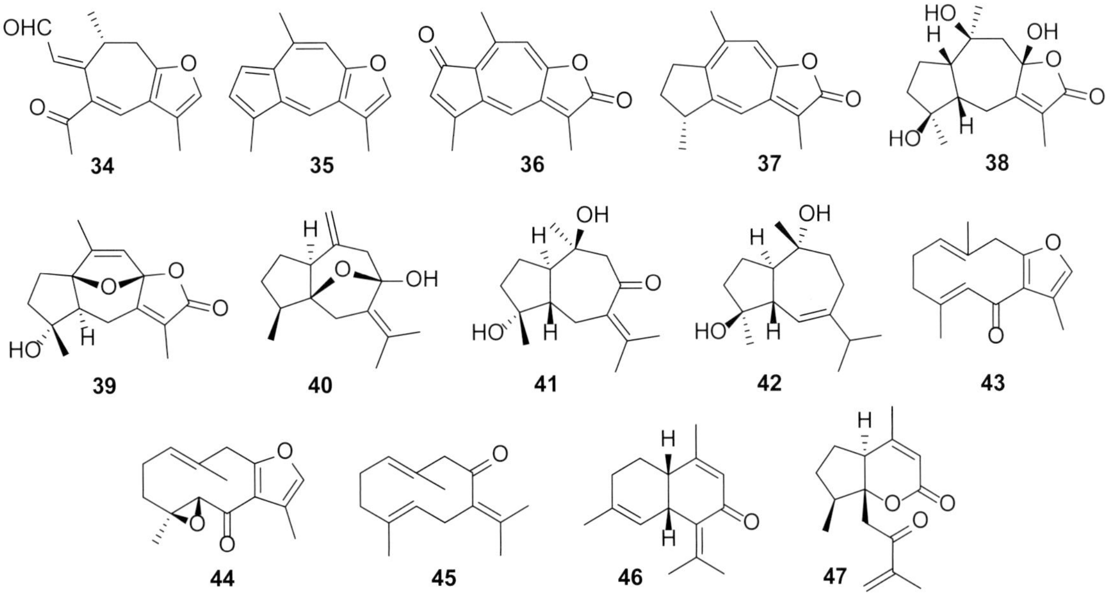

广西莪术中分离鉴定的倍半萜类化合物结构式

此外，还有文献利用 GC-MS 联用技术，分析了广西莪术挥发油部位的化学组成。结果表明其中主要为倍半萜类化合物，结构类型主要包括桉烷型、吉马烷型、榄香烷型、蒈烷型、愈创木烷型、没药烷型等，如：巴西菊内酯（eremanthin）、表蓝桉醇（epiglobulol）、蓝桉醇（globulol）、香橙烯氧化物（aromadendrene oxide）、异喇叭烯（isoledene）、α-古芸烯（α-gurjunene）、斯巴醇（spathulenol）、γ-古芸烯（γ-gurjunene）、β-愈创木烯（β-guaiene）、绒白乳菇醛（velleral）、异长叶醇 [(–)-isolongifolol]、莪术醇（curcumol）、α-雪松烯（α-himachalene）、莪术烯（curzerene）、莪术呋喃烯酮（curzerenone）、β-elemenone、β-榄香烯（β-elemene）、γ-榄香烯（γ-elemene）、δ-榄香烯（δ-elemene）、木香内酯（dihydrocostunolide）、germacrene B、8-isopropenyl-1, 5-dimethyl-cyclodeca-1, 5-diene、莪术二酮（curdione）、新莪术二酮（neocurdione）、γ-蛇床烯（γ-selinene）、β-蛇床烯（β-selinene）、β-桉叶醇（β-eudesmol）、eudesma-3, 7(11)-diene、δ-蛇床烯（δ-selinene）、异荜茄澄烯（isocadinene）、库贝醇（cubenol）、β-甜没药烯（β-bisabolene）、β-倍半菲兰烯（β-sesquiphellandrene）、α-姜烯（α-zingiberene）、姜黄新酮（curlone）、芳姜黄烯（ar-curcumene）、塞舌尔烯（seychellene）、古巴烯（α-copaene）、α-石竹烯（α-caryophyllene）、β-石竹烯（β-caryophyllene）、氧化石竹烯（β-caryophyllene oxide）、柑油烯（bergamotene）、莪术双环烯酮（curcumenone）、松油醇（4-terpineol）、D-柠檬烯（D-limonene）、异松油烯（terpinolene）、(–)-(S)-α-terpineol、α-松萜（α-pinene）、樟烯（camphene）、龙脑（borneol）、异冰片（isoborneol）、醋酸异冰片酯（isobornyl acetate）、(1S, 4S)-(–)樟脑 [(1S, 4S)-(–)-camphor]、桉树脑（1, 8-cineole）、芳樟醇（L-linalool）、8, 9-dehydro-9-formylcycloisolongifolene 和 1, 3-di-tert-butylbenzene。

4. 其他类 [3, 11–14]

广西莪术中还含有甾醇等其他类型化合物，如：对羟基苯甲酸（4-hydroxybenzoic acid）、对羟基肉桂酸（p-hydroxycinnamic acid）、对-（1-β-D-吡喃葡萄糖基-1-甲基乙基）苯甲酸 [p-(1-β-D-glucopyranosyloxy-1-methylethyl)benzoic acid]、对-（1-β-D-吡喃葡萄糖基-1-甲基乙基）苯甲酸甲酯 [methyl p-(1-β-D-glucopyranosyloxy-1-methylethyl)benzoate]、2, 4, 6-三羟基苯乙酮-2, 4-二-O-β-D-吡喃葡萄糖苷（2,4,6-trihydroxyacetophenone-2,4-di-O-β-D-glucopyranoside）、5, 10-二羟基-2-甲氧基-7-甲基-1, 4-蒽二酮（5,10-dihydroxy-2-methoxy-7-methyl-1,4-anthracenedione）和 β-谷甾醇（β-sitosterol）。

【药理作用】

1. 抗菌

采用微量稀释法，测试了莪术挥发油对 62 株念珠菌的抗菌活性，测定了其最低抑菌浓度（MIC）和最小杀菌浓度（MFC）。结果发现，莪术挥发油对 62 株念珠菌的平均 MIC 值为（760.87±376.56）µg/mL，对临床常见的 6 种念珠菌均有不同程度的抑制作用，对各菌株的抑制作用无显著性差异 [17]。

2. 抗肿瘤

通过 GC-MS 技术建立了广西莪术挥发油的指纹图谱，在获得的挥发油 GC-MS 指纹图谱特征峰的峰面积与其对鼻咽癌细胞增殖抑制作用的数据基础上，采用灰关联度分析技术，计算各特征峰与肿瘤细胞增殖抑制率的关联度和关联序，并根据关联度的大小，确定了各成分对抑制肿瘤细胞增殖作用的贡献大小顺序为：莪术醇＞莪术二酮＞β- 榄香烯＞吉马酮＞莪术呋喃二烯＞α- 石竹烯＞δ- 蛇床烯＞β- 石竹烯＞β-elemenone＞α- 松萜＞桉叶油素＞樟脑＞2- 壬醇＞异冰片＞莪术烯＞δ- 榄香烯＞樟烯＞D- 柠檬烯＞龙脑[16]。

3. 降血糖

采用高糖高脂饮食联合腹腔小剂量注射链脲佐菌素（STZ，45 mg/kg）的方法诱导 2 型糖尿病大鼠模型，将造模成功的糖尿病大鼠随机分为 4 组：糖尿病模型组及广西莪术多糖低、中、高剂量组（0.5 g/kg、1.0 g/kg 和 2.5 g/kg），另取 10 只正常大鼠作为正常组。连续给药六周后，与正常组大鼠比较，模型组大鼠的血糖、甘油三酯和总胆固醇水平明显增高，且胰腺 Fas 蛋白表达增高，均具有统计学意义；与模型组比较，广西莪术多糖给药组均可降低糖尿病大鼠的血糖、总胆固醇和甘油三酯水平，减少胰腺 Fas 蛋白的表达，并减少胰岛 B 细胞凋亡。结果表明，广西莪术多糖可降低 2 型糖尿病大鼠血糖，其作用可能与保护胰岛 B 细胞，减少其凋亡有关[18]。

4. 抗血栓

以肾上腺素与冰水刺激为致瘀因素造大鼠血瘀症的动物模型，并观察莪术二酮对血瘀症模型大鼠全血不同切变率下的黏度变化及血浆黏度变化。结果显示，莪术二酮具有抗血栓形成和抗凝血作用，其抗凝血作用是通过影响内源性凝血途径来发挥作用，而其抗血栓作用可能与改善血液流变学和抑制血小板的功能有关[19]。

有研究对中药莪术醋制前后"行气破血"功效的差异进行了研究。结果显示，莪术生品和醋制品的高、中、低剂量组均可不同程度地延长正常小鼠的凝血和出血时间，且莪术醋制品高剂量组的抗凝血作用优于生品的高剂量组，醋制品高、中剂量组延长出血时间的作用分别强于生品的高、中剂量组。此外，莪术醋制前后，高剂量组对"气滞血瘀"型和"寒凝血瘀"型两种"瘀证"大鼠模型均具显著的改善作用，可明显改善大鼠的全血黏度、血浆黏度、红细胞聚集指数、血沉、血细胞压积等指标[20]。

5. 治疗银屑病

莪术为治疗银屑病的常用中药之一。通过鼠尾鳞片表皮 - 小鼠阴道上皮实验模型，系统地研究了 β- 榄香烯与银屑病相关的药理作用。结果显示，腹腔注射该药具有抑制上皮细胞有丝分裂和促进表皮颗粒层的生成两种作用，而以后者作用更为突出。上述实验结果提示，β- 榄香烯促进角朊细胞分化的作用较抑制细胞增殖的作用显著，有别于一般的细胞毒药物[21]。

【质量标准】

目前，广西莪术作为中药郁金的基源植物被《中国药典》所收录，也有少量文献对其 HPLC 指纹图谱和含量测定方法进行了研究。

1. 指纹图谱

1.1　气相 - 质谱联用技术

运用 GC-MS 技术分析了 3 种基源的 18 个莪术样品，所得 TIC 图谱采用"中药色谱指纹图谱计算机相似性评价系统"软件进行模式分析及相似度计算，通过质谱数据与文献对照检识出主要特征峰所对应的成分，并根据主要特征成分对 18 个样品进行了 SPSS 聚类分析。结果显示，3 种基源的 18 个莪术样品的相似度（全谱）计算结果较低；通过聚类分析结果可将莪术分为两类，温郁金和蓬莪术各为一类，广西莪术样品则无法成类。因此，基于聚类分析结果建立了温郁金和蓬莪术的指纹图谱共有模式，并分别具有较高的相似度，而广西莪术的 6 个样品因成分差异较大，暂未建立指纹图谱共有模式[22]。

1.2　高效液相指纹图谱

建立了广西莪术的 HPLC 指纹图谱，以保留时间与吉马酮一致的色谱峰为参照峰，对实验室制备的 16 批广西莪术药材饮片进行了指纹图谱分析。利用"指纹图谱相似度计算软件"，建立了广西莪术 HPLC 指纹图谱的共有模式。色谱条件为：岛津 Shim-pack VP-ODS C18 色谱柱（4.6 mm×250 mm，5 μm）；流动相为乙腈 - 水梯度洗脱；检测波长 214 nm；柱温 30 ℃；流速 1 mL/min；进样量 10 μL。结果标定了 17 个共有特征峰，16 个批次的广西莪术中，除南宁仙湖和广西药用植物园的广西莪术外，其余 14 个主产地钦州的广西莪术相似度均大于 0.9[23]。

2. 含量测定方法

2.1　挥发油的含量测定法

《中国药典》（2015 年版）一部收载了关于莪术挥发油的含量测定方法[24]。

2.2　高效液相色谱法

以莪术油的有效成分 furanodiene、germacrone 和 curdione 作为指标性成分，采用 Kromasil KR 100-5 C18 色谱柱，甲醇 - 水（90 ： 10）为流动相，检测波长 215 nm，流速 1.0 mL/min。结果显示，在该色谱条件下的线性关系良好，该方法采用了 3 种有效成分代替单一指标性成分，结果准确可靠，可更全面地控制莪术油的质量[25]。

有研究建立了 HPLC 法测定莪术及其炮制品中有效成分姜黄素的含量，其采用 Waters C18 色谱柱（4.6 mm×250 mm，5 μm）；流动相为乙腈 -0.2% 甲酸（47 ： 53）；流速 1.0 mL/min；检测波长 420 nm。在上述条件下，线性关系良好，方法专属性良好[26]。

参 考 文 献

[1] 国家中医药管理局《中华本草》编委会 . 中华本草（Vol Ⅷ）[M]. 上海：上海科学技术出版社，1999：626–630.

[2] 国家药典委员会 . 中华人民共和国药典（2015 年版，一部）[S]. 北京：中国医药科技出版社，2015：274–275.

[3] Li J，Liu Y，Li JQ，et al. Chemical constituents from the rhizomes of *Curcuma kwangsiensis* [J]. *Chinese Journal of Natural Medicines*，2011，9（5）：329–333.

[4] Li J，Liao CR，Wei JQ，et al. Diarylheptanoids from *Curcuma kwangsiensis* and their inhibitory activity on nitric oxide production in lipopolysaccharide-activated macrophages [J]. *Bioorganic & Medicinal Chemistry Letters*，2011，21（18）：5363–5369.

[5] Chen SD，Gao GT，Liu JG，et al. Five new diarylheptanoids from the rhizomes of *Curcuma kwangsiensis* and their antiproliferative activity [J]. *Fitoterapia*，2015，102：67–73.

[6] Li J，Zhao F，Li MZ，et al. Diarylheptanoids from the rhizomes of *Curcuma kwangsiensis* [J]. *Journal of Natural Products*，2010，73（10）：1667–1671.

[7] Liu F，Bai X，Yang FQ，et al. Discriminating from species of *Curcumae* Radix（*Yujin*）by a UHPLC/Q-TOFMS-based metabolomics approach [J]. *Chinese Medicine*，2016，11（21）：1–11.

[8] Schramm A，Ebrahimi SN，Raith M，et al. Phytochemical profiling of *Curcuma kwangsiensis* rhizome extract，and identification of labdane diterpenoids as positive GABA receptor modulators [J]. *Phytochemistry*，2013，96：318–329.

[9] Xiang FF，He JW，Liu ZX，et al. Two new guaiane-type sesquiterpenes from *Curcuma kwangsiensis* and their inhibitory activity of nitric oxideproduction in lipopolysaccharide-stimulated macrophages [J]. *Natural Product Research*，2018，32（22）：2670–2675.

[10] 陈毓亨，余竞光，方洪矩. 我国姜黄属植物研究 VI. 桂莪术中三种化学成分的分离和鉴定 [J]. 中草药，1983，14（12）：534–535.

[11] Phan MG，Tran TTN，Phan TS，et al. Guaianolides from *Curcuma kwangsiensis* [J]. *Phytochemistry Letters*，2014，9：137–140.

[12] 葛跃伟，高慧敏，王维皓，等. 桂郁金化学成分研究 I [J]. 中国药学杂志，2007，42（11）：822–823.

[13] 朱凯，李军，罗恒，等. 广西莪术化学成分的分离与鉴定 [J]. 沈阳药科大学学报，2009，26（1）：27–29.

[14] 潘小姣，杨秀芬，陈勇，等. 桂郁金石油醚和乙酸乙酯部位化学成分的研究 [J]. 时珍国医国药，2012，23（10）：2428–2429.

[15] Zhang LY，Yang ZW，Huang ZB，et al. Variation in essential oil and bioactive compounds of *Curcuma kwangsiensis* collected from natural habitats [J]. *Chemistry & Biodiversity*，2017，14（7）：e1700020.

[16] 曾建红，莫炫永，戴平，等. 广西莪术挥发油抗肿瘤作用的谱效关系研究 [J]. 中国实验方剂学杂志，2012，18（13）：91–94.

[17] 魏玉平，骆志成. 莪术挥发油体外抗念珠菌活性的研究 [J]. 中国麻风皮肤病杂志，2005，21（7）：524–526.

[18] 肖旺，曾建红，陈旭. 广西莪术多糖对 2 型糖尿病大鼠的降血糖作用 [J]. 中国实验方剂学杂志，2015，21（21）：144–147.

[19] 王秀. 莪术二酮抗血栓和抗血小板聚集作用研究 [D]. 安徽医科大学硕士学位论文，2012.

[20] 傅舒. 中药莪术醋制工艺规范化及 "行气破血" 功效的机制研究 [D]. 澳门大学硕士学位论文，2011.

[21] 黄畋，林熙然. β- 榄香烯对表皮角化及细胞有丝分裂的影响 [J]. 中华皮肤科杂志，1989，22（2）：97–98.

[22] 杨丰庆，李绍平，陈莹，等. 中药莪术 GC-MS 指纹图谱研究 [J]. 药学学报，2005，40（11）：1013–1018.

[23] 刘俊英. 广西莪术指纹图谱及有效成分含量测定 [D]. 广西中医学院硕士学位论文，2009.

[24] 国家药典委员会. 中华人民共和国药典（2015 年版，一部）[S]. 北京：中国医药科技出版社，2015：412–413.

[25] 刘慧俊，崔友，周冲，等. 对中国药典莪术油含量测定方法的商榷 [J]. 中国医药导刊，2009，11（11）：1981–1982.

[26] 王建权，徐建中，俞旭平，等. 基于生物效价检测和高效液相色谱法的中药莪术及其炮制品品质评价的研究 [J]. 中国生化药物杂志，2016，3（36）：177–179.

广 陈 皮

【植物来源】

陈皮为芸香科（Rutaceae）柑橘属植物橘 *Citrus reticulata* Blanco 及其栽培变种的干燥成熟果皮[1]。陈皮药材的来源主要包括广陈皮（茶枝柑）、川陈皮（大红袍）、建陈皮（福柑）和赣陈皮（樟头红）。广陈皮来源于橘的变种茶枝柑（*C. reticulata* 'Chachi'）和四会柑（*C. suhoiensis* Tanaka）的干燥成熟果皮，其中茶枝柑为广陈皮的主要来源，主产地为广东省江门市新会地区，故又称为新会陈皮。广陈皮根据其采收加工时间不同，可分为柑青皮（青黄皮）、微红皮（黄皮）和大红皮（红皮）[2-3]。

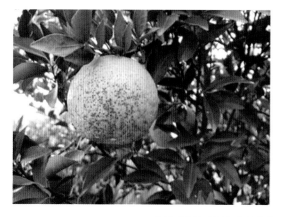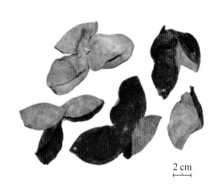

2 cm

广陈皮基源植物（左）与药材（右）图片

【功能与主治】

陈皮以橘柚之名始载于《神农本草经》，列为木部上品，到魏晋南北朝时期，陶弘景将其合入果部。橘皮以陈皮之名作药用最早见于唐《食疗本草》，取其陈久者良之意，故名陈皮。有关广陈皮、新会陈皮的记载始于《本草品汇精要》载"道地广东"，《本经逢源》载"产粤东新会"。广陈皮在新会地区已有 700 余年的种植栽培历史，是广东"三宝"（陈皮、老姜、禾秆草）之首，也为"十大广药"之首。广陈皮味辛、苦，性温，入脾、肺经，具理气健脾、燥湿化痰的功效，可用于治疗脘腹胀满、恶心呕吐、嗳气泛酸、便秘或腹泻、驱虫等[4]。

【化学成分】

广陈皮中主要含有黄酮和挥发油类成分，此外还含有多糖类成分等。

1. 黄酮类 [5-22]

广陈皮中的黄酮类成分主要包括黄酮、黄酮醇、二氢黄酮和查尔酮以及它们的糖苷类成分，其中多甲氧基取代的黄酮为广陈皮的特征性化学成分，目前已报道的该类成分主要有：5-羟基-6, 7, 8, 3′, 4′-五甲氧基黄酮/5-去甲川陈皮素（5-demethylnobiletin，**1**）、甜橙黄酮（sinensetin，**2**）、川陈皮素（nobiletin，**3**）、橘皮素（tangeretin，**4**）、4′, 5, 7, 8-四甲氧基黄酮（4′, 5, 7, 8-tetramethoxyflavone）、6, 7, 8, 3′, 4′-五甲氧基黄酮（6, 7, 8, 3′, 4′-pentamethoxyflavone）、5-羟基-6, 7, 8, 4′-四甲氧基黄酮（5-hydroxy-6, 7, 8, 4′-tetramethoxyflavone）、异甜橙黄酮（isosinensetin，**5**）、7-羟基-3′, 4′, 5, 6-四甲氧基黄酮（7-hydroxy-3′,4′,5,6-tetramethoxyflavone）、3′-羟基-4′, 5, 6, 7, 8-五甲氧基黄酮（3′-hydroxy-4′,5,6,7,8-pentamethoxyflavone）、5-羟基-6, 7, 3′, 4′, 5′-五甲氧基黄酮（5-hydroxy-6,7,3′,4′,5′-pentamethoxyflavone，**6**）、维采宁-2（vicenin-2，**7**）、3, 5, 6, 7, 8, 3′, 4′-七甲氧基黄酮（3, 5, 6, 7, 8, 3′, 4′-heptamethoxyflavone，**8**）、3, 5, 7, 8, 2′, 5′-六甲氧基黄酮（3,5,7,8,2′,5′-hexamethoxyflavone，**9**）、citrusunshitin A（**10**）、橙皮素（hesperetin，**11**）、橙皮苷（hesperidin，**12**）、芸香柚皮素（narirutin，**13**）、柚皮苷（naringin，**14**）、香风草苷（didymin，**15**）、5, 6, 7, 3′, 4′-五甲氧基二氢黄酮（5,6,7,3′,4′-pentamethoxyflavanone）、5, 7, 3′, 4′, 5′-五甲氧基二氢黄酮（5,7,3′,4′,5′-pentamethoxyflavanone）、6′-羟基-3, 4, 5, 2′, 4′, 5′-六甲氧基查尔酮（6′-hydroxy-3,4,5,2′,4′,5′-hexamethoxychalcone，**16**）和6′-羟基-3, 4, 5, 2′, 5′-五甲氧基查尔酮（6′-hydroxy-3,4,5,2′,5′-pentamethoxychalcone）。

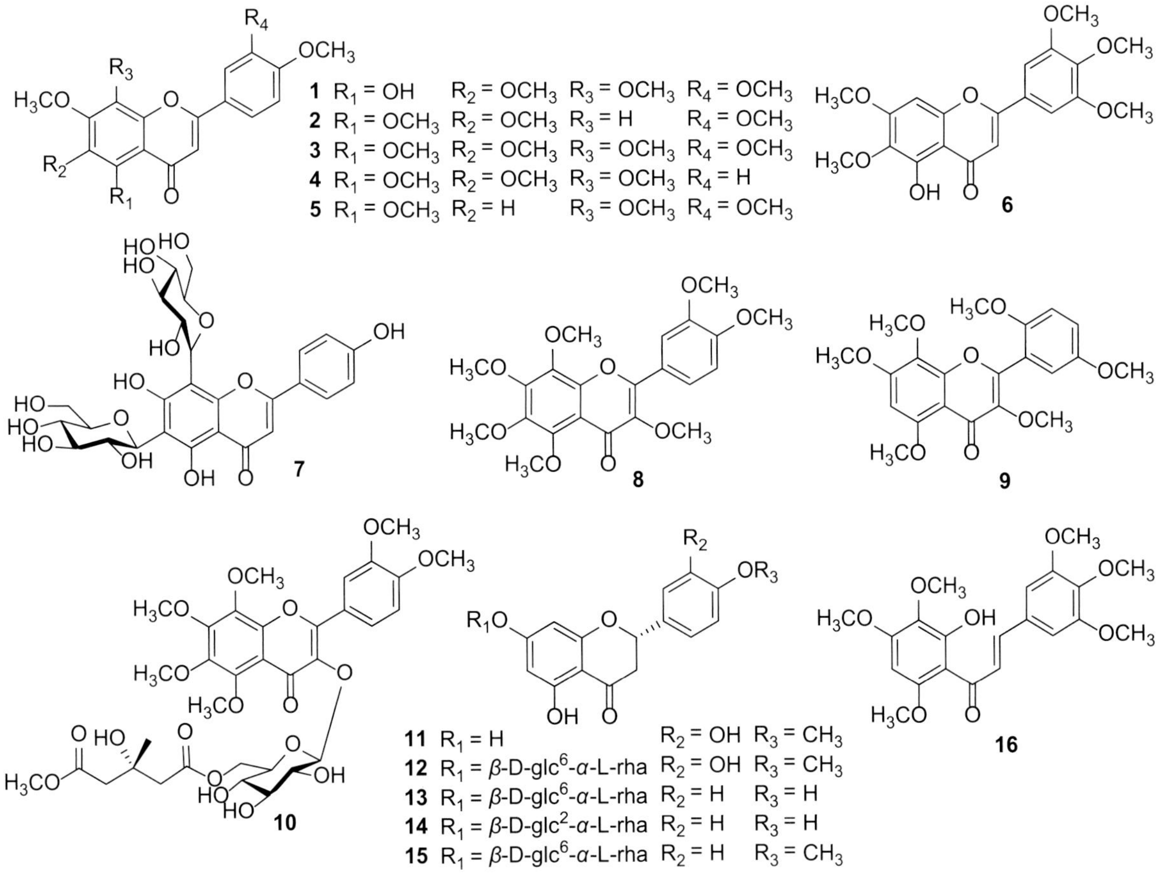

广陈皮中分离鉴定的黄酮类化合物结构式

2. 挥发油类 [24–29]

利用 GC/MS 对广陈皮的挥发油类成分进行了分析，从中检测到了 D- 柠檬烯（D-limonene）、γ- 松油烯（γ-terpinene）、月桂烯（myrcene）、α- 蒎烯（α-pinene）、β- 蒎烯（β-pinene）、α- 松油烯（α-terpinene）、α- 异松油烯（α-terpinolene）、β- 松油烯（β-terpinene）、4- 松油醇（4-carvomenthenol）、α- 松油醇（α-carvomenthenol）、β- 松油醇（β-carvomenthenol）、百里香酚（thymol）、石竹烯（caryophyllene）、α- 法尼烯（α-farnesene）、α- 侧柏烯（α-thujene）、桧烯（sabinene）、芳樟醇（linalool）、香茅醛（citronellal）、反 - 香芹醇（trans-carveol）、癸醛（decanal）、α- 古巴烯（α-copaene）、δ- 荜澄茄烯（δ-cadinene）、β- 橄榄烯（β-maaliene）、β- 崖柏烯（β-thujene）、对 - 伞花烃（p-cymene）、柠檬醛（citral）、香芹酮（carvone）、反式 - 香芹醇（trans-pinocarveol）、顺式 - 香芹醇（cis-pinocarveol）、香芹酚（carvacrol）、棕榈酸（palmitic acid）、辛醛（octanal）、壬醇（nonanal）、紫苏醛（perillaldehyde）、莰烯（camphene）、α- 古芸烯（α-gurjunene）和紫苏醇（perillyl alcohol）等挥发性成分。

3. 多糖及其他类 [5, 14, 16–17, 23, 30]

有研究对茶枝柑皮的多糖类成分进行了分析，发现其多糖主要由甘露糖、核糖、鼠李糖、半乳糖醛酸、葡萄糖、半乳糖、木糖和阿拉伯糖等单糖组成。此外，广陈皮中还含有柠檬苦素（limonin）、alternariol、alternariol monomethyl ether、synephrine、dysodensiold、6, 7- 二甲氧基香豆素（6,7-dimethoxycoumain）、2- 羟基 -4- 甲氧基苯酚（2-hydroxy-4-methoxyphenol）、3, 4- 二羟基苯甲酸甲酯（3,4-dihydroxymethylbenzoatel）、原儿茶酸（protocatechuic acid）、(2E)-3-(4- 羟基 -3- 甲氧基苯基 -l)-2- 丙烯酸 [(2E)-3-(4-hydroxy-3-methoxyphenyl)-2-acrylic acid] 和 β- 谷甾醇（β-sitosterol）等其他类型化合物。

【药理作用】

1. 降脂

广陈皮中的黄酮苷类化合物橙皮苷（**12**）能显著降低血清中低密度脂蛋白（LDL）、血清胆固醇（TC）、甘油三酯（TG）和脂质的含量，并增加高密度脂蛋白（HDL）的水平 [31–32]。此外，还有研究表明，含 1% 多甲氧基黄酮饮食能显著降低仓鼠血清中极低密度脂蛋白（VLDL）、低密度脂蛋白（LDL）、胆固醇和总胆固醇的含量 [33]。

2. 抗氧化

研究表明，广陈皮的存储时间越长，多甲氧基黄酮的含量则越高，其抗氧化的活性也越强。从广陈皮中分离鉴定的橙皮苷（**12**）、川陈皮素（**3**）和橘皮素（**4**）在清除 1, 1- 二苯基 -2- 三硝基苯肼（DPPH）、羟基自由基、超氧阴离子自由基、过氧化氢以及还原能力等实验中均表现出一定的抗氧化活性 [6, 34–35]。此外，橙皮苷（**12**）还能防止紫外线引起的皮肤细胞脂质过氧化所导致的红斑和皮肤癌 [31]。

3. 抗肿瘤

广陈皮中的多甲氧基黄酮类化合物 5- 羟基 -6, 7, 8, 3′, 4′- 五甲氧基黄酮（**1**）对 A549

和 HepG2 肿瘤细胞株均有较高的抗增殖活性[12]。谷胱甘肽 S- 转移酶（GST）是负责异种生物解毒的主要酶系统之一，可催化谷胱甘肽与亲电体（包括活性致癌物质）形成易于排泄的水溶性加合物，GST 活性的增强表明机体对致癌物解毒能力的增强。广陈皮中的柠檬苦素（limonin）可显著增加仓鼠 GST 的活性，能够抑制化学诱导的癌变过程，是潜在的抗癌剂[36]。另外，有研究发现广陈皮中的黄酮类成分还能预防结肠癌的发生[37]。

4. 抗病毒

广陈皮提取物中所含有的两种主要多甲氧基黄酮川陈皮素（3）和橘皮素（4）对呼吸道合胞病毒（RSV）均具有较好的抑制作用[8, 38]。

【质量标准】

广陈皮作为陈皮药材的来源之一，收录于 2015 年版《中国药典》，并规定了其药材的显微鉴别、水分检查、含量测定等检测项。

1. 高效液相指纹图谱

有研究以橙皮苷（12）、川陈皮素（3）和橘皮素（4）为对照品，对广东省道地产区的茶枝柑以及不同产地不同品系来源的 26 批广陈皮药材样品进行了研究，建立了其 HPLC 指纹图谱，并标定了 17 个共有指纹峰。其色谱条件如下：Diamonsil C18 色谱柱（4.6 mm×250 mm，5 μm）；乙腈 -1% 乙酸水为流动相梯度洗脱；流速 1.0 mL/min；检测波长 330 nm；进样量 20 μL[39]。

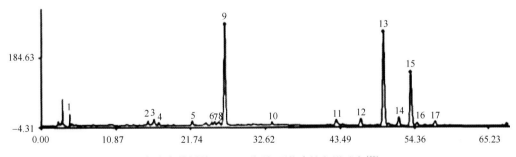

广陈皮药材的 HPLC 指纹图谱（共有模式）[39]

2. 含量测定方法

2.1 薄层扫描法

有学者采用薄层扫描法，建立了同时测定 6 个不同产地广陈皮中橙皮苷（12）、川陈皮素（3）和橘皮素（4）的含量测定方法。色谱条件为：硅胶 G 高效薄层板；先以乙酸乙酯 - 甲醇 - 水（100 : 17 : 13）展开约 3 cm 取出，晾干，再以甲苯 - 乙酸乙酯 - 甲酸 - 水（20 : 10 : 1 : 1）的上层溶液为展开剂二次展开；扫描波长：$\lambda_S = 265\,\mathrm{nm}$，$\lambda_R = 600\,\mathrm{nm}$[40]。

2.2 高效液相色谱法

2015 年版《中国药典》中规定了陈皮药材的含量测定方法。采用 HPLC 法，以橙皮苷（12）为对照品，色谱条件为：C18 色谱柱；流动相为甲醇 - 乙酸 - 水（35 : 4 : 61）；检测波长 283 nm；进样量 5 μL。理论板数按橙皮苷峰计算应不低于 2000，橙皮苷含量不得少于 3.5%[1]。

有文献采用 HPLC 法，建立了广陈皮药材中橙皮苷（**12**）的含量测定方法。色谱条件为：Diamonsil C18 色谱柱（4.6 mm×250 mm，5 μm）；流动相为甲醇 - 乙酸 - 水（35：4：61）；流速 1.0 mL/min；检测波长 283 nm；柱温 25 ℃；进样量 5 μL[41]。

以辛弗林为对照品，建立了广陈皮药材中辛弗林的 HPLC 含量测定方法。色谱条件为：Diamonsil C18 色谱柱（4.6 mm×250 mm，5 μm）；流动相为甲醇 - 磷酸二氢钾溶液（取磷酸二氢钾 0.6 g、十二烷基磺酸钠 1.0 g、冰醋酸 1 mL，用水溶解至 1000 mL）（65：35）；流速 1.0 mL/min；检测波长 275 nm；柱温 25 ℃；进样量 20 μL[41]。

以川陈皮素（**3**）和橘皮素（**4**）对照品，建立了同时测定广陈皮中上述两种成分含量的 RP-HPLC 方法。色谱条件为：Diamonsil C18 色谱柱（4.6 mm×250 mm，5 μm）；流动相为甲醇 - 水梯度洗脱；流速 1.0 mL/min；检测波长 326 nm；柱温 25 ℃；进样量 10 μL[41]。

以橙皮苷（**12**）、川陈皮素（**3**）和橘皮素（**4**）三种黄酮类化合物为对照品，建立了同时测定广陈皮中上述三种成分含量的 RP-HPLC 方法。色谱条件为：Diamonsil C18 色谱柱（4.6 mm×250 mm，5 μm）；流动相为乙腈 - 甲醇（80：20）-2% 乙酸水梯度洗脱；流速 1.0 mL/min；检测波长为 283 nm 和 330 nm；柱温 25 ℃；进样量 20 μL[42]。

有文献建立了同时测定广陈皮中橙皮苷（**12**）、川陈皮素（**3**）和橘皮素（**4**）三种黄酮类化合物含量的 RP-HPLC 方法。色谱条件为：Platisil ODS 色谱柱（4.6 mm×250 mm，5 μm）；流动相为乙腈 - 甲醇 -4% 乙酸水梯度洗脱；流速 1.0 mL/min；检测波长 283 nm 和 332 nm；柱温 30 ℃[43]。

另有文献建立了同时测定广陈皮中橙皮苷（**12**）、川陈皮素（**3**）、3, 5, 6, 7, 8, 3′, 4′- 七甲氧基黄酮（**8**）、橘皮素（**4**）和 5- 羟基 -6, 7, 8, 3′, 4′- 五甲氧基黄酮等 5 种黄酮类化合物含量的 RP-HPLC 方法。色谱条件为：Diamonsil C18 色谱柱（4.6 mm×250 mm，5 μm）；流动相为乙腈 - 水梯度洗脱；流速 1.0 mL/min；检测波长为 283 nm 和 330 nm；柱温 25 ℃；进样量 20 μL[44]。

此外，还有以 5- 羟甲基糠醛、维采宁 -2、橙皮苷（**12**）、橙皮素、异甜橙黄酮、甜橙黄酮、异黄芩配基甲醚、川陈皮素（**3**）、3, 5, 6, 7, 8, 3′, 4′- 七甲氧基黄酮（**8**）、橘皮素（**4**）和 5- 去甲川陈皮素为对照品，建立了同时测定广陈皮中上述 11 种成分含量的 RP-HPLC 方法。色谱条件为：Hanbon Benatach C18 色谱柱（4.6 mm×250 mm，5 μm）；流动相为乙腈 -0.2 % 甲酸水梯度洗脱；流速 1.0 mL/min；检测波长 283 nm；柱温 25 ℃；进样量 20 μL[45]。

参 考 文 献

[1] 国家药典委员会 . 中华人民共和国药典（2015 年版，一部）[S]. 北京：中国医药科技出版社，2015：191.

[2] 国家中医药管理局《中华本草》编委会 . 中华本草（Vol Ⅷ）[M]. 上海：上海科学技术出版社，1999：366–369.

[3] 宋叶，张斌，梅全喜，等 . 陈皮、广陈皮、新会陈皮的考证 [J]. 中药材，2019，42（2）：453–458.

[4] 江苏新医学院 . 中药大辞典（下册）[M]. 上海：上海科学技术出版社，1977：2253–2254.

[5] 廖金花 . 广陈皮超临界萃取部位的化学成分研究 [D]. 暨南大学硕士学位论文，2012.

[6] Fu MQ, Xu YJ, Chen YL, et al. Evaluation of bioactive flavonoids and antioxidant activity in pericarpium *Citri reticulatae*（*Citrus reticulata*，'chachi'）during storage [J]. *Food Chemistry*，2017，230：649–656.

[7] Duan L，Dou LL，Yu KY，et al. Polymethoxyflavones in peel of *Citrus reticulata* 'chachi' and their biological activities [J]. *Food*

Chemistry，2017，234：254–261.

[8] Xu JJ，Wu X，Li MM，et al. Antiviral activity of polymethoxylated flavones from "Guangchenpi"，the edible and medicinal pericarps of *Citrus reticulata* 'Chachi' [J]. *Journal of Agricultural and Food Chemistry*，2014，62（10）：2182–2189.

[9] Stuetz W，Prapamontol T，Hongsibsong S，et al. Polymethoxylated flavones，flavanone glycosides，carotenoids，and antioxidants in different cultivation yypes of tangerines（*Citrus reticulata* Blanco cv. Sainampueng）from northern Thailand [J]. *Journal of Agricultural and Food Chemistry*，2010，58（10）：6069–6074.

[10] Zhong WJ，Luo YJ，Li J，et al. Polymethoxylated flavonoids from *Citrus reticulata* Blanco [J]. *Biochemical Systematics and Ecology*，2016，68：11–14.

[11] Li W，Wang Z，Wang YP，et al. Pressurised liquid extraction combining LC–DAD–ESI/MS analysis as an alternative method to extract three major flavones in *Citrus reticulata* '*Chachi*'（*Guangchenpi*）[J]. *Food Chemistry*，2012，130（4）：1044–1049.

[12] Liu EH，Zhao P，Duan L，et al. Simultaneous determination of six bioactive flavonoids in *Citri reticulatae* pericarpium by rapid resolution liquid chromatography coupled with triple quadrupole electrospray tandem mass spectrometry [J]. *Food Chemistry*，2013，141（4）：3977–3983.

[13] Zhang JY，Zhang Q，Zhang HX，et al. Characterization of polymethoxylated flavonoids（PMFs）in the peels of 'Shatangju' mandarin（*Citrus reticulata* Blanco）by online high-performance liquid chromatography coupled to photodiode array detection and electrospray tandem mass spectrometry [J]. *Journal of Agricultural & Food Chemistry*，2012，60（36）：9023–9034.

[14] Chou YC，Ho CT，Pan MH. Immature *Citrus reticulata* extract promotes browning of beige adipocytes in high-fat diet-induced C57BL/6 mice [J]. *Journal of Agricultural and Food Chemistry*，2018，66（37）：9697–9703.

[15] Mizuno M，Matoba Y，Tanaka T，et al. Two new flavones in *Citrus reticulate* [J]. *Journal of Natural Products*，1987，50（4）：751–753.

[16] 叶勇树 . 广陈皮有效成分与炮制工艺研究 [D]. 暨南大学硕士学位论文，2012.

[17] 唐维，叶勇树，王国才，等 . 广陈皮水提物的化学成分分析 [J]. 中国实验方剂学杂志，2015，21（4）：30–33.

[18] Sun YS，Wang JH，Gu SB，et al. Simultaneous determination of flavonoids in different parts of *Citrus reticulata* 'Chachi' fruit by high performance liquid chromatography-photodiode array detection [J]. *Molecules*，2010，15（8）：5378–5388.

[19] 钟永翠，巩珺，徐家能，等 . 基于 3 种黄酮类化合物含量比值鉴别广陈皮道地性 [J]. 药物分析杂志，2017，37（1）：20–29.

[20] 郑国栋，蒋林，杨雪，等 . 不同贮藏年限广陈皮黄酮类成分的变化规律研究 [J]. 中成药，2010，32（6）：977–980.

[21] 韦正，陈鸿平，杨丽，等 . 不同贮藏年限广陈皮中辛弗林及总黄酮含量变化规律研究 [J]. 辽宁中医杂志，2013 40（5）：982–985.

[22] 郑国栋，周芳，蒋林，等 . 高速逆流色谱分离制备广陈皮中多甲氧基黄酮类成分的研究 [J]. 中草药，2010，41（1）：52–55.

[23] Magnani RF，De Souza GD，Rodrigues-Filho Edson. Analysis of alternariol and alternariol monomethyl ether on flavedo and albedo tissues of tangerines（*Citrus reticulata*）with symptoms of alternaria brown spot [J]. *Journal of Agricultural and Food Chemistry*，2007，55（13）：4980–4986.

[24] 潘靖文 . GC-MS 分析不同采收期广陈皮中挥发油成分的变化 [J]. 中国医药指南，2011，9（21）：258–259.

[25] 严寒静 . 不同贮存时间广陈皮挥发油的成分分析 [J]. 时珍国医国药，2005，16（3）：218–219.

[26] 廖金花，叶勇树，杨宜婷，等 . 广陈皮的超临界流体萃取和水蒸气蒸馏挥发油的比较分析 [J]. 中国药房，2011，22（43）：4079–4080.

[27] 刘文粢，王玫馨，黄爱东，等 . 广陈皮化学成分的比较研究 -I. 挥发油的成分研究 [J]. 中药材，1991，14（3）：33–36.

[28] 刘文粢，王玫馨，黄爱东，等 . 广陈皮挥发油成分 [J]. 中山大学学报，1991，12（2）：136–138.

[29] 欧小群，王瑾，李鹏，等 . 广陈皮及其近缘品种挥发油成分的比较 [J]. 中成药，2015，37（2）：364–370.

[30] 陈思，黄庆华，游明霞，等 . 茶枝柑皮中多糖组成成分的分析 [J]. 安徽农业科学，2011，39（32）：19731–19733.

[31] 欧仕益 . 桔皮苷的药理作用 [J]. 中药材，2002，25（7）：531–533.

[32] Monforte MT，Trovato A，Kirjavainen S，et al. Biological effects of hesperidin，a Citrus flavonoid.（note Ⅱ）：hypolipidemic activity on experimental hypercholesterolemia in rat [J]. *Farmaco*，1995，50（9）：595–599.

[33] Kurowska EM，Manthey JA. Hypolipidemic Effects and absorption of citrus polymethoxylated flavones in hamsters with diet-induced hypercholesterolemia [J]. *Journal of Agricultural and Food Chemistry*，2004，52（10）：2879–2886.

[34] Fu MQ，An KJ，Xu YJ，et al. Effects of different eemperature and humidity on bioactive flavonoids and antioxidant activity in

pericarpium *Citri reticulata*（*Citrus reticulata*，'Chachi'）[J]. *LWT-Food Science and Technology*，2018，93：167–173.

[35] Yi ZB，Yu Y，Liang YZ，et al. *In vitro* antioxidant and antimicrobial activities of the extract of *Pericarpium Citri reticulatae* of a new Citrus cultivar and its main flavonoids [J]. *LWT-Food Science and Technology*，2008，41（4）：597–603.

[36] Lam LKT，Li Y，Nasegawa S. Effects of citrus limonoids on glutathione S-transferase activity in mice [J]. *Journal of Agricultural and Food Chemistry*，1989，37（4）：878–880.

[37] Tanaka T，Makita H，Kawabata K，et al. Chemoprevention of azoxymethane-induced rat colon carcinogenesis by the naturally occurring flavonoids，diosmin and hesperidin [J]. *Carcinogenesis*，1997，18（5）：957–965.

[38] 徐娇娇 . 广陈皮中桔皮素抗呼吸道合胞病毒及作用机制研究 [D]. 暨南大学硕士学位论文，2014.

[39] 杨洋、蒋林、郑国栋、等 . 道地药材广陈皮的 HPLC 指纹图谱研究 [J]. 中药材，2011，34（2）：191–195.

[40] 周芳、郑国栋、蒋林、等 . 薄层扫描法同时测定广陈皮中三种黄酮化合物的含量 [J]. 中药材，2009，32（6）：911–913.

[41] 魏莹、李文东、杨武亮 . HPLC 法测定不同贮存年限广陈皮药材中主要活性成分的含量 [J]. 中国药房，2016，27（15）：2131–2134.

[42] 林乐维、蒋林、郑国栋 . 不同产地和采收期广陈皮中三种黄酮类成分的含量测定 [J]. 中药材，2010，33（2）：173–176.

[43] 王洋、乐巍、吴德康、等 . 不同采收期广陈皮药材三种黄酮类成分的含量测定 [J]. 现代中药研究与实践，2009，23（5）：66–68

[44] 郑国栋、蒋林、杨得坡、等 . HPLC 法同时测定不同产地广陈皮中 5 种活性黄酮成分 [J]. 中草药，2010，41（4）：652–655.

[45] 叶晓岚、宋粉云、范国荣、等 . 高效液相色谱法同时测定广陈皮药材中的 11 种化学成分 [J]. 色谱，2015，33（4）：423–427.

广 藿 香

【植物来源】

本品为唇形科（Lamiaceae）刺蕊草属植物广藿香 *Pogostemon cablin*（Blanco）Benth. 的干燥地上部分，又名刺蕊草、藿香、枝香。广藿香原产于菲律宾等亚洲热带地区，现在我国广东、海南、广西、四川等省区有分布，枝叶茂盛时采割，日晒夜闷，反复至干[1]。

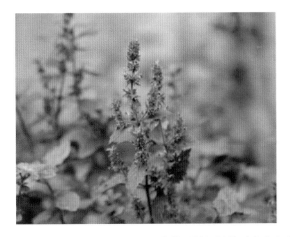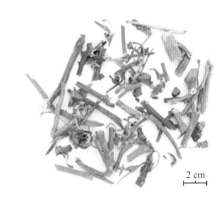

广藿香基源植物（左）与药材（右）图片

【功能与主治】

广藿香全草药用，为"十大广药"之一。其味辛，性微温，具芳香化浊、开胃止呕、发表解暑等功效，常用于治疗湿浊中阻、脘痞呕吐、暑湿倦怠、胸闷不舒、寒湿避暑、腹痛吐泻、鼻渊头痛等症[2]。广藿香自宋金元时期已成为治疗脾胃吐逆、内伤湿滞、夏季伤暑外感等病症常用的中药，并一直沿用至今[3]。

【化学成分】

广藿香中含有丰富的化学成分，包括挥发油、黄酮类、有机酸、醛类、木脂素、生物碱、皂苷、醇类、甾醇等。

1. 挥发油类 [4-16]

挥发油类成分为广藿香的主要及特征性成分，其主要由单萜及倍半萜类化合物所组成，如：2-羰基-1(5)-β-广藿香烯-4β-醇 [2-keto-1(5)-β-patchoulene-4β-ol，**1**]、2-羰基-1(5)-β-广藿香烯-4α-醇 [2-keto-1(5)-β-patchoulene-4α-ol]、14-去甲基-β-广藿香-1(5)-烯-2,4-二酮 [14-nor-β-patchoul-1(5)-ene-2,4-dione，**2**]、(−)-(1*S*, 2*R*, 4*S*, 5*R*, 7*R*, 10*S*)-愈创木-1,5-环氧-11(12)-烯-2-醇 [(−)-(1*S*,2*R*,4*S*,5*R*,7*R*,10*S*)-guaia-1,5-epoxy-11(12)-en-2-ol]、(−)-(1*R*, 4*S*,

5R, 7R, 10S)- 愈 创 木 -1, 5- 环 氧 -11(12)- 烯 -4- 醇 [(–)-(1R,4S,5R,7R,10S)-guaia-1,5-epoxy-11(12)-en-4-ol]、4-hydroxy-10-epirotundone（**3**）、pocahemiketal B（**4**）、pocahemiketal A（**5**）、8- 羰 基 -9(10)-α- 广 藿 香 烯 -4α- 醇 [8-keto-9(10)-α-patchoulene-4α-ol]、β- 广 藿 香 烯（β-patchoulene）、2β- 甲 氧 基 -14- 去 甲 基 -β- 广 藿 香 -1(5)- 烯 -4- 酮 [2β-methoxy-14-nor-β-patchoul-1(5)-ene-4-one]、14- 去 甲 基 -β- 广 藿 香 -1(5), 2- 二 烯 -4- 酮 [14-nor-β-patchoul-1(5),2-diene-4-one]、14- 去 甲 基 -β- 广 藿 香 -1(5)- 烯 -4- 酮 [14-nor-β-patchoul-1(5)-ene-4-one]、广 藿 香 奥 醇（pogostol）、α-bulnesene、(–)-(3S, 4R, 5S, 7R, 10R)- 愈 创 木 -1(2), 11(12)- 二 烯 -3, 10- 二 醇 [(–)-(3S,4R,5S,7R,10R)-guaia-1(2),11(12)-dien-3,10-diol]、α- 愈 创 木 烯（α-guaiene）、β- 愈 创 木 烯（β-guaiene）、(+)-(1S, 4S, 5R, 7R, 10S)- 愈 创 木 -11(12)- 烯 -5, 10- 二 醇 [(+)-(1S,4S,5R,7R,10S)-guaia-11(12)-en-5,10-diol]、2- 羰 基 -4β- 羟 基 愈 创 木 -1, 11- 二 烯（2-keto-4β-hydroxyguai-1,11-diene）、(–)-(5S, 7R)- 愈 创 木 -1(10), 3(4), 11(12)- 三 烯 -2- 酮 [(–)-(5S,7R)-guaia-1(10),3(4),11(12)-trien-2-one]、(+)-(1S, 2S, 4S, 5S, 7R)- 愈 创 木 -10(15), 11(12)- 二 烯 -1, 2- 二 醇 [(+)-(1S,2S,4S,5S,7R)-guaia-10(15),11(12)-dien-1,2-diol]、(–)-(4S, 5S, 7S, 9R)- 愈 创 木 -1(2), 10(15), 11(12)- 三 烯 -9- 醇 [(–)-(4S,5S,7S,9R)-guaia-1(2),10(15),11(12)-trien-9-ol]、11-dehydroxy-cinnamosin A（**6**）、tschimganical A、广 藿 香 醇（百 秋 李 醇 / patchoulol / patchouli alcohol，**7**）、α- 羟 基 广 藿 香 醇 -3-O-β-D- 吡 喃 葡 萄 糖 苷（α-hydroxypatchoulol-3-O-β-D-glucopyranoside）、15- 羟 基 广 藿 香 醇 -15-O-β-D- 吡 喃 葡 萄 糖 苷（15-hydroxypatchoulol-15-O-β-D-glucopyranoside）、西 车 烯（seychellene，**8**）、(+)-(1S, 4R, 6S, 7R, 10S)-1-hydroxycadinan-12-ene-5-one（**9**）、corymbolone（**10**）、7-epi-chabrolidione A（**11**）、1, 7-di-epi-chabrolidione A（**12**）、1-methoxy-senecrassidiol、senecrassidiol、9-oxo-senecrassidiol（**13**）、广 藿 香 酮（pogostone，**14**）和 3- 羟 基 -4- 甲 氧 基 肉 桂 醛（3-hydroxy-4-methoxycinnamaladehyde）。

此外，利用 GC-MS 技术，发现广藿香叶挥发油中除含有较大量的广藿香醇、β- 广藿香烯、α- 愈创木烯、西车烯之外，还含有 δ- 愈创木烯（δ-guaiene）、α- 古芸烯（α-guljunene）、绿化白千层醇（viridiflorol）、巴伦西亚烯（valencene）、β- 石竹烯（β-caryophyllene）等其他萜类化合物。

1   2   3   4   5

6   7   8   9   10

广藿香挥发油部位中分离鉴定的化合物结构式

2. 黄酮及其苷类 [2–3, 6–8, 13, 17–18]

广藿香中还含有大量的黄酮类化合物，其结构类型包括了黄酮、黄酮醇、二氢黄酮、二氢黄酮醇、异黄酮及查尔酮等。目前，已从广藿香中分离鉴定的黄酮类化合物主要有：nepetin、4′, 5- 二羟基 -7- 甲氧基黄酮（4′, 5-dihydroxy-7-methoxyflavone）、芹菜素（apigenin，**15**）、金合欢素（acacetin）、5, 7- 二羟基 -3′, 4′- 二甲氧基黄酮（5, 7-dihydroxy-3′, 4′-dimethoxyflavone）、5- 羟 基 -7, 3′, 4′- 三甲氧基黄酮（5-hydroxy-7, 3′, 4′-trimethoxyflavone）、apigetrin（**16**）、田蓟苷（tilianin）、藿香苷（agastachoside）、芹菜素 -7-*O*-β-D-（6″- 对羟基肉桂酰基）葡萄糖苷 [apigenin-7-*O*-β-D-(6″-*p*-coumaroyl)-glucoside]、vicenin-2（**17**）、4′, 5- 二 羟 基 -3, 3′, 7- 三甲氧基黄酮（4′, 5-dihydroxy-3,3′,7-trimethoxyflavone）、3, 3′, 4′, 5, 7- 五羟基黄酮（3, 3′, 4′, 5, 7-pentahydroxyflavone）、3, 5- 二羟基 -4′, 7- 二甲氧基黄酮（3, 5-dihydroxy-4′, 7-dimethoxyflavone）、商陆素（ombuine）、鼠 李 素（rhamnetin，**18**）、3, 4′, 6- 三 羟 基 -7- 甲 氧 基 黄 酮（3, 4′, 6-trihydroxy-7-methoxyflavone）、雷 杜 辛 黄 酮（retusine，**19**）、藿 香 黄 酮 醇（pachypodol）、5- 羟基 -3, 4′, 7- 三甲氧基黄酮（5-hydroxy-3, 4′, 7-trimethoxyflavone）、5- 羟 基 -3, 3′, 4′, 7- 四甲氧基黄酮（5-hydroxy-3,3′,4′,7-tetramethoxyflavone）、3, 4′, 5, 7- 四甲氧基黄酮（3, 4′, 5, 7-tetramethoxyflavone）、3′, 4′, 5- 三羟基 -3, 7- 二甲氧基黄酮（3′, 4′, 5-trihydroxy-3, 7-dimethoxyflavone）、异鼠李素 -3-*O*-β-D- 半乳糖苷（isorhamnetin-3-*O*-β-D-galactoside）、金丝桃苷（hyperoside，**20**）、3, 5, 8, 3′, 4′- 五羟基 -7- 甲氧基黄酮 -3-*O*-β-D- 吡喃葡萄糖苷（3, 5, 8, 3′, 4′-pentahydroxy-7-methoxyflavone-3-*O*-β-D-glucopyranoside，**21**）、5, 4′- 二羟基 -3, 3′, 7- 三甲氧基二氢黄酮（5, 4′-dihydroxy-3, 3′, 7-trimethoxyflavanone）、5- 羟基 -4′, 7- 二甲氧基二氢黄酮（5-hydroxy-4′, 7-dimethoxyflavanone）、4′, 5, 7- 三羟基二氢黄酮（4′, 5, 7-trihydroxyflavanone，**22**）、5, 7- 二羟基 -3′, 4′- 二甲氧基二氢黄酮（5, 7-dihydroxy-3′, 4′-dimethoxyflavanone）、4′, 5- 二羟基 -3′, 7- 二甲氧基二氢黄酮（4′, 5-dihydroxy-3′, 7-dimethoxyflavanone）、橙皮苷（hesperidin，**23**）、3′, 5- 二羟基 -4′, 7- 二甲氧基二氢黄酮醇（3′, 5-dihydroxy-4′, 7-dimethoxyflavanol，**24**）、芹菜素 -7-*O*-[3″, 6″- 二 -(*E*)- 对羟基肉桂酰基]-β-D- 吡喃半乳糖苷 {apigenin-7-*O*-[3″,6″-di-(*E*)-*p*-coumaroyl]-β-D-galactopyranoside}、尼泊尔鸢尾异黄酮 -7-*O*-α-L- 吡喃鼠李糖苷（irisolidone-7-*O*-α-L-rhamnopyranoside，**25**）和甘草查耳酮（licochalcone A，**26**）。

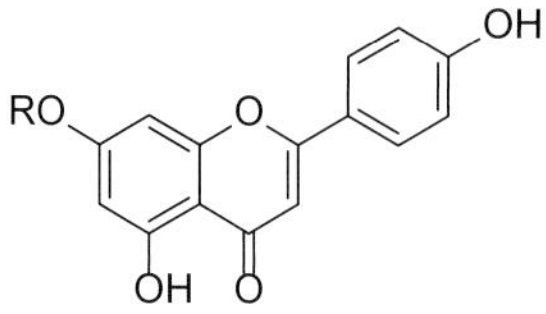

15 R = H
16 R = β-D-glc

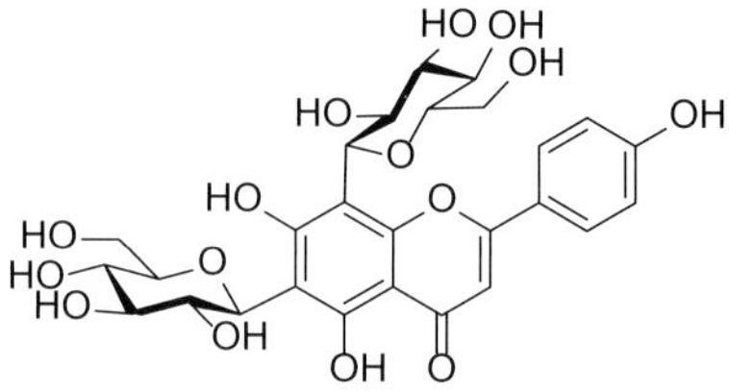

17

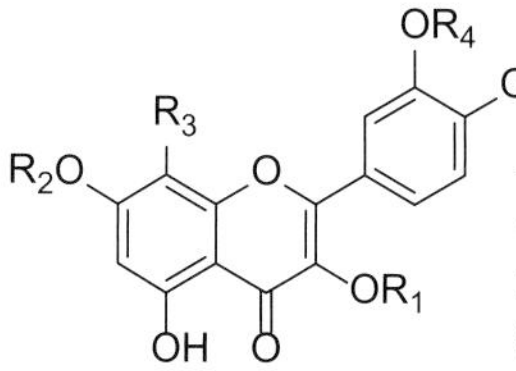

18 R₁ = H   R₂ = CH₃   R₃ = H   R₄ = H   R₅ = H
19 R₁ = CH₃   R₂ = CH₃   R₃ = H   R₄ = CH₃ R₅ = CH₃
20 R₁ = β-D-gal R₂ = H   R₃ = H   R₄ = H   R₅ = H
21 R₁ = β-D-glc R₂ = CH₃ R₃ = OH   R₄ = H   R₅ = H

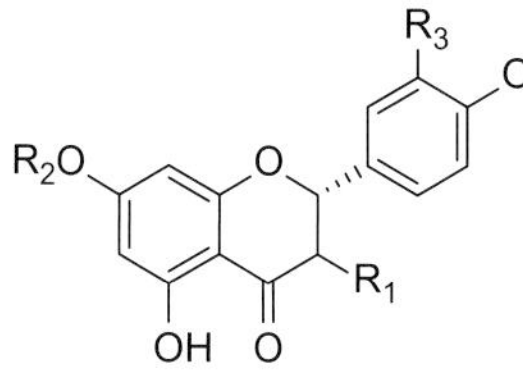

22 R₁ = H   R₂ = H   R₃ = H   R₄ = H
23 R₁ = H   R₂ = glc⁶-rha R₃ = OH   R₄ = CH₃
24 R₁ = β-OH   R₂ = CH₃   R₃ = OH   R₄ = CH₃

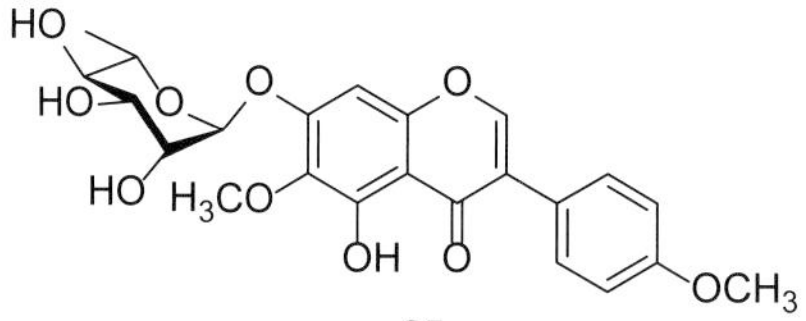

25

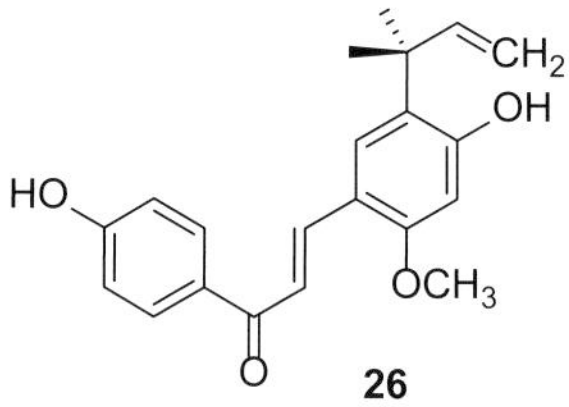

26

广藿香中分离鉴定的黄酮类化合物结构式

3. 苯丙素类 [7–8, 13, 15–18]

广藿香中还含有苯丙素及其糖苷类成分，如：丁香油酚（eugenol，**27**）、茴香脑（anethole，**28**）、3-羟基-4甲氧基肉桂醛（3-hydroxy-4-methoxycinnamaladehyde，**29**）、肉桂醛（cinnamaldehyde，**30**）、对甲氧基肉桂醛（p-methoxycinnamaldehyde，**31**）、麦角甾苷（acteoside，**32**）、紫葳新苷（campneoside II）、异麦角甾苷（isoacteoside，**33**）、isocampneoside II、pedicularioside G（**34**）、5, 7-二羟基-4-[(2R)-2-甲基-1-丁酰基]-苯乙酸 7-O-β-D-呋喃芹糖(1→3)-β-D-吡喃葡萄糖苷 {5,7-dihydroxy-4-[(2R)-2-methylbutan-1-only]-phenylacetic acid 7-O-β-D-apiofuranosyl(1 → 3)-β-D-glucopyranoside，**35**}、isocrenatoside（**36**）、crenatoside（**37**）、1, 2-O-[2S-(3, 4-二羟基苯基)-1, 2-乙烷二基]-3-O-α-L-鼠李吡喃糖基-4-O-阿魏酰基-β-D-葡萄吡喃糖苷（3‴-O-methylcrenatoside，**38**）、cistanoside F（**39**）、descaffeoyl crenatoside（**40**）和迷迭香酸（rosmarinic acid）。

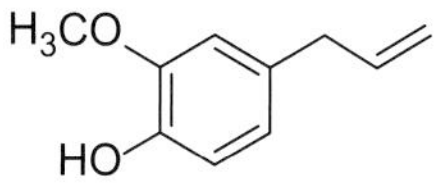

27

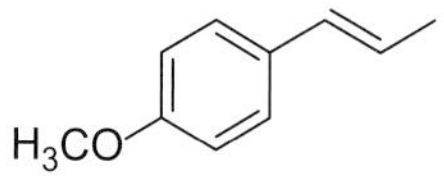

28

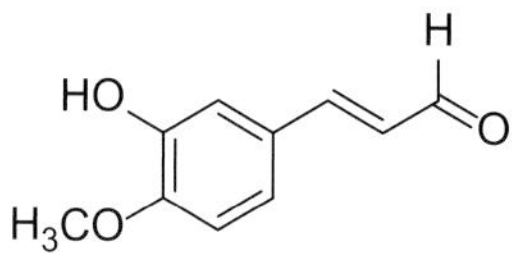

29

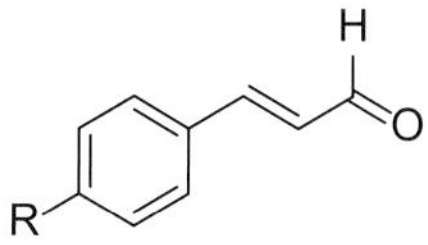

30 R = H
31 R = OCH₃

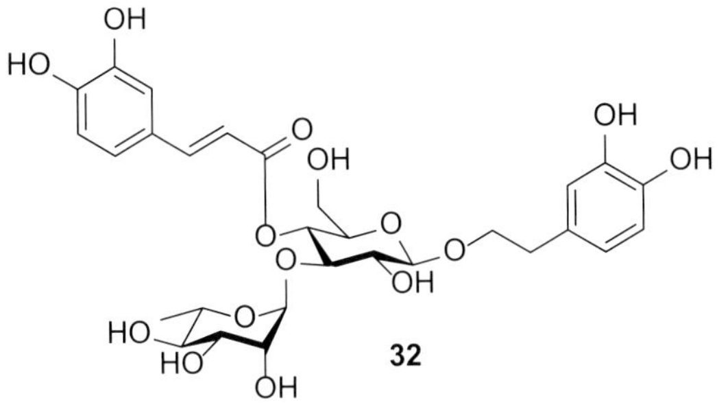

32

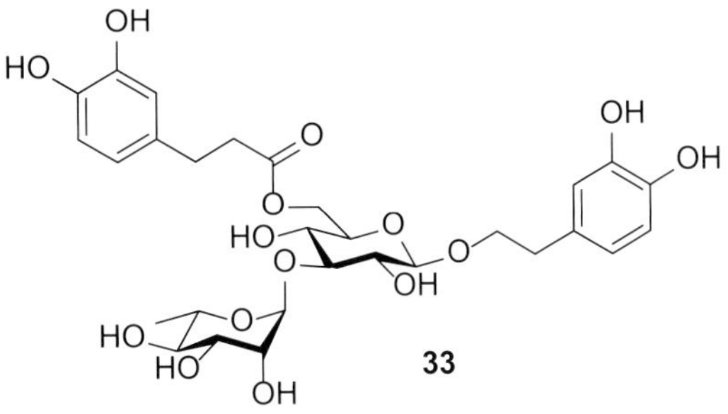

33

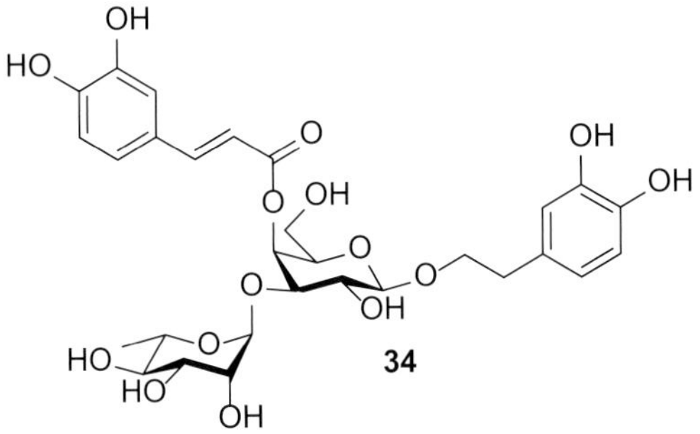

34

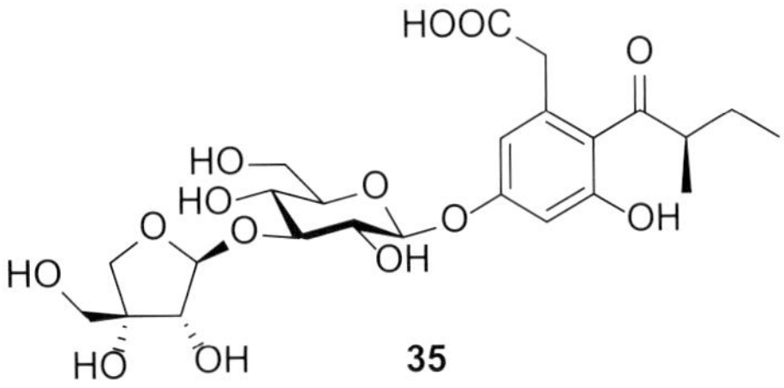

35

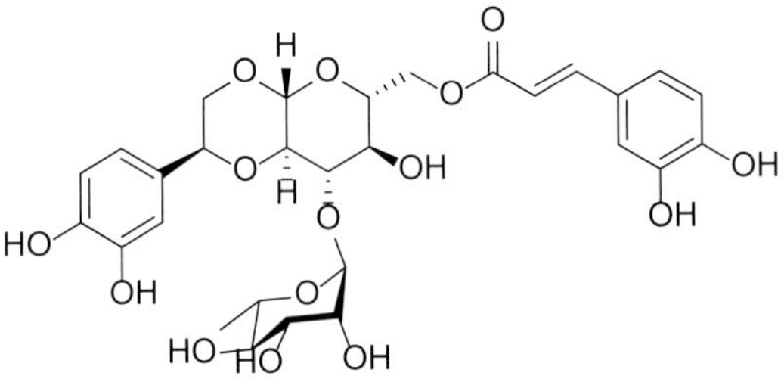

36

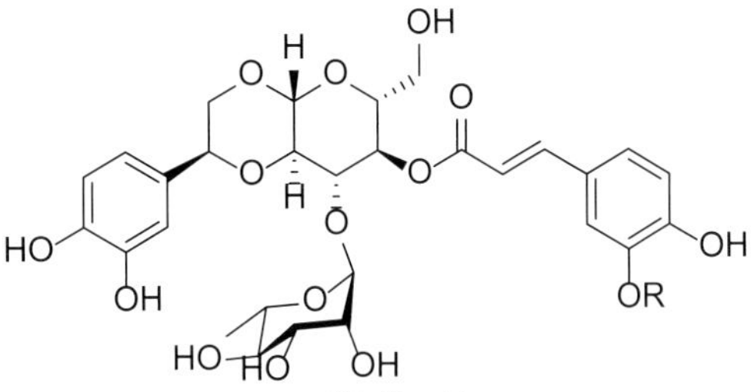

37 R = H
38 R = CH₃

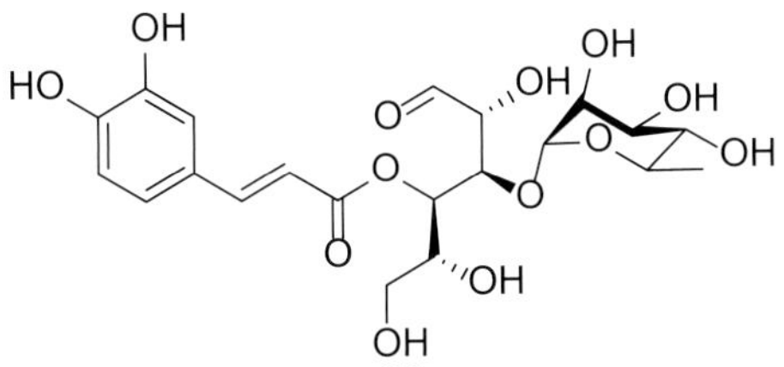

39

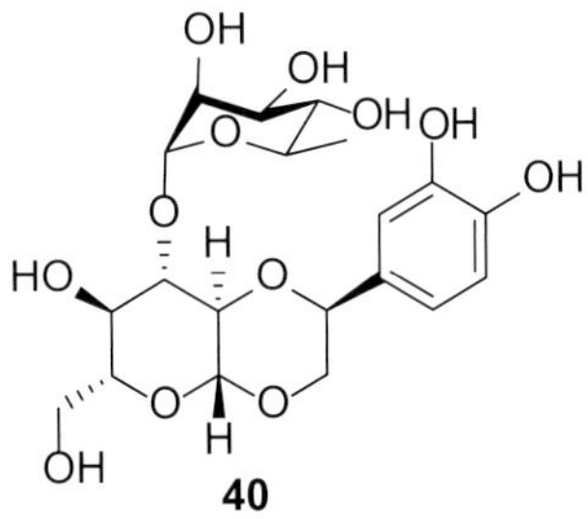

40

广藿香中分离鉴定的苯丙素类化合物结构式图

4. 其他类 [2, 6–7, 15–16, 19–20]

此外,广藿香中还含有倍半萜类化合物10α-过氧愈创木-1,11-二烯(10α-hydroperoxyguaia-1, 11-diene ）、1α-过氧愈创木-10（15）,11-二烯 [1α-hydroperoxy-guaia-10(15),11-diene]、15α-过氧愈创木-1（10）,11-二烯 [15α-hydroperoxy-guaia-1(10),11-diene];二萜类化合物甜叶悬钩子苷（rubusoside）;核苷类化合物鸟嘌呤核苷（guanosine）;酰胺类化合物soya-cerebroside I、soya-cerebroside II;简单酚酸类化合物:邻甲苯酚（o-cresol）、真菌聚

酮（cytosporone V，**41**）、5, 7-dihydroxy-8-[(2R)-2-methylbutan-1-onyl]-methyl phenylacetate（**42**）、5, 7-dihydroxy-8-[(2R)-2-methylbutan-l-onyl]-phenylacetic acid-7-O-β-D-glucopyranoside（**43**）、3-ene-2-methyl-2H-1-benzopyran-5-ol、(2R*, 4R*)-3, 4-dihydro-4-methoxy-2-methyl-2H-1-benzopyran-5-ol、1-（2, 6-dihydroxyphenyl）butan-1-one（**44**）、regiolone（**45**）、3, 5- 二羟基 -2- 甲基 -4H- 苯并吡喃 -4- 酮（3,5-dihydroxy-2-methyl-4H-chromen-4-one）、2, 3- 二氢 -5- 羟基 -2- 甲基 -4H-1- 苯并吡喃酮（2,3-dihydro-5-hydroxy-2-methyl-4H-1-benzopyranone）、5- 羟基 -2- 甲基 -4H- 苯并吡喃 -4- 酮（5-hydroxy-2-methyl-4H-chromen-4-one），以及齐墩果酸（oleanolic acid）、齐墩果酸甲酯（methyl oleanolate）、表木栓醇（epifriedelinol）、木栓酮（friedelin）、β- 谷甾醇（β-sitosterol）、胡萝卜苷（daucosterol）、5α- 豆甾烷 -3, 6- 二酮（5α-stigmast-3, 6-dione）、豆甾醇（stigmasterol）、豆甾 -4- 烯 -3- 酮（stigmast-4-ene-3-one）、茴香醛（anisaldehyde）、苯甲醛（benzaldehyde）、邻苯二甲酸二丁酯（dibutyl phthalate）、琥珀酸（succinic acid）、5- 羟甲基糠醛（5-hydroxymethyl-2-furfural）、反式 -2-戊基环丙羧酸（trans-2-pentylcyclopropylcarboxylic-acid）、(7E, 9S)-9- 羟基 -2, 5, 7- 巨豆二烯 -4- 酮 -9-O-β-D- 吡喃葡萄糖苷 [(7E,9S)-9-hydroxy-2,5,7-megastigmadien-4-one-9-O-β-D-glucopyranoside] 和 eschscholin A 等其他类型化合物。

41 R₁ = H   R₂ = H
42 R₁ = H   R₂ = CH₃
43 R₁ = glc   R₂ = H

广藿香中分离鉴定的其他类型化合物结构式

【药理作用】

1. 抗病原微生物

广藿香水提物对沙门氏菌 CMC（CB）5094、大肠埃希菌 CMCC（B）44012、金黄色葡萄球菌 CMCC（B）26003 等多种肠道致病菌均有一定的抑菌作用，尤其对金黄色葡萄球菌和水弧菌的抑菌作用较强，但对白色念珠菌 CMCC（F）98001 的作用甚微；广藿香挥发油对金黄色葡萄球菌和白色念珠菌均有一定的抑菌效果[13, 21]。此外，广藿香精油对 5 种致病真菌、6 种条件致病真菌和 5 种细菌均具有一定的抗菌能力，其最低抑菌浓度（MIC）为 0.2 ～ 1.0 mL/L[14]。而广藿香中含量较高的三环倍半萜类化合物广藿香醇（**7**）对 127 株革兰氏阴性菌（25 ～ 768 μg/mL）和革兰氏阳性菌（1.5 ～ 200 μg/mL）均有一定的抑菌作用，尤其是对耐甲氧西林金黄色葡萄球菌（MRSA）等耐药菌有明显的抑制作用，通过腹腔注射在小鼠体内亦表现出抗 MRSA 活性[22-23]。广藿香中 3 个新的倍半萜类化合物 10α-hydroperoxyguaia-1, 11-diene、1α-hydroperoxy-guaia-10(15), 11-diene 和 15α-hydroperoxy-guaia-1(10), 11-diene 具有抗锥虫活性，对克氏锥虫上鞭毛体（*Trypanosoma cruzi*）的最小致死浓度分别为 0.84 μM、1.7 μM 和 1.7 μM[20]。

2. 抗炎、镇痛

广藿香叶的挥发油部位可明显降低大鼠角叉菜胶性炎症模型组织和血清中的前列腺素 E_2（PGE_2）和丙二醛（MDA）的含量，降低角叉菜胶致大鼠足肿炎症模型血清中一氧化氮（NO）的含量，其作用机制与抑制炎症组织中 PGE_2 的合成、减少炎症组织中 MDA 的堆积及降低 NO 的含量有关[24]。广藿香水提取物可抑制肥大细胞脱粒、降低细胞内钙水平、激活 NF-κB 和 p38 有丝分裂原激活蛋白激酶（MAPK）所引起的促炎细胞因子表达，从而抑制肥大细胞所介导的过敏性炎症反应[25]。

从广藿香中分离得到的 β- 广藿香烯对二甲苯所致的小鼠耳肿胀、角叉菜胶所致的小鼠足肿胀及醋酸所引起的小鼠血管通透性增加均有明显的抑制作用。β- 广藿香烯预处理后，可抑制肿瘤坏死因子 -α（TNF-α）、白细胞介素 -1β（IL-1β）、白细胞介素 -6（IL-6）、PGE_2 和 NO 等促炎细胞因子的产生，并可显著下调诱导型一氧化氮合酶（iNOS）和环氧合酶 -2（COX-2）的蛋白表达[26]。β- 广藿香烯亦对脂多糖（LPS）诱导的小鼠急性肺损伤具有保护作用，机制可能与其对 NF-κB 和 Nrf2 活性的差异调节以及对 miR-146a 表达的调节有关[27]。

广藿香酮（**14**）预处理脂多糖诱导的小鼠急性肺损伤，可显著提高小鼠的存活率，减轻肺组织的病理学改变，降低肺组织中的过氧化物酶（MPO）和 MDA 水平，降低肺的湿 / 干重比，并可降低 TNF-α、IL-1β 和 IL-6 等促炎症介质的水平[28]。

经广藿香醇（**7**）预处理，可显著提高 LPS 诱导的小鼠急性肺损伤的存活率，减轻组织病理损伤和肺水肿，降低小鼠支气管肺泡灌洗液（BALF）中的蛋白质含量，并可显著抑制 BALF 中肿瘤坏死因子 TNF-α 和白细胞介素 IL-6 的表达水平，下调骨髓过氧化物酶和丙二醛的水平，上调超氧化物歧化酶 A 的活性水平[29]。广藿香醇（**7**）还能显著缩短醋酸盐溶液所致小鼠的内脏疼痛和扭动的潜伏期，减轻福尔马林所致小鼠足趾疼痛，其抗伤害作用的机制可能与上调 COX-2 表达、下调阿片受体（MOR）及降低细胞内钙水平有关[30]。

3. 调节胃肠运动功能

有研究发现，广藿香的水提取物、去油水提取物和挥发油部位均可抑制离体兔肠的自发性收缩以及乙酰胆碱、氯化钡所引起的痉挛性收缩，对乙酰胆碱和氯化钡所引起的收缩作用抑制强弱顺序为：挥发油＞去油水提物＞水提物，提示广藿香改善肠道功能和抗腹泻的有效成分可能为挥发油[31]。

4. 抗肿瘤

广藿香水提物能够抑制子宫内膜癌 Ishikawa 细胞的生长并促进其凋亡[32]。

5. 毒性

急性毒性试验结果表明，从广藿香中分离得到的 β- 广藿香烯基本无毒性，给药 14 天后无小鼠死亡，对小鼠的 LD_{50} 值大于 10 g/kg[33]。此外，广藿香药材中的广藿香油、广藿香醇和广藿香酮对斑马鱼均有胚胎发育毒性，毒性大小为广藿香酮＞广藿香醇＞广藿香油[34]。

【质量标准】

2015 年版《中国药典》中规定了广藿香药材的显微鉴别、水分灰分检查及含量测定等检测项。近年来，仍有一些对广藿香药材指纹图谱和含量测定方法的基础性研究工作报道。

1. 高效液相指纹图谱

有文献建立了广藿香药材的 HPLC 指纹图谱，并确定了 16 个共有指纹特征峰。色谱条件为：Hypersil ODS 色谱柱（4.0 mm×250 mm，5 μm）；流动相为乙腈 -0.05% 磷酸水溶液梯度洗脱；流速 1.0 mL/min；柱温 30 ℃；检测波长 320 nm，进样量 10 μL；采集时间 60 min [35]。

通过建立广藿香药材 HPLC 指纹图谱的分析方法，对 6 批广藿香药材的茎、叶等不同部位的指纹图谱进行了比较，并标定了 16 个指纹特征峰。其色谱条件如下：Hypersil ODS 色谱柱（4.0 mm×250 mm，5 μm）；乙腈 -0.05% 磷酸水溶液为流动相梯度洗脱；流速 1.0 mL/min；柱温 30 ℃；检测波长 320 nm；进样量 5 μL；采集时间 60 min [36]。

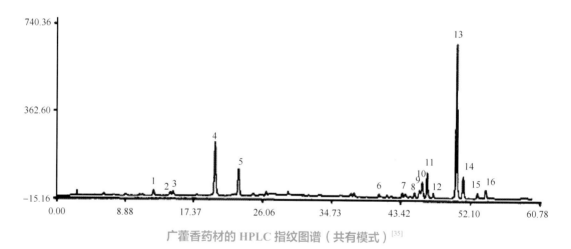

广藿香药材的 HPLC 指纹图谱（共有模式）[35]

2. 含量测定方法

2.1 紫外分光光度法

以芦丁为对照品，采用柱层析 - 分光光度法，建立了同时测定 6 批广藿香叶中总黄酮含量的分析方法，检测波长为 510 nm [37]。

2.2 气相色谱法

2015 年版《中国药典》中规定了以内标法测定广藿香中广藿香醇（**7**）的含量测定方法，其含量不得少于 0.10%。色谱条件为：HP-5 色谱柱（交联 5% 苯基甲基聚硅氧烷为固定相，30.0 m×320 μm×0.25 μm）；初始温度 150 ℃，保持 23 min，以 8 ℃/min 升至 230 ℃，保持 2 min；进样口温度 280 ℃；检测器温度 280 ℃；分流比 20 ∶ 1。理论板数按广藿香醇峰计算应不低于 50000 [1]。

以广藿香醇（**7**）和广藿香酮（**14**）为对照品，以内标法建立了广藿香中上述 2 种倍半萜类成分的含量测定方法。色谱条件为：Agilent HP-5 色谱柱（30.0 m×320 μm×0.25 μm）；载气氮气；汽化温度 280 ℃；检测器温度 280 ℃；流速 0.9 mL/min；分流比 50∶1；初始温度 150 ℃，保持 23 min，以 8 ℃/min 升至 230 ℃，保持 2 min；进样量 1 μL[38]。

2.3 高效液相色谱法

以 apigenin（**15**）、rhamnetin（**18**）、ombuine、4′, 5-dihydroxy-3, 3′, 7-trimethoxyflavone、5-hydroxy-7, 3′, 4′-trimethoxyflavanone、5-hydroxy-3, 3′, 4′, 7-tetramethoxyflavone、pogostone（**14**）、3, 5-dihydroxy-7, 4′-dimethoxyflavone 和 5-hydroxy-3, 4′, 7-trimethoxyflavone 为对照品，建立了同时测定广藿香中上述 9 种成分含量的 HPLC 方法。色谱条件为：Cosmosil 5C18-AR-II 色谱柱（4.6 mm×250 mm，5 μm）；流动相为乙腈 -0.2% 甲酸水溶液梯度洗脱；流速 1.0 mL/min；检测波长为 286 nm 和 360 nm，进样量 20 μL[39]。

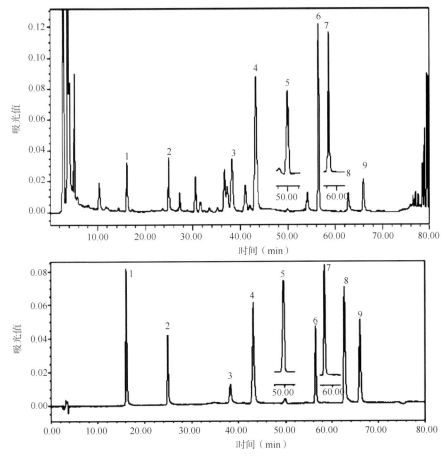

1. apigenin（**15**）；2. rhamnetin（**18**）；3. ombuine；4. 4′, 5-dihydroxy-3, 3′, 7-trimethoxyflavone；5. 5-hydroxy-3, 3′, 4′, 7-tetramethoxyflavone；6. 5-hydroxy-7, 3′, 4′-trimethoxyflavanone；7. pogostone（**14**）；8. 3, 5-dihydroxy-7, 4′-dimethoxyflavone；9. 5-hydroxy-3, 4′, 7-trimethoxyflavone

广藿香药材的 *HPLC* 图谱[39]

参 考 文 献

[1] 国家药典委员会.中华人民共和国药典（2015 年版，一部）[S].北京：中国医药科技出版社，2015：45.

[2] 王大海，殷志琦，张庆文，等.广藿香非挥发性化学成分的研究 [J].中国中药杂志，2010，35（20）：2704–2707.

[3] 张岗.广藿香非挥发性成分研究 [D].广东药学院硕士学位论文，2007.

[4] Li F，Li CJ，Ma J，et al. Four new sesquiterpenes from the stems of *Pogostemon cablin* [J]. *Fitoterapia*，2013，86（7）：183–187.

[5] Zhu H，Zhou QM，Peng C，et al. Pocahemiketals A and B，two new hemiketals with unprecedented sesquiterpenoids skeletons from *Pogostemon cablin* [J]. *Fitoterapia*，2017，（120）：67–71.

[6] 黄烈军.中药广藿香化学及生物活性成分研究 [D].贵州大学硕士学位论文，2008.

[7] Swamy MK，Sinniah UR. A comprehensive review on the phytochemical constituents and pharmacological activities of *Pogostemon cablin* Benth.：an aromatic medicinal plant of industrial importance.[J]. *Molecules*，2015，20（5）：8521–8547.

[8] Chakrapani P，Venkatesh K，Chandra SSB，et al. Phytochemical，pharmacological importance of *Patchouli*（*Pogostemon cablin*（Blanco）Benth.）an aromatic medicinal plant [J]. *International Journal of Pharmaceutical Sciences Review & Research*，2013，21（2）：7–15.

[9] Li XC，Zhang QW，Yin ZQ，et al. Preparative separation of patchouli alcohol from patchouli oil using high performance centrifugal partition chromatography [J]. *Journal of Essential Oil Research*，2011，23（6）：19–24.

[10] Dai O，Li XH，Zhou QM，et al. Sesquiterpenoids from the aerial parts of *Pogostemon cablin* [J]. *Phytochemistry Letters*，2018，（24）：56–59.

[11] Liu JL，Li XH，Peng C，et al. 4-nor-*β*-Patchoulene sesquiterpenoids from the essential oil of *Pogostemon cablin* [J]. *Phytochemistry Letters*，2015，（12）：27–30.

[12] Zhou QM，Chen MH，Li XH，et al. Absolute configurations and bioactivities of guaiane-type sesquiterpeniods isolated from *Pogostemon cablin* [J]. *Journal of Natural Products*，2018，81（9）：1919–1927.

[13] 杜一民，陈汝筑，胡本荣.广藿香的化学成分及其药理作用研究进展 [J].中药新药与临床药理，1998，（4）：46–49.

[14] 张广文，蓝文键，苏镜娱，等.广藿香精油化学成分分析及其抗菌活性（II）[J].中草药，2002，（3）：210–212.

[15] Kim KH，Beemelmanns C，Clardy J，et al. A new antibacterial octaketide and cytotoxic phenylethanoid glycosides from *Pogostemon cablin* (Blanco) Benth[J]. *Bioorganic & Medicinal Chemistry Letters*，2015，25（14）：2834–2836.

[16] Kusuma HS，Mahfud M. GC-MS analysis of essential oil of *Pogostemon cablin* growing in Indonesia extracted by microwave-assisted hydrodistillation [J]. *International Food Research Journal*，2017，24（4）：1525–1528.

[17] Liu F，Cao W，Deng C，et al. Polyphenolic glycosides isolated from *Pogostemon cablin*(Blanco)Benth. as novel influenza neuraminidase inhibitors [J]. *Chemistry Central Journal*，2016，10（1）：51.

[18] Liu F，Deng C，Cao W，et al. Phytochemicals of *Pogostemon Cablin*（Blanco）Benth. aqueous extract：their xanthine oxidase inhibitory activities [J]. *Biomedicine & Pharmacotherapy*，2017，89：544–548.

[19] Liu HX，Tan HB，Li SN，et al. Two new metabolites from *Daldinia eschscholtzii*，an endophytic fungus derived from *Pogostemon cablin* [J]. *Journal of Asian Natural Products Research*，2017：1–7.

[20] Kiuchi F，Matsuo K，Ito M，et al. New sesquiterpene hydroperoxides with trypanocidal activity from *Pogostemon cablin* [J]. *Chemical & Pharmaceutical Bulletin*，2004，52（12）：1495–1496.

[21] 刘晓琥，罗集鹏，赖沛炼.广东高要与吴川产广藿香提取物对肠道致病菌抗菌作用的比较研究 [J].中药材，1999，（8）：408–411.

[22] Hu G，Cheng P，Xie XF，et al. Availability，pharmaceutics，security，pharmacokinetics，and pharmacological activities of patchouli alcohol [J]. *Evidence-Based Complementray and Alternative Medicine*，2017，（4）：1–9.

[23] Wan F，Peng F，Xiong L，et al. In vitro and in vivo，antibacterial activity of patchouli alcohol from *Pogostemon cablin* [J]. *Chinese Journal of Integrative Medicine*，2016：1–6.

[24] 齐珊珊，胡丽萍.广藿香叶挥发油抗炎作用机制实验研究 [J].中国实用医药，2015，10（2）：249–251.

[25] Yoon SC，Je IG，Cui X，et al. Anti-allergic and anti-inflammatory effects of aqueous extract of *Pogostemon cablin* [J]. *International Journal of Molecular Medicine*，2016，37（1）：217–224.

[26] Zhang ZB，Chen XY，Chen HB，et al. Anti-inflammatory activity of *β*-patchoulene isolated from patchouli oil in mice [J]. *European Journal of Pharmacology*，2016，781：229–238.

[27] Chen XY，Dou YX，Luo DD，et al. *β*-Patchoulene from patchouli oil protects against LPS-induced acute lung injury via

suppressing NF-κB and activating Nrf2 pathways [J]. *International Immunopharmacology*，2017，50：270–278.

[28] Sun CY，Xu LQ，Zhang ZB，et al. Protective effects of pogostone against LPS-induced acute lung injury in mice via regulation of Keap1-Nrf2/NF-κB signaling pathways [J]. *International Immunopharmacology*，2016，（32）：55–61.

[29] Su ZQ，Liao JB，Liu YH，et al. Protective effects of patchouli alcohol isolated from *Pogostemon cablin* on lipopolysaccharide-induced acute lung injury in mice [J]. *Experimental & Therapeutic Medicine*，2016，11（2）：674–682.

[30] Yu X，Wang XP，Yan XJ，et al. Anti-nociceptive effect of patchouli alcohol：involving attenuation of cyclooxygenase 2 and modulation of mu-opioid receptor [J]. *Chinese Journal of Integrative Medicine*，2017：1–8.

[31] 陈小夏，何冰，李显奇，等 . 广藿香三种提取物对肠道功能作用的比较 [J]. 中药药理与临床，1998，（2）：32–34.

[32] Tsai CC，Ou YC，Chien CCC，et al. Induction of apoptosis in endometrial cancer（Ishikawa）cells by *Pogostemon cablin* aqueous extract（PCAE）[J]. *International Journal of Molecular Sciences*，2015，16（6）：12424–12435.

[33] 陈晓盈 . β- 广藿香烯抗炎作用及机制研究 [D]. 广州中医药大学硕士学位论文，2016.

[34] 杨雨婷，何育霖，张雪，等 . 广藿香油及其主要成分对斑马鱼胚胎发育毒性的比较研究 [J]. 中国民族民间医药，2015，24（21）：14–16.

[35] 黄月纯，张素中，魏刚，等 . 广藿香 HPLC 指纹图谱共有模式的初步研究 [J]. 中药材，2008，31（3）：367–369.

[36] 黄月纯，魏刚，尹雪 . 广藿香不同部位 HPLC 指纹图谱的比较研究 [J]. 中成药，2008，30（8）：1096–1099.

[37] 庞贺，杨明，胡丽萍，等 . 聚酰胺柱层析——紫外分光光度法测定广藿香叶总黄酮的含量 [J]. 中华中医药学刊，2008，26（3）：602–603.

[38] 刘乡乡，黄晓玲，宋力飞，等 . GC 法测定广藿香提取物中百秋李醇和广藿香酮的含量 [J]. 中药材，2005，28（1）：30–31.

[39] Li P，Yin ZQ，Li SL，et al. Simultaneous determination of eight flavonoids and pogostone in *pogostemon cablin* by high perfoemance liquid chromatography [J]. *Journal of Liquid Chromatography & Related Technologies*，2014，37（12）：1771–1784.

木 豆 叶

【植物来源】

本品为豆科（Leguminosae）木豆属植物木豆 *Cajanus cajan*（L.）Millsp. 的干燥叶，又名树豆、三叶豆、豆蓉、扭豆、山豆根等。木豆为直立矮灌木，原产印度，现在热带和亚热带地区均有栽培，在我国主产于云南、广西、广东、海南等省区，极耐瘠薄干旱。木豆可作为主食和菜肴食用，并常用作包点馅料，名豆蓉；叶可作家畜饲料、绿肥；叶和根均可入药[1]。

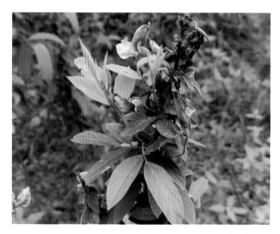 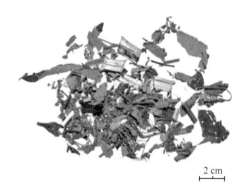

2 cm

木豆叶基源植物（左）与药材（右）图片

【功能与主治】

木豆叶出自《陆川本草》，其味淡，性平，有小毒，归心经，具解毒消肿之功效。外用主治小儿水痘、痈肿疮毒，内服可治疗股骨头缺血性坏死、糖尿病、疟疾、贫血、肝功能紊乱等多种疾病[2]。

【化学成分】

木豆叶中含有丰富的化学成分，包括二苯乙烯、黄酮及其苷类、三萜、甾醇及挥发油等，其中二苯乙烯类化合物为其主要及特征性成分。

1. 二苯乙烯类 [3-14]

木豆叶中含有简单二苯乙烯类化合物及其二聚体，且多含有异戊烯基取代。目前，已从木豆叶中分离鉴定的二苯乙烯类成分主要有：木豆素 A（longistyline A，**1**）、木豆素 C（longistyline C，**2**）、(*E*)-longistyline A carboxylic acid（cajanine / cajaninstilbene acid，**3**）、(*E*)-longistyline C carboxylic acid（**4**）、3-羟基-5-甲氧基二苯乙烯-2-羧酸（3-hydroxy-

5-methoxystilbene-2-carboxylic acid）、3- 甲 氧 基 -5- 羟 基 二 苯 乙 烯（3-methoxy-5-hydroxystilbene）、3- 羟 基 -4- 异戊二烯基 -5- 甲氧基二苯乙烯酸（3-hydroxy-4-prenyl-5-methoxystilbene acid）、5, 4′- 二羟基 -3- 甲氧基 -2- 异戊烯基二苯乙烯（5,4′-dihydroxy-3-methoxy-2-prenyl stilbene，**5**）、木豆酮酸 A（cajanonic acid A，**6**）、cajanotone（**7**）、木豆内酯 A（cajanolactone A，**8**）、3- 甲氧基 -2-(3- 甲基丁烯基)-5-(2- 苯乙基) 苯酚 [3-methoxy-2-(3-methylbut-enyl)-5-(2-phenylethyl)phenol，**9**]、amorfrutin A（**10**）、cajanamide A（**11**）、cajanusin B、cajanusin C（**12**）、cajanusin D（**13**）、longistytline A（**14**）、longistytline C（**15**）、cajanusin A（**16**）、(+)-cajanusine（**17**）和 (–)-cajanusine（**18**）。

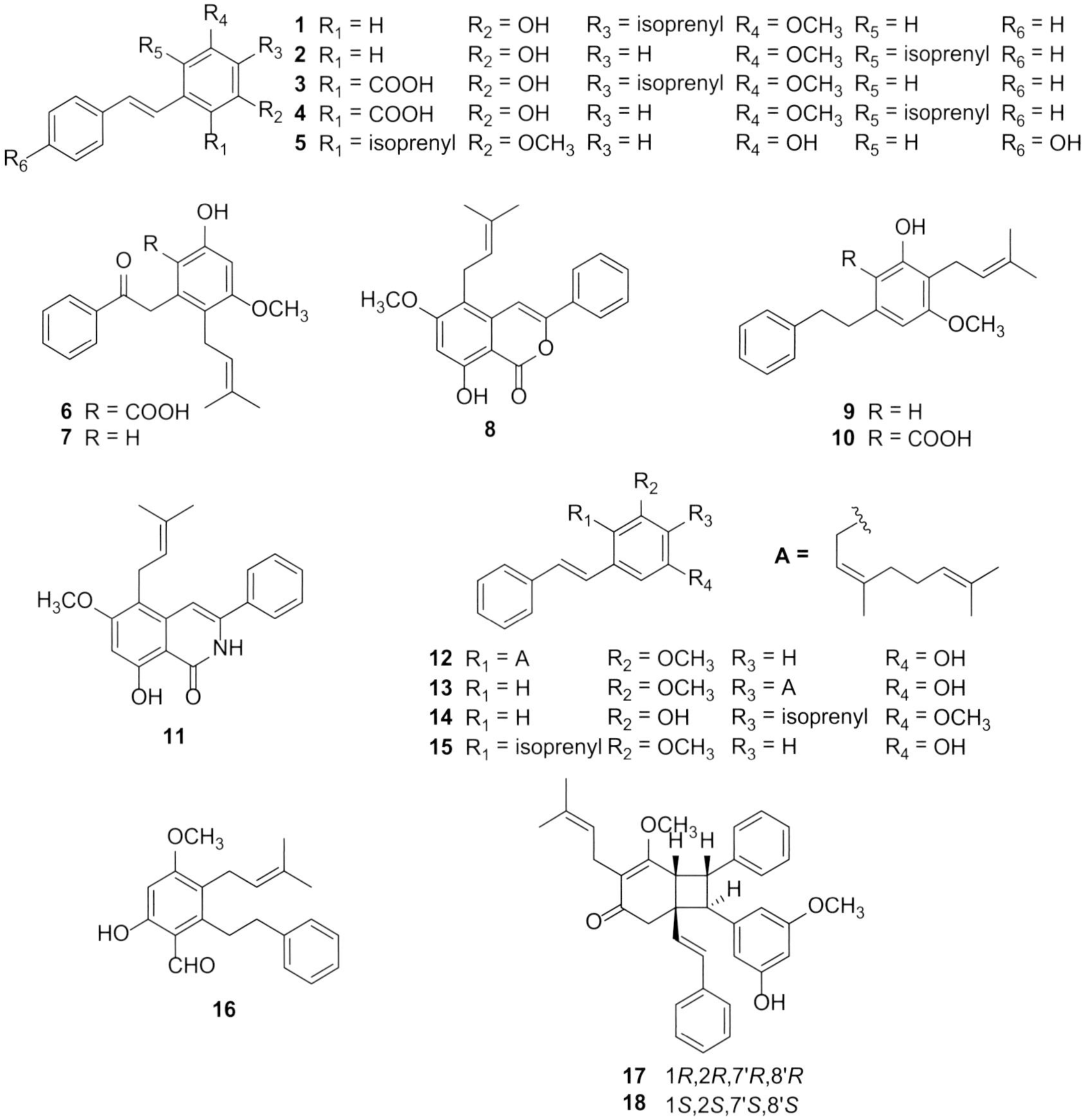

1 R₁ = H	R₂ = OH	R₃ = isoprenyl	R₄ = OCH₃	R₅ = H	R₆ = H
2 R₁ = H	R₂ = OH	R₃ = H	R₄ = OCH₃	R₅ = isoprenyl	R₆ = H
3 R₁ = COOH	R₂ = OH	R₃ = isoprenyl	R₄ = OCH₃	R₅ = H	R₆ = H
4 R₁ = COOH	R₂ = OH	R₃ = H	R₄ = OCH₃	R₅ = isoprenyl	R₆ = H
5 R₁ = isoprenyl	R₂ = OCH₃	R₃ = H	R₄ = OH	R₅ = H	R₆ = OH

6 R = COOH
7 R = H

8

9 R = H
10 R = COOH

11

12 R₁ = A   R₂ = OCH₃   R₃ = H   R₄ = OH
13 R₁ = H   R₂ = OCH₃   R₃ = A   R₄ = OH
14 R₁ = H   R₂ = OH   R₃ = isoprenyl   R₄ = OCH₃
15 R₁ = isoprenyl R₂ = OCH₃   R₃ = H   R₄ = OH

16

17   1*R*,2*R*,7′*R*,8′*R*
18   1*S*,2*S*,7′*S*,8′*S*

木豆叶中分离鉴定的二苯乙烯类化合物结构式

2. 二苯乙烯 - 黄酮加合物 [15]

除以上二苯乙烯类化合物，还从木豆叶中发现了 3 个具有新颖骨架结构的二苯乙烯 - 黄酮加合物 cajanusflavanols A–C（**19–21**）。

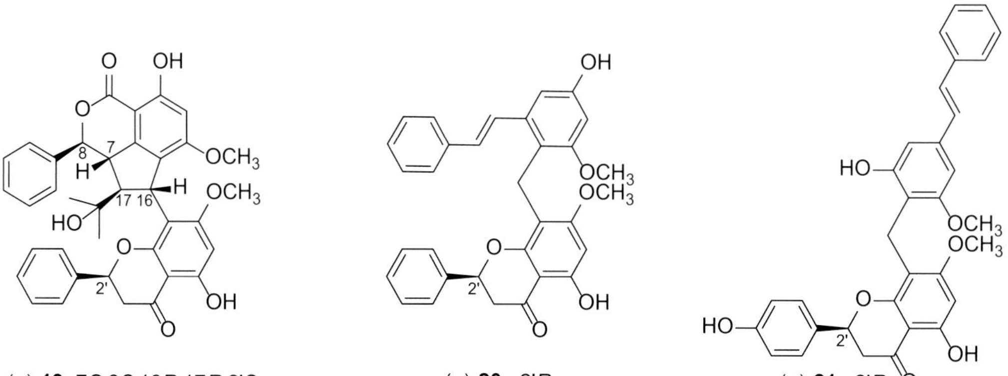

(+)-**19** 7*S*,8*S*,16*R*,17*R*,2′*S*
(−)-**19** 7*R*,8*R*,16*S*,17*S*,2′*R*

(+)-**20** 2′*R*
(−)-**20** 2′*S*

(+)-**21** 2′*R*
(−)-**21** 2′*S*

木豆叶中分离鉴定的二苯乙烯 - 黄酮加合物结构式

3. 黄酮及其苷类 [4–9, 12–13, 16–25]

木豆叶中还含有丰富的黄酮类化合物，包括黄酮、黄酮醇、二氢黄酮、异黄酮、二氢异黄酮、查尔酮及它们的糖苷。目前，已报道的该类成分主要有：芹菜素、木犀草素、槲皮素、槲皮素 3- 甲醚（quercetin 3-*O*-methyl ether）、牡荆苷 / 莶草苷（vitexin / orientoside，**22**）、异牡荆苷（isovitexin，**23**）、carlinoside（**24**）、樱草苷（isoquercitrin，**25**）、乔松酮 / 球松素 / 异美五针松双氢黄酮（pinostrobin）、genistein、柚皮素 -4′, 7- 二甲醚（naringenin-4′, 7-dimethyl ether）、柚皮素 -7- 甲醚（naringenin 7-metheyl ether）、5, 7- 二 羟 基 -8- 异 戊 烯 基 黄 酮（5,7-dihydroxy-8-prenylflavone）、isoobovatin（**26**）、cajaflavanone（**27**）、樱黄素（prunetin，**28**）、红车轴草素（pratensein，**29**）、刺芒柄花素、染料木素、2′, 4′, 5, 7- 四羟基异黄酮、cajanin（**30**）、lupinisoflavone A（**31**）、isowighteone（**32**）、cajaisoflavone（**33**）、5, 7, 2′- 三羟基异黄酮 -7-*O*-D- 葡萄糖苷（5,7,2′-trihydroxyisoflavone-7-*O*-D-glucoside）、cajanol、cajanone（**34**）、2′-*O*-methylcajanone（**35**）和 2′, 6′- 二羟基 -4′- 甲氧基查尔酮（2′,6′-dihydroxy-4′-methoxychalcone，**36**）。

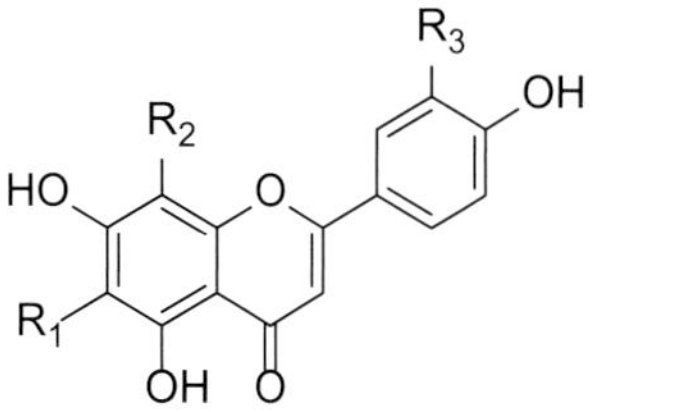

22 R$_1$ = H R$_2$ = β-D-glc R$_3$ = H
23 R$_1$ = β-D-glc R$_2$ = H R$_3$ = H
24 R$_1$ = β-D-glc R$_2$ = β-D-glc R$_3$ = OH

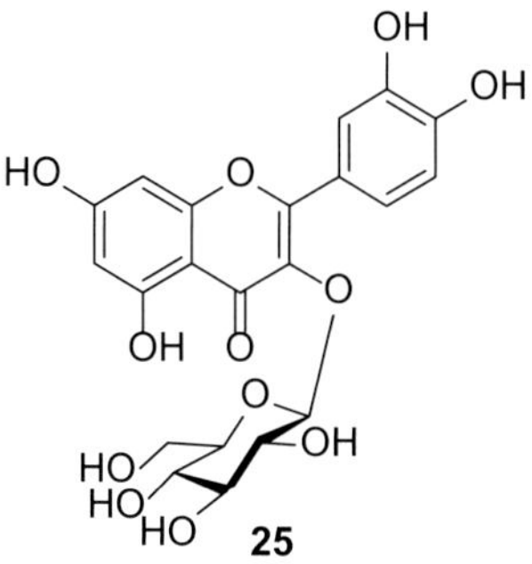

25

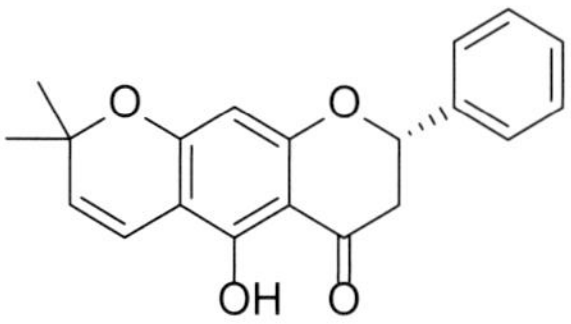

26

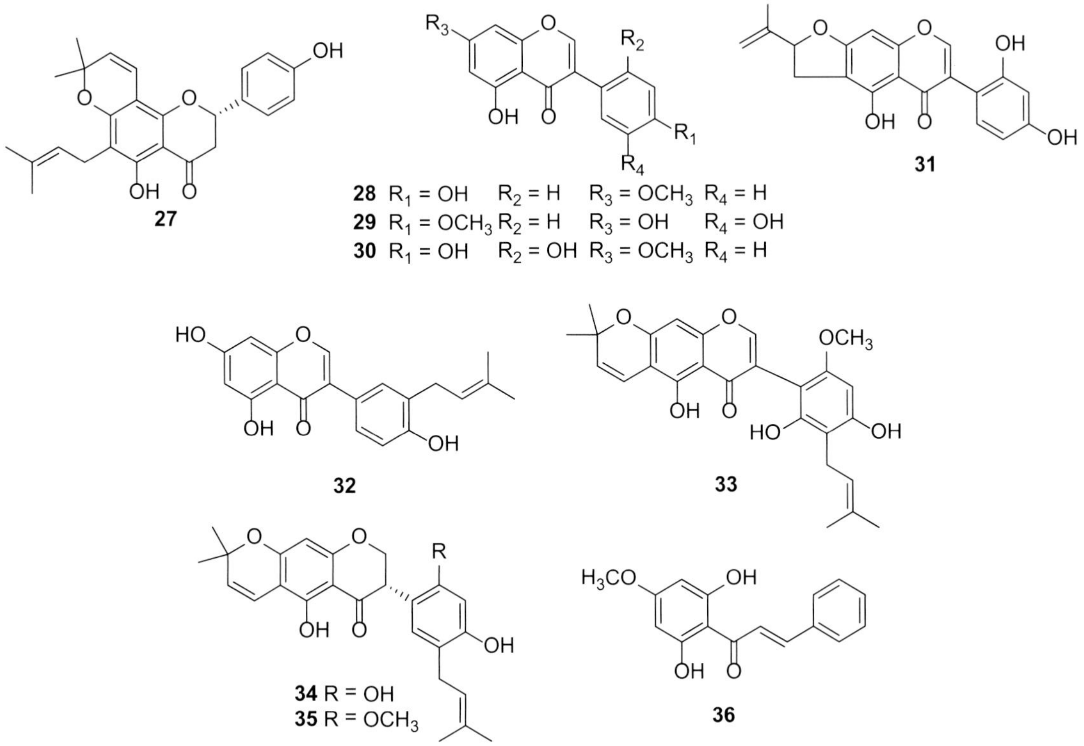

28 R$_1$ = OH R$_2$ = H R$_3$ = OCH$_3$ R$_4$ = H
29 R$_1$ = OCH$_3$ R$_2$ = H R$_3$ = OH R$_4$ = OH
30 R$_1$ = OH R$_2$ = OH R$_3$ = OCH$_3$ R$_4$ = H

34 R = OH
35 R = OCH$_3$

木豆叶中分离鉴定的黄酮及其苷类化合物结构式

4. 其他类 [4–5, 8, 16–17, 20, 26–27]

除以上主要化学成分，还从木豆叶中分离鉴定了 cajanuslactone（**37**）、β- 谷甾醇（β-sitosterol）、β- 胡萝卜苷（β-daucosterol）、桦木酸、豆甾醇（stigmasterol）和 2-O- 甲基肌醇等少量的其他类型化合物。

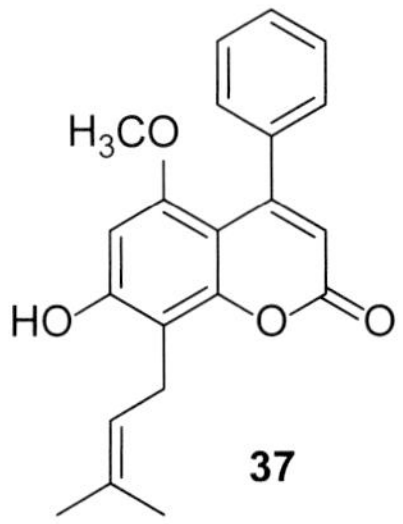

Cajanuslactone 的结构式

此外，GC-MS 研究显示，木豆叶中还含有大量的挥发性成分，如：硬脂酸、正二十二烷（n-docosane）、10′, 16′- 二羟基棕榈酸乙酯、香草酸、十七烷酸、十七烷酸乙酯、异壬基苯（isomerienonyl benzenes）、β-cuaiene、β-cedronol、β-himachalene、β- 绿叶烯（β-patchoulene）、β- 石竹烯（β-caryophyllene）、β- 芹子烯（β-selinene）、槛兰树油烯（eremophilene）、菖蒲二烯（aloradiene）、α-compane、α-cuaiene、α-hunachaiene、3, 7, 11- 三甲基 -7- 乙基 -2, 6, 10, 12- 三烯醇 -1, 1, 2, 4α, 5, 8, 8α- 六氢 -4, 7- 二甲基 -1- 异丙基萘、

α- 石竹烯醇（α-carryophyllene alcolhol）、cedroe、喇叭醇（ledol）、愈创醇（guaioe）、苯甲酸苄酯（benzyl benzoate）、十六烷（nexadecane）、十七烷（n-heptadecane）、二十烷（eicosane）、二十一烷（heneicosane）和白桦脂酸等。

【药理作用】

1. 对骨细胞的影响

临床研究显示，木豆叶对激素性股骨头坏死具有良好的治疗效果，尤其适合早期治疗，且无明显不良反应[28]。研究表明，木豆叶的水提物可能通过减少骨髓基质细胞中脂肪细胞的形成，促进成骨细胞的增殖、分化及矿化，并促进小鼠骨髓基质细胞和成骨细胞的增殖，对骨具有保护作用[29]。木豆叶中所含有的木豆素等二苯乙烯类化合物具有类雌激素样作用，可刺激成骨细胞的形成，促进细胞间质矿化及抑制破骨细胞的活性，从而可改善大鼠雌激素缺乏所导致的骨丢失[30-31]。其中，二苯乙烯类化合物 cajanine（**3**）能有效舒张股动脉，显著改善股骨头坏死大鼠的血液流变学，增加骨密度[32]。此外，由木豆叶粗提物制备而成的制剂"通络生骨胶囊"可通过保护和改善微循环，增强骨细胞的活力，从而对激素性股骨头缺血性坏死有明显的预防作用[33]。

2. 舒张血管

木豆叶醇提物及其石油醚萃取部位、乙酸乙酯萃取部位、CO_2 超临界萃取物对股动脉均有良好的舒张作用。其中，以 cajanine（**3**）为代表的二苯乙烯类化合物具有良好的体外血管舒张活性，其作用机制可能是阻断 L- 型钙通道、抑制细胞外钙内流，以及抑制 PKC 和 Rho/Rho 激酶途径[34]。

3. 促进创面愈合

木豆叶在治疗外伤创面、感染创面、烧伤感染等的临床应用研究表明，其具有显著的抑菌消炎、清热解毒、祛腐生肌作用[35]。木豆叶水煎液外洗可用于治疗四肢软组织缺损，提高创面愈合率、缩短愈合时间、抑制细菌繁殖，可有效地促进四肢软组织创伤创面的愈合[36]。由木豆等中药提取物所制备而成的中药制剂"广州愈创佳"可提高创面中纤维结合蛋白的含量，促进创面的愈合[37]。

4. 抗氧化

研究表明，木豆叶提取物所具有的抗氧化作用可能与其含有的多酚类化合物有关，1, 1- 二苯基 -2- 三硝基苯肼（DPPH）法测定其水提物和乙醇提取物抗氧化的 IC_{50} 值分别为 0.69 mg/mL 和 0.79 mg/mL[38]。

5. 对细胞损伤的保护作用

木豆叶水提物对 H_2O_2 所致的 H9c2 细胞氧化应激损伤具有保护作用，可能是通过激活 PI3K 通路，促使其下游因子 Akt 和内皮型一氧化氮合酶（eNOS）的磷酸化发挥作用[39]。此外，木豆叶 80% 乙醇提取物对皮质酮损伤的 PC12 细胞具有明显的保护作用[40]。

6. 降血脂

研究发现，木豆叶二苯乙烯部位可明显降低高脂模型小鼠的体重及血清总胆固醇、甘油三酯、低密度脂蛋白的水平，还可抑制肝脏中总胆固醇和甘油三酯的蓄积[41-42]。木豆叶二苯乙烯类化合物富集部位可抑制高脂饮食所致的兔高脂血症，其机制可能与上调细胞 ABCA1 的表达，进而促进胆固醇逆转运有关[43]。

7. 抗肿瘤

木豆叶的甲醇提取物对人乳腺癌细胞 MCF-7 和人肺癌细胞 COR-L23 均具有良好的细胞毒活性[44]。其中，从木豆叶中分离得到的黄酮类化合物 cajanol 可通过活性氧（ROS）调节线粒体途径，诱导乳腺癌细胞 MCF-7 的凋亡[45]。

8. 抗病原微生物

木豆叶和根的醇提物与氟康唑、酮康唑等抗真菌药物合用时，可显著增强抗真菌药物对白色念珠菌 ATCC006、克氏念珠菌 ATCC6538 和热带假丝酵母 ATCC40042 等真菌的抑制活性，而木豆中所含的鞣酸、黄酮、生物碱类化合物可能为其活性成分[46]。其中，从木豆叶中分离得到的 cajanol 对革兰氏阴性菌和革兰氏阳性菌均有良好的体外抗菌作用，其抑菌机制为改变细胞膜的通透性和诱导 DNA 裂解，与现有抗生素的作用方式不同[47]。此外，从木豆叶中分离得到的木豆素 A（**1**）、木豆素 C（**2**）和白桦脂酸对恶性疟原虫也具有一定的抑制活性[48]。

【质量标准】

木豆叶为《广东省中药材标准》收录品种，其中规定了木豆叶药材的显微鉴别、水分灰分检查和醇溶性浸出物等检测项，但尚无含量测定项。

1. 高效液相指纹图谱

有文献建立了广东、云南、海南 3 个产地的 10 批木豆叶药材样品的特征 HPLC 指纹图谱，标定了 21 个共有指纹峰，并对荭草苷（**22**）和木犀草素（luteolin）的含量进行了测定。其色谱条件如下：Agilent ZORBAX SB-C18 色谱柱（4.6 mm×250 mm，5 μm）；甲醇 -1% 醋酸水溶液为流动相梯度洗脱；流速 1.0 mL/min；柱温 25 ℃；检测波长 260 nm；进样量 5 μL[49]。

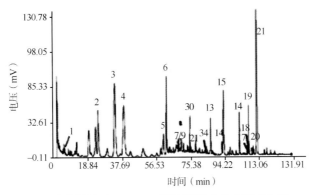

木豆叶药材的对照 HPLC 指纹图谱（共有模式）[49]

另有文献建立了采自海南的 10 批木豆叶药材的特征 HPLC 指纹图谱，并标定了 7 个共有峰。色谱条件为：Diamonsil-C18（2）色谱柱（4.6 mm×250 mm，5 μm）；甲醇 -1% 冰醋酸水溶液为流动相梯度洗脱；流速 1.0 mL/min；柱温 40 ℃；检测波长 268 nm；进样量 10 μL[50]。

采用 HPLC 法对采自云南的 12 批木豆叶药材样品进行了分析，并建立了木豆叶的 HPLC 指纹图谱，确定了 11 个共有峰。色谱条件为：色谱柱为 Diamonsil-C18（2）色谱柱（4.6 mm×250 mm，5 μm）；甲醇 -1% 冰醋酸水溶液为流动相梯度洗脱；流速 1.0 mL/min；柱温 40 ℃；检测波长为 268 nm；进样量 10 μL[51]。

2. 含量测定方法

2.1 紫外分光光度法

以芦丁作为对照品，建立了木豆叶中总黄酮的含量测定方法，检测波长为 510 nm[52]。

2.2 高效液色谱相法

目前，已有多篇文献利用不同色谱条件，建立了测定木豆叶中黄酮类化合物牡荆苷（**22**）含量的 HPLC 方法。色谱条件 1：Diamonsil C18 色谱柱（4.6 mm×250 mm，5 μm）；流动相为甲醇 -1% 冰醋酸（29：71）；柱温 40 ℃；流速 1.0 mL/min；检测波长为 330 nm[53]。色谱条件 2：Hypersiol ODS2 C18 色谱柱（4.6 mm×250 mm，5 μm）；流动相为甲醇 -1% 醋酸（25：75）；流速 1.0 mL/min；检测波长 339 nm[54]。色谱条件 3：Lichrospher RP-18 色谱柱（4.0 mm×250 mm）；流动相为甲醇 -1% 醋酸（35：65）；流速 0.5 mL/min；柱温 40 ℃；检测波长为 267 nm[55]。色谱条件 4：Nucleodur C18 Gravity 色谱柱（4.6 mm×250 mm，5 μm）；甲醇 -1% 冰醋酸梯度洗脱；流速 1.0 mL/min；检测波长 339 nm[56]。

有研究建立了测定木豆叶中球松素（pinostrobin）含量的 RP-HPLC 方法。色谱条件为：Phenomenex Luna C18 色谱柱（4.6 mm×250 mm，5 μm）；用甲醇 - 水为流动相梯度洗脱；柱温 35 ℃；流速 1.0 mL/min；检测波长 287 nm[57]。

还有研究以球松素和木豆素 C（**2**）为对照品，建立了同时测定木豆叶中上述 2 种化合物含量的 RP-HPLC 方法。色谱条件为：DiKMA Diamonsil ODS C18 色谱柱（4.6 mm×250 mm，5 μm）；流动相为乙腈 -0.02% 磷酸溶液梯度洗脱；柱温 40 ℃；流速 1.0 mL/min；检测波长 296 nm[58]。

另有研究建立了同时测定木豆叶中牡荆苷（**22**）、pinostrobin 和木豆蔗（**3**）含量的 HPLC 法。色谱条件为：XTerra C18 色谱柱（4.6 mm×250 mm，5 μm）；乙腈 -0.02% 磷酸溶液梯度洗脱；柱温 40 ℃；流速 1.0 mL/min；检测波长为 200～400 nm[59]。

此外，还以牡荆苷和异牡荆苷（**23**）为对照品，建立了同时测定木豆叶中上述 2 种黄酮类化合物含量的 UPLC 方法。色谱条件为：ACQUITY UPLC BEH C18 色谱柱（2.1 mm×50 mm，1.7 μm）；甲醇 - 乙腈 -0.2% 乙酸水为流动相梯度洗脱；流速 0.3 mL/min；柱温 35 ℃；检测波长 340 nm；检测时间 7 min[60]。

参 考 文 献

[1] 中国科学院《中国植物志》编委会，中国植物志 [M]. 北京：科学出版社，1995，41：289.

[2] 南京中医药大学.中药大辞典（上册）[M].上海：上海科学技术出版社，2006：492.

[3] 李小龙.木豆叶中二苯乙烯类化学成分研究 [D].暨南大学硕士学位论文，2013.

[4] 巫鑫.木豆叶和霸王花的化学成分研究 [D].中国药科大学博士学位论文，2011.

[5] 陈迪华，李慧颖，林慧.木豆叶的化学成分研究 [J].中草药，1985，16（10）：432-437.

[6] 邱声祥，沈小玲.一种具有降血糖和减肥作用的蒇类天然药物 [P].中国发明专利，ZL 200810199012.

[7] Zhang NL，Zhu YH，Hu RM，et al. Two New Stilbenoids from *Cajanus cajan* [J]. *Zeitschrift fur Naturforschung Section B*，2012，67（12）：1314-1318.

[8] 刘亚旻，姜保平，沈胜楠，等.木豆叶的化学成分研究 [J].中草药，2014，45（4）：466-470.

[9] Cooksey CJ，Dahiya JS，Garratt PJ，et al. Two novel stilbene 2-carboxylic acid phytoalexins from *Cajanus cajan* [J]. *Phytochemistry*，1982，21（12）：2935-2938.

[10] Ohwaki Y，Ogino J，Shibano K. 3-hydroxy-5-methoxystilbene-2-carboxylic acid, a phytotoxic compound isolated from methanolic extracts of pigeonpea（*Cajanus cajan* Millsp.）leaves [J]. *Soil Science and Plant Nutrition*，1993，39（1）：55-61.

[11] Ersam T，Fatmawati S，Fauzia DN. New prenylated stilbenes and antioxidant activities of *Cajanus cajan* (L.) millsp. (Pigeon pea)[J]. *Indonesian Journal of Chemistry*，2016，16（2）：151-155.

[12] Green PWC，Stevenson PC，Simmonds MSJ，et al. Phenolic compounds on the pod-surface of pigeonpea，*Cajanus cajan*，mediate feeding behavior of *Helicoverpa armigera* Larvae [J]. *Journal of Chemical Ecology*，2003，29（4）：811-821.

[13] Wu GY，Zhang X，Guo XY，et al. Prenylated stilbenes and flavonoids from the leaves of *Cajanus cajan* [J]. *Chinese Journal of Natural Medicines*，2019，17（5）：381-386.

[14] Li XL，Zhao BX，Huang XJ，et al.(+)- and(−)-cajanusine，a pair of new enantiomeric stilbene dimers with a new skeleton from the leaves of *Cajanus cajan* [J]. *Organic Letters*，2014，16（1）：224-227.

[15] He QF，Wu ZL，Huang XJ，et al. Cajanusflavonals A-C，three pairs of flavonostilbene enantiomers from *Cajanus cajan* [J]. *Organic Letters*，2018，20（3）：876-879.

[16] 林劢，谢宁，程紫骅.木豆黄酮类成分的研究 [J].中国药科大学报，1990，30（1）：21-23.

[17] 田润，尹爱武，王盼.木豆叶化学成分研究 [J].湖南科技学院学报，2012，33（4）：68-69.

[18] Bhanumati S，Chhabra SC，Gupta SR，et al. A new isoflavone glucoside from *Cajanus cajan* [J]. *Phytochemistry*，1979，18（2）：356-365.

[19] Bhanumati S，Chhabra SC，Gupta SR，et al. Cajaflavanone：a new flavanone from *Cajanus cajan* [J]. *Phytochemistry*，1978，17（11）：2045.

[20] 张嫩玲，蔡佳仲，胡英杰，等.木豆叶的化学成分研究 [J].中药材，2017，40（5）：1116-1118.

[21] Ingham JL. Induced isoflavonoids from fungus-infected stems of pigeon pea *Cajanus cajan* [J]. *Journal of Biosciences*，1976，31C（9-10）：504-508.

[22] Chhabra SC，Gupta SR，Krishnamoorthy V，2'-*O*-Methylcajanone：a new isoflavanone from *Cajanus cajan* [J]. *Phytochemistry*，1979，18（4）：693-694.

[23] Dahiya JS，Strange RN，Bilyard KG，et al. Two isoprenylated isoflavone phytoalexins from *Cajanus cajan* [J]. *Phytochemistry*，1984，23（4）：871-873.

[24] Preston NW. Cajanone：an antifungal isoflavanone from *Cajanus cajan* [J]. *Phytochemistry*，1977，16（1）：143-144.

[25] Bhanumati S，Chhabra SC，Gupta SR. Cajaisoflavone，a new prenylated isoflavone from *Cajanus cajan* [J]. *Phytochemistry*，1979，18（7）：1254-1255.

[26] Kong Y，Fu YJ，Zu YG，et al. Cajanuslactone，a new coumarin with anti-bacterial activity from pigeon pea [*Cajanus cajan*（L.）Millsp.] leaves [J]. *Food Chemistry*，2010，121（4）：1150-1155.

[27] 程志青，吴惠勤，陈佃，等.木豆精油化学成分研究 [J].分析测试通报，1992，11（5）：9-12.

[28] 禹建春，孙捷，霍敏.重用木豆叶治疗激素性股骨头坏死 60 例 [J].中国中医药科技，2013，20（4）：420.

[29] Zhang JC，Liu CL，Sun J，et al. Effects of water extract of *Cajanus cajan* leaves on the osteogenic and adipogenic differentiation of mouse primary bone marrow stromal cells and the adipocytic trans-differentiation of mouse primary osteoblasts [J]. *Pharmaceutical Biology*，2010，48（1）：89-95.

[30] 郑元元，杨京，陈迪华，等.木豆叶提取物对人的类成骨细胞 TE85 成骨功能和体外破骨细胞分化的影响.药学学报，2007，42（4）：386-391.

[31] 郑元元，杨京，陈迪华，等.木豆叶芪类提取物对雌激素缺乏性大鼠骨质丢失的影响 [J].药学学报，2007，42（5）：562-565.

[32] 叶文才，张冬梅，王英，等 . 木豆素在制备治疗或预防股骨头坏死药物中的应用 [P]. 中国发明专利，ZL 201210202249.1.

[33] 袁捷，林吉，徐传毅，等 . 通络生骨胶囊预防激素性股骨头缺血性坏死的药效学实验 [J]. 中药新药与临床药理，2005，16（3）：185–188.

[34] 李勇 . 木豆素的血管舒张作用及机制研究 [D]. 暨南大学硕士学位论文，2010.

[35] 袁浩，姚伦龙，陈隆宽，等 . 柳豆叶应用于感染创面 564 例疗效观察 [J]. 中西医综合杂志，1984，4（6）：352–354.

[36] 王西迅，李钧，陈旭辉，等 . 木豆叶煎液外洗治疗四肢创伤创面的临床观察 [J]. 中医正骨，2013，25（11）：8–12.

[37] 唐勇，王兵，周学君 . 木豆制剂外敷对开放创面纤维综合蛋白含量的影响 [J]. 广州中医药大学学报，1999，16（4）：302–304.

[38] Mahitha B，Archana P，Ebrahimzadeh MH，et al. *In vitro* antioxidant and pharmacognostic studies of leaf extracts of *Cajanus cajan*(L.)Millsp [J]. *Indian Journal of Pharmaceutical Sciences*，2015，77（2）：170–177.

[39] 孙琳，柴智，张涛 . 木豆叶提取物对 H_2O_2 诱导的 H9c2 细胞氧化损伤的保护作用及机制研究 [J]. 中草药，2016，47（2）：297–300.

[40] 姜保平，刘亚旻，李宗阳，等 . 木豆叶醇提物对皮质酮诱导的 PC12 细胞损伤的保护作用 [J]. 天然产物研究与开发，2012，24（9）：1270–1273.

[41] 骆庆峰，孙兰，斯建勇，等 . 木豆叶芪类提取物对高脂模型小鼠血脂和肝脏胆固醇的降低作用 [J]. 药学学报，2008，43（2）：145–149.

[42] 孙兰，骆庆峰，杨京，等 . 木豆叶芪类提取物在制备治疗高脂血症药物中的应用 [P]. 中国发明专利，ZL 200610169594.4.

[43] 郭亚蓉，骆庆峰，康晓敏，等 . 木豆叶总芪对高脂模型兔的降脂作用及调节机制 [J]. 基础医学与临床，2011，31（6）：661–666.

[44] Ashidi JS，Houghton PJ，Hylands PJ，et al. Ethnobotanical survey and cytotoxicity testing of plants of South-western Nigeria used to treat cancer，with isolation of cytotoxic constituents from *Cajanus cajan* Millsp leaves [J]. *Journal of Ethnopharmacology*，2010，128（2）：501–512.

[45] Luo M，Liu X，Zu YG，et al. Cajanol, a novel anticancer agent from Pigeonpea [*Cajanus cajan*(L.)Millsp.] roots，induces apoptosis in human breast cancer cells through a ROS-mediated mitochondrial pathway [J]. *Chemico-Biological Interactions*，2010，188（1）：151–160.

[46] Brito SA，Rodrigues FG，Campos AR，et al. Evaluation of the antifungal activity and modulation between *Cajanus cajan*(L.)Millsp leaves and roots ethanolic extracts and conventional antifungals [J]. *Pharmacognosy Magazine*，2012，8（30）：103–106.

[47] Liu XL，Zhang XJ，Fu YJ，et al. Cajanol inhibits the growth of *Escherichia coli* and *Staphylococcus aureus* by acting on membrane and DNA damage [J]. *Planta Medica*，2011，77（2）：158–163.

[48] Duker-Eshun G，Jaroszewski JW，Asomaning WA，et al. Antiplasmodial constituents of *Cajanus cajan* [J]. *Phytotherapy Research*，2004，18（2）：128–130.

[49] 胥爱丽，毕晓黎，李素梅，等 . 木豆叶 HPLC 指纹图谱建立及 2 种成分测定 [J]. 中成药，2017，39（7）：1435–1439.

[50] 黄松，孙琳，赖小平，等 . 海南产木豆叶 HPLC 指纹图谱研究 [J]. 中药材，2011，34（5）：699–702.

[51] 孙琳，黄松，赖小平，等 . 云南地区木豆叶的高效液相色谱指纹图谱研究 [J]. 时珍国医国药，2011，22（9）：2253–2255.

[52] 郑菲艳 . 木豆叶黄酮含量及其提取纯化工艺研究 [D]. 福建农林大学硕士学位论文，2014.

[53] 孙琳，黄松，赖小平 . HPLC 法测定不同产地及品种木豆叶中牡荆苷的含量 [J]. 中药材，2011，34（1）：31–32.

[54] 李功营，唐洪梅，丘振文，等 . 岭南常用中药木豆叶中牡荆苷的 HPLC 含量测定 [J]. 中药新药与临床药理，2007，18（6）：474–476.

[55] 徐晖，赖銮娇 . 木豆叶中牡荆苷的含量测定 [J]. 中药材，1998，21（9）：461.

[56] 曾彩芳，肖佳尚 . HPLC 法测定木豆叶中牡荆苷的含量 [J]. 首都食品与医药，2010，（2）：56.

[57] 袁捷，陈志维，武文，等 . RP-HPLC 法测定木豆叶中球松素的含量 [J]. 中药新药与临床药理，2010，21（3）：293–296.

[58] 刘长河，郝然，刘婷，等 . 高效液相色谱法同时测定木豆叶中球松素、木豆素 C 的含量 [J]. 中国医院药学杂志，2016，36（6）：440–443.

[59] 张俊清，谭银丰，李海龙，等 . 高效液相色谱法同时测定木豆叶中 3 种活性成分的含量 [C]. 全国天然药物资源学术研讨会，2010.

[60] 林菲娟，许晓锋 . UPLC 测定中药材中牡荆苷和异牡荆苷的含量 [J]. 深圳中西医结合杂志，2013，23（4）：71–74.

木 棉 花

【植物来源】

本品为木棉科（Bombacaceae）木棉属植物木棉 *Bombax malabaricum* DC. 的干燥花，又名红棉、英雄树（广东）、攀枝（福建）、攀枝花（云南）、斑芝棉、斑芝树（台湾）。木棉生于海拔 1400 m 以下的干热河谷及稀树草原，也可生长在沟谷季雨林内，在我国主要分布于广东、广西、云南、四川、贵州、江西、福建、台湾等省区。春季采收盛开花朵，晒干或烘干[1-3]。

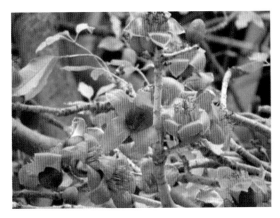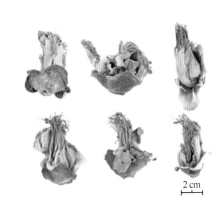

木棉花基源植物（左）与药材（右）图片

【功能与主治】

木棉花味甘淡、性凉，归大肠经。具清热、利湿、解毒、止血等功效，可用于治疗泄泻、痢疾、咳血、吐血、血崩、金疮出血、疮毒、湿疹等症[2-3]。

【化学成分】

木棉花中含有黄酮类、苯丙素类等多种化学成分，其中黄酮类化合物为其主要及特征性成分。

1. 黄酮类[4-10]

木棉花中含有丰富的黄酮及其苷类化合物，其中以黄酮和黄酮醇类为主。目前，已报道从木棉花中分离鉴定的黄酮类化合物主要有：芹菜素（apigenin，**1**）、xanthomicrol（**2**）、异牡荆黄素（isovitexin，**3**）、cosmetin（**4**）、皂草苷（saponarin，**5**）、牡荆素（vitexin，**6**）、vicenin Ⅱ（**7**）、芥菜素 7-*O*-*β*- 新橙皮糖苷（apigenin-7-*O*-*β*-neohesperidoside，**8**）、蒙花苷（linarin，**9**）、槲皮素（quercetin，**10**）、异槲皮苷（isoquercitrin，**11**）、芦丁（rutin，**12**）、槲皮素 -3-*O*-*β*-D- 吡喃葡萄糖苷（quercetin-3-*O*-*β*-D-glucopyranoside，**13**）、山奈酚 -3-*O*-*β*-D- 吡喃葡萄糖醛酸苷（kaempferol-3-*O*-*β*-D-glucuronopyranoside，**14**）、槲皮素 -3-*O*-*β*-D- 吡喃葡萄糖醛酸乙酯（quercetin-3-*O*-*β*-D-glucuronopyranoside ethyl ester，**15**）、山奈酚 -3-*O*- 芸香糖苷（kaempferol-3-*O*-rutinoside（**16**）、sexangularetin-3-*O*-sophoroside（**17**）、山奈酚 3-*O*-(6″-*O*-*E*- 对羟基肉桂酰基)-*β*-D- 吡喃葡萄糖苷 [kaempferol-3-*O*-(6″-*O*-*E*-*p*-coumaroyl)-*β*-D-glucopyranoside，**18**]、柚皮苷（naringin，**19**）、花色素苷 A（anthocyanin A，**20**）、花色素苷 B（anthocyanin B，**21**）、(−)- 表儿茶素 -7-*O*-*β*-D- 吡喃木糖苷 [(−)-epicatechin-7-*O*-*β*-D-xylopyranoside，**22**]、(−)- 儿茶素 -7-*O*-*β*-D- 吡喃木糖苷 [(−)-catechin-7-*O*-*β*-D-xylopyranoside，**23**]、芒果苷（mangiferin，**24**）、isomangiferin（**25**）和 7-*O*- 甲氧基芒果苷（7-*O*-methyl mangiferin，**26**）。

1	R_1 = H	R_2 = H	R_3 = H	R_4 = H
2	R_1 = OCH$_3$	R_2 = CH$_3$	R_3 = OCH$_3$	R_4 = H
3	R_1 = *β*-D-glc	R_2 = H	R_3 = H	R_4 = H
4	R_1 = H	R_2 = *β*-D-glc	R_3 = H	R_4 = H
5	R_1 = *β*-D-glc	R_2 = *β*-D-glc	R_3 = H	R_4 = H
6	R_1 = H	R_2 = H	R_3 = *β*-D-glc	R_4 = H
7	R_1 = *β*-D-glc	R_2 = H	R_3 = *β*-D-glc	R_4 = H
8	R_1 = H	R_2 = *β*-D-glc^2-*α*-L-rha	R_3 = H	R_4 = H
9	R_1 = H	R_2 = *β*-D-glc^6-*α*-L-rha	R_3 = H	R_4 = CH$_3$

10	R_1 = H	R_2 = H	R_3 = OH
11	R_1 = *β*-D-glc	R_2 = H	R_3 = OH
12	R_1 = *β*-D-glc^6-*α*-L-rha	R_2 = H	R_3 = OH
13	R_1 = *β*-D-glc	R_2 = H	R_3 = OH
14	R_1 = *β*-D-glcA	R_2 = H	R_3 = H
15	R_1 = *β*-D-glcA-C$_2$H$_5$	R_2 = H	R_3 = OH
16	R_1 = *β*-D-glc^6-*α*-L-rha	R_2 = H	R_3 = H
17	R_1 = *β*-D-glc^2-*β*-D-glc	R_2 = OCH$_3$	R_3 = H

18

19

| **20** | R_1 = OH | R_2 = *β*-D-glc | R_3 = OH | R_4 = H |
| **21** | R_1 = *β*-D-glc | R_2 = OH | R_3 = OCH$_3$ | R_4 = OH |

22 *2R*

23 *2S*

24	R_1 = *β*-D-glc	R_2 = H	R_3 = H
25	R_1 = H	R_2 = *β*-D-glc	R_3 = H
26	R_1 = *β*-D-glc	R_2 = H	R_3 = CH$_3$

木棉花中分离鉴定的黄酮类化合物结构式

2. 苯丙素类 [5, 7–8, 10–11]

木棉花中还含有结构类型丰富的苯丙素类化合物，如：3-对香豆酰奎宁酸（5-*O*-coumaroylquinic acid，**27**）、新绿原酸（neochlorogenic acid，**28**）、绿原酸（chlorogenic acid，**29**）、绿原酸甲酯（methyl chlorogenate，**30**）、bombalin（**31**）、amurenlactone A（**32**）、4-*epi*-bombalin（**33**）、咖啡酸（caffeic acid）、阿魏酸（ferulic acid）、紫丁香苷（syringin，**34**）、eugenyl *β*-rutinoside（**35**）、*N*-[(2*E*)-3-(4-hydroxyphenyl)-1-oxo-2-propen-1-yl]-L-tyrosine ethyl ester（**36**）、3-羟基-1-(4-羟基-3, 5-二甲氧基苯基)-1-丙酮 [3-hydroxy-1-(4-hydroxy-3, 5-dimethox-yphenyl)-1-propanone]、esculetin（**37**）、莨菪亭（scopoletin，**38**）、秦皮素（fraxetin，**39**）、东莨菪苷（scopoline，**40**）、(+)-isolarisiresino-9′-*O*-*β*-glucopyranoside（**41**）、lyoniresinol-9′-*O*-*β*-glucopyranoside（**42**）、bombasin（**43**）、bombasin 4-*O*-*β*-glucoside（**44**）和 dihydrodehydrodiconiferyl alcohol 4-*O*-*β*-D-glucopyranoside（**45**）。

27 R = H
28 R = OH

29 R = H
30 R = CH_3

31

32

33

34

35

36

37 R_1 = H R_2 = H
38 R_1 = CH_3 R_2 = H
39 R_1 = CH_3 R_2 = OH

40

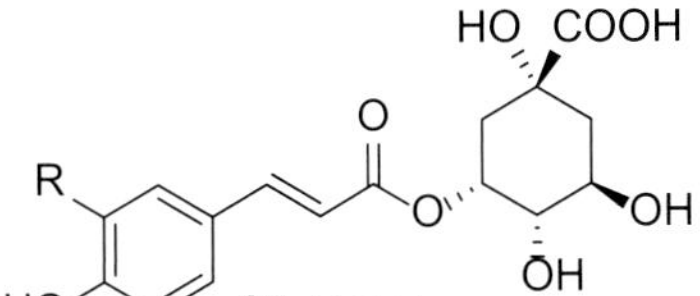

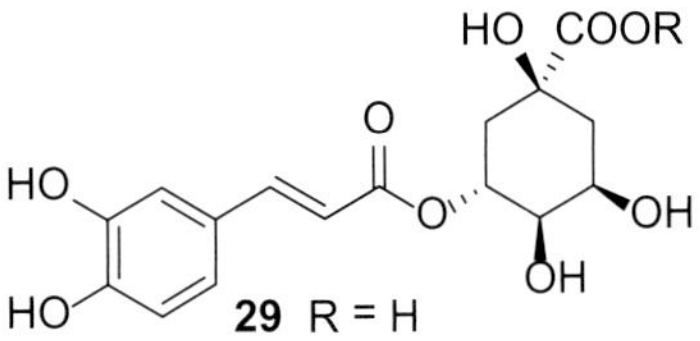

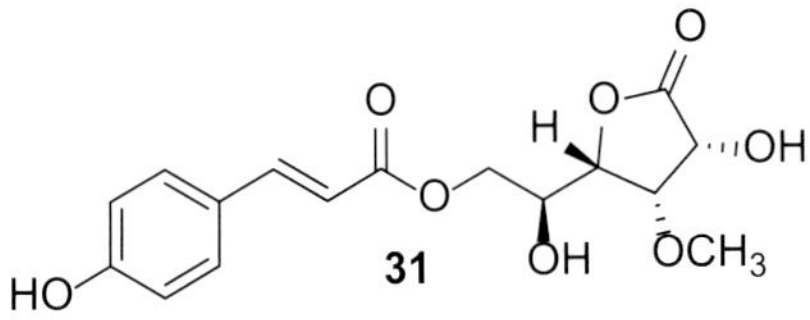

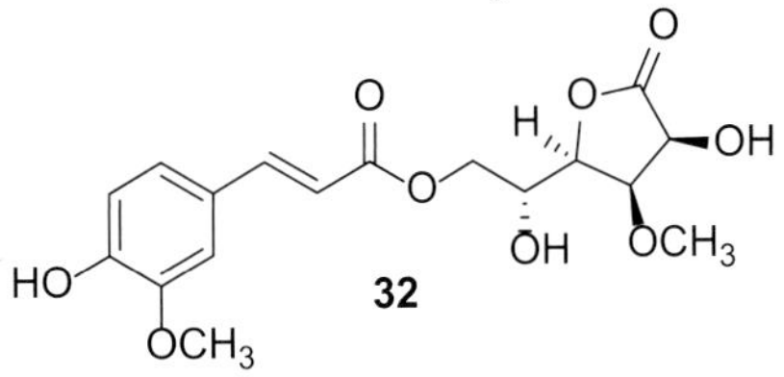

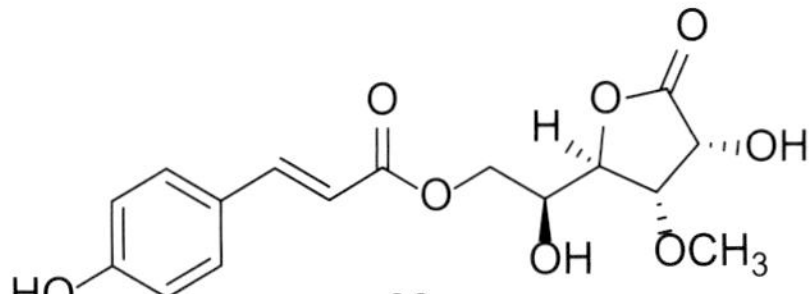

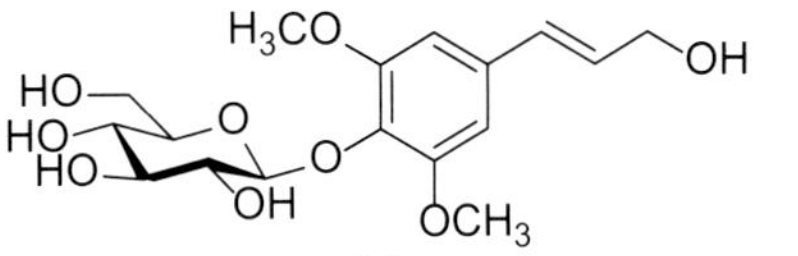

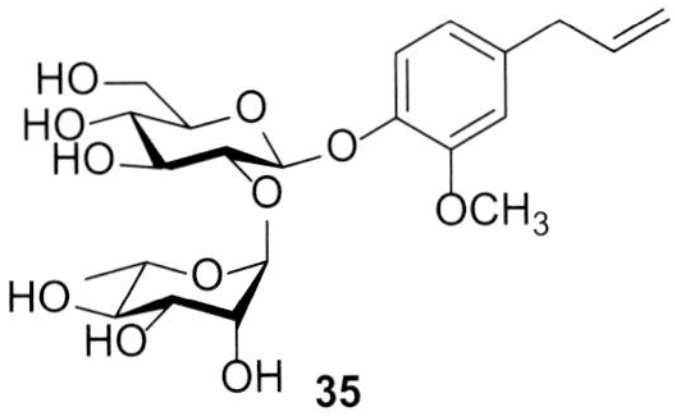

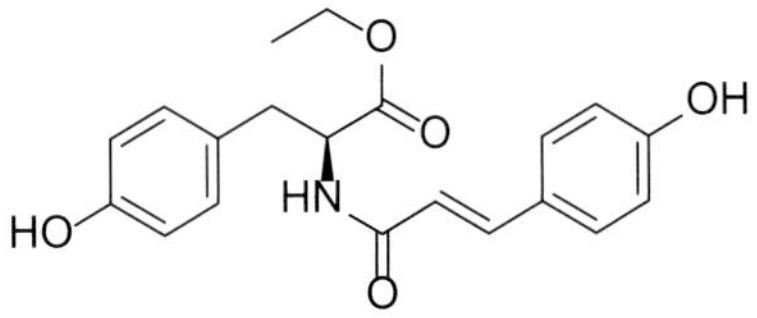

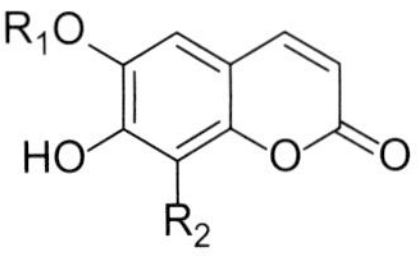

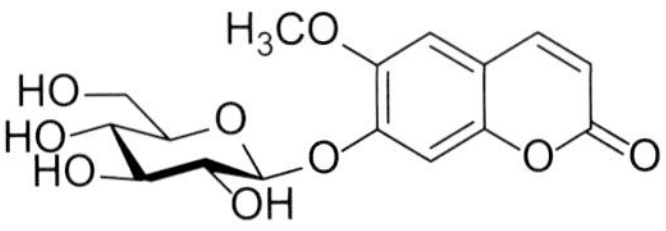

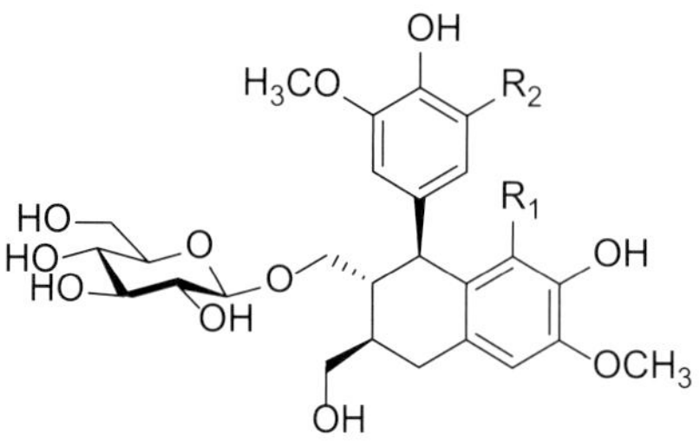

41 R_1 = H　R_2 = H
42 R_1 = OCH_3　R_2 = OCH_3

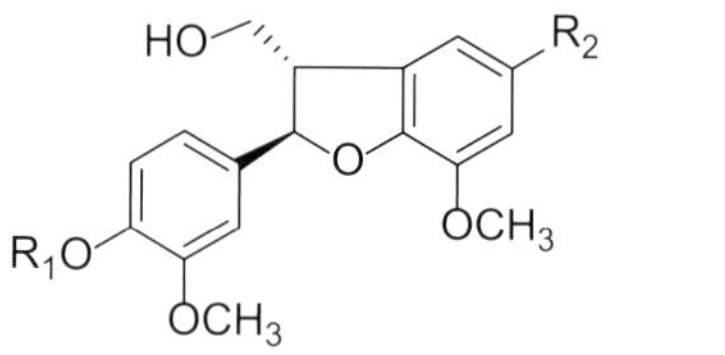

43 R_1 = H　R_2 = Ac
44 R_1 = *β*-D-glc　R_2 = Ac
45 R_1 = *β*-D-glc　R_2 = $CH_2CH_2CH_2OH$

木棉花中分离鉴定的苯丙素类化合物结构式

3. 其他类 [4–8, 10–13]

此外，木棉花中还含有木棉萜 A（3*β*- 乙酰氧基 -22*α*, 30- 二羟基乌苏 -20- 烯 / 3*β*-acetoxy-22*α*, 30-dihydroxyurs-20-ene，**46**）、菜油甾醇（campesterol）、胡萝卜苷（daucosterin）、2-*O*-(3, 4- 二羟基苯甲酰基)-2, 4, 6- 三羟基苯乙酸 4-*O*-*β*-D- 吡喃葡萄糖苷 [2-*O*-(3,4-dihydroxybenzoyl)-2,4,6-trihydroxyphenylacetic acid 4-*O*-*β*-D-glucopyranoside，**47**]、shamiminol（**48**）、simalin B（**49**）、simalin A（**50**）、苄基 -*β*-D- 吡喃葡萄糖苷（benzyl-*β*-D-glucopyranoside，

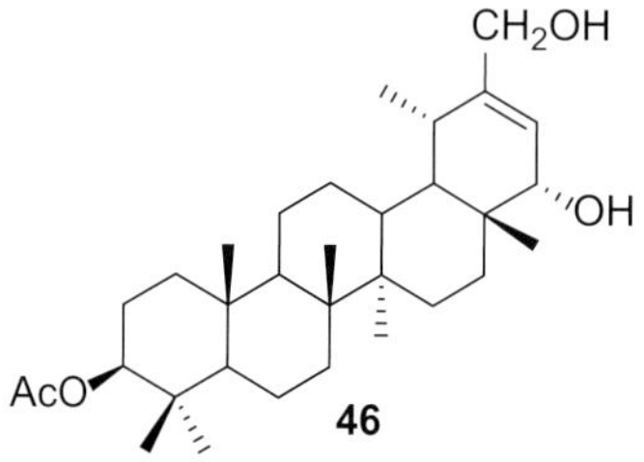

46

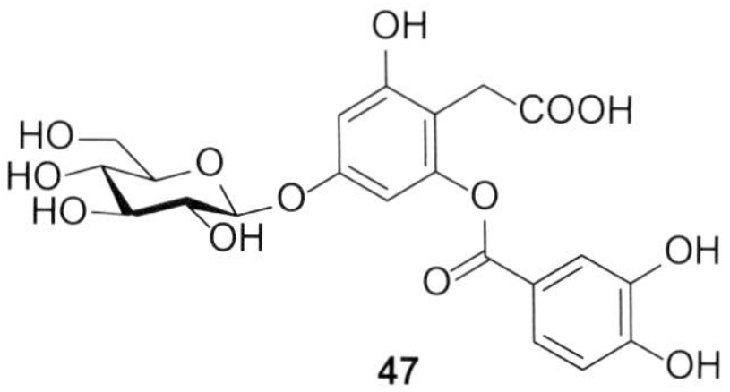

47

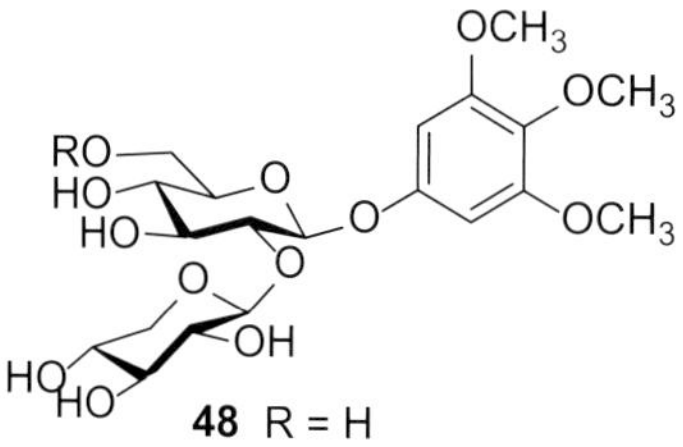

48 R = H
49 R = *α*-L-rha

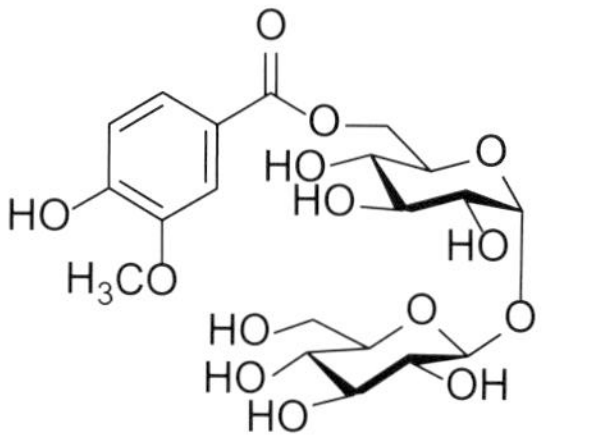

50

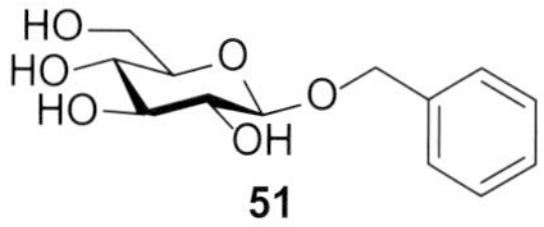

51

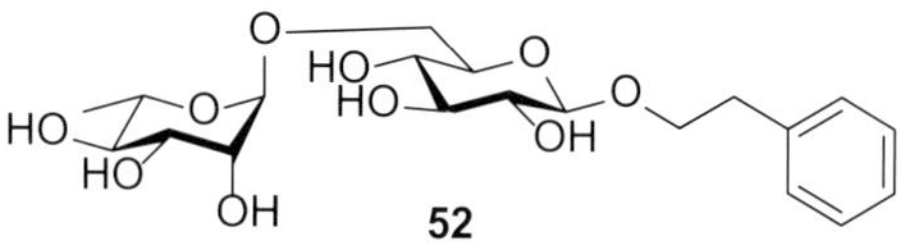

52

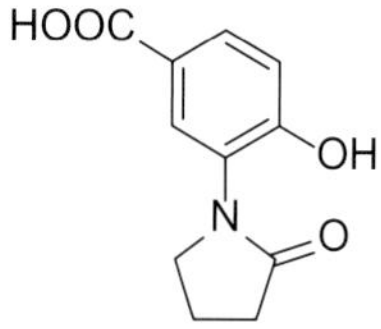

53

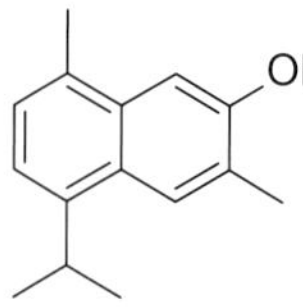

54

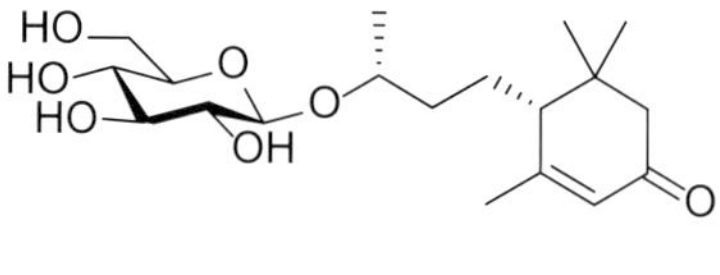

55

木棉花中分离鉴定的其他类型化合物结构式

51）、苯乙基芸香糖苷（phenylethyl rutinoside，**52**）、3, 4- 二羟基苯甲酸甲酯（methyl 3, 4-dihydroxybenzoate）、丁香酸(syringic acid)、香草酸(vanillic acid)、原儿茶酸(protocatechuic acid)、4- 羟基 -3-（2- 羰基 -1- 吡咯烷基)- 苯甲酸 [4-hydroxy-3-(2-oxo-1-pyrrolidinyl)-benzoic acid，**53**]、7-hydroxycadalene（**54**）和 blumenol C glucoside（**55**）等其他类型化合物。

【药理作用】

1. 抗氧化

研究表明，木棉花的水提物、50% 乙醇提取物和 80% 丙酮提取物均表现出良好的抗氧化活性[14]。此外，木棉花的甲醇提取物也表现出显著的抗氧化活性，清除 1, 1- 二苯基 -2- 三硝基苯肼（DPPH）实验中的 EC_{50} 值为 87 μg/mL，抗坏血酸自由基所诱导的大鼠肝微粒体和大豆脂质体过氧化的 EC_{50} 值分别为 141 μg/mL 和 105 μg/mL，过氧亚硝酸盐诱导的大鼠肝微粒体和大豆脂质体过氧化的 EC_{50} 值分别为 115 μg/mL 和 77 μg/mL[15]。木棉花中的黄酮类化合物槲皮素（quercetin，**10**）、芦丁（rutin，**12**）和 mangiferin（**24**）均表现出较强的清除 DPPH 自由基的能力（EC_{50} < 20 μg/mL），并对过氧自由基所引起的 DNA 损伤有明显的保护作用[5]。

2. 抗菌

木棉花的甲醇提取物对金黄色葡萄球菌（*Staphylococcus aureus*）、枯草杆菌（*Bacillus subtilis*）、粪链球菌（*Streptococcus faecalis*）、铜绿假单胞菌（*Pseudomonas aeruginosa*）、白色念珠菌（*Candida albicans*）、奈瑟球菌（*Neisseria gonorrhoea*）6 种病原微生物均表现出较强的抗菌活性，并对黑曲霉（*Aspergillus niger*）和黄曲霉（*A. flavus*）表现出较弱或中等活性[6]。此外，木棉花的 95% 乙醇提取物还表现出较强的抗幽门螺旋杆菌（*Helicobacter pylori*）活性[16]。

3. 抗炎

木棉花水提取物可以剂量依赖的方式消除肠组织水肿、保护溃疡面及降低髓过氧化酶的活性，对吲哚美辛和碘乙酰胺诱导的大鼠结肠炎、醋酸诱导的小鼠结肠炎均有较为明显的保护作用[17]。另外，木棉花乙醇提取物的乙酸乙酯萃取部位在小鼠角叉菜性足跖肿胀、小鼠二甲苯耳郭肿胀、大鼠蛋清及角叉菜足跖肿胀、大鼠棉球肉芽肿 4 种炎症模型中均表现出良好的抗炎效果，表明木棉花对急性渗出性炎症和慢性增殖性炎症均有显著的抗炎作用[18]。

4. 治疗糖尿病

研究表明，木棉花 50% 甲醇提取物能缓解糖尿病大鼠的消瘦、精神不振、多饮、多食和多尿等症状，并降低空腹血糖水平、改善胰岛素抵抗、维持体内葡萄糖稳定、改善脂代谢紊乱、调节氧化应激水平等[5]。木棉花萼的 60% 甲醇提取物能够使链脲佐菌素诱导的糖尿病大鼠糖化血红蛋白、糖化酶代谢酶、氧化应激、转氨酶活性等相关参数显著恢复，表现出良好的治疗糖尿病作用[19]。

5. 保肝

木棉花总黄酮对卡介苗联合脂多糖（LPS）所诱导的小鼠肝损伤具有保护作用，其机制可能与抗氧自由基和抑制脂质过氧化有关[20]。

6. 其他

木棉花提取物可用于预防和治疗粉刺，并且对皮肤无刺激、无类似激素的副作用[21]。

此外，从木棉花中发现的 3 个黄酮类成分槲皮素（quercetin，**10**）、山柰酚 3-*O*-(6″ *O-E*- 对羟基肉桂酰基)-*β*-D- 吡喃葡萄糖苷 [kaempferol-3-*O*-(6″-*O-E-p*-coumaroyl)-*β*-D-glucopyranoside，**18**] 和 mangiferin（**24**）还具有抗呼吸道合胞病毒（RSV）的活性[7]。

【质量标准】

木棉花为《中国药典》（2015 年版）和《广东省中药材标准》（第一册）收录品种，其中规定了木棉花药材的显微鉴别和水溶性浸出物等检测项，但尚无含量测定项。

有研究以 abrusin 2″-*O*-*β*-apioside 和 C$_8$PhcafAc 为内标物，建立了同时测定木棉花中 11 种成分含量的 UPLC-MS 方法。UPLC 条件：安捷伦 ZORBAX SB–C18 型色谱柱（2.1 mm× 50 mm，1.8 μm）；流动相为甲醇 -0.1% 的甲酸水溶液梯度洗脱；流速 0.4 mL/min；进样量 2 μL；柱温 30 ℃。MS 条件：采用多反应监测模式（MRM），毛细管电压 4 kV，雾化器压 45 psi，干燥气流速 11 L/min，电喷雾离子源温度 350 ℃[5]。

参 考 文 献

[1] 中国科学院《中国植物志》编委会. 中国植物志（1984 年版）[M]. 北京：科学出版社，1984，49（2）：104.

[2] 国家药典委员会. 中华人民共和国药典（2015 年版，一部）[S]. 北京：化学工业出版社，2015：64.

[3] 陈元胜，叶永才. 广东省中药材标准（第一册）[M]. 广州：广东科技出版社，2004：32–33.

[4] 邓琪，郭丽冰. 木棉花的研究进展 [J]. 今日药学，2010，20（2）：9–11.

[5] 马琼. 木棉花化学成分研究及活性部位的抗糖尿病作用 [D]. 内蒙古大学硕士学位论文，2016.

[6] El-Hagrassi AM，Ali MM，Osman AF，et al. Phytochemical investigation and biological studies of *Bombax malabaricum* flowers [J]. *Natural Product Research*，2011，25（2）：141–151.

[7] Zhang YB，Wu P，Zhang X L，et al. Phenolic compounds from the flowers of *Bombax malabaricum* and their antioxidant and antiviral activities [J]. *Molecules*，2015，20（11）：19947–19957.

[8] Joshi KR，Devkota HP，Yahara S. Chemical analysis of flowers of *Bombax ceiba* from Nepal [J]. *Natural Product Communications*，2013，8（5）：583–584.

[9] Niranjan GS，Gupta PC. Anthocyanins from the flowers of *Bombax malabaricum* [J]. *Plant Medica*，1973，24（2）：196–199.

[10] Joshi KR，Devkota HP，Yahara S. Simalin A and B：Two new aromatic compounds from the stem bark of *Bombax ceiba* [J]. *Phytochemistry Letters*，2014，7：26–29.

[11] Wu J，Zhang XH，Zhang SW，et al. Three novel compounds from flowers of *Bombax malabaricum* [J]. *Helvetica Chimica Acta*，2008，91（1）：136–143.

[12] 罗福康，陈芳，廖国超，等. 木棉花中的 1 个新的三萜苷元 [J]. 中草药，2019，50（7）：1532–1534.

[13] Sankaram AVB，Reddy NS，Shoolery JN. New sesquiterpenoids of *Bombax malabaricum* [J]. *Phytochemistry*，1981，20（8）：1877–1881.

[14] Yu YG，He QT，Yuan K，et al. *In vitro* antioxidant activity of *Bombax malabaricum* flower extracts [J]. *Pharmaceutical Biology*，2011，49（6）：569–576.

[15] Vieira TO，Said A，Aboutabl E，et al. Antioxidant activity of methanolic extract of *Bombax ceiba* [J]. *Redox Report*，2009，14（1）：41–46.

[16] Wang YC，Huang TL. Screening of anti-*Helicobacter pylori* herbs deriving from Taiwanese folk medicinal plants [J]. *FEMS*

Immunology and Medical Microbiology，2005，43（2）：295–300.

[17] Jagtap AG，Niphadkar PV，Phadke AS. Protective effect of aqueous extract of *Bombax malabaricum* DC on experimental models of inflammatory bowel disease in rats and mice [J]. *Indian Journal of Experimental Biology*. 2011，49（5）：343–351.

[18] 许建华，黄自强，李常春，等 . 木棉花乙醇提取物的抗炎作用 [J]. 福建医学院学报 . 1993，27（2）：110–112.

[19] De D，Chatterjee K，Ali K M，et al. Antidiabetic and antioxidative effects of hydro-methanolic extract of sepals of *Salmalia malabarica* in streptozotocin induced diabetic rats [J]. *Journal of Applied Biomedicine*，2010，8（1）：23–33.

[20] 伍小燕，唐爱存，卢秋玉 . 木棉花总黄酮对小鼠免疫性肝损伤的影响 [J]. 中国医院药学杂志 . 2012，32（15）：1175–1178.

[21] Kenichi U，Eriko K，Koji K. Lipase inhibitor and topical preparation for relieving acne containing *Bombax malabaricum* extract as effective component [P]. *Japan Kokai Tokkyo Koho*，2005，JP 2005281279 A 20051013.

五指毛桃

【植物来源】

本品为桑科（Moraceae）榕属植物粗叶榕 *Ficus hirta* Vahl 的干燥根，又名三龙爪、五爪龙、五指牛奶、嘎打开（黎药）、狼哈麻（瑶药）、棵西思（壮药）。五指毛桃多生于山林中或山谷灌木丛中，在我国主要分布于福建、广东、海南、广西、贵州、云南等省区，又以广东河源人工种植的面积最广，全年均可采收，鲜用或晒干[1-2]。

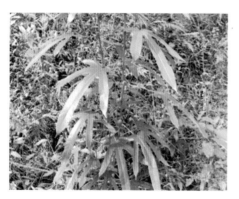 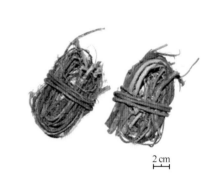

2 cm

五指毛桃基源植物（左）与药材（右）图片

【功能与主治】

五指毛桃药用始载于清代何克谏的《生草药性备要》，曰："五爪龙，根治热咳痰火"，其后在吴其濬的《植物名实图考》、肖步丹的《岭南采药录》中均有收载。本品味辛、甘，性平、微温，归脾、肺、肝经。具健脾补肺、行气利湿、舒筋活络等功效，可用于治疗肺痨咳嗽、盗汗、肢倦无力、食少腹胀、水肿、风湿痹痛、产后无乳等症。岭南民间常用其治疗脾虚浮肿、食少无力、肺痨咳嗽、盗汗、风湿痹痛、水肿等，黎族用其治疗骨折、跌打损伤，瑶族用其治疗风湿、肺结核、支气管炎等，壮族用其治疗痹病、腰痛、水肿[3]。

【化学成分】

五指毛桃中含有黄酮类、香豆素类、木脂素类、三萜及甾体类等多种化学成分，其中黄酮和香豆素类化合物为其主要及特征性成分。

1. 黄酮类[4-12]

五指毛桃中的黄酮类化合物根据其结构类型主要有黄酮、黄酮醇、二氢黄酮以及它们的糖苷类化合物。目前已从五指毛桃中鉴定的该类成分有：芹菜素（apigenin）、2′, 4′, 5, 7- 四羟基黄酮（2′, 4′, 5, 7-tetrahydroxyflavone, **1**）、金合欢素（acacetin, **2**）、木犀草素（luteoline）、香叶木素（diosmetin，**3**）、小麦黄素（tricin，**4**）、5-羟基-4′,6,7,8-四甲氧基黄酮（5-hydroxy-4′,6,7,8-tetramethoxyflavone，**5**）、木犀草素7-*O*-β-D-吡喃葡萄糖苷（luteolin 7-*O*-β-D-glucopyranoside）、金合欢素7-*O*-β-D-吡喃葡萄糖苷（acacetin 7-*O*-β-D-glucopyranoside）、假荆芥属苷（nepitrin，**6**）、芹菜素-8-*C*-β-D-吡喃葡萄糖苷（apigenin 8-*C*-β-glucopyranoside，**7**）、yinyanghuo D（**8**）、环桑皮素（cyclomorusin，**9**）、桑黄酮T（kuwanon T，**10**）、山柰酚（kaempferol）、槲皮素（quercetin）、5-羟基-3,7,4′-三甲氧基黄酮（5-hydroxy-3,7,4′-trimethoxyflavone，**11**）、5,3′,4′-三羟基-3,7-二甲氧基黄酮（5,3′,4′-trihydroxy-3,7-dimethoxyflavone，**12**）、5,4′-二羟基-3,7,3′-三甲氧基黄酮（5,4′-dihydroxy-3,7,3′-trimethoxyflavone）、5-羟基-3,7,3′,4′-四甲氧基黄酮（5-hydroxy-3,7,3′,4′-tetramethoxyflavone，**13**）、3-(乙酰氧基)-5-羟基-2-(4-羟苯基)-7-甲氧基-4*H*-1-苯并吡喃-4-酮 [3-(acetyloxy)-5-hydroxy-2-(4-hydroxyphenyl)-7-methoxy-4*H*-1-benzopyran-4-one]、紫花牡荆素（casticin，**14**）、3,5,4′-三羟基-6,7,3′-三甲氧基黄酮（3,5,4′-trihydroxy-6,7,3′-trimethoxyflavone）、3-羟基-5,6,7,8-四甲氧基-2-(4-甲氧基苯基)-4*H*-1-苯并吡喃-4-酮 (3-hydroxy-5,6,7,8-tetramethoxy-2-(4-methoxyphenyl)-4*H*-1-benzopyran-4-one，**15**)、紫云英苷（astragaline，**16**）、山柰酚3-*O*-[(6-*O*-*E*-阿魏酰基)-β-D-吡喃葡萄糖苷]-(1→2)-β-D-吡喃半乳糖苷 {kaempferol 3-*O*-[(6-*O*-*E*-feruloyl)-β-D-glucopyranosyl]-(1→2)-β-D-galactopyranoside}、槲皮素3-*O*-[(6-*O*-*E*-阿魏酰基)-β-D-吡喃葡萄糖苷]-(1→2)-β-D-吡喃葡萄糖苷 {quercetin 3-*O*-[(6-*O*-*E*-feruloyl)-β-D-glucopyranosyl]-(1→2)-β-D-glucopyranoside}、槲皮素3-*O*-[(6-*O*-*E*-芥子酰基)-β-D-吡喃葡萄糖苷]-(1→2)-β-D-吡喃葡萄糖苷 {quercetin 3-*O*-[(6-*O*-*E*-sinapoyl)-β-D-glucopyranosyl]-(1→2)-β-D-glucopyranoside，**17**}、柚皮素（naringenine，**18**）、艾纳香素（blumeatin，**19**）和橙皮苷（hesperidine，**20**）。

1	R₁ = H	R₂ = OH	R₃ = H	R₄ = OH
2	R₁ = H	R₂ = OCH₃	R₃ = H	R₄ = H
3	R₁ = OH	R₂ = OCH₃	R₃ = H	R₄ = H
4	R₁ = OCH₃	R₂ = OH	R₃ = OCH₃	R₄ = H

1 R₁ = H   R₂ = OH   R₃ = H   R₄ = OH
2 R₁ = H   R₂ = OCH₃ R₃ = H   R₄ = H
3 R₁ = OH   R₂ = OCH₃ R₃ = H   R₄ = H
4 R₁ = OCH₃ R₂ = OH   R₃ = OCH₃ R₄ = H

5

6

7

8

9

10

11 R_1 = H R_2 = H R_3 = OCH_3
12 R_1 = H R_2 = OH R_3 = OH
13 R_1 = H R_2 = OCH_3 R_3 = OCH_3
14 R_1 = OCH_3 R_2 = OH R_3 = OCH_3

15

16

17

18 R_1 = H R_2 = H R_3 = OH R_4 = H
19 R_1 = CH_3 R_2 = OH R_3 = H R_4 = OH
20 R_1 = *β*-D-glc^6-*α*-L-rha R_2 = OH R_3 = OCH_3 R_4 = H

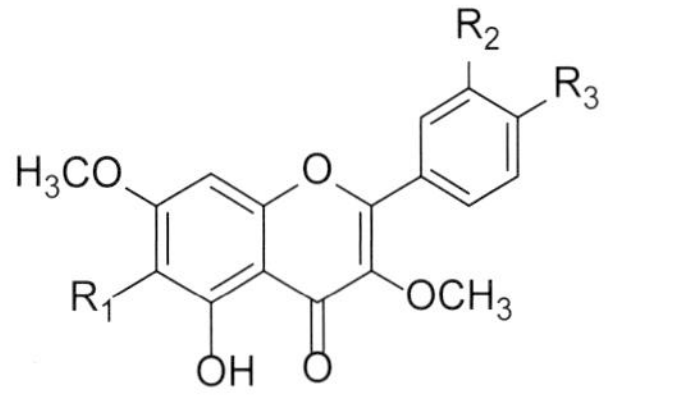

五指毛桃中分离鉴定的黄酮类化合物结构式

2. 香豆素类 [4–9, 11, 13–18]

以补骨脂素、佛手柑内酯为代表的香豆素类化合物被认为是五指毛桃的主要活性成分，五指毛桃中已报道的该类成分主要包括：(2*E*)-3-(6- 羟基 -5- 苯并呋喃基)-2- 丙烯酸 [(2*E*)-3-（6-hydroxy-5-benzofuranyl）-2-propenoic acid，**21**]、(2*E*)-3-（6- 甲氧基 -5- 苯并呋喃基）-2- 丙烯酸 [(2*E*)-3-（6-methoxy-5-benzofuranyl）-2-propenoic acid]、(2*E*)-3-[6-(*β*-D- 吡喃葡萄糖氧基)-5- 苯并呋喃基]-2- 丙烯酸 {(2*E*)-3-[6-(*β*-D-glucopyranosyloxy)-5-benzofuranyl]-2-propenoic acid，**22**}、(2*Z*)-3-(6- 甲氧基 -5- 苯并呋喃基)-2- 丙烯酸 [(2*Z*)-3-(6-methoxy-5-benzofuranyl)-2-propenoic acid，**23**]、(2*Z*)-3-[6-(*β*-D- 吡喃葡萄糖氧基)-5- 苯并呋喃基]-2- 丙烯酸 {(2*Z*)-3-[6-(*β*-D-glucopyranosyloxy)-5-benzofuranyl]-2-propenoic acid}、*Z*-3-[5-(6-*O*-*β*-D- 吡喃葡萄糖基) 苯并呋喃基] 丙烯酸甲酯 {*Z*-3-[5-(6-*O*-*β*-D-glucopyranosyl)benzofuranyl] methyl propenoate，**24**}、伞形花内酯（umbelliferon，**25**）、七叶内酯（esculetin，**26**）、7-(2′, 3′- 二羟基 -3′- 甲基丁氧基) 香豆素 [7-(2′, 3′-dihydroxy-3′-methylbutoxy)-coumarin]、补骨脂素（psoralen，**27**）、佛手柑内酯（bergapten，**28**）、异补骨脂内酯（isopsoralen，**29**）、花椒醇（*E*-suberenol，**30**）、水合橙皮内酯（meranzin hydrate，**31**）、nodakenetin（**32**）、1′-*O*-*β*-D- 吡喃葡萄糖基 2*R*, 3*S*-3- 羟基脑啡肽（1′-*O*-*β*-D-glucopyranosyl 2*R*, 3*S*-3-hydroxynodakenetin，**33**）和 1′*S*-6-(2′- 羟基 -1′-*O*-*β*-D- 吡喃葡萄糖基)-7- 羟基香豆素 [1′*S*-6-(2′-hydroxy-1′-*O*-*β*-D-glucopyranosyl)-7-hydroxycoumarin，**34**] 和 hirtellanine B（**35**）。

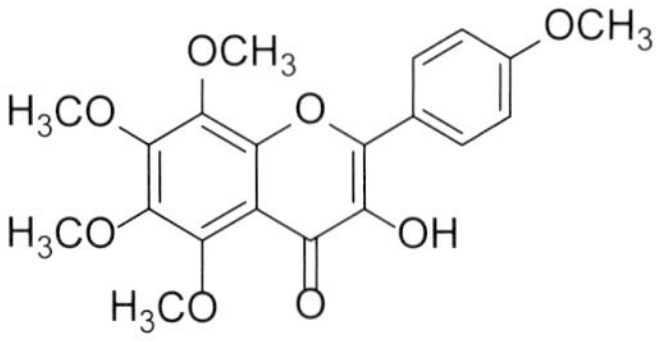

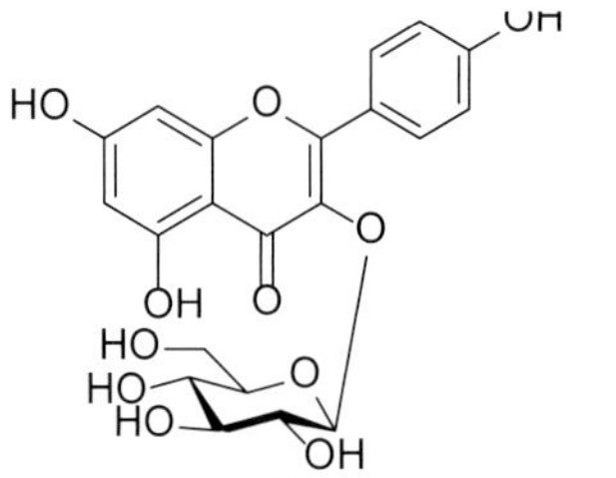

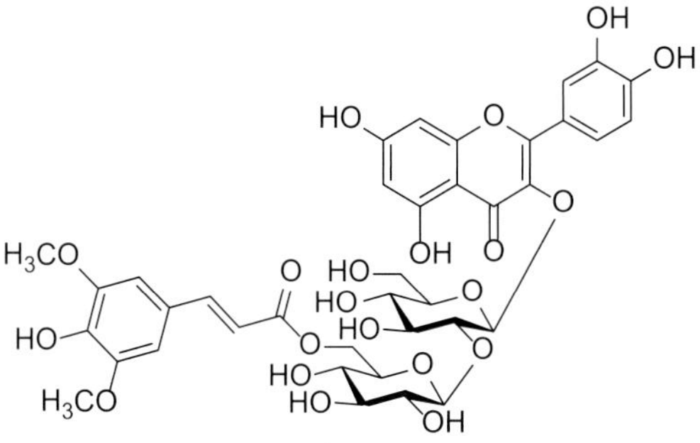

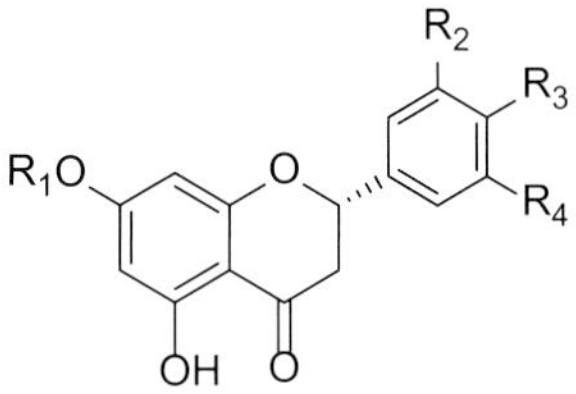

21 R = H
22 R = *β*-D-glc

23 R_1 = H R_2 = CH_3
24 R_1 = CH_3 R_2 = *β*-D-glc

25 R = H
26 R = OH

27 R = H
28 R = OCH_3

29

30

31

32 R_1 = H R_2 = H
33 R_1 = OH R_2 = *β*-D-glc

34

35

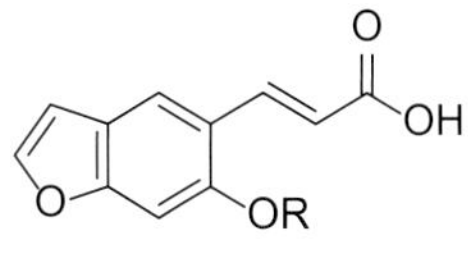

五指毛桃中分离鉴定的香豆素类化合物结构式

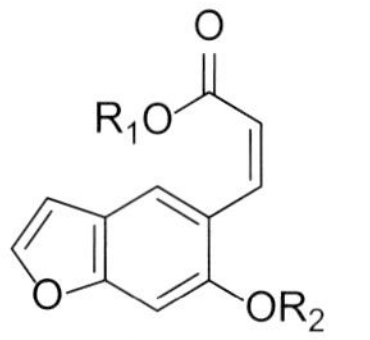

3. 其他苯丙素类[4–7, 14–15]

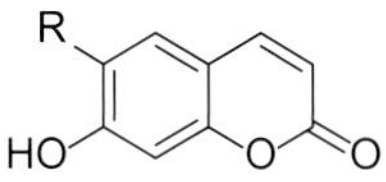

除香豆素类成分，五指毛桃中还含有其他苯丙素类化合物，如：丁香酚甲醚（methyleugenol，**36**）、3′- 羟基 -4′- 甲氧基 - 反式 - 肉桂醛（3′-hydroxy-4′-metoxy-*trans*-cinnamaldehyde，**37**）、*β*-hydroxypropiovanillone、2, 3- 二羟基 -1-(4- 羟基 -3- 甲氧基苯基)-1- 吡喃酮 [2,3-dihydroxy-1-(4-hydroxy-3-methoxyphenyl)-propan-1-one]、2-[4-(3 羟丙基)-2- 甲氧基苯氧基] -1, 3- 丙二醇 {2-[4-(3-hydroxypropyl)-2-methoxyphenoxy]propane-1,3-diol}、7-*O*-ethylguaiacylglycerol、绿原酸甲酯（methyl chlorogenate）、(+)-（7*R*, 8*R*）-4-hydroxy-3, 3′, 5′-trimethoxy-8′, 9′-dinor-8, 4′-oxyneoligna-7, 9-diol-7′-aldehyde（**38**）、(–)-(7*S*, 8*R*)-4-hydroxy-3, 3′, 5′-trimethoxy-8′, 9′-dinor-8, 4′-oxyneoligna-7, 9-diol-7′-aldehyde（**39**）和 1-*O*- 反式肉桂酰基 -*β*-D- 吡喃葡萄糖苷 -(1→6)-*β*-D- 吡喃葡萄糖苷 [1-*O*-transcinnamoyl-*β*-D-glucopyranosyl-(1→6)-*β*-D-glucopyranoside，**40**]。

36

37

38

39

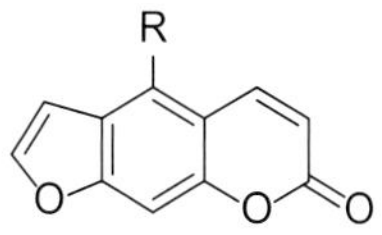

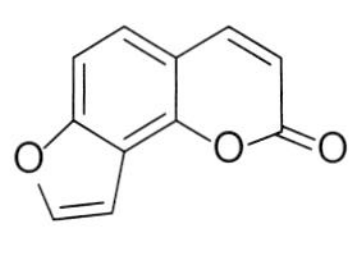

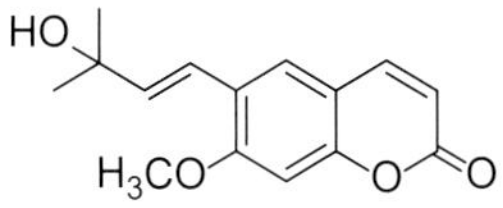

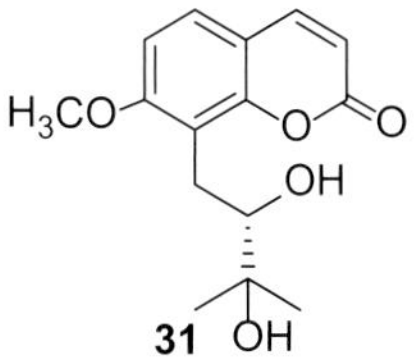

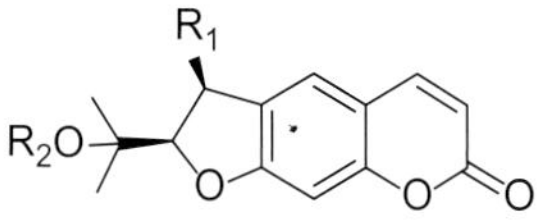

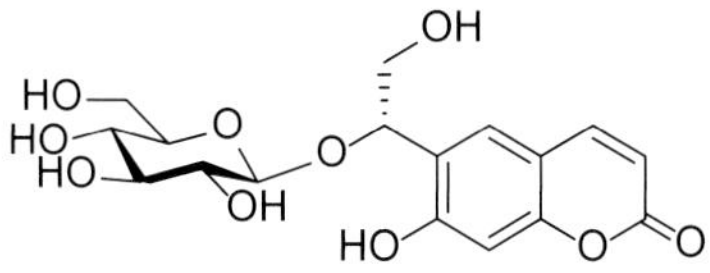

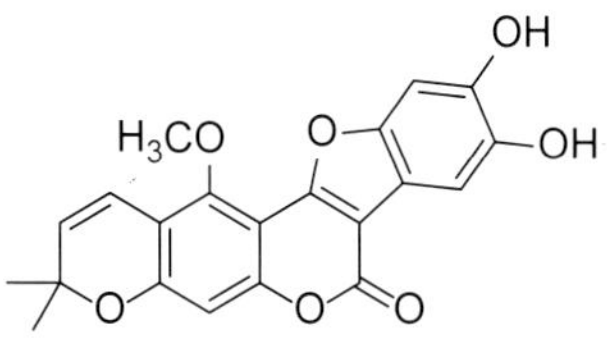

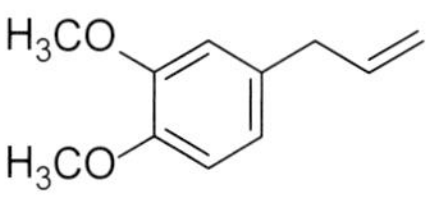

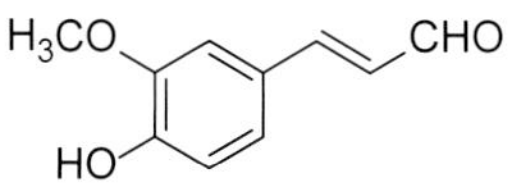

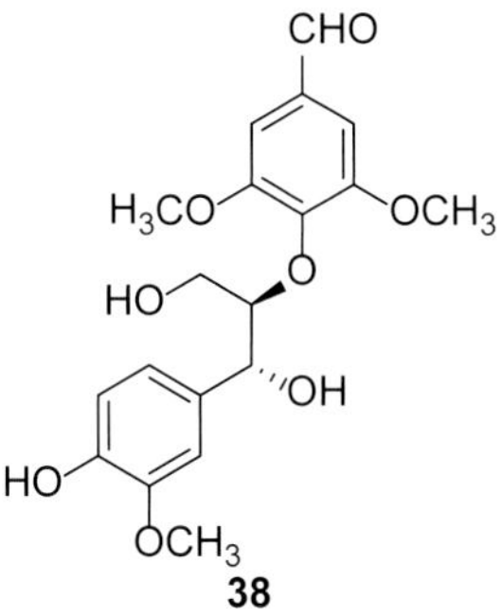

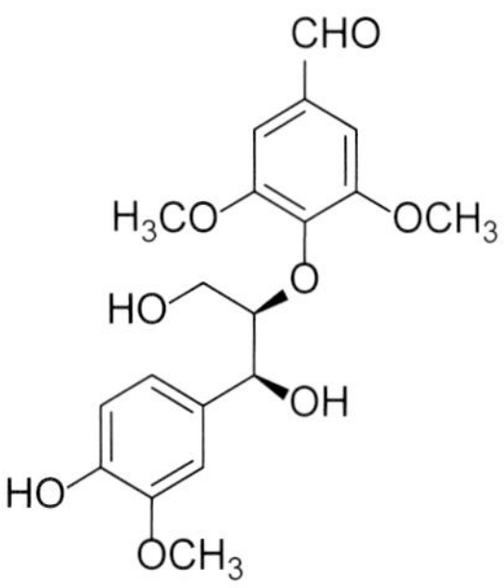

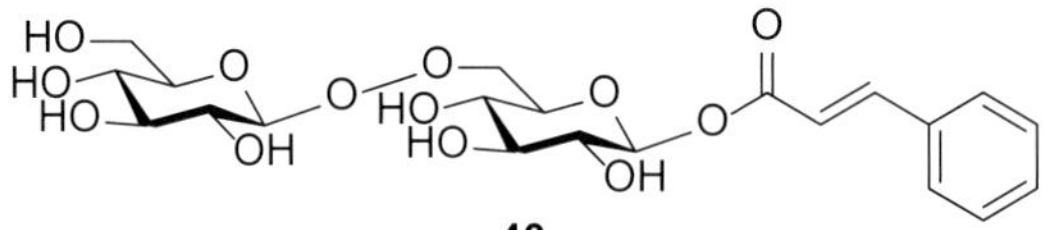

40

五指毛桃中分离鉴定的苯丙素类化合物结构式

4. 木脂素类 [13–14]

此外，五指毛桃中还含有 (–)- 松脂醇 [(–)-pinoresinol] 和丁香脂素（syringaresinol）等木脂素类化合物。

5. 三萜类 [4–8, 10, 12]

除以上芳香类化合物，五指毛桃中还含有齐墩果烷、羽扇豆烷及环阿屯烷型三萜类化合物，包括：β- 香树脂（β-amyrin）、齐墩果酸（oleanolic acid）、β- 香树素乙酸酯（β-amyrin acetate）、齐墩果 -12- 烯 -11α- 甲氧基 -3β- 乙酸（olean-12-ene-11α-methoxy-3β-acetate，**41**）、α- 香树脂（α-amyrin）、α- 香树素乙酸酯（α-amyrin acetate）、乌苏酸（ursolic acid）、11- 氧基 -α- 香树脂醇乙酸酯（11-oxo-α-amyrin acetate，**42**）、羽扇豆醇（lupeol，**43**）和 24- 亚甲基环木菠萝烷醇（24-methylene cycloartanol，**44**）。

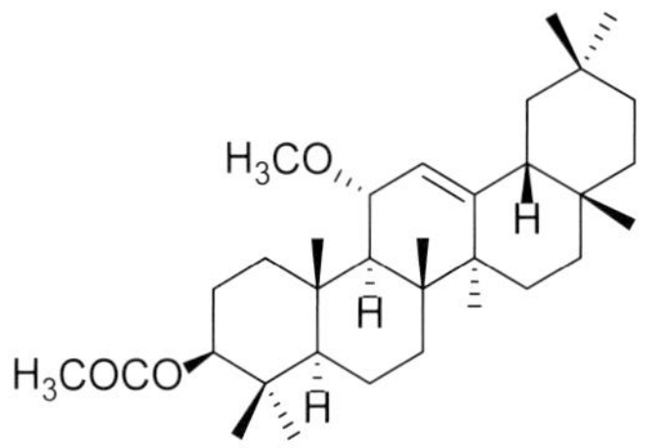

41 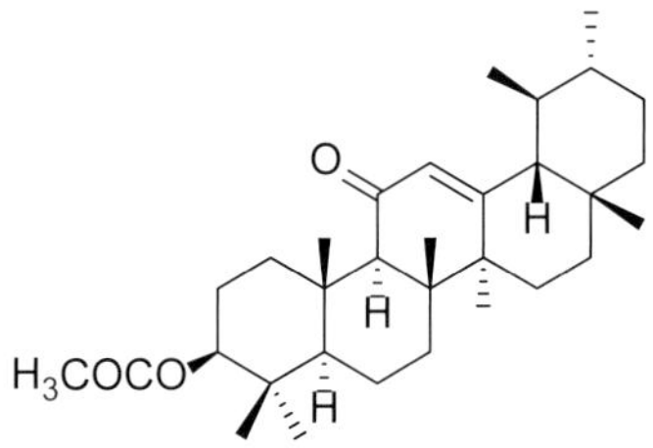　　　　**42**

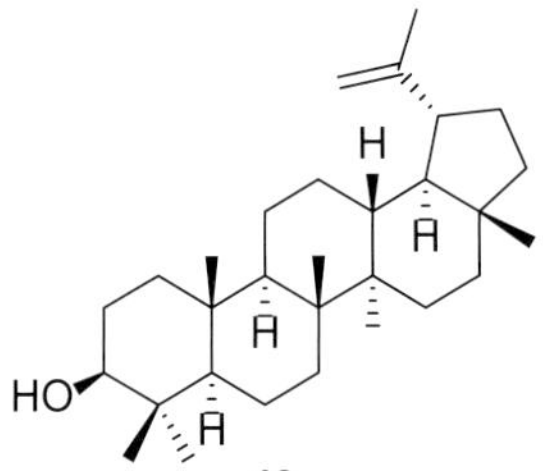

43 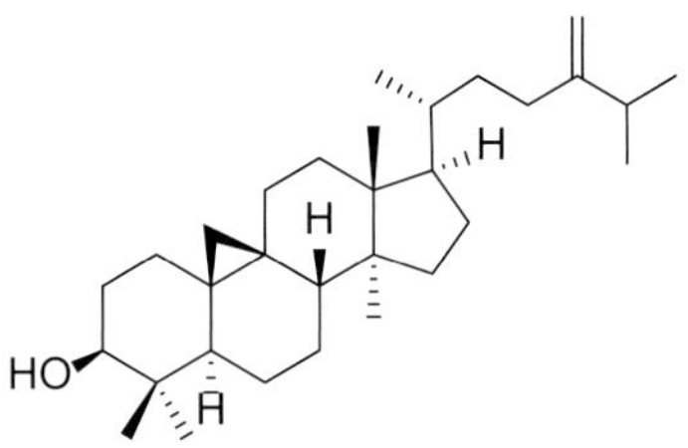　　　　**44**

五指毛桃中分离鉴定的三萜类化合物结构式

6. 甾体类 [4–7, 10, 12]

从五指毛桃中分离鉴定了 3β- 羟基豆甾 -5- 烯 -7- 酮（3β-hydroxystigmast-5-en-7-one）、(24S)-24- 豆甾 -3β, 5α, 6β- 三醇 [(24S)-24-stigmastane-3β,5α,6β-triol]、豆甾 -5, 22- 二烯 -3β, 7α- 二 醇（stigmasta-5,22-diene-3β,7α-diol）、7β- 羟 基 -4, 22- 豆 甾 -3- 酮（7β-hydroxy-4, 22-stigmastadien-3-one）、β- 谷甾醇（β-sitosterol）、7α- 羟基甾醇（7α-hydroxysitosterol）、24- 亚甲基环三醇（24-methylene cycloartanol）、β- 胡萝卜苷（β-daucosterol）、7- 酮基甾

醇 -3-*O*-*β*-D- 吡喃葡萄糖苷（7-ketositosterol-3-*O*-*β*-D-glucopyranoside）和 *β*- 谷甾醇 -3*β*-D- 吡喃葡萄糖苷 -6′-*O*- 棕榈酸酯（*β*-sitosteryl-3*β*-glucopyranoside-6′-*O*-palmitate）等甾体类化合物。

7. 其他类 [4–7, 10, 12–15, 19]

此外，五指毛桃中还含有对羟基苯甲酸（*p*-hydroxybenzoic acid）、3- 甲氧基 -4- 羟基苯甲酸（3-methoxy-4-hydroxybenzoic acid）、大黄素（emodin）、大黄素甲醚（physcion）、1, 5- 环氧 -4- 羟基愈创木 -11(13)- 烯 -12- 酸 [1,5-epoxy-4-hydroxyguai-11(13)-en-12-oic acid]、(2*R*)- 甲基 2-*O*-*β*-D- 吡喃葡萄糖基 -2- 苯乙酸酯 [(2*R*)-methyl 2-*O*-*β*-D-glucopyranosyl-2-phenyl acetate]、(2*S*)-2-*O*- 苯甲酰基 - 丁二酸 -4- 甲酯 [(2*S*)-2-*O*-benzoyl-butanedioic acid-4-methyl ester]、4-*O*- 苯甲酰奎宁酸（4-*O*-benzoyl-quinic acid）、香草醛（vanillin）、evofolin-B 和苯基 -*β*-D- 吡喃葡萄糖苷（phenyl-*β*-D-glucopyranoside）等其他类型化合物。

GC-MS 检测发现五指毛桃中还含有十六酸、油酸、亚油酸和乙酸乙酯等挥发油类成分。

【药理作用】

1. 止咳、祛痰、平喘

动物咳嗽模型大多由刺激呼吸道黏膜、胸膜或咳嗽反射弧中的传入神经而形成。用电刺激咳嗽反射传入通路上的迷走神经，测定其引咳阈值，给豚鼠腹腔注射五指毛桃乙醇提取液后，其引咳电压强度阈值明显增大。同时，五指毛桃乙醇提取液可显著增加小鼠呼吸道的酚红排泌量，可明显加快蛙口腔黏膜上皮纤毛运动速度，并显著延长组胺喷雾所引起的豚鼠哮喘潜伏期，同时对豚鼠离体气管容积也有一定扩张效应，表明五指毛桃具有显著的镇咳、祛痰和平喘作用 [20–21]。

2. 健脾、改善消化

采用大黄型脾虚造模法（苦寒泻下法），发现五指毛桃水煎液能抑制大黄型脾虚模型小鼠的胃排空速度和小肠的蠕动速度，表明五指毛桃的水煎液对脾虚症状有改善作用 [22]。此外，五指毛桃水提物可抑制过度兴奋状态下的胃肠平滑肌，而对过度抑制状态的胃肠平滑肌则有兴奋作用，对小肠平滑肌有双向调节的作用 [23]。以上实验结果表明，五指毛桃具有益气健脾、改善消化的功能。

3. 保肝

五指毛桃水提物可以明显降低拘束负荷小鼠血浆谷丙转氨酶（ALT）的活性以及肝组织丙二醛（MDA）和一氧化氮（NO）的含量，并有效提高肝组织的抗氧化能力指数（ORAC），增加谷胱甘肽（GSH）的含量，提高谷胱甘肽过氧化物酶（GSH-Px）和谷胱甘肽硫转移酶（GST）的活性 [24]。另外，五指毛桃水煎剂可使可卡因染毒小鼠的血清转氨酶及过氧化氢酶的含量呈剂量相关性地降低，且可使肝组织有明显的病理改变。其中，补骨脂素作为五指毛桃的主成分之一，具有拮抗可卡因所导致的肝毒性作用 [25]。

4. 抗氧化

五指毛桃中的黄酮、多酚和氨基酸类成分均具有良好的抗氧化作用，且它们对 1, 1-

二苯基 -2- 三硝基苯肼（DPPH）自由基和羟自由基的清除率呈现量效关系[26]。

5. 抗炎、镇痛

五指毛桃水煎液可以明显抑制二甲苯所致的小鼠耳肿胀及醋酸引起的小鼠腹腔毛细血管通透性的增加，并能明显减少由醋酸所引起的小鼠扭体次数，提高小鼠的痛阈值[27]。研究发现，五指毛桃醇提物以及石油醚、乙酸乙酯和水等不同极性部位中，其中乙酸乙酯部位对 5- 脂氧合酶（5-LOX）的抑制活性最好，IC_{50} 值为 34.28 μg/mL；通过活性追踪分离，发现其抗炎活性成分为羽扇豆醇棕榈酸酯和壬二酸，IC_{50} 值分别为（13.96 ± 0.59）μg/mL 和（13.74 ± 1.67）μg/mL[16]。另有研究利用斑马鱼切断尾鳍构建炎症模型，发现从五指毛桃中分离得到的 5- 甲氧基补骨脂素（香豆素衍生物）可抑制伤口对中性粒细胞和巨噬细胞的募集，并对它们有加速清除的作用。同时，5- 甲氧基补骨脂素可有效地抑制活性氧（ROS）和一氧化氮（NO）的产生[18]。从五指毛桃中分离得到的 (8R)-4, 5′-dihydroxy-8-hydroxymehtyl-3′-methoxy deoxybenzointhe、(2′S)-3-[2, 3-dihydro-6-hydroxy-2-(1-hydroxy-1-methylethyl)-5-benzofuranyl] methyl propionate、syringaresinol 和 (7R, 8S)-ficusal 等苯丙素类化合物对脂多糖（LPS）诱导的 RAW264.7 细胞释放 NO 具有明显的抑制活性[5, 13]。

6. 免疫调节

五指毛桃水提物和醇提物均可以延长小鼠负重游泳、耐常压缺氧及耐脑缺血缺氧的时间，并可提高巨噬细胞的吞噬功能和血清溶血素的水平，还可增强皮肤迟发型过敏反应，以及改善贫血小鼠的红细胞和血红蛋白水平，并发现五指毛桃醇提物的活性优于其水提物[28]。

7. 抗突变

五指毛桃水提液可使环磷酰胺诱发的小鼠骨髓嗜多染红细胞和睾丸生精细胞微核率明显降低，表明其可拮抗由环磷酰胺所致的小鼠遗传物质损伤，具有一定的抗突变作用[29]。

8. 抗肿瘤

五指毛桃水提物、乙酸乙酯萃取部位和正丁醇萃取部位均对 HeLa 细胞具有抗增殖和生长抑制作用，可导致其凋亡，从而表现出一定的抗肿瘤活性[30]。

【质量标准】

五指毛桃为《广东省中药材标准》收录品种，其中仅规定了五指毛桃药材的显微鉴别、水分灰分和水溶性浸出物等检测项，尚无指纹图谱和含量测定等定性、定量检测方法。

1. 高效液相指纹图谱

以补骨脂素（**27**）为参照物，建立了 9 批产地均为河源的新鲜五指毛桃药材的特征 HPLC 指纹图谱，标定了 13 个共有峰。色谱条件为：ZORBAX Eclipse XDB-C18 色谱柱（4.6 mm×250 mm，5 μm）；流动相为甲醇（A）- 水溶液梯度洗脱（0 ～ 20 min，0% ～ 15% A；20 ～ 40 min，15% ～ 55% A；40 ～ 45 min，55% ～ 85% A；45 ～ 50 min，85% ～ 100% A）；流速 1.0 mL/min；柱温 30 ℃；检测波长 246 nm[31]。

有研究建立了 3 个产地 10 批五指毛桃药材的 HPLC 指纹图谱，确定了 22 个共有峰，并对其中 2 个主要色谱峰进行了化学指认。色谱条件为：Waters Xbridge C18 色谱柱

（4.6 mm×250 mm，5 μm）；流动相为甲醇（A）-0.1% 磷酸水溶液梯度洗脱（0 ～ 30 min，15% ～ 30% A；30 ～ 55 min，30% ～ 55% A；55 ～ 80 min，55% ～ 80% A；80 ～ 90 min，80%A）；流速 0.8 mL/min；柱温 30 ℃；检测波长 250 nm；对照峰 13 为补骨脂素（**27**）；对照峰 16 为芹菜素[32]。

2. 含量测定方法

以补骨脂素（**27**）作为对照品，建立了五指毛桃中补骨脂素的 HPLC 含量测定方法。色谱条件为：Dramonsid™-C18 色谱柱（4.6 mm×250 mm，5 μm）；流动相为甲醇 -1% 的冰醋酸水溶液（60 ： 40）；流速 0.8 mL/min；柱温室温；检测波长为 245 nm。在上述色谱条件下，补骨脂素色谱峰与相邻色谱峰分离度大于 1.5，理论塔板数均不低于 9000[33]。

以补骨脂素（**27**）和佛手柑内酯（**28**）为对照品，建立了同时测定五指毛桃中上述 2 种香豆素类化合物含量的 HPLC 方法。色谱条件为：Kromail 100-5 C18 色谱柱（4.6 mm×250 mm，5 μm）；流动相为甲醇 - 水（60 ： 40）；流速 1.0 mL/min；柱温 35 ℃；检测波长 245 nm[34]。

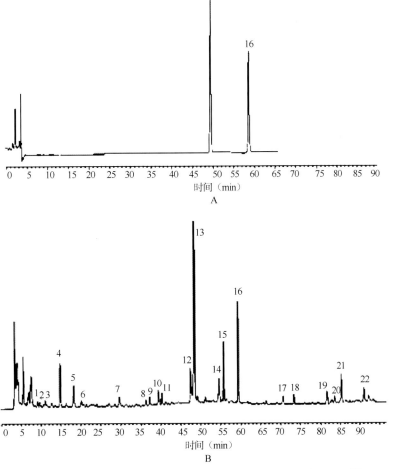

对照品溶液（A）与五指毛桃供试品溶液（B）的 HPLC 色谱图[32]

另有报道，采用 UPLC 法测定了五指毛桃中补骨脂素（**27**）的含量。色谱条件为：XBridgeTM BEH C18 色谱柱（4.6 mm×100 mm，2.5 μm）；流动相为乙腈 - 水溶液（40：60）；流速 0.5 mL/min；柱温 35 ℃；检测波长为 245 nm[35]。

参 考 文 献

[1] 《广东省中药材标准》编辑委员会 . 广东省中药材标准（第一册）[M]. 广州：广东科技出版社，2004：35.

[2] 钟小清，徐鸿华 . 五指毛桃的品种考证 [J]. 中药材，2000，23（6）：361–362.

[3] 温玲，徐刚，杨文豪，等 . 岭南草药五指毛桃研究概况 [J]. 中医药信息，2007，24（1）：18–20.

[4] 劳景莉，于旭东，蔡泽坪，等 . 五指毛桃化学成分和药理作用研究进展 [J]. 热带农业科学，2018，38（5）：82–87.

[5] 程俊 . 五指毛桃活性成分研究 [D]. 广东药科大学硕士学位论文，2017.

[6] 轧霁 . 五指毛桃和钩吻的化学成分研究 [D]. 中国药科大学大学博士学位论文，2009.

[7] 郑蓉蓉，轧霁，王文婧，等 . 五指毛桃的化学成分研究 [J]. 中国中药杂志，2013，38（21）：3696–3701.

[8] 杨燕军，代军，陈梅果 . 五指毛桃的化学成分研究 [A]. 2013 年中国药学大会暨第十三届中国药师周论文集，2013，29（9）：918–920.

[9] 轧霁，张晓琦，王英，等 . 五指毛桃黄酮和香豆素类成分研究 [J]. 林产化学与工业，2008，28（6）：49–52.

[10] 赵丽萍，狄斌，冯锋 . 五指毛桃的化学成分 [J]. 药学与临床研究，2008，16（1）：5–7.

[11] Ya J，Zhang XQ，Wang Y，et al. Two new phenolic compounds from the roots of *Ficus hirta* [J]. *Natural Product Research*，2010，24（7）：621–625.

[12] 李春，卜鹏滨，岳党昆，等 . 五指牛奶化学成分的研究 [J]. 中国中药杂志，2006，31（2）：131–133.

[13] Cheng J，Yi X，Chen H，et al. Anti-inflammatory phenylpropanoids and phenolics from *Ficus hirta*，Vahl [J]. *Fitoterapia*，2017，121：229–234.

[14] Cheng J，Yi X，Wang Y，et al. Phenolics from the roots of hairy fig（*Ficus hirta*，Vahl.）exert prominent anti-inflammatory activity [J]. *Journal of Functional Foods*，2017，31：79–88.

[15] Wan C，Han J，Chen C，et al. Monosubstituted benzene derivatives from fruits of *Ficus hirta* and their antifungal activity against phytopathogen *Penicillium italicum* [J]. *Journal of Agricultural and Food Chemistry*，2016，64（28）：5621–5624.

[16] 吕镇城，陈康，彭永宏 . 五指毛桃抗炎活性成分的分离及鉴定 [J]. 热带作物学报，2017，38（6）：1134–1137.

[17] Li Y，Duan J，Guo T，et al. In vivo pharmacokinetics comparisons of icariin，emodin and psoralen from Gan-kang granules and extracts of *Herba Epimedii*，*Nepal dock root*，*Ficus hirta yahl* [J]. *Journal of Ethnopharmacology*，2009，124（3）：522–529.

[18] Yang Y，Zheng K，Mei W，et al. Anti-inflammatory and proresolution activities of bergapten isolated from the roots of *Ficus hirta* in an in vivo zebrafish model [J]. *Biochemical and Biophysical Research Communications*，2018，496（2）：763–769.

[19] 林励，钟小清，魏刚 . 五指毛桃挥发性成分的 GC-MS 分析 [J]. 中药材，2000，23（4）：206–207.

[20] 林慧，梅全喜，曾聪彦 . 五指毛桃化学成分及其药理活性研究概况 [J]. 今日药学，2012，22（8）：484–486.

[21] 曾晓春，陈淑慧，赖斯娜，等 . 粗叶榕的镇咳、祛痰、平喘作用 [J]. 中国中医药信息杂志，2002，9（2）：30–32.

[22] 罗骞，席萍，廖雪珍，等 . 五指毛桃水煎液对大黄型脾虚小鼠胃肠运动功能的实验研究 [J]. 今日药学，2012，22（7）：398–399.

[23] 利红宇，王成蹊，黄雪薇，等 . 五指毛桃根对平滑肌的作用研究 [J]. 医药论坛杂志，2007，28（23）：9–10.

[24] 王敏，何蓉蓉，李怡芳，等 . 五指毛桃水提物对拘束应激性肝损伤的保护作用 [J]. 中国医院药学杂志，2015，35（6）：522–525.

[25] 蔡青圆，陈虎彪，赵中振，等 . 五指毛桃拮抗毒品可卡因的肝毒性作用及其活性成分研究 [J]. 中国中药杂志，2007，32（12）：1190–1193.

[26] 李南薇，黄燕珍 . 五指毛桃功能性成分抗氧化活性研究 [J]. 食品工业，2013，34（6）：127–130.

[27] 周添浓，王艳，唐立海，等 . 五指毛桃抗炎镇痛及对急性肝损伤的保护作用研究 [J]. 今日药学，2008，18（2）：55–58.

[28] 周添浓，王艳，刘丹丹，等 . 五指毛桃不同提取物补益作用的实验研究 [J]. 中药材，2009，32（5）：753–757.

[29] 岑业文，王晓平，黄翔，等 . 五指毛桃拮抗环磷酰胺诱发的遗传损伤效应 [J]. 玉林师范学院学报，2010，31（5）：77–79.

[30] Zeng YW，Liu XZ，Lv ZC，et al. Effects of *Ficus hirta* Vahl.（Wuzhimaotao）extracts on growth inhibition of HeLa cells [J].

Experimental & Toxicologic Pathology，2012，64（7-8）：743–749.

[31] 陈慕嫒，罗骞，席萍，等 . 河源产五指毛桃 TLC 鉴别和 HPLC 指纹图谱研究 [J]. 中医药导报，2013，19（9）：76–78.

[32] 何凌云，陈燕燕 . 五指毛桃高效液相色谱指纹图谱研究 [J]. 中南药学，2015，13（7）：681–684.

[33] 钟兆健，宋粉云，李书渊，等 . 五指毛桃质量标准的研究 [J]. 中国实验方剂学杂志，2005，11（5）：12–14.

[34] 马雅静，刘焕，史晶晶，等 . 五指毛桃的质量标准研究 [J]. 中草药，2017，48（4）：782–791.

[35] 伍世恒，黄志海，龚又明 . UPLC 法测定不同产地五指毛桃中补骨脂素的含量 [J]. 新中医，2017，49（8）：16–19.

牛 耳 枫

【植物来源】

本品为虎皮楠科（Daphniphyllaceae）虎皮楠属植物牛耳枫 *Daphniphyllum calycinum* Benth. 的干燥带叶茎枝，又名南岭虎皮楠、老虎耳等。牛耳枫生于灌木丛中或小溪两岸的疏林中，在我国主要分布于江西、福建、广西、广东、云南、海南等省区。以根、叶入药，全年可采，鲜用或晒干[1-2]。

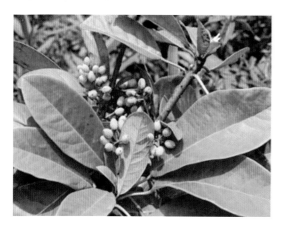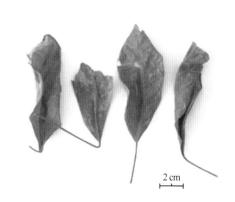

牛耳枫基源植物（左）与药材（右）图片

【功能与主治】

牛耳枫枝叶可祛风止痛、解毒消肿，主治风湿骨痛、疮疡肿毒、跌打骨折、毒蛇咬伤等。根可清热解毒、活血化瘀、消肿止痛，主治外感发热、咳嗽、咽喉肿痛、风湿骨痛、跌打损伤等。临床上常用其治疗急性胃肠炎、消化不良等胃肠疾病，为黎族、壮族的常用药材[3]。

【化学成分】

牛耳枫中主要含有生物碱类、黄酮类及三萜类化合物，其中虎皮楠型生物碱类化合物为其特征性化学成分。

1. 生物碱类 [4-24]

虎皮楠生物碱为虎皮楠科植物的特征性化学成分，因其独特的骨架结构，一直是植物化学家的研究热点。牛耳枫中也含有丰富的该类型化合物，目前，文献报道已从牛耳枫中分离鉴定的该类成分主要有：codaphniphylline（**1**）、daphnioldhanine H（**2**）、daphnilongeranin D、calyciphylline P、calyciphylline D（**3**）、daphmacropodine（**4**）、calyciphylline M（**5**）、methyl homosecodaphniphyllate、

7-hydroxymethyl homosecodaphniphyllate（**6**）、caldaphnidine Q（**7**）、calyciphylline L、17-hydroxyhomodaphniphyllic acid、daphnezomine B（**8**）、secodaphniphylline（**9**）、caldaphnidine E、daphnioldhanine D（**10**）、daphnioldhanine E（**11**）、daphnioldhanine F、daphnioldhanine G、yunnandaphnine J、methyl homodaphniphyllate、yunnandaphnime F（**12**）、caldaphnidine D（**13**）、daphnezomine M（**14**）、methyl homasecodaphniphllate（**15**）、calyciphylline O、calyciphylline K（**16**）、caldaphnidine L（**17**）、calycinumine B（**18**）、daphnezomine L、caldaphnidine B、paxdaphnidine A（**19**）、caldaphnidine K（**20**）、caldaphnidine M（**21**）、calyciphylline F（**22**）、caldaphnidine O（**23**）、caldaphnidine P（**24**）、caldaphnidine N（**25**）、caldaphnidine J、calycinine A、2-hydroxyyunnandaphnine D（**26**）、yunnandaphnine A、caldaphnidine G（**27**）、caldaphnidine H（**28**）、17-hydroxcalycinine A（**29**）、caldaphnidine I、calycinumine A（**30**）、yuzurimine B、yuzurimic acid B、yuzurimine E、paxdaphnine B（**31**）、daphniphylactone B（**32**）、calycilactone A（**33**）、longistylumphylline A（**34**）、daphniyunnine A、calyciphylline A（**35**）、daphcalycinosidine C（**36**）、daphnilongeranin A（**37**）、daphnicyclidine D（**38**）、daphnicyclidin A（**39**）、daphnicyclidin H（**40**）、macroprodumine C（**41**）、calyciphylline N（**42**）、deoxycalyciphylline B（**43**）、deoxyisocalyciphylline B（**44**）、calyciphylline B（**45**）、oldhamiphylline A 和 caldaphnidine R（**46**）。

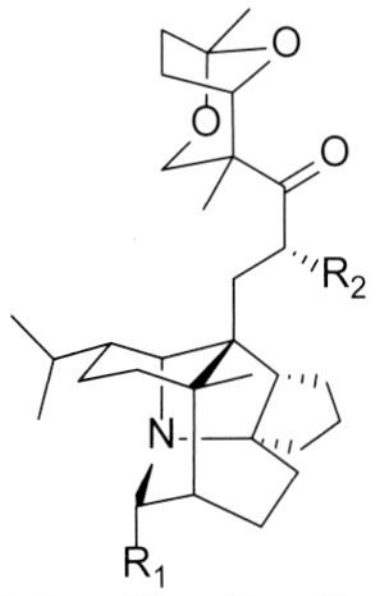

1 R₁ = H   R₂ = H
2 R₁ = OH   R₂ = OCOCH₃

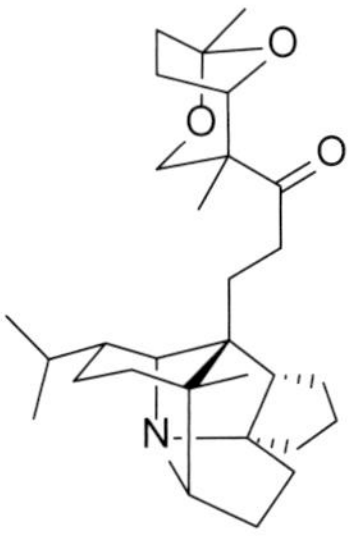

3

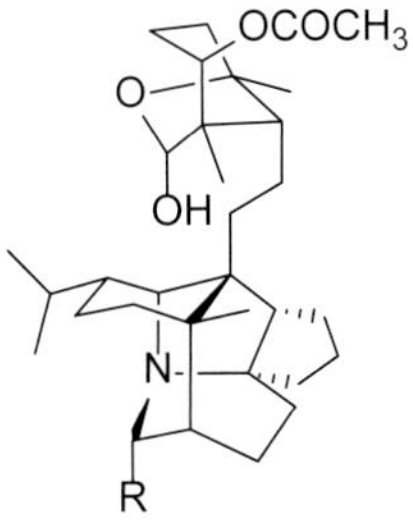

4 R = H
5 R = OH

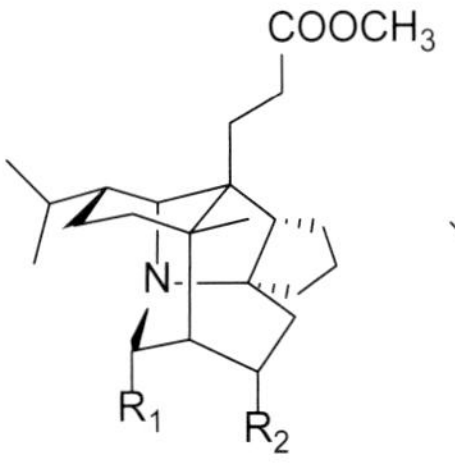

6 R₁ = OH   R₂ = H
7 R₁ = H   R₂ = OH

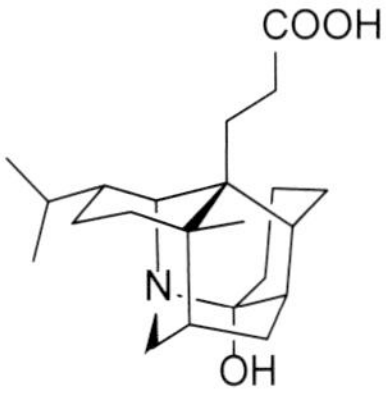

8

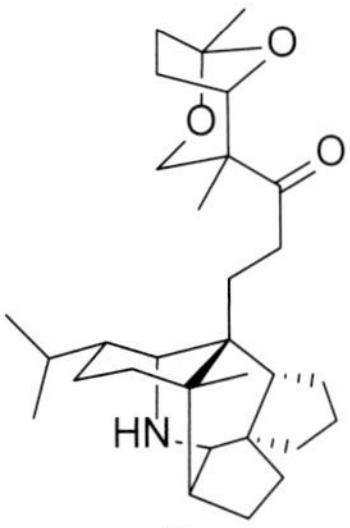

9

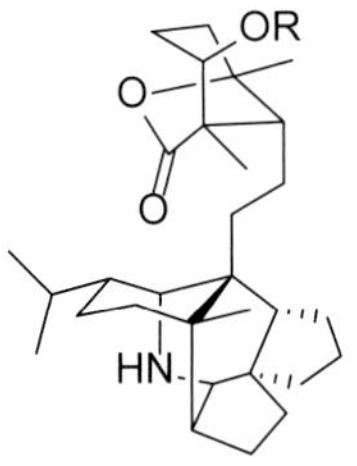

10 R = H
11 R = COCH₃

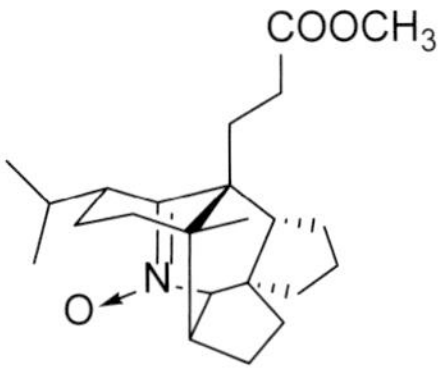

12

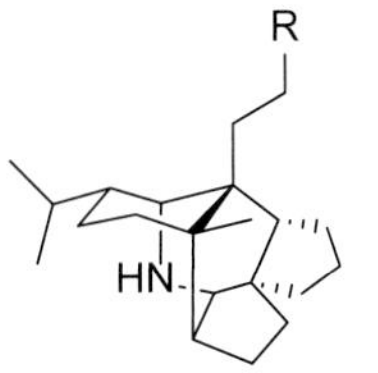

13 R = OH
14 R = COOH
15 R = COOCH₃

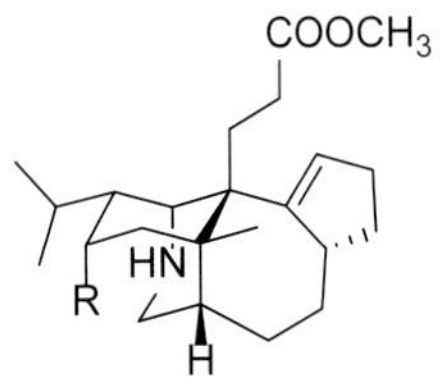

16 R = H
17 R = OH

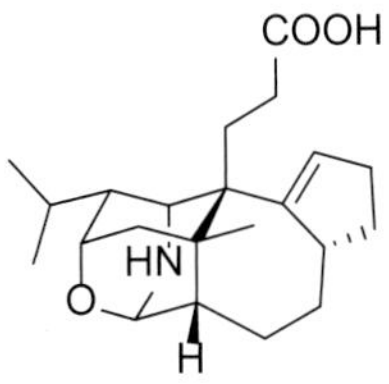

18

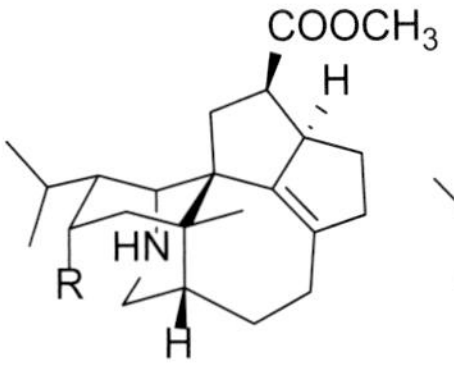

19 R = H
20 R = OH

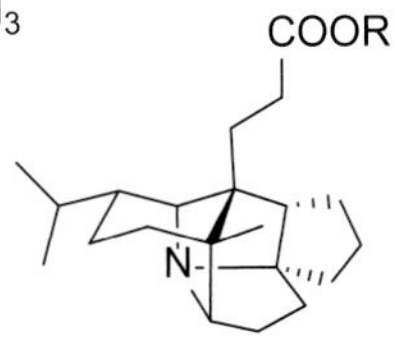

21 R = H
22 R = CH₃

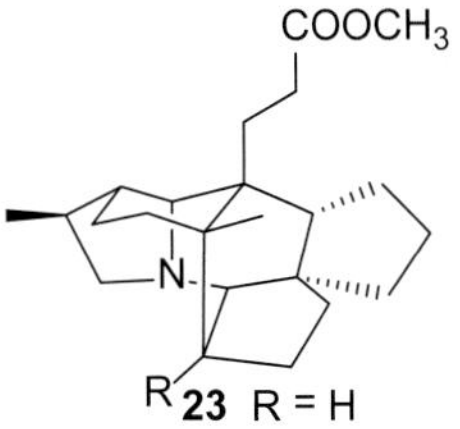

23 R = H
24 R = OH

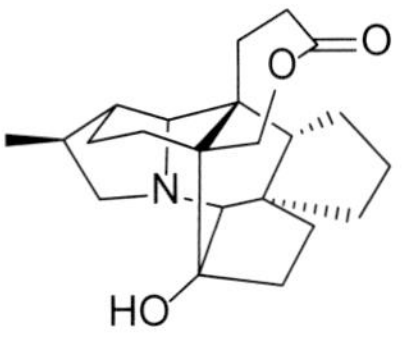

25

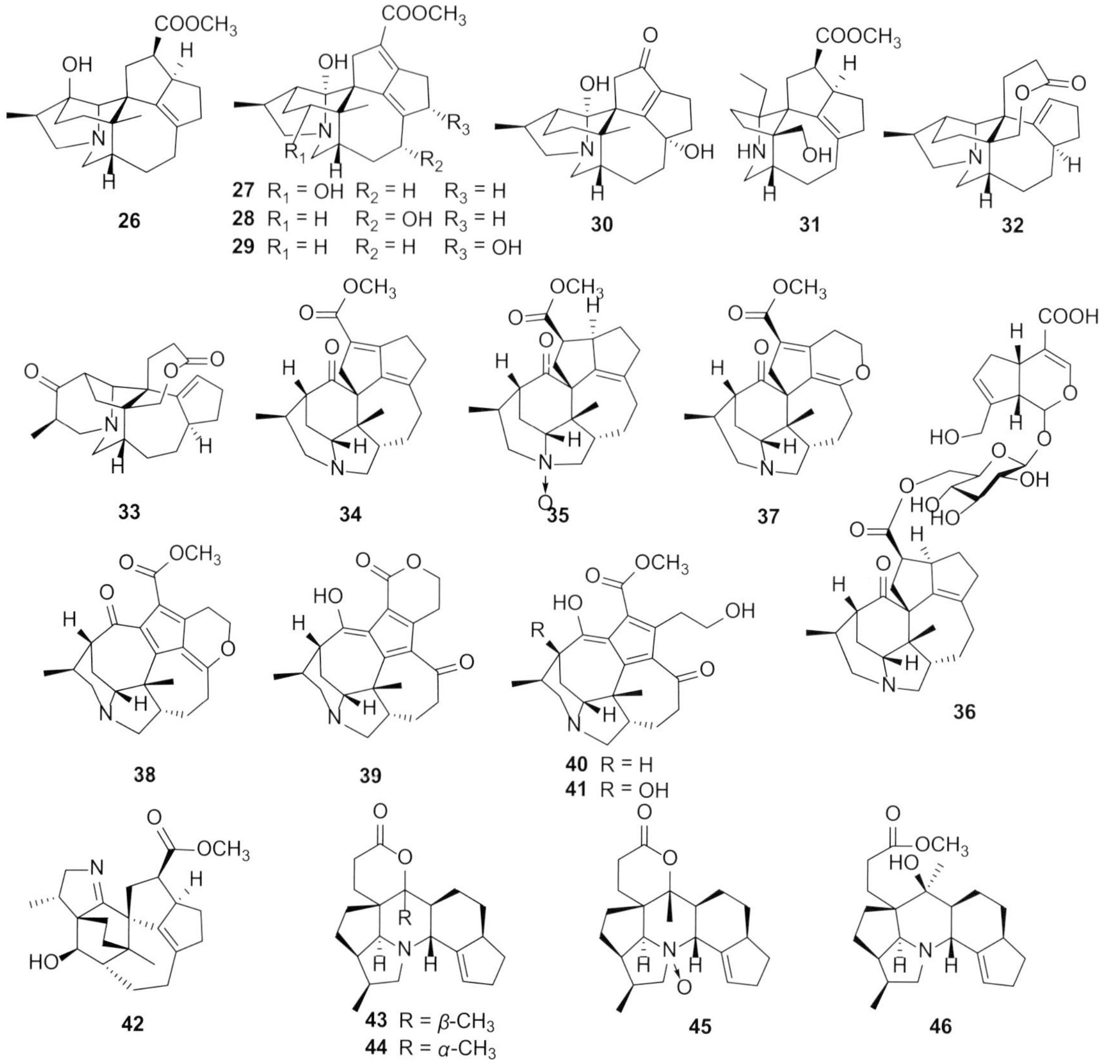

牛耳枫中分离鉴定的虎皮楠型生物碱类化合物结构式图

2. 其他类 [14, 20–21, 25–26]

此外，牛耳枫中还含山柰酚 3- 新橘皮糖苷（kaempferol 3-neohesperidoside）、5, 6, 7, 4′- 四羟基黄酮醇 3-O- 芸香糖苷（5,6,7,4′-tetrahydroxyflavonol 3-O-rutinoside）、木犀草素（luteolin）、槲皮素（quercetin）和芦丁（rutin）等黄酮类化合物，以及 β- 谷甾醇（β-sitosterol）、胡萝卜苷（daucosterol）和羽扇豆烯酮（lupenone）等甾醇及萜类化合物。

【药理作用】

1. 抑菌

牛耳枫叶的乙酸乙酯萃取物对水稻纹枯病菌 *Rhizoctonia solani*、番茄白绢病菌 *Sclerotium rolfsii* 和香蕉枯萎病菌 *Fusarium oxysporum* f. sp. *cubense* 均表现出良好的抑菌活性，抑制率高于 50% [3, 26]。

2. 杀虫

牛耳枫叶的乙酸乙酯萃取物对粉纹夜蛾 *Trichoplusis ni* 卵细胞系（Hi-5 细胞系）具有细胞毒活性，从中分离得到的木犀草素对其具有显著的细胞毒活性，48 h 的 EC_{50} 值为 11.26 μg/mL[26]。牛耳枫果实的甲醇提取物对褐飞虱和白背飞虱均有良好的触杀、产卵忌避和拒食活性[27]。其中，从牛耳枫中分离得到的生物碱 deoxycalyciphylline B（**43**）和 methyl homosecodaphniphyllate 对甜菜夜蛾酚氧化酶具有良好的抑制活性，IC_{50} 值分别为 2.439 mM 和 0.879 mM，其为可逆性竞争性抑制剂，抑制常数分别为 2.051 mM 和 1.269 mM[28]。

3. 抗炎

牛耳枫 80% 乙醇提取物可显著抑制一氧化氮（NO）、肿瘤坏死因子 -α（TNF-α）、白细胞介素 IL-1β 及 IL-10 等多种炎症因子的释放。免疫组化实验结果显示，其提取物可抑制一氧化氮合成酶（iNOS）和 TNF-α 蛋白的表达，表明其抗炎作用可能与减少炎症因子的释放有关[29]。

4. 抗肿瘤

从牛耳枫中分离得到的生物碱 deoxycalyciphylline B（**43**）、daphnioldhanine D（**10**）、daphnioldhanine E（**11**）和 daphnioldhanine H（**2**）对人宫颈癌细胞 HeLa、人肺腺癌细胞 A549、人乳腺癌细胞 MCF-7、人肝癌细胞 HepG2 和人神经胶质瘤细胞 U-251 均具有抗增殖作用，其 IC_{50} 值均小于 10 μg/mL[30]。牛耳枫生物碱 2-hydroxyyunnandaphnine D（**26**）在体外亦具有明显的抑制肿瘤细胞增殖的作用，其作用机制并非通过激活 Caspase 酶而诱导肿瘤细胞凋亡，而可能是通过 paraptosis 途径引起肿瘤细胞的死亡[31-32]。

5. 抗乙酰胆碱酯酶

从牛耳枫水提物中分离得到的生物碱 deoxycalyciphylline B（**43**）具有抗乙酰胆碱酯酶（AchE）和丁酰胆碱酯酶（BChE）的活性，其 IC_{50} 值分别为 128.83 μM 和 54.53 μM；而 secodaphniphylline（**9**）和 deoxyisocalyciphylline B（**44**）则具有较强的抗 BChE 的活性，其 IC_{50} 值分别为 0.31 μM 和 8.13 μM，与阳性对照药加兰他敏相当[14]。

6. 毒性

牛耳枫水提取物在 200 倍人体剂量下，在小鼠体内未观察到明显毒性；其 95% 乙醇提取物显示出轻微毒性，有少量小鼠死亡和轻微肝损伤。然而，其总生物碱在 2000 mg/kg 剂量下，所有实验小鼠均死亡，在 300 mg/kg 剂量下无小鼠死亡，其 LD_{50} 值为 812 mg/kg。其中，生物碱类化合物 deoxycalyciphylline B（**43**）可能是其造成肝毒性的主要成分[18]。

【质量标准】

牛耳枫为《广东省中药材标准》收录品种，规定了牛耳枫药材的显微鉴别、水分检查及水溶性浸出物等检测项，但尚无含量测定项。

1. 高效液相指纹图谱

有文献以芦丁和槲皮素为参照物，建立了 12 个产地的牛耳枫药材的特征 HPLC 指纹图谱，并确定了 11 个共有峰。色谱条件为：Waters XBridge™ C18 色谱柱（4.6 mm×

250 mm，5 μm）；乙腈（A）-0.1% 磷酸溶液（B）为流动相梯度洗脱；流速 1.0 mL/min；柱温 35 ℃；检测波长 254 nm；进样量 10 μL[33]。

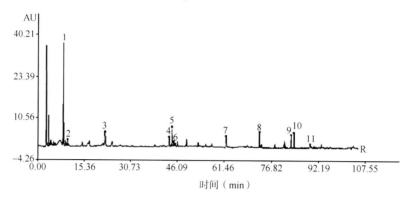

5.芦丁；7.槲皮素

牛耳枫药材的 HPLC 对照指纹图谱[33]

2. 含量测定方法

有研究建立了测定牛耳枫中芦丁含量的 HPLC 方法。色谱条件为：Scienhome Puritex C18 色谱柱（4.6 mm×200 mm，5 μm）；流动相为甲醇 - 乙腈 -36% 醋酸 - 水（22 ： 10 ： 2.6 ： 65.4）；流速 1.0 mL/min；检测波长 365 nm[34]。

另有研究报道了测定牛耳枫中山柰酚 -3-O- 芸香糖苷含量的 HPLC 方法。色谱条件为：Agilent TC-C18 色谱柱（4.6 mm×250 mm，5 μm）；以乙腈 -0.4% 甲酸（16 ： 84）为流动相；流速 1.0 mL/min；检测波长 346 nm；柱温 35 ℃[35]。

参 考 文 献

[1] 广东省食品药品监督管理局 . 广东省中药材标准（第二册）[S]. 广州：广东科技出版社，2011：46–48.

[2] 国家中医药管理局《中华本草》编委会 . 中华本草（Vol Ⅷ）[M]. 上海：上海科学技术出版社，1999：366–369.

[3] 陈媚，韩丽娜，刘以道，等 . 牛耳枫研究进展 [J]. 热带农业科学，2016，36（1）：21–24，29.

[4] 朱文粮 . 牛耳枫中生物碱化学成分研究 [D]. 河北大学硕士学位论文，2010.

[5] Wu HF，Zhang XP，Ding LS，et al. Daphniphyllum alkaloids：recent findings on chemistry and pharmacology [J]. *Planta Medica*，2013，79（17）：1589–1598.

[6] 邸迎彤 . 虎皮楠科生物碱和楝科四降三萜化学成分研究 [D]. 中国科学院昆明植物研究所博士学位论文，2007.

[7] Zhang CR，Yang SP，Yue JM. Alkaloids from the twigs of *Daphniphyllum calycinum* [J]. *Journal of Natural Products*，2008，71（10）：1663–1667.

[8] Yahata H，Kubota T，Kobayashi J. Calyciphyllines N-P，alkaloids from *Daphniphyllum calycinum* [J]. *Journal of Natural Products*，2009，72（1）：148–151.

[9] Saito S，Kubota T，Fukushi E，et al. Calyciphylline D，a novel alkaloid with an unprecedented fused-pentacyclic skeleton from *Daphniphyllum calycinum* [J]. *Organic Letters*，2007，9（7）：1207–1209.

[10] Saito S，Yahata H，Kubota T，et al. Calyciphyllines H-M，new daphniphyllum alkaloids from *Daphniphyllum calycinum* [J]. *Tetrahedron*，2008，64（8）：1901–1908.

[11] Zhan ZJ，Rao GW，Hou XR，et al. Alkaloids from the leaves and stems of *Daphniphyllum calycinum* [J]. *Helvetica Chimica Acta*，2009，92（8）：1562–1567.

[12] Luo DQ，Zhu WL，Yang XL，et al. Two new Daphniphyllum alkaloids from *Daphniphyllum calycinum* [J]. *Helvetica Chimica Acta*，2010，93（6）：1209–1215.

[13] El Bitar H，Nguyen VH，Gramain A，et al. New alkaloids from *Daphniphyllum calycinum* [J]. *Journal of Natural Products*，2004，67（7）：1094–1099.

[14] 王永丽，刘伟. 牛耳枫的化学成分及抗胆碱酯酶活性分析 [J]. 中国实验方剂学杂志，2016，22（20）：53–57.

[15] Morita H，Kobayashi J. Calyciphyllines A and B，two novel hexacyclic alkaloids from *Daphniphyllum calycinum* [J]. *Organic Letters*，2003，5（16）：2895–2898.

[16] Jossang A，El Bitar H，Pham VC，et al. Daphcalycine，a novel heptacycle fused ring system alkaloid from *Daphniphyllum calycinum* [J]. *Journal of Organic Chemistry*，2003，68（2）：300–304.

[17] Zhan ZJ，Zhang CR，Yue JM. Caldaphnidines A-F，six new Daphniphyllum alkaloids from *Daphniphyllum calycinum* [J]. *Tetrahedron*，2005，61（46）：11038–11045.

[18] Zhang XP，Zhang JQ，Tan YF，et al. Deoxycalyciphylline B，a hepatotoxic alkaloid from *Daphniphyllum calycinum* [J]. *Molecules*，2012，17：9641–9651.

[19] 郝小江，周俊野出学，富士薫. 牛耳枫中的新生物碱—牛耳枫碱 A [J]. 云南植物研究，1993，15（2）：205–207.

[20] 何立美. 辣蓼与牛耳枫中黄酮类成分的提取及发酵工艺优化研究 [D]. 广东药学院硕士学位论文，2015.

[21] Gamez EJC.，Luyengi Lo，Lee SK，et al. Antioxidant flavonoid glycosides from *Daphniphyllum calycinum* [J]. *Journal of Natural Products*，1998，61（5）：706–708.

[22] Zhang CR，Liu HB，Dong SH，et al. Calycinumines A and B，two novel alkaloids from *Daphniphyllum calycinum* [J]. *Organic Letters*，2009，11（20）：4692–4695.

[23] Di YT，He HP，Liu HY，et al. Calycilactone A，a novel hexacyclic alkaloid from *Daphniphyllum calycillum* [J]. *Tetrahedron Letters*，2006，47（30）：5329–5331.

[24] Saito S，Kubota T，Kobayashi J. Calyciphyllines E and F，novel hepta- and pentacyclic alkaloids from *Daphniphyllum calycinum* [J]. *Tetrahedron Letters*，2007，48（22）：3809–3812.

[25] 张小坡，张俊清，裴月湖，等. 黎药牛耳枫化学成分研究 [J]. 中国现代医药，2011，13（10）：26–29.

[26] 李晶晶，曾东强. 牛耳枫叶甲醇粗提物的生物活性及化学成分研究 [J]. 广西大学学报（自然科学版），2013，38（3）：559–568.

[27] 凌炎，唐文伟，曾东强，等. 14 种植物的甲醇粗提物对白背飞虱和褐飞虱的生物活性 [J]. 湖南农业大学学报（自然科学版），2012，38（1）：53–57.

[28] 刘伟，肖婷，杜磊，等. 牛耳枫提取物对甜菜夜蛾酚氧化酶的抑制作用 [J]. 中国农业科学，2009，42（10）：3720–3725.

[29] 宋青，朱粉霞，李冬玉，等. 牛耳枫提取物的抗炎作用 [J]. 中成药，2017，39（9）：1771–1776.

[30] 王海. 虎皮楠生物碱体外抗肿瘤活性成分筛选及作用机制研究 [D]. 河北大学硕士学位论文，2011.

[31] 王蓓，戎瑞雪，郑聪毅，等. 牛耳枫生物碱 2-hydroxyyunnandaphnine D 体外抗肿瘤活性及作用机制 [J]. 河北大学学报（自然科学版），2013，33（4）：401–407.

[32] 王永丽. 牛耳枫生物碱体外抗肿瘤活性成分筛选及作用机制研究 [D]. 河北大学硕士学位论文，2012.

[33] 杜迎翔，李冬玉，陈家全，等. 牛耳枫的高效液相色谱指纹图谱研究 [J]. 中药材，2016，39（12）：2789–2794.

[34] 何远景，陈国彪，张金花. 高效液相色谱法测定牛耳枫中芦丁的含量 [J]. 中国热带医学，2007，7（11）：2105–2106.

[35] 何远景. HPLC 法测定牛耳枫中山柰酚 -3-*O*- 芸香糖苷的含量 [J]. 四川中医，2017，35（2）：57–58.

毛 冬 青

【植物来源】

本品为冬青科（Aquifoliaceae）冬青属植物毛冬青 *Ilex pubescens* Hook. et Arn. 的根，别名细叶青、细叶冬青、百解兜、小百解（瑶药）、雅火冬（壮药）等。毛冬青生于山野坡地、丘陵的灌木丛中，在我国主要分布于广东、广西、安徽、福建、浙江、江西、台湾等省区，夏、秋季采收，切片，晒干[1-4]。

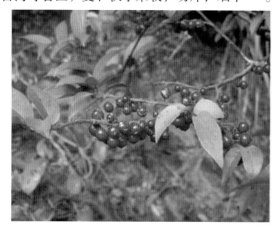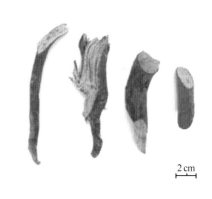

毛冬青基源植物（左）与药材（右）图片

【功能与主治】

据《广西中草药》记载，毛冬青味微苦、甘，性平，无毒，归肺、肝、大肠经。具有清热解毒、活血通脉等功效，可用于治疗肺热喘咳、痢疾、脑血管意外所致的偏瘫、急性心肌梗死、丹毒、中心性视网膜炎、葡萄膜炎以及皮肤急性化脓性炎症等。瑶族用其根或全株治疗咽炎、肝炎、肺炎、感冒、胸闷、冠心病，壮族用其根治疗高血压、脉管炎，外用可治烧烫伤[3, 5]。

【化学成分】

毛冬青中主要含有三萜及其苷类、木脂素类、酚酸类以及环烯醚萜类成分等，其中三萜及其苷类化合物为其主要及特征性成分。

1. 三萜及其苷类 [6-16]

三萜及其苷类成分为冬青科冬青属植物的特征性化学成分，毛冬青中该类成分的苷元主要为乌苏烷型三萜，另含有少量的齐墩果烷型及羽扇豆烷型三萜。目前，已报道从毛冬青中分离鉴定的该类成分主要有：毛冬青酸（ilexolic acid，**1**）、ilexsaponin B（**2**）、ilexpublesnin F（**3**）、ilexpublesnin T（**4**）、pubescenoside D（**5**）、ilexsaponin

N、ilexsaponin K（**6**）、ilexsaponin F（**7**）、ilexsaponin J（**8**）、ilexpublesnin F（**9**）、ilexgenin B（**10**）、ilexoside A（**11**）、ilexsaponin B1（ilexoside D，**12**）、ilexsaponin B2、ilexpublesnin I（**13**）、ilexpublesnin H（**14**）、ilexpublesnin O（**15**）、ilexoside O（**16**）、ilexpublesnin J（**17**）、ilexpublesnin K（**18**）、ilexsaponin I（**19**）、ilexpublesnin S（**20**）、ilexpublesnin P（**21**）、ilexpublesnin G（**22**）、ilexsaponin L（**23**）、ilexsaponin H（**24**）、ilexsaponin G（**25**）、ilexsaponin E（**26**）、ilexsaponin D（**27**）、pedunculoside（**28**）、ilexpublesnin E（**29**）、pomolic acid（**30**）、ilexpublesnin B（**31**）、ilexgenin A（**32**）、ilexsaponin A1（ilexoside E，**33**）、ilexpublesnin A（**34**）、ilexpublesnin D（**35**）、ilexpublesnin C（**36**）、ilexpublesnin Q（**37**）、ilexsaponin B4（**38**）、acetyloleanolic acid（**39**）、chikusetsusaponin IVa（**40**）、ilexpublesnin R（**41**）、scheffarboside C（**42**）、ilexsaponin M（**43**）、ilexpublesnin N（**44**）、ilexsaponin O（**45**）、ilexpublesnin M（**46**）、ilexpublesnin L（**47**）和 salacianone（**48**）。

1 R_1 = H　　　　　　　　　　　R_2 = H
2 R_1 = xyl　　　　　　　　　　R_2 = β-D-glc
3 R_1 = xyl^2-β-D-glc　　　　　R_2 = H
4 R_1 = xyl^2-β-D-glc^2-α-L-rha　R_2 = H
5 R_1 = xyl^2-β-D-glc^2-α-L-rha　R_2 = β-D-glc

6 R =β-D-xyl^2-β-D-glc

7 R = α-L-ara^3-β-D-glc

8 R = β-D-glc^2-β-D-xyl

10 R_1 = H　　　　　　　　　　　R_2 = H
11 R_1 = xyl　　　　　　　　　　R_2 = β-D-glc
12 R_1 = xyl^2-β-D-glc　　　　　R_2 = H
13 R_1 = 2-sulfo-xyl　　　　　　R_2 = β-D-glc
14 R_1 = 3-sulfo-α-L-ara　　　　R_2 = β-D-glc
15 R_1 = xyl^2-β-D-glc^2-β-D-glc　R_2 = H
16 R_1 = xyl^2-β-D-glc^2-α-L-rha　R_2 = β-D-glc
17 R_1 = β-D-glc^2-β-D-glc^2-α-L-ara R_2 = β-D-glc
18 R_1 = xyl^2-β-D-glc^2-α-L-ara　R_2 = β-D-glc

9 R = xyl^2-β-D-glc

19 R = xyl^2-β-D-glc

20 R_1 = CHO　　R_2 = H
21 R_1 = CH$_2$OH　R_2 = H
22 R_1 = CH$_2$OH　R_2 = β-D-glc

23 R = xyl^2-β-D-glc

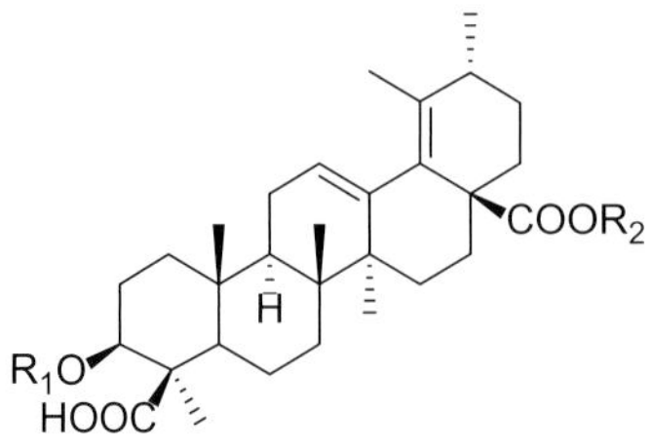

24 R$_1$ = α-L-ara^2-β-D-glc　R$_2$ = H
25 R$_1$ = α-L-ara^2-β-D-glc　R$_2$ = β-D-glc
26 R$_1$ = α-L-ara^3-β-D-glc　R$_2$ = H
27 R$_1$ = α-L-ara^3-β-D-glc　R$_2$ = β-D-glc

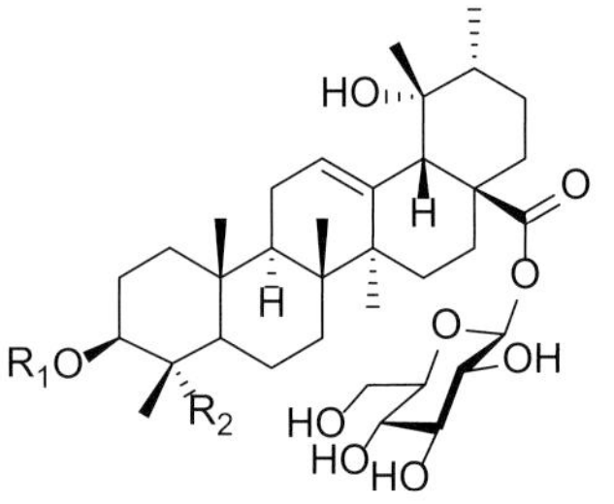

28 R$_1$ = H　　　　　　　　　　R$_2$ = CH$_2$OH
29 R$_1$ = xyl^2-β-D-glc^2-α-L-rha　R$_2$ = CH$_3$

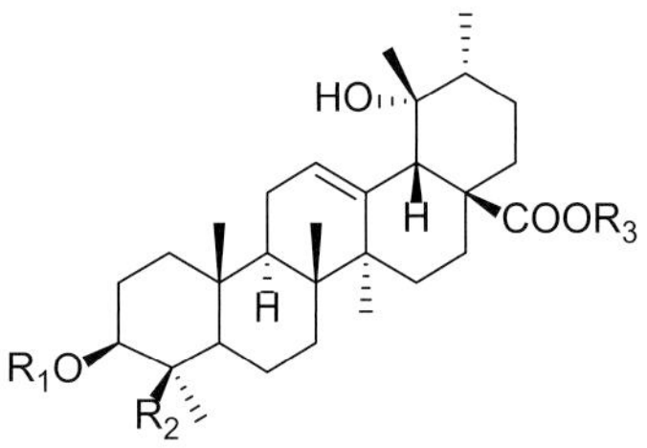

30 R$_1$ = H
31 R$_1$ = H
32 R$_1$ = H
33 R$_1$ = H
34 R$_1$ = xyl
35 R$_1$ = β-D-glcA
36 R$_1$ = β-D-glcA
37 R$_1$ = 2-sulfo-α-L-ara
38 R$_1$ = xyl^2-β-D-glc^2-α-L-ara

R$_2$ = CH$_3$　　　　R$_3$ = H
R$_2$ = CHO　　　　R$_3$ = β-D-glc^2-β-D-glc
R$_2$ = COOH　　　R$_3$ = H
R$_2$ = COOH　　　R$_3$ = β-D-glc
R$_2$ = CHO　　　　R$_3$ = β-D-glc
R$_2$ = CHO　　　　R$_3$ = H
R$_2$ = CHO　　　　R$_3$ = β-D-glc
R$_2$ = CH$_3$　　　　R$_3$ = β-D-glc
R$_2$ = CH$_3$　　　　R$_3$ = H

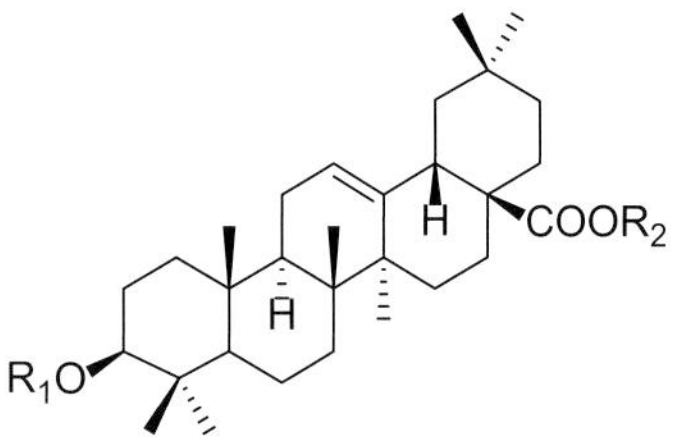

39 R$_1$ = COCH$_3$　R$_2$ = H
40 R$_1$ = β-D-glcA　R$_2$ = β-D-glc

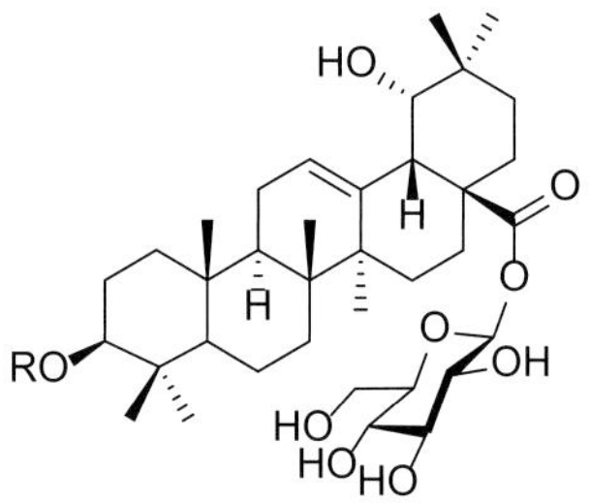

41 R = 2-sulfo-α-L-ara

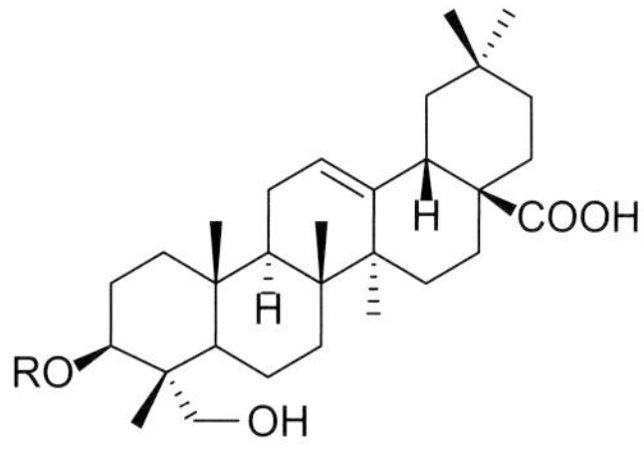

42 R = α-L-ara^2-α-L-rha^3-α-L-ara^4-α-L-ara

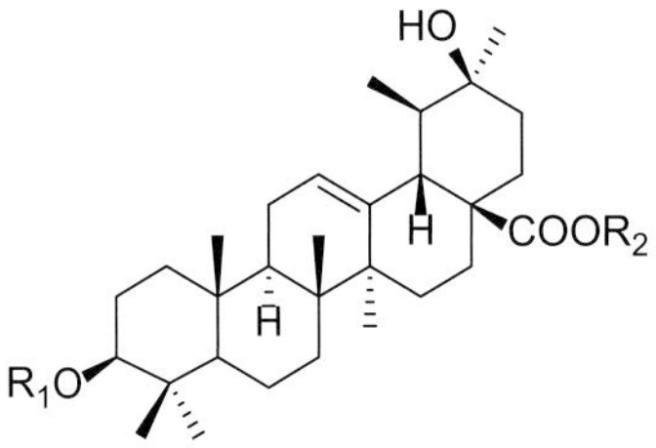

43 R$_1$ = xyl^2-β-D-glc^2-α-L-rha　R$_2$ = H
44 R$_1$ = xyl^2-β-D-glc^2-α-L-rha　R$_2$ = β-D-glc

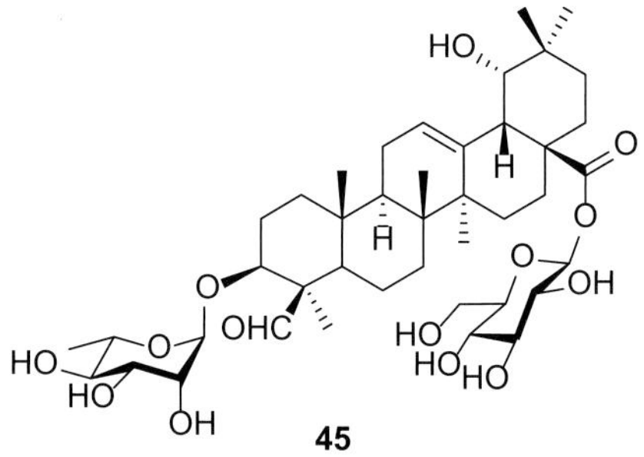

45

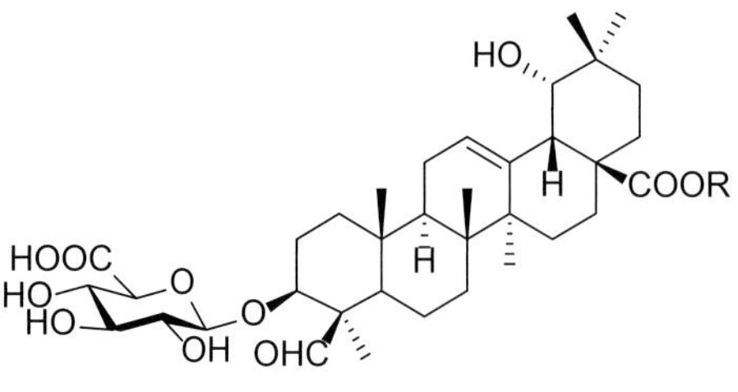

46 R = H
47 R = β-D-glc

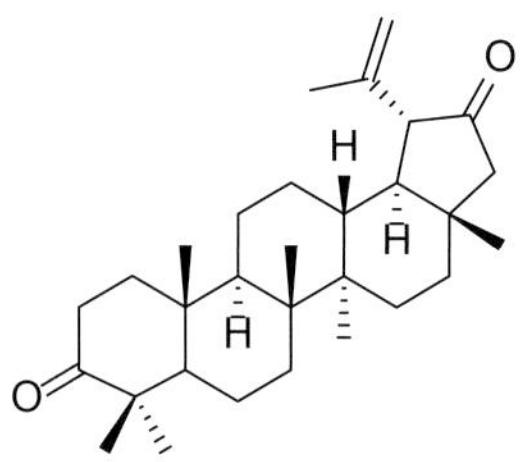

48

毛冬青中分离鉴定的三萜及其苷类化合物结构式

2. 木脂素类[6, 15–21]

毛冬青中还含有大量的木脂素类成分，如：丁香脂素（syringaresinol）、acanthoside B（**49**）、liriodendrin（**50**）、松脂醇二-*β*-D-葡萄糖苷（pinoresinol di-*β*-D-glucoside，**51**）、(+)-medioresinol-di-*O*-*β*-D-glucopyranoside（**52**）、1-羟基松脂醇-1-*β*-D-葡萄糖苷（1-hydroxypinoresinol-1-*β*-D-glucoside，**53**）、tortoside A（**54**）、(–)-olivil、(–)-olivil-4′-*O*-*β*-D-glucopyranoside（**55**）、arctigenin（**56**）、(+)-cycloolivil、(+)-cycloolivil-6-*O*-*β*-D-glucopyranoside（**57**）、ilexlignan A（**58**）、ilexin L1（**59**）、dehydrodiconiferyl alcohol 4-*O*-*β*-D-glucopyranoside（**60**）和 (7*S*, 8*R*)-dihydro-dehydrodiconifervlalcohol-4-*O*-*β*-D-glucopyranoside。

49 R = H
50 R = *β*-D-glc

51 R = H
52 R = OCH3

53

54

55

56

57

58

59

60

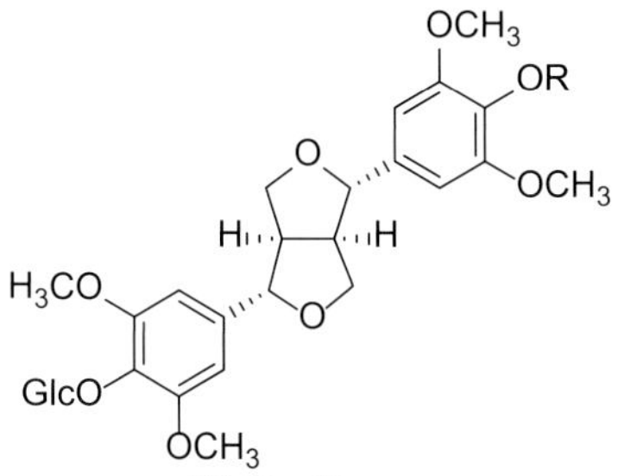

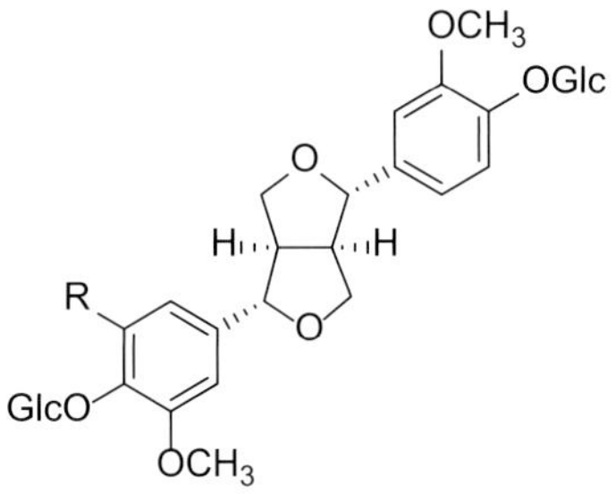

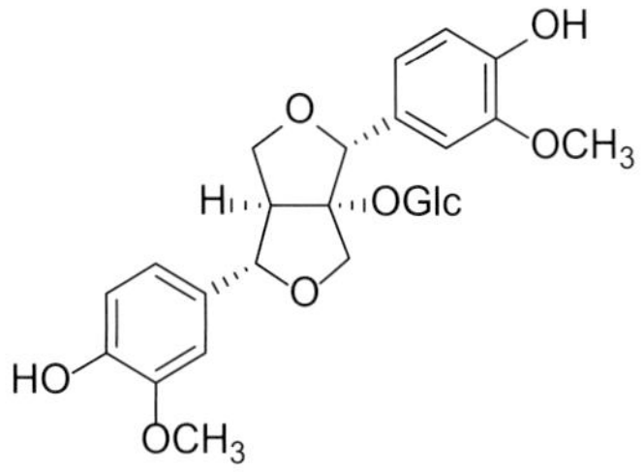

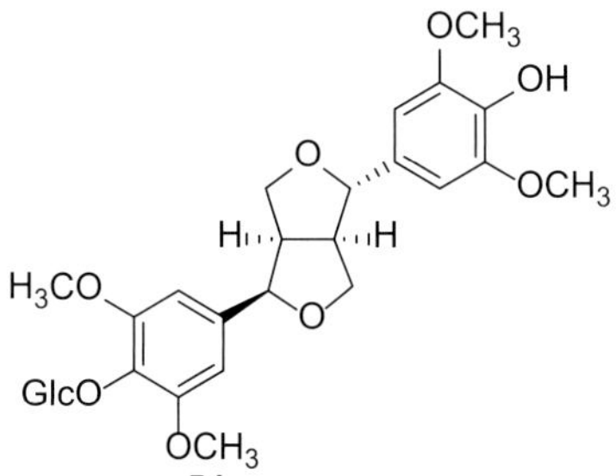

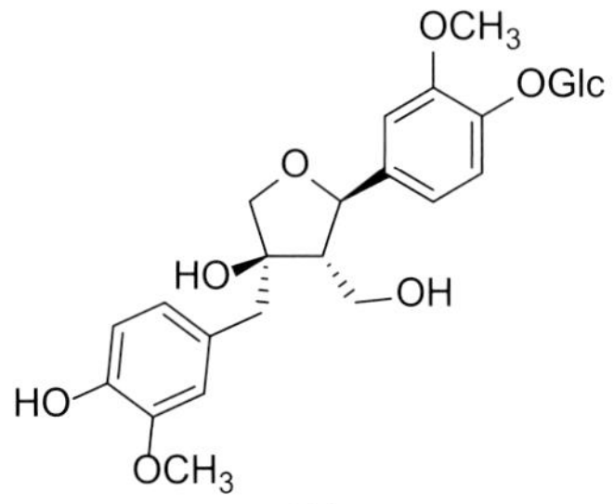

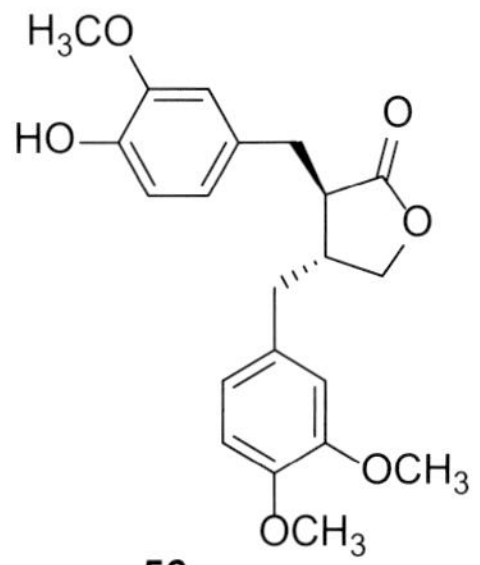

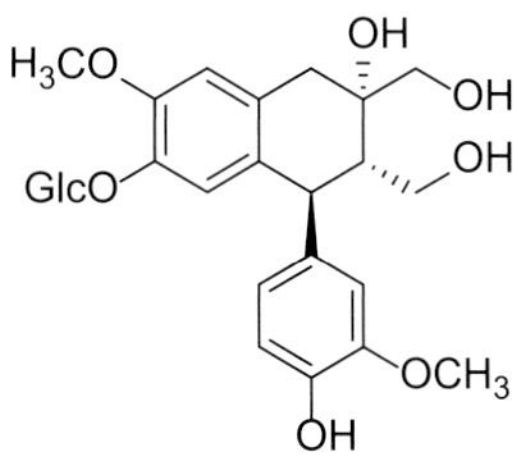

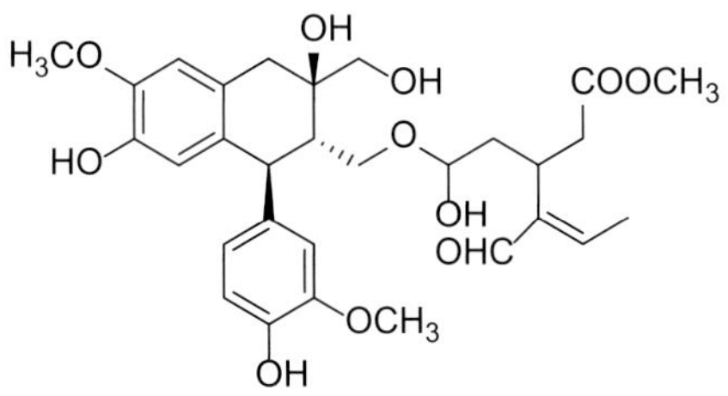

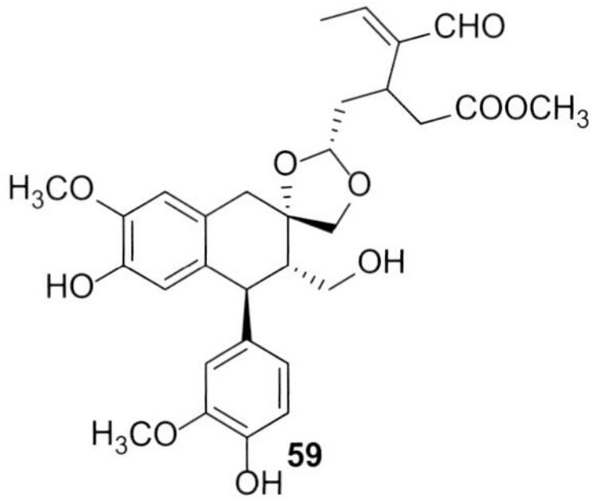

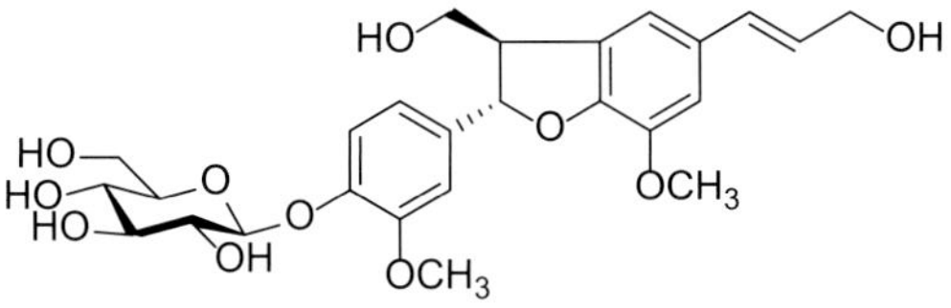

毛冬青中分离鉴定的木脂素类化合物结构式

3. 酚酸类 [6, 17–18, 21–22]

此外，毛冬青中还含有 pubescenoside A（**61**）、毛冬青苷 B（pubescenoside B，**62**）、4, 5-二 -O- 咖啡酰奎宁酸（4,5-di-O-caffeoylquinic acid）、ilexpubside A（**63**）、acteoside（**64**）、芥子醛 葡萄糖苷（sinapaldehyde glucoside）、syringoside、ilexpubside B、ilexoside D、ilexisochromane、ilexin L₃（**65**）、ilexin B（**66**）、ilexin A（**67**）、对苯二酚（hydroquinone）和原儿茶醛（protocatechuic aldehyde）等酚酸类化合物。

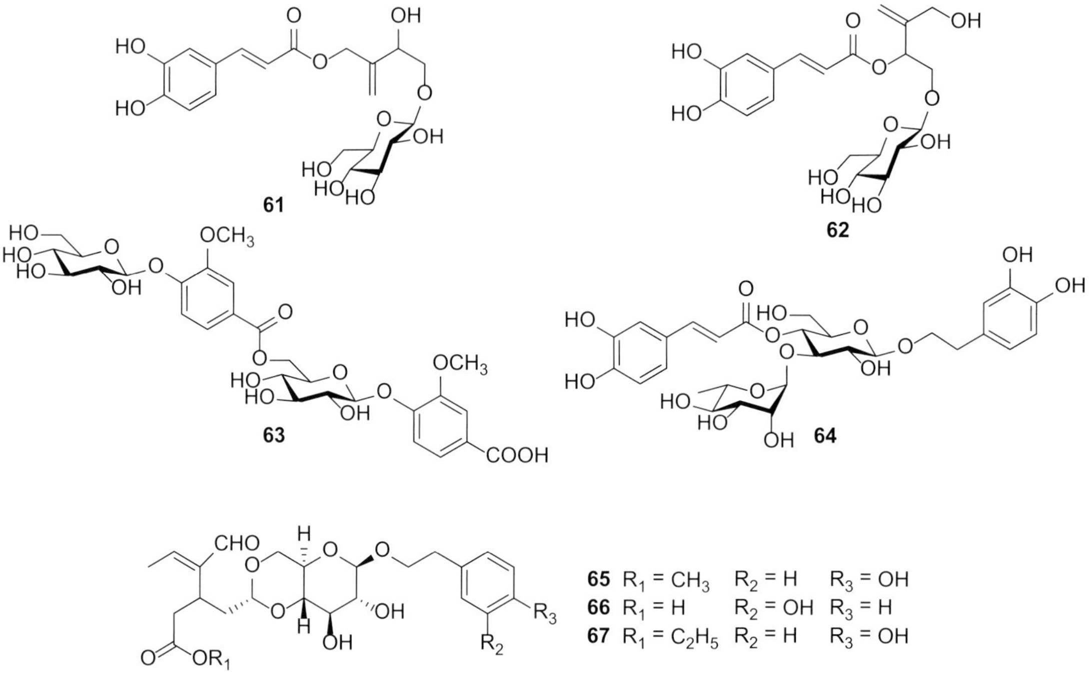

65 R₁ = CH₃　R₂ = H　R₃ = OH	
66 R₁ = H　R₂ = OH　R₃ = H	
67 R₁ = C₂H₅　R₂ = H　R₃ = OH	

毛冬青中分离鉴定的酚酸类化合物结构式

4. 环烯醚萜类 [6, 23]

从毛冬青中分离鉴定了少量的环烯醚萜类化合物，如：oleoside-11-methyl ester（**68**）、8Z-ligstroside（**69**）、opiace（**70**）、(R)-β-hydroxyoleuropein（**71**）、nuzhenide（**72**）、neonuezhenide（**73**）和 oleoacteoside（**74**）。

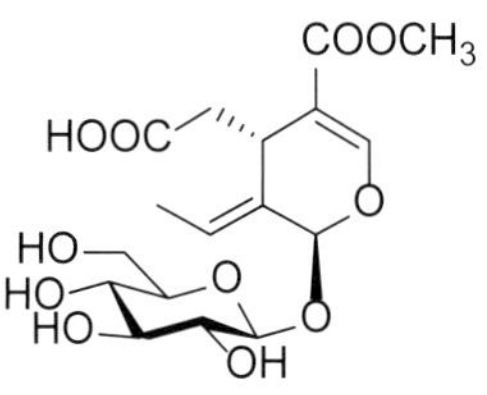

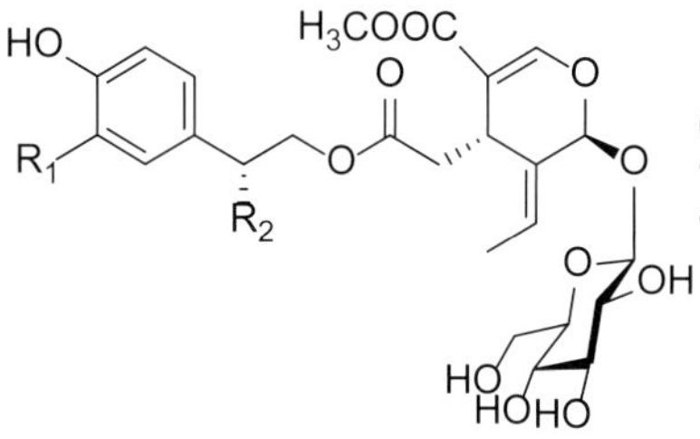

69 R₁ = H　R₂ = H	
70 R₁ = OH　R₂ = H	
71 R₁ = OH　R₂ = OH	

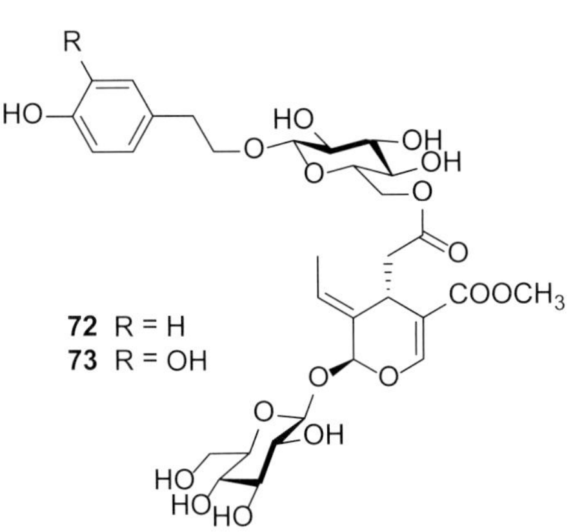

毛冬青中分离鉴定的环烯醚萜类化合物结构式

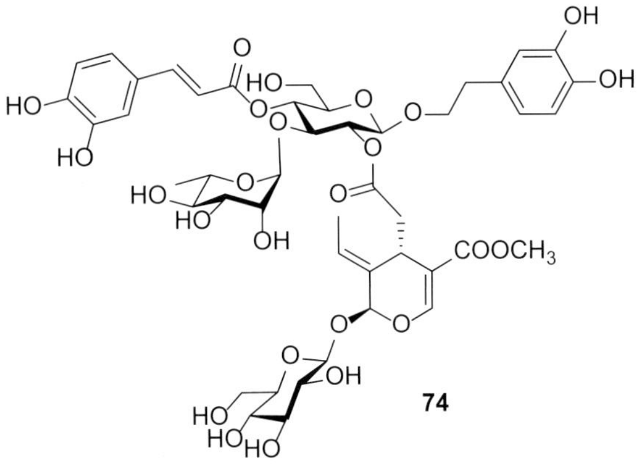

【药理作用】

1. 对循环系统的作用

1.1 对心脏的影响

研究表明，毛冬青药材的氯仿、乙酸乙酯、正丁醇等不同极性部位，以及两个主要单体成分 ilexoside E（**33**）和 pubescenoside A（**61**）均能显著减轻缺氧／复氧对体外培养大鼠乳鼠心肌细胞的损伤、降低细胞膜的通透性、增强心肌细胞清除氧自由基的能力，可有效地保护心肌细胞[24]。磷酸二酯酶（PDEs）具有水解细胞内第二信使环磷酸腺苷（cAMP）或环磷酸鸟苷（cGMP）的功能，是心血管疾病治疗的新靶点。从毛冬青根甲醇提取物中发现的 7 个化合物对 PDE 酶具有良好的抑制活性，其中三萜皂苷类化合物 ilexsaponin A_1（ilexoside E，**33**）和毛冬青皂苷 B_2 对 PDE5A 的抑制活性最强[25]。

另有研究发现，ilexoside E（**33**）对大鼠 H9C2 心肌细胞缺氧／复氧损伤有一定的保护作用[26]；此外，酚酸类化合物 ilexin A（**67**）对大鼠心肌缺血／再灌注损伤有较好的保护作用[27]。

1.2 对血压的影响

给小鼠注射毛冬青制剂可促进组胺的释放，从而松弛血管、降低血压；给麻醉猫、犬静脉注射毛冬青制剂，可引起血压明显下降，降压作用缓慢且持久，此作用可被预先注射的阿托品所阻断，并且不受剪断迷走神经的影响，表明毛冬青的降压原理是对副交感神经起作用[28]。

1.3 对心律的影响

毛冬青甲素（ilexonin A）是以从毛冬青根中提取的有效单体毛冬青酸，经琥珀酸酐化制备而成的衍生物。研究表明，毛冬青甲素能使家兔房室传导时间延迟，降低心脏传导系统的兴奋性，从而消除异位搏动使心率减慢，发挥抗心律失常的作用[29]。

2. 抗血栓

从毛冬青中分离得到的 ilexoside D（**12**）具有抗组织因子活性和抗血栓活性。在大鼠口服给药时，可延长出血时间和全血复凝时间；在体外实验中，在组织因子存在下，ilexoside D 可延长全血、富血小板血浆（PRP）和去血小板血浆（PPP）的凝血酶原时间，并呈剂量依赖性[30]。Ilexonin A 对血管性血友病因子（vWF）依赖性高剪切诱导的血小板聚集具有抑制作用，并能抑制 vWF 的结合和 P- 选择素的表达[31]。

3. 保护脑组织

毛冬青总皂苷对大鼠脑缺血再灌注损伤具有一定的保护作用，其保护机制与毛冬青总皂苷抗氧化作用及增强氧自由基的清除有关[32]。毛冬青甲素可显著改善大鼠脑缺血损伤，其作用机制可能是通过对 Wnt 信号通路的激活，促进神经细胞再生，从而实现对受损脑组织的保护作用[33]。

4. 神经系统作用

毛冬青的石油醚提取物能减少习得性无助模型小鼠的逃避失败次数，其抗抑郁效果和氟西汀相当[34]。毛冬青甲素可促进阿尔茨海默症（AD）模型大鼠神经元的再生，且可显著改善 AD 大鼠的空间学习记忆能力。Brdu 标记增殖细胞，并采用免疫组化法检测各组大鼠海马组织被标记的增殖细胞表达情况，甲苯胺蓝染色法观察海马组织锥体细胞 Nissl 的形态，结果显示毛冬青甲素能改善海马齿状回区神经细胞的再生；在 Morris 水迷宫实验中，毛冬青甲素组能缩短模型动物的潜伏期时间和增加穿越平台的次数[35]。

5. 抗炎

毛冬青总皂苷以 12.5 ～ 100 mg/kg 的剂量腹腔注射，可显著抑制组胺所引起的大鼠足肿胀；以 200 ～ 300 mg/kg 的剂量口服，可显著抑制醋酸所引起的小鼠扭体反应次数及延长小鼠热辐射甩尾实验中的反应时间。其作用机制可能与抑制环氧合酶 -2（COX-2）蛋白的高表达和促炎症反应细胞因子的过量产生有关[36]。

6. 减轻糖尿病并发症

研究表明，外用毛冬青水提物对糖尿病所引起的溃疡具有较显著的修复作用，其作用可能与创面组织中 PCNA 和 FVIII-RAg 的表达增加，从而促进表皮细胞增殖和新生血管的形成有关[37]。毛冬青甲素可通过降低 α-SMA 和 MCP-1，以及抑制单核 / 巨噬细胞的浸润和系膜细胞的增生，从而减轻肾小球的纤维化[38]。

7. 预防骨质疏松

毛冬青总皂苷能提高急性出血坏死性胰腺炎（AHNP）大鼠骨质中 Cu、Fe、Mn、Mg、Ca 等元素的含量，防治骨质疏松、调节骨质代谢、提高骨密度[39]。

【质量标准】

毛冬青曾被 1977 年版《中国药典》所收录，但后续的历版药典均未再收录该品种。

目前，仅有少量文献对其 HPLC 指纹图谱和含量测定方法进行了一些研究。

1. 高效液相指纹图谱

有研究建立了毛冬青的 HPLC-UV 指纹图谱，并标定了 12 个共有指纹峰。色谱条件如下：Phenomenex Luna C18 色谱柱（4.6 mm×250 mm，5 μm）；乙腈 -0.05% 磷酸水为流动相梯度洗脱；流速为 0.8 mL/min；柱温 30 ℃；检测波长 210 nm；进样量 10 μL[40]。

2. 含量测定方法

2.1 紫外分光光度法

采用紫外分光光度法，以香草醛、冰醋酸、高氯酸为显色剂，以人参皂苷 Re 为对照品，建立了毛冬青有效部位中总皂苷的含量测定方法，检测波长 600 nm[41]。

2.2 高效液相色谱法

以毛冬青苷 B（pubescenoside B，**62**）为对照品，建立了毛冬青药材的 HPLC 含量测定方法。色谱条件为：Kromasil C18 色谱柱（4.6 mm×250 mm，5 μm）；以乙腈 -0.1% 磷酸水溶液梯度洗脱；流速 1.0 mL/min；柱温为室温；检测波长 329 nm；进样量 10 μL[42]。

以 ilexsaponin B1（**12**）、ilexgenin A（**32**）和 ilexsaponin B2 为对照品，建立了同时测定毛冬青中以上 3 种三萜类成分的 HPLC-ELSD 含量测定方法。色谱条件为：Cemini C18 色谱柱（4.6 mm×250 mm，5 μm）；流动相为乙腈 -0.5% 醋酸水梯度洗脱；流速 1.0 mL/min；进样量 20 μL；蒸发光散射检测器漂移管温度为 107 ℃；气体流速为 3.0 L/min[43]。

另有研究建立了毛冬青药材中 tortoside A（**54**）的 HPLC 含量测定方法。色谱条件为：Kromasil C18 色谱柱（4.6 mm×250 mm，5 μm）；以乙腈 -0.1% 磷酸水溶液（17 ：83）为流动相；流速 1 mL/min；柱温 30 ℃；检测波长 210 nm；进样量 10 μL[44]。

参 考 文 献

[1] 国家药典委员会 . 中华人民共和国药典 [S]. 北京：中国医药科技出版社，1977：107.

[2] 陈元胜，叶永才 . 广东省中药材标准（第一册）[M]. 广州：广东科技出版社，2004：77.

[3] 南京中医药大学 . 中药大辞典（上册）[M]. 上海：上海人民出版社，2006：608–610.

[4] 贾敏如，张艺 . 中国民族药辞典 [M]. 北京：中国医药科技出版社，2016：437.

[5]《中国药物大全》编委会 . 中国药物大全 • 中药卷 [M]. 北京：人民卫生出版社，2005：148.

[6] 吴婷 . 毛冬青的化学成分研究 [D]. 中国药科大学硕士学位论文，2009.

[7] Wu P，Gao H，Li ZH，et al. Two new triterpene saponins from the roots of *Ilex pubescens* [J]. *Phytochemistry Letters*，2015，12：17–21.

[8] Wu P，Gao H，Liu JX，et al. Triterpenoid saponins with anti-inflammatory activities from *Ilex pubescens* roots [J]. *Phytochemistry*，2017，134：122–132.

[9] Zhou Y，Chai XY，Zeng KW，et al. Ilexpublesnins C-M，eleven new triterpene saponins from the roots of *Ilex pubescens* [J]. *Planta Medica*，2013，79（1）：70–77.

[10] Li L，Feng LS，He YX. Cytotoxic triterpenesaponins from *Ilex pubescens* [J]. *Journal of Asian Natural Products Research*，2014，16（8）：830–835.

[11] Li L，He YX，Gou ML，et al. Three new triterpenoid saponins from *Ilex pubescens* [J]. *Journal of Asian Natural Products Research*，2012，14（12）：1169–1174.

[12] Zhou Y，Zeng KW，Zhang JY，et al. Triterpene saponins from the roots of *Ilex pubescens* [J]. *Fitoterapia*，2014，97：98–104.

[13] Zhang CX，Lin CZ，Xiong TQ，et al. New triterpene saponins from the root of *Ilex pubescens* [J]. *Fitoterapia*，2010，81（7）：788–792.

[14] Qiao X，Ji M，Yao Y，et al. Pubescenosides E–K，seven new triterpenoid saponins from the roots of *Ilex pubescens* and their anti-inflammatory activity [J]. *Molecules*，2018，23（6）：1426–1438.

[15] 张倩，冯锋，柳文媛，等. 毛冬青中两个抑制 HepG2 细胞增殖活性的三萜皂苷及其他化合物 [J]. 中国天然药物，2010，8（4）：253–256.

[16] 尹文清，周中流，邹节明，等. 毛冬青根中化学成分的研究 [J]. 中草药，2007，38（7）：995–997.

[17] Zhou YB，Wang JH，Li XM，et al. Studies on chemical constituents from *Ilex pubescens* [J]. *Journal of Asian Natural Products Research*，2006，8（6）：505–510.

[18] 吴婷，张晓琦，王英，等. 毛冬青根的化学成分研究 [J]. 时珍国医国药，2009，20（12）：2923–2925.

[19] 杨鑫，丁怡，张东明. 毛冬青中木质素苷类化学成分的研究 [J]. 中国中药杂志，2007，32（13）：1303–1305.

[20] Zhou YB，Wang JH，Li XM，et al. A new lignan derivative from the root of *Ilex pubescens* [J]. *Chinese Chemical Letters*，2008，19（5）：550–552.

[21] Chen J，Liang H，Wu Y，et al. Two new compounds from the roots of *Ilex pubescens* [J]. *Chemistry of Natural Compounds*，2013，49（5）：848–851.

[22] Jiang ZH，Wang JR，Li M，et al. Hemiterpene glucosides with anti-platelet aggregation activities from *Ilex pubescens* [J]. *Journal of Natural Products*，2005，68（3）：397–399.

[23] 杨鑫，丁怡，张东明. 毛冬青中环烯醚萜苷类化合物的分离与鉴定 [J]. 中国药物化学杂志，2007，17（3）：173–177.

[24] 鲍涵. 毛冬青部位及成分对心肌细胞缺氧／复氧损伤的保护作用 [D]. 广州中医药大学硕士学位论文，2012.

[25] 刘子琛. 毛冬青相关有效成分筛选及其抑制磷酸二酯酶活性的研究 [D]. 广州中医药大学博士学位论文，2017.

[26] 张双伟，李润美，徐进文，等. 毛冬青皂苷 E 对 H9C2 心肌细胞缺氧／复氧损伤的影响 [J]. 中药新药与临床药理，2015，26（5）：591–595.

[27] 付晓春，黄海潮，罗燕娜. 缩醛基毛冬青提取化合物 R4 对大鼠急性心肌缺血／再灌注损伤的影响 [J]. 中西医结合心脑血管病杂志，2014，12（11）：1358–1360.

[28] 董昆山，王秀琴，董一凡. 现代临床中药学 [M]. 北京：中国中医药出版社 .1998：504–506.

[29] 胡维安，陈治文. 毛冬青甲素对家兔希氏束电图的影响 [J]. 广州中医学院学报，1991，8（2）：203–206.

[30] Han NY，Song JI，Rhee IK. Anticoagulant activity of ilexoside D，a triterpenoid saponin from *Ilex pubescens* [J]. *Archives of Pharmacal Research*，1993，16（3）：209–212.

[31] Li M，Wu WK，Liu L，et al. Specific inhibiting effects of ilexonin A on von willebrand factor-dependent platelet aggregation under high shear rate [J]. *Chinese Medical Journal*，2004，117（2）：241–246.

[32] 李洪亮，贺方兴，程齐来. 毛冬青总皂苷对大鼠脑缺血再灌注损伤的保护作用及其机制研究 [J]. 湖北农业科学，2014，53（21）：5200–5203.

[33] 张碧琴. 毛冬青甲素对脑缺血后经典 Wnt 通路的调控作用与神经再生 [D]. 福建医科大学硕士学位论文，2014.

[34] Xu C，Luo L，Tan RX. The antidepressant effect of three traditional Chinese medicines in the learned helplessness model [J]. *Journal of Ethnopharmacology*，2004，91：345–349.

[35] 马超，欧阳建，郑晓婷，等. 毛冬青甲素对阿尔茨海默病模型大鼠学习记忆及海马神经元再生的影响 [J]. 湖南中医药大学学报，2017，37（8）：819–822.

[36] Wang JR，Zhou H，Jiang ZH，et al. In vivo anti-inflammatory and analgesic activities of a purified saponin fraction derived from the root of *Ilex pubescens* [J]. *Biological and Pharmaceutical Bulletin*，2008，31（4）：643–650.

[37] 罗骞，涂星，廖小红. 毛冬青浸膏对糖尿病溃疡模型小鼠创面修复作用及机制研究 [J]. 今日药学，2016，26（10）：698–702.

[38] 陈辉，孙锋，邵跃斌. 毛冬青甲素对糖尿病肾病大鼠肾小球保护作用实验研究 [J]. 新中医，2014，46（1）：171–174.

[39] 李启昇，李洪亮，贺方兴. 毛冬青总皂苷对 AHNP 诱导肝损伤大鼠骨中 7 种微量元素的影响 [J]. 广东微量元素科学，2014，21（6）：6–10.

[40] 朱明娟，邝国俊，高巍，等 . 毛冬青 HPLC-UV 指纹图谱与化学模式识别 [J]. 中国中药杂志，2018，43（6）：1182–1187.

[41] 徐艳华，苗明三，高聪聪，等 . 毛冬青有效部位中总皂苷的含量测定 [J]. 中国中医药现代远程教育，2011，9（6）：144–145.

[42] 童国勇，陈汀波，强皎，等 . HPLC 法测定毛冬青中毛冬青苷 B 的含量 [J]. 中药新药与临床药理，2013，24（5）：503–506.

[43] 李英，吕晔，林丽萍 . HPLC-ELSD 法同时测定毛冬青中 3 种五环三萜的含量 [J]. 中药材，2014，37（3）：451–453.

[44] 李树丽，周渊，屠鹏飞 . RP-HPLC 测定毛冬青药材中 tortoside A 的含量 [J]. 中国中药志，2011，36（22）：3146–3148.

毛鸡骨草

【植物来源】

本品为豆科（Leguminosae）相思属植物毛相思子 *Abrus mollis* Hance 的干燥不含豆荚的全草，又名毛相思子、大叶鸡骨草、芒尾蛇、牛甘藤、油甘藤、蜻蜓藤、金不换。毛鸡骨草生长于海拔 200～1700 m 的山谷、疏林、灌丛、海滨及湿润山区，在我国主要分布于福建、广东、广西、海南等省区，全年均可采挖，除去豆荚、泥沙，晒干 [1]。

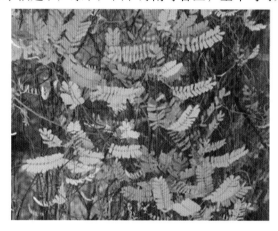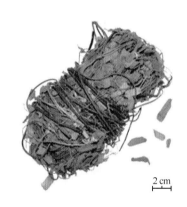

毛鸡骨草基源植物（左）与药材（右）图片

【功能与主治】

毛鸡骨草收载于《广东省中药材标准》（第二册），作为鸡骨草的代用品一直在两广地区盛行使用。其味甘、淡，性凉，归肝经。具清热利湿、消积解暑、解毒、舒肝止痛、活血散瘀等功效，可用于治疗传染性肝炎、小儿疳积、乳痈等病症，外用可治疗烫伤、烧伤、疮疖等 [2-3]。

【化学成分】

毛鸡骨草中主要含有黄酮及其苷类、生物碱、三萜及甾醇、酚酸、脂肪酸等化学成分，其中黄酮碳苷类化合物为其主要及特征性成分。

1. 黄酮及其苷类 [4-11, 13]

毛鸡骨草中的黄酮类化合物的结构类型主要有黄酮、黄酮醇、二氢黄酮、异黄酮、查尔酮及它们的氧苷或碳苷。目前，文献报道已从毛鸡骨草中分离鉴定的黄酮类成分主要有：芹菜素（apigenin，**1**）、汉黄芩素（wogonin，**2**）、芹菜素 -6, 8- 二 -*C*- 葡萄糖苷（vicenin-2，**3**）、芹菜素 -6-*C*- 阿拉伯糖 -8-*C*- 葡萄糖苷（isoschaftoside，**4**）、芹菜素 -6-*C*- 葡萄糖 -8-*C*- 阿拉伯糖苷（schaftoside，**5**）、vicenin-3（**6**）、木犀草素（luteolin，**7**）、木犀草素 -6-*C*-β-D-

葡萄糖苷（luteolin 6-*C*-*β*-D-glucopyranoside，**8**）、7，4′- 二羟基黄酮（7，4′-dihydroxyflavone，**9**）、5，7- 二羟基 -3- 甲氧基 - 二氢黄酮（5，7-dihydroxy-3-methoxy-flavanone，**10**）、7，3′，4′-三羟基二氢黄酮（7，3′，4′-trihydroxyflavanone，**11**）、甘草素（liquiritigenin，**12**）、异甘草素（isoliquiritigenin，**13**）、7，4′- 二羟基 -8- 甲氧基异黄酮（7，4′-dihydroxy-8-methoxyisoflavone，**14**）、7，8，4′- 三甲氧基异黄酮（7，8，4′-trimethoxyisoflavone，**15**）、8，4′- 二甲氧基异黄酮 -7-*O*-*β*-D- 葡萄糖苷（8，4′-dimethoxyisoflavone-7-*O*-*β*-D-glucopyranoside，**16**）、7，4′-二羟基 -8- 甲氧基异黄酮（7，4′-dihydroxy-8-methoxyisoflavone，**17**）和 7，8- 二羟基 -4′- 甲氧基异黄酮（7，8-dihydroxy-4′-methoxyisoflavone，**18**）。

1 R_1 = H $\quad R_2$ = H $\quad R_3$ = OH
2 R_1 = H $\quad R_2$ = OCH$_3$ $\quad R_3$ = H
3 R_1 = *β*-D-glc R_2 = *β*-D-glc R_3 = OH
4 R_1 = *α*-L-ara R_2 = *β*-D-glc R_3 = OH
5 R_1 = *β*-D-glc R_2 = *α*-L-ara R_3 = OH
6 R_1 = *β*-D-glc R_2 = *β*-D-xyl R_3 = OH

7 R = H
8 R = *β*-D-glc

9 R_1 = H $\quad R_2$ = H $\quad R_3$ = H $\quad R_4$ = OH
10 R_1 = OCH$_3$ R_2 = OH R_3 = H $\quad R_4$ = H
11 R_1 = H $\quad R_2$ = H $\quad R_3$ = OH R_4 = OH

12

13

14 R_1 = H R_2 = H R_3 = OH $\quad R_4$ = OCH$_3$ R_5 = OH
15 R_1 = H R_2 = H R_3 = OCH$_3$ R_4 = OCH$_3$ R_5 = OCH$_3$
16 R_1 = H R_2 = H R_3 = *β*-D-glc R_4 = OCH$_3$ R_5 = OCH$_3$
17 R_1 = H R_2 = H R_3 = OH $\quad R_4$ = OCH$_3$ R_5 = OH
18 R_1 = H R_2 = H R_3 = OH $\quad R_4$ = OH $\quad R_5$ = OCH$_3$

毛鸡骨草中分离鉴定的黄酮类化合物结构式

2. 生物碱类[7–8, 11–12]

生物碱类化合物也是毛鸡骨草的特征性成分之一，已报道的主要有：相思子碱（abrine，**19**）、下箴刺桐碱（hypaphorine，**20**）、吲哚 -3- 羧酸（indole-3-carboxylic acid，**21**）、(*E*)-*N*-(4- 羟基肉桂酰基) 酪氨酸 [(*E*)-*N*-(4-hydroxycinnamoyl)tyrosine，**22**]、abrusamide A（**23**）和 abrusamide B（**24**）。

19

20

21

22

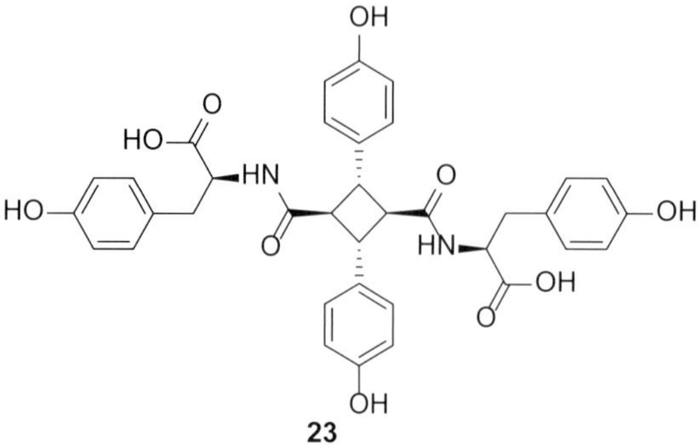

23 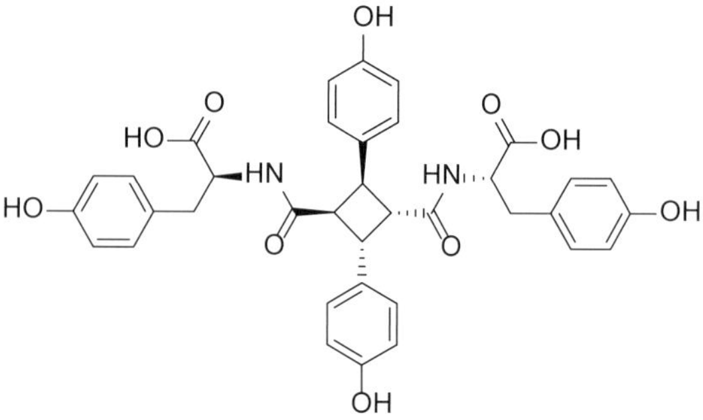 **24**

毛鸡骨草中分离鉴定的生物碱类化合物结构式

3. 三萜及甾醇类 [7-9, 14]

毛鸡骨草中还含有少量的齐墩果酸（oleanolic acid）、大豆皂苷 I（soyasaponin I）、去氢大豆皂苷 I（dehydrosoyasaponin I）、槐花皂苷Ⅲ（kaikasaponin Ⅲ）、乌苏酸（ursolic acid）、羽扇豆醇（lupeol）、白桦脂酸（betulinic acid）、豆甾醇（stigmasterol）、β- 谷甾醇（β-sitosterol）和胡萝卜苷（daucosterol）等三萜及甾醇类化合物。

4. 酚酸类 [8-9]

毛鸡骨草中的酚酸类成分主要有没食子酸乙酯（ethyl gallate）、没食子酸（gallic acid）、没食子酸甲酯（methyl gallate）、3, 4- 二羟基苯甲酸（3, 4-dihydroxylbenzoic acid）和3, 4- 二羟基苯甲酸乙酯（3, 4-dihydroxylbenzoic acid ether）等。

5. 其他类 [4, 8, 11, 14]

此外，从毛鸡骨草中还分离鉴定了两个色原酮类化合物异双花母草素（isobiflorin，**25**）和双花母草素（biflorin，**26**）以及正二十四脂肪酸乙酯（n-tetracosanoic acid ethyl ester）、硬脂酸（octadecanoic acid）、软脂酸（hexadecanoic acid）、咖啡酸二十九醇酯（nonacosanyl caffeate）、棕榈酸单甘油酯（monopalmitin）、E-4- 羟基 -2- 壬烯酸（E-4-hydroxyl-2-hexenal）、香草酸（vanillic acid）、肌醇甲醚（quebrachitol）和蔗糖（cane sugar）等其他类型化合物。

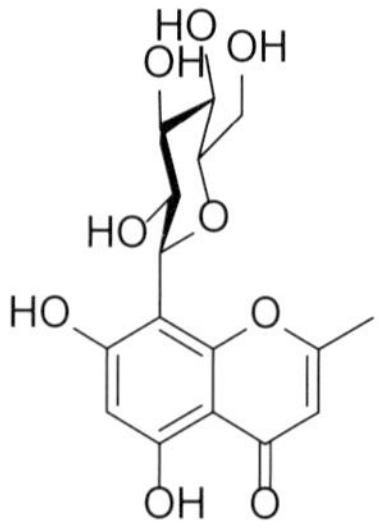

25 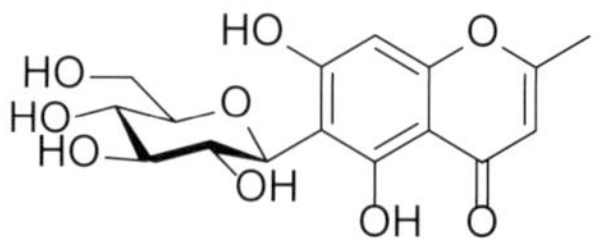 **26**

毛鸡骨草中分离鉴定的色原酮类化合物结构式

【药理作用】

1. 保肝

利用 CCl_4 诱导的小鼠急性肝损伤模型，发现毛鸡骨草提取物能降低急性肝损伤小鼠血清中谷丙转氨酶和谷草转氨酶的活性，对 CCl_4 所造成的急性肝损伤及用卡介苗与脂多糖诱导的小鼠免疫性肝损伤均有一定的保护作用[15]。从毛鸡骨草叶中分离得到的 abrusamides A（**23**）和 B（**24**）可促进 L-02 细胞的增殖，并可使 CCl_4 诱导造成损伤的 L-02 细胞的存活率显著提升，具有较好的护肝作用[16]。

另有报道，毛鸡骨草提取物在体外具有较明显的抗乙型肝炎表面抗原（HBsAg）和乙型肝炎 e 抗原（HBeAg）的作用[17]，并有一定的抗乙型肝炎病毒（HBV）作用[18-19]。

2. 抗氧化

毛鸡骨草能降低高血脂大鼠心肌、肾脏中的丙二醛含量，并提高超氧化物歧化酶的活性，对高血脂大鼠具有一定的抗氧化作用[20]。

研究表明，在 1, 1- 二苯基 -2- 三硝基苯肼（DPPH）自由基清除、2, 2′- 联氮 - 二 (3- 乙基 - 苯并噻唑 -6- 磺酸) 二铵盐（ABTS）自由基清除、超氧阴离子清除、一氧化氮（NO）自由基清除和还原能力、铁离子还原能力（FRAP）及亚油酸体系抗氧化等试验中，毛鸡骨草和鸡骨草的甲醇提取物均表现出较好的活性，并提示酚类和黄酮类成分为其抗氧化的活性成分[21]。

3. 抑菌

毛鸡骨草 95 % 乙醇提取物对农杆菌（*Agrobacterium* sp.）、大肠埃希菌（*Escherichia coli*）、枯草芽孢杆菌（*Bacillus subtilis*）和葡萄球菌（*Staphylococcus* sp.）均有抑菌效果，而对黑曲霉（*Aspergillus niger*）和木霉（*Trichoderma* sp.）两种真菌则无抑菌作用[9]。

4. 增强免疫

毛鸡骨草能明显增强巨噬细胞的吞噬功能，增强机体免疫功能[22]。

5. 改善微循环

研究发现，毛鸡骨草的水提液对青蛙肠系膜微循环有显著的影响，可以促使血流速度加快、毛细血管扩张，且毛细血管网交点数及管襻数目均有所增加，可使局部血流增多、改善微循环，从而具有一定的活血化瘀作用[23]。

6. 毒性

急性毒性实验中，毛鸡骨草、毛鸡骨草荚果及其种子的水煎液的最大耐受量分别大于 364 g/kg 体重、360 g/kg 体重和 224 g/kg 体重，而毛鸡骨草种子（生品）的 LD_{50} 值为（6.77 ± 2.46）g/kg，提示毛鸡骨草水煎后毒性明显降低[24]。

【质量标准】

毛鸡骨草为《广东省中药材标准》收录品种，其中仅规定了毛鸡骨草药材的显微鉴别、水分灰分和醇溶性浸出物等检测项，尚无指纹图谱、含量测定等定性、定量检测方法。

1. 高效液相指纹图谱

建立了毛鸡骨草药材的 HPLC 指纹图谱，标定了 9 个共有峰。其色谱条件如下：Lichrospher C18 色谱柱（4.6 mm×250 mm，5 μm）；流动相为甲醇 -0.1% 三氟乙酸（35∶65）；流速 0.8 mL/min；检测波长 272 nm；柱温室温；进样量 10 μL；采集时间 40 min [25]。

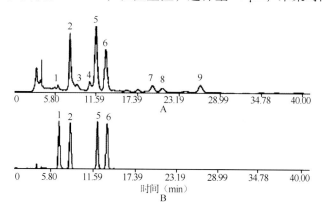

1. 相思子碱（**32**）；2. 芹菜素 -6, 8- 二 -C- 葡萄糖苷（**3**）；5. 芹菜素 -6-C- 阿拉伯糖 -8-C- 葡萄糖苷（**4**）；6. 芹菜素 -6-C- 葡萄糖 -8-C- 阿拉伯糖苷（**5**）

A. 供试品；B. 对照品

毛鸡骨草的 HPLC 指纹图谱（5 号峰为参照峰）[25]

2. 含量测定方法

2.1 紫外分光光度法

以芹菜素 -6-C-α-L- 阿拉伯糖 -8-C-β-D- 葡萄糖苷（**4**）作为对照品，建立了用紫外分光光度法测定毛鸡骨草提取物中总黄酮含量的方法，该方法以三氯化铝显色，检测波长为 382 nm [26]。

另有文献报道，同样以芹菜素 -6-C-α-L- 阿拉伯糖 -8-C-β-D- 葡萄糖苷（**4**）作为对照品，以三乙胺 -50% 乙醇显色，检测波长为 400 nm，建立了毛鸡骨草中总黄酮的含量测定方法 [27]。

2.2 高效液相色谱法

以相思子碱（**19**）和下箴刺桐碱（**20**）为对照品，建立了同时测定毛鸡骨草中上述两种生物碱含量的 HPLC 方法。色谱条件为：Lichrospher C18 色谱柱（4.6 mm×250 mm，5 μm）；流动相为水 - 甲醇 - 乙腈 - 冰醋酸 - 三乙胺（82∶13∶5∶0.2∶0.3）；流速 1.0 mL/min；检测波长 220 nm；柱温为室温；进样量 10 μL [12]。

另有文献报道，建立了测定毛鸡骨草中芹菜素 -6-C-α-L- 阿拉伯糖 -8-C-β-D- 葡萄糖苷（**4**）含量的 RP-HPLC 方法。色谱条件为：Lichrospher C18 色谱柱（4.6 mm×250 mm，5 μm）；流动相为甲醇 -0.1% 三氟乙酸（35∶65）；流速 1.0 mL/min；检测波长 272 nm；柱温为室温；进样量 10 μL [28]。

鸡骨草胶囊是根据民间验方经多年试制改进而成的中药名优产品，具有疏肝利胆、清热解毒之功效，用于治疗急、慢性肝炎和胆囊炎。以芹菜素 -6, 8- 二 -C- 葡萄糖苷（**3**）、芹菜素 -6-C- 阿拉伯糖 -8-C- 葡萄糖苷（**4**）和芹菜素 -6-C- 葡萄糖 -8-C- 阿拉伯糖苷（**5**）

为对照品，建立了同时测定鸡骨草胶囊原料毛鸡骨草中三种黄酮碳苷的 HPLC 法。色谱条件为：C18 色谱柱；以甲醇 - 异丙醇（9 ： 1）为流动相 A，以 2% 醋酸为流动相 B，梯度洗脱；流速 1.0 mL/min；柱温 40 ℃；检测波长为 272 nm。理论塔板数按芹菜素 -6,8- 二 -C- 葡萄糖苷计算不低于 6000[29]。

参 考 文 献

[1] 广东省食品药品监督管理局 . 广东省中药材标准（第二册）[S]. 广州：广东科技出版社，2011：81–84.

[2] 严永清，余传隆，黄泰康 . 中药辞海（第 1 卷）[M]. 北京：中国医药科技出版社，1996：1114.

[3] 国家中医药管理局《中华本草》编委会 . 中华本草 [M]. 上海：上海科学技术出版社，1999：303.

[4] 刘卓伟，阙兆麟，叶志文，等 . 毛鸡骨草地上部分的化学成分 [J]. 中国天然药物，2008，6（6）：415–417.

[5] 刘卓伟 . 毛鸡骨草化学成分研究 [D]. 中国药科大学硕士学位论文，2008.

[6] 宁丽娟 . 毛鸡骨草的质量控制研究 [D]. 中国药科大学硕士学位论文，2010.

[7] 汪豪，张陆勇，江振洲，等 . 鸡骨草总黄酮碳苷有效部位、其制备方法和用途 [P]. 中国发明专利，ZL 200810023460.0.

[8] Wen J，Shi HM，Tu PF. Chemical constituents of *Abrus mollis* Hance [J]. *Biochemical Systematics and Ecology*，2006，34（2）：177–179.

[9] 温秀萍 . 毛鸡骨草化学成分及生物活性研究 [D]. 广西大学硕士学位论文，2012.

[10] 芦陆杰，陈家源，韦宏，等 . 毛相思子中的异黄酮类成分 [J]. 中草药，2004，35（12）：1331–1333.

[11] 温晶，史海明，屠鹏飞 . 毛鸡骨草的化学成分研究 [J]. 中草药，2006，37（5）：658–660.

[12] 黄平，麦秋良，蒙晓芳 . 毛鸡骨草中相思子碱和下箴刺桐碱含量测定 [J]. 现代中药研究与实践，2010，24（6）：62–64.

[13] 史海明，黄志勤，温晶 . 毛鸡骨草中新的异黄酮 [J]. 中国天然药物，2006，4（1）：30–31.

[14] 卢文杰，田小雁，陈家源，等 . 毛鸡骨草化学成分的研究 [J]. 华西药学杂志，2003，18（6）：406–408.

[15] 李爱媛，周芳，成彩霞 . 鸡骨草与毛鸡骨草对急性肝损伤的保护作用 [J]. 云南中医中药杂志，2006，27（4）：35–36.

[16] Yuan XJ，Lin L，Zhang XQ，et al. Abrusamide A and B，two hepatoprotective isomeric compounds from *Abrus mollis* Hance [J]. *Phytochemistry Letters*，2014，7：137–142.

[17] 陈晓白，韩余健，许潘健，等 . 毛鸡骨草体外对 HBs Ag 和 HBe Ag 的抑制作用 [J]. 时珍国医国药，2009，20（5）：1083–1084.

[18] 陈晓白，王晓平，韦敏 . 毛鸡骨草醇提液对 HepG2.2.15 细胞乙型肝炎表面抗原及乙型肝炎 E 抗原的影响 [J]. 中国实验方剂学杂志，2011，17（22）：184–186.

[19] 陈晓白，王晓平，赵仕花 . 毛鸡骨草含药血清体外抗乙型肝炎病毒作用的研究 [J]. 中国实验方剂学杂志，2012，18（22）：218–221.

[20] 甘耀坤，陈晓白，韦巧春，等 . 毛鸡骨草对高血脂大鼠抗氧化性能的研究 [J]. 玉林师范学院学报（自然科学版），2008，（3）：72–75.

[21] Yang M，Shen Q，Li LQ，et al. Phytochemical profiles，antioxidant activities of functional herb *Abrus cantoniensis* and *Abrus mollis* [J]. *Food Chemistry*，2015，177：304–312.

[22] 周芳，李爱媛 . 鸡骨草与毛鸡骨草抗炎免疫的实验研究 [J]. 云南中医中药杂志，2005，（4）：33–35.

[23] 陈晓白，甘耀坤，王晓平，等 . 毛鸡骨草活血化淤作用的研究 [J]. 玉林师范学院学报，2009，30（3）：69–72.

[24] 李爱媛，周芳，陈坤凤，等 . 鸡骨草与毛鸡骨草及其种子的急性毒性实验 [J]. 时珍国医国药，2008，（7）：1720–1721.

[25] 黄平，李文静，何碧婷 . 毛鸡骨草药材的 HPLC 指纹图谱 [J]. 中国实验方剂学杂志，2014，20（1）：66–69.

[26] 王丽丽，杜慧斌，叶志文，等 . 紫外分光光度法测定毛鸡骨草提取物中总黄酮含量 [J]. 药学与临床研究，2011，19（1）：38–39.

[27] 袁旭江，张平，吴燕红，等 . 毛鸡骨草中总黄酮含量测定方法 [J]. 中国实验方剂学杂志，2015，21（11）：80–84.

[28] 黄平，廖玉丹 . RP-HPLC 法测定毛鸡骨草中芹菜素 -6, 8-*C*- 二糖苷含量 [J]. 食品与药品，2011，13（9）：337–340.

[29] 汪豪，叶志文，欧彪，等 . 鸡骨草胶囊的含量测定方法 [P]. 中国发明专利，ZL 201110001988.X.

长 春 花

【植物来源】

本品为夹竹桃科（Apocynaceae）长春花属植物长春花 *Catharanthus roseus*（L.）G. Don 的干燥全草，又名雁来红、日日草、日日新、三万花、四时春等。长春花原产于南亚、非洲东部及美洲，现广泛栽培于热带和亚热带地区，在我国华东、中南、西南等地均有栽培，全年可采收，洗净、切段，晒干备用或鲜用[1]。

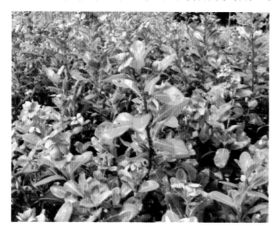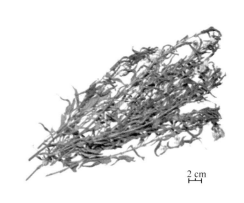

长春花基源植物（左）与药材（右）图片

【功能与主治】

长春花味苦，性寒，有毒，归肝、肾经，具解毒抗癌、清热平肝之功效，可用于治疗肿瘤、高血压、痈肿疮毒及烫伤等。岭南民间常用其治疗疟疾、腹泻、糖尿病、高血压、皮肤病及霍奇金淋巴瘤等[1]。

【化学成分】

长春花全株含有生物碱类、黄酮及其苷类、环烯醚萜类、麦角甾醇类等多种化学成分，其中生物碱类化合物为其主要及特征性成分。

1. 生物碱类

长春花中富含单萜吲哚生物碱及其二聚体，以长春碱型生物碱为代表的二聚单萜吲哚生物碱多具有抗肿瘤活性，一直是该植物的研究热点。此外，长春花中还含有少量的单萜吲哚生物碱糖苷。

1.1 二聚单萜吲哚生物碱 [2-15]

1958 年，从长春花中分离得到了第一个长春碱型生物碱——长春碱（vinblastine/ VLB，1），系由两分子单萜吲哚生物碱通过碳碳键相连而形成的二聚单萜吲哚生物碱，具有显著的抗肿瘤作用。随后，陆续从长春花中分离出了一系列二聚单萜吲哚生物碱，目前已报道的该类成分主要包括：长春新碱（vincristine，**2**）、*N*- 去甲长春碱（*N*-demethylvinblastine，**3**）、4-deacetoxyvinblastine（**4**）、去乙酰基长春碱（deacetylvinblastine，**5**）、4′- 脱羟基长春碱（4′-deoxyvinblastine，**6**）、17- 去乙酰氧基环氧长春碱（17-deacetoxyleurosine，**7**）、长春罗新 / 环氧长春碱（leurosine，**8**）、坡留绕素碱（pleurosine，**9**）、脱水长春碱（3′, 4′-anhydrovinblastine，**10**）、14′- 羟基长春碱（14′-hydroxyvinblastine，**11**）、异长春碱（vinrosidine，**12**）、异长春碱 *N*- 氧化物（leurosidine *N*-oxide，**13**）、羟基长春碱（vincadioline，**14**）、leurosinone（**15**）、21′- 氧代环氧长春碱（21′-oxo-leurosine，**16**）、长春花双胺（catharanthamine，**17**）、文那米定碱（vinamidine，**18**）、卡擦壬碱（catharine，**19**）、长春西碱（vincathicine，**20**）、罗西定碱（roseadine，**21**）、voafrine A（**22**）、文多尼新碱（vindolicine，**23**）、长春禾草碱（vingramine，**24**）和甲基长春禾草碱（methylvingramine，**25**）。

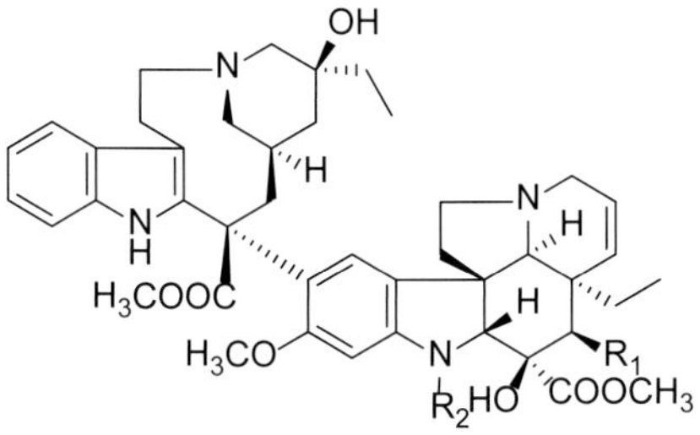

1　R₁ = OCOCH₃　R₂ = CH₃
2　R₁ = OCOCH₃　R₂ = CHO
3　R₁ = OCOCH₃　R₂ = H
4　R₁ = H　R₂ = CH₃
5　R₁ = OH　R₂ = CH₃

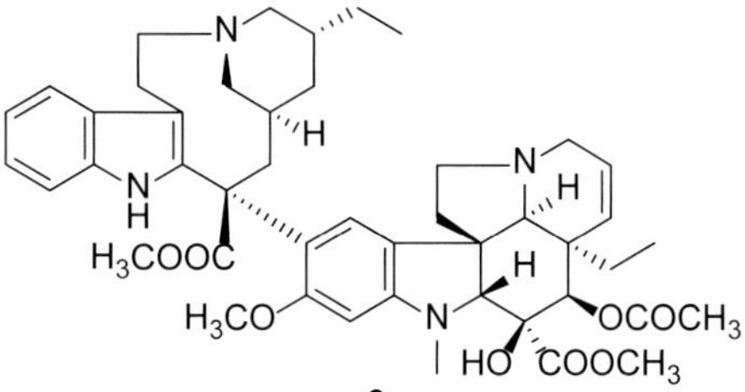

6

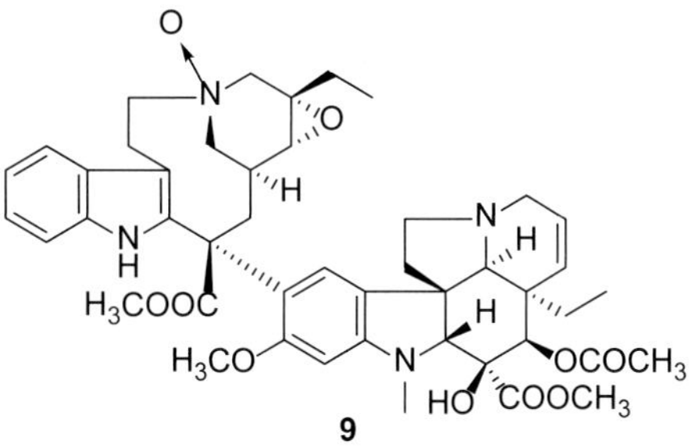

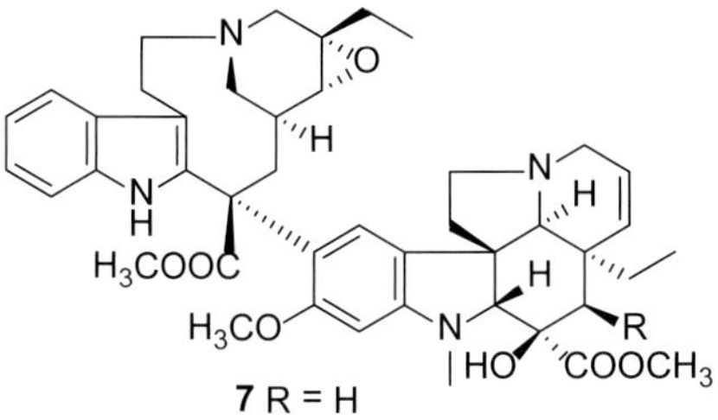

7 R = H
8 R = OCOCH₃

9

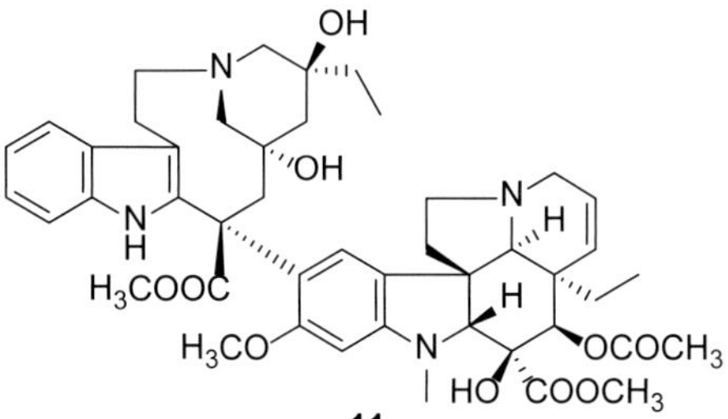

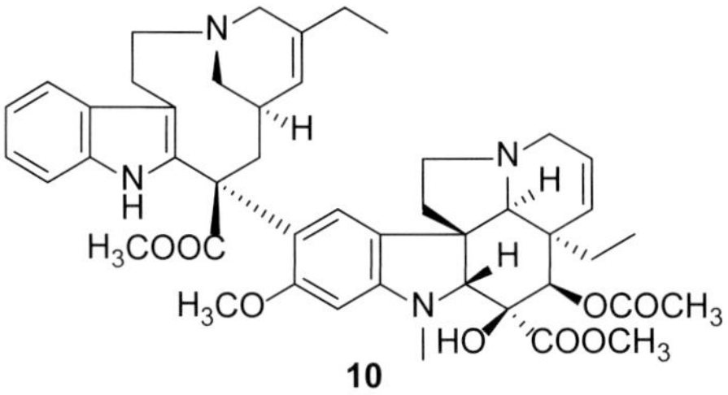

10

11

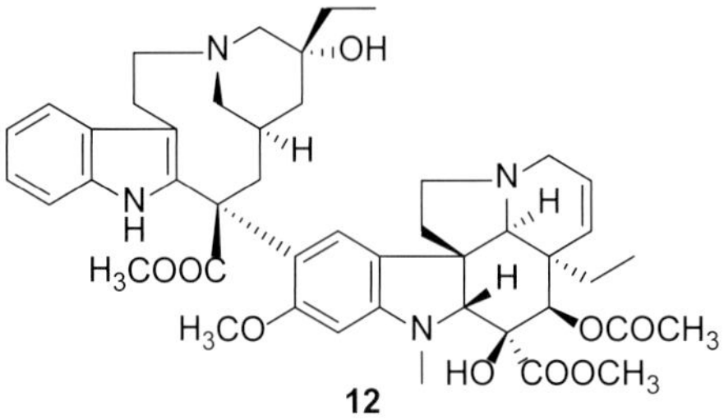

12

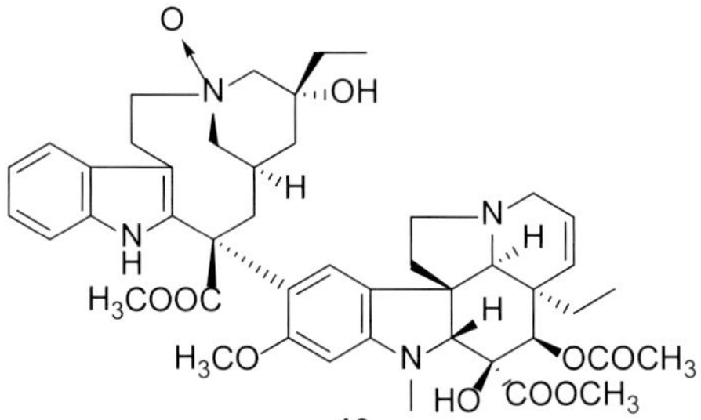

13

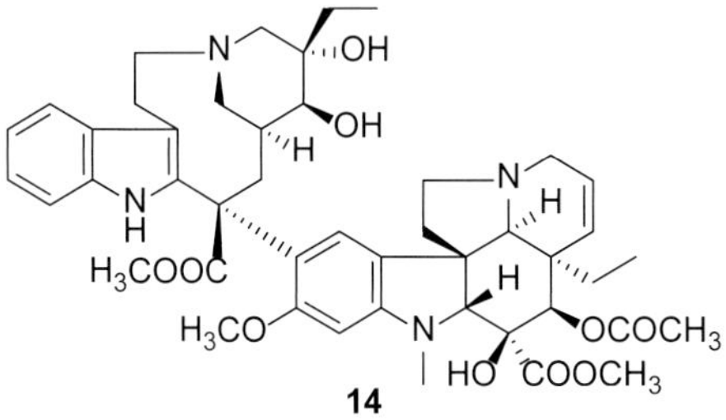

14

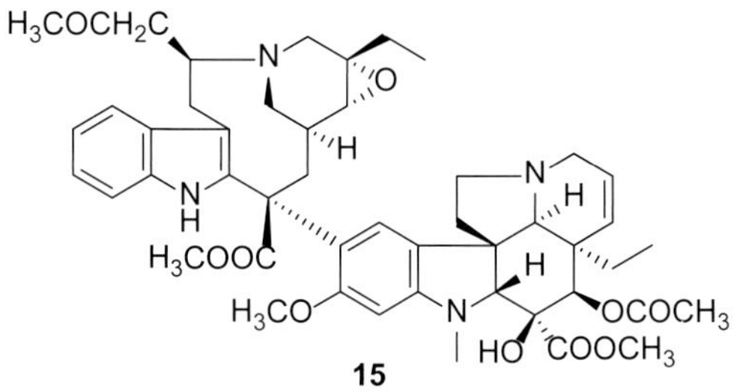

15

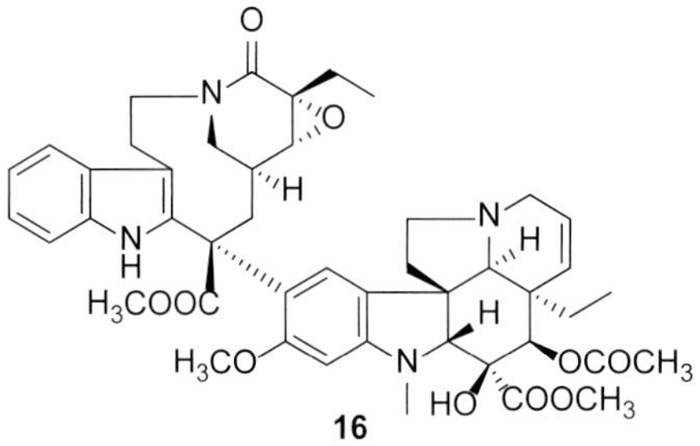

16

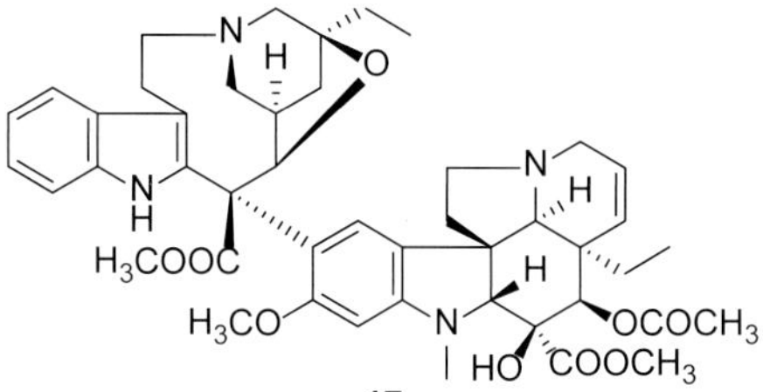

17

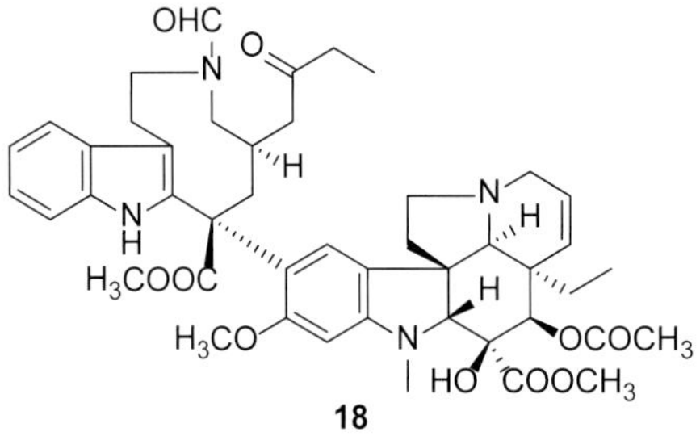

18

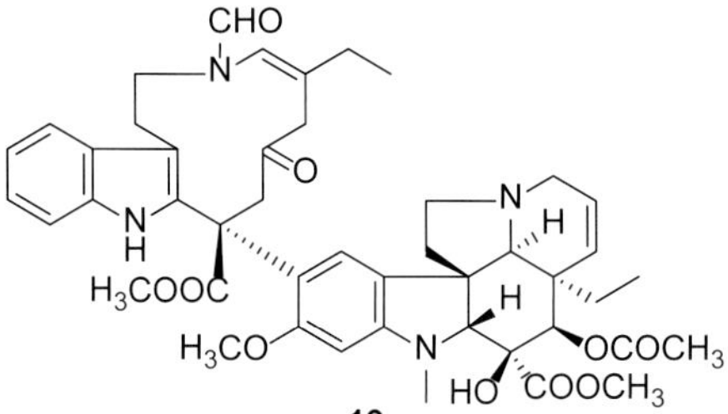

19

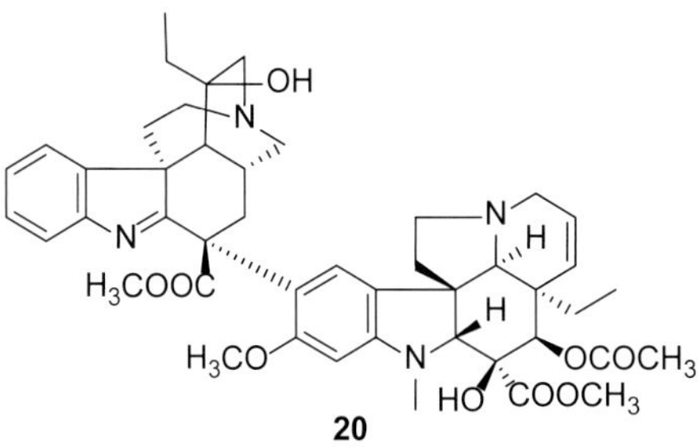

20

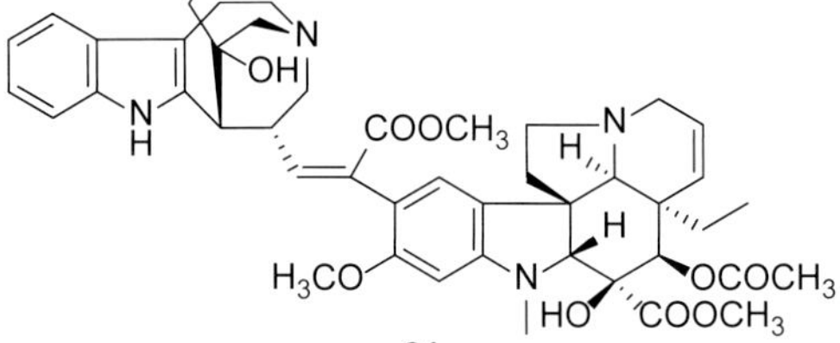

21

22

23

24 R = H
25 R = CH_3

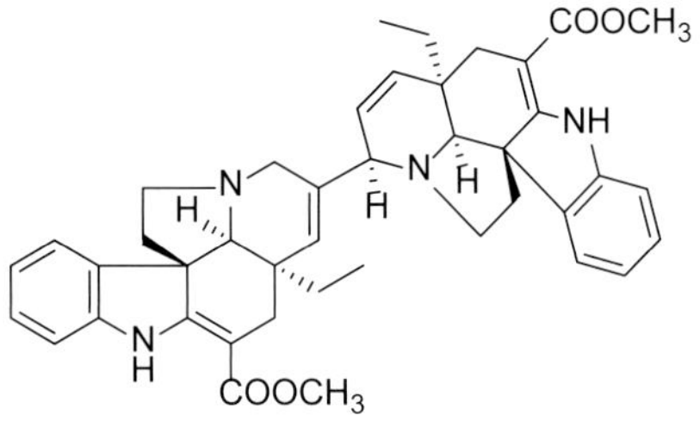

长春花中分离鉴定的二聚单萜吲哚生物碱类化合物结构式

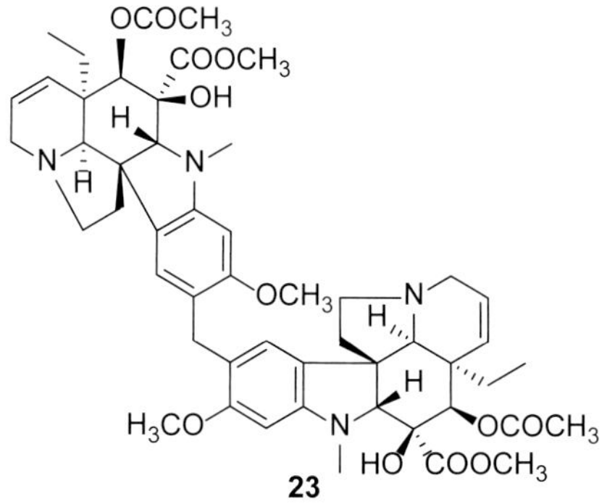

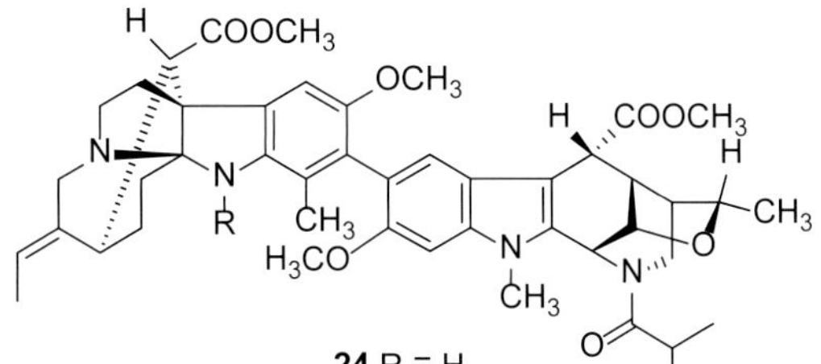

1.2 单萜吲哚生物碱

1.2.1 白坚木型生物碱[2–11, 13, 15–18]

已报道从长春花中分离鉴定的白坚木型单萜吲哚生物碱类化合物主要有：文多灵（vindoline，**26**）、长春尼定（vindorosine，**27**）、去乙酰文多灵碱（deacetylvindoline，**28**）、去乙酰氧基文多灵（4-deacetoxyvindoline，**29**）、去乙酰文多尼宁碱（catharosine，**30**）、bannucine（**31**）、水甘草碱（tabersonine，**32**）、11-甲氧基它波宁（11-methoxytabersonine，**33**）、19-乙酰氧基-11-羟基水甘草碱（19-acetoxy-11-hydroxytabersonine，**34**）、洛柯辛碱（lochnericine，**35**）、洛柯日宁碱（lochnerinine，**36**）、荷哈默辛碱（horhammericine，**37**）、11-甲氧基荷哈默辛碱（11-methoxy horhammericine，**38**）、19*S*-epimisiline（**39**）、minovincinine（**40**）、文朵尼定碱（vindolinine，**41**）、19*S*-文朵尼定碱（19*S*-vindolinine，**42**）、文朵尼宁碱*N*-氧化物（vindolinine *N*-oxide，**43**）、19-*epi*-vindolinine *N*-oxide（**44**）、二氢文多尼宁碱/二氢长春尼宁（dihydrovindolinine，**45**）、minovincine（**46**）、印度鸭脚树碱（venalstonine，**47**）、文考灵碱（vincoline，**48**）、凯瑟文兰碱（cathovaline，**49**）、rosicine（**50**）和维卡罗碱（vincarodine，**51**）。

26 R_1 = OCH_3 R_2 = $OCOCH_3$
27 R_1 = H R_2 = $OCOCH_3$
28 R_1 = OCH_3 R_2 = OH
29 R_1 = OCH_3 R_2 = H
30 R_1 = H R_2 = OH

31

32 R = H
33 R = OCH_3

34

35 R = H
36 R = OCH_3

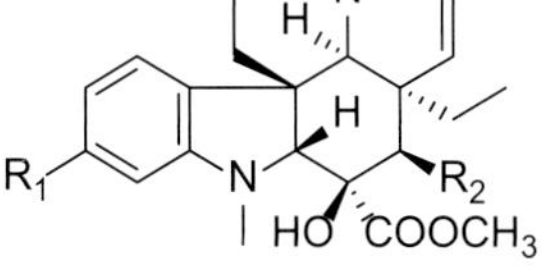

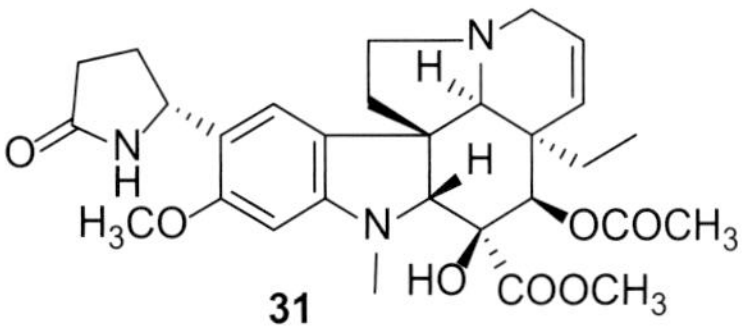

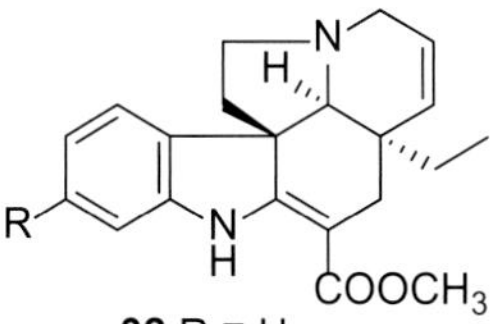

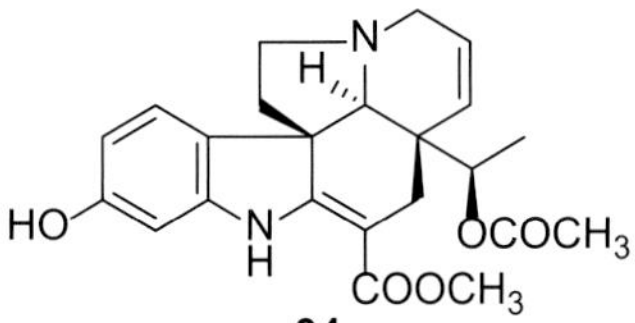

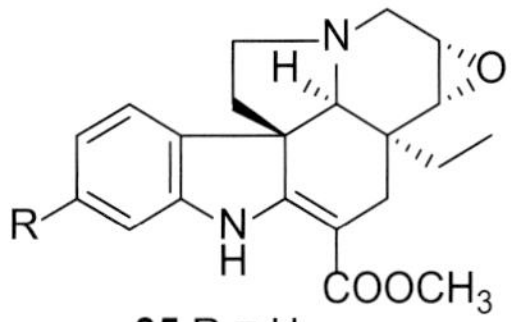

37 R = H
38 R = OCH_3

39

40

41 19*R*
42 19*S*

43 19*R*
44 19*S*

45

46

47

48

49

50

51

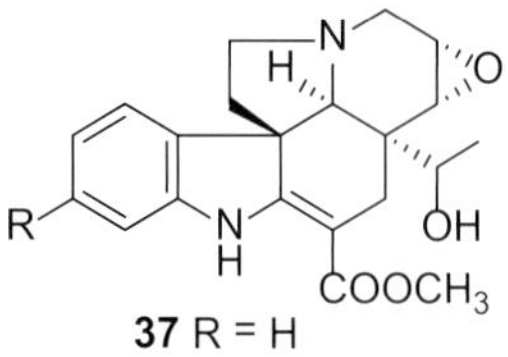

长春花中分离鉴定的白坚木型生物碱类化合物结构式

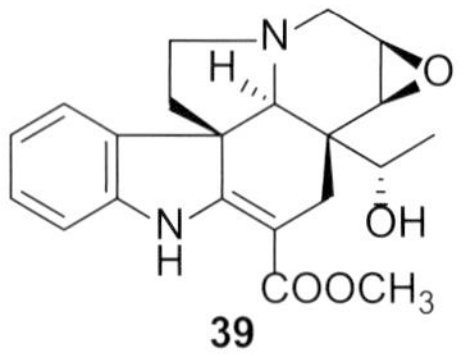

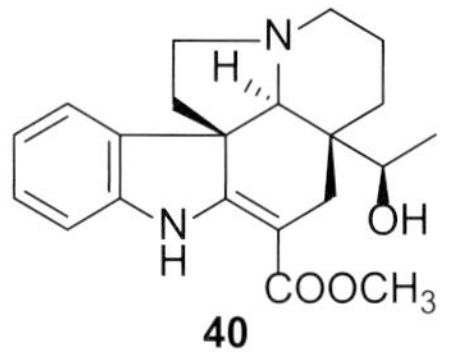

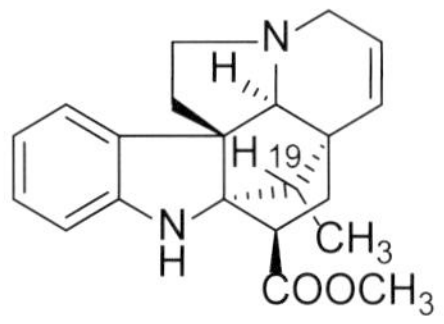

1.2.2 柯南因 - 士的宁型生物碱 [3–9, 14–15]

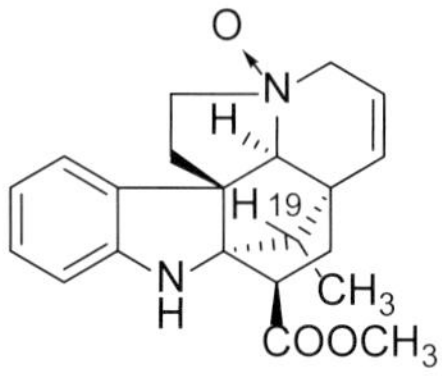

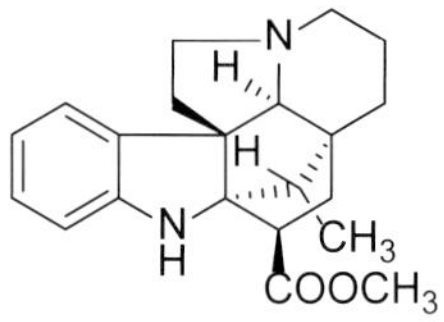

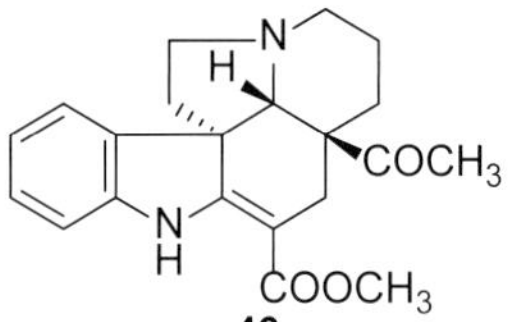

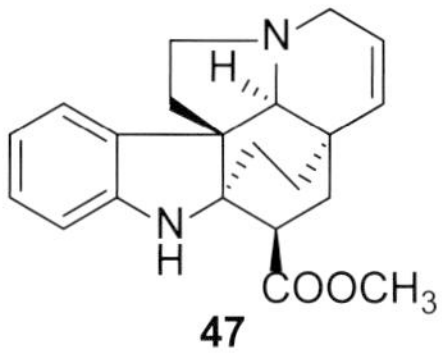

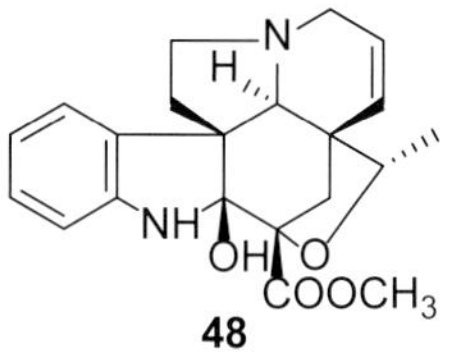

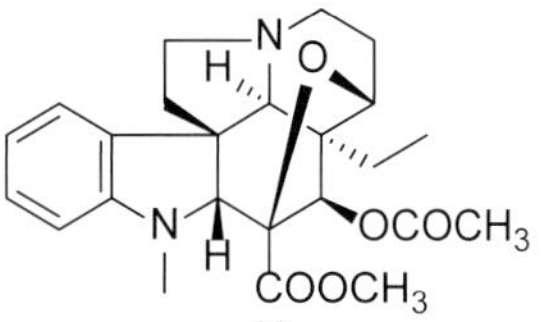

长春花中还含有大量的柯南因 - 士的宁型单萜吲哚生物碱，如：四氢鸭脚木碱（tetrahydroalstonine，**52**）、阿吗碱（ajmalicine，**53**）、阿枯米精（akuammigine，**54**）、3-表 - 阿吗碱（3-*epi*-ajmalicine，**55**）、19- 表 -3- 异阿吗碱（19-*epi*-3-isoajmalicine，**56**）、cathenamine（**57**）、19, 20-*trans*-16(*S*)-isositsirikine（**58**）、19, 20-*trans*-16(*R*)-isositsirikine（**59**）、18,19- 二氢希特斯日钦碱（18,19-dihydrositsirikine，**60**）、希特斯日钦碱（sitsirikine，**61**）、vallesiachotamine（**62**）、isovallesiachotamine（**63**）、anthirine（**64**）、环佩日文碱（pericyclivine，**65**）、洛柯碱（lochnerine，**66**）、降马枯星碱 B *N*- 氧化物（normacusine B *N*-oxide，**67**）、洛柯碱 *N*- 氧化物（lochnerine *N*-oxide，**68**）、派利文碱（perivine，**69**）、甲酰佩日文碱（periformyline，**70**）、*O*- 去乙酰基阿枯米精（*O*-deacetylakuammiline，**71**）、18- 羟基灯台碱（18-hydroxystrictamine，**72**）、阿枯米灵（akuammiline，**73**）、阿枯米碱（akuammine，**74**）、21-hydroxycyclolochnerine（**75**）、ajmalicine，7-hydroxyindolenine（**76**）、鸡骨常山碱（alstonine，**77**）、蛇根碱（serpentine，**78**）、帽柱叶碱（mitraphylline，**79**）、ajmalicine pseudoindoxyl（**80**）、西异胡豆苷内酰胺（strictosidine lactam，**81**）、异胡豆苷（strictosidine，**82**）、利血平（reserpine，**83**）、育亨宾（yohimbine，**84**）、阿

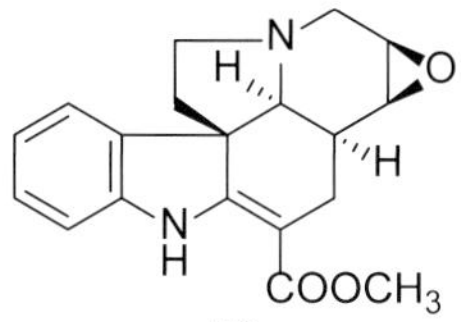

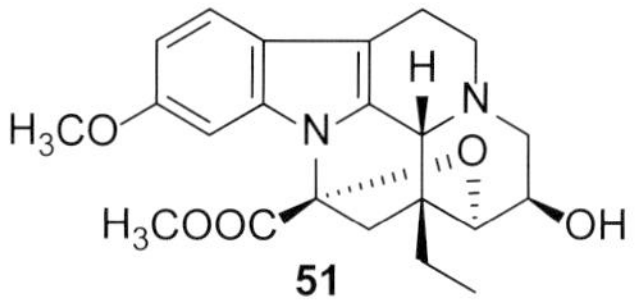

枯米辛碱（akuammicine，**85**）、长春文碱（vinervine，**86**）、前阿枯米辛碱（preakuammicine，**87**）、洛柯定碱（lochneridine，**88**）、土波台文碱（tubotaiwine，**89**）、pleiocarpamine（**90**）、fluorocarpamine *N*-oxide（**91**）和 apparicine（**92**）。

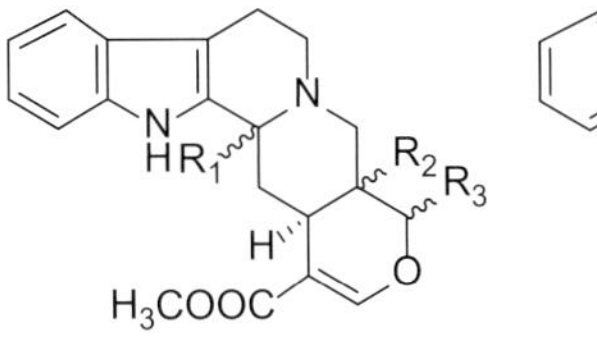

52 R$_1$ = α-H R$_2$ = α-H R$_3$ = α-CH$_3$
53 R$_1$ = α-H R$_2$ = β-H R$_3$ = α-CH$_3$
54 R$_1$ = β-H R$_2$ = α-H R$_3$ = α-CH$_3$
55 R$_1$ = β-H R$_2$ = β-H R$_3$ = α-CH$_3$
56 R$_1$ = β-H R$_2$ = β-H R$_3$ = β-CH$_3$

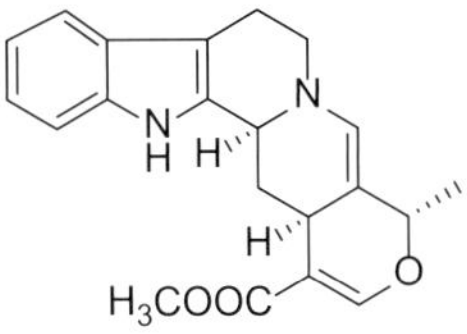

57

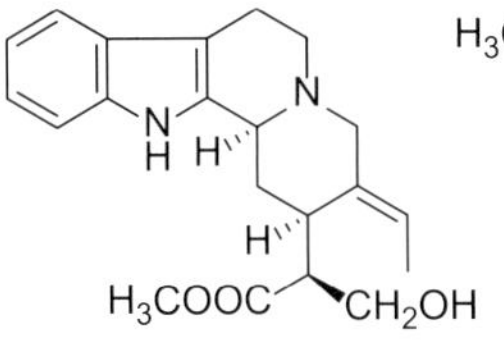

58

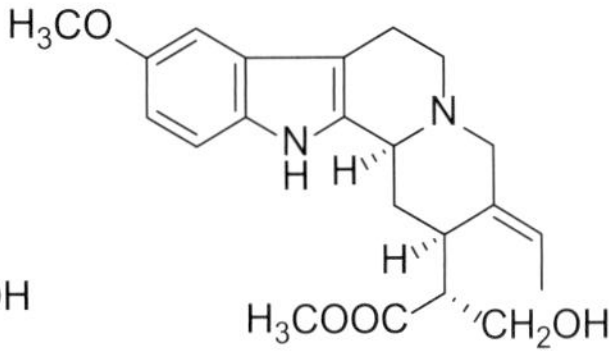

59

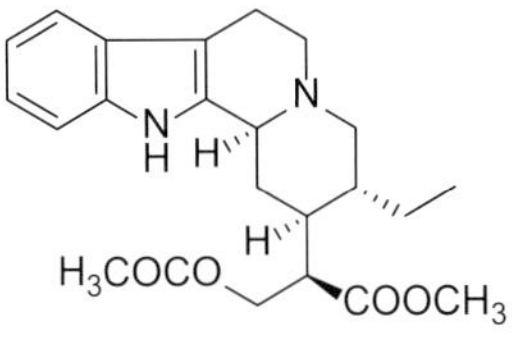

60

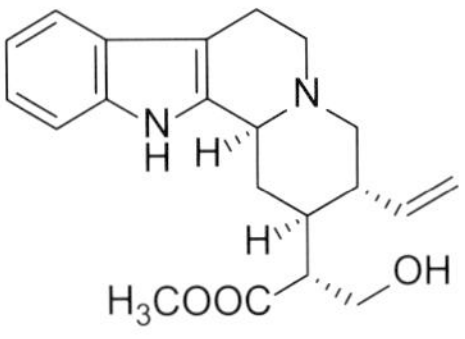

61

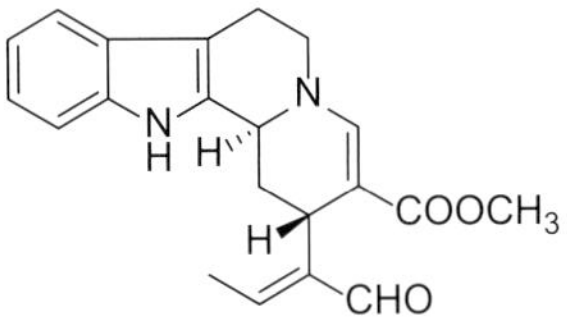

62

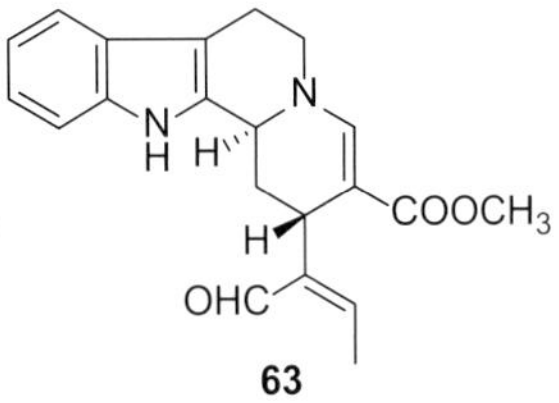

63

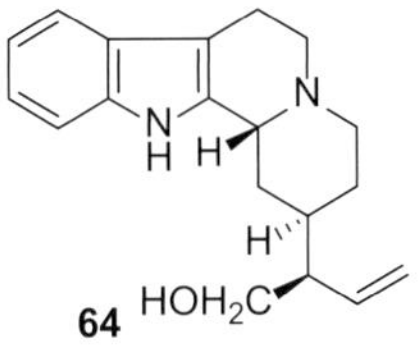

64

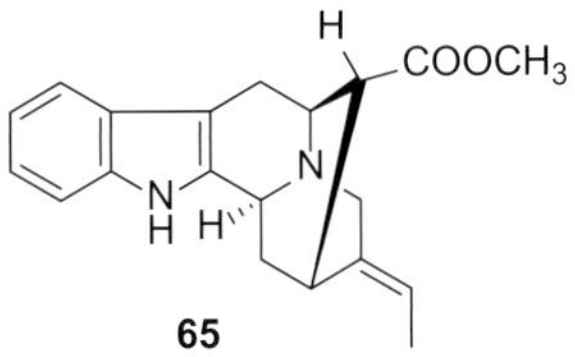

65

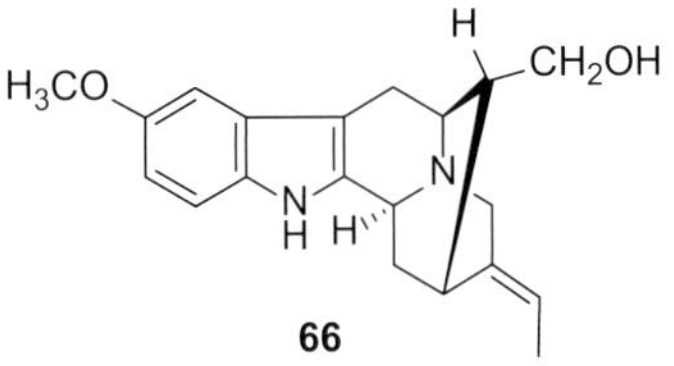

66

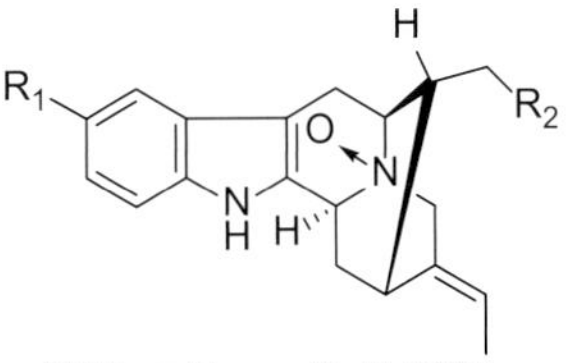

67 R$_1$ = H   R$_2$ = OCH$_3$
68 R$_1$ = OCH$_3$ R$_2$ = OH

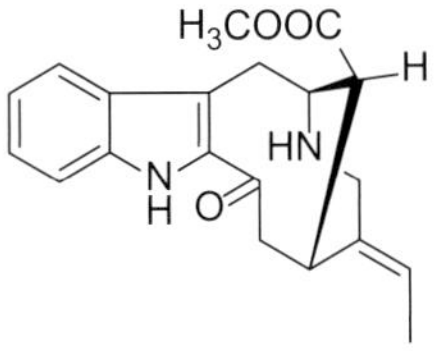

69

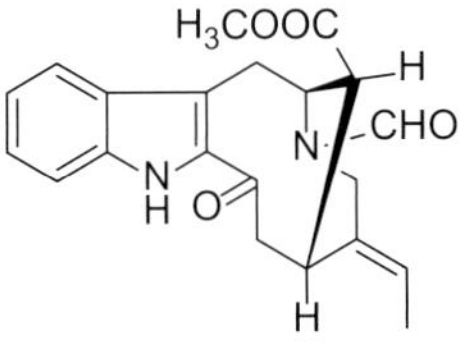

70

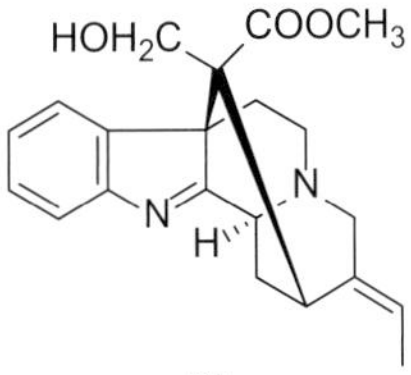

71

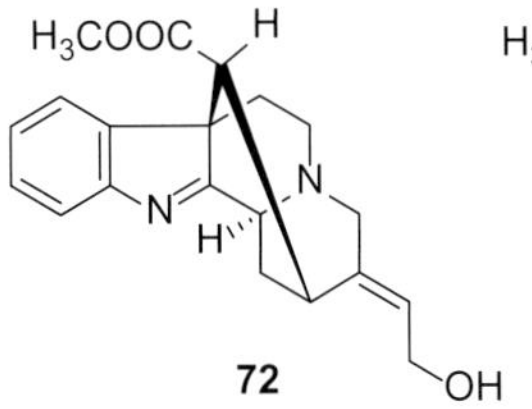

72

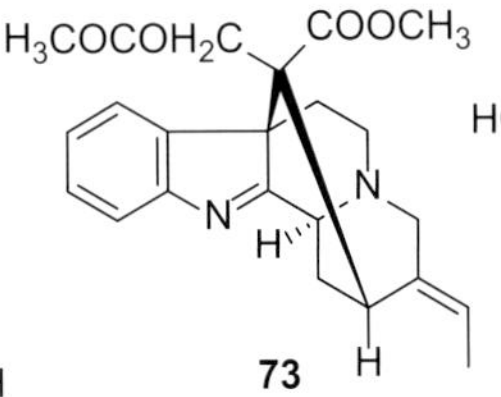

73

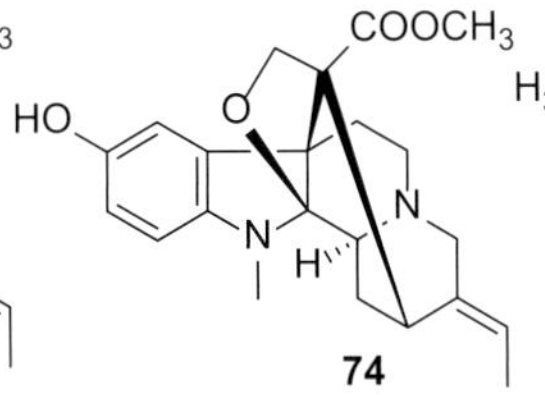

74

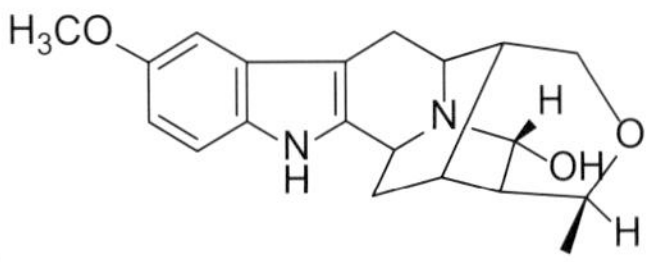

75

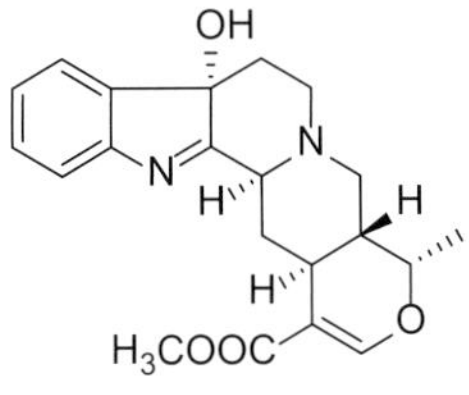

76

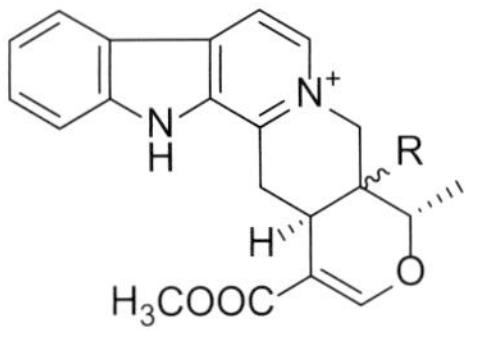

77 R = α-H
78 R = β-H

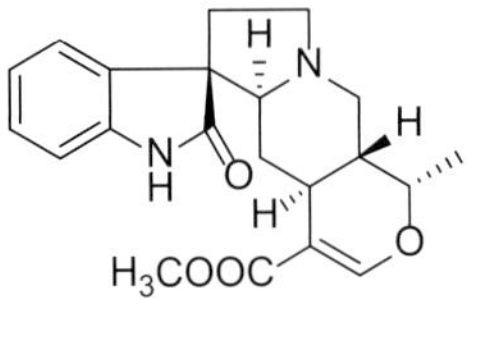

79

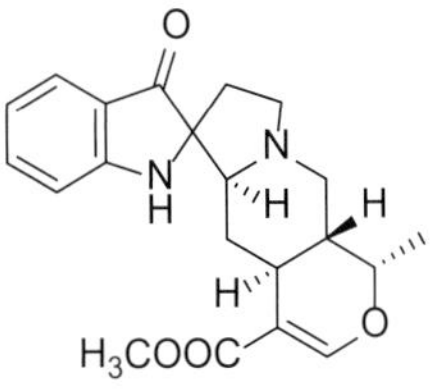

80

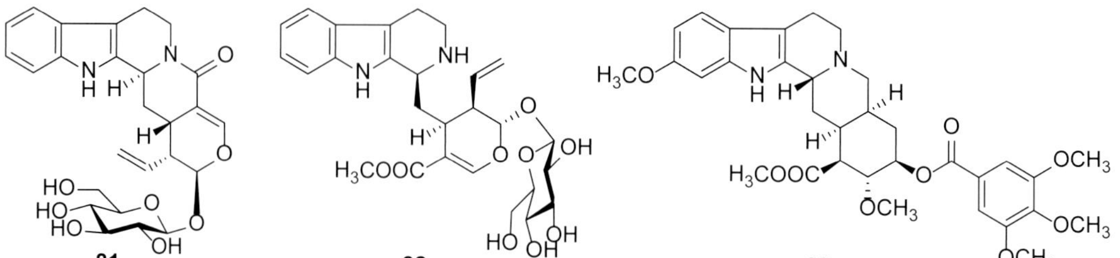

81　82　83

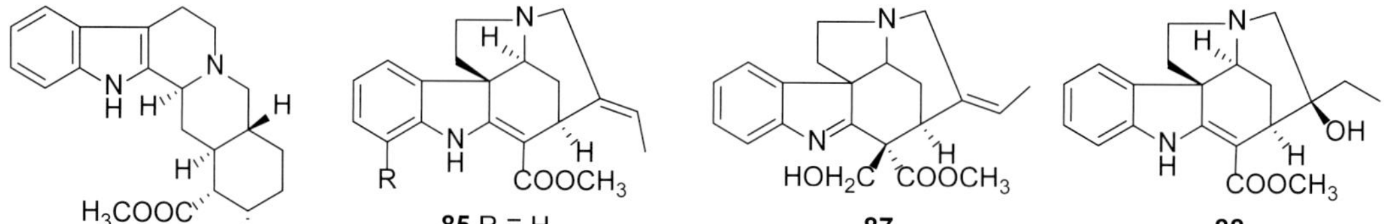

84　85 R = H　86 R = OH　87　88

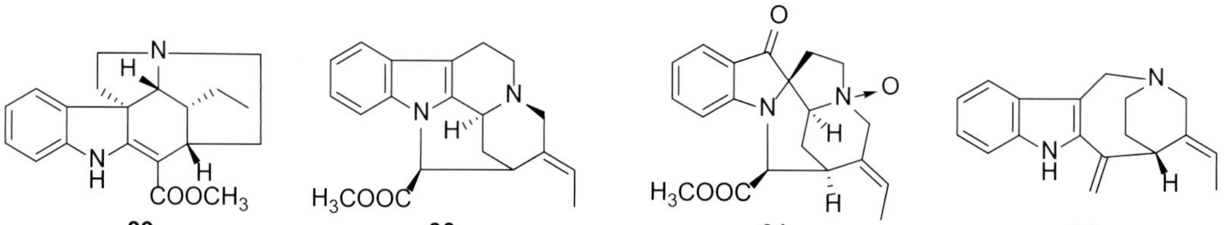

89　90　91　92

长春花中分离鉴定的柯南因 - 士的宁型生物碱类化合物结构式

1.2.3 依波加明型生物碱 [2–5, 8, 11, 13, 16–17]

长春花中报道的依波加明型单萜吲哚生物碱较少，主要有长春质碱（catharanthine，**93**）、狗牙花定碱（coronaridine，**94**）、rosamine（**95**）、可利文蔓（cleavamine，**96**）和 pseudotabersonine（**97**）。

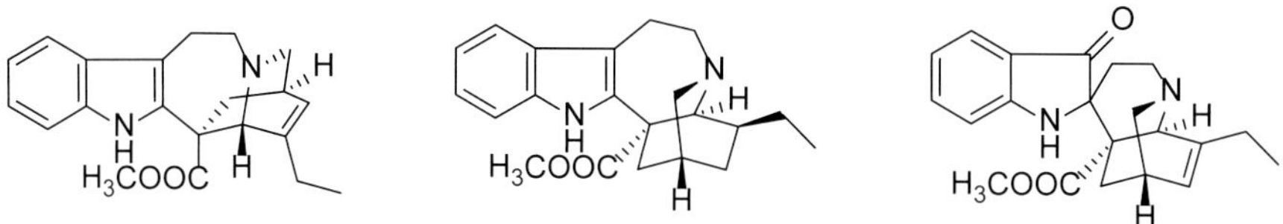

93　94　95

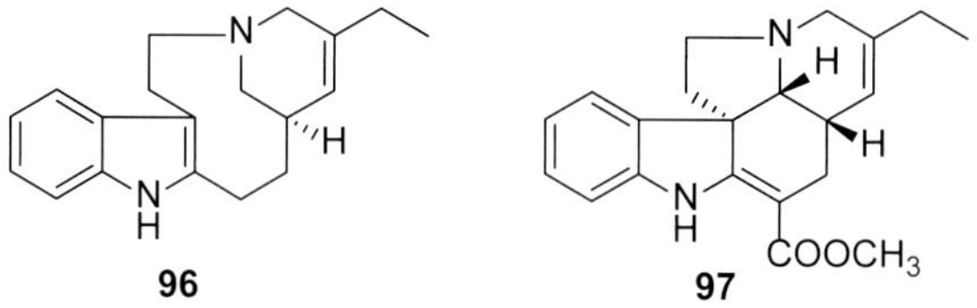

96　97

长春花中分离鉴定的依波加明型生物碱类化合物结构式

1.3 其他类型生物碱 [3–5, 18]

除以上单萜吲哚生物碱，还从长春花分离鉴定了 trichosetin、*β*-carboline、*N*, *N*- 二甲基色胺（*N*, *N*-dimethyl-tryptamine）和 *N*- 乙酰基色胺（*N*-acetyltryptamine）等其他类型生物碱。

2. 黄酮及其苷类 [2, 12, 17, 19–21]

长春花中还含有丰富的黄酮类化合物，已报道的有：槲皮素（quercetin）、小麦黄酮（tricin）、山柰酚 -3-O-(2, 6- 二 -O-α-L- 吡喃鼠李糖基)-β-D- 吡喃半乳糖苷 [kaempferol-3-O-(2,6-di-O-α-L-rhamnopyranosyl)-β-D-galactopyranoside]、槲皮素 -3-O-(2, 6- 二 -O-α-L- 吡喃鼠李糖基)-β-D- 吡喃半乳糖苷 [quercetin-3-O-(2,6-di-O-α-L-rhamnopyranosyl)-β-D-galactopyranoside]、 山 柰 酚（kaempferol）、syringetin-3-O-α-L-rhamnopyranosyl-(1-6)-β-D-galactopyranoside、petunidin、malvidin、hirsutidin、7-O-methylcyanidin 3-O-(6-O-α-rhamnopyranosyl)-β-galactopyranoside、rosinidin 3-O-(6-O-α-rhamnopyranosyl)-β-galactopyranoside、3′, 4′- 二 -O- 甲基槲皮素 -7-O-[(4″→13‴)-2‴, 6‴, 10‴, 14‴– 四甲基十六烷 -13‴- 醇 -14‴- 烯基]-β-D- 吡喃葡萄糖苷 {3′,4′-di-O-methylquercetin-7-O-[(4″ → 13‴)-2‴,6‴,10‴,14‴-tetramethylhexadec-13‴-ol-14‴-enyl]-β-D-glucopyranoside，**98**}、4′-O- 甲基山柰酚 -3-O-[(4″→13‴)-2‴, 6‴, 10‴, 14‴- 四甲基十六烷 -13‴- 醇基]-β-D- 吡喃葡萄糖苷 {4′-O-methylkaempferol-3-O-[(4″ → 13‴)-2‴,6‴,10‴,14‴-tetramethylhexadecan-13‴-olyl]-β-D-glucopyranoside，**99**}、3′, 4′-di-O-methylbutin-7-O-[(6″→1‴)-3‴, 11‴-dimethyl-7‴-methylenedodeca-3‴, 10‴-dienyl]-β-D-glucopyranoside(**100**) 和 4′-O-methylbutin-7-O-[(6″→1‴)-3‴, 11‴-dimethyl-7‴-hydroxymethylenedodecanyl]-β-D-glucopyranoside（**101**）。

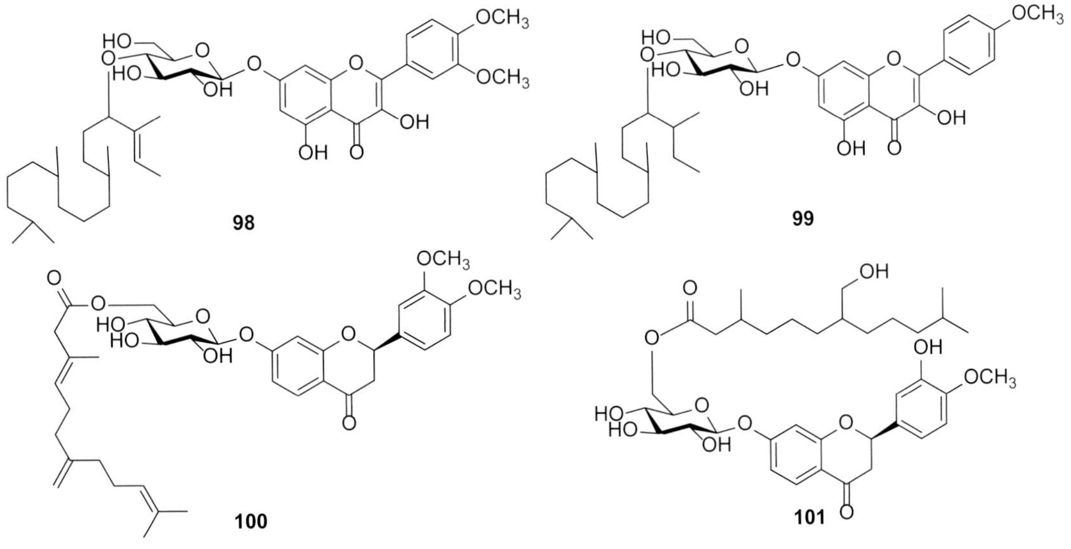

长春花中分离鉴定的黄酮及其苷类化合物结构式

3. 其他类 [2, 12, 16–17]

此外，长春花中还含有 catharanthusopimaranoside A、catharanthusopimaranoside B、3- 表白桦脂酸（3-epi-betulinic acid）、β- 谷甾醇（β-sitosterol）、n-pentadecanyl octa-dec-19-en-oate、3, 7, 11, 19, 23, 27- 六甲基 -15- 羟基亚甲基 - 二十八烷 -5, 8, 20- 三烯 -10β, 18α- 二醇 -β-D- 吡喃葡萄糖苷、二十七烷 -13α- 醇 -β-D- 吡喃葡萄糖苷（heptacosane-13α-ol-β-D-glucopyranoside）和 n-hentetracont-36-en-5β-ol 等其他类型化合物。

【药理作用】

1. 抗肿瘤

长春花中的生物碱类化合物具有显著的抗肿瘤活性，如长春碱（**1**）主要用于治疗霍奇金淋巴瘤和绒毛上皮癌[3, 22]；长春新碱（**2**）主要用于治疗急性淋巴细胞白血病，同时也可用于治疗食管癌、睾丸内胚窦瘤、血小板减少性紫癜及难治性多发性骨髓瘤等[3, 22–23]。通过对长春碱进行结构改造而获得了长春地辛和长春瑞滨，前者对白血病、支气管癌、乳腺癌和骨髓癌有很好的疗效[3, 22–23]，后者主要用于治疗非小细胞肺癌、乳腺癌、卵巢癌以及难治性淋巴瘤等[3]。

此外，有研究表明从长春花中分离出的总生物碱的一部分 AC-875 对小鼠艾氏腹水癌和腹水型肝癌均有明显的抑制作用，对大鼠腹水型吉田肉瘤有较好的疗效，但对动物实体瘤则无抑制作用[23]。

最近，有学者以长春碱为原料，设计合成了长春碱二肽衍生物 Z-GP-DAVLBH，其靶向肿瘤周细胞，可同时破坏肿瘤中心和边缘区域的血管，在 0.5 μmol/kg 剂量下抑瘤率达85%，在 1 或 2 μmol/kg 剂量下给药 7 次即可诱导肿瘤组织的整体坏死，停药观察 8 周后未见复发；同时，Z-GP-DAVLBH 还可通过靶向肿瘤血管周细胞，对贝伐单抗和索拉非尼治疗耐受的裸鼠移植瘤发挥良好的抗肿瘤效果，亦可通过破坏肿瘤血管抑制恶性肿瘤的肺转移[24–35]。

2. 降血压

长春花中的主要生物碱类化合物长春尼定（**27**）具有良好的舒张微动脉血管作用[36]。而长春花总生物碱部位则具有扩张冠状血管的作用（属于解痉神经结阻断剂）[37]。

3. 降血糖

研究表明，长春花甲醇提取物的乙酸乙酯部位对正常和链脲菌素诱导的高血糖大鼠都具有显著的降血糖作用[38]。

另有研究利用虚拟筛选技术，评价了长春花中 90 个生物碱类化合物与 2 型糖尿病相关的 4 种蛋白（11β-HSD1、PTP1B、α-glucosidase 和 DPPIV）的结合力，发现了 8 个具有潜在的治疗 2 型糖尿病活性的活性分子[4]。

4. 毒性

长春碱型生物碱虽然表现出显著的抗肿瘤活性，但同时也具有较为明显的毒副作用。目前临床上应用较广的长春碱和长春新碱对小鼠的 LD_{50} 值分别为 17 mg/mL 和 2 mg/mL，副作用主要为白细胞减少、骨髓损耗、恶心、脱发、腹泻、便秘、手脚麻痹、头疼以及神经毒性等[23]。长春地辛的毒副作用主要表现为肌肉疼痛和肌无力、胃肠道麻痹和麻痹性肠梗阻、恶心、腹泻、口腔炎等[39]。

【质量标准】

1. 高效液相指纹图谱

采用 HPLC 法，对 10 批不同采收时期的长春花药材进行了分析，建立了长春花的 HPLC

指纹图谱，标定了 13 个共有色谱峰。色谱条件为：Yilite C18 色谱柱（4.6 mm×250 mm，10 μm）；甲醇：水（61 ： 39，以二乙胺调 pH 至 11）为流动相；流速 1.0 mL/min；进样量 20 μL；检测波长 254 nm；检测时间 1 h；对照峰为文多灵（**26**）[40]。

2. 含量测定方法

2.1 薄层扫描法

以长春碱作为对照品，采用双波长（$\lambda_S = 280$ nm，$\lambda_R = 350$ nm）薄层扫描，线性范围为 2 ～ 10 μg，测定长春花中长春碱的含量[41]。

2.2 紫外分光光度法

以长春碱作为对照品，建立了测定长春花中长春碱含量的紫外分光光度法，检测波长为 264 nm[41]。

2.3 高效液相色谱法

以文多灵（**26**）、长春质碱（**93**）和脱水长春碱（**10**）为对照品，建立了同时测定长春花中这三种主要生物碱类化合物含量的 HPLC 方法。色谱条件为：Waters 5C18-MS-II 色谱柱（4.6 mm×250 mm，5 μm）；流动相甲醇（A）-1% 二乙胺水溶液（磷酸调 pH 至 7.3），梯度洗脱：0 ～ 10 min，68% A；10 ～ 30 min，68% A–95% A，30 ～ 35 min，95% A；流速 1.2 mL/min；检测波长 220 nm；柱温 25 ℃；进样量 10 μL[42]。

还有文献以蛇根碱（**78**）、文多灵（**26**）和长春质碱（**93**）为对照品，建立了 RP-HPLC 法测定长春花组织培养物中吲哚生物碱含量的方法。色谱条件：Nucleosil 5C18 色谱柱（4.6 mm×250 mm，5 μm）；流动相为甲醇 - 乙腈 -0.025 mol/L 乙酸铵 - 三乙胺（15 ： 40 ： 45 ： 0.1）；流速 1.0 mL/min；检测波长 280 nm；柱温为室温[43]。

此外，还建立了 RP-HPLC 法，对 23 个长春花品种中的文多灵（**26**）、长春质碱（**93**）和长春碱（**1**）三种生物碱类成分进行了含量测定，发现这三种生物碱的含量在不同品种中存在较大差异。色谱条件：Dikma Diamonsil-C18 色谱柱（4.6 mm×250 mm，5 μm）；流动相为 A: 0.7% 二乙胺（磷酸调整 pH 至 7.2），B: 乙腈，C: 甲醇，A ： B ： C = 7 ： 5 ： 8；流速 1 mL/min；柱温 35 ℃；进样量 40 μL[44]。

参 考 文 献

[1] 南京中医药大学·中药大辞典（第二版）[M].上海：上海科学技术出版社，2006：628–630.

[2] 高贤，单淇，辛宁，等.长春花化学成分和药理作用的研究进展 [J].现代药物与临床，2011，26（4）：274–277.

[3] Heijden R，Jacobs DI，Snoeijer W，et al. The Cathranthus alkaloids：pharmacognosy and biotechnology [J]. *Current Medicinal Chemistry*，2004，11（5）：607–628.

[4] Nguyen V，Thanh H，Nguyen D，et al. Exploring anti-hyperglycemic potential of alkaloid compounds from *Catharanthus roseus* G. Don(L)against various type II diabetes targets by in silico virtual screening [J]. *World Journal of Pharmacy and Pharmaceutical Sciences*，2017，6（8）：82–110.

[5] 肖绪枝.长春花生物碱类成分研究 [D].暨南大学硕士学位论文，2009.

[6] Wang L，Zhang Y，He HP，et al. Three new terpenoid indole alkaloids from *Catharanthus roseus* [J]. *Planta Medica*，2011，77（7）：754–758.

[7] Wang CH，Wang GC，Wang Y，et al. Three new monomeric indole alkaloids from the roots of *Catharanthus roseus* [J]. *Journal of Asian Natural Products Research*，2012，14（3）：249–255.

[8] 祖元刚，罗猛，牟璠松，等.长春花生物碱成分及其药理作用研究进展 [J].天然产物研究与开发，2006，（2）：

325–329，294.

[9] 张维库.长春花和对叶大戟的活性成分研究 [D].中国药科大学博士学位论文，2007.

[10] Wang GC，Zhong XZ，Zhang DM，et al. Two pairs of epimeric indole alkaloids from *Catharanthus roseus* [J]. *Planta Medica*，2011，77（15）：1739–1741.

[11] Wang CH，Wang GC，Wang Y，et al. Cytotoxic dimeric indole alkaloids from *Catharanthus roseus* [J]. *Fitoterapia*，2012，83（4）：765–769.

[12] Chung IM，Ahmad A，Ali M，et al. Flavonoid glucosides from the hairy roots of *Catharanthus roseus* [J]. *Journal of Natural Products*，2009，72（4）：613–620.

[13] 钟祥章，王国才，王英，等.长春花地上部分单吲哚类生物碱成分研究 [J].药学学报，2010，45（4）：471–474.

[14] 王春华.长春花根的成分研究 [D].中国药科大学博士学位论文，2012.

[15] 钟祥章.长春花的生物碱成分研究 [D].中国药科大学硕士学位论文，2009.

[16] Chung IM，Park HY，Ali M，et al. A new chemical constituent from the hairy root cultures of *Catharanthus roseus* [J]. *Bulletin of the Korean Chemical Society*，2007，28（2）：229–234.

[17] Chung IM，Ali M，Chun SC, et al. New catharanthusopimaranoside A and B from hairy root cultures of *Catharanthus roseus* [J]. *Chemistry of Natural Compounds*，2008，44（4）：458–462.

[18] Marfori EC，Kajiyama S，Fukusaki E，et al. Trichosetin, a novel tetramic acid antibiotic produced in dual culture of *Trichoderma harzianum* and *Catharanthus roseus* Callus.[J]. *Zeitschrift FitsNaturforschung C*，2002，57（5-6）：465–470.

[19] Brun G，Dijoux MG，David B，et al. A new flavonol glycoside from *Catharanthus roseus* [J]. *Phytochemistry*，1999，50（1）：167–169.

[20] Vimala Y，Jain R. A new flavone in mature *Catharanthus roseus* petals [J]. *Indian Journal of Plant Physiology*，2001，6（2）：187–189.

[21] Toki K，Saito N，Irie Y，et al. 7-*O*-Methylated anthocyanidin glycosides from *Catharanthus roseus* [J]. *Phytochemistry*，2008，69（4）：1215–1219.

[22] Brossi A. *The Alkaloids：Chemistry and Pharmacology* [M]. Elsevier Science & Technology Press，1990，5：229–240.

[23] 阴健，郭力弓.中药现代研究与临床应用 II [M].北京：学苑出版社，1993：127–133.

[24] 肖绪枝.二吲哚生物碱类化合物的重组装、结构修饰及靶向设计研究 [D].暨南大学博士学位论文，2012.

[25] Chen MF，Lei XP，Shi CZ，et al. Pericyte-targeting prodrug overcomes tumor resistance to vascular disrupting agents [J]. *The Journal of Clinical Investigation*，2017，127（10）：3689–3701.

[26] Lei XP，Chen MF，Huang MH，et al. Desacetylvinblastine monohydrazide disrupts tumor vessels by promoting VE-cadherin internalization [J]. *Theranostics*，2018，8（2）：384–398.

[27] Lei XP，Chen MF，Li XB，et al. A vascular disrupting agent overcomes tumor multidrug resistance by skewing macrophage polarity toward the M1 phenotype [J]. *Cancer Letters*，2018，418：239–249.

[28] Ye WC，Chen HR，Zhang DM，et al. Vinblastine Alkaloid Derivatives，Preparation Method therefor and Application thereof [P]. *Australia patent*，AU2014253584 B2.

[29] Ye WC，Chen HR，Zhang DM，et al. Vinblastine Alkaloid Derivatives，Preparation Method therefor and Application thereof [P]. *Japan patent*，JP6250710.

[30] Ye WC，Chen HR，Zhang DM，et al. Vinblastine Alkaloid Derivatives，Preparation Method therefor and Application thereof [P]. *European patent*，EP2987794.

[31] Ye WC，Chen HR，Zhang DM，et al. Vinblastine Alkaloid Derivatives，Preparation Method therefor and Application thereof [P]. *Germany patent*，DE602014026358.5.

[32] Ye WC，Chen HR，Zhang DM，et al. Vinblastine Alkaloid Derivatives，Preparation Method therefor and Application thereof [P]. *French patent*，FR2987794.

[33] 叶文才，陈河如，张冬梅，等.长春碱类衍生物及其制备方法和应用 [P]. PCT 专利，ZL201480022198.1.

[34] 叶文才，张冬梅，陈河如，等.长春碱及其类似物的应用 [P].中国发明专利，ZL201310738860.0.

[35] 陈河如，叶文才，张冬梅，等.一种吲哚生物碱加合物及其制备方法和在制备抗肿瘤药物中的应用 [P].中国发明专利，ZL201310138241.8.

[36] 武小林.长春尼定的微血管舒张作用及机制研究 [D].暨南大学硕士学位论文，2014.

[37] 丁亚芳.长春花总碱的开发及脱水长春碱合成新工艺 [D].大连理工大学硕士学位论文，2005.

[38] Islam MA，Akhtar MA，Islam MR，et al. Antidiabetic and hypolipidemic effects of different fractions of *Catharanthus*

roseus(Linn.)on normal and streptozotocin-induced diabetic rats [J]. *Scientific Research*，2009，1（2）：334–344.

[39] 贾彩云，纪人明 . 抗肿瘤新药 - 西艾克在临床应用上的毒副反应 [J]. 实用肿瘤学杂志，1994，4（1）：59–60.

[40] 周高丽 . 长春花化学成分的分离及分析 [D]. 广东药学院硕士学位论文，2011.

[41] 丁贤儒，倪坤仪，曹海，等 . 长春花中长春碱含量测定方法的研究 [J]. 中国药科大学学报，1995，1（3）：157–159.

[42] 杨蕾，唐中华，祖元刚 . 高效液相色谱法同时测定长春花中的文多灵、长春质碱和脱水长春碱 [J]. 色谱，2007，25（4）：550–552.

[43] 赵剑，朱蔚华，吴蕴祺，等 . 反相高效液相色谱法测定长春花组织培养物中吲哚生物碱含量 [J]. 药学学报，1999，34（7）：539–542.

[44] 陈雨，孙小芬，赵静雅，等 . 长春花萜类吲哚生物碱含量测定及相关基因的表达分析 [J]. 天然产物研究与开发，2010，22（1）：93–97.

六 棱 菊

【植物来源】

本品为菊科（Compositae）六棱菊属植物六棱菊 *Laggera alata*（D. Don）Sch. -Bip. ex Oliv. 的干燥全草，又名百草王、六耳铃、四棱锋、六达草、四方艾等。六棱菊生于旷野、路旁及山坡向阳处，在我国主要产于东部、东南部至西南部，北至安徽、湖北，在非洲东部、亚洲的菲律宾、印度尼西亚、中南半岛、印度及斯里兰卡等国家和地区也有分布[1-2]。

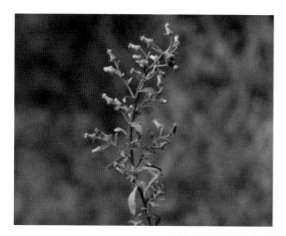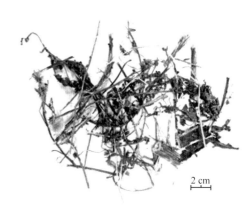

六棱菊基源植物（左）与药材（右）图片

【功能与主治】

六棱菊，出自《福建民间草药》，并收录于《中药大辞典》，全草入药。其性微温，味苦、辛，具散瘀消肿、通经活络、祛风除湿、拔毒止痛、止血等功效，常用于治疗风湿性关节炎、闭经、跌打损伤、皮肤湿疹等症，临床上也用于呼吸道疾病、感冒、病毒感染等的治疗。六棱菊为广西民间常用草药，常以其组方治疗妇女乳房纤维瘤，台湾民间则用其鲜草捣烂后直接外敷于患处来治疗皮肤癌，疗效显著[3-4]。

【化学成分】

六棱菊中含有倍半萜、黄酮、三萜、酚酸类、挥发油等化学成分，其中倍半萜、黄酮类化合物是其主要及活性成分。

1. 倍半萜类 [5-12]

六棱菊中含有丰富的双环倍半萜类化合物，已报道的有：5β- 羟基 -4- 表 - 冬青酸甲酯（5β-hydroxy-4-*epi*-ilicic acid methyl ester，**1**）、3α- 羟基冬青酸（3α-hydroxyilicic acid，**2**）、8α- 羟基冬青酸（8α-hydroxyilicic acid，**3**）、11-selinen-4-ol（**4**）、alatoside

B（**5**）、2-naphthaleneacetic acid、2β-hydroxyilicic acid（**6**）、冬青酸（ilicic acid）、5β-羟基冬青酸（5β-hydroxyilicic acid，**7**）、alatoside A（**8**）、isointermedeol、alatoside C（**9**）、5β-hydroxycostic acid（**10**）、1β- 羟 基 桉 烷 -4(15),11(13)- 二 烯 -12 酸（1β-hydroxycostic acid，**11**）、β-selinene（**12**）、alatoside D（**13**）、5α- 羟 基 - 桉 烷 -3, 11(13)- 二 烯 -12-酸（5α-hydroxyisocostic acid，**14**）、7- 表 -γ- 桉 叶 醇（7-epi-γ-eudesmol，**15**）、7- 表 -β-桉 叶 醇（7-epi-β-eudesmol，**16**）、arctiol（**17**）、7- 表 -α- 桉 叶 醇（7-epi-α-eudesmol，**18**）、juniper camphor（**19**）、eremophilanoid（**20**）、tessaric acid（**21**）、 桉 烷 -3, 5, 11(13)- 三烯 -12- 酸 [3, 5, 11(13)-trien-eudesma-12-oic acid，**22**]、15- 羟基桉烷 -4, 11（13）-二 烯 -12- 酸（15-hydroxy-isocostic acid，**23**）、 桉 烷 -4, 11(13)- 二 烯 -12- 酸（isocostic acid）、1β- 羟 基 桉 烷 -4, 11(13)- 二 烯 -12- 酸 [1β-hydroxyeudesma-4, 11(13)-dien-12-oic acid，**24**]、桉烷 -4(15), 11(13)- 二烯 -12- 酸(costic acid)、5α- 羟基桉烷 -4(15), 11(13)- 二烯 -12-酸（5α-hydroxycostic acid）、3- 氧代桉烷 -4, 11(13)- 二 烯 -12- 酸（3-oxo-isocostic acid，**25**）、alatoside F（**26**）、3- 羰 基 -4(5)- 烯 基 -4- 甲 基 桉 烷 -11- 酸 [3-oxo-4(5)-alkenyl-4-methyleudesmane-11-acid，**27**]、阔 苞 菊 酮（cuauhtemone，**28**）、alatoside G（**29**）、cuauhtemone A（**30**）、cuauhtemone B（**31**）、cuauhtemone C（**32**）、cuauhtemone D（**35**）、cuauhtemone E（**34**）、plucheinol A（**35**）、β-dihydroagarofuran（**36**）、桉烷 -4(15), 11(13)- 二烯 -12, 5β- 内酯 [eudesma-4(15), 11(13)-dien-12, 5β-olide，**37**]、teuhetenone A（**38**）、alatoside E（**39**）和 1H- 茚 -5- 乙酸（1H-indene-5-acetic acid，**40**）。

1 R$_1$ = H	R$_2$ = H	R$_3$ = H	R$_4$ = β-OH	R$_5$ = α-CH$_3$	R$_6$ = α-OH	R$_7$ = COOCH$_3$	R$_8$ = H
2 R$_1$ = H	R$_2$ = H	R$_3$ = α-OH	R$_4$ = α-OH	R$_5$ = β-CH$_3$	R$_6$ = H	R$_7$ = COOH	R$_8$ = H
3 R$_1$ = H	R$_2$ = H	R$_3$ = α-OH	R$_4$ = α-OH	R$_5$ = β-CH$_3$	R$_6$ = α-H	R$_7$ = COOH	R$_8$ = α-OH
4 R$_1$ = H	R$_2$ = H	R$_3$ = H	R$_4$ = α-OH	R$_5$ = β-CH$_3$	R$_6$ = α-H	R$_7$ = CH$_3$	R$_8$ = H
5 R$_1$ = H	R$_2$ = β-D-glc	R$_3$ = H	R$_4$ = α-OH	R$_5$ = β-CH$_3$	R$_6$ = α-H	R$_7$ = COOH	R$_8$ = H
6 R$_1$ = β-OH	R$_2$ = H	R$_3$ = H	R$_4$ = α-OH	R$_5$ = β-CH$_3$	R$_6$ = α-H	R$_7$ = COOH	R$_8$ = H

7

8

9 R$_1$ = H	R$_2$ = β-D-glc	R$_3$ = COOH
10 R$_1$ = H	R$_2$ = β-OH	R$_3$ = COOH
11 R$_1$ = OH	R$_2$ = β-OH	R$_3$ = COOH

12

13 R = β-D-glc
14 R = H

15

16 R$_1$ = β-H R$_2$ = H
17 R$_1$ = α-H R$_2$ = α-OH

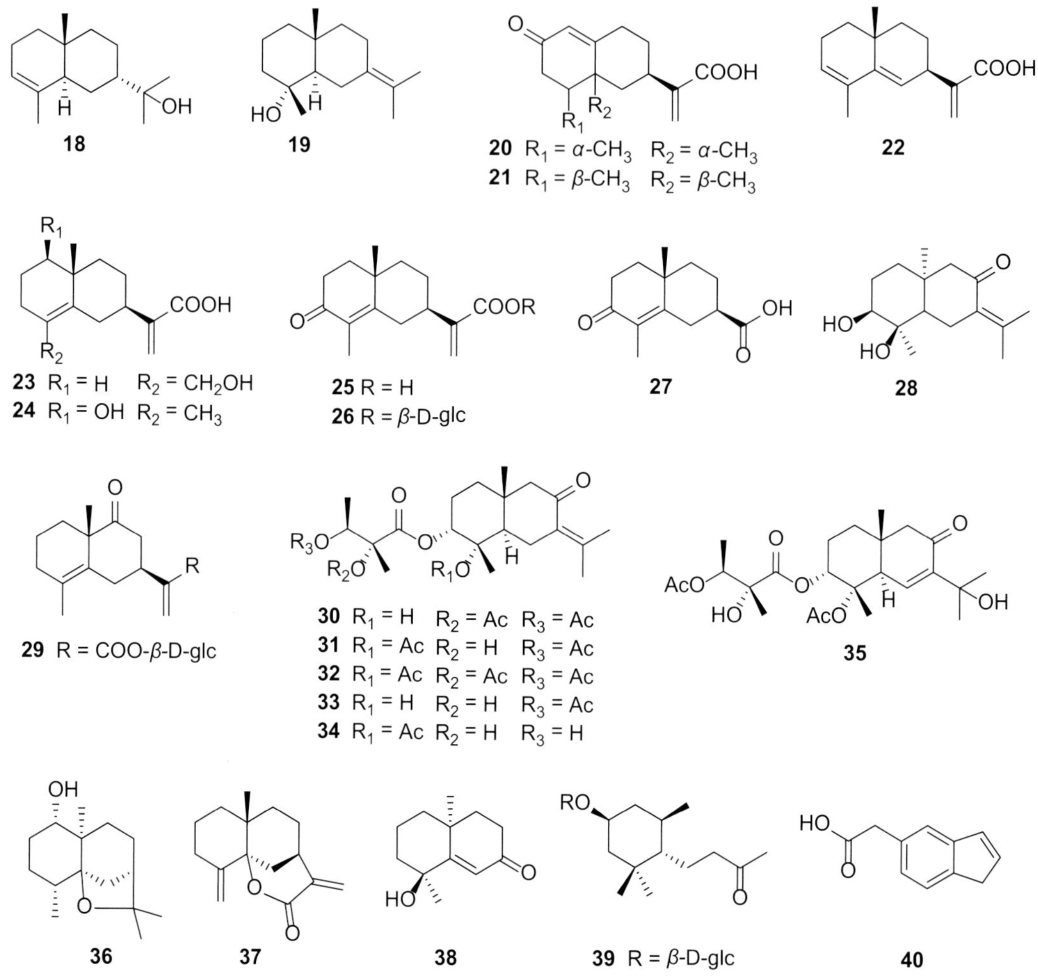

18　19　20 R₁ = α-CH₃　R₂ = α-CH₃　21 R₁ = β-CH₃　R₂ = β-CH₃　22

23 R₁ = H　R₂ = CH₂OH　24 R₁ = OH　R₂ = CH₃　25 R = H　26 R = β-D-glc　27　28

29 R = COO-β-D-glc　30 R₁ = H R₂ = Ac R₃ = Ac　31 R₁ = Ac R₂ = H R₃ = Ac　32 R₁ = Ac R₂ = Ac R₃ = Ac　33 R₁ = H R₂ = H R₃ = Ac　34 R₁ = Ac R₂ = H R₃ = H　35

36　37　38　39 R = β-D-glc　40

六棱菊中分离鉴定的倍半萜类化合物结构式

2. 黄酮类 [5, 9]

六棱菊中的黄酮类化合物以黄酮醇类为主，已从该植物中分离鉴定的黄酮类化合物主要有：洋艾素（artemitin，**41**）、金腰带素 B（chrysosplenetin B，**42**）、木犀草素 -3, 3′, 4′- 三甲醚（luteolin-3, 3′, 4′-trimethyl ehter，**43**）、紫花牡荆素（casticin，**44**）、槲皮素 -3, 3′- 二甲醚（quereetin-3, 3′-dimethyl ether，**45**）、矢车菊素（centaureidin，**46**）、3′, 4′, 5- 三羟基 -3, 7- 二甲氧基黄酮（3′, 4′, 5-trihydroxy-3, 7-dimethoxyflavone）、5- 羟基 -3, 7, 3′, 4′- 四甲氧基黄酮（5-hydroxy-3, 7, 3′, 4′-tetramethoxyflavone）、3, 6, 3′- 三甲氧基槲皮万寿菊素（quereetagein 3, 6, 3′-trimethyl ether，**47**）、3, 5, 4′- 三羟基 -6, 7- 二甲氧基黄酮（eupaletin）、3, 5, 3′- 三羟基 -4′, 6, 7- 三甲氧（eupatin）、5- 羟基 -7, 4′- 二甲氧基二氢黄酮（5-hydroxy-7, 4′-dimethoxyflavanone）和乔松酮（pinostrombin，**48**）。

41 R₁ = OCH₃　R₂ = OCH₃　R₃ = CH₃　R₄ = OCH₃　R₅ = OCH₃
42 R₁ = OCH₃　R₂ = OCH₃　R₃ = CH₃　R₄ = OCH₃　R₅ = OH
43 R₁ = OCH₃　R₂ = H　　　R₃ = H　　R₄ = OCH₃　R₅ = OCH₃
44 R₁ = OCH₃　R₂ = OCH₃　R₃ = CH₃　R₄ = OH　　R₅ = OCH₃
45 R₁ = OCH₃　R₂ = H　　　R₃ = H　　R₄ = OCH₃　R₅ = OH
46 R₁ = OCH₃　R₂ = OCH₃　R₃ = H　　R₄ = OH　　R₅ = OCH₃
47 R₁ = OCH₃　R₂ = OCH₃　R₃ = H　　R₄ = OCH₃　R₅ = OH

48

六棱菊中分离鉴定的黄酮类化合物结构式

3. 咖啡酸衍生物 [6, 9]

六棱菊中还含有较为丰富的咖啡酸及其衍生物类化合物，如：阿魏酸（ferulic acid，**49**）、咖啡酸（cinnamic acid，**50**）、3, 4- 二甲氧基肉桂酸（3, 4-dimethoxy cinnamic acid，**51**）、2, 5- 二羟基肉桂酸（2, 5-dihydroxycinnamic acid，**52**）、3, 4-O- 二咖啡酰奎宁酸甲酯（3, 4-di-O-caffeoylquinic acid methyl easter，**53**）、4, 5-O- 二咖啡酰奎宁酸甲酯（4, 5-di-O-caffeoylquinic acid methyl easter，**54**）、3, 5-O- 二咖啡酰奎宁酸甲酯（3, 5-di-O-caffeoylquinic acid methyl easter，**55**）、3, 4-O- 二咖啡酰奎宁酸（3, 4-di-O-caffeoylquinic acid，**56**）、4, 5-O- 二咖啡酰奎宁酸（4, 5-di-O-caffeoylquinic acid，**57**）、3-O- 咖啡酰奎宁酸（3-O-caffeoylquinic acid，**58**）、4-O- 咖啡酰奎宁酸（4-O-caffeoylquinic acid，**59**）和 3, 5-O- 二咖啡酰奎宁酸（3, 5-di-O-caffeoylquinic acid / isochlorogenic acid A，**60**）。

49 R₁ = H　　R₂ = CH₃
50 R₁ = H　　R₂ = H
51 R₁ = CH₃　R₂ = CH₃

52

53 R₁ = CH₃　R₂ = H　　　R₃ = caffeoyl　R₄ = caffeoyl
54 R₁ = CH₃　R₂ = caffeoyl　R₃ = caffeoyl　R₄ = H
55 R₁ = CH₃　R₂ = caffeoyl　R₃ = H　　　R₄ = caffeoyl
56 R₁ = H　　R₂ = H　　　R₃ = caffeoyl　R₄ = caffeoyl
57 R₁ = H　　R₂ = caffeoyl　R₃ = caffeoyl　R₄ = H
58 R₁ = H　　R₂ = H　　　R₃ = H　　　R₄ = caffeoyl
59 R₁ = H　　R₂ = caffeoyl　R₃ = caffeoyl　R₄ = H
60 R₁ = H　　R₂ = caffeoyl　R₃ = H　　　R₄ = caffeoyl

六棱菊中分离鉴定的咖啡酸衍生物类化合物结构式

4. 挥发油类 [13–16]

有研究利用 GC 和 GC-MS 技术，对六棱菊的挥发油类成分进行了分析，共鉴定出 40 余个化合物，主要为芳杂环酸、单萜和倍半萜及其衍生物，如：β- 石竹烯（β-caryophyllene）、α-muurolene、α- 石竹烯（α-caryophyllene）、4- 乙酰基 -5- 羟基 -2-

苯并呋喃乙酸（4-acetyl-5-hydroxy-2-benzofuranacetic acid）、2, 4- 二羟基 -3- 烯丙基 -5-乙酰基苯乙酮（ethanone）、4- 甲基 -5- 硝基 -7- 叔丁基苯并噁唑（nitrobenzoxazole）、6-hydroxycarvotanacetone、2, 5-dimethoxypcymene 和 α- 桉叶醇（α-eudesmol）。

5. 其他类 [5-6, 9]

此外，六棱菊中还含有 β- 谷甾醇（β-sitosterol）、豆甾醇（stigmasterol）、豆甾醇 -4- 烯 -3β-醇（3β, Δ^4-stigmasten）、豆甾醇 -5, 25- 二烯 -3β- 醇（3β-stigmasta-5, 25-dien-3-ol）、豆甾醇 -4-烯 -3- 酮（Δ^4-stigmasten-3-one）、豆甾醇 -4, 22- 二烯 -3- 酮（$\Delta^{4, 22}$-stigmasten-3-one）、委陵菜酸（tormentic acid）、3, 4- 二羟基苯乙醇（3, 4-dihydroxyphenethyl alcohol）、邻苯二酚（1, 2-benzenediol）、邻羟基苯甲酸（salicylic acid）、10- 甲基三十三烷（10-methyltritriacontane）、胸腺嘧啶（thymine）和尿嘧啶（uracil）等其他类型化合物。

【药理作用】

1. 抗炎

六棱菊总黄酮能显著抑制二甲苯所致的小鼠耳肿胀、甲醛所致的大鼠足跖肿胀、羧甲基纤维素钠所致的大鼠皮下气囊白细胞游走以及角叉菜胶所致的大鼠皮下气囊肉芽组织增生和炎性渗出，其抗炎机制可能并不依赖于下丘脑 - 垂体 - 肾上腺皮质轴[17]。此外，六棱菊总黄酮对溃疡性结肠炎大鼠模型有显著的治疗效果，其机制可能与其抑制线粒体凋亡途径相关[18]。而六棱菊总多酚对急、慢性炎症模型均具有较强的抗炎作用，其抗炎机制可能与抑制前列腺素的形成、对抗氧化系统的影响以及抑制血清溶菌酶的释放有关[19]。

2. 保肝

六棱菊醇提物的正丁醇部位对醋氨酚所致的药物性肝损伤具有较强的保护作用，其中 3, 4-O- 二咖啡酰奎宁酸（**56**）、3, 5-O- 二咖啡酰奎宁酸（**60**）和 4, 5-O- 二咖啡酰奎宁酸（**57**）等双咖啡酰奎尼酸类化合物可能是其发挥保肝作用的主要物质基础[20]。六棱菊总黄酮对四氯化碳所致大鼠肝损伤具有保护作用。在体外，可降低由四氯化碳所致肝细胞中谷草转氨酶（AST）和谷丙转氨酶（ALT）水平的升高；在体内，可显著降低血清中的 AST、ALT、总蛋白和白蛋白水平，并降低肝脏中羟脯氨酸和唾液酸的水平。通过测定六棱菊总黄酮对 1, 1- 二苯基 -2- 三硝基苯肼（DPPH）和超氧化物自由基的清除活性，确定了其肝保护作用可能与其抗氧化和抗炎活性有关，通过非酶机制中和活性氧，增强肝脏抗氧化酶活性，可能是其抗四氯化碳肝损伤的主要作用机制[21]。

另外，从六棱菊中分离鉴定的 3, 4-O- 二咖啡酰奎宁酸（**56**）和 3, 5-O- 二咖啡酰奎宁酸（**60**）均具有很强的抗乙型肝炎活性，可显著提高 HL-7702 肝细胞的存活率，抑制乙肝表面抗原（HBsAg）和乙型肝炎 e 抗原（HBeAg）的产生，降低乙型肝炎病毒 DNA 的含量，并显著诱导 HepG2.2.15 细胞中血红素加氧酶 -1 的表达，其机制可能是通过其抗氧化、抗炎特性和诱导血红素加氧酶 -1 的表达，从而阻断乙肝病毒的复制[22-23]。

3. 抗肿瘤

研究表明，从六棱菊中分离鉴定的两个桉叶烷型倍半萜 5α-hydroxycostic acid 和

hydroxyisocostic acid（**14**）可通过干扰血管内皮生长因子（VEGF）和血管生成素 2（Ang2）相关通路发挥抗血管新生活性，从而发挥抗肿瘤作用[24]。

【质量标准】

六棱菊为《广东省中药材标准》收录品种，其中规定了六棱菊药材的显微鉴别、水分灰分检查及醇溶性浸出物等检测项，但尚无含量测定项。目前已有少量文献对六棱菊的含量测定方法进行了研究。

建立了六棱菊中绿原酸的 HPLC 含量测定方法。色谱条件为：Inertsil ODS-3 C18 色谱柱（4.6 mm×250 mm，5μm）；流动相为甲醇 -0.1% 磷酸水溶液（28：72）；检测波长 329 nm；流速 1.0 mL/min；柱温 25 ℃；进样量 10 μL[25]。

建立了六棱菊中咖啡酸的 HPLC 含量测定方法。色谱条件为：Inertsil ODS-3 C18 色谱柱（4.6 mm×250 mm，5 μm）；流动相为乙腈 -0.1% 磷酸（22：78）；流速 1.0 mL/min；检测波长 320 nm；柱温 30 ℃；进样量 10 μL[26]。

参 考 文 献

[1] 江苏新医学院 . 中药大辞典（下册）[M]. 上海：上海人民出版社，1985：3882–4648.

[2] 中国科学院《中国植物志》编委会 . 中国植物志 [M]. 北京：科学出版社，1979，75：47.

[3] 占丽琴，耿华伟，李墨娇，等 . 六棱菊的化学成分 [J]. 暨南大学学报（自然科学与医学版），2014，35（3）：325–329.

[4] 覃迅云，罗金裕，高志刚 . 中国瑶药学 [M]. 北京民族出版社，2002：297.

[5] 郑群雄 . 三种菊科药用植物的化学成分研究 [D]. 浙江大学博士学位论文，2003.

[6] 徐昭君 . 六棱菊化学成分及植物化学分类学研究 [D]. 浙江大学硕士学位论文，2005.

[7] Zdero C，Bohlmann F. Furoeudesmanes and other constituents from representatives of the *Pluchea* Group [J]. *Phytochemistry*，1989，28（11）：3097–3100.

[8] Zheng QX，Zhao JX，Sun XF，et al. Eudesmane derivatives and other sesquiterpenes from *Laggera alata* [J]. *Journal of Natural Products*，2003，66（8）：1078–1081.

[9] 耿华伟 . 六棱菊化学成分及翼齿六棱菊 HPLC 指纹图谱研究 [D]. 暨南大学博士学位论文，2012.

[10] Zheng QX，Xu ZJ，Sun XF，et al. New eudesmane and eremophilane derivatives from *Laggera alata* [J]. *Chinese Chemical Letters*，2003，14（4）：393–396.

[11] Zheng QX，Xu ZJ，Sun XF，et al. Eudesmane and megastigmane glucosides from *Laggera alata* [J]. *Phytochemistry*，2003，63：835–839.

[12] Raharivelomanana P，Bianchini JP，Ramanoelina ARP，et al. Eudesmane sesquiterpenes from *Laggera alata* [J]，*Phytochemistry*，1998，47（6）：1085–1088.

[13] Said HM，Said AB，Zrira S，et al. Chemical composition of the essential oil of *Laggera alata var. alata* (D. Don) Sch. Bip. Ex Oliv. (Asteraceae) from Comoros Islands，Part I [J]. *Journal of Essential Oil Bearing Plants*，2005，8（1）：15–18.

[14] Ekundayo O，Oguntimein B，Laakso I，et al. Composition of the essential oil of *Laggera alata* [J]. *Planta Medica*，1989，55：573–574.

[15] Onayade OA，Scheffer JJC，Schripsema J. 6-Hydroxycarvotanacetone and other constituents of the essential oil of *Laggeva alata*(D. Don)Sch. Bip. ex Oliv [J]. *Flavour and Fragrance Journal*，1990，5：165–172.

[16] 田辉，张志，梁臣艳 . GC-MS 分析不同产地六棱菊挥发油的化学成分 [J]. 中国实验方剂学杂志，2011，17（13）：85–88.

[17] 伍义行，李湘萍，周长新，等 . 六棱菊总黄酮的抗炎作用研究 [J]. 中国药学杂志，2006，41（11）：832–835.

[18] 赵晓彬，徐晓东 . 六棱菊总黄酮对溃疡性结肠炎的作用及其机制 [J]. 中华中医药学刊，2014，32（12）：3028–3030.

[19] Wu YH，Zhou CX，Song LY，et al. Effect of total phenolics from *Laggera alata* on acuteand chronic inflammation models [J]. *Journal of Ethnopharmacology*，2006，108：243–250.

[20] 伍义行，郝冰洁，胡少青，等 . 六棱菊提取物对醋氨酚致小鼠肝损伤的影响 [J]. 世界华人消化杂志，2010，18（7）：

711–715.

[21] Wu YH，Wang F，Zheng QX，et al. Hepatoprotective effect of total flavonoids from *Laggera alata* against carbon tetrachloride-induced injury in primary cultured neonatal rat hepatocytes and in rats with hepatic damage [J]. *Journal of Biomedical Science*，2006，13：569–578.

[22] Hao BJ，Wu YH，Wang JG，et al. Hepatoprotective and antiviral properties of isochlorogenic acid A from *Laggera alata* against hepatitis B virus infection [J]. *Journal of Ethnopharmacology*，2012，144（1）：190–194.

[23] Wu YH，Hao BJ，Cao HC，et al. Anti-hepatitis B virus effect and possible mechanism of action of 3, 4-*O*-dicaffeoylquinic acid *in vitro* and *in vivo* [J]. *Evidence- Based Complementary Alternative Medicine*，2012，（1）：1-9.

[24] Liang N，Li YL，Chung HY. Two natural eudesmane-type sesquiterpenes from *Laggera alata* inhibit angiogenesis and suppress breast cancer cell migration through VEGF- and Angiopoietin 2-mediated signaling pathways [J]. *International Journal of Oncology*，2017，51：213–222.

[25] 魏江存，陈勇，谢臻，等 . 六棱菊薄层鉴别和绿原酸的提取工艺及其含量测定 [J]. 时珍国医国药，2017，28（11）：2611–2614.

[26] 魏江存，陈勇，谢臻，等 . 10 批不同产地六棱菊中咖啡酸的工艺优化与含量测定 [J]. 中国药房，2017，28（34）：4792–4795.

火 炭 母

【植物来源】

本品为蓼科（Polygonaceae）蓼属植物火炭母 *Polygonum chinense* L. 的干燥全草，又名乌炭子、火炭星、白饭草。主要分布于浙江、福建、云南、广东、四川等省区，夏、秋二季采收，是岭南地区常用中草药，也是多种广东凉茶的重要组方药材之一[1-3]。

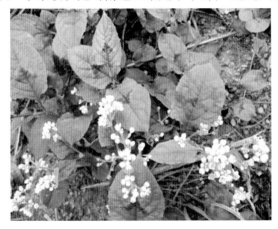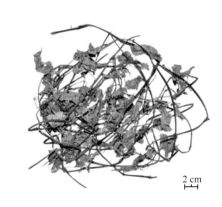

2 cm

火炭母基源植物（左）与药材（右）图片

【功能与主治】

火炭母出自宋代《图经本草》，谓之"生南恩州（现广东恩平阳山一带）"，后在《本草纲目》、《生草药性备要》及《岭南采药录》中均有收载。火炭母性凉，味酸、涩，归肝、脾经，具有清热利湿、凉血解毒、平肝明目等功效，临床上主要用于治疗痢疾、咽喉肿痛、肝炎等[3]。

【化学成分】

前期研究表明，火炭母中主要含有黄酮及其苷类、酚酸类、萜类等化学成分，其中黄酮类化合物为其主要及特征性成分。

1. 黄酮及其苷类 [4-9]

火炭母中的黄酮类化合物主要包括黄酮、黄酮醇、二氢黄酮以及它们的糖苷类成分，已报道从火炭母中分离鉴定的黄酮类成分主要有：芹菜素（apigenin，**1**）、山奈酚（kaempferol，**2**）、槲皮素（quercetin，**3**）、异鼠李素（isorhamnetin，**4**）、木犀草素（luteolin，**5**）、广寄生苷（avicularin，**6**）、异槲皮苷（isoquercitrin，**7**）、槲皮苷（quercitrin，**8**）、山奈酚 -3-*O*- 葡萄糖醛酸（kaempferol-3-*O*-glucuronide，**9**）、山奈酚 -7-*O*- 葡萄糖苷（kaempferol-7-*O*-glucoside，**10**）、3, 5, 4′- 三甲氧基山奈酚（3, 5, 4′-tri-*O*-methyl kaempferol，**11**）、巴达

微甘菊素（batatifolin，**12**）和柚皮素（naringenin，**13**）。

1 R₁ = OH   R₂ = H   R₃ = H
2 R₁ = OH   R₂ = H   R₃ = OH
3 R₁ = OH   R₂ = OH   R₃ = OH
4 R₁ = OH   R₂ = OCH₃   R₃ = OH
5 R₁ = OH   R₂ = OH   R₃ = H
6 R₁ = OH   R₂ = OH   R₃ = O-α-L-ara(f)
7 R₁ = OH   R₂ = OH   R₃ = O-β-D-glc
8 R₁ = OH   R₂ = OH   R₃ = O-α-L-rha
9 R₁ = OH   R₂ = H   R₃ = O-β-D-glcA
10 R₁ = O-β-D-glc R₂ = H   R₃ = OH

火炭母中分离鉴定的黄酮类化合物结构式

2. 酚酸类 [5, 7–10]

除黄酮类化合物，火炭母中还含有大量的酚酸类化合物，包括：鞣花酸（ellagic acid，**14**）、3-甲氧基鞣花酸（3-O-methylellagic acid，**15**）、3,3′-二甲氧基鞣花酸（3,3′-di-O-methylellagic acid，**16**）、4,4′-二甲氧基鞣花酸（4,4′-di-O-methylellagic acid，**17**）、3-甲氧基鞣花酸4′-O-α-L-吡喃鼠李糖苷（3-methoxyellagic acid 4′-O-α-L-rhamnopyranoside，**18**）、3,3′-二甲氧基鞣花酸-4-β-D-吡喃木糖苷（3,3′-di-O-methylellagic-4-β-D-xylopyranoside，**19**）、(3S, 4S, 11S)-15-ethyl chebulate（**20**）、(3S, 4S)-14-methyl-15-ethyl-11-desacetate chebulate（**21**）、chebulic acid（**22**）、12, 13-diethyl chebulate（**23**）、11-methy-12, 13-diethyl chebulate（**24**）、3, 4, 8, 9, 10–五羟基二苯并 [b, d] 吡喃 -6- 酮（3,4,8,9,10-pentahydroxy-dibenzo[b,d]pyran-6-one，**25**）、brevifolin（**26**）、methyl brevifolin carboxylate（**27**）、ethyl brevifolin carboxylate（**28**）、没食子酸（gallic acid）、丁香酸（syringic acid）、原儿茶酸（protocatechuic acid）、没食子酸甲酯（methyl gallate）、没食子酸乙酯（ethyl gallate）、咖啡酸（caffeic acid）、对羟基苯甲酯（p-hydroxybenzoyl methyl ester）、p-hydroxyphenethyl trans-ferulate（**29**）、lapathoside C（**30**）和 vanicoside B（**31**）。

14 R₁ = H   R₂ = H   R₃ = H   R₄ = H
15 R₁ = CH₃   R₂ = H   R₃ = H   R₄ = H
16 R₁ = CH₃   R₂ = H   R₃ = CH₃   R₄ = H
17 R₁ = H   R₂ = CH₃   R₃ = H   R₄ = CH₃
18 R₁ = CH₃   R₂ = H   R₃ = H   R₄ = α-L-rha
19 R₁ = CH₃   R₂ = H   R₃ = CH₃   R₄ = β-D-xyl

20 R₁ = CH₂COOH   R₂ = H   R₃ = CH₂CH₃
21 R₁ = H   R₂ = CH₃   R₃ = CH₂CH₃
22 R₁ = CH₂COOH   R₂ = H   R₃ = H
23 R₁ = CH₂COOH   R₂ = CH₂CH₃   R₃ = CH₂CH₃
24 R₁ = CH₂COOCH₃ R₂ = CH₂CH₃   R₃ = CH₂CH₃

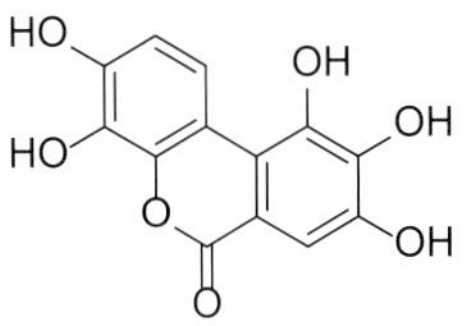

25

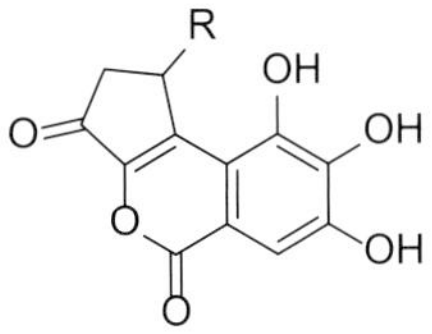

26 R = H
27 R = COOCH₃
28 R = COOCH₂CH₃

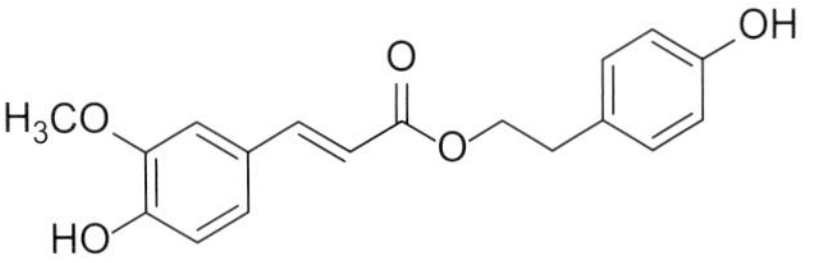

29

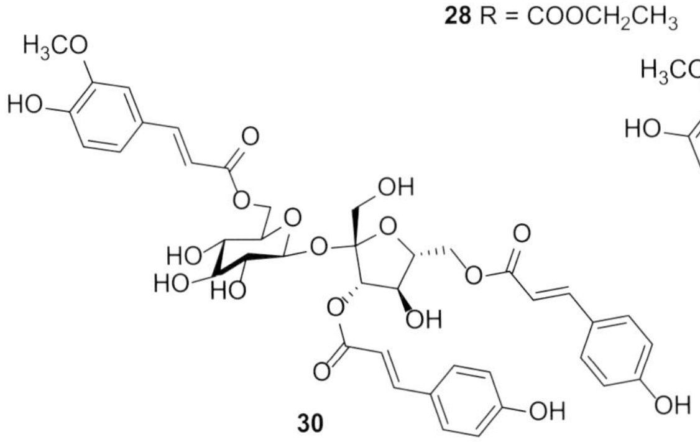

30 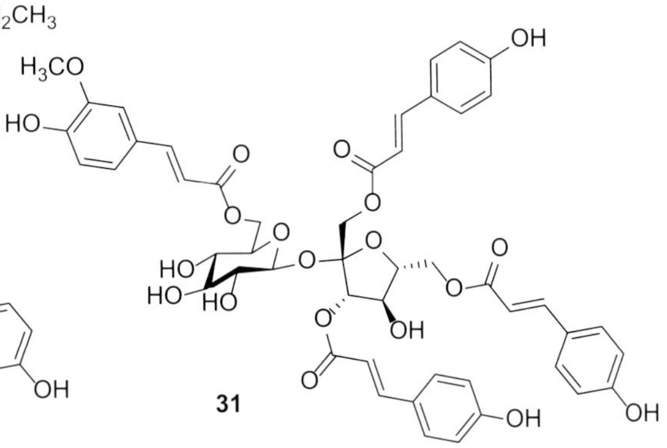   **31**

火炭母中分离鉴定的酚酸类化合物结构式

3. 其他类 [3, 7–9, 11–13]

火炭母中还含有 *N-E-* 阿魏酰酪胺（*N-E*-feruloyl tyramine）、squamosamide、aurantia-mide acetate、lyciumamide B、(4*S*, 4a*R*, 7a*R*, 7*S*, 20*R*)-maysedilactone C、(4*S*, 4a*R*, 7a*R*, 7*S*, 20*R*)-maysedilactone D、β- 谷甾醇（β-sitosterol）、豆甾 -4- 烯 -3, 6- 二酮（stigmast-4-ene -3,6-dione）、豆甾 -3, 6- 二酮（stigmastane-3,6-dione）、hecogenin、25*R*-spirost-4-ene-3, 12-dione、4- 羰基松脂醇（4-ketopinoresinol）和硬脂酸（steatic acid）等其他类型化合物。

此外，还有学者利用 GC-MS 技术对石油醚或超临界 CO_2 流体萃取得到的火炭母的挥发性成分进行了分析，并确定了其中的一些化学成分及其相对含量，主要为正十六烷酸 （*n*-hexadecanoic acid）、1, 2- 苯二甲酸（1,2-benzenedicarboxylic acid）、6, 10, 14- 三甲基 -2-十五烷酮（6,10,14-trimethyl-2-pentadecanone）和十五烷酸（pentadecanoic acid）等。

【药理作用】

1. 解热、退黄、保肝

蔡家驹等探讨了火炭母水提物的解热、退黄作用。采用酵母致大鼠发热模型，观察火炭母水提物的解热作用；采用 α- 萘异硫氰酸脂（ANIT）致大鼠黄疸模型，观察火炭母水提物对大鼠血清肝功能指标及其对肝组织中丙二醛（MDA）含量和超氧化物歧化酶 （SOD）活性的影响，并观察肝脏组织的病理学改变。结果表明，火炭母水提物对酵母所致大鼠体温升高有抑制作用，并能降低 ANIT 所致黄疸性肝损伤大鼠血清中谷丙转氨酶 （ALT）、谷草转氨酶（AST）、碱性磷酸酶（ALP）、血清总胆红素（T-Bil）、直接胆红素（D-Bil）及肝组织中 MDA 的含量，并能降低肝指数、提高肝组织 SOD 的活性，对病理学损伤的肝组织有较好的保护作用[14]。

黄思茂等研究了火炭母总黄酮对 D- 氨基半乳糖（D-GalN）造成的急性肝损伤小鼠的保护作用及其作用机制。将 60 只昆明种小鼠随机分为正常对照组、模型组、水飞蓟素组（200 mg/kg）及火炭母总黄酮高、中、低剂量组（400 mg/kg、200 mg/kg 和 100 mg/kg），每组 10 只。适应性喂养一周后，各给药组小鼠每天灌胃给药 1 次，连续 7 天，正常对照组及模型组小鼠灌胃生理盐水，末次给药 1 h 后，除正常对照组，其余组均腹腔注射 D-GalN（500 mg/kg）造小鼠急性肝损伤模型。造模 16 h 后，收集小鼠血清及肝组织，检测血清中 AST、ALT、总胆红素（T-Bil）、总超氧化物歧化酶（T-SOD）、MDA 和谷胱甘肽过氧化物酶（GSH-Px）的活性或含量；采用酶联免疫吸附法（ELISA）检测小鼠肝组织中 Th1 型细胞因子肿瘤坏死因子 -α（TNF-α）与 IFN-γ 及 Th2 型细胞因子白细胞介素 IL-10 与 IL-4 的表达水平；采用 HE 染色，显微镜下观察小鼠肝组织的病理变化。结果显示，与正常对照组比较，模型组小鼠血清中 AST、ALT 和 T-Bil 水平显著升高，肝组织切片显示，模型组小鼠肝组织严重受损，肝细胞明显坏死，提示肝损伤模型造模成功。与模型组比较，火炭母总黄酮高、中剂量组（400 mg/kg 和 200 mg/kg）小鼠的血清或肝组织中 AST、ALT、T-Bil、MDA、肿瘤坏死因子 -α（TNF-α）和 IFN-γ 的水平均呈不同程度的下降，而 T-SOD、GSH-Px、IL-10 和 IL-4 的水平则显著升高。HE 染色结果显示，火炭母总黄酮能够显著改善小鼠肝损伤的病变程度。以上实验结果说明，火炭母总黄酮具有显著的保肝作用，其作用机制可能与抗氧化及调节肝组织 Th1/Th2 细胞平衡有关[15]。

高雅等研究了火炭母醇提物对大鼠急性肝损伤的保护作用。采用 CCl_4 诱导大鼠急性肝损伤模型，观察火炭母醇提物对大鼠血清中 ALT、AST、MDA 和 SOD 水平的影响。结果显示，火炭母醇提物各剂量组均可抑制急性肝损伤大鼠血清中 ALT 和 AST 的活性，降低 MDA 的水平，升高 SOD 的活性[16]。

2. 抗氧化

大量研究表明，黄酮类化合物具有良好的抗氧化活性，可以清除自由基，阻断自由基链反应[17]。黄酮类化合物清除自由基的主要机制是其酚羟基可与自由基反应，生成较稳定的半醌式结构，从而终止自由基的链反应[18]。此外，B 环也是黄酮类化合物抗氧化作用的主要活性部位，当该环存在 3′, 4′- 双羟基时，抗氧化活性增强[19]。

火炭母药材中的黄酮类化合物，如槲皮素、芹菜素、柚皮素、异鼠李素等均具有多个酚羟基。Huang 等的研究发现，火炭母提取物的总抗氧化能力和总多酚含量为每 100 g 干重药材含 53.66 mmol 抗氧化剂和 4.15 g 没食子酸，这些数值显著高于普通的蔬菜和水果[20]。

王呈文等研究了火炭母 95% 乙醇提取物的抗氧化活性及其稳定性。采用室温浸提法对火炭母的有效成分进行提取，考察其对 1, 1- 二苯基 -2- 三硝基苯肼（DPPH）、羟基自由基（OH）、超氧阴离子（O_2^-）的清除作用及其总抗氧化能力（ABTS 法），并与维生素 C 进行比较，以评价其抗氧化活性及 pH 值和温度对提取物稳定性的影响。结果表明，火炭母 95% 乙醇提取物对 DPPH 的清除率可达 92.5%，提取物对 DPPH、OH、$ABTS^+$ 和 O_2^- 的半数抑制浓度（IC_{50}）分别为 32.8 μg/mL、90.8 μg/mL、110.8 μg/mL 和

277.1 μg/mL，清除能力均较维生素 C 强，且提取物还具有良好的耐热性和耐弱酸弱碱性，说明火炭母 95% 乙醇提取物具有较强的抗氧化活性及良好的稳定性[21]。

董艳辉对火炭母总黄酮的提取工艺及其抗氧化活性进行了研究。在单因素实验的基础上考察了料液比、乙醇浓度、提取时间和提取温度对总黄酮提取率的影响，并通过正交实验确定了其提取的最佳工艺为：料液比 1 ∶ 50 g/mL、乙醇浓度 50%、提取温度 70 ℃、提取时间 20 min。在此条件下，火炭母总黄酮的提取率为 4.28%。抗氧化实验结果表明，火炭母总黄酮具有较强的还原能力，对 DPPH 和 OH 两种自由基均具有明显的清除能力，且在实验浓度范围内清除率与浓度呈现出良好的量效关系，半数有效浓度 EC_{50} 值分别为 0.005 19 mg/mL 和 0.150 mg/mL[22]。

3. 抗炎

刘圆等研究了火炭母中主要黄酮类成分木犀草素的抗炎作用。以乙酰水杨酸为阳性对照，采用二甲苯致小鼠耳郭肿胀法和角叉菜致大鼠足跖肿胀模型，观察木犀草素的抗炎作用。结果表明，木犀草素能明显减轻二甲苯所致的小鼠耳郭肿胀和角叉菜所致的大鼠足肿胀，与生理盐水组比较具有显著性差异（$P < 0.05$），其镇痛及抗炎效果与乙酰水杨酸（0.2 g/（kg·d），灌胃）相近[23]。作用机制研究表明，木犀草素能显著性抑制脂多糖（LPS）诱导的 RAW264.7 细胞生成前列腺素 E_2（PGE_2），降低 NF-κB 的 DNA 结合活性；下调 LPS 诱导的 RAW264.7 细胞中 COX-2 mRNA、NF-κB 和 COX-2 蛋白的表达。因此，木犀草素的抗炎作用可能与其抑制核内 NF-κB 的表达和 DNA 的结合活性，从而下调 COX-2 的表达有关[24]。

蔡家驹探讨了火炭母水提物的抗炎作用。采用二甲苯诱导小鼠耳郭肿胀法、醋酸致小鼠腹腔毛细血管通透性增加法造模，观察火炭母水提物的抗炎作用。结果表明，火炭母水提物可减轻小鼠耳郭肿胀，并抑制醋酸所致的毛细血管通透性增加[25]。

范文昌等采用二甲苯致小鼠耳郭肿胀，并以醋酸致小鼠腹腔毛细血管通透性增强，对模型小鼠连续 7 天灌胃给予火炭母水提取物 16 g/kg，并观察火炭母的抗炎作用。结果显示，火炭母水提物可明显抑制小鼠耳郭肿胀，并对小鼠毛细血管通透性增高具有显著的抑制作用[26]。

4. 镇痛

刘圆等以乙酰水杨酸为阳性对照，采用热板法和化学刺激法观察木犀草素对小鼠的镇痛作用。结果显示，木犀草素（1 mg/（kg·d），灌胃）能明显延长小鼠对热刺激疼痛反应的潜伏期（痛阈值），使小鼠扭体反应的发生率降低，10 min 和 20 min 扭体反应抑制率分别为 30% 和 25%，并可使小鼠在 10 min 和 20 min 内扭体次数明显减少，与生理盐水组比较有显著性差异（$P < 0.05$）[23]。

蔡家驹等采用小鼠热板法和扭体法研究了火炭母水提物的镇痛作用。结果表明，火炭母可缓解由热板法和醋酸所致的小鼠疼痛[25]。

范文昌等采用热刺激模型（热板法）和化学刺激模型（醋酸扭体法），研究了火炭母水提取物的镇痛作用。实验结果表明，小鼠连续 7 天灌胃给予 16 g/kg 的火炭母水提取物，可明显减少醋酸所致的小鼠扭体反应次数，并可使热刺激所致小鼠疼痛的痛阈值明显提高，提示其对外周性疼痛和中枢性疼痛均具有镇痛作用[27]。

5. 抗病原微生物

火炭母中含有丰富的黄酮和酚酸类化合物，对多种病原微生物均具有广泛的抑制和杀灭作用。

欧阳蒲月等的研究表明，火炭母提取物对金黄色葡萄球菌（*Staphylococcus aureus*）、痢疾杆菌（*Shigella dysenteriae*）、枯草杆菌（*Bacillus subtilis*）、藤黄球菌（*Micrococcus luteus*）和白色念珠菌（*Monilia albican*）的最低抑菌浓度（MIC）分别为 0.6 g/mL、0.6 g/mL、0.8 g/mL、1.0 g/mL 和 0.6 g/mL[28]。

林燕文等研究了蓼科植物水蓼和火炭母水煎液的体外抑菌效果，分别测定了它们对枯草芽胞杆菌（*B. subtilis*）、大肠埃希菌（*Escherichia coli*）、金黄色葡萄球菌（*S. aureus*）、黑曲霉（*Aspergillus niger*）、青霉（*Penicillium citrinum*）和酿酒酵母（*Saccharomyces cerevisiae*）的抑菌圈直径、最低抑菌浓度以及灭菌前后水煎煮液抑菌效果的变化。结果表明，2 种水煎煮液对 3 种真菌均无抑制作用。火炭母液对 3 种细菌的最低抑菌浓度分别为 1/8 g/mL、1/16 g/mL 和 1/64 g/mL[29]。

袁婷等测定了广东五种常用中草药的体外抑菌活性，发现大肠埃希菌（*Escherichia coli*）和链球菌（*Streptococus pneumoniae*）对火炭母表现出高度的敏感性[30]。

张正等选用火炭母煎剂（10%）进行乙肝病毒 DNA 多聚酶抑制活性实验，结果发现其抑制率高于 50 %[31]。

有研究表明，越南产火炭母具有抗流感病毒作用，其甲醇提取的 EC_{50} 值为 38.4 ～ 55.5 μg/mL。其主成分鞣花酸、没食子酸甲酯和咖啡酸的 EC_{50} 值为 14.7 ～ 81.1 μg/mL，且其 CC_{50} 值超过 300 μg/mL[11]。

6. 治疗乳腺增生

黄思萦等筛选了火炭母治疗乳腺增生的活性部位。采用戊酸雌二醇配合黄体酮成功构建了乳腺增生小鼠模型，将 180 只小鼠分为正常组、模型组、乳癖消贴膏组和给药组（5 个不同极性部位）。通过将火炭母的各极性部位分别制成软膏，每日外用给药 1 次，连续给药 7 天。用游标卡尺测量小鼠乳房直径、乳头高度；末次给药后眼底取血，ELISA 法测定血清雌二醇水平；分析天平称量小鼠子宫、卵巢重量，测定子宫卵巢指数；对乳腺进行病理学检查。结果表明，火炭母乙醇提取物的各部位均可降低小鼠乳房直径和乳头高度，降低雌激素水平，减轻乳腺组织的增生，其中氯仿部位（给药剂量 21 mg/kg 和 42 mg/kg）和甲醇部位（给药剂量 358 mg/kg 和 716 mg/kg）的效果最为明显[32]。

7. 抗肿瘤

黄桥华等研究了火炭母提取物对人结肠癌细胞 HCT 116 的体外增殖抑制作用和诱导其凋亡作用。采用四甲基偶氮唑盐 [3-(4, 5-dimethylthiazol-2-yl)-2, 5-diphenylterazolium bromide，MTT] 法筛选火炭母各部位提取物对 HCT 116 细胞的增殖抑制作用及其活性部位；采用 Hoechst 33258 凋亡染色法，于荧光显微镜下检测细胞凋亡的形态变化；通过 Annexin V-FITC/PI 双标记法，于流式细胞仪检测细胞的凋亡率。结果显示，火炭母的乙酸乙酯提取物对 HCT 116 细胞的增殖抑制作用较强，且呈剂量和时间依赖关系，作用 48 h 后其 IC_{50} 值为 120.04 mg/L；凋亡染色显示，有细胞凋亡形态变化；流式细胞仪检测，火炭母乙酸乙酯供试液能诱导 HCT 116 细胞凋亡并呈剂量依赖关系。上述实验结果表明，火炭母乙酸乙酯供试液可抑制 HCT 116 细胞的增殖并诱导其凋亡[33]。

杨绍艳对广东凉茶中常用的 20 种原料的抗 HepG2 细胞增殖作用进行了研究，发现甘草和火炭母的抗增殖活性最强[34]。

8. 抗腹泻

Xiao 等研究了不同火炭母提取液的抗腹泻作用。结果显示，火炭母 75% 乙醇提取物有显著的抗腹泻活性。进一步的活性追踪研究发现，正丁醇部位和水部位均具有显著的抗腹泻作用，并发现鞣花酸和鞣云实素是其抗腹泻的主要活性成分[35]。

9. 其他

Zheng 等从火炭母中分离得到一系列的抗补体活性成分，其中没食子酸甲酯鼠李糖苷的活性最强，CH_{50} 和 AP_{50} 值分别为 0.18 mM 和 0.26 mM[8]。

Ismail 等研究发现，马来西亚产火炭母水提物对乙醇诱导的大鼠胃部出血性黏膜病变具有良好的保护作用[36]。

【质量标准】

火炭母曾收载于 1977 年版《中国药典》，后被《广东省中药材标准》所收录，其中规定了火炭母药材的显微鉴别、水分灰分检查和醇溶性浸出物等检测项，尚无指纹图谱、含量测定等定性、定量检测方法。

1. 指纹图谱

1.1 红外指纹图谱

火炭母和粗毛火炭母（*P. chinensis* L. Var. *hispidum* Hook. f.）在 1977 年版《中国药典》中均作为火炭母药材的来源，郭敏等采用傅里叶红外光谱技术，对比分析了火炭母和粗毛火炭母的红外光谱特征图谱。结果显示，4 批不同产地火炭母样品和 2 批不同产地粗叶火炭母样品的红外光谱特征吸收峰数据，相似度为 0.9169 ～ 0.9930，火炭母的平均图谱与粗毛火炭母的平均图谱间的相似度为 0.9647，差异较为显著之处为指纹区 1041 和 825 cm^{-1} 附近的峰形和峰高，火炭母 1041 cm^{-1} 附近的峰形为宽峰，而粗叶火炭母 1041 cm^{-1} 附近的峰形为尖锋；火炭母在 825 cm^{-1} 处有特征吸收峰，而粗叶火炭母在该波数处的特征吸收峰不明显，可为鉴别两种药材提供参考依据[37]。

1.2 高效液相指纹图谱

王金香建立了火炭母药材的 HPLC 指纹图谱分析方法，为火炭母药材的质量评价提供了参考依据。色谱条件为：Platisil ODS C18 色谱柱（4.6 mm×250 mm，5 μm）；流动相为乙腈 -0.05% 磷酸溶液梯度洗脱；洗脱时间 60 min；流速 1.0 mL/min；检测波长 360 nm。结果：确定了 17 个共有峰，构建了火炭母药材的 HPLC 特征指纹图谱。相似度评价结果表明，各产地火炭母药材的相似度均在 0.90 以上[38]。

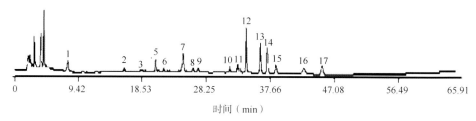

火炭母药材的对照 HPLC 指纹图谱（共有模式）[38]

2. 含量测定方法

2.1　高效液相色谱法

叶青美等采用 HPLC 法测定了火炭母中鞣花酸的含量。色谱条件为：Welch Materials XB-C18 色谱柱（4.6 mm×250 mm，3 μm）；流动相为甲醇：0.2% 甲酸水（45：55）；流速为 0.8 mL/min；柱温 30 ℃；检测波长 357 nm。结果显示，鞣花酸对照品的峰面积与进样量在 0.067 ～ 2.68 μg 的范围内呈良好的线性关系（r = 0.9999），该方法的平均回收率为 99.6 %，RSD 为 1.09%，测得 10 份样品中鞣花酸的质量分数在 0.592 ～ 3.439 mg/g 范围内 [39]。

林焕泽建立了火炭母中槲皮苷的含量方法。色谱条件为：Diamonsil RP-18e 色谱柱（4.0 mm×250 mm，5μm）；流动相为乙腈 - 四氢呋喃磷酸水溶液 [四氢呋喃：磷酸水溶液 = 5：95（V/V），pH 为 3.0] = 37：163；柱温 35 ℃；检测波长 365 nm。测得 10 批次火炭母药材中槲皮苷的含量范围为 0.6 ～ 2.5 mg/g [40]。

杜憬生等建立了火炭母药材中槲皮素和木犀草素的 HPLC 含量测定方法。色谱条件为：R & C（研创）C18 色谱柱（4.6 mm×250 mm，5μm）；甲醇 -0.4% 磷酸（50：50）为流动相等度洗脱；流速 1.0 mL/min；检测波长 360 nm。结果表明，槲皮素在 0.1 ～ 1.0 μg 范围内具有良好的线性关系，r_1 = 0.9998，木犀草素在 0.002 ～ 0.02 μg 范围内具有良好的线性关系，r_2 = 0.9990。其中，广西玉林产火炭母中槲皮素的含量最高，广西桂林产火炭母中木犀草素的含量最高 [41]。

谭雄斯等采用 HPLC 法测定了含火炭母的中成药肝友胶囊中槲皮素、木犀草素、对羟基苯乙酮、滨蒿内酯和白藜芦醇的含量。色谱条件为：Hypersil C18 色谱柱（4.6 mm×250 mm，5 μm）；流速 0.7 mL/min；槲皮素和木犀草素测定的流动相 A 为甲醇 - 乙腈（4：1），流动相 B 为 0.6% 磷酸溶液，梯度洗脱，检测波长 360 nm。对羟基苯乙酮和滨蒿内酯测定的流动相 A 为乙腈，流动相 B 为 0.3% 乙酸溶液，梯度洗脱，检测波长 278 nm。白藜芦醇测定的流动相为乙腈 - 水（30：70），检测波长 302 nm。采用不同的流动相体系，对处方中的 5 个主要成分均可实现基线分离，且峰形良好 [42]。

2.2　原子吸收光谱法

王呈文等采用火焰原子吸收光谱法测定了火炭母中 11 种微量元素（Fe、Mg、Ca、K、Cu、Pb、Cr、Cd、Zn、Mn 和 Ni）的含量。结果表明，火炭母中 Fe、Mg、Ca、K、Zn、Mn 6 种微量元素的含量较高，而 Cu、Pb、Cr、Cd、Ni 5 种微量元素的含量较少 [43]。

参 考 文 献

[1]《广东中药志》编辑委员会. 广东中药志（第一卷）[M]. 广州：广东科技出版社，1990：29–31.

[2] 邓世明. 海南常用中草药名录 [M]. 北京：科学出版社，2006：115.

[3] 国家中医药管理局《中华本草》编委会. 中华本草（第 2 册）[M]. 上海：上海科学技术出版社，1999：648.

[4] 叶青美，江仁望，韩方璇，等. 火炭母药材的研究进展 [J]. 海峡药学，2013，25（10）：3–7.

[5] 王永刚，谢仕伟，苏薇薇. 火炭母化学成分研究 [J]. 中药材，2005，28（11）：1000–1001.

[6] 谢贤强，吴萍，林立东，等. 火炭母化学成分的研究 [J]. 热带亚热带植物学报，2007，15（5）：450–454.

[7] Rao PRSP，Rao EV. Polyphenolic components of *Polygonum chinense* leaves [J]. *Current Science*，1977，46（18）：640.

[8] Zheng HC，Lu Y，Chen DF. Anticomplement compounds from *Polygonum chinense* [J]. *Bioorganic & Medicinal Chemistry Letters*，2018，28：1495–1500.

[9] 叶青美. 火炭母的化学成分及质量标准初步研究 [D]. 暨南大硕士学位论文，2011.

[10] Tsai PL，Wang JP，Chang CW，et al. Constituents and bioactive principles of *Polygonum chinensis* [J]. *Phytochemistry*，1998，49（6）：1663–1666.

[11] Tran TT，Kim M，Jang Y，et al. Characterization and mechanisms of anti-influenza virus metabolites isolated from the Vietnamese medicinal plant *Polygonum chinense* [J]. *BMC Complementary and Alternative Medicine*，2017，17（1）：162.

[12] 杨先会，梁振益，邓世明. 火炭母挥发性成分分析 [J]. 时珍国医国药，2009，20（2）：285–286.

[13] 林敬明，汪艳，许寅超，等. 火炭母超临界 CO_2 萃取物 GC-MS 分析 [J]. 中药材，2001，24（6）：417.

[14] 蔡家驹，曾聪彦，梅全喜. 火炭母水提物解热、退黄作用的实验研究 [J]. 中药材，2016，39（12）：2871–2874.

[15] 黄思茂，王梦楠，许琼梅，等. 火炭母总黄酮对 D- 氨基半乳糖诱导的肝损伤小鼠的保护作用及其机制 [J]. 中药药理与临床，2018，34（2）：32–35.

[16] 高雅，朱华. 火炭母醇提物对大鼠急性肝损伤的保护作用研究 [J]. 华西药学杂志，2012，27（3）：283–284.

[17] 刘杰，王伯初，彭亮，等. 黄酮类抗氧化剂的构 - 效关系 [J]. 重庆大学学报，2004，27（2）：120–124.

[18] 魏朝良，于德红，安利佳. 黄酮类化合物及清除自由基机制的探讨 [J]. 中成药，2005，27（2）：239–241.

[19] 曹志超，顾翔，苏佩清. 黄酮类化合物抗氧化及其作用机制的研究进展 [J]. 实用临床医药杂志，2009，13（7）：111–112.

[20] Huang WY，Cai YZ，Xing J，et al. Comparative analysis of bioactivities of four *Polygonum* species [J]. *Planta Medica*，2008，74（1）：43–49.

[21] 王呈文，余文森. 火炭母乙醇提取物的抗氧化活性及其稳定性研究 [J]. 安徽农业科学，2016，44（12）：160–161.

[22] 董艳辉. 火炭母总黄酮的提取和抗氧化活性研究 [J]. 食品工业科技，2015，36（14）：299–307.

[23] 刘圆，李圆圆，冯婷婷，等. 木犀草素镇痛抗炎作用的实验研究 [J]. 齐齐哈尔医学院学报，2010，31（15）：2368–2370.

[24] 张毅，王旭光. 木犀草素的体外抗炎机制研究 [J]. 广州中医药大学学报，2007，24（13）：231–234.

[25] 蔡家驹，曾聪彦，梅全喜. 火炭母水提物抗炎、镇痛作用的实验研究 [J]. 时珍国医国药，2017，28（1）：100–102.

[26] 范文昌，梅全喜，欧秀华，等. 12 种广东地产清热解毒药材的抗炎作用研究 [J]. 中国药业，2011，20（8）：28–30.

[27] 范文昌，梅全喜，高玉桥. 12 种广东地产清热解毒药的镇痛作用实验研究 [J]. 今日药学，2010，20（2）：12–15.

[28] 欧阳蒲月，朱翠霞，陈功锡，等. 火炭母提取物抑菌活性的初步研究 [J]. 化学与生物工程，2012，29（4）：37–40，44.

[29] 林燕文. 2 种蓼科植物体外抑菌试验研究 [J]. 微生物学杂志，2011，31（3）：102–105.

[30] 袁婷，张广源. 广东五种常见中草药的体外抑菌试验 [J]. 广东畜牧兽医科技，2014，39（4）：20–23.

[31] 张正，许向东，杜绍财，等. 60 种中草药抗乙型肝炎病毒的实验研究 [J]. 北京医科大学学报，1988，20（3）：211–214.

[32] 黄思萦，吴勇，田先翔，等. 火炭母治疗乳腺增生的活性部位研究 [J]. 中药药理与临床，2016，32（6）：158–161.

[33] 黄桥华，曾琪，刘小云，等. 火炭母提取物抑制人结肠癌 HCT-116 细胞体外增殖研究 [J]. 环球中医药，2018，11（2）：203–206.

[34] 杨绍艳. 广东凉茶原料抗氧化及抗肿瘤活性研究 [D]. 江西农业大学硕士学位论文，2012.

[35] Xiao HT，Tsang SW，Qin HY，et al. A bioactivity-guided study on the anti-diarrheal activity of *Polygonum chinense* Linn [J]. *Journal of Ethnopharmacology*，2013，149（2）：499–505.

[36] Ismail IF，Golbabapour S，Hassandarvish P，et al. Gastroprotective activity of *Polygonum chinense* aqueous leaf extract on ethanol-induced hemorrhagic mucosal lesions in rats [J]. *Evidence-based Complementary and Alternative Medicine*，2012（1）：404012.

[37] 郭敏，陈静，银胜高. 火炭母与粗毛火炭母红外指纹图谱比较研究 [J]. 时珍国医国药，2014，25（12）：2936–2938.

[38] 王金香 . 火炭母药材 HPLC 指纹图谱研究 [J]. 中国实验方剂学杂志，2011，17（15）：96–98.

[39] 叶青美，江仁望，田海妍，等 . RP-HPLC 法测定火炭母药材中鞣花酸的质量分数 [J]. 暨南大学学报，2011，32（3）：300–303.

[40] 林焕泽，吴秀荣 . 高效液相色谱法测定火炭母中槲皮苷的含量 [J]. 中国医院药学杂志，2006，26（8）：1032.

[41] 杜憬生，蔡宇 . 不同产地火炭母中槲皮素及木犀草素的含量测定 [J]. 中药材，2012，35（2）：243–245.

[42] 谭雄斯，曹娟娟 . HPLC 法测定肝友胶囊中的槲皮素、木犀草素、对羟基苯乙酮、滨蒿内酯和白藜芦醇 [J]. 中成药，2014，36（10）：2101–2106.

[43] 王呈文，张锐龙，张彩云 . 火焰原子吸收光谱法测定火炭母中微量元素 [J]. 安徽农业科学，2016，44（9）：160–161.

巴　戟　天

【植物来源】

本品为茜草科（Rubiaceae）巴戟天属植物巴戟天 *Morinda officinalis* How 的干燥根，又名鸡眼藤、黑藤钻、糠藤、三角藤。巴戟天生于山谷溪边、山地疏林下，在我国主要分布于福建、江西、广东、海南、广西等省区。栽种 6～7 年即可采收，在秋冬季采挖，挖出后，摘下肉质根，洗去泥沙，在阳光下晒至五六成干，用水棒轻轻打扁，再晒至全干即成[1-2]。

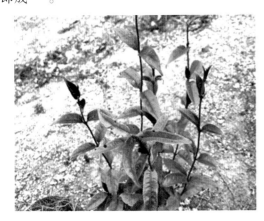 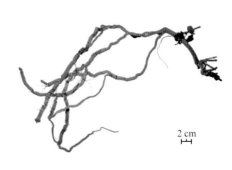

2 cm

巴戟天基源植物（左）与药材（右）图片

【功能与主治】

巴戟天始载于《神农本草经》，其味辛、甘，性温，归肝、肾经。具补肾助阳、强筋壮骨、祛风除湿等功效，可用于治疗肾虚阳痿、遗精早泄、少腹冷痛、宫冷不孕、风湿痹痛、筋骨痿软等症[3]。巴戟天在岭南地区使用广泛，"北有人参，南有巴戟"，其在广东省肇庆市种植历史悠久，为"四大南药"之一，自古被誉为补肾阳要药[4]。

【化学成分】

巴戟天中含有蒽醌类、萜类及甾醇类、苯丙素类、糖类等多种化学成分。

1. 蒽醌类 [5-19]

巴戟天中含有丰富的蒽醌类成分，目前已报道的该类成分主要有：大黄素 - 甲醚（physcion，**1**）、甲基异茜草素 -1- 甲醚（rubiadin-1-methyl ether，**2**）、甲基异茜草素（rubiadin）、2- 羟基 -3- 羟甲基蒽醌（2-hydroxyl-3-hydroxymethyl anthraquinone，**3**）、2- 甲基蒽醌（2-methyl anthraquinone，**4**）、1- 羟基蒽醌（1-hydroxyanthraquinone）、1- 羟基 -2- 甲基蒽醌（1-hydroxy-2-methyl anthraquinone）、1, 6- 二羟基 -2, 4- 二甲氧基蒽醌（1, 6-dihydroxy-2,

4-dihydroxy anthraquinone，**5**）、1, 6- 二 羟 基 -2- 甲 氧 基 蒽 醌（1, 6-dihydroxy-2-methoxyanthraquinone）、1- 羟基 -2- 甲氧基蒽醌（1-hydroxy-2-methoxyanthraquinone）、茜素 -1- 甲醚（alizarin-1-methylether）、lucidin-ω-methylether（**6**）、1- 羟基 -2, 3- 二甲基蒽醌（1-hydroxy-2, 3-dimethylanthraquinone，**7**）、1- 羟基 -3- 羟甲基蒽醌（1-hydroxy-3-hydroxymethylanthraquinone）、1, 2- 二甲氧基 -3- 羟基蒽醌（1, 2-dimethoxy-3-hydroxyanthraquinone，**8**）、1, 3- 二羟基 -2- 甲 氧 基 蒽 醌（1, 3-dihydroxy-2-methoxyanthraquinone）、1, 2- 二 羟 基 -3- 甲 基 蒽 醌（1, 2-dihydroxy-3-methyl anthraquinone，**9**）、1, 3, 8- 三羟基 -2- 甲氧基蒽醌（1, 3, 8-trihydroxy-2-methoxyanthraquinone）、2- 羟甲基 -3- 羟基蒽醌（2-hydroxymethyl-3-hydroxyanthraquinone）、2- 甲氧基蒽醌（2-methoxyanthraquinone）、1, 3- 二羟基 -2- 丁酰基蒽醌（1, 3-dihydroxy-2-isobutyrylanthraquinone，**10**）、1, 2- 二羟基蒽醌（1, 2-dihydroxyanthraquinone）、3- 羟基 -2- 甲基蒽醌（3-hydroxy-2-methylanthraquinone）、digiferruginol、1, 3- 二羟基 -2- 羟甲基蒽醌（1, 3-dihydroxy-2-hydroxymethylanthraquinone）、羧 基 -2- 蒽 醌（anthraquinone-2-carboxylicacid，**11**）、2- 羟甲基蒽醌（2-hydroxymethylanthraquinone）、1- 羟基 -6- 羟甲基蒽醌（1-hydroxy-6-hydroxymethylanthraquinone，**12**）、1- 羟基 -7- 羟甲基蒽醌（1-hydroxyl-7-hydroxymethylanthraquinone，**13**）、2- 甲氧甲酰基蒽醌（2-carbomethoxy-anthraquinone，**14**）、2- 醛基蒽醌（anthraquinone-2-aldehyde，**15**）、茜素二甲醚（alizarindimethylether，**16**）、2, 5- 二羟基 -1- 甲氧基蒽醌（2, 5-dihydroxy-1-methoxyanthraquinone）、2, 5, 8- 三羟基 -1- 甲氧基蒽醌（2, 5, 8-trihydroxy-1-methoxyanthraquinone，**17**）、1, 4- 二羟基蒽醌（1, 4-dihydroxyanthraquinone）、蒽环 -1, 3- 二甲醚（anthragallol-1, 3-dimethylether）、3- 羟基 -2- 羟甲基 -1- 甲氧基蒽醌（3-hydroxy-2-hydroxymethyl-1-methoxyanthraquinone）、1, 2- 二氧乙烯蒽醌（1, 2-dimethoxy-ethyleneanthraquinone，**18**）和百眼藤 A（morindaparvin A，**19**）。

1 $R_1 = OH$	$R_2 = H$	$R_3 = OCH_3$	$R_4 = H$	$R_5 = H$	$R_6 = CH_3$	$R_7 = H$	$R_8 = OH$
2 $R_1 = OCH_3$	$R_2 = CH_3$	$R_3 = OH$	$R_4 = H$	$R_5 = H$	$R_6 = H$	$R_7 = H$	$R_8 = H$
3 $R_1 = H$	$R_2 = OH$	$R_3 = CH_2OH$	$R_4 = H$	$R_5 = H$	$R_6 = H$	$R_7 = H$	$R_8 = H$
4 $R_1 = H$	$R_2 = CH_3$	$R_3 = H$	$R_4 = H$	$R_5 = H$	$R_6 = H$	$R_7 = H$	$R_8 = H$
5 $R_1 = OH$	$R_2 = OCH_3$	$R_3 = H$	$R_4 = OCH_3$	$R_5 = H$	$R_6 = OH$	$R_7 = H$	$R_8 = H$
6 $R_1 = OH$	$R_2 = CH_2OCH_3$	$R_3 = OH$	$R_4 = H$	$R_5 = H$	$R_6 = H$	$R_7 = H$	$R_8 = H$
7 $R_1 = OH$	$R_2 = CH_3$	$R_3 = CH_3$	$R_4 = H$	$R_5 = H$	$R_6 = H$	$R_7 = H$	$R_8 = H$
8 $R_1 = OCH_3$	$R_2 = OCH_3$	$R_3 = OH$	$R_4 = H$	$R_5 = H$	$R_6 = H$	$R_7 = H$	$R_8 = H$
9 $R_1 = OH$	$R_2 = OH$	$R_3 = CH_3$	$R_4 = H$	$R_5 = H$	$R_6 = H$	$R_7 = H$	$R_8 = H$
10 $R_1 = OH$	$R_2 = COCH(CH_3)_2$	$R_3 = OH$	$R_4 = H$	$R_5 = H$	$R_6 = H$	$R_7 = H$	$R_8 = H$
11 $R_1 = H$	$R_2 = COOH$	$R_3 = H$	$R_4 = H$	$R_5 = H$	$R_6 = H$	$R_7 = H$	$R_8 = H$
12 $R_1 = OH$	$R_2 = H$	$R_3 = H$	$R_4 = H$	$R_5 = H$	$R_6 = CH_2OH$	$R_7 = H$	$R_8 = H$
13 $R_1 = OH$	$R_2 = H$	$R_3 = H$	$R_4 = H$	$R_5 = H$	$R_6 = H$	$R_7 = CH_2OH$	$R_8 = H$
14 $R_1 = H$	$R_2 = COOCH_3$	$R_3 = H$	$R_4 = H$	$R_5 = H$	$R_6 = H$	$R_7 = H$	$R_8 = H$
15 $R_1 = H$	$R_2 = CHO$	$R_3 = H$	$R_4 = H$	$R_5 = H$	$R_6 = H$	$R_7 = H$	$R_8 = H$
16 $R_1 = OCH_3$	$R_2 = OCH_3$	$R_3 = H$	$R_4 = H$	$R_5 = H$	$R_6 = H$	$R_7 = H$	$R_8 = H$
17 $R_1 = OCH_3$	$R_2 = OH$	$R_3 = H$	$R_4 = H$	$R_5 = OH$	$R_6 = H$	$R_7 = H$	$R_8 = OH$

巴戟天中分离鉴定的蒽醌类化合物结构式

2. 环烯醚萜类 [9, 18, 20–22]

环烯醚萜类化合物为茜草科植物的特征性化学成分之一，巴戟天中也含有该类成分，如：ningpogenin（**20**）、morindolide（**21**）、水晶兰苷（monotropein，**22**）、水晶兰苷甲酯（monotropein methyl ester，**23**）、desacetylasperulosidic acid（**24**）、morofficinaloside（**25**）、车叶草酸（asperulosidic acid）、车叶草苷（asperuloside，**26**）和四乙酰车叶草苷（asperuloside tetraacetate）。

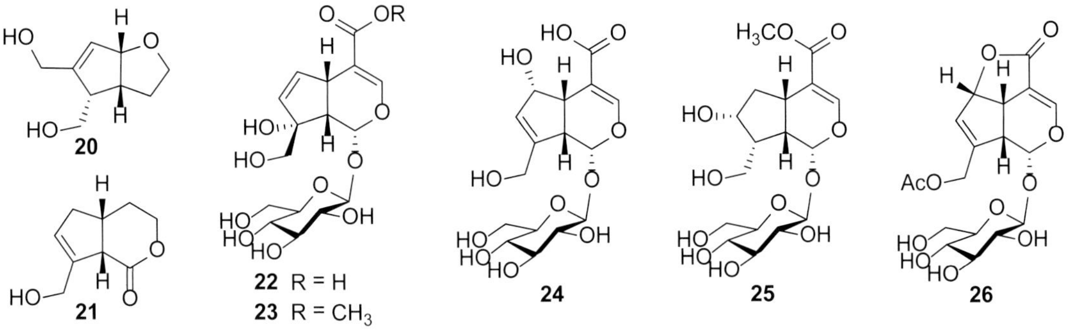

20

21

22 R = H
23 R = CH$_3$

24

25

26

巴戟天中分离鉴定的环烯醚萜类化合物结构式

3. 三萜及甾醇类 [6, 9, 12–14, 17, 21, 23]

巴戟天中含有 3β, 19α- 二羟基 -12- 烯 -28- 乌苏酸（3β, 19α-dihydroxyl-12-en-28-oic acid / pomolic acid）、rotungenic acid（**27**）、乌苏酸（ursolic acid）、marinoid C（**28**）、omolic acid 3β-acetate（**29**）、marinoid A（**30**）、marinoid B（**31**）、marinoid D（**32**）、marinoid E（**33**）、marinoid F（**34**）、marinoid G（**35**）、spathodic acid（**36**）、sumaresinolic acid（**37**）、齐墩果酸乙酸酯（oleanolic acid acetate）、豆甾醇（stigmasterol）、谷甾醇（β-sitosterol）、胡萝卜苷（β-daucosterol）、3β, 20(R)- 丁基 -5- 烯基 - 胆甾醇 [3β,20(R)-butyl-5-alkenylcholestol，**38**]、oxositosterol（**39**）和 3β, 5- 烯基 - 螺旋甾（3β, 5-alkenylspirostol，**40**）等三萜及甾醇类化合物。

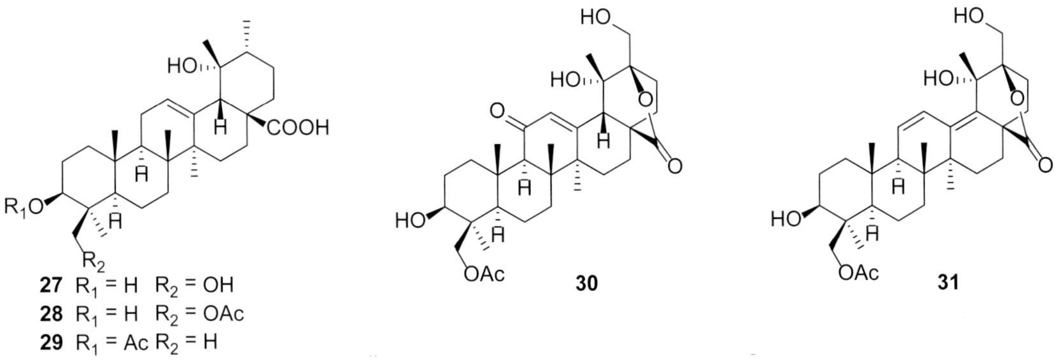

27 R$_1$ = H　R$_2$ = OH
28 R$_1$ = H　R$_2$ = OAc
29 R$_1$ = Ac　R$_2$ = H

30

31

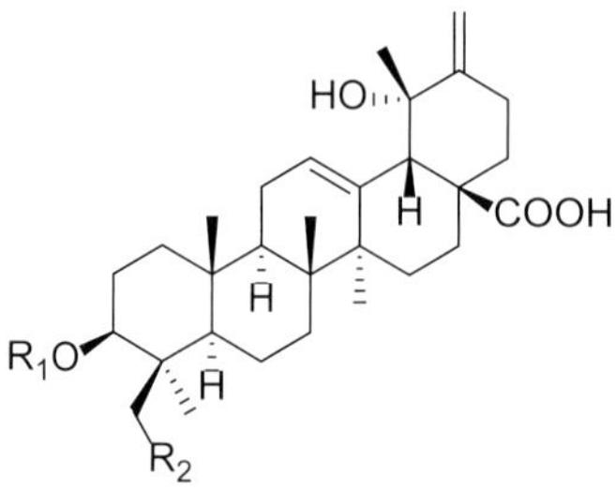

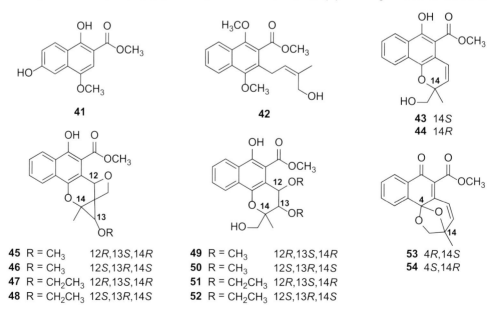

32 R$_1$ = Ac R$_2$ = H
33 R$_1$ = H R$_2$ = OAc
34 R$_1$ = Ac R$_2$ = OH

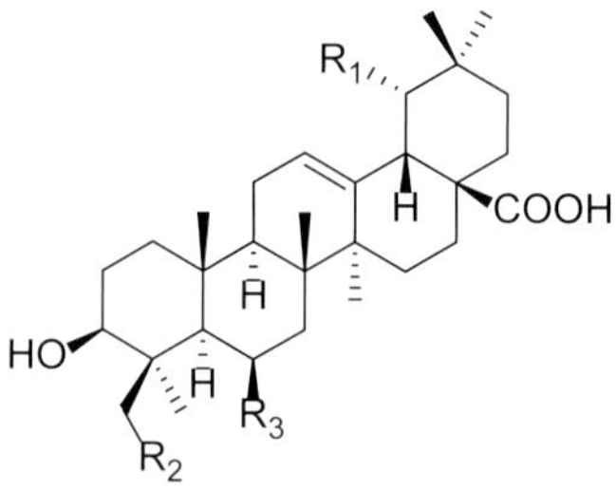

35 R$_1$ = OH R$_2$ = OAc R$_3$ = H
36 R$_1$ = OH R$_2$ = OH R$_3$ = H
37 R$_1$ = H R$_2$ = H R$_3$ = OH

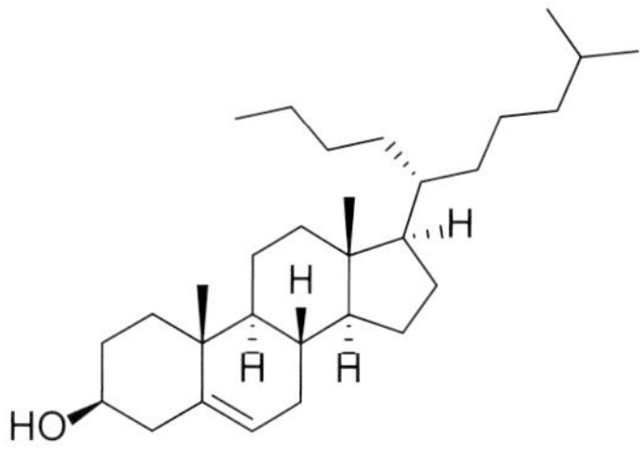

38
39 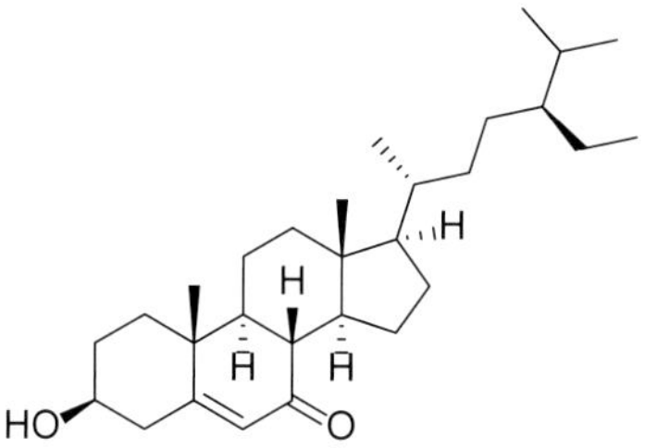
40 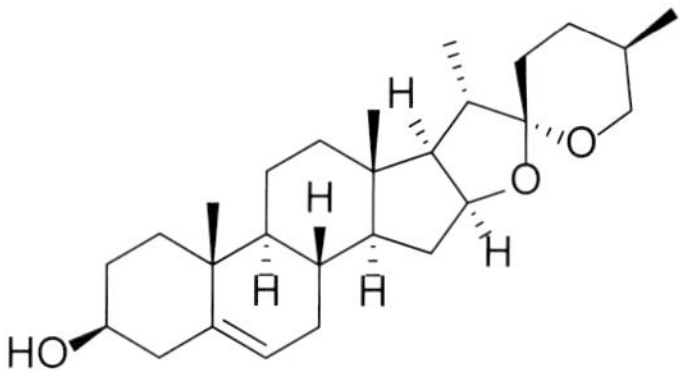

巴戟天中分离鉴定的三萜及甾醇类化合物结构式

4. 2- 萘甲酸甲酯衍生物 [24]

此外，巴戟天中还含有 2- 萘甲酸甲酯衍生物类化合物，如：lawsonaphthoate A（**41**）、mornaphthoate F（**42**）、nonin B、(+)-nonin A（**43**）、(−)-nonin A（**44**）、(+)-mornaphthoate B（**45**）、(−)-mornaphthoate B（**46**）、(+)-mornaphthoate A（**47**）、(−)-mornaphthoate A（**48**）、(+)-mornaphthoate C（**49**）、(−)-mornaphthoate C（**50**）、(+)-mornaphthoate D（**51**）、(−)-mornaphthoate D（**52**）、(−)-mornaphthoate E（**53**）和 (+)-mornaphthoate E（**54**）。

41
42
43 14S
44 14R

45 R = CH$_3$ 12R,13S,14R
46 R = CH$_3$ 12S,13R,14S
47 R = CH$_2$CH$_3$ 12R,13S,14R
48 R = CH$_2$CH$_3$ 12S,13R,14S

49 R = CH$_3$ 12R,13S,14R
50 R = CH$_3$ 12S,13R,14S
51 R = CH$_2$CH$_3$ 12R,13S,14R
52 R = CH$_2$CH$_3$ 12S,13R,14S

53 4R,14S
54 4S,14R

巴戟天中分离鉴定的 2- 萘甲酸甲酯衍生物类化合物结构式

5. 苯丙素类 [11, 14, 16]

文献报道，从巴戟天中分离鉴定了 scopoletin（**55**）、异嗪皮啶（isofraxidin，**56**）、3, 4- 二羟基苯乙醇（3, 4-dihydroxyphenylethanol）、3-（4- 羟基 - 苯基）-1, 2- 丙二醇 [3-（4-hydroxyphenyl）-1, 2-propandiol] 和阿魏酸（ferulic acid）和苯乙醇 -*O*-*β*-D- 吡喃葡萄糖苷（2-phenylethyl-*O*-*β*-D-glucopyranoside）等苯丙素类化合物。

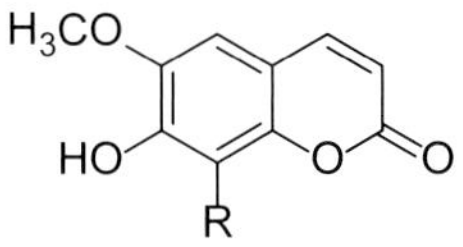

55 R = H
56 R = OCH₃

巴戟天中分离鉴定的苯丙素类化合物结构式

6. 糖类 [25]

巴戟天中含有大量的糖类成分，包括耐斯糖、蔗糖、蔗果三糖、1F- 果呋喃糖基耐斯糖、菊淀粉型六至九聚糖、巴戟甲素和 *β*-D- 果聚三糖至五糖等，其中低聚糖的含量占药材干重的 10% 以上。

7. 其他类 [9, 13–14]

除以上化学成分，巴戟天中还含有 *l*-borneol-6-*O*-*β*-D-apiosyl-*β*-D-glucoside（**57**）、2- 丁醇 -*O*-*β*-D- 吡喃葡萄糖苷（*sec*-butyl-*O*-*β*-D-glucopyranoside）、(4*R*, 5*S*)-5- 羟基 -4- 己内酯 [(4*R*,5*S*)-5-hydroxyhexan-4-olide，**58**] 和富马酸（fumaric acid）等其他类型化合物。

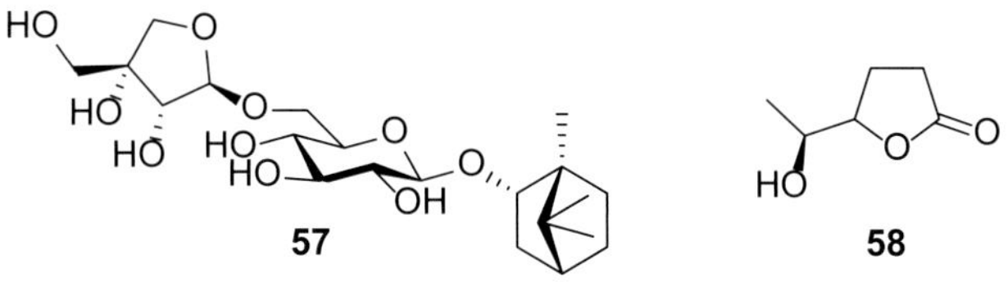

57   **58**

巴戟天中分离鉴定的部分其他类型化合物结构式

【药理作用】

1. 神经系统作用

采用 5- 羟色胺酸诱导小鼠甩头、去扑吗啡诱导小鼠刻板等模型，发现巴戟天的醇提物和水提物均可通过作用于神经系统的 5- 羟色胺受体来发挥抗抑郁作用 [26]。大、小鼠强迫游泳和大鼠低速率差式强化程序实验研究表明，巴戟天醇提物表现出较好的抗抑郁作用，并呈现出一定的量效关系 [27]。巴戟天多糖能够减轻抑郁症模型大鼠体内的氧化应激水平，减轻海马区神经元的损伤，并改善实验性抑郁症大鼠的认知行为障碍 [28]。在糖水偏好和强迫游泳实验中，巴戟天寡糖还能有效地改善慢性应激所诱导的抑郁行为，其作用机制可能与脑源性神经营养因子、糖原合成激酶 -3*β* 及 *β*- 连环蛋白等信号通路有关 [29]。

此外，以 PC12 细胞为模型，发现巴戟天寡糖可拮抗皮质脂酮所诱导的 PC12 细胞凋亡，这可能是其抗抑郁作用的细胞机制之一[30]。

巴戟天水提液能够提高自然衰老小鼠脑组织中多巴胺、肾上腺素和去甲肾上腺素的含量，降低阻抑记忆的 5- 羟色胺的含量，从而延缓大脑的衰老[31]。巴戟天二聚果糖可通过抑制氧化应激和神经元凋亡、恢复正常能量代谢、改善胆碱能系统等途径对 Aβ_{25-35} 诱导的大鼠神经毒性起到保护作用[32]。

此外，巴戟天中菊淀粉型低聚糖可逆转单次应激模型大鼠的前额皮质、海马和杏仁核中别孕烯醇酮含量的降低，具有一定的缓解创伤后应激障碍的作用[33]。

2. 免疫调节

巴戟天醇提物能够使 D- 半乳糖所致衰老大鼠的胸腺指数、脾脏指数、T 淋巴细胞转化指数、B 淋巴细胞转化指数、白细胞介素 -2 水平和 CD28 阳性淋巴细胞数明显升高，增强其免疫功能[34]。巴戟天多糖 MOPI-3α 和 MOPA-2α 可提高环磷酰胺诱导的免疫功能低下小鼠的免疫器官指数、巨噬细胞吞噬率及外周血淋巴细胞的转化率，具有增强免疫力的作用[35]。

3. 保护心脑血管

巴戟天水煎液能够改善 β- 半乳糖所致衰老大鼠的心肌细胞形态，增强心肌细胞活力，同时上调衰老心肌细胞肌球蛋白重链 α-MHC mRNA 的表达，并抑制肌球蛋白重链 β-MHC mRNA 的表达[36]。巴戟天醇提物能够减轻心肌缺血再灌注损伤后的心肌细胞凋亡，其作用机制可能与降低心肌组织中的白介素 -1β 和肿瘤坏死因子 -α（TNF-α）的表达水平有关[37]。

4. 抗骨质疏松

巴戟天多糖能够显著提高去卵巢大鼠的骨密度、骨矿物质、骨钙素及 1, 25- 二羟基维生素 D_3 的含量，对去卵巢大鼠骨质疏松症具有良好的防治作用[38]。另有研究表明，巴戟天多糖可提高切除卵巢后骨质疏松大鼠的骨密度，其可能通过提高血清微量元素水平、降低白介素 -6 和肿瘤坏死因子 -α 的表达水平发挥作用[39]。此外，巴戟天多糖还可提高骨质疏松模型大鼠体内的 5- 羟色胺和血管内皮生长因子（VEGF）的含量，改善血清磷（P）水平，缓解大鼠的骨质疏松症状[40]。

5. 改善生殖

巴戟天对微波损伤的雄鼠睾丸生精功能具有修复作用，其可提高附睾指数、睾丸指数、精子活性及精子活动率[41]。此外，巴戟天寡糖亦能保护人精子的 DNA 不受 H_2O_2 损伤[42]。

6. 抗炎

采用热板法和醋酸扭体法，发现巴戟天甲醇提取物正丁醇萃取部位的主成分 monotropein（**26**，含量高达 85%）能够显著减少小鼠的拉伸次数并延长动作时间，亦能显著缓解角叉菜胶诱导的大鼠急性足肿胀[43]。同时，在脂多糖（LPS）诱导的 RAW264.7 巨噬细胞中，巴戟天甲醇提取物能有效抑制一氧化氮（NO）、前列腺素 E_2（PGE$_2$）和

TNF-α 的产生[44]。

【质量标准】

巴戟天为 2015 年版《中国药典》收录品种，其中规定了巴戟天药材的显微鉴别、水分检查和含量测定等检测项。

1. 高效液相指纹图谱

有研究建立了不同来源的 8 批巴戟天药材中糖类化合物的 HPLC-ELSD 指纹图谱，并标定了 13 个共有峰。色谱条件为：Inertsil NH$_2$ 色谱柱（4.6 mm×250 mm，5 μm）；流动相为乙腈 - 水梯度洗脱；流速 1.2 mL/min；柱温为室温；蒸发光检测器（ELSD）漂移管温度 100 ℃；N$_2$ 气流速度 22 L/min；He 在线脱气，气流速度 20 mL/min[45]。

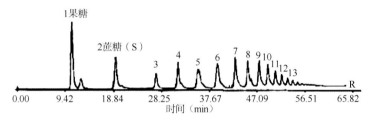

巴戟天药材中糖类成分的 HPLC-ELSD 指纹图谱（共有模式图）[45]

另有研究建立了不同来源的 11 批巴戟天药材中环烯醚萜类及蒽醌类成分的 HPLC-DAD 指纹图谱，并分别标定了 8 个和 7 个共有色谱峰。色谱条件为：ZORBAX SB Aq 色谱柱（4.6 mm×250 mm，5 μm）；流动相为乙腈 -0.1% 磷酸水溶液梯度洗脱；流速 1.0 mL/min；柱温 30 ℃；检测波长为 235 nm 和 280 nm；进样量 5 μL[46]。

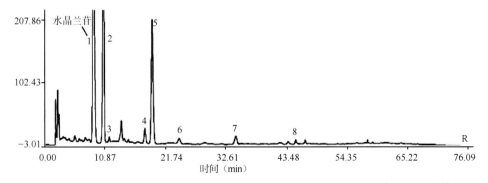

巴戟天药材中环烯醚萜类成分的 HPLC-DAD 指纹图谱共有模式图（235 nm）[46]

2. 含量测定方法

2.1　高效阴离子交换色谱 - 脉冲安培电化学检测法

以葡萄糖、果糖、蔗糖、1- 蔗果三糖、耐斯糖和 1F- 果呋喃糖基耐斯糖为对照品，采用高效阴离子交换色谱 - 脉冲安培电化学（HPAEC-PAD）检测法，建立了同时测定巴戟天中上述 6 种糖含量的方法。色谱条件为：Hamilton RCX-10 色谱柱（4.1 mm×250 mm，7 μm）；用 100 mmol/L NaOH 溶液 和 100 mmol/L NaOH 溶液，500 mmol/L

NaOAc 混合溶液为流动相梯度洗脱；流速 0.8 mL/min；柱温 35 ℃；进样量 25 μL [47]。

2.2　高效液相色谱法

2015 年版《中国药典》中规定了测定巴戟天中耐斯糖含量的 HPLC-ELSD 方法。色谱条件为：以十八烷基硅烷键合硅胶为填充剂；以甲醇 - 水（3∶97）为流动相；蒸发光散射检测器检测[1]。

以蔗果三糖、耐斯糖和 1F- 果呋喃糖基耐斯糖为对照品，建立了测定巴戟天中上述 3 种寡糖含量的 HPLC-ELSD 方法。色谱条件为：Cosmosil Sugar-D 色谱柱（4.6 mm×250 mm，5 μm）；流动相为乙腈 - 水梯度洗脱；流速 1.0 mL/min；柱温 30 ℃；蒸发光检测器漂移管温度为 50 ℃；增益为 8；进样量 10 μL；采集时间 40 min [48]。

以水晶兰苷、去乙酰基车叶草苷酸、车叶草苷酸和车叶草苷为对照品，建立了测定巴戟天中上述 4 种环烯醚萜类成分含量的 HPLC-DAD 方法。色谱条件为：艾杰尔 Venusil MP C18 色谱柱（4.6 mm×250 mm，5 μm）；流动相为乙腈 -0.2% 磷酸 + 0.01 mol/L 磷酸氢二钠缓冲盐溶液梯度洗脱；流速 1.0 mL/min；柱温 25 ℃；检测波长 235 nm；进样量 20 μL；采集时间 30 min [49]。

参 考 文 献

[1] 国家药典委员会 . 中华人民共和国药典（2015 年版，一部）[S]. 北京：中国医药科技出版社，2015：81–82.

[2] 国家中医药管理局《中华本草》编委会 . 中华本草（Vol 18）[M]. 上海：上海科学技术出版社，1999：448–451.

[3] 陈彩英，詹若挺，陈蔚文 . 南药巴戟天源流考证 [J]. 广州中医药大学学报，2009，26（2）：181–186.

[4] 王亚非，李运海，邢姝琴 . 巴戟天有效成分及其治疗肾阳虚证的研究进展 [J]. 中华中医药杂志，2006，31（12）：5165–5167.

[5] 周法兴，文洁，马燕 . 巴戟天的化学成分研究 [J]. 中药通报，1986，11（9）：42–43.

[6] He YQ，Zhang Q，Shen Y，et al. Rubiadin-1-methyl ether from *Morinda officinalis* How. Inhibits osteoclastogenesis through blocking RANKL-induced NF-κB pathway [J]. *Biochemical and Biophysical Research Communications*，2018，506（4）：927–931.

[7] 李赛，欧阳强，谈宣中，等 . 巴戟天的化学成分研究 [J]. 中国中药杂志，1991，28（11）：675–676.

[8] 杨燕军，舒惠一，闵知大 . 巴戟天和恩施巴戟的蒽醌化合物 [J]. 药学学报，1992，27（5）：358–364.

[9] Yoshikawa M，Yamaguchi S，Nishisaka H，et al. Chemical constituents of Chinese natural medicine，morindaeradix，the dried roots of *Morinda officinalis* How，structures of morindolide and morofficinaloside [J]. *Chemical & Pharmaceutical Bulletin*，1995，43（9）：1462–1465.

[10] Zhu LC，Li H，Liang Y，et al. Application of high-speed counter-current chromatography and preparative high-performance liquid chromatography mode for rapid isolation of anthraquinones from *Morinda officinalis* How. [J]. *Separation and Purification Technology*，2009，70（2）：147–152.

[11] Wu YB，Zheng CJ，Qin LP，et al. Antiosteoporotic activity of anthraquinones from *Morinda officinalis* on osteoblasts and osteoclasts [J]. *Molecules*，2009，14（1）：573–583.

[12] 李竣，张华林，蒋林，等 . 南药巴戟天化学成分 [J]. 中南民族大学学报（自然科学版），2010，29（4）：53–56.

[13] 张海龙，张庆文，张晓琦，等 . 南药巴戟天的化学成分（英文）[J]. 中国天然药物，2010，8（3）：192–195.

[14] 李晨阳，高昊，焦伟华，等 . 巴戟天根皮中的醌类成分的分离与鉴定 [J]. 沈阳药科大学学报，2011，28（1）：30–36.

[15] 王羚郦，李远彬，赖小平，等 . 巴戟天抗衰老活性成分研究（Ⅱ）[J]. 中南药学，2011，9（7）：495–498.

[16] 李远彬，王羚郦，赖小平，等 . 巴戟天抗衰老活性成分研究 [J]. 中南药学，2011，9（2）：101–103.

[17] 杨曦亮，张鹏，吴继洲 . 湖北巴戟天的成分研究 [J]. 时珍国医国药，2014，25（1）：20–22.

[18] Fei Y，Yan FS，Ze QZ，et al. Anthraquinone and iridoids from *Morinda officinalis* [J]. *Chemistry of Natural Compounds*，2016，52（6）：989–991.

[19] 杨振民，欧亚非，伊勇涛，等 . 巴戟天中蒽醌类化合物的分离、鉴定及生物活性 [J]. 天然产物研究与开发，2019，31：87–92.

[20] 陈玉武，薛智 . 巴戟天化学成分研究 [J]. 中药通报，1987，（10）：39–40.

[21] 陈红，陈敏，黄泽豪，等 . 巴戟天的化学成分研究 [J]. 中国实验方剂学杂志，2013，19（21）：69–71.

[22] Zhang Z，Zhang Q，Yang H，et al. Monotropein isolated from the roots of *Morinda officinalis* increases osteoblastic bone formation and prevents bone loss in ovariectomized mice [J]. *Fitoterapia*，2016，110：166–172.

[23] Zhai H J，Yu J H，Zhang Q，et al. Cytotoxic and antibacterial triterpenoids from the roots of *Morinda officinalis* var. officinalis [J]. *Fitoterapia*，2019，133：56–61.

[24] Yu JH，Zhai HJ，Yu ZP，et al. Methyl 2-naphthoates from a traditional Chinese herb *Morinda officinalis* var. *officinalis* [J]. *Tetrahedron*，2019，75（27）：3793–3801.

[25] 卢洪梅，邓少东，卢阳佳 . 巴戟天低聚糖类成分研究进展 [J]. 中国实验方剂学杂志，2018，24（9）：220–227.

[26] 蔡兵，崔承彬，陈玉华，等 . 中药巴戟天抗抑郁作用的大小鼠模型三级组合测试评价 [J]. 解放军药学学报，2005，21（5）：321–325.

[27] 张中启，袁莉，赵楠 . 巴戟天醇提取物的抗抑郁作用 [J]. 中国药学杂志，2000，35（11）：739–741.

[28] 刘建金 . 巴戟天多糖对抑郁症大鼠氧化应激及认知行为的影响 [J]. 中国现代医生，2011，49（16）：1–5.

[29] XuLZ，XuDF，HanY，et al. BDNF-GSK-3β-β-catenin pathway in the mPFC is involved in antidepressant-like effects of *Morinda officinalis* oligosaccharides in rats [J]. *International Journal of Neuropsychopharmacology*，2017，20（1）：83–93.

[30] Li YF，Gong ZH，Yang M，et al. Inhibition of the oligosaccharides extracted from *Morinda officinalis*，a Chinese traditional herbal medicine，on thecorticosterone induced apoptosis in PC12 cells [J]. *Life Sciences*，2003，72（8）：933–942.

[31] 张鹏，陈地灵，林励 . 巴戟天水提液对自然衰老小鼠脑组织中单胺类神经递质含量的影响 [J]. 医学研究杂志，2014，43（6）：79–81.

[32] Chen DL，Zhang P，Lin L. Protective effects of bajijiasu in a rat model Aβ_{25-35}-induced neurotoxicity [J]. *Journal of Ethnopharmacology*，2014：154：206–217.

[33] Qiu ZK，Liu CH，Cao M，et al. The inulin-type oligosaccharides extract from *Morinda officinalis*，a traditional Chinese herb，ameliorated behavioraldeficits in an animal model of post-traumatic stress disorder [J]. *Metabolic Brain Disease*，2016，31：1143–1149.

[34] 王雪侠，张向前 . 巴戟天醇提物对 D- 半乳糖致衰老大鼠免疫功能的影响 [J]. 中国医药导报，2013，10（4）：17–19.

[35] 何传波，李琳，汤凤霞 . 不同巴戟天多糖对免疫活性的影响 [J]. 中国食品学报，2010，10（5）：68–73.

[36] 张丽娜，张天良，金国琴 . 巴戟天对 D- 半乳糖致衰老大鼠心肌细胞肌球蛋白和肌动蛋白基因表达的影响 [J]. 中国老年学杂志，2011，31（24）：4836–4838.

[37] 刘林芝 . 巴戟天醇提物对离体大鼠心肌缺血再灌注损伤后白介素 -1β，肿瘤坏死因子 -α 及心肌细胞凋亡的影响 [J]. 中国医药导报，2012，9（29）：11–15.

[38] 刘亦恒，吴多庆，朱振标 . 巴戟天多糖对去卵巢大鼠骨质疏松症的防治作用 [J]. 海南医学，2014，25（20）：2973–2974.

[39] 朱孟勇，赫长胜，王彩娇 . 巴戟天多糖对骨质疏松大鼠骨密度及血清微量元素的影响 [J]. 中草药，2010，41（9）：1513–1515.

[40] 刘汝银，岳宗进，包德明 . 巴戟天多糖对骨质疏松模型大鼠 5-HT、VEGF 与体内矿物质含量影响研究 [J]. 中国生化药物杂志，2015，4（35）：59–62.

[41] 张巍，康思鹏，陈清瑞 . 巴戟天对微波损伤的雄鼠睾丸生精功能的影响 [J]. 解剖学研究，2010，32（5）：338–340.

[42] Chen DL，Li N，Li L. Confocal mirco-Raman spectroscopic analysis of the antioxidant protection mechanism of the oligosaccharides extracted from *Morinda officinalis* on human sperm DNA [J]. *Journal of Ethnopharmacology*，2014，153，119–124.

[43] Choi JW，Lee KT，Choi MY，et al. Antinociceptive anti-inflammatory effect of monotropein isolated from the root of *Morinda officinalis* [J]. *Biological and Pharmaceutical Bulletin*，2005，28，（10）：1915–1918.

[44] Kin IT，Park HJ，Nam JH，et al. In-*vitro* and in-*vivo* anti-inflammatory andantinociceptive effects of the methanol extractof the roots of *Morinda officinalis* [J]. *Journal of Pharmacy and Pharmacology*，2005，57，607–615.

[45] 刘晓涵，陈永刚，林励，等 . 不同产地巴戟天中糖类成分 HPLC-ELSD 指纹图谱研究 [J]. 中草药，2009，40（10）：1641–1643.

[46] 高新开，叶家宏，曹子丰，等 . 巴戟天环烯醚萜苷类及蒽醌类成分 HPLC 指纹图谱研究 [J]. 中药新药与临床药理，

2014，25（3）：315–318.

[47] 马务迢，刘伟贤，孙恬，等 . 利用高效阴离子交换色谱 - 脉冲安培电化学检测法测定不同生长年限巴戟天中 6 种寡糖类成分含量 [J]. 中国药学杂志，2015，50（21）：1912–1916.

[48] 周斌，崔小弟，李洁，等 . HPLC-ELSD 法同时分析巴戟天中 3 种寡糖 [J]. 中成药，2013，35（10）：2289–2291.

[49] 张建花，许月明，何玉琼，等 . 巴戟天环烯醚萜苷类成分含量测定和提取方法的研究 [J]. 药学实践杂志，2017，35（4）：328–333.

龙 眼 肉

【植物来源】

本品为无患子科（Sapindaceae）龙眼属植物龙眼 *Dimocarpus longan* Lour. 的假种皮，也叫桂圆，原产于广东、广西，现在我国的福建、广东、广西、云南、台湾等地均有栽培。龙眼树为常绿乔木，小枝粗壮，习生长于山谷林地。果实近球形，直径 1.5 ～ 2.5 cm，外皮黄褐色，果肉白而半透明，味甜，可作为食品食用，亦可入药[1]。

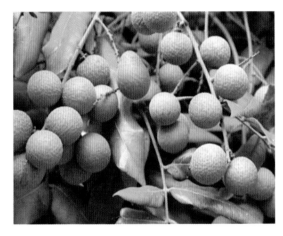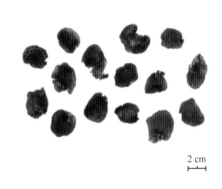

2 cm

龙眼肉基源植物（左）与药材（右）图片

【功能与主治】

龙眼始载于《神农本草经》："龙眼，味甘，平。主五脏邪气，安志厌食。久服，强魂、聪明、轻身、不老、通神明。一名益智。"，后被《本草经集注》、《新修本草》、《证类本草》、《本草纲目》等多部本草著作所收录。龙眼肉甘味，归脾，能益人心智，故名益智，但不是现今所说的益智仁。龙眼肉可治五脏邪气、安心志、疗厌食、除蛊毒、驱除多种寄生虫。李时珍曾说：龙眼肉可开胃益脾、补虚损、增智力[2-4]。

【化学成分】

龙眼肉中含有糖类、脂类、核苷类、挥发性成分、氨基酸等多种化学成分。

1. 脂类[5-11]

龙眼肉中含有大豆脑苷 I（soyacerebroside I，**1**）、大豆脑苷 II（soyacerebroside II，**2**）、龙眼脑苷 I（longan cerebrosied I，**3**）、龙眼脑苷 II（longan cerebrosied II，**4**）、苦瓜脑苷（momor-cerebroside I，**5**）和商陆脑苷（phytolacca cerebroside，**6**）等糖基鞘脂类成分，

以及溶血磷脂酰胆碱、磷脂酰胆碱、磷脂酰肌醇、磷脂酰丝氨酸、磷脂酰乙醇胺、磷脂酸、磷脂酰甘油等磷脂类成分。

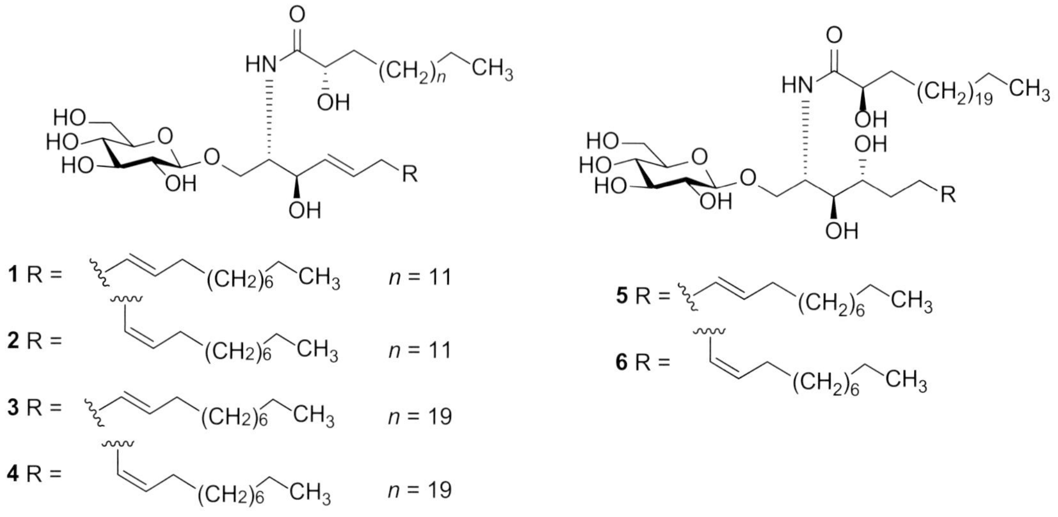

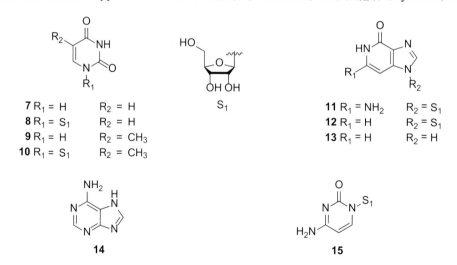

1 R = (CH₂)₆ CH₃ n = 11
2 R = (CH₂)₆ CH₃ n = 11
3 R = (CH₂)₆ CH₃ n = 19
4 R = (CH₂)₆ CH₃ n = 19

5 R = (CH₂)₆ CH₃
6 R = (CH₂)₆ CH₃

龙眼肉中分离鉴定的糖基鞘脂类化合物结构式

2. 核苷类 [9, 12–13]

龙眼肉中还含有丰富的核苷类成分，如尿嘧啶（uracil，**7**）、尿苷（uridine，**8**）、胸腺嘧啶（thymine，**9**）、胸苷（thymidine，**10**）、腺苷（adenosine，**11**）、鸟苷（guanosine，**12**）、次黄嘌呤核苷（hypoxanthine，**13**）、腺嘌呤（adenine，**14**）和胞苷（cytidine，**15**）等。

7 R₁ = H   R₂ = H
8 R₁ = S₁   R₂ = H
9 R₁ = H   R₂ = CH₃
10 R₁ = S₁   R₂ = CH₃

S₁

11 R₁ = NH₂   R₂ = S₁
12 R₁ = H   R₂ = S₁
13 R₁ = H   R₂ = H

14

15

龙眼肉中分离鉴定的核苷类化合物结构式

3. 挥发性成分 [14]

采用 LC-MS 联用技术对龙眼肉的挥发性成分进行了分析，从中鉴定出了苯并噻唑（benzothiazole）、1, 2- 苯并异噻唑（1, 2-benzisothiazole）、正十三烷（n-tridecane）、2-

甲基萘（2-methylnaphthalene）、新戊酸 -6- 烯脂（limonen-6-ene ester）等 38 个化合物。

4. 其他类 [15-19]

龙眼肉中还含有果糖、葡萄糖、蔗糖和龙眼多糖（一种杂多糖，由鼠李糖、甘露糖、葡萄糖、半乳糖、阿拉伯糖、木糖、甘露糖、岩藻糖、葡萄糖醛酸和半乳糖醛酸所组成的具有乙酰基结构的 α 或 β 构型吡喃糖）等大量的糖类成分，以及没食子酸、鞣花酸、鞣花酸、槲皮苷、单宁、鞣花单宁等酚酸类成分。此外，龙眼肉中还含有 7, 8- 二甲基咯嗪、(2S, 3S, 4R, 10E)- 2-[(2'R)-2'- 羟基二十四碳胺]-10- 十八碳烯 -1, 3, 4- 三醇、二十四碳酸、丁二酸、酒石酸、β- 二谷甾醇、β- 甾胡萝卜苷、2- 氨基 -4- 甲基 - 己炔 -5- 酸、2- 氨基 -4- 羟甲基 - 己炔 -5- 酸和羟基 - 庚炔 -6- 酸等其他类型化合物。

【药理作用】

1. 抗氧化

研究发现，龙眼肉水提物具有较强的抗氧化活性，其清除 1, 1- 二苯基 -2- 三硝基苯肼（DPPH）自由基的 IC_{50} 值为 2.2 g/L [20]。龙眼肉水提液还可提高小鼠谷胱甘肽过氧化物酶（GSH-Px）的活力，提示龙眼肉具有一定的抗自由基作用 [21]。龙眼多糖亦具有一定的抗氧化能力，对羟自由基有明显的清除作用，并呈一定的量效关系，但对超氧阴离子自由基的清除作用不太明显 [22]。

2. 增强免疫

龙眼多糖口服液给小鼠连续灌胃 30 天后，可使小鼠的胸腺指数、抗体级数明显升高，同时可使动物的溶血空斑数明显增加，增强小鼠迟发性变态反应的应激能力，增加细胞的吞噬率及吞噬指数 [23]。

3. 抗衰老

龙眼肉水提液能够抑制使人衰老的黄素蛋白酶 - 脑 B 型单胺氧化酶（MAO-B）的活性，具有抗衰老作用 [24]。

4. 影响内分泌

龙眼肉乙醇提取物对雌性大鼠垂体 - 性腺轴有明显的影响，可降低雌性大鼠血清中催乳素（PRL）、睾酮（T）和雌二醇（E₂）的含量，提高促卵泡成熟激素（FSH）和孕酮（P）的含量，但对黄体生成激素（LH）的含量无影响 [25]。

5. 抗肿瘤

龙眼多糖高剂量（200 mg/kg）组对 S180 肉瘤的生长具有一定的抑制作用，与环磷酰胺合用时，还能显著提高环磷酰胺对 S180 肉瘤的抑制作用 [26]。

【质量标准】

龙眼肉为 2015 年版《中国药典》收录品种，其中规定了龙眼肉药材的显微鉴别、水分、灰分检查和水溶性浸出物等检测项，但尚无含量测定项。

1. 高效液相指纹图谱

有研究建立了石硖龙眼肉的 HPLC 指纹图谱。色谱条件为：Nucleosil C18 反相柱（4.0 mm×250 mm，5μm）；流动相为 0.01 mol/L 的 KH$_2$PO$_4$ 和甲醇梯度洗脱；流速0.8 mL/min；检测波长 260 nm；柱温 40 ℃ [27]。

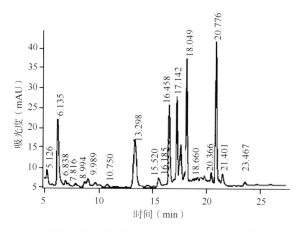

石硖龙眼肉药材的对照 HPLC 指纹图谱 [27]

2. 含量测定方法

2.1 紫外分光光度法

采用苯酚 - 硫酸比色法，测定了龙眼肉中葡萄糖的含量，检测波长为 490 nm [28]。

2.2 高效液相色谱法

有研究采用 HPLC-ELSD 法，测定了龙眼肉中水溶性单糖和寡糖的含量。色谱条件为：大连依利特 Hypersil NH$_2$ 色谱柱（4.6 mm×250 mm，5 μm）；流动相为乙腈 - 水（80 ：20）；流速 1 mL/min；柱温为室温；进样量 20 μL；ELSD 的漂移管温度 70 ℃，氮气作载气，体积流量 2.00 L/min [29]。

采用 HPLC 法，对 18 个龙眼品种鲜果肉的氨基酸含量进行了测定。色谱条件为：爱尔兰产 RP18 色谱柱（4.6 mm×150 mm，5 μm）；流动相为 0.04 mol/L 的 KH$_2$PO$_4$（ pH 7.2)-水 - 乙腈梯度洗脱；检测波长 360 nm；柱温 40 ℃ [30]。

另有研究建立了测定龙眼肉中腺苷、尿苷和腺嘌呤含量的 HPLC 方法。色谱条件为：Nucleosil C18 色谱柱（4.0 mm×250 mm）；以 0.01 mol/L KH$_2$PO$_4$- 乙腈（92 ：8）为流动相；流速为 1 mL/min；检测波长 254 nm；柱温 40 ℃ [31]。

以尿嘧啶、胞苷、尿苷、胸腺嘧啶、次黄嘌呤核苷、鸟苷、胸苷、腺嘌呤和腺苷为对照品，建立了同时测定龙眼肉中上述 9 种核苷类成分含量的 HPLC 方法。色谱条件为：Nucleosil C18 色谱柱（4.0 mm×250 mm）；以 0.01 mol/L KH$_2$PO$_4$- 甲醇为流动相梯度洗脱；流速为 1 mL/min；检测波长 260 nm；柱温 40 ℃ [32]。

此外，还有研究建立了快速测定龙眼肉中腺苷三磷酸（ATP）、腺苷二磷酸（ADP）和腺苷一磷酸（AMP）含量的 HPLC 方法。色谱条件为：NUCLEOSIL & NUCLEODUR C18 色谱柱（4.6 mm×250 mm）；磷酸盐缓冲液（pH 7.0）作为单一流动相；流速 1 mL/min；检测波长 254 nm [33]。

参 考 文 献

[1] 国家药典委员会.中华人民共和国药典（2015 年版，一部）[S].北京：中国医药科技出版社，2015：96–97.

[2] 中国科学院中国植物志编辑委员会.中国植物志 [M].北京：科学出版社，1985：28–30.

[3] 江苏新医学院.中药大辞典 [M].上海：上海科学技术出版社，1977.

[4] 李时珍.本草纲目 [M].赤峰：内蒙古科学技术出版社，2004：352.

[5] 郭倩倩，张晓为，周暄宣，等.龙眼的化学成分与药理活性研究 [J].现代生物医学进展，2011，11（23）：4552–4555.

[6] 李升锋，刘学铭，吴继军，等.龙眼果肉的研究与开发 [J].福建果树，2004，129（2）：12-15.

[7] 吴妮妮，李雪华.龙眼化学成分及活性研究进展 [J].海峡药学，2006，18（4）：17-20.

[8] 张黎明，曲玮，梁敬钰.龙眼化学成分及药理活性研究进展 [J].海峡药学，2013，25（01）：4-7.

[9] 钟名诚，肖聪.龙眼肉的研究现状 [J].中国药业，2008，17（16）：79-80.

[10] 盛康美，王宏洁.龙眼肉的化学成分与药理作用研究进展 [J].中国实验方剂学杂志，2010，16（05）：236-238.

[11] Ryu J，Kim JS，Kang SS. Cerebrosides from *Longan arillus* [J]. *Archives of Pharmacal Research*，26（2）：138–142.

[12] 郑公铭，徐良雄，谢海辉，等.龙眼果肉化学成分的研究 [J].热带亚热带植物学报，2010，18（1）：82-86.

[13] 骆萍.龙眼肉提取物对东莨菪碱所致拟痴呆大鼠学习记忆的影响及机制研究 [D].广西医科大学，2011.

[14] 杨晓红，侯瑞瑞，赵海霞，等.鲜龙眼肉挥发性化学成分的 GC/MS 分析 [J].食品科学，2002（7）：123-125.

[15] 查春节，唐永富，林丽静，等.一种龙眼多糖分离纯化与结构解析 [J].广东化工，2013，40（7）：176–177.

[16] 蓝海波.龙眼多糖的结构表征及其免疫调节活性研究 [D].海南大学硕士学位论文，2016.

[17] 杨翠娴.龙眼多糖的提取分离纯化及初步结构分析 [D].厦门大学硕士学位论文，2007.

[18] 刁建忠.龙眼果中糖类化合物分析方法的研究 [J].广西林业科学，2004，33（3）：134–135.

[19] Rangkadilok N，Worasuttayangkurn L，Bennett R N，et al. Identification and quantification of polyphenolic compounds in Longan（*Euphoria longana* Lam.）fruit [J]. *Journal of Agricultural and Food Chemistry*，53（5）：1387–1392.

[20] 苏东晓，侯方丽，张名位，等.龙眼肉干品中活性物质的提取工艺优化及抗氧化作用研究 [J].广东农业科学，2009，（1）：68–70.

[21] 王惠琴，白洁尘，蒋保季，等.龙眼肉提取液抗自由基及免疫增强作用的实验研究 [J].中国老年学杂志，1994，（4）：227–229.

[22] 王玲，籍保平.龙眼多糖结构和性质的研究 [J].食品研究与开发，2006，27（10）：21–25.

[23] 陈冠敏，陈润，张荣标.龙眼多糖口服液增强免疫功能的研究 [J].毒理学杂志，2005，19（3）：283.

[24] 常敏毅.龙眼肉何首乌抗衰老功能的新说 [J].中国食品，1987，（2）：4.

[25] 许兰芝，王洪岗，耿秀芳，等.龙眼肉乙醇提取物对雌性大鼠垂体 - 性腺轴的作用 [J].中医药信息，2002，19（5）：57–58.

[26] 郑少泉，郑金贵.龙眼多糖对 S_{180} 肉瘤的抑制作用研究 [J].营养学报，2009，31（6）：619–620.

[27] 肖维强，戴宏芬，黄炳雄，等.石硖龙眼 HPLC 指纹图谱的研究 [J].食品科学，2009，30（4）：154–157.

[28] 罗国平，孟会宁.龙眼肉中葡萄糖的含量测定 [J].药品评价，2006，3（6）：440–442.

[29] 林婧烨，柯李晶，鲁伟，等.高效液相色谱法测定龙眼果中水溶性单糖和寡糖 [J].食品与生物技术学报，2009，28（4）：513–516.

[30] 戴宏芬，黄炳雄，王晓容，等.18 个龙眼品种果肉中氨基酸含量的 HPLC 测定 [J].广东农业科学，2010，（10）：125–128.

[31] 肖维强，黄炳雄，王晓容，等.HPLC 法测定龙眼肉中的几种核苷类物质 [J].食品科学，2007，28（1）：234–237.

[32] 肖维强，赖志勇，戴宏芬，等.龙眼肉中 9 种核苷类成分的高效液相色谱分析 [J].华中农业大学学报，2007，26（5）：722–726.

[33] 杨子琴，王惠聪，付欣雨，等.高效液相色谱法测定龙眼果实中 ATP，ADP，AMP 的含量 [J].热带作物学报，2013，34（7）：1381–1383.

田 基 黄

【植物来源】

本品为藤黄科（Guttiferae）金丝桃属植物地耳草 *Hypericum japonicum* Thunb. ex Murray 的干燥全草，又名小元宝草、雀舌草、七层塔等。田基黄属一年生草本植物，多野生于田野湿地，广泛分布于我国的长江流域及以南地区，主产于广东中南部、海南、中国台湾、云南南部等。春、夏季开花时采收全草，晒干或鲜用[1]。

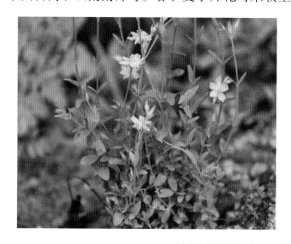 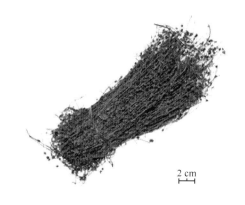

田基黄基源植物（左）与药材（右）图片

【功能与主治】

田基黄药用始载于《生草药性备要》和《植物名实图考》。其味甘、微苦，性凉，具有清热利湿、消肿解毒等功效。主要用于治传染性肝炎、泻痢、小儿惊风、疮积、喉蛾、肠痈、疔肿和蛇咬伤等[2]。

【化学成分】

田基黄中主要含有酰基间苯三酚类和黄酮及其苷类化合物，其中黄酮及其苷类化合物为其主要成分，而酰基间苯三酚类化合物为该植物的特征性成分。

1. 酰基间苯三酚类 [3-13]

近年来，从田基黄中发现了一系列结构新颖的酰基间苯三酚类化合物，包括萜类与酰基间苯三酚的杂合物以及酰基间苯三酚的单体、二聚体、三聚体，这些化合物在植物中多以外消旋体的形式存在。目前，已报道从田基黄中分离鉴定的萜类与酰基间苯三酚杂合物有：(+/−)-hyperjapone A [(+/−)-**1**]、(+)-hyperjapone B（**2**）、(+)-hyperjapone C（**3**）、(−)-hyperjapone D（**4**）、(−)-hyperjapone E（**5**）、hyperjapone F（**6**）、hyperjapone G、 hyperjapone H（**7**）、hyperjapone I（**8**）、(+/–)-hyperjaponol A [(+/–)-**9**]、(+/–)-hyperjaponol B [(+/–)-**10**]、(+/–)-hyperjaponol C [(+/–)-**11**]、hyperjaponol D（**12**）、hyperjaponol E、hyperjaponol F、hyperjaponol G(**13**)、(+/–)-japonicol A [(+/–)-**14**]、(+/–)-japonicol B [(+/–)-**15**]、(+/–)-japonicol C [(+/–)-**16**] 和 (+/–)-japonicol D [(+/–)-**17**]；酰基间苯三酚单体包括：flavesone（**18**）和 2- 乙酰基 -3, 5- 二羟基 -1- 香叶氧基 -6- 甲基 -4-（2- 甲基）丁酰苯 [2-acetyl-3,5-dihydroxy-1-geranoxy-6-methyl-4-(2-methyl)butyryl-benzene，**19**]；酰基间苯三酚二聚体主要有：japonicin A（**20**）、saroaspidin A（**21**）、saroaspidin B（**22**)、saroaspidin C（**23**）、sarothralin、hyperjaponicol A、japonicine C、sarothralin G（**24**）、sarothralen B（**25**），sarothralen C、sarothralen D（**26**）、sarothralen A（**27**）、hyperjaponicol B、hyperjaponicol D 和 hyperjaponicol C；迄今，仅从田基黄中报道了一个酰基间苯三酚三聚体 japonicine D（**28**）。

(+)-**1** 1'*S*,11'*R*
(–)-**1** 1'*R*,11'*S*

2 R = H 1'*S*,11'*R*
3 R = Me 8*S*,1'*S*,11'*R*
4 R = H 1'*R*,11'*S*
5 R = Me 8*S*,1'*R*,11'*S*

6

7

8

(+)-**9** 1*R*,2*S*,6*R*
(–)-**9** 1*S*,2*R*,6*S*

(+)-**10** 1*R*,2*S*,6*R*
(–)-**10** 1*S*,2*R*,6*S*

(+)-**11** 1*R*,2*S*,6*R*
(–)-**11** 1*S*,2*R*,6*S*

12

13

(+)-**14** 1*S*,2*R*,3*S*,6*R*
(–)-**14** 1*R*,2*S*,3*R*,6*S*

(+)-**15** 2*S*,3*S*,6*R*
(–)-**15** 2*R*,3*R*,6*S*

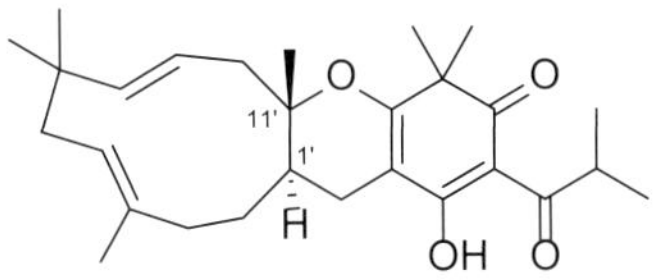

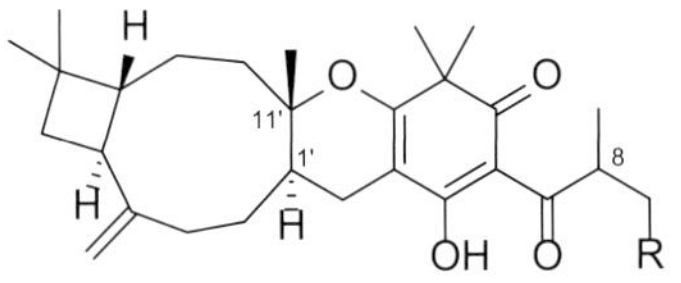

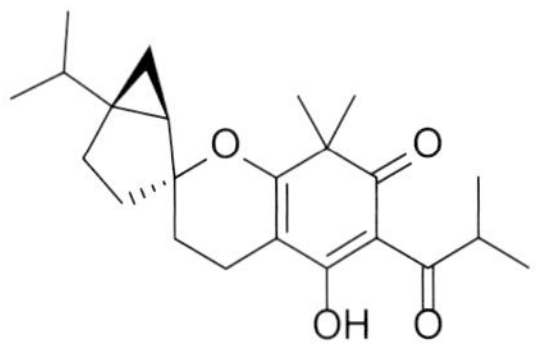

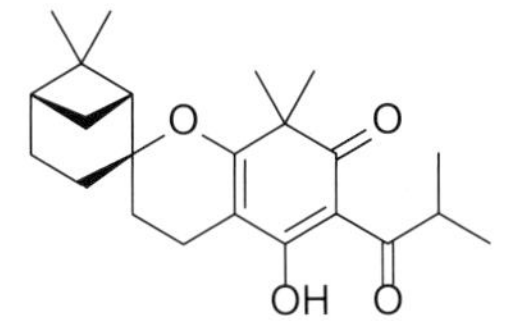

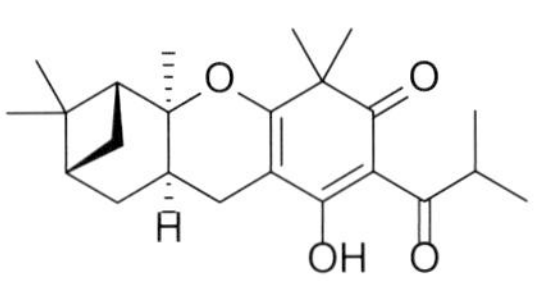

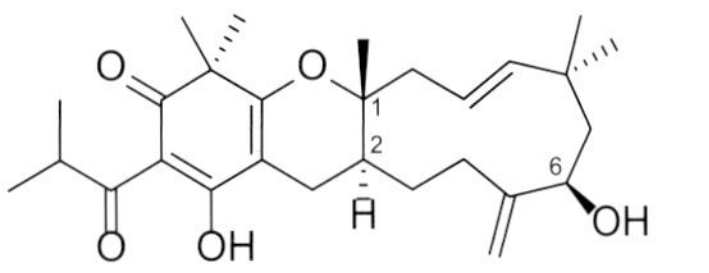

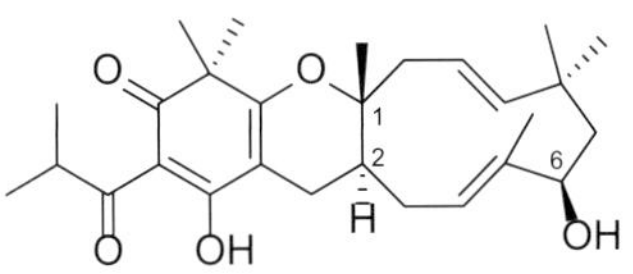

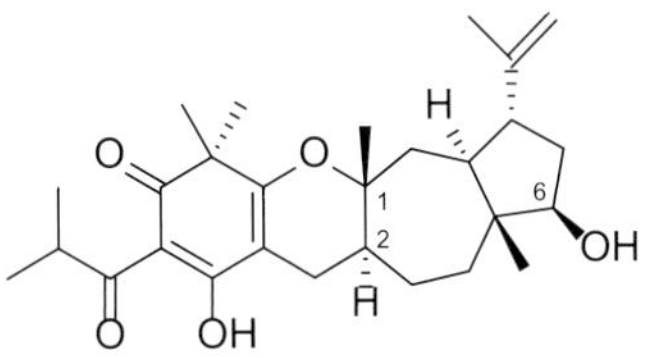

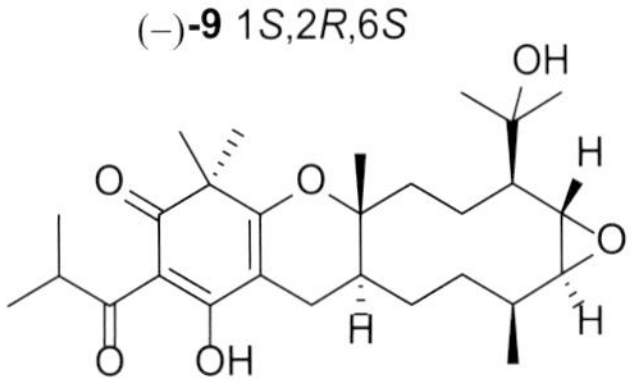

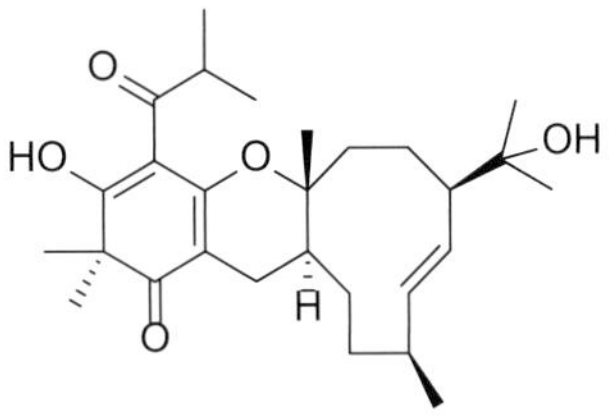

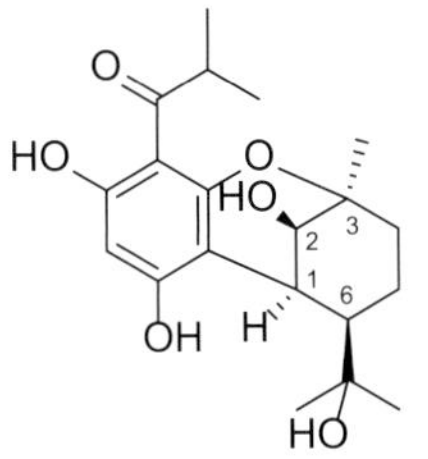

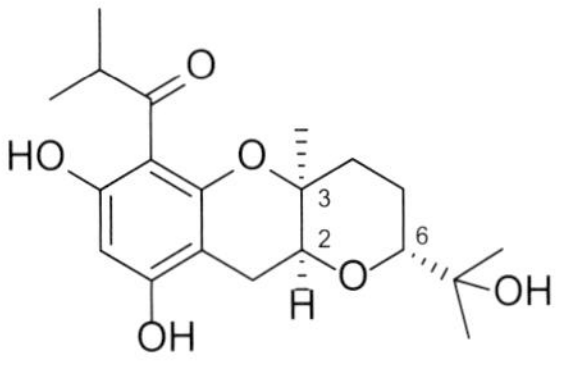

(+)-**16** 2*R*,3*S*,6*S*
(−)-**16** 2*S*,3*R*,6*R*

(+)-**17** 2*S*,3*R*,6*R*
(−)-**17** 2*R*,3*S*,6*S*

18

19

20

21

22

23

24

25

26

27

28

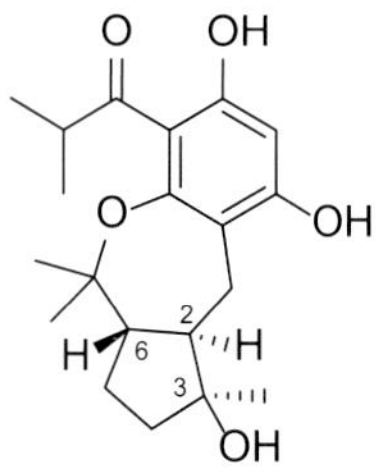

田基黄中分离鉴定的酰基间苯三酚类化合物结构式

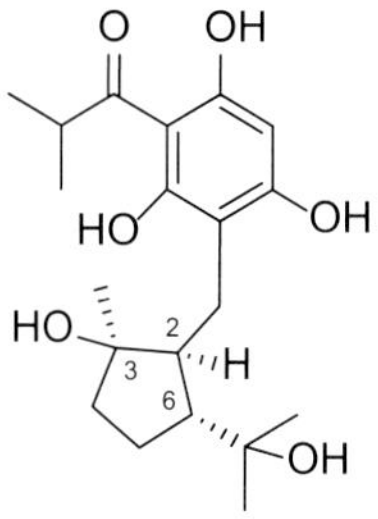

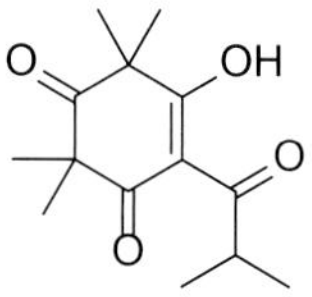

2. 黄酮及其苷类 [14–22]

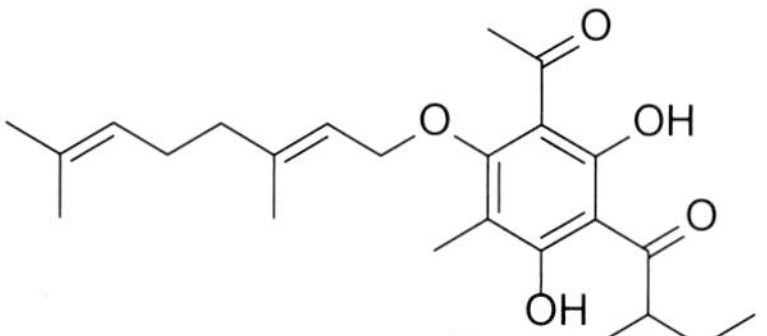

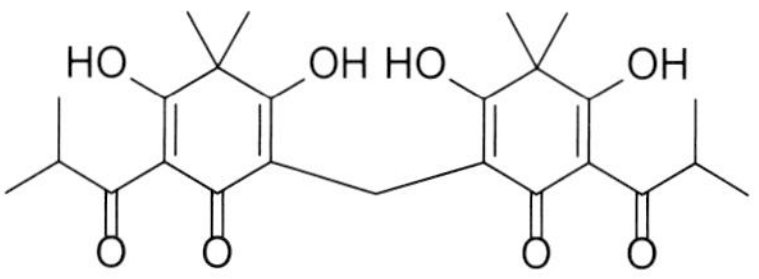

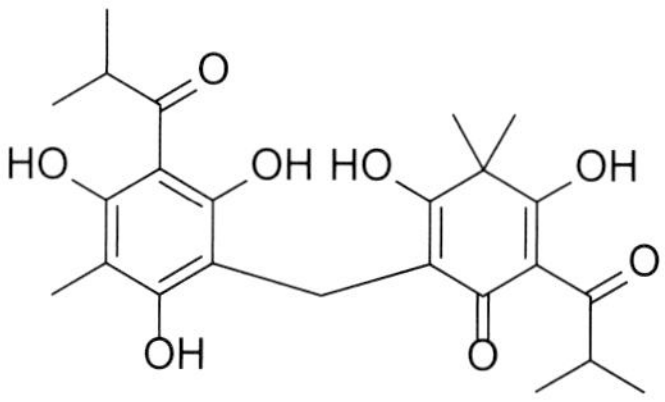

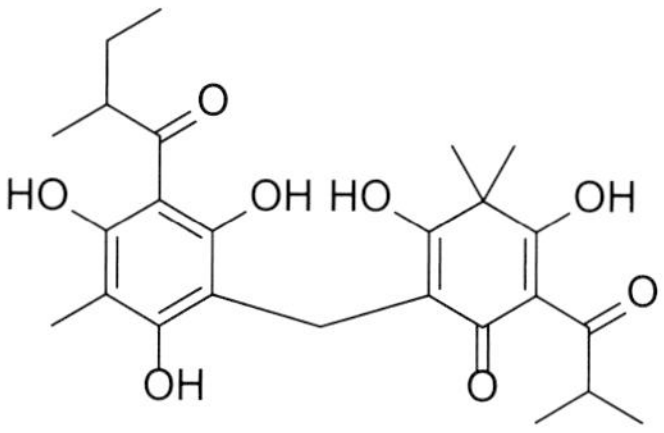

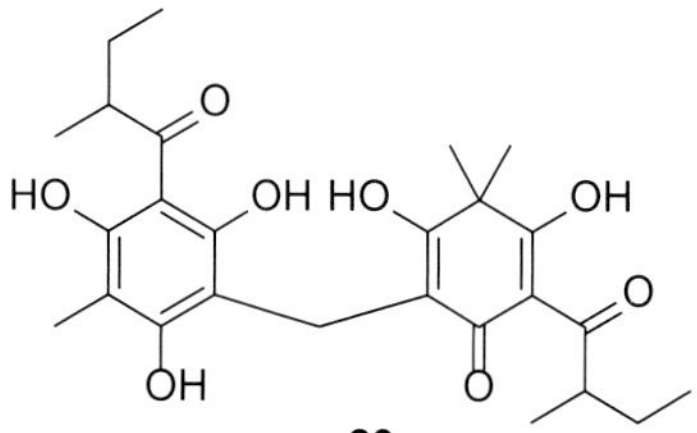

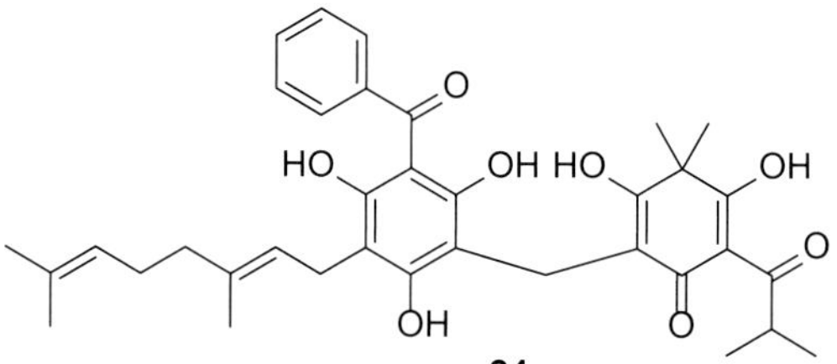

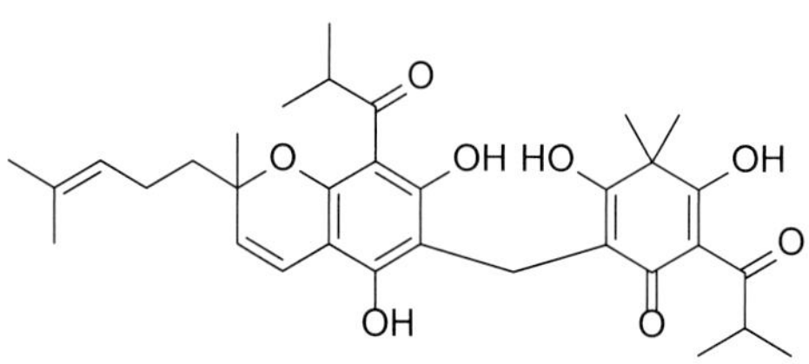

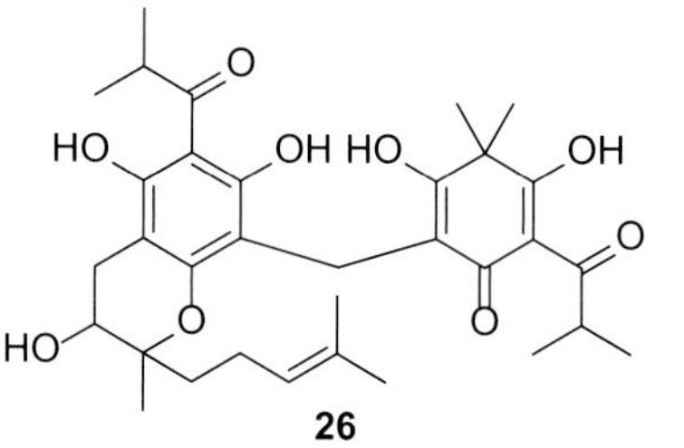

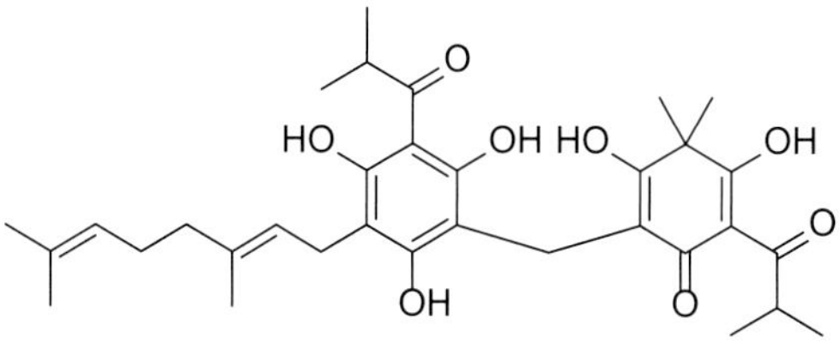

黄酮及其苷类化合物为田基黄的主要化学成分，根据其结构类型主要包括黄酮醇、二氢黄酮醇、双苯吡酮类及其他们各自的糖苷。目前，已报道从田基黄中分离鉴定的该

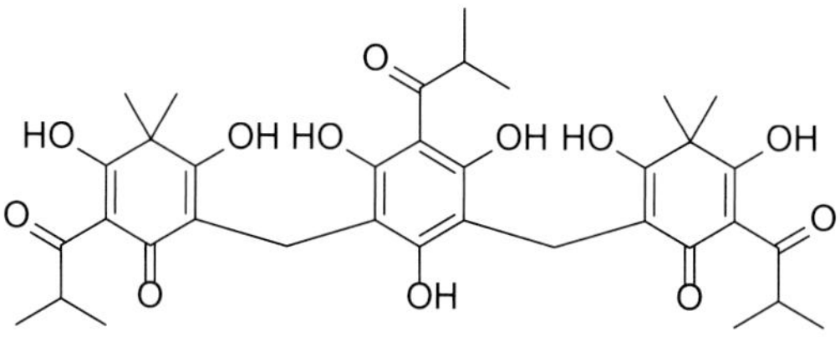

类成分主要有：山奈酚（keampferol）、槲皮素（quercetin）、5, 7, 3′, 4′- 四羟基 -3- 甲氧基黄酮（5, 7, 3′, 4′-tetrahydroxy-3-methoxyflavone）、槲皮苷（quercitrin，**29**）、异槲皮苷（isoquercitrin，**30**）、槲皮素 -7-O-α-L- 鼠李糖苷（quercetin-7-O-rhamnoside，**31**）、3, 5, 7, 3, 5- 五羟基二氢黄酮醇（3, 5, 7, 3, 5′-pentahydroxyflavonol）、7, 8-（2″, 2″- 二甲基吡喃）-5, 3′, 4′- 三羟基 -3- 甲氧基黄酮[7,8-(2″,2″-dimethylpyrano)-5,3′,4′-trihydroxy-3-methoxyflavone，**32**]、sarothranol（**33**）、(2R, 3R)- 二氢槲皮素 -7-O-α-L- 鼠李糖苷 [(2R,3R)-taxifolin-7-O-α-L-rhamnoside]、1, 5-dihydroxyxathanone-6-O-β-D-glucoside、taxifolin-3, 7-di-O-α-L-rhamnoside、(2R, 3R)- 二氢槲皮素 -3, 7-O-α-L- 二 - 鼠李糖苷 [(2R,3R)-dihydroquercetin-3,7-O-α-L-di-rhamnoside，**34**]、(2R, 3R)- 二 氢 槲 皮 素 -7-O-α-L- 鼠 李 糖 苷 [(2R,3R)-dihydroquercetin-7-O-α-L-rhamnoside，**35**]、(2R, 3R)- 二氢槲皮素 [(2R,3R)-dihydroquercetin，**36**]、neoengeletin（**37**）、槲皮素 -3-O-α-L- 鼠李糖基 (1→2)-O-α-L- 鼠李糖 [quercetin-3-O-α-L-rhamnosyl(1→2)-O-α-L-rhamnoside，**38**]、山奈酚 -7-O-α-L- 鼠李糖 (kaempferol-7-O-α-L-rhamnoside，**39**)、5, 7- 二羟基 -2-(1- 甲基丙基) 色原酮 -8-β-D- 葡萄糖苷 [5,7-dihydroxy-2-(1-methylpropyl)chromone-8-β-D-glucoside，**40**]、5, 7- 二羟基 -2- 异丙基色原酮 -8-β-D- 葡萄糖苷 (5,7-dihydroxy-2-isopropyl-chromone-8-β-D-glucoside，**41**)、1, 5- 二羟基氧杂蒽酮 -6-O-β-D- 葡萄糖苷 (1,5-dihydroxyxanthone-6-O-β-D-glucoside，**42**)、1, 5, 6- 三羟基氧杂蒽酮 (1,5,6-trihydroxyxanthone，**43**)、isojacareubin（**44**）、6-deoxyisojacareubin（**45**）、1, 3, 5, 6- 四羟基 -4- 异戊烯基氧杂蒽酮 (1,3,5,6-tetrahydroxy-4-prenylxanthone，**46**)、4′, 5′- 二氢 -1, 5, 6- 三羟基 -4′, 4′, 5′- 三甲基呋喃并 (2′, 3′:4, 5) 氧杂蒽酮 [4′,5′-dihydro-1,5,6-trihydroxy-4′,4′,5′-trimethylfurano(2′,3′:4,5)xanthone，**47**] 和 bijaponicaxanthone（**48**）。

29

30

31

32

33

34 R₁ = α-L-rha   R₂ = α-L-rha   R₃ = OH
35 R₁ = H   R₂ = α-L-rha   R₃ = OH
36 R₁ = H   R₂ = H   R₃ = OH

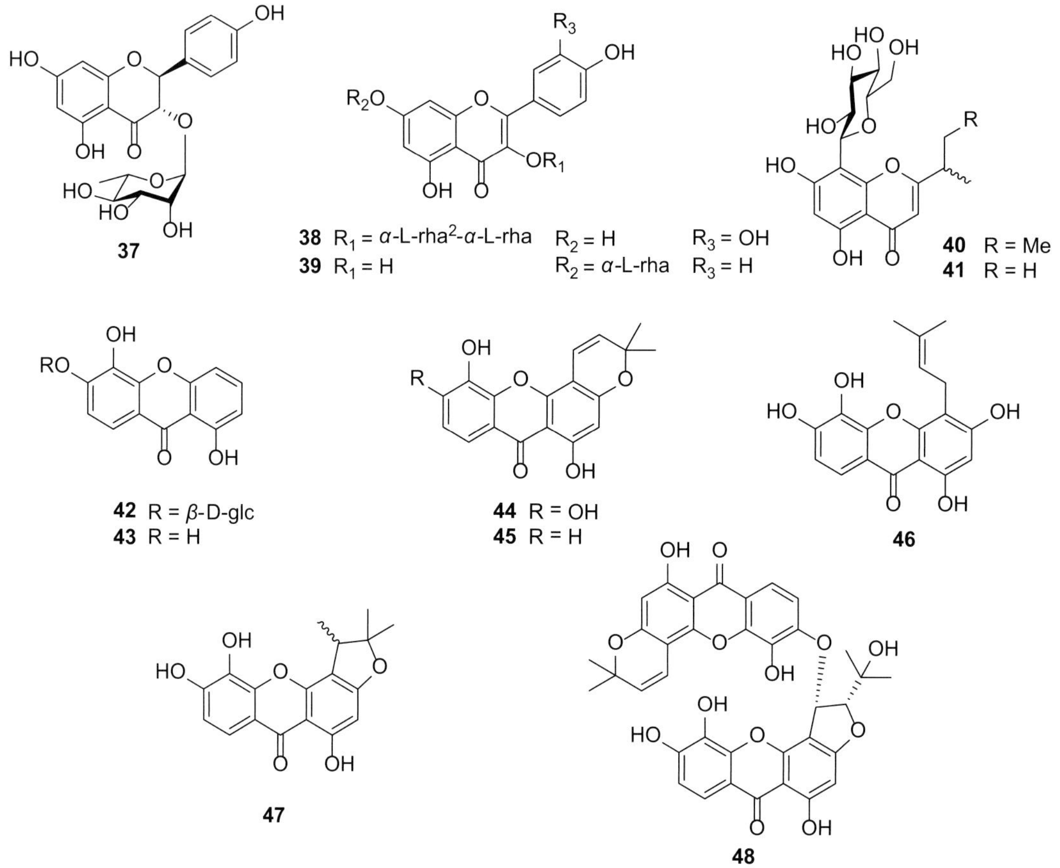

37

38 R₁ = α-L-rha²-α-L-rha R₂ = H R₃ = OH
39 R₁ = H R₂ = α-L-rha R₃ = H

40 R = Me
41 R = H

42 R = β-D-glc
43 R = H

44 R = OH
45 R = H

46

47

48

田基黄中分离鉴定的黄酮及其苷类化合物结构式

3. 其他类 [7, 23–25]

除以上主要化学成分，还从田基黄中分离鉴定了 sarolactone（**49**）、9- 香叶基 -α- 松油醇（9-geranyl-α-terpineol）、saropyrone 和 saropeptate 等其他类型化合物。

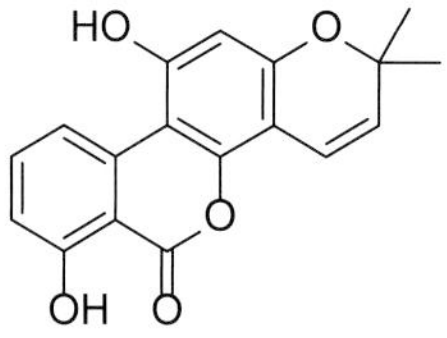

49

Sarolactone 的结构式

【药理作用】

1. 保肝

田基黄能明显抑制四氯化碳所诱导的小鼠血清谷丙转氨酶（ALT）和谷草转氨酶（AST）的升高，并增强机体的抗氧化能力，加速自由基的清除，抑制炎症介质一氧化氮（NO）、肿瘤坏死因子 -α（TNF-α）和白细胞介素 -6（IL-6）的过量分泌，抑制 NO 的细胞毒作用，并对细胞因子所介导的免疫性炎症损伤具有保护作用，可保护和修复肝细胞的病理性损伤，从而保护肝脏的结构和功能 [26–29]。

2. 抑菌

田基黄总黄酮提取物对金黄色葡萄球菌（*Staphylococcus aureus*）、大肠埃希菌（*Escherichia coli*）及枯草芽孢杆菌（*Bacillus subtilis*）均具有良好的抑菌活性，最低抑菌浓度（MIC）值分别为 1.5625 μM、3.125 μM 和 6.25 μM [30]。另有研究表明，从田基黄中分离得到的 isojacareubin（**44**）能有效地抑制耐甲氧西林金黄色葡萄球菌的活性，与头孢他啶、左氧氟沙星和氨苄西林联用时，可显示出显著的协同效应 [31]。

3. 抗病毒

研究表明，田基黄对 Ⅱ 型单纯疱疹病毒（HSV-2）的复制有明显的抑制作用。HSV-2 在复制周期的早期，即病毒的吸附或穿入阶段对田基黄敏感，此时药物浓度在 2.5 mg/mL 以下，其抗 HSV-2 的作用不亚于环胞苷（5 μg/mL）或疱疹净（100 μg/mL）[32]。

4. 抗肿瘤

田基黄对人舌癌 TSCCa、人喉癌 Hep-2、人宫颈癌 HeLa、人肝癌 HepG2 等多种肿瘤细胞株均具有明显的抑制作用 [33–35]。

5. 免疫系统作用

田基黄能作用于机体的免疫器官和免疫细胞，促进 T 淋巴细胞的分化与成熟，从而增强机体的特异性细胞免疫和免疫调节作用；此外，田基黄还能增强中性粒细胞的吞噬杀菌功能，从而提高机体抗细菌感染能力 [36]。

【质量标准】

田基黄尚未被《中国药典》或《广东省中药材标准》所收录，但有少量文献对其 HPLC 指纹图谱和含量测定进行了研究。

1. 高效液相指纹图谱

建立了 36 批不同产地的田基黄药材的 HPLC 指纹图谱，并确定了异槲皮苷和槲皮苷两个共有峰。色谱条件为：十八烷基硅烷键合硅胶柱（ODS 柱）；以乙腈 -0.05 mol/L 磷酸二氢钾缓冲液（磷酸调 pH 3.0）为流动相梯度洗脱；检测波长 300 nm；进样量 10 μL [37]。

2. 含量测定方法

2.1 紫外分光光度法

以槲皮苷为对照品，以 10% 三氯化铝醇溶液为显色剂，建立了田基黄中总黄酮的含量测定方法，检测波长为 273 nm [38]。

2.2 高效液相色谱法

以槲皮素、芦丁、异鼠李素 3 种黄酮类化合物为对照品，建立了同时测定田基黄中上述 3 种黄酮含量的 HPLC 方法。色谱条件为：Agilent Hypersil C18 色谱柱（4.6 mm× 250 mm，5 μm）；甲醇 -0.2% 磷酸（54 ：46）为流动相；流速 1 mL/min；检测波长 261 nm；柱温为室温 [39]。

　　另有研究建立了测定田基黄中异巴西红厚壳素含量的 HPLC 方法。色谱条件为：Hypersil C18 色谱柱（4.6 mm×250 mm，5 μm）；流动相为乙腈 -0.04% 磷酸水（47 ∶ 53）；流速 1.0 mL/min；检测波长 254 nm；柱温 30 ℃ [40]。

　　此外，还建立了田基黄中槲皮素 -7-*O*-α-L- 鼠李糖苷的含量测定方法。色谱条件为：Hypersil C18 色谱柱（4.6 mm×250 mm，5 μm）；流动相为乙腈 -0.04% 磷酸水（77 ∶ 23）；流速 1.0 mL/min；检测波长 371 nm；柱温 35 ℃ [41]。

参 考 文 献

[1] 国家中医药管理局《中华本草》编委会 . 中华本草（第三分册）[M]. 上海：上海科学技术出版社，1999：598–601.

[2] 南京中医药大学 . 中药大辞典（上册）[M]. 上海：上海科学技术出版社，1999：901–911.

[3] Yang XW，Li YP，Su J，et al. Hyperjapones A-E，terpenoid polymethylated acylphloroglucinols from *Hypericum japonicum* [J]. *Organic Letters*，2016，18（8）：1876–1879.

[4] Li YP，Yang XW，Xia F，et al. Hyperjapones F–I，terpenoid polymethylated acylphloroglucinols from *Hypericum japonicum* [J]. *Tetrahedron Letters*，2016，57（52）：5868–5871.

[5] Hu，L，Zhang Y，Zhu H，et al. Filicinic acid based meroterpenoids with anti-Epstein-Barr virus activities from *Hypericum japonicum* [J]. *Organic Letters*，2016，18（9）：2272–2275.

[6] Hu，L，Xue Y，Zhang J，et al. (+/−)-Japonicols A-D，acylphloroglucinol-based meroterpenoid enantiomers with anti-KSHV activities from *Hypericum japonicum* [J]. *Journal of Natural Products*，2016，79（5）：1322–1328.

[7] Hu LH，Khoo CW，Vittal JJ，et al. Phloroglucinol derivatives from *Hypericum japonicum* [J]. *Phytochemistry*，2000，53（6）：705–709.

[8] 顾国明，冯淑珍，王小燕 . 地耳草抗疟有效成分的研究 - 地耳草系 A、B、C、D 的分离和结构 [J]. 化学学报，1988，46（3）：246–251.

[9] Ishiguro K，Yamaki M，Kashihara M，et al. Saroaspidin A，B，and C：additional antibiotic compounds from *Hypericum japonicum* [J]. *Planta Medica*，1987，53（5）：415–417.

[10] Ishiguro K，Yamaki M，Kashihara M，et al. Sarothralin G：a new antimicrobial compound from *Hypericum japonicum* [J]. *Planta Medica*，1990，56（3）：274–276.

[11] Li YP，Hu K，Yang XW，et al. Antibacterial dimeric acylphloroglucinols from *Hypericum japonicum* [J]. *Journal of Natural Products*，2018，81（4）：1098–1102.

[12] Ishiguro K，Yamaki M，Kashihara M，et al. Sarothyalen A and B，new antibiotic compounds from *Hypericum japonicum* [J]. *Planta Medica*，1986，52（4）：288–290.

[13] Ishiguro K，Nagata S，Fukumoto H，et al. Phloroglucinol derivatives from *Hypericum japonicum* [J]. *Phytochemistry*，1994，35（2）：469–471.

[14] 傅芄，李廷钊，柳润辉，等 . 田基黄黄酮类化学成分的研究 [J]. 中国天然药物，2004，2（5）：30–31.

[15] Wu QL，Liao YH，Wang SP，et al. New prenylated flavonol from *Hypericum japonicum* [J]. *Chinese Chemical Letters*，1997，8（4）：317–318.

[16] Ishiguro K，Nagata S，Fukumoto H，et al. A flavanonol rhamnoside from *Hypericum japonicum*. Part 7. An isopentenylated flavonol from *Hypericum japonicum* [J]. *Phytochemistry*，1993，32（6）：1583–1585.

[17] Ishiguro K，Nagata S，Fukumoto H，et al. Sarothralin G：a new antimicrobial compound from *Hypericum japonicum*. Part 6. A flavanonol rhamnoside from *Hypericum japonicum* [J]. *Phytochemistry*，1991，30（9）：3152–3153.

[18] Wu QL，Wang SP，Liao YH，et al. New constituents from *Hypericum japonicum* [J]. *Chinese Chemical Letters*，1996，7（11）：1011–1012.

[19] Wu QL，Wang SP，Du LJ，et al. Chromone glycosides and flavonoids from *Hypericum japonicum* [J]. *Phytochemistry*，1998，49（5）：1417–1420.

[20] 黄园 . 药用植物田基黄化学成分的研究 [D]. 广西大学硕士学位论文，2006.

[21] Wu QL，Wang SP，Du LJ，et al. Xanthones from *Hypericum japonicum* and *H. henryi* [J]. *Phytochemistry*，1998，49（5）：

1395–1402.

[22] Ishiguro K，Nagata S，Fukumoto H，et al. A dipeptide derivative from *Hypericum japonicum* [J]. *Phytochemistry*，1991，30（11）：3639–3641.

[23] Ishiguro K，Nagata S，Fukumoto H，et al. A 2-pyrone derivative from *Hypericum japonicum* [J]. *Phytochemistry*，1994，37（1）：283–284.

[24] Ishiguro K，Yamaki M，Kashihara M，et al. A chromene from *Hypericum japonicum* [J]. *Phytochemistry*，1990，29（3）：1010–1011.

[25] Jakupovic J，Kuhnke J，Schuster A，et al. Phloroglucinol derivatives and other constituents from south african *Helichrysum* species [J]. *Phytochemistry*，1986，25（5）：1133–1142.

[26] 欧淑芬，谭沛，徐冰，等 . 田基黄成分及药理应用研究进展 [J]. 药学研究，2015，34（5）：296–299.

[27] 林久茂，陈小峰，林明和 . 田基黄的现代研究进展 [J]. 福建中医药，2004，35（6）：53–54.

[28] 宋敏，吴海坤，陈善真 . 田基黄的药理作用及其作用机制 [J]. 兽医导刊，2009，（8）：41–42.

[29] 林久茂，赵锦燕，周建衡，等 . 田基黄对小鼠急性肝损伤的防治作用 [J]. 时珍国医国药，2008，19（3）：550–551.

[30] 李雪峰，符智荣，魏燕，等 . 田基黄总黄酮提取物的抑菌性能研究 [J]. 应用化工，2014，43（3）：432–434.

[31] Zuo GY，An J，Han J，et al. Isojacareubin from the Chinese Herb *Hypericum japonicum*：potent antibacterial and synergistic effects on clinical methicillin-resistant staphylococcus aureus（MRSA）[J]. *International Journal of Molecular Sciences*，2012，13（7）：8210–8218.

[32] 吴移谋，占利生 . 田基黄水煎剂对 Ⅱ 型单纯疱疹病毒复制的抑制作用 [J]. 衡阳医学院学报，1988，16（4）：284–360.

[33] 金辉喜，李金荣 . 田基黄对人舌癌细胞株 TSCCa 细胞毒作用的研究 [J]. 临床口腔医学杂志，1997，13（1）：19–20.

[34] 黎七雄，孙忠义，陈金和 . 田基黄对人喉癌 Hep-2 和人宫颈癌 Hela 细胞株生长的抑制作用 [J]. 华西药学杂志，1993，8（2）：93–94.

[35] 庄群川，林永茂，李晶，等 . 田基黄不同提取部位对人肝癌细胞 HepG2 生长的抑制作用 [J]. 福建中医药大学学报，2011，21（2）：33–36.

[36] 周小玲，柯美珍，宋志军 . 田基黄对大鼠呼吸道及全身免疫功能的影响 [J]. 广西医科大学学报，2001，18（2）：211–212.

[37] 王永刚，杨立伟，苏薇薇 . 田基黄药材指纹图谱研究 [J]. 南方医科大学学报，2006，26（7）：1001–1002.

[38] 唐丹，张琳，田景奎 . 分光光度法测定田基黄中总黄酮的含量 [J]. 中国现代应用药学，2007，24（7）：620–622.

[39] 滕久理，欧辽毅，田江涛 . 高效液相色谱法同时测定田基黄药材中槲皮素、芦丁和异鼠李素的含量 [J]. 中南药学，2010，8（1）：41–44.

[40] 熊丽，梁健，陈晓辉，等 . 高效液相色谱法测定田基黄中异巴西红厚壳素的含量 [J]. 中国实用医药，2008，3（19）：8–9.

[41] 熊丽，陈晓辉，高询，等 . HPLC 法测定田基黄中槲皮素 -7-*O*-*α*-L- 鼠李糖苷的含量 [J]. 沈阳药科大学学报，2008，25（10）：806–809.

苏　木

【植物来源】

本品为豆科（Leguminosae）云实属植物苏木 *Caesalpinia sappan* L. 的干燥心材，又名苏方木、苏枋、窊木、赤木、棕木、红柴、苏杨、芳方木。为小乔木，花期 5 ～ 10 月，果期 7 月至翌年 3 月 [1]。其主要分布于东南亚，在我国的主要野生分布区为云南金沙江河谷和红河河谷，在云南、贵州、四川、广西、广东、福建和台湾等地区均有栽培，其中以广西产苏木质量最佳 [2]。四季皆可采伐，以夏季为佳 [3]。取树干或粗枝，锯成 60 cm 长，削去外皮和边材（白木），红或红黄色心材放通风处阴干，即得药材。

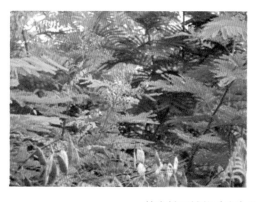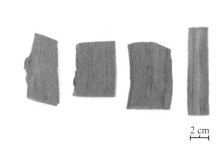

2 cm

苏木基源植物（左）与药材（右）图片

【功能与主治】

苏木始载于《唐本草》，在我国已有 1000 多年的药用历史，在《圣济总录》《濒湖集简方》等医家方书中均有收载其方剂。苏木味甘、咸，性平，归心、肝、脾经。具活血散结、舒筋活络、镇痛祛痰、消肿止痛等功效，用于经闭痛经、产后瘀阻、胸腹刺痛、外伤肿痛等症。现代临床上以其治疗痛经、跌打损伤和晚期癌症，还可防治炎症。

【化学成分】

苏木中富含黄酮类化合物，主要包括高异黄酮、黄酮醇、二氢黄酮、异黄酮和查尔酮等。

1. 高异黄酮类化合物 [4-24]

高异黄酮类化合物是苏木的特征性化学成分，具有明显的生物活性。20 世纪 80 年代，日本学者根据苏木中高异黄酮母核的结构，将其主要分为苏木酮类、苏木醇类、巴西苏木素类和原苏木素类。

1.1　苏木酮类 [4-12, 20]

1987 年，日本学者中田广之从苏木中分离鉴定了一系列苏木酮类化合物，如：

苏木酮 B（sappanone B，**1**）、3- 去氧苏木酮 B（3-deoxysappanone B，**2**）、3′- 去氧苏木酮 B（3′-deoxysappanone B，**3**）、caesalpiniaphenol A（**4**）、7- 甲氧基 -4′- 苏木酮 B（7-methoxy-4′-Sappanone B，**5**）、caesalpiniaphenol B、苏木酮 A（sappanone A，**6**）、3′- 去氧苏木酮 A（3′-deoxysappanone A，**7**）、8′-methoxybonducellin（**8**）和 (*E*)-3-(3, 4- 二羟基苯亚甲基)-7- 羟基苯并二氢吡喃 -4- 酮 [(*E*)-3-(3,4-dihydroxybenzylidene)-7-hydroxychroman-4-one] 等。

1	R_1 = OH	R_2 = OH	R_3 = OH	R_4 = OH
2	R_1 = OH	R_2 = H	R_3 = OH	R_4 = OH
3	R_1 = OCH$_3$	R_2 = OH	R_3 = OCH$_3$	R_4 = H
4	R_1 = OH	R_2 = OH	R_3 = OH	R_4 = OCH$_3$
5	R_1 = OCH$_3$	R_2 = OH	R_3 = OCH$_3$	R_4 = OCH$_3$

6	R_1 = H	R_2 = OH	R_3 = H
7	R_1 = H	R_2 = H	R_3 = H
8	R_1 = OCH$_3$	R_2 = H	R_3 = OCH$_3$

苏木中分离鉴定的苏木酮类化合物结构式

1.2　苏木醇类 [2, 3, 5, 7, 10–13]

此类化合物在苏木中的含量较多，且根据其 C-4 位立体构型的不同可分为苏木醇类和表苏木醇类，代表性化合物如下：苏木醇（sappanol）、3′-deoxysappanol（**9**）、3′-*O*- 甲氧基苏木醇（3′-*O*-methylsappanol，**10**）、3′- 去氧 -4-*O*- 甲氧基苏木醇（3′-deoxy-4-*O*-methylsappanol）、(3*R*, 4*S*)-3, 4- 二羟基 -3-(3, 4- 二甲氧基苄基)-7- 甲氧基苯并二氢吡喃 [(3*R*,4*S*)-3,4-dihydroxy-3-(3,4-dimethoxybenzyl)-7-methoxychroman，**11**]、(3*R*, 4*S*)-4′, 7-dihydroxy-3′-dexysappanol、表苏木醇 (episappanol)、3′- 甲氧基表苏木醇（3′-*O*-methylepisappanol，**12**）、4- 甲氧基表苏木醇(4-*O*-methylepisappanol，**13**）、4- 甲氧基苏木醇(4-*O*-methylsappanol，**14**）、（3*R*, 4*R*）-3, 4- 二羟基 -3-（3, 4- 二甲氧基苄基）-7- 甲氧基苯并二氢吡喃 [(3*R*,4*R*)-3,4-dihydroxy-3-(3,4-dimethoxybenzyl)-7-methoxychroman，**15**]、caesalpiniaphenol F 和 3′- 去氧 -4-*O*- 甲基表苏木醇（3′-deoxy-4-*O*-methylepisappanol）。

9	R_1 = β-OH	R_2 = OH	R_3 = H	R_4 = OH
10	R_1 = β-OH	R_2 = OH	R_3 = OCH$_3$	R_4 = OH
11	R_1 = β-OH	R_2 = OCH$_3$	R_3 = OCH$_3$	R_4 = OCH$_3$
12	R_1 = α-OH	R_2 = OH	R_3 = H	R_4 = OH
13	R_1 = α-CH$_3$	R_2 = OH	R_3 = OH	R_4 = OH
14	R_1 = β-OCH$_3$	R_2 = OH	R_3 = OH	R_4 = OH
15	R_1 = α-OH	R_2 = OCH$_3$	R_3 = OCH$_3$	R_4 = OCH$_3$

苏木中分离鉴定的苏木醇类化合物结构式

1.3 巴西苏木素类化合物 [5, 14–24]

该类化合物的骨架较为多变，已鉴定的该类化合物主要包括：巴西苏木素（brazilin）、brazilane、3′-甲氧基巴西苏木素（3′-O-methylbrazilin，**16**）、4′-甲氧基巴西苏木素（4′-O-methoxybrazilin，**17**）、四乙酰化巴西苏木素（tetraacetylbrazilin，**18**）、巴西苏木红素（brazilein）、hematoxylin、苏木精（hemmatoxylin）、10, 11-dihydroxydracaenone C（**19**）、caesalpin J（**20**）、brazilide A（**21**）、(3R, 4S)-3-(4′-hydroxybenzyl)-3, 4-dihydro-2″, 3″-dimethyl-3H-[1, 3]dioxolo[4, 5-c]chromen-7-ol（**22**）、(3R, 4S)-3-(3′-methoxy-4′-hydroxybenzyl)-3, 4-dihydro-2″, 3″-dimethyl-3H-[1, 3]dioxolo[4, 5-c]chromen-7-ol（**23**）、neoprotosappanin（**24**）和 neosappanone A（**25**）。

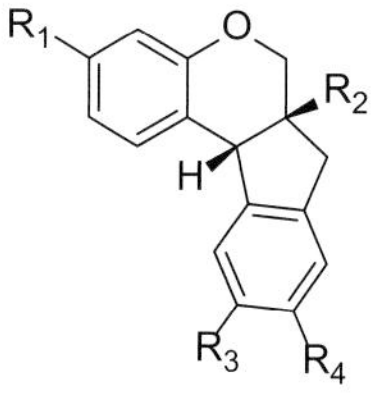

16 R₁ = OH	R₂ = OH	R₃ = OH	R₄ = OCH₃
17 R₁ = OH	R₂ = OH	R₃ = OCH₃	R₄ = OH
18 R₁ = OCOCH₃	R₂ = OCOCH₃	R₃ = OCOCH₃	R₄ = OCOCH₃

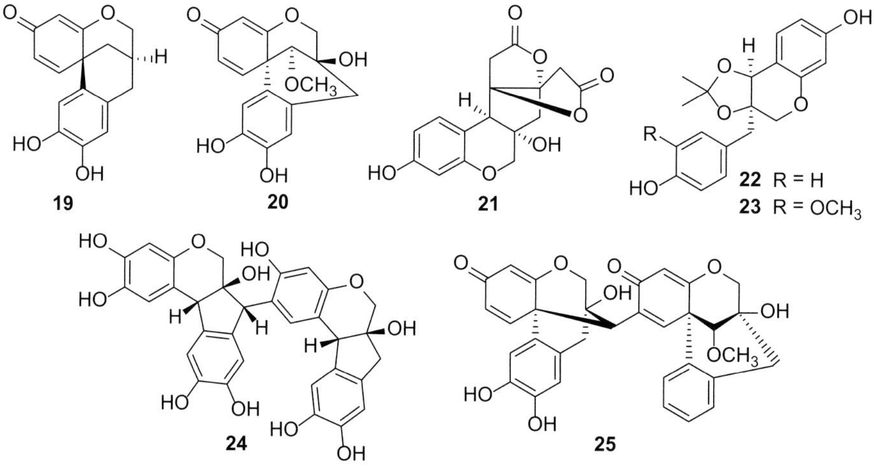

苏木中分离鉴定的巴西苏木素类化合物结构式

1.4 原苏木素类 [5, 10, 14, 16, 18–24]

已从苏木中分离鉴定的原苏木素类化合物主要有：protosappanin A、protosappanin B、isoprotosappanin B（**26**）、protosappanin A dimethyl acetal（**27**）、protosappanin C、protosappanin C dimethyl acetal（**28**）、10-甲氧基原苏木素 B（10-O-methylprotosappanin B）和 caesappin A，此外还有 caesalpiniaphenol C（**29**）、caesappin B（**30**）、protosappanin D 以及一对差向异构体原苏木素 E-1（protosappanin E-1，**31**）和原苏木素 E-2（protosappanin E-2，**32**）。

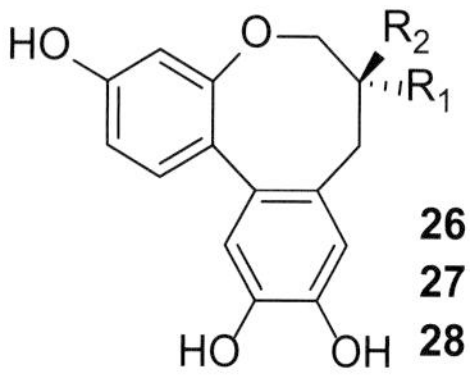

26 R₁ = OH	R₂ = CH₂OH
27 R₁ = OCH₃	R₂ = OCH₃
28 R₁ = OH	R₂ = CH(OCH₃)₂

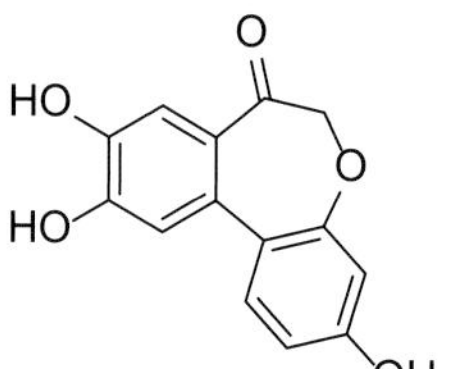

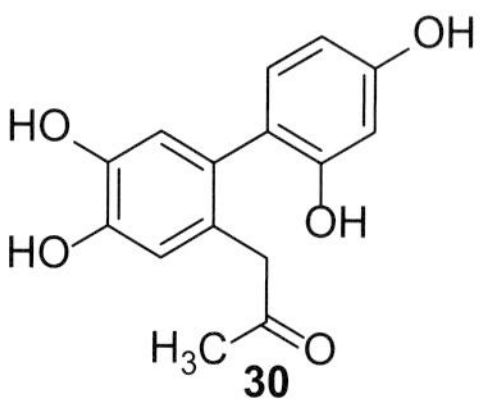

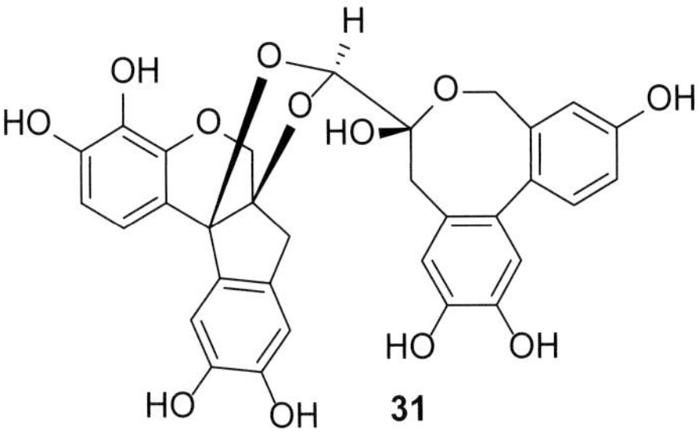

苏木中分离鉴定的原苏木素类化合物结构式

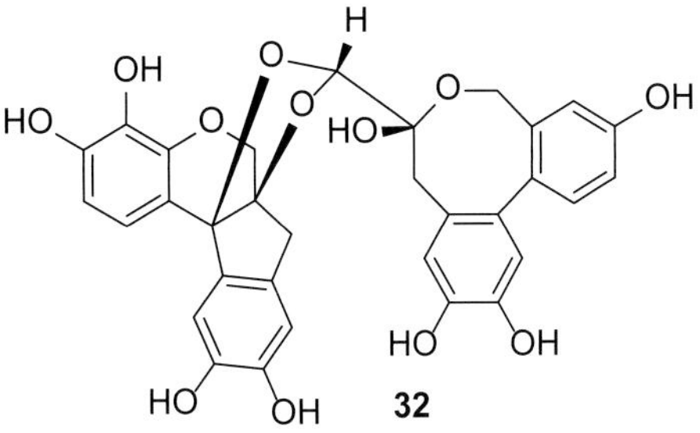

2. 其他黄酮类化合物 [15, 16, 18–26]

除高异黄酮类化合物，苏木中还含有黄酮醇、二氢黄酮、异黄酮和查尔酮等其他黄酮类化合物。目前，已报道的主要有：3, 7, 3′, 4′- 四羟基黄酮（fisetin，**33**）、鼠李素（rhamnetin，**34**）、3, 7- 二 甲 氧 基槲 皮 素（quercetin-3,7-di-*O*-methyl ether，**35**）、3, 8-dihydroxy-4, 10-dimethoxy-7-oxo-[2]benzopyrano[4, 3-*b*][1]benzopyran-7-(5*H*)-one（**36**）、3′, 4′- 二甲氧基槲皮素（quercetin-3′,4′-di-*O*-methyl ether）、5, 7- 二羟基 -4′- 甲氧基二氢黄酮（5, 7-dihydroxy-4′-methoxyflavanone，**37**）、鹰嘴豆芽素 A（bioch anin A，**38**）、7, 3′, 4′- 三羟基二氢异黄酮（7, 3′, 4′-trihydroxyisoflavanones）和 euxanthone，另外还含有一些查尔酮类化合物，主要有苏木查尔酮（sappanchalcone，**39**）、3- 去氧苏木查尔酮（3-deoxysappanchalcone，**40**）、紫铆花素（butein）、异甘草素（isoliquiritigenin，**41**）和 1-(2, 4- 二羟基苯基)-2- 羟基 -3-(4- 羟苯基)-1- 丙酮 [1-(2,4-dihydroxyphenyl)-2-hydroxy-3-(4-hydroxyphenyl)-1-propanone，**42**]。

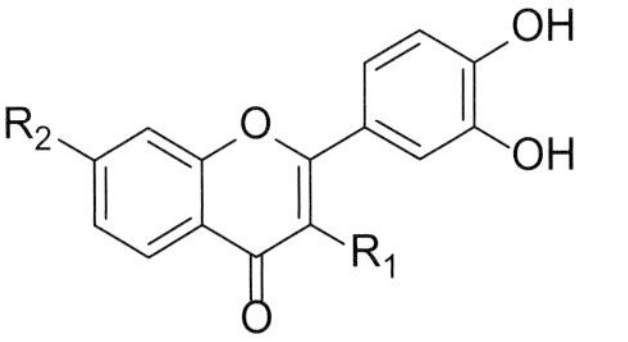

33 $R_1 = OH$　　$R_2 = OH$
34 $R_1 = OH$　　$R_2 = OCH_3$
35 $R_1 = OCH_3$　$R_2 = OCH_3$

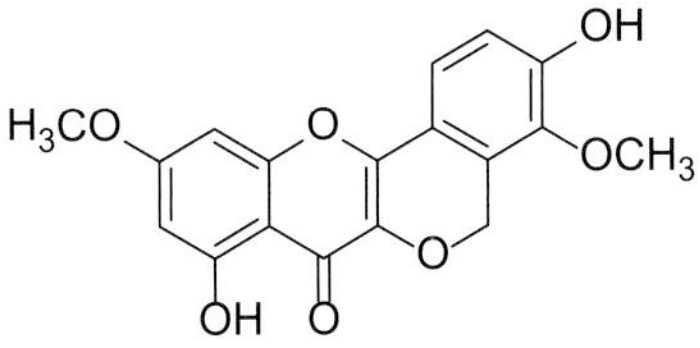

36

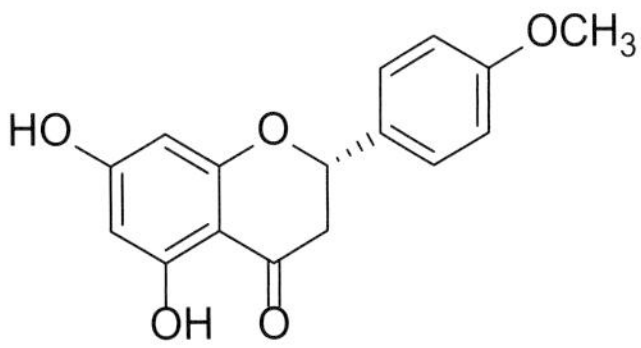

37

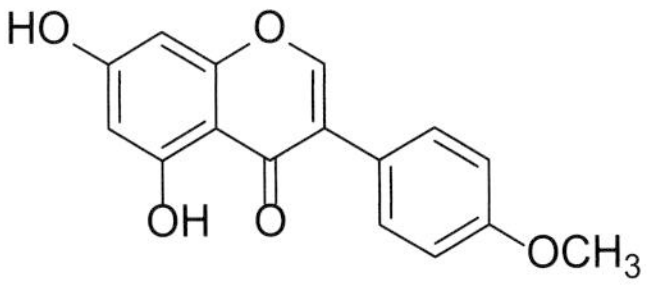

38

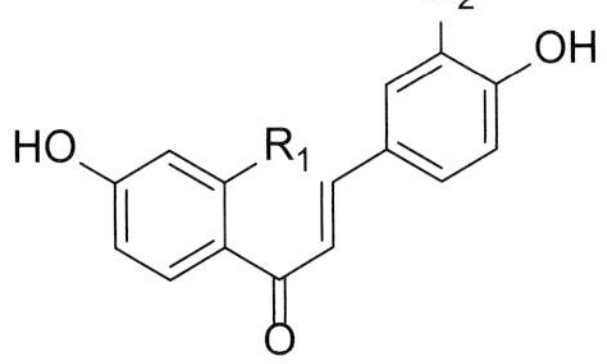

39 $R_1 = OCH_3$　$R_2 = OH$
40 $R_1 = OCH_3$　$R_2 = H$
41 $R_1 = OH$　　$R_2 = H$

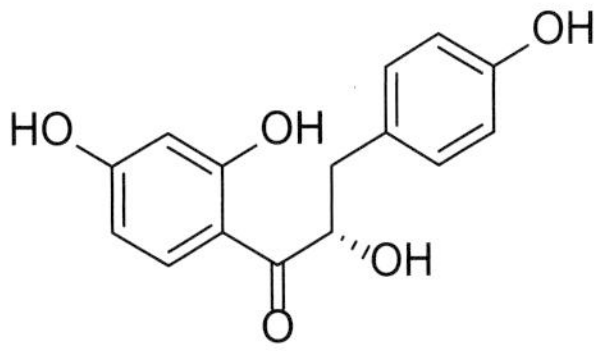

42

苏木中分离鉴定的其他黄酮类化合物结构式

3. 二萜及二萜来源的生物碱[27]

另有学者从苏木中分离得到了一系列二萜及二萜来源的生物碱类化合物，如：caesanine A（**43**）、caesanine B（**44**）、caesanine C（**45**）、caesanine D（**46**）、phanginin S（**47**）、phanginin A（**48**）、phanginin O（**49**）和 phanginin J（**50**）。

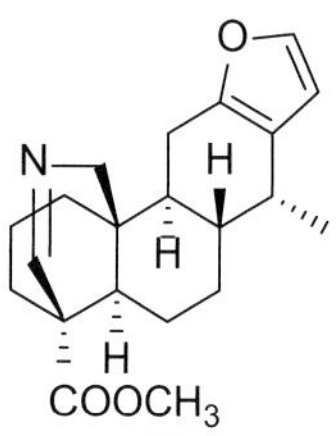

43

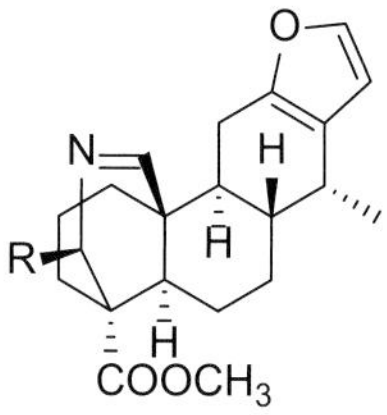

44 R = H
45 R = OCH_3

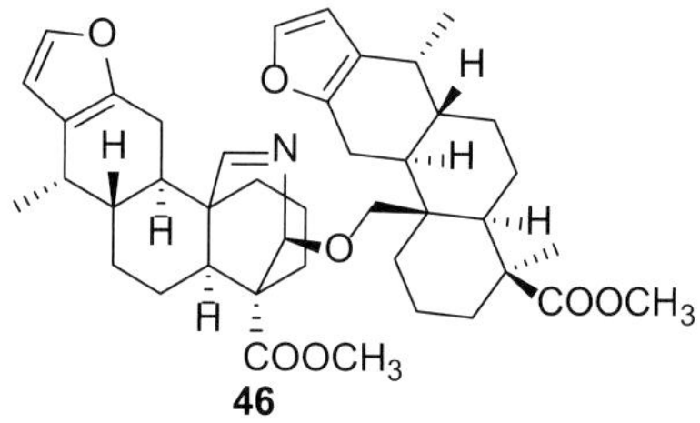

46

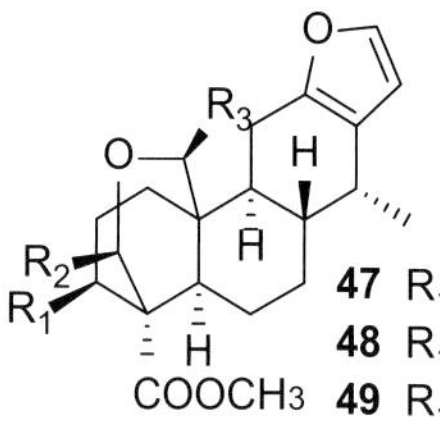

47 R_1 = $OCOCH_3$　R_2 = H　R_3 = OH
48 R_1 = H　R_2 = H　R_3 = OH
49 R_1 = H　R_2 = OCH_3　R_3 = H

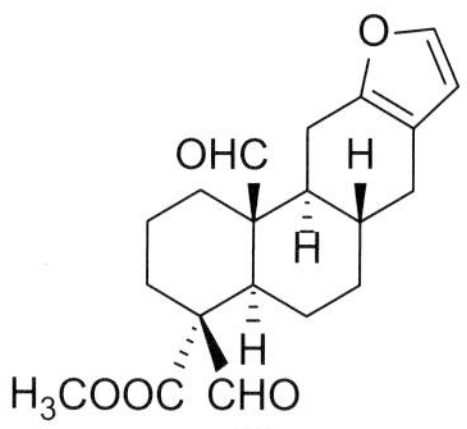

50

苏木中分离鉴定的二萜及二萜来源的生物碱类化合物结构式

4. 新型联苯及其二聚体类[19, 26]

苏木中还含有联苯型化合物及其二聚体，如：3, 9- 二羟基 -8- 甲氧基 - 二苯并 [*b*, *d*] 吡喃 -6- 酮（3,9-dihydroxy-8-methoxy-dibenzo[*b*,*d*]pyran-6-one，**51**）、3, 8, 9- 三羟基 -6*H*- 苯并 [*c*] 苯并吡喃 -6- 酮（3,8,9-thihydroxy-6*H*-benzo[*c*]chromen-6-one，**52**）、caesappanin A（**53**）和 caesappanin B（**54**）。

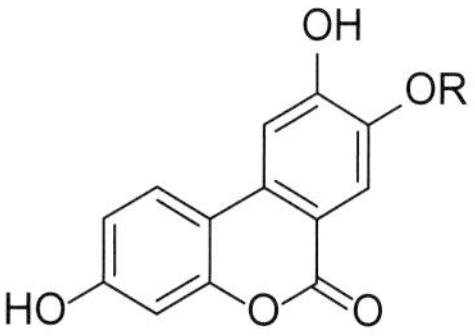

51 R = CH_3
52 R = H

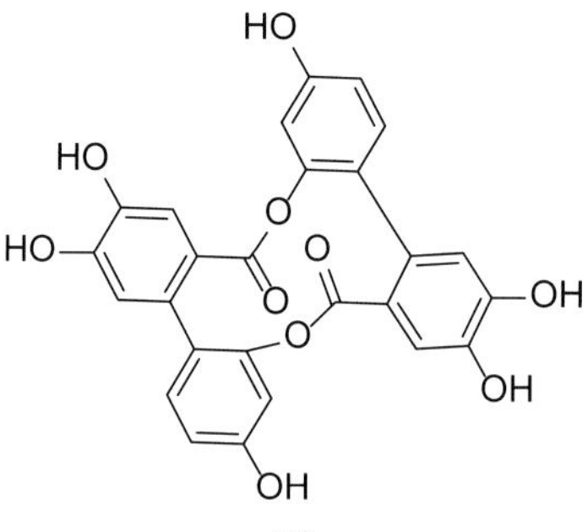

53

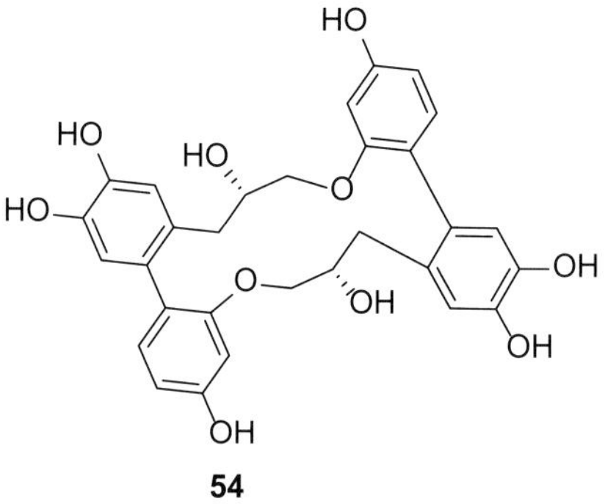

54

苏木中分离鉴定的新型联苯及其二聚体类化合物结构式

5. 其他类 [2, 10, 15]

除上述几类成分外，苏木中还含有占吨酮类（如 1- 羟基 -7- 甲氧基占吨酮、1, 5- 二羟基占吨酮、2- 羟基占吨酮和 1, 7- 二羟基占吨酮）、甾体类（如谷甾醇、豆甾醇和菜油甾醇）、脂肪酸类（如棕榈酸、亚油酸和油酸）、三萜类等其他类型化合物。

【药理作用】

1. 免疫调节

有研究表明，苏木醇提物能抑制坐骨神经损伤小鼠的细胞及体液免疫功能 [28]，并降低局部神经损伤的破坏程度，加速神经再生 [29]。

2. 抗移植排斥反应

苏木乙酸乙酯提取物能降低大鼠慢性排斥模型移植心肌 PDGF-A、VEGF-C、FGF-1、FGF-2 等基因的表达，从而减轻或延缓移植心脏冠状血管内膜增厚和管腔狭窄 [30]。苏木醇提物能明显延长同种异位心脏移植大鼠的供心存活时间，减轻移植心脏的病理损害，减少炎性细胞浸润，减轻水肿，减少心肌细胞的变性、坏死 [31]，其机制可能是通过抑制 NF-κB 信号传导通路的激活来发挥保护移植心脏的作用 [32]。

3. 抗炎

苏木乙酸乙酯提取物对慢性柯萨奇病毒性心肌炎小鼠具有治疗作用，可通过降低外周血中的肿瘤坏死因子 -α（TNF-α）水平，从而抑制病毒性心肌炎的免疫损伤，保护心肌细胞 [33]，并可降低 CD^+4T/CD^+8T 水平，提高 CD^+8T 水平，改善病毒感染对心肌组织造成的病理损伤 [34]。苏木醇提物在体外关节炎细胞模型中表现出较好的抗炎作用，其能有效地抑制白细胞介素 IL-1β 诱导的炎症介质在人软骨细胞和巨噬细胞中的过度表达，通过抑制 NF-κB（p65/p50）信号通路来抑制环氧合酶 -2（COX-2）启动子的激活 [35]。从苏木中分离得到的巴西苏木素（brazilin）可通过抑制诱导型一氧化氮合酶（iNOS）、COX-2 及 TNF-α 的产生而发挥抗炎作用 [36]。并且，巴西苏木素在体内外均具有抑制辅助性 T 淋巴细胞 2 型（T_H2）反应的抗炎作用，对过敏性疾病具有治疗潜力 [37]。

4. 行血祛瘀

苏木乙酸乙酯提取物可以降低急性血瘀模型小鼠的血黏度，降低二磷酸腺苷（ADP）诱导的血小板最大聚集率，降低血浆血栓素 B_2（TXB_2）的浓度，升高血浆 6- 酮前列腺素 -F1α（6-keto-PGF1α）的浓度。从中分离得到的化合物 3- 去氧苏木酮 B（**2**）、3- 去氧苏木查尔酮（**40**）和云实素 J（**20**）均可抑制血小板的聚集，而 3- 去氧苏木酮 B 和原苏木素 A（protosappanin A）对内皮细胞损伤具有保护作用 [3]。

5. 血管舒张

从苏木中分离的 4 个高异黄酮类成分巴西苏木素、(*E*)-3-(3, 4-dihydroxybenzylidene)-7-hydroxychroman-4-one、苏木酮 B（**1**）和 3- 去氧苏木酮 B（**2**）均能舒张由苯肾上腺素（PE）

和氯化钾（KCl）预收缩的内皮完整的血管环；除变异的高异黄酮类成分巴西苏木素外，其他 3 个化合物均为高异黄酮类成分，它们还可显著舒张由 PE 和 KCl 预收缩的内皮去除的血管环[38]。另有研究表明，巴西苏木素可通过增加血管内皮细胞内 Ca^{2+} 浓度诱导血管舒张，从而激活钙调蛋白依赖的一氧化氮（NO）合成。NO 释放后进入平滑肌细胞，激活鸟苷酸环化酶，增加环磷酸鸟苷（cGMP）的含量，从而使血管舒张[39]。此外，有研究利用体外血管舒缩试验以及血管平滑肌细胞试验，发现巴西苏木红素主要通过影响 K^+ 通道，抑制膜去极化，进而使血管舒张。这种效应与阻断 5- 羟色胺（5-HT）受体有关，同时还与调控胞内 Ca^{2+} 浓度，影响钙调蛋白，下调肌球蛋白轻链磷酸酶（MLCP）有关[40]。

6. 抗肿瘤

研究发现，苏木叶和心材的氯仿、甲醇和水提物对乳腺癌细胞 MCF-7 和肺癌细胞 A549 均具有一定的细胞毒作用，且从苏木心材分离得到的巴西苏木素 A 亦可诱导 MCF-7 细胞的凋亡[41]。苏木含药血清可通过下调 Cyclin D1 和 CDK4 的表达，诱导人肺癌细胞 PG 的凋亡[42]。另外，苏木乙酸乙酯提取物结合针刺，可抑制 Lewis 肺癌小鼠的 TGF-β 表达，可能是其抑制肿瘤生长转移的机制之一[43]。苏木单用及联合环磷酰胺使用，均可抑制 Lewis 肺癌 C57BL/6 小鼠细胞角蛋白 CK18 和 CK19 的表达，提示其具有抑制肿瘤转移的作用，且其联合环磷酰胺的抑制作用优于单纯化疗或单纯苏木治疗[44]。苏木总酚可明显抑制宫颈癌细胞 HeLa 的增殖并诱导其凋亡，且呈时间和剂量依赖性[45]。

7. 抗菌

苏木乙醇提取物对多种细菌均具有一定的抑菌活性，其中对铜绿假单胞菌（*Pseudomonas aeruginosa*）的抑制活性最好（抑菌圈为 34 mm），其余依次是金黄色葡萄球菌（*Staphylococcus aureus*，31 mm）、伤寒沙门氏菌（*Salmonella typhi*，24 mm）、产气肠杆菌（*Enterobacter aerogenes*，21 mm）、白色念珠菌（*Candida albicans*，20 mm）和大肠埃希菌（*Escherichia coli*，15 mm）[46]。并且，苏木对口腔临床常见优势菌模式株、临床株等 10 株致龋菌的 MIC 值范围为 5 ～ 10 mg/mL[47]。苏木甲醇提取物及 50% 乙醇提取物对痤疮丙酸杆菌的生长具有明显的抑制作用，进一步分离得到的巴西苏木素具有较好的抗菌活性，最低抑菌浓度为 0.5 mg/mL[48]。另外，苏木醇提物和巴西苏木素均具有较好的抗耐甲氧西林金黄色葡萄球菌（MRSA）活性[49]。巴西苏木素对酿脓链球菌（*Streptococcus pyogenes*）、耐万古霉素肠球菌（VRE）及耐多药洋葱伯克霍尔德菌（*Burkholderia cepacia*）等多种细菌亦有很强的抗菌活性，最低抑菌浓度为 4 ～ 32 μg/mL[50]。

8. 抗氧化

苏木水提物及其主成分巴西苏木素，均可通过激活谷胱甘肽过氧化物酶 7（GPX7）清除 UVA 诱导产生的过氧化氢（H_2O_2）[51]。

9. 胃保护

苏木 70% 乙醇提取物对乙醇、非甾体抗炎药（NSAID）及幽门结扎所诱导的大鼠胃溃疡均有明显的胃保护作用，其作用机制主要是促进前列腺素 E_2（PGE_2）的合成和降低髓过氧化物酶的水平[52]。

10. 保肝

苏木心材的甲醇和水提取物均可恢复 CCl_4 诱导的大鼠肝细胞损伤及肝脏损伤的生化水平[53]。苏木中的主要化学成分巴西苏木素对 $BrCCl_3$ 诱导的大鼠肝细胞损伤也具有保护作用[54]。

11. 神经系统保护作用

苏木中高异黄酮类成分去氧苏木酮 B 可有效抑制 BV-2 小胶质细胞介导的神经炎症介质（NO、PGE_2、TNF-α、IL-6 和活性氧）的释放，并保护神经元免受炎性小胶质细胞介导的神经毒性[9]。

12. 其他

利用阳离子化牛血清白蛋白（C-BSA）复制大鼠膜性肾病（MN）模型，发现苏木水提取物可降低模型大鼠的血脂、尿蛋白水平，减轻模型大鼠肾小球的病理损伤[55]。用巴西苏木素预处理可以预防缺血再灌注引发的大鼠肾损伤，其通过抑制 NF-κB 信号通路的激活来抑制炎症反应[56]。

【质量标准】

目前，2015 年版《中国药典》中仅规定了苏木药材的显微鉴别、水分检查和醇溶性浸出物等检测项，尚无含量测定项。

1. 高效液相指纹图谱

以巴西苏木素为参照物，建立了 10 个产地 10 批苏木药材的 HPLC 指纹图谱，并标定了 12 个共有指纹峰。色谱条件如下：Hypersil BDS C18 色谱柱（4.6 mm×250 mm，5 μm）；流动相为甲醇 -0.1% 冰醋酸溶液梯度洗脱；流速 1.0 mL/min；柱温 25 ℃；检测波长 283 nm；进样量 10 μL；采集时间 60 min[57]。

2. 含量测定方法

有研究建立了测定苏木药材中巴西苏木素和 (±)- 原苏木素 B 含量的 HPLC 方法。色谱条件为：Agilent ZORBAX SB-C18 色谱柱（4.6 mm×150 mm，5μm）；流动相为乙腈 - 水梯度洗脱；流速 1.0 mL/min；柱温 35 ℃；检测波长 285 nm；进样量 5 μL[58]。

另外，采用不同的色谱条件，建立了同时测定苏木中巴西苏木素和原苏木素 B 含量的 HPLC 方法。色谱条件如下：Agela Venusi XBP-C18 色谱柱（4.6 mm×150 mm，5 μm）；流动相为甲醇 -0.2% 甲酸溶液梯度洗脱；流速 1.0 mL/min；柱温 35 ℃；检测波长 285 nm；进样量 20 μL[59]。

参 考 文 献

[1] 国家药典委员会 . 中华人民共和国药典（2015 年版，一部）[S]. 北京：中国医药科技出版社，2015：164.

[2] 李争春 . 苏木有效成分筛选及其化学组成分析 [D]. 山西大学硕士学位论文，2014.

[3] 王鑫 . 苏木行血祛瘀活性成分研究 [D]. 济南大学硕士学位论文，2013.

[4] Namikoshi M，Nakata H，Yamada H，et al. Homoisoflavonoids and related compounds IV.Absolute configuraions of homoisoflavonoids from *Caesalpinia sappan L* [J]. *Chemical & Pharmaceutical Bulletin*，1987，35（9）：3597–3602.

[5] Nguyen MTT，Awale S，Tezuka Y，et al. Xanthine oxidase inhibitors from the heartwood of Vietnamese *Caesalpinia sappan* [J]. *Chemical & Pharmaceutical Bulletin*，2005，53（8）：984–988.

[6] Nirmal NP，Rajput MS，Prasad RGSV，et al. Brazilin from *Caesalpinia sappan* heartwood and its pharmacological activities：A review [J]. *Asian Pacific Journal of Tropical Medicine*，2015，8（6）：421–430.

[7] Batubara I，Mitsunaga T，Ohashi H. Brazilin from *Caesalpinia sappan* wood as an antiacne agent [J]. *Journal of Wood Science*，2010，56（1）：77–81.

[8] Xu PP，Guan SH，Feng RH，et al. Separation of four homoisoflavonoids from *Caesalpinia sappan* by high speed counter-current chromatography [J]. *Phytochemical Analysis*，2012，23（3）：228–231.

[9] Zeng KW，Yu Q，Song FJ，et al. Deoxysappanone B, a homoisoflavone from the Chinese medicinal plant *Caesalpinia sappan* L.，protects neurons from microglia-mediated inflammatory injuries via inhibition of IκB kinase（IKK）-NF-κB and p38/ERK MAPK pathways [J]. *European Journal of Pharmacology*，2015，748：18–29.

[10] Cuong TD，Hung TM，Kim JC，et al. Phenolic compounds from *Caesalpinia sappan* heartwood and their anti-inflammatory activity [J]. *Journal of Natural Products*，2012，75（12）：2069-2071.

[11] Chu MJ，Wang YZ，Itagaki K，et al. Identification of active compounds from *Caesalpinia sappan* L. extracts suppressing IL-6 production in RAW 264.7 cells by PLS [J]. *Journal of Ethnopharmacology*，2013，148（1）：37–44.

[12] Namikoshi M，Nakata H，Saito T. Homoisoflavonoids and related compounds. Part 1. Homoisoflavonoids from *Caesalpinia sappan* [J]. *Phytochemistry*，1987，26（6）：1831–1833.

[13] Namikoshi M，Nakata H，Yamada H，et al. Homoisoflavonoids and related compounds. II. Isolation and absolute configurations of 3, 4-dihydroxylated homoisoflavans and brizilins from *Caesalpinia sappal* L [J]. *Chemical & Pharmaceutical Bulletin*，1987，35（7）：2761–2773.

[14] Min BS，Cuong TD，Hung TM，et al. Compounds from the heartwood of *Caesalpinia sappan* and their anti-inflammatory activity [J]. *Bioorganic & Medicinal Chemistry Letters*，2012，22（24）：7436–7439.

[15] 徐慧，周志华，杨峻山. 苏木化学成分的研究 [J]. 中国中药杂志，1994，19（8）：485–486+511.

[16] 蔡晨秋，赵明波，唐丽，等. 苏木的化学成分研究 [J]. 中草药，2012，43（2）：230–233.

[17] Yang BO，Ke CQ，He ZS，et al. Brazilide A, a novel lactone with an unprecedented skeleton from *Caeslapinia sappan* [J]. *Tetrahedron Letters*，2002，43（9）：1731–1733.

[18] Namikoshi M，Nakata H，Saitoh T. Homoisoflavonoids and related compounds. V. A novel dibenzoxocin derivative from *Caesalpinia sappan* L [J]. *Chemical & Pharmaceutical Bulletin*，1987，35（9）：3615–3619.

[19] Wang Z，Sun JB，Qu W，et al. Caesappin A and B，two novel protosappanins from *Caesalpinia sappan* L [J]. *Fitoterapia*，2014，92：280–284.

[20] Nguyen MTT，Awale S，Tezuka Y，et al. Neosappanone A, a xanthine oxidase（XO）inhibitory dimeric methanodibenzoxocinone with a new carbon skeleton from *Caesalpinia sappan* [J]. *Tetrahedron Letters*，2004，45（46）：8519–8522.

[21] Saitoh T，Sakashita S，Nakata H，et al. 3-Benzylchroman derivatives related to brazilin from *Sappan Lignum* [J]. *Chemical & Pharmaceutical Bulletin*，1986，34（6）：2506–2511.

[22] Nagai M，Nagumo S. Protosappanins E-1 and E-2, stereoisomeric dibenzoxocins combined with brazilin from *Sappan lignum* [J]. *Chemical & Pharmaceutical Bulletin*，1990，38（6）：1490–1494.

[23] Nagai M，Nagumo S，Eguchi I，et al. Sappanchalone from *Caesalpinia Sappan* L，the proposed biosynthetic precursor of brazilin [J]. *Journal of the Pharmaceutical Society of Japan*，1984，104（9）：935–938.

[24] 舒诗会，韩景兰，杜冠华，等. 苏木心材中一个新黄酮类化合物 [J]. 中国中药杂志，2008，33（8）：903–905.

[25] 王振月，王宗权，周亚滨，等. 苏木化学成分的研究（I）[J]. 天然产物研究与开发，2010，22：590–593.

[26] Shu SH，Deng AJ，Li ZH，et al. Two novel biphenyl dimers from the heartwood of *Caesalpinia sappan* [J]. *Fitoterapia*，2011，82（5）：762–766.

[27] Zhang JY，Abdel-Mageed WM，Liu MM，et al. Caesanines A-D, new cassane diterpenes with unprecedented N bridge from *Caesalpinia sappan* [J]. *Organic Letters*，2013，15（18）：4726-4729.

[28] 张辉，曹剑，刘飙，等. 苏木乙醇提取物对坐骨神经损伤小鼠免疫功能的影响 [J]. 中国老年学杂志，2010，30：788–790.

[29] 张辉，曹剑，刘飙，等．苏木乙醇提取物对坐骨神经损伤小鼠血清髓鞘碱性蛋白含量及神经功能的影响 [J]．中国实验诊断学，2010，14（4）：531-533．

[30] 杨建飞，张婧懿．苏木乙酸乙酯提取物对大鼠慢性排斥移植心脏心肌生长因子含量的影响 [J]．中医药学报，2016，44（4）：14-17．

[31] 崔丽丽，于波．苏木醇提取物对心脏移植急性排斥反应的抑制作用及机制 [J]．浙江临床医学，2006，8（11）：1126-1127．

[32] 邹永鹏，吴健，张毛毛，等．苏木单体物对大鼠心脏移植后 NF-κB 信号传导途径的影响 [J]．哈尔滨医科大学学报，2010，44（5）：417-419．

[33] 郭春风，周亚滨，陈会君，等．苏木乙酸乙酯提取物对慢性柯萨奇病毒性心肌炎小鼠外周血中 TNF-α 的影响 [J]．中医药学报，2014，42（5）：18-20．

[34] 刘志平，张晶，陈会君．苏木乙酸乙酯提取物对慢性病毒性心肌炎模型小鼠 T 细胞亚群的影响 [J]．中医药信息，2015，32（2）：22-24．

[35] Wu SQ，Otero M，Unger FM，et al. Anti-inflammatory activity of an ethanolic *Caesalpinia sappan* extract in human chondrocytes and macrophages [J]. *Journal of Ethnopharmacology*，2011，138（2）：364-372．

[36] Tewtrakul S，Tungcharoen P，Tewtrakul S，et al. Antiinflammatory and wound healing effects of *Caesalpinia sappan* L. [J]. *Phytotherapy Research*，2015，29（6）：850-856．

[37] Lee CC，Wang CN，Kang JJ，et al. Antiallergic asthma properties of brazilin through inhibition of T_H2 responses in T cells and in a murine model of asthma [J]. *Journal of Agricultural and Food Chemistry*，2012，60（37）：9405-9414．

[38] 何文君，方泰惠，张可，等．苏木中高异黄酮类成分对大鼠离体胸主动脉环的舒张作用 [J]．中国中药杂志，2009，34（6）：731-734．

[39] Hu CM，Kang JJ，Lee CC，et al. Induction of vasorelaxation through activation of nitric oxide synthase in endothelial cells by brazilin [J]. *European Journal of Pharmacology*，2003，468（1）：37-45．

[40] 余煊，王秀坤，雷帆，等．巴西苏木红素对血管平滑肌舒张作用的研究 [J]．世界科学技术 - 中医药现代化，2013，15（8）：1751-1758．

[41] Naik BA，Nazneen HF，Shankar PC，et al. In vitro studies data on anticancer activity of *Caesalpinia sappan* L. heartwood and leaf extracts on MCF7 and A549 cell lines [J]. *Data in Brief*，2018，19：868-877．

[42] 郭秀伟，张崇彤．苏木含药血清联合顺铂对肺癌 PG 细胞的增殖抑制及 Cyclin D1、CDK_4 蛋白表达的影响 [J]．辽宁中医杂志，2016，43（5）：1082-1085．

[43] 客蕊，华东，孟涛，等．苏木乙酸乙酯提取物结合针刺对 Lewis 肺癌小鼠 TGF [J]．世界最新医学信息文摘，2015，15（4）：66．

[44] 田甜，张培彤，刘永衡，等．苏木对 C57BL/6 荷瘤小鼠骨髓 CK18、CK19 表达影响的实验研究 [J]．北京中医药，2010，29（3）：222-224．

[45] 邹姝姝，肖琴，李亚妹，等．苏木总酚对宫颈癌细胞的作用 [J]．重庆理工大学学报（自然科学），2010，24（3）：33-35．

[46] Srinivasan R，Selvam GG，Karthik S，et al. In vitro antimicrobial activity of *Caesalpinia sappan* L [J]. *Asian Pacific Journal of Tropical Biomedicine*，2012：S136-S139．

[47] 李艳红，刘娟，杨丽川，等．6 种云南天然药物对口腔优势菌的抗菌活性测定 [J]．华西口腔医学杂志，2010，28（2）：（199-202）207．

[48] Batubara I，Mitsunaga T，Ohashi H. Brazilin from *Caesalpinia sappan* wood as an antiacne agent [J]. *Journal of Wood Science*，2010，56（1）：77-81．

[49] 蒲荣，郭永灿，区敬华，等．苏木对甲氧西林耐药金黄色葡萄球菌抗菌活性研究及其活性成分分离 [J]．检验医学与临床，2013，10（11）：（1358-1359）1361．

[50] Xu HX，Lee SF. The antibacterial principle of *Caesalpinia sappan* [J]. *Phytotherapy Research*，2004，18（8）：647-651．

[51] Hwang HS，Shim JH. Brazilin and *Caesalpinia sappan* L. extract protect epidermal keratinocytes from oxidative stress by inducing the expression of GPX7 [J]. *Chinese Journal of Natural Medicines*，2018，16（3）：203-209．

[52] Chellappan DR，Purushothaman AK，Brindha P. Gastroprotective potential of hydro-alcoholic extract of Pattanga（*Caesalpinia sappan* Linn.）[J]. *Journal of Ethnopharmacology*，2017，197：294-305．

[53] Srilakshmi VS，Vijayan P，Raj PV，et al. Hepatoptotective properties of *Caesalpinia sappan* Linn. heartwood on carbon tetrachloride induced toxicity [J]. *Indian Journal of Experimental Biology*，2010，48（9）：905–910.

[54] Moon CK，Park KS，Kim SG，et al. Bazilin protects cultured rat hepatocytes from BrCCl₃-induced toxicity [J]. *Drug and Chemical Toxicology*，1992，15（1）：81–91.

[55] 胡克杰，赵学谦，宋成收. 苏木治疗大鼠膜性肾病的实验研究 [J]. 中医药信息，2012，29（1）：108–111.

[56] Jia YY，Zhao JY，Liu MY，et al. Brazilin exerts protective effects against renal ischemia-reperfusion injury by inhibiting the NF-κB signaling pathway [J]. *International Journal of Molecular Medicine*，2016，38（1）：210–216.

[57] 何凤兰，李灿军. 苏木高效液相色谱指纹图谱研究 [J]. 湖北中医杂志，2016，38（8）：66–68.

[58] 陈玉平，毕丹，屠鹏飞. 苏木的质量标准研究 [J]. 中国中药杂志，2010，35（16）：2068–2071.

[59] 陈雪敏，胡永钢，李美萍，等. 高效液相色谱法同时测定苏木中的巴西苏木素和原苏木素 B [J]. 分析试验室，2012，31（4）：98–101.

杧 果 叶

【植物来源】

本品为漆树科（Anacardiaceae）杧果属植物杧果 *Mangifera indica* L. 的干燥叶。杧果常生于海拔 200 ~ 1350 m 的山坡、河谷或旷野的丛林中，在世界各地有广泛栽培，在我国主要分布于海南、广东、广西、福建等省区。全年均可采收，晒干[1]。

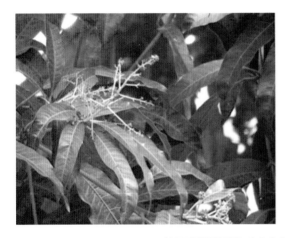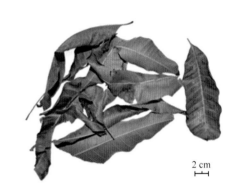

2 cm

杧果叶基源植物（左）与药材（右）图片

【功能与主治】

杧果叶作为药用的记载始于《中药大辞典》，其味酸甘，性凉，归脾、肺、胃经，具行气疏滞、去瘀积等功效，可用于治疗热滞腹痛、气胀、小儿疳积、消渴等症[1]。

【化学成分】

杧果叶中主要含有二苯甲酮类、黄酮类、三萜类、有机酸类等化学成分，其中以芒果苷为代表的二苯甲酮类化合物为其主要及特征性成分。

1. 二苯甲酮类 [2-15]

二苯甲酮类化合物为杧果叶的特征性化学成分之一，目前已从杧果叶中分离鉴定的该类成分主要有：鸢尾酚酮（iriflophenone，**1**）、2, 4′, 6- 三羟基 -4- 甲氧基二苯甲酮 -2-*O*-葡萄糖苷（mahkoside A / 2, 4′, 6-trihydroxy-4-methoxybenzophenone-2-*O*-glucoside，**2**）、鸢尾酚酮 -2-*O*-*β*-D- 吡喃葡萄糖苷（iriflophenone-2-*O*-*β*-D-glucopyranoside）、2, 4′, 6- 三羟基 -4- 甲氧基二苯甲酮（2, 4′, 6-trihydroxy-4-methoxybenzophenone）、foliamangiferoside C$_5$（**3**）、foliamangiferoside C$_4$（**4**）、foliamangiferoside C$_6$（**5**）、foliamangiferoside C$_7$（**6**）、foliamangiferoside C$_2$（**7**）、foliamangiferoside C$_3$（**8**）、鸢尾酚酮 -3-*C*-(2-*O*-*p*- 羟基苯甲

酰基)-β-D- 吡喃葡萄糖苷 [iriflophenone-3-C-(2-O-p-hydroxybenzoyl)-β-D-glucopyranoside，**9**]、foliamangiferoside A、foliamangiferoside A$_1$（**10**）、foliamangiferoside A$_2$（**11**）、foliamangiferoside B（**12**）、foliamangiferoside C$_1$、 鸢 尾 酚 酮 -3-C-β- 葡 萄 糖 苷 （iriflophenone-3-C-β-glucoside）、2, 4, 4', 6- 四羟基 -3'- 甲氧基二苯甲酮 -3-C-β-D- 吡喃葡萄糖苷（2, 4, 4', 6-tetrahydroxy-3'-methoxybenzophenone-3-C-β-D-glucopyranoside）、桑橙素 -3-C-β-D- 葡 萄 糖 苷（maclurin-3-C-β-D-glucoside）、foliamangiferoside A$_3$（**13**）、foliamangiferoside A$_4$（**14**）、foliamangiferoside D（**15**）、桑橙素 3-C-(2-O- 没食子酰基)-β-D- 葡萄糖苷 [maclurin 3-C-(2-O-galloyl)-β-D-glucoside]、桑橙素 3-C-(2, 3- 二 -O- 没食子酰基)-β-D- 葡萄糖苷 [maclurin 3-C-(2,3-di-O-galloyl)-β-D-glucoside]、鸢尾酚酮 3-C-(2-O- 没 食 子 酰 基)-β-D- 葡萄糖苷 [iriflophenone 3-C-(2-O-galloyl)-β-D-glucoside]、2, 4', 6- 三羟基 -4- 甲氧基二苯甲酮 -3-C-(2-O- 对羟基苯甲酰基)-α-D- 半乳糖苷 [2,4',6-trihydroxy-4-methoxybenzophenone-3-C-(2-O-p-hydroxybenzoyl)-α-D-galactoside，**16**]、manindicin B（**17**）、manindicin A（**18**）、aquilarinoside A、4, 4', 6- 三羟基二苯甲酮 -2-O-(2″), 3-C-(1″)-1″- 去氧 -β- 呋喃果糖苷 [4,4',6-trihydroxybenzophenone-2-O-(2″),3-C-(1″)-1″-desoxy-β-fructofuranoside，**19**]、4, 4', 6- 三羟基二苯乙酮 -2-O-(2″), 3-C-(1″)-1″- 去氧 -β- 吡喃果糖苷 [4,4',6-trihydroxybenzophenone-2-O-(2″),3-C-(1″)-1″-desoxy-β-fructopyranoside，**20**]、4', 6- 二羟基 -4- 甲氧基二苯甲酮 -2-O-(2″), 3-C-(1″)-1″- 去氧 -β- 吡喃果糖苷 [4',6-dihydroxy-4-methoxybenzophenone-2-O-(2″),3-C-(1″)-1″-desoxy-β-fructopyranoside，**21**]、鸢尾酚酮 3-C-(2, 6- 二 -O- 没 食 子 酰 基)-β-D- 葡 萄 糖 苷 [iriflophenone 3-C-(2,6-di-O-galloyl)-β-D-glucoside]、norathyriol（**22**）、 芒 果 苷（mangiferin）、 高 芒 果 苷（homomangiferin，**23**）、6-O-（对羟基苯甲酰基）芒果苷 [6-O-(p-hydroxybenzoyl)mangiferin，**24**]、6-O- 没食子酰基芒果苷（6-O-galloylmangiferin，**25**）、4'-O- 对羟基苯甲酰基芒果苷（4'-O-p-hydroxybenzoylmangiferin，**26**）、没食子酰基芒果苷（mangiferin gallate，**27**）、异芒果苷（isomangiferin，**28**）和 mangiferoxanthone A（**29**）。

1 R$_1$ = H   R$_2$ = H
2 R$_1$ = β-D-glc   R$_2$ = CH$_3$

16

3 R$_1$ = H   R$_2$ = A   R$_3$ = H   R$_4$ = B   R$_5$ = H   R$_6$ = H
4 R$_1$ = H   R$_2$ = B   R$_3$ = H   R$_4$ = H   R$_5$ = A   R$_6$ = H
5 R$_1$ = H   R$_2$ = A   R$_3$ = B   R$_4$ = H   R$_5$ = H   R$_6$ = H
6 R$_1$ = H   R$_2$ = H   R$_3$ = H   R$_4$ = H   R$_5$ = C   R$_6$ = H
7 R$_1$ = H   R$_2$ = A   R$_3$ = H   R$_4$ = H   R$_5$ = H   R$_6$ = H
8 R$_1$ = H   R$_2$ = H   R$_3$ = H   R$_4$ = H   R$_5$ = B   R$_6$ = H
9 R$_1$ = H   R$_2$ = A   R$_3$ = H   R$_4$ = H   R$_5$ = H   R$_6$ = H
10 R$_1$ = CH$_3$ R$_2$ = A   R$_3$ = H   R$_4$ = H   R$_5$ = H   R$_6$ = H
11 R$_1$ = CH$_3$ R$_2$ = H   R$_3$ = H   R$_4$ = H   R$_5$ = H   R$_6$ = H
12 R$_1$ = CH$_3$ R$_2$ = H   R$_3$ = H   R$_4$ = H   R$_5$ = H   R$_6$ = OCH$_3$
13 R$_1$ = CH$_3$ R$_2$ = A   R$_3$ = H   R$_4$ = H   R$_5$ = A   R$_6$ = H
14 R$_1$ = CH$_3$ R$_2$ = B   R$_3$ = H   R$_4$ = H   R$_5$ = H   R$_6$ = H
15 R$_1$ = CH$_3$ R$_2$ = gal R$_3$ = H   R$_4$ = H   R$_5$ = H   R$_6$ = H

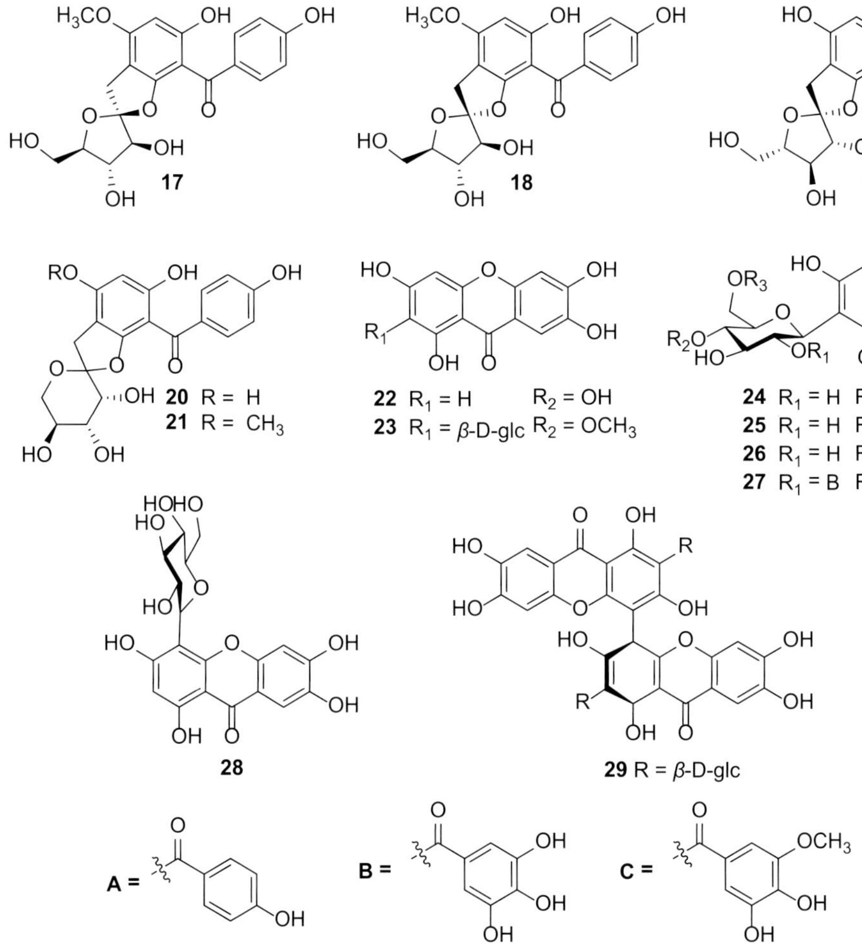

杜果叶中分离鉴定的二苯甲酮类化合物结构式

2. 黄酮类 [2–5, 7, 10–11, 13, 15]

杜果叶中还含有丰富的黄酮类化合物，如：3′, 5′- 二甲氧基 -4′, 5, 7- 三羟基黄酮（3′,5′-dimethoxy-4′,5,7-trihydroxyflavone，**30**）、异牡荆素（isovitexin，**31**）、vitexin（**32**）、isoswertisin（**33**）、杨梅素（myricetin）、山奈酚（kaempferol）、槲皮素 -4′-O-β-D- 葡萄糖苷（quercetin-4′-O-β-D-glucoside，**34**）、木犀草素 -7-O-β-D- 葡萄糖苷（luteolin-7-O-β-D-glucoside，**35**）、槲皮素（quercetin，**36**）、金丝桃苷（hyperin，**37**）、槲皮素 -3-O-α-L- 鼠李糖苷（quercitrin，quercetin-3-O-α-L-rhamnopyranoside，**38**）、槲皮素 -3-O-β-D- 葡萄糖苷（quercetin-3-O-β-D-glucopyranoside，**39**）、槲皮素 -3-O-β-D- 半乳糖苷（quercetin-3-O-β-D-galactoside）、7-O- 甲基槲皮素 -3-O-α-L- 鼠李糖苷（7-O-methylquercetin-3-O-α-L-rhamnopyranoside）、槲皮素 -3-O-β-D- 吡喃木糖苷（quercetin-3-O-β-D-xylopyranoside，**40**）、槲皮素 -3-O-β-D- 阿拉伯糖苷（quercetin-3-O-β-D-arabinoside，**41**）、槲皮素 -3-O-β-D- 半乳糖苷（quercetin-3-O-β-D-galactoside，**42**）、槲皮素戊糖苷（quercetin pentoside）、二氢槲皮素（taxifolin，**43**）和穗花杉双黄酮（amentoflavone，**44**）。

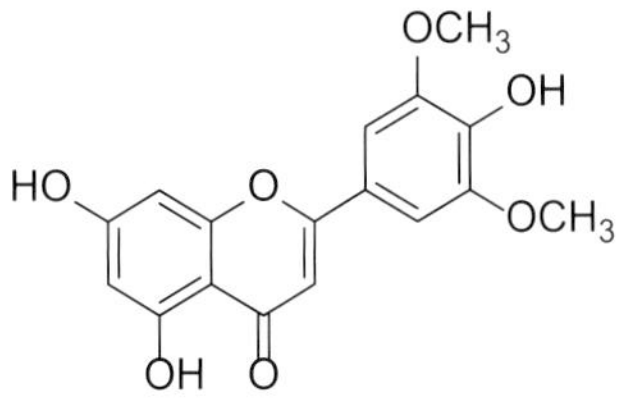

30

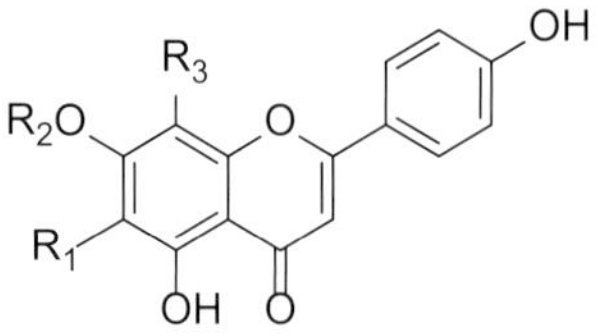

31 R_1 = β-D-glc R_2 = H R_3 = H
32 R_1 = H R_2 = H R_3 = β-D-glc
33 R_1 = H R_2 = CH_3 R_3 = β-D-glc

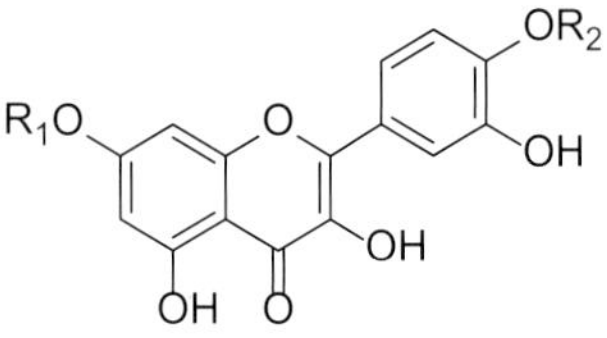

34 R_1 = H R_2 = β-D-glc
35 R_1 = β-D-glc R_2 = H

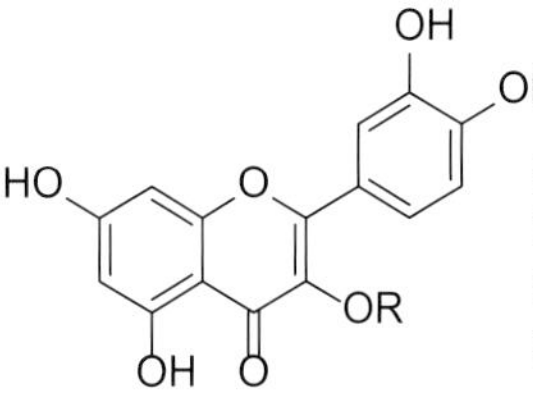

36 R = H
37 R = β-D-gal
38 R = α-L-rha
39 R = β-D-glc

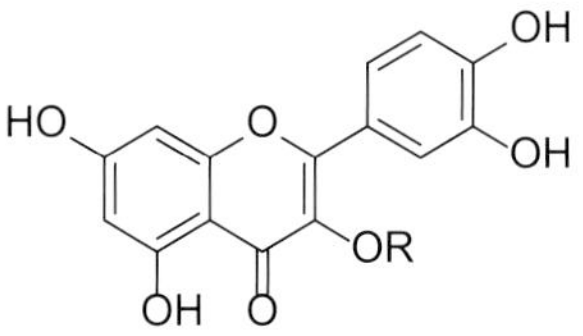

40 R = β-D-xyl
41 R = β-D-ara
42 R = β-D-gal

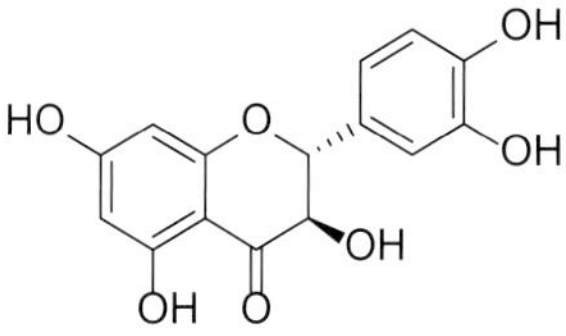

43

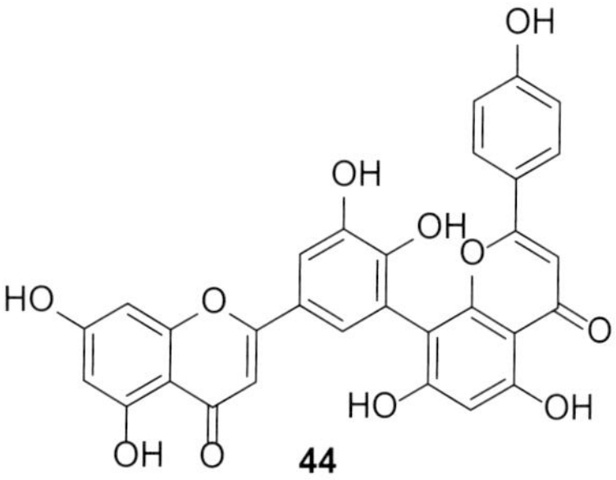

44

杧果叶中分离鉴定的黄酮类化合物结构式

3. 三萜类[7, 16]

杧果叶中还含有 2α,3β,23- 三羟基乌苏 -12, 20(30)- 二烯 -28- 酸 [2α,3β,23-trihydroxyurs-12,20(30)-dien-28-oic acid]、arjunolic acid(**45**)、actinidic acid(**46**)、8, 26- 环 - 乌苏 -21- 烯 -3β, 20β- 二醇（8,26-cyclo-urs-21-en-3β,20β-diol）、羽扇豆醇（lupeol，**47**）、cycloartan-3β, 30-diol 和 cycloartan-30-ol 等三萜类化合物。

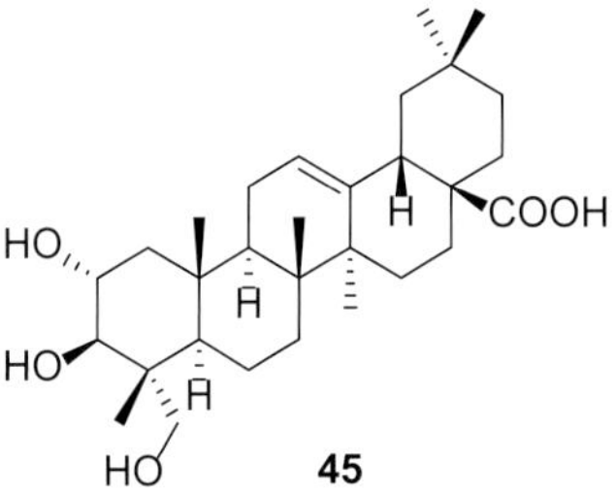

45

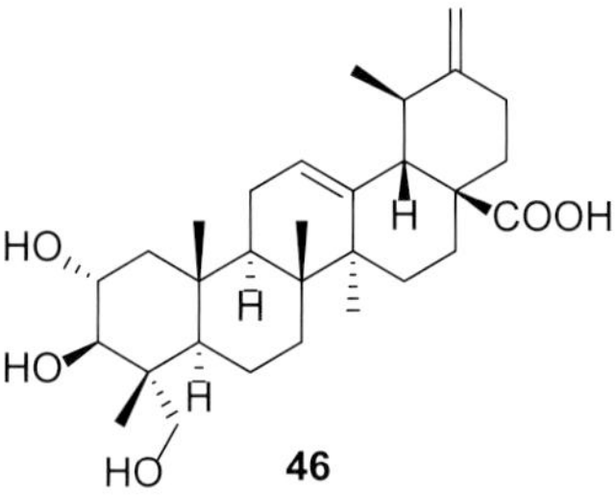

46

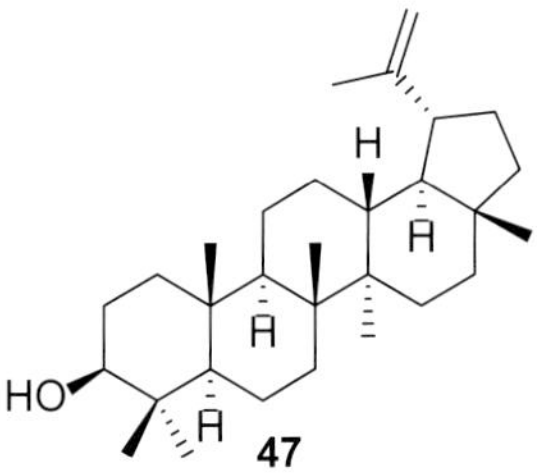

47

杧果叶中分离鉴定的三萜类化合物结构式

4. 其他类[6, 10, 13]

此外，杧果叶中还存在大量的有机酸及其酯类，如：原儿茶酸（protocatechuic acid）、没食子酸（gallic acid）、没食子酸甲酯（methyl gallate）、3, 4- 二羟基苯甲酸酐

（3,4-dihydroxybenzoic anhydride）、3-O- 没食子酰基奎宁酸（3-O-galloyl quinic acid）、鞣花酸（ellagic acid）和六 -O- 没食子酰基葡萄糖（hexa-O-galloyl-glucoside），以及五 -O- 没食子酰基葡萄糖（penta-O-galloyl-glucose）、四 -O- 没食子酰基葡萄糖（tetra-O-galloyl-glucose）和没食子酸葡萄糖苷（gallic glucoside）等其他类型化合物。

【药理作用】

1. 止咳祛痰

采用小鼠氨水引咳法和酚红气管排泄法研究杜果叶的镇咳作用，结果表明杜果叶醇提物和水提物均具有显著的镇咳、祛痰作用[17–18]。

2. 抗菌

杜果叶提取物对铜绿假单胞菌（*Pseudomonas aeruginosa*）、大肠埃希菌（*Escherichia coli*）、肺炎克雷伯杆菌（*Klebsiella pneuumoniae*）、鲍氏不动杆菌（*Acinetobacter baumannii*）、金黄色葡萄球菌（*Staphylococcus aureus*）和表皮葡萄球菌（*Staphylococcus epidermidis*）等6种常见呼吸道感染菌均具有较强的体外抗菌作用，其最低抑菌浓度（MIC）为 0.107 ～ 0.320 mg/mL[19]。

3. 抗氧化

杜果叶醇提物的各萃取部位均具有一定的抗氧化活性，其中乙酸乙酯部位的抗氧化活性最强，其次为正丁醇、石油醚及水部位[20]。从杜果叶中分离鉴定的 3 个黄酮类成分 4′-O-p-hydroxybenzoylmangiferin（**26**）、quercetin-3-O-β-D-glucoside 和 quercetine-3-O-β-D-galactoside 具有显著的体外清除 1, 1- 二苯基 -2- 三硝基苯肼（DPPH）自由基的能力，其 IC_{50} 值分别为（4.91 ± 0.07）μM、（9.80 ± 0.14）μM 和（11.15 ± 0.40）μM[3]。

4. 保肝

芒果苷对乙醇引起的小鼠肝损伤有一定的保护作用，芒果苷的高、中剂量组与乙醇对照组比较，小鼠血清的谷丙转氨酶（ALT）、谷草转氨酶（AST）、谷胱甘肽硫转移酶（GST）以及肝匀浆液中的丙二醛（MDA）和甘油三酯（TG）的含量均有所降低，而超氧化物歧化酶（SOD）的活性升高[21]。芒果苷滴丸对四氯化碳诱导的大鼠慢性肝损伤具有显著的保护作用，其作用机制可能与抗脂质过氧化、抑制肝组织转化生长因子 -β1（TGF-β1）的表达有关[22]。另外，芒果苷滴丸对四氯化碳和 D- 氨基半乳糖盐酸盐所诱导的小鼠急性肝损伤以及卡介苗加脂多糖所诱导的小鼠免疫性肝损伤也具有显著的保护作用，其作用机制可能与抗脂质过氧化有关[23]。

5. 免疫

芒果苷对大鼠巨噬细胞的吞噬活性和产生活性氧（ROS）的能力具有显著的抑制作用，可用于治疗巨噬细胞过度激活的自身免疫紊乱等疾病[24, 25]。

6. 抗病毒

研究表明，从杜果叶中分离得到的芒果苷和异芒果苷（**28**）均可抑制病毒的复制，对 I 型单纯疱疹病毒（HSV-I）具有抗病毒作用[26]。另外，芒果苷可提高脾细胞中白细胞介素 IL-18、IL-2、IFN-γ 和肿瘤坏死因子 -α（TNF-α）等细胞因子 mRNA 的表达水平，增强机体 Th1 细胞的功能，推测芒果苷可能通过增强机体的细胞免疫功能，达到抗鸭乙型肝炎病毒的作用 [27]。

7. 抗痛风

杧果叶中的二苯甲酮类化合物具有较强的抗痛风作用，在 0.002 mmol/kg（0.78 mg/kg）剂量下即可显著降低高尿酸血症小鼠的血清尿酸水平，且毒副作用小 [28]。

8. 抗肿瘤

芒果苷对肝癌细胞 BEL-7404 有明显的细胞毒活性，可诱导肝癌细胞凋亡和阻滞细胞周期于 G_2/M 期 [29]。另外，芒果苷可显著降低由偶氮甲烷（AOM）所诱发的大鼠结肠癌的发生率 [30]，并可使肺癌小鼠的糖蛋白、膜 ATP 酶和膜脂质过氧化水平显著降低，恢复到接近正常水平 [31]。

【质量标准】

杧果叶为《广东省中药材标准》收录品种，其中规定了杧果叶药材的显微鉴别、水分检查及水溶性浸出物等检测项，但尚无含量测定项。

1. 高效液相指纹图谱

以芒果苷为参照物，建立了三大类 31 个不同品种杧果叶药材的特征 HPLC 指纹图谱，并标定了 9 个共有指纹峰。其色谱条件如下：默克 STAR RP-18e 色谱柱（4.6 mm×250 mm，5 μm）；乙腈 -0.1% 磷酸水溶液为流动相梯度洗脱；流速 0.8 mL/min；柱温 30 ℃；检测波长 216 nm [32]。

2. 含量测定方法

2.1　紫外分光光度法

以芒果苷作为对照品，建立了杧果叶中芒果苷的 UV 含量测定方法，检测波长为 319 nm [33]。以芦丁作为对照品，建立了杧果叶中总黄酮的 UV 含量测定方法，检测波长为 510 nm [34]。

2.2　高效液相色谱法

以芒果苷和高芒果苷（23）为对照品，建立了同时测定杧果叶中上述 2 种二苯甲酮类化合物含量的 HPLC 方法。色谱条件为：依利特 Hypersil ODS 色谱柱（4.6 mm×250 mm，5 μm）；用乙腈 -0.1% 磷酸水溶液为流动相梯度洗脱；柱温 30 ℃；检测波长 258 nm [35]。

此外，以芦丁和槲皮素为对照品，建立了同时测定杧果叶中上述 2 种黄酮类化合物含量的 HPLC 方法。色谱条件为：色谱柱为 Inertsil ODS-2 柱（4.6 mm×150 mm，5 μm）；流动相为 70% 甲醇 -0.2% 磷酸水（65 : 35）；流速 1.0 mL/min；柱温 35 ℃；检测波长 368 nm [36]。

参 考 文 献

[1] 广东省食品药品监督管理局 . 广东省中药材标准（第一册）[S]. 广州：广东科技出版社，2004：76–78.

[2] 刘雪枫，郭伶伶，葛丹丹，等 . 芒果叶的化学成分及药理作用研究进展 [A]. 中国自然资源学会天然药物资源专业委员会，2012：540–542.

[3] 潘晶 . 芒果叶活性成分研究 [D]. 广东药科大学硕士学位论文，2017.

[4] Pan J，Yi X，Zhang SJ，et al. Bioactive phenolics from mango leaves（*Mangifera indica* L.）[J]. *Industrial Crops and Products*，2018，111：400–406.

[5] 葛丹丹，张祎，刘二伟，等 . 芒果叶化学成分研究（I）[J]. 中草药，2011，42（3）：428–431.

[6] Abdel-Mageed WM，Bayoumi SAH，Chen CX，et al. Benzophenone C-glucosides and gallotannins from mango tree stem bark with broad-spectrum anti-viral activity [J]. *Bioorganic & Medicinal Chemistry*，2014，22（7）：2236–2243.

[7] Pan J，Yi XM，Wang YH，et al. Benzophenones from mango leaves exhibit α-glucosidase and NO inhibitory activities [J]. *Journal of Agricultural and Food Chemistry*，2016，64（40）：7475–7480.

[8] Zhang Y，Qian Q，Ge DD，et al. Identification of benzophenone C-glucosides from mango tree leaves and their inhibitory effect on triglyceride accumulation in 3T3-L1 adipocytes [J]. *Journal of Agricultural and Food Chemistry*，2011，59（21）：11526–11533.

[9] Zhang Y，Han L，Ge D，et al. Isolation，structural elucidation，MS profiling，and evaluation of triglyceride accumulation inhibitory effects of benzophenone *C*-glucosides from leaves of *Mangifera indica* L [J]. *Journal of Agricultural and Food Chemistry*，2013，61（8）：1884–1895.

[10] Barreto JC，Trevisan MTS，Hull WE，et al. Characterization and quantitation of polyphenolic compounds in bark，kernel，leaves，and peel of mango（*Mangifera indica* L.）[J]. *Journal of Agricultural and Food Chemistry*，2008，56（14）：5599–5610.

[11] 胡彦君，刘燊，王定勇 . 芒果叶的化学成分研究 [J]. 亚太传统医药，2010，6（2）：18–19.

[12] Gu C，Yang M，Zhou Z，et al. Purification and characterization of four benzophenone derivatives from *Mangifera indica* L. leaves and their antioxidant，immunosuppressive and α-glucosidase inhibitory activities [J]. *Journal of Functional Foods*，2019，52：709–714.

[13] 顾承真，刘菲菲，姚元成，等 . 芒果叶的化学成分研究 [J]. 天然产物研究与开发，2013，25（1）：36–39.

[14] 郭伶伶，张栌，葛丹丹，等 . 芒果叶化学成分研究 [J]. 中药与天然药高峰论坛暨第十二届全国中药和天然药物学术研讨会，2012：177–180.

[15] Brito LF，Gontijo DC，Toledo RCL，et al. *Mangifera indica* leaves extract and mangiferin modulate CB1 and PPARγ receptors and others markers associated with obesity [J]. *Journal of Functional Foods*，2019，56：74–83.

[16] Khan MA，Nizami SS，Khan MNI，et al. New triterpenes from *Mangifera indica* [J]. *Journal of Natural Products*，1994，57（7）：988–991.

[17] 刘颖，王硕，周小雷，等 . 芒果叶药理作用研究进展 [J]. 中华中医药杂志，2017，32（2）：662–665.

[18] 韦国峰，黄祖良，何有成 . 芒果叶提取物的镇咳祛痰作用研究 [J]. 时珍国医国药，2006，17（10）：1954–1955.

[19] 刘雪萍，蒋伟哲，黄兴振，等 . 芒果叶提取物体外抗菌作用研究 [J]. 中国药业，2007，16（9）：12–13.

[20] 刘刚，姜唯唯，吴京，等 . 芒果叶不同极性部位提取物的抗氧化活性 [J]. 食品研究与开发，2014，35（11）：10–14.

[21] 韦健全，郑子敏，潘勇，等 . 芒果苷对乙醇引起肝损伤的保护作用 [J]. 广西医科大学学报，2008，25（5）：732–733.

[22] 黄小鸥，邓家刚，陈壮 . 芒果苷滴丸对大鼠慢性肝损伤的保护作用 [J]. 中国药师，2009，12（6）：701–704.

[23] 黄小鸥，陈壮，邓家刚 . 芒果苷滴丸对小鼠实验性肝损伤的保护作用 [J]. 中国药师，2009，12（9）：1184–1187.

[24] 李好文，邓家刚，邓静 . 芒果苷国外研究进展 [J]. 广西中医学院学报，2003，6（4）：62–66.

[25] Garcia D，Delgado R，Ubeira FM，et al. Modulation of rat macrophage function by the *Mangifera indica* L. extracts Vimang and mangifera [J]. *International Immunopharmacology*，2002，2（6）：797–806.

[26] Zheng MS，Lu ZY. Antiviral effect of mangiferin and isomangiferin on herpes simplex virus [J]. *Chinese Medical Journal*，1990，103（2）：160–165.

[27] 邓家刚，郭宏伟，运晨霞，等 . 芒果苷抑制鸭乙肝病毒感染的免疫机制 [J]. 细胞与分子免疫学杂志，2010，26（10）：1046–1047.

[28] 李玲，张植和 . 芒果苷类化合物的新用途 [P]. 中国发明专利，ZL 200810058019.6.

[29] 黄华艺，农朝赞，郭凌霄，等 . 芒果苷对肝癌细胞增殖的抑制凋亡的诱导 [J]. 中华消化杂志，2002，22（6）：341–343.

[30] Yoshimi N，Matsunaga K，Katayama M，et al. The inhibitory effects cf mangifern，a naturally occurring glucosylxanthone，inbowel carcinogenesis of male F344 rats [J]. *Cancer Letters*，2001，163（2）：163–170.

[31] Rajendran P，Ekambaram G，Magesh V，et al. Chemopreventive efficacy of mangiferin against benzo(a)pyrene induced lung carcinogenesis in experimental animals [J]. *Environmental Toxicology and Pharmacology*，2008，26（3）：278–282.

[32] 冯旭，牛晋英，梁臣艳，等 . 不同品种芒果叶水提物 HPLC 指纹图谱及聚类分析 [J]. 中国医院药学杂志，2015，35（8）：

710–713.

[33] 谢梅冬，邹步珍，邹煜，等．紫外分光光度法测定芒果叶提取物中芒果苷的含量 [J]．广西农业科学学报，2010，41（9）：968–970.

[34] 唐玉莲，黎海妮，刘海花，等．芒果叶中总黄酮的提取及含量测定 [J]．右江民族医学院学报，2006，28（1）：8–10.

[35] 冯旭，王胜波，邓家刚，等．高效液相色谱法同时测定芒果叶中芒果苷与高芒果苷的含量 [J]．中成药，2008，30（10）：1504–1506.

[36] 谢紫薇，李强，刘姗．高效液相色谱法同时测定芒果叶中芦丁与槲皮素含量 [J]．中国药业，2016，25（21）：34–36.

鸡 血 藤

【植物来源】

本品为豆科（Leguminosae）密花豆属植物密花豆 *Spatholobus suberectus* Dunn 的干燥藤茎，又名血风藤、大血藤、三叶鸡血藤、活血藤。鸡血藤生长于海拔1800 m以下山谷林间、溪涧边及灌丛中，在我国主要分布于广东、广西、云南等省区，在越南、老挝、缅甸也有分布。秋季9～10月采摘，剪去枝叶，切片，晒干 [1-2]。

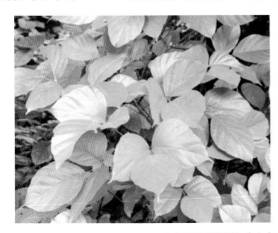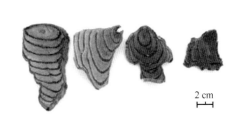

鸡血藤基源植物（左）与药材（右）图片

【功能与主治】

鸡血藤药用始载于《本草备要》（1694 年），谓："鸡血藤，活血舒筋，治男女干血劳，一切虚损劳伤，吐血咯血，咳血嗽血，诸病要药"，后在《顺宁府志》（1759 年）和《本草纲目拾遗》（1765 年）中均有记载，以其藤茎入药，是一味传统的活血补血中药。其性温，味甘、苦，归肝、肾经。具有补血养血、活血通经、舒经活络等功效。可用于治疗腰膝酸疼、麻木瘫痪、风湿痹痛、月经不调等 [3]。

【化学成分】

鸡血藤中含有黄酮类、萜类、甾醇类、蒽醌类、苯丙素类等多种化学成分，其中黄酮类化合物为其主要及特征性成分。

1. 黄酮类 [4-16]

鸡血藤中含有丰富的黄酮类化合物，其结构类型多样，包括异黄酮、异黄烷、二氢黄酮、二氢黄酮醇、黄烷醇、查尔酮、紫檀烷等。目前，已从鸡血藤中分离鉴定的黄酮类成分主要有：大豆苷元（daidzein）、金雀异黄酮（genistein，**1**）、樱黄素（prunetin，**2**）、芒柄花素（formononetin，**3**）、毛蕊异黄酮（calycosin）、7, 4'- 二羟基 -3'- 甲氧基异黄酮（7, 4'-dihydroxy-3'-methoxyisoflavone）、芒柄花苷（ononin）、8-methylrelusin-7-

O-*β*-D-glucopyranoside（**4**）、芒柄花素钠（sodium 2, 7-dihydroxy-4′-methoxyisoflavone）、glycyroside（**5**）、cudraisoflavone M（**6**）、pseudobaptigenin（**7**）、7, 2′, 4′- 三羟基 -8, 3′- 二甲氧基异黄烷（7, 2′, 4′-trihydroxy-8, 3′-dimethoxyisoflavan，**8**）、7, 4′- 二羟基 -8, 2′, 3′- 三甲氧基异黄烷（7, 4′-dihydroxy-8, 2′, 3′-trimethoxyisoflavan）、紫苜蓿异黄烷（sativan，**9**）、7, 2′, 4′- 三羟基 -5- 甲氧基异黄烷（7, 2′, 4′-trihydroxy-5-methoxyisoflavan，**10**）、4, 7, 2′- 三羟基 -4′- 甲氧基异黄酮醇（4,7,2′-trihydroxy-4′-methoxyisoflavanol，**11**）、3′, 4′, 7- 三羟基黄酮（3′, 4′, 7-trihydroxyflavone）、甘草素（liquiritigenin，**12**）、紫铆因（butin，**13**）、圣草酚（eriodictyol，**14**）、二氢山奈酚（dihydrokaempferol）、二氢槲皮素（dihydroquercetin）、(2*R*，3*R*)-3, 7-dihydroxyflavanone、柚皮素（naringenin）、7- 羟基 -6- 甲氧基二氢黄酮 [(2*S*)-7-hydroxy-6-methoxyflavanone]、密花豆素（suberectin，**15**）、plathymenin、6-methoxyeriodictyol（**16**）、(2*R*, 3*R*)-buteaspermanol（**17**）、3, 5, 7, 3′, 5′- 五羟基二氢黄酮（3,5,7,3′,5′-pentahydroxyflavanone，**18**）、7- 羟基二氢黄酮（7-hydroxyflavanone）、儿茶素（catechin）、3, 3′, 4′, 5, 6, 7, 8- 七羟基黄烷（3,3′,4′,5,6,7,8-heptahydroxyflavan，**19**）、dulcisflavan（**20**）、异甘草素（isoliquiritigenin）、紫铆因（butein，**21**）、新异甘草素（neoisoliquiritigenin，**22**）、亚甲基双异甘草素（methylenebisisoliquiritigenin，**23**）、高丽槐素 [(6a*R*，11a*R*)-maackiain，**24**] 和美迪紫檀素 [(6a*R*，11a*R*)-medicarpin，**25**]。

1 R₁ = OH R₂ = H R₃ = H R₄ = H
2 R₁ = OH R₂ = CH₃ R₃ = H R₄ = H
3 R₁ = H R₂ = H R₃ = H R₄ = CH₃
4 R₁ = H R₂ = β-D-glc R₃ = OCH₃ R₄ = CH₃
5 R₁ = H R₂ = β-D-glc²-β-D-api R₃ = H R₄ = CH₃

6

7

8 R₁ = H R₂ = OCH₃ R₃ = OH R₄ = OCH₃ R₅ = OH
9 R₁ = H R₂ = H R₃ = OCH₃ R₄ = H R₅ = OCH₃
10 R₁ = OCH₃ R₂ = H R₃ = OH R₄ = H R₅ = OH

11

12 R₁ = H R₂ = H R₃ = H R₄ = H R₅ = H R₆ = OH R₇ = H
13 R₁ = H R₂ = H R₃ = H R₄ = H R₅ = OH R₆ = OH R₇ = H
14 R₁ = H R₂ = OH R₃ = H R₄ = H R₅ = OH R₆ = OH R₇ = H
15 R₁ = H R₂ = H R₃ = OCH₃ R₄ = H R₅ = OH R₆ = OH R₇ = H
16 R₁ = H R₂ = OH R₃ = OCH₃ R₄ = H R₅ = OH R₆ = OH R₇ = H
17 R₁ = β-OH R₂ = H R₃ = OH R₄ = CH₃ R₅ = H R₆ = OH R₇ = H
18 R₁ = β-OH R₂ = OH R₃ = H R₄ = H R₅ = OH R₆ = H R₇ = OH

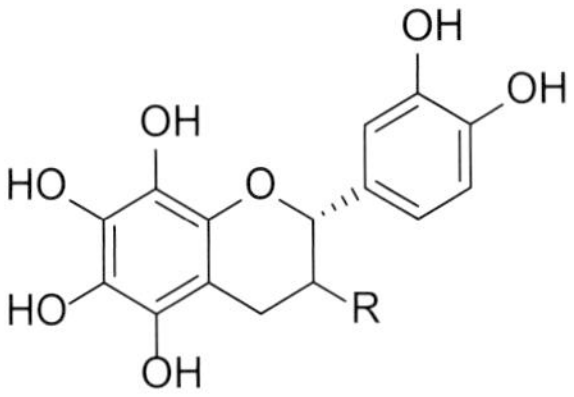

19 R = β-OH
20 R = α-OH

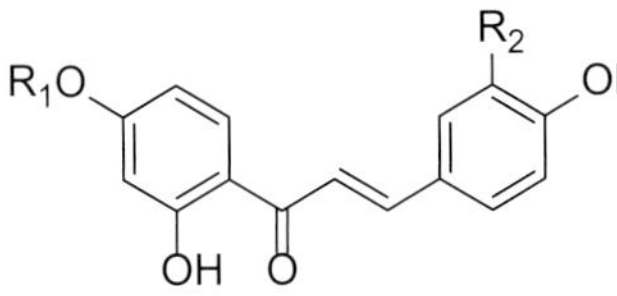

21 R₁ = H R₂ = OH
22 R₁ = β-D-glc R₂ = H

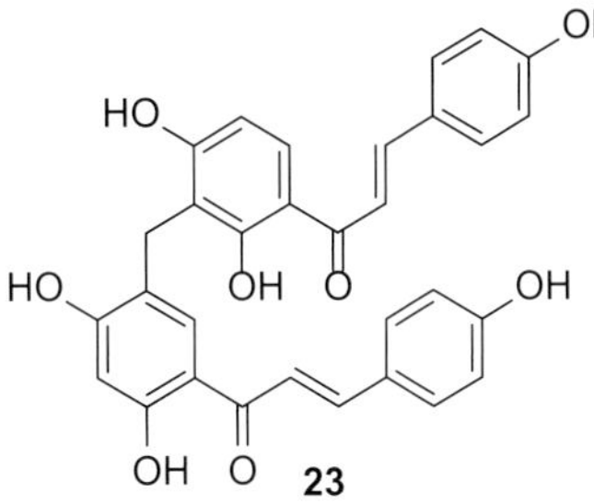

23

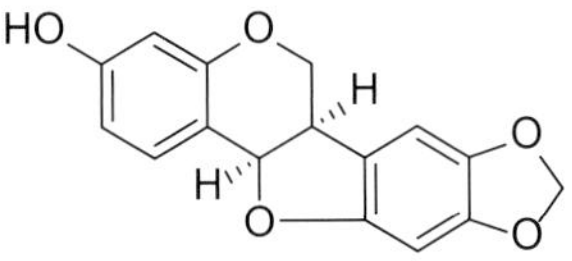

24

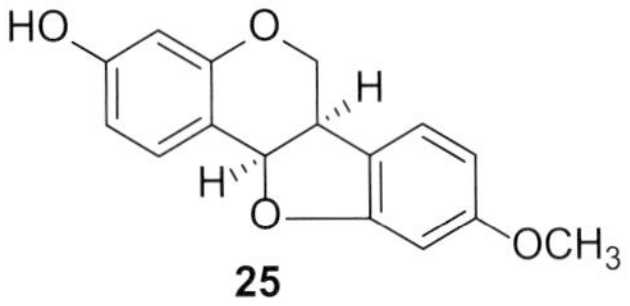

25

鸡血藤中分离鉴定的黄酮类化合物结构式

2. 其他类 [5–11, 13, 17–19]

此外，鸡血藤中还含有羽扇豆醇（lupeol）、白桦脂酸（betulinic acid）、羽扇豆酮（lupeone）、大黄酚（chrysophanol）、大黄素（emodin）、大黄素甲醚（emodin-3-methyl ether）、15-O-(α-L-鼠李糖基)芦荟大黄素 [15-O-(α-L-rhamnopyranosyl)-aloe-emodin]、芦荟大黄素（aloe emodin）、(+)-medioresinol、prestegane B、苯乙醇（benzeneethanol）、2-甲氧基-4-(2′-羟乙基)-苯酚-1-O-β-D-吡喃葡萄糖苷 [2-methoxy-4-(2′-hydroxyethyl)-phenol-1-O-β-D-glucopyranoside]、原儿茶酸（protocatechuic acid）、间苯三酚（phloroglucinol）、原儿茶酸乙酯（protocatechuic acid ethyl ester）、1-O-[β-apiosyl-(1→6)-O-β-glucopyranosyl]-3-O-methylphloroglucinol）、5-O-[β-apiosyl-(1→2)-O-β-xylopyranosyl] gentisic acid、白芷内酯（angelicin）、blumenol A、正丁基-O-β-D-吡喃果糖苷（n-butyl-O-β-D-fructopyranoside）、β-谷甾醇（β-sitosterol）和胡萝卜苷（daucosterol）等其他类型化合物。

【药理作用】

1. 促进造血功能

研究表明，鸡血藤醇提物对环磷酰胺（CTX）所致的白细胞低下大鼠具有升白细胞作用，其有效物质为总黄酮部位 [4, 21–23]。其中，儿茶素可能是鸡血藤补血活血的主要药效物质，其对三种不同模型小鼠的外周血象均有显著的恢复作用，可同时提高白细胞、红细胞和血红蛋白的含量，并可显著促进骨髓造血干细胞和造血祖细胞的增殖 [24–25]。

2. 抗肿瘤

鸡血藤醇提物对 5 种肿瘤细胞株（白血病细胞 L1210 和 P388D1、宫颈癌细胞 HeLa、人胃癌细胞 SGC7901 和黑色素瘤细胞 B16）均有抑制作用，并可抑制小鼠实体瘤和腹水瘤的生长，明显延长小鼠的生存期 [26]。体外实验表明，鸡血藤中的黄酮类化合物对人肺癌 A549 和人大肠癌 HT-29 细胞株均有明显的生长抑制作用，可阻滞 A549 细胞于

S 和 G$_2$/M 期，并阻滞 HT-29 细胞于 G$_2$/M 期[27]；体内实验显示，鸡血藤中的黄酮类化合物对小鼠 Lewis 肺癌的抑制率为 28.6%，并具有抗转移的作用[28]。

对鸡血藤中分离得到的异甘草素类成分进行了结构修饰，发现修饰后的化合物 3′, 4′, 5′, 4″-tetramethoxychalcone 对乳腺癌细胞 MCF-7 和 MDA-MB-231 均具有良好的细胞毒活性，其 IC$_{50}$ 值分别为（0.71 ± 0.17）μM 和（6.5 ± 0.83）μM[16]。

3. 抗病毒

鸡血藤醇提物具有抗甲型流感病毒、乙型肝炎病毒和 I 型单纯疱疹病毒的活性，而其乙酸乙酯萃取部位和水层余留物在体外对 I 型单纯疱疹病毒具有明显的抑制作用[29]。鸡血藤水提物对肠道病毒柯萨齐病毒 CVB3 和 CVB5、埃可病毒 E9 和 E29 以及脊髓灰质炎病毒 PVI 均有明显的抑制作用[30]。

4. 抗氧化

以清除率为指标，以维生素 C 为对照，结果表明，鸡血藤 50% 乙醇提取物对羟基自由基和超氧阴离子自由基的清除能力分别是维生素 C 的 2 倍和 1.88 倍[31]。

5. 保肝

鸡血藤总黄酮可明显改善乙醇所致的肝损伤，提高肝组织中超氧化物歧化酶（SOD）和谷胱甘肽过氧化物酶（GSH-Px）的活性，并降低丙二醛（MDA）的含量，从而抑制氧化应激及减轻线粒体损伤[32]。

6. 抗关节炎

鸡血藤水提物通过降低小鼠膝骨关节炎模型中的基质金属蛋白酶（MMPs）水平，以及模型小鼠血清中基质金属蛋白酶 -3（MMP-3）的水平来发挥抗关节炎作用[33]。

【质量标准】

目前，《中国药典》（2015 年版）中仅规定了鸡血藤药材的显微鉴别、水分灰分检查和醇溶性浸出物测定等检测项，尚无含量测定项。

1. 高效液相指纹图谱

采用 RP-HPLC 法，对广东、广西等 5 个产地的 23 份鸡血藤药材及 7 份混伪品进行了分析，建立了鸡血藤药材的 HPLC 指纹图谱，并确定了 16 个共有峰。其色谱条件如下：Diamonsil-C18 色谱柱（4.6 mm×250 mm，5 μm）；流动相为乙腈（A）-0.1% 醋酸水（B）梯度洗脱 [0 min, A-B（10∶90）；0～25 min, 10∶90→15∶85；25～55 min, 15∶85→25∶75；55～95 min, 25∶75→45∶55；95～120 min, 45∶55→70∶30；120～130 min, 70∶30→90∶10；130～140 min, 90∶10 到 100% 乙腈]；流速 1.0 mL/min；进样量 10 μL[22, 34]。

建立了不同产地 18 批鸡血藤药材样品的特征 HPLC 指纹图谱，标定了 5 个共有峰。其色谱条件如下：GL Science C8 色谱柱（4.6 mm×250 mm，3 μm）；流速 0.6 mL/min；柱温 25 ℃；检测波长 260 nm；流动相为 0.2% 醋酸 - 水∶0.2% 醋酸 -100% 乙腈（A∶B）梯度洗脱；进样量 10 μL；采集时间 60 min[35]。

建立了不同来源 21 批鸡血藤药材样品的特征 HPLC 指纹图谱，标定了 35 个共有峰。其色谱条件如下：ZORBAX SB-C18 柱（4.6 mm×150 mm，5 μm）；流速 1.0 mL/min；柱温 30 ℃；检测波长 260 nm；流动相为乙腈 -0.2% 磷酸水溶液梯度洗脱；进样量为 15 μL [36]。

2. 含量测定方法

2.1 紫外分光光度法

以芦丁作为对照品，建立了鸡血藤中总黄酮的含量测定方法，检测波长为 505 nm [37]。

2.2 高效液相色谱法

以儿茶素和表儿茶素 2 种黄酮类化合物为对照品，建立了同时测定鸡血藤中上述 2 种黄酮类化合物含量的 HPLC 方法。色谱条件为：Kinetex C18 色谱柱（4.6 mm×250 mm，5 μm）；流动相甲醇（A）-0.02% 磷酸水溶液（B）梯度洗脱（0 ～ 49.5 min，5% ～ 9.5% A；49.5 ～ 50.5 min，9.5% ～ 18% A；50.5 ～ 67 min，18% ～ 22% A）；流速 1.0 mL/min；柱温 25 ℃；进样量 5 μL；检测波长 280 nm [38]。

另有文献以原儿茶酸、表儿茶素、大豆苷元、毛蕊异黄酮、染料木素、异甘草素为对照品，建立了鸡血藤中上述 6 种黄酮类化合物的 HPLC 含量测定方法。色谱条件为：Diamonsil-C18 色谱柱（4.6 mm×250 mm，5 μm）；流动相为乙腈（A）-0.1% 醋酸（B）梯度洗脱 [0 min，A-B（10：90）；0 ～ 25 min，10：90→15：85；25 ～ 55 min，15：85→25：75；55 ～ 95 min，25：75→45：55；95 ～ 120 min，45：55→70：30；120 ～ 130 min，70：30→90：10；130 ～ 140 min，90：10→100% A]；流速 1.0 mL/min；柱温为室温；检测波长：表儿茶素检测波长为 280 nm，其他 5 个成分检测波长为 260 nm；进样量 10 μL [39]。

此外，还有文献报道采用 HPLC 法测定了鸡血藤中原儿茶酸的含量。色谱条件为：C18 色谱柱（250 mm×4.6 mm，5μm）；流动相为甲醇 - 水 - 冰醋酸（25：75：0.2）；流速 1.0 mL/min；检测波长为 260 nm [20]。

参 考 文 献

[1] 国家药典委员会 . 中华人民共和国药典（2015 年版，一部）[S]. 北京：中国医药科技出版社，2015：194.

[2] 国家中医药管理局《中华本草》编委会 . 中华本草，Vol IV [M]. 上海：上海科学技术出版社，1999：656–658.

[3] 赵学敏 . 本草纲目拾遗（卷七，藤部）[M]. 北京：商务印书馆，1954：260–261.

[4] 符影，程悦，陈建萍，等 . 鸡血藤化学成分及药理作用研究进展 [J]. 中草药，2011，42（6）：1229–1234.

[5] Lee MH, Lin YP, Hsu FL, et al. Bioactive constituents of *Spatholobus suberectus* in regulating tyrosinase-related proteins and mRNA in HEMn cells [J]. *Phytochemistry*，2006，67：1262–1270.

[6] 崔艳君，刘屏，陈若芸 . 鸡血藤的化学成分研究 [J]. 药学学报，2002，37（10）：784–787.

[7] 崔艳君，刘屏，陈若芸 . 鸡血藤有效成分研究 [J]. 中国中药杂志，2005，30（2）：121–123.

[8] Shim SH. 20S proteasome inhibitory activity of flavonoids isolated from *Spatholobus suberectus* [J]. *Phytotherapy Research*，2011，25（4）：615–618.

[9] Cheng XL, Wan JY, Li P, et al. Ultrasonic/microwave assisted extraction and diagnostic ion filtering strategy by liquid chromatography-quadrupole time-of-flight mass spectrometry for rapid characterization of flavonoids in *Spatholobus suberectus* [J]. *Journal of Chromatography A*，2011，1218（34）：5774–5786.

[10] 严启新，李萍，王迪 . 鸡血藤脂溶性化学成分的研究 [J]. 中国药科大学学报，2001，32（5）：336–338.

[11] Yoon JS, Sung SH, Park JH, et al. Flavonoids from *Spatholobus suberectus* [J]. *Archives of Pharmacal Research*，2004，27（6）：589–592.

[12] 郑岩，刘桦，白焱晶，等 . 鸡血藤黄酮类化合物的研究 [J]. 中国中药杂志，2008，33（2）：152–154.

[13] 舒顺利，应军，刘军民，等 . 鸡血藤化学成分研究 [J]. 中药新药与临床药理，2012，23（2）：184–186.

[14] Tang RN，Qu XB，Guan SH，et al. Chemical constituents of *Spatholobus suberectus* [J]. *Natural Medicines*，2012，10（1）：32–35.

[15] Wang LX，Zheng HR，Ren FC，et al. Polysubstituted isoflavonoids from *Spatholobus suberectus*，*Flemingia macrophylla*，and *Cudrania cochinchinensis* [J]. *Natural Products and Bioprospect*，2017，7（2）：201–206.

[16] Peng F，Meng CW，Zhou QM，et al. Cytotoxic evaluation against breast cancer cells of isoliquiritigenin analogues from *Spatholobus suberectus* and their synthetic derivatives [J]. *Journal of Natural Products*，2016，79：248–251.

[17] 严启新，李萍，胡安明 . 鸡血藤化学成分的研究 [J]. 中草药，2003，34（10）：876–878.

[18] 成军，梁鸿，王媛，等 . 中药鸡血藤化学成分的研究 [J]. 中国中药杂志，2003，28（12）：1153–1154.

[19] Zhang SW，Xuan LX. New phenolic constituents from the stems of *Spatholobus suberectus* [J]. *Helvetica Chimica Acta*，2006，89（6）：1241–1245.

[20] 黄灿辉 . HPLC 法测定不同产地鸡血藤中原儿茶酸的含量 [J]. 中医药导报，2009，15（3）：83–84.

[21] 谭静，林红强，王涵，等 . 鸡血藤的药理作用及临床应用研究进展 [J]. 中药与临床，2018，9（5）：61–65.

[22] 杨冉冉，刘新，姬蕾，等 . 鸡血藤质量控制及药理作用研究进展 [J]. 环球中医药，2018，11（11）：1833–1838.

[23] 应军，肖百全，杨威，等 . 鸡血藤提取物对环磷酰胺致白细胞低下大鼠的影响 [J]. 中草药，2011，42（4）：752–755.

[24] 陈东辉 . 鸡血藤促进造血功能的物质基础和机制研究 [D]. 四川大学博士学位论文，2011.

[25] 刘屏，王东晓，陈桂芸，等 . 鸡血藤单体化合物对造血祖细胞增殖的调控作用研究 [J]. 中国药理学通报，2007，23（6）：741–745.

[26] 薛丽君，韩景光，李定光 . 鸡血藤提取物的抗肿瘤作用研究 [J]. 现代医药卫生，2009，25（1）：3–4.

[27] 唐勇，何薇，王玉芝，等 . 鸡血藤黄酮类组分抗肿瘤活性研究 [J]. 中国实验方剂学杂志，2007，13（2）：51–54.

[28] 富琦，唐勇，罗晓琴，等 . 鸡血藤 SSCE 体内抗肿瘤作用及机制研究 [J]. 中国中药杂志，2009，34（12）：1570–1573.

[29] 曾凡力，程悦，陈建萍，等 . 鸡血藤醇提取物体外抗病毒活性研究 [J]. 中药新药与临床药理，2011，22（1）：16–20.

[30] 郭金鹏，庞佶，王新为，等 . 鸡血藤水提物体外抗肠道病毒作用研究 [J]. 实用预防医学，2007，14（2）：349–351.

[31] 张夏辉 . 鸡血藤中黄酮类化合物提取及抗氧化性的研究 [D]. 广西科技大学硕士学位论文，2011.

[32] 亢泽春，刘少华，高聪 . 鸡血藤总黄酮对酒精性肝损伤的保护作用及机制 [J]. 中国老年学杂志，2013，33（23）：5951–5953.

[33] 张亮蓉 . 鸡血藤抗关节炎作用的研究 [D]. 浙江大学硕士学位论文，2015.

[34] 丁平，仰铁锤，林振坤，等 . 鸡血藤化学成分的指纹图谱研究 [J]. 华西药学杂志，2010，25（4）：461–463.

[35] 刘杰 . 鸡血藤、仙茅色谱指纹图谱构建 [D]. 中南林业科技大学硕士学位论文，2017.

[36] 杨冉冉，姬蕾，李二文，等 . 鸡血藤的 HPLC 指纹图谱及模式识别研究 [J]. 中草药，2017，48（21）：4530–4536.

[37] 李斌，李霄，宁小青，等 . 广西产野生与栽培鸡血藤的总黄酮含量研究 [J]. 广西中医学院学报，2012，15（2）：53–55.

[38] 陆雪丽，潘晓娟，邓萌萌，等 . 鸡血藤提取物的 TLC 鉴别及儿茶素和表儿茶素的含量测定 [J]. 中国实验方剂学杂志，2018，24（18）：88–92.

[39] 仰铁锤，林振坤，丁平，等 . 鸡血藤药材质量评价研究 [J]. 中国药学杂志，2009，44（23）：1765–1768.

鸡 骨 草

【植物来源】

本品为豆科（Leguminosae）相思子属植物广州相思子 *Abrus cantoniensis* Hance 的干燥全株。在我国主要分布于广东、广西等华南地区，多生长于山地或旷野灌木林边。全年可采收，一般于冬、春季挖取全株，除去荚果（种子有毒）及杂质，洗净，干燥[1]。

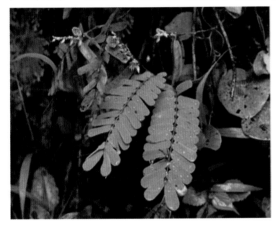 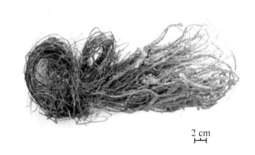

2 cm

鸡骨草基源植物（左）与药材（右）图片

【功能与主治】

鸡骨草又名黄食草、大黄草，最早见于《岭南采药录》，为两广地区的道地药材。性凉，味甘、微苦，归肝、胃经。具有清热解毒、活血化瘀、舒肝止痛等功效。可用于治疗黄疸、胁肋不舒、胃脘胀痛，以及急、慢性肝炎、肝硬化腹水、乳腺炎、胃痛、乳痈、瘰疬、跌打伤瘀血疼痛、风湿痹痛、毒蛇咬伤、泌尿系统感染等症[1-3]。在两广地区，春夏潮湿季节常用鸡骨草煲汤作食疗，如鸡骨草煲生鱼汤、鸡骨草红枣汤等，还用于制作去湿毒的保健凉茶[4]。

【化学成分】

鸡骨草全株含有三萜及其苷类、生物碱类、黄酮及其苷、有机酸、氨基酸、甾体、萜类、糖类、蒽醌及其苷类等多种化学成分，其中，三萜皂苷、黄酮和生物碱类化合物为其主要及特征性成分[5]。

1. 三萜及其苷类 [6-13]

相思子属植物中富含三萜及其苷类成分，苷元多为齐墩果烷型五环三萜，如：abrisapogenol A（**1**）、abrisaponin A、abrisapogenol B（**2**）、robinioside E、abrisapogenol C（**3**）、subproside I（**4**）、abrisapogenol D、abrisaponin D₁、subproside IV（**5**）、abrisapogenol

E、wistariasaponin B_2、subproside V（**6**）、abrisapogenol F（**7**）、phaseoside IV、abrisapogenol L（**8**）、abrisaponin L、soyasapogenol A、soyasaponin A_3、soyasapogenol B、soyasaponin I、dehydrosoyasaponin I（**9**）、sophoraflavoside II（**10**）、sophoradiol、kaikasaponin III、cantoniensistriol、abrisaponin Ca、kudzusapogenol A（**11**）、kuzusaponin A_3、3-*O*-α-L- 吡喃鼠李糖基 (1→2)-β-D- 吡喃半乳糖基 (1→2)-β-D- 吡喃葡萄糖基 -3β, 22β- 二羟基齐墩果 -12- 烯 -29- 酸 [3-*O*-α-L-rhamnopyranosyl(1→2)-β-D-galactopyranosyl(1→2)-β-D-glucuronopyranosyl 3β,22β-dihydroxyolean-12-en-29-oic acid，**12**]、abrisaponin So_1、abrisaponin So_2（**13**）、abrisaponin D_2（**14**）、abrisaponin D_3（**15**）、abrisaponin F（**16**）、abrisaponin SB（**17**）、abrisaponin I（**18**）、abrisapogenol G、甘草次酸（glycyrrhetinic acid）、光果甘草内酯（glabrolide）、乌苏酸（ursolic acid）、羽扇豆醇（lupeol）和白桦酸（betulinic acid）。

1 $R_1 = H$	$R_2 = CH_3$	$R_3 = OH$	$R_4 = H$	$R_5 = CH_3$	$R_6 = CH_2OH$
2 $R_1 = H$	$R_2 = CH_2OH$	$R_3 = OH$	$R_4 = H$	$R_5 = CH_3$	$R_6 = CH_2OH$
3 $R_1 = H$	$R_2 = CH_3$	$R_3 = OH$	$R_4 = OH$	$R_5 = CH_3$	$R_6 = CH_2OH$
4 $R_1 = S_1$	$R_2 = CH_3$	$R_3 = OH$	$R_4 = OH$	$R_5 = CH_3$	$R_6 = CH_2OH$
5 $R_1 = S_1$	$R_2 = CH_3$	$R_3 = OH$	$R_4 = H$	$R_5 = CH_2O$-β-D-glc	$R_6 = CH_3$
6 $R_1 = S_1$	$R_2 = CH_2OH$	$R_3 = OH$	$R_4 = H$	$R_5 = CH_2O$-β-D-glc	$R_6 = CH_3$
7 $R_1 = H$	$R_2 = CH_3$	$R_3 = \!=\!O$	$R_4 = H$	$R_5 = CH_3$	$R_6 = CH_3$
8 $R_1 = H$	$R_2 = CH_2OH$	$R_3 = OH$	$R_4 = OH$	$R_5 = CH_2OH$	$R_6 = CH_3$
9 $R_1 = S_1$	$R_2 = CH_2OH$	$R_3 = \!=\!O$	$R_4 = H$	$R_5 = CH_3$	$R_6 = CH_3$
10 $R_1 = S_1$	$R_2 = CH_2OH$	$R_3 = OH$	$R_4 = H$	$R_5 = CH_3$	$R_6 = COOH$
11 $R_1 = H$	$R_2 = CH_2OH$	$R_3 = OH$	$R_4 = OH$	$R_5 = CH_3$	$R_6 = CH_2OH$
12 $R_1 = S_1$	$R_2 = CHO$	$R_3 = OH$	$R_4 = H$	$R_5 = CH_3$	$R_6 = COOH$
13 $R_1 = S_2$	$R_2 = CH_3$	$R_3 = O$-β-D-xyl	$R_4 = H$	$R_5 = CH_3$	$R_6 = CH_3$
14 $R_1 = S_2$	$R_2 = CH_3$	$R_3 = OH$	$R_4 = H$	$R_5 = CH_2OH$	$R_6 = CH_3$
15 $R_1 = S_2$	$R_2 = CH_3$	$R_3 = OH$	$R_4 = H$	$R_5 = O$-β-D-glc	$R_6 = CH_3$
16 $R_1 = S_2$	$R_2 = CH_3$	$R_3 = \!=\!O$	$R_4 = H$	$R_5 = CH_3$	$R_6 = CH_3$
17 $R_1 = S_2$	$R_2 = CH_2OH$	$R_3 = OH$	$R_4 = H$	$R_5 = CH_3$	$R_6 = CH_3$
18 $R_1 = S_1$	$R_2 = CH_2OH$	$R_3 = \!=\!O$	$R_4 = H$	$R_5 = COOH$	$R_6 = CH_3$

鸡骨草中分离鉴定的三萜及其苷类化合物结构式

2. 生物碱类 [14-18]

生物碱类化合物为相思子属植物的特征性化学成分之一，鸡骨草中主要含有相思子碱（abrine）、鸡骨草甲素（abrusamide A，**19**）、鸡骨草乙素（abrusamide B，**20**）、下箴刺桐碱（hypaphorine）和胆碱（choline）。

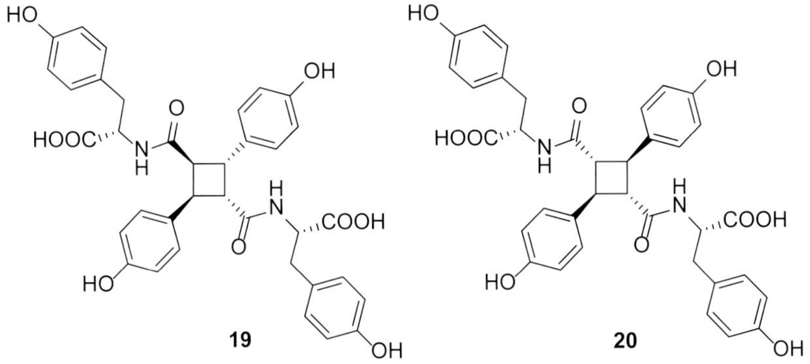

19　　**20**

鸡骨草中分离鉴定的生物碱类化合物结构式

3. 黄酮类 [11, 13]

鸡骨草中的黄酮类成分主要为 7, 3′, 4′- 三羟基黄酮（7, 3′, 4′-trihydroxylflavone）、2′, 4′- 二羟基查尔酮（2′, 4′-dihydroxychalcones）和 4′- 甲氧基 -2′- 羟基查尔酮（4′-methoxy-2′-hydroxychalcones）。

4. 蒽醌类 [16]

还有报道从鸡骨草中发现了大黄酚（chrysophanol）、大黄素（emodin）和大黄素甲醚（physcion）等蒽醌类化合物。

5. 挥发油类 [17]

鸡骨草挥发油的主要成分为 β- 蒎烯、α- 古芸烯、白菖油萜、δ- 榄香烯、α- 蒎烯、δ- 石竹烯、环氧化异香树烯、[3.1.1]-3- 庚醇和表姜烯酮。

6. 其他类 [5, 13, 19]

此外，鸡骨草中还含有胆甾醇（cholesterol）、亚甾醇（stigmasteral）、顺式 -N-（4- 羟基肉桂酰）- 酪氨酸、葡萄糖（glucose）、果糖（fructose）、蔗糖（sucrose）、原儿茶酸乙酯（ethyl protocatechuate）、原儿茶酸（protocatechuic acid）、腺嘌呤（adenine）、腺嘌呤核苷（adenine riboside）、biflorin（**21**）、isobiflorin（**22**）、β- 谷甾醇（β-sitosterol）、胡萝卜苷、肌醇甲醚和 N, N, N- 三甲基 - 色氨酸等其他类型化合物。

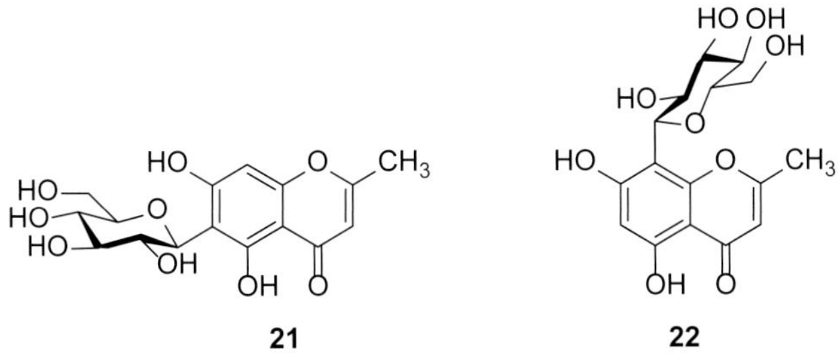

21　　**22**

鸡骨草中分离鉴定的色原酮类化合物结构式

【药理作用】

1. 保肝

鸡骨草在保肝护肝及治疗肝炎、脂肪肝等方面具有良好的效果 [18, 20-21]。

研究发现，鸡骨草提取物能降低急性肝损伤小鼠血清中谷丙转氨酶和谷草转氨酶的活性，对 CCl_4 所造成的急性肝损伤和卡介苗与脂多糖所诱导的小鼠免疫性肝损伤均有一定的保护作用 [22]。鸡骨草总黄酮亦可显著降低 CCl_4 诱导的急性肝损伤小鼠血清中谷丙转氨酶和谷草转氨酶的活性，降低肝组织中丙二醛（MDA）的生成和肝脏系数，并升高肝组织中超氧化物歧化酶（SOD）和谷胱甘肽过氧化物酶（GSH-Px）的活性，可明显减轻肝脏的病理损伤程度 [23]。其中，相思子碱（abrine）可显著降低 CCl_4 和异硫氰酸萘酯所致的肝损伤小鼠血清中谷丙转氨酶、谷草转氨酶和胆红素的含量，有明显的保肝作用 [24]。

鸡骨草 75% 乙醇提取物在体外对乙型肝炎病毒表面抗原（Hbs Ag）和乙型肝炎病毒 E 抗原（Hbe Ag）均有明显的抑制作用 [25]。

2. 抗炎、免疫调节

鸡骨草水提液对二甲苯所致的小鼠耳郭肿胀、醋酸所致小鼠腹腔毛细血管的通透性增高有明显的抑制作用，从而表现出良好的抗炎活性；同时，其可明显增强巨噬细胞的吞噬功能，降低小鼠血清溶血素的水平，使幼鼠和成年鼠的脾脏重量明显增加，具有增强免疫功能的作用 [26]。鸡骨草中有效成分相思子碱对二甲苯所致的小鼠耳郭肿胀有明显的抑制作用，可减少小鼠耳郭的重量，并增加免疫小鼠胸腺、脾脏的重量，以及提高小鼠血清溶血素的水平 [24]。

3. 抗氧化

鸡骨草总黄酮对羟自由基和超氧阴离子自由基均具有一定的清除作用，并可有效地清除亚硝酸盐及阻断亚硝胺的合成 [27]。鸡骨草总多糖对羟自由基具有良好的清除作用 [28]。鸡骨草的甲醇提取物及其乙酸乙酯萃取部位和相思子碱对 ABTS [2, 2′- 联氮 - 二 (3- 乙基 - 苯并噻唑 -6- 磺酸) 二铵盐] 自由基和超氧阴离子自由基均有明显的清除能力，并具有一定的还原能力，对亚油酸过氧化有抑制作用，表现出良好的抗氧化活性 [29, 16]。

4. 抗肿瘤

研究表明，鸡骨草的乙酸乙酯萃取部位能诱导 MCF-7 和 Hep3B 等肿瘤细胞的凋亡 [29]。

5. 抗菌

体外抗菌活性研究显示，鸡骨草醇提物对大肠埃希菌（*Escherichia coli*）和铜绿假单胞菌（*Pseudomonas aeruginous*）均有抑菌效果，而对金黄色葡萄球菌（*Staphylococcus aureus*）和肺炎克雷伯杆菌（*Klebsielia pneumoniae*）则几乎未显示出抑菌效果。其中，用 1 g 鸡骨草提取 1 mL 的样品液做抑菌试验，发现其对铜绿假单胞菌的抑菌圈略小于 0.1 mg/mL 的盐酸四环素的抑菌圈，而其最低抑菌浓度则与 0.1 mg/mL 的盐酸四环素相同 [30]。

6. 毒性

用鸡骨草水煎剂对小鼠进行灌胃和腹腔注射，当剂量为 4.2 g 生药量 /10 g 体重（相

当于成人治疗量的 80 倍）时，均未发现异常；小鼠腹腔注射剂量达到 6.3 g 生药量 /10 g
体重（相当于成人治疗量的 120 倍）时，三日内亦无一例死亡，表明其毒性低、耐受量大，
临床使用安全性高[31]。

【质量标准】

目前，《中国药典》（2015 年版）中仅规定了鸡骨草药材的显微鉴别、水分灰分检
查和醇溶性浸出物等检测项，尚无含量测定项。

1. 指纹图谱

1.1 超高压液相指纹图谱

建立了鸡骨草药材的 UPLC 指纹图谱测定方法，对不同产地鸡骨草药材的质量进行了较为
全面的评价。方法为：采用 ACQUITY UPLC HSS T3 色谱柱（2.1 mm×100 mm，1.8 μm）；乙腈 -0.1%
甲酸水溶液为流动相梯度洗脱；检测波长 254 nm；柱温 35 ℃；流速 0.3 mL/min。采用相
似度评价、聚类分析、主成分分析 3 种方法对 16 批鸡骨草药材的指纹图谱进行了研究，
建立了鸡骨草药材的 UPLC 指纹图谱，并确定了 52 个共有峰[32]。

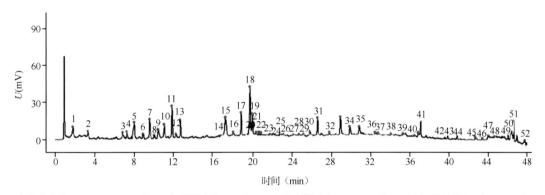

3. 原儿茶酸（protocatechuic acid）；7. 相思子碱（abrine）；10. 下箴刺桐碱（hypaphorine）；15. 新西兰牡荆苷 2（vicenin 2）；
18. 夏佛塔苷（schaftoside）；35. 木犀草素（luteolin）；49. 大黄酚（chrysophanol）

鸡骨草药材的 UPLC 图谱（共有模式）及其主要色谱峰的指认[32]

1.2 高效液相指纹图谱

采用 RP-HPLC 法，建立了鸡骨草药材 HPLC 指纹图谱的共有模式，确定了 5 个共有峰，
并指认了相思子碱 1 个特征峰。色谱条件为：Phenomenex-ODS 色谱柱（4.0 mm×250 mm，
5 μm）；甲醇 -0.5% 冰醋酸溶液梯度洗脱；流速 1.0 mL/min；检测波长 270 nm；采集时
间 52 min[33]。

有研究建立了鸡骨草叶中黄酮类成分的 HPLC 指纹图谱，并进行了相似度评价和聚
类分析。通过该方法，建立了 15 批鸡骨草叶中黄酮类成分的 HPLC 指纹图谱，确定了其
中 10 个特征共有峰，峰面积总和＞95%，并进一步对鸡骨草饮片的品质进行了评价。色
谱条件为：Agilent ZORBAX SB-C18 色谱柱（4.6 mm×250 mm，5 μm）；流动相为甲醇 -0.2%
乙酸梯度洗脱；检测波长 330 nm；流速 1.0 mL/min[34]。

2. 含量测定方法

2.1 紫外分光光度法

以芹菜素 -6, 8- 二 -C- 葡萄糖苷为对照品，采用三乙胺显色 - 紫外可见分光光度法
（TEA-UV-VIS 法）测定了鸡骨草中总黄酮的含量，检测波长为 400 nm[35-36]。

2.2 高效液相色谱法

采用 HPLC 法，建立了鸡骨草叶中鸡骨草甲素的含量测定方法，色谱条件为：
Agilent ZORBAX SB-C18 色谱柱（250 mm×4.6 mm，5 μm）；以甲醇（A）-0.2% 乙酸
水（B）为流动相梯度洗脱（0 ～ 10 ～ 15 ～ 30 ～ 40 ～ 50 min，A 依次变化为 23% ～
28% ～ 28% ～ 40 % ～ 48% ～ 60%）；流速 1.0 mL/min；检测波长 275 nm；进样量 10 μL。
理论塔板值按鸡骨草甲素的峰计 ≥ 8000[19]。

有文献建立了鸡骨草中相思子碱的 HPLC 测定方法。色谱条件为：Shim-pack CLC-
ODS 色谱柱（6.0 mm×150 mm，5 μm）；流动相为甲醇 - 乙腈 - 水 - 乙酸 - 三乙胺
[20 ：5 ：75 ：0.2 ：0.03（V/V）]；紫外检测波长 280 nm；流速 0.8 mL/min；柱温为室温[37]。

对不同来源的 17 个批次的鸡骨草药材进行了研究，建立了鸡骨草药材中相思子碱含
量的 HPLC 测定方法。色谱条件为：Kromasil C18 色谱柱（4.6 mm×250 mm，5 μm）；
流动相为甲醇 - 水 - 磷酸 - 三乙胺（12 ：88 ：0.36 ：0.16）；流速 1.0 mL/min；检测波
长 280 nm；柱温为 25 ℃；进样量 10 μL[38]。

参 考 文 献

[1] 国家药典委员会 . 中华人民共和国药典（2015 年版，一部）[S]. 北京：中国医药科技出版社，2015：194–195.

[2] 郭鹏，张维，许锡水，等 . 鸡骨草的研究进展 [J]. 现代食品与药品杂志，2007，17（3）：24–25.

[3] 徐良，岑丽华，郑雪花，等 . 中药材鸡骨草 GAP 栽培研究 [J]. 湖南中医杂志 2005，21（3）：109.

[4] 白隆华，董青松，蒲瑞翎 . 中药鸡骨草研究概况 [J]. 广西农业科学，2005，36（5）：476–478.

[5] 陈晓白，莫志贤 . 中药鸡骨草化学成分及药理学研究进展 [J]. 时珍国医国药，2008，19（7）：1781–1782.

[6] Sakai Y，Takeshita T，Kinjo J. Two new triterpenoid sapogenols and a new saponin from *Abrus cantoniensis*（II）[J]. *Chemical & Pharmaceutical Bulletin*，1990，38（3）：824–826.

[7] Miyao H，Sakai Y，Takeshita T，et al. Triterpene saponins from *Abrus cantoniensis*（Leguminosae）. I. Isolation and characterization of four new saponins and a new sapogenol [J]. *Chemical & Pharmaceutical Bulletin*，1996，44（6）：1222–1227.

[8] Takeshita T，Hamada S，Nohara T. New triterpenoid sapogenols from *Abrus cantoniensis*（I）[J]. *Chemical & Pharmaceutical Bulletin*，1989，37（3）：846–848.

[9] Chiang TC，Chang HM. Isolation and structural elucidation of some sapogenols from *Abrus cantoniensis* [J]. *Planta Medica*，1982，46（1）：52–55.

[10] Wong SM，Chiang TC，Chang HM. Hydroxyanthraquinones from *Abrus cantoniensis* [J]. *Planta Medica*，1982，46（11）：191–192.

[11] 史海明，温晶，屠鹏飞 . 鸡骨草的化学成分研究 [J]. 中草药，2006，37（11）：1610–1613.

[12] Miyao H，Sakai Y，Takeshita T，et al. Triterpene saponins from *Abrus cantoniensis*（Leguminosae）. II. Characterization of six new saponins having a branched-chain sugar [J]. *Chemical & Pharmaceutical Bulletin*，1996，44（6）：1228–1231.

[13] 马柏林，邓师勇，张北生，等 . 鸡骨草化学成分的研究 [J]. 西北林学院学报，2008，23（5）：152–153.

[14] 于德泉，陈末名，姜达衢 . 鸡骨草化学成分的研究 [J]. 药学学报，1962，（7）：424–428.

[15] 黄平，莫虎，马雯芳，等 . RP-HPLC 法同时测定鸡骨草药材中的相思子碱和下箴刺桐碱 [J]. 药物分析杂志，2009，29（10）：1702–1704.

[16] Yang M，Shen Q，Li LQ，et al. Phytochemical profiles，antioxidant activities of functional herb *Abrus cantoniensis* and *Abrus*

mollis [J]. *Food Chemistry*，2015，177：304–312.

[17] 王巧荣，高玉琼，刘建华，等.鸡骨草挥发性成分的 GC-MS 分析 [J].中国药房，2013，（39）：3700–3702.

[18] 邓师勇.鸡骨草化学成分研究 [D].西北农林科技大学硕士学位论文，2007.

[19] 袁旭江，李春阳，张平.不同品种鸡骨草叶中鸡骨草甲素含量比较 [J].现代中药研究与实践，2014，28（4）：19–22.

[20] 李荣，黄秋妹，李子行.浅谈鸡骨草的药理作用 [J].首都医药，2013，20（10）：20.

[21] 洪旭伟，陈惠兰，李婧宜，等.鸡骨草防治脂肪性肝病作用的研究进展 [J].中药材，2014，37（8）：1491–1494.

[22] 李爱媛，周芳，成彩霞.鸡骨草与毛鸡骨草对急性肝损伤的保护作用 [J].云南中医中药杂志，2006，27（4）：35–36.

[23] 江生周，江辉.鸡骨草总黄酮对小鼠实验性肝损伤的保护作用 [J].安庆医学，2012，32（2）：8–10.

[24] 钟正贤，李燕婧，陈学芬，等.相思子碱的药理作用研究 [J].中医药导报，2009，15（1）：8–10.

[25] 陈晓白，韩余健，许潘健.鸡骨草提取物对体外乙型肝炎病毒的抑制作用 [J].医药导报，2009，28（4）：418–420.

[26] 周芳，李爱媛.鸡骨草与毛鸡骨草抗炎免疫的实验研究 [J].云南中医中药杂志，2005，26（4）：33–35.

[27] 王晓波，黄叠玲，刘冬英，等.鸡骨草总黄酮清除自由基及抑制亚硝化作用研究 [J].时珍国医国药，2012，23（4）：942–944.

[28] 谭冰，严焕宁，黄锁义，等.广西壮药鸡骨草多糖的提取及对羟自由基清除作用的研究 [J].检验医学教育，2011，18（4）：36–39.

[29] Yang M，Al ZM，Chen YS，et al. In vitro antioxidant activities and anti-proliferative properties of the functional herb *Abrus cantoniensis* and its main alkaloid abrine [J]. *Food & Function*，2014，5（9）：2268–2277.

[30] 程瑛琨，陈勇，王璐，等.鸡骨草醇提物抗菌活性研究 [J].现代中药研究与实践，2006，20（2）：39–41.

[31] 刘锡玖，杨解人，桂常青，等.鸡骨草根对肠平滑肌的作用与毒性观察 [J].皖南医学院学报，1990，9（3）：6–8.

[32] 徐柯心，尹泽楠，张文婷，等.鸡骨草 UPLC 指纹图谱研究 [J].药物分析杂志，2018，38（1）：168–174.

[33] 黄勇斌，孙毅东，李耿，等.鸡骨草药材指纹图谱研究 [J].今日药学，2011，21（5）：280–282.

[34] 袁旭江，霍务贞，鲁湘鄂，等.鸡骨草叶黄酮类成分 HPLC 指纹图谱研究 [J].中药新药与临床药理，2017，28（5）：673–677.

[35] 林梦瑶，黄锁义，李琳，等.鸡骨草研究的新进展 [J].中国野生植物资源，2017，34（1）：45–48.

[36] 袁旭江，林励.鸡骨草总黄酮超声提取工艺及含量测定研究 [J].广东药科大学学报，2012，28（5）：502–505.

[37] 王天勇，杨文远.鸡骨草和相思子中相思子碱的反相高效液相色谱分离和测定 [J].分析试验室，1996，（6）：29–31.

[38] 史海明，黄志勤，温晶，等.HPLC 法测定鸡骨草药材中相思子碱的含量 [J].药物分析杂志，2007，27（11）：1716–1718.

鸡 骨 香

【植物来源】

本品为大戟科（Euphorbiaceae）巴豆属植物鸡骨香 *Croton crassifolius* Geisel. 的干燥根，又名土沉香、千人打、黄牛香、透地龙、鸡角香等。鸡骨香常生于沿海丘陵山地及较干旱的山坡灌木丛中，在我国主要分布于广东、福建、海南等南方省区，在东南亚的越南、老挝、泰国等地也有分布[1-2]。

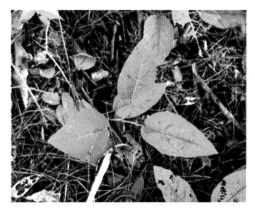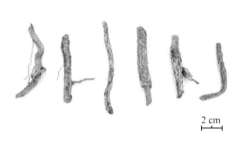

2 cm

鸡骨香基源植物（左）与药材（右）图片

【功能与主治】

鸡骨香之名最早见于宋代朱辅《溪蛮丛笑》，谓："降真本出南海。今溪洞山僻处亦有，似是而非。劲瘦不甚香，名鸡骨香"。鸡骨香为《广西地方中药材标准》1990年版收载品种，以根入药，其性温，味辛、苦，归心、肝、肺、胃、肾五经，具有行气止痛、祛风消肿、舒筋等功效，可用于治疗风湿骨痛、腰腿痛、胃痛、咽喉肿痛、黄疸、疝痛、毒蛇咬伤、跌打肿痛等[4-5]。

【化学成分】

鸡骨香中主要含有二萜、倍半萜、三萜及吡喃酮类化合物，其中二萜类化合物是其主要及特征性化学成分。

1. 二萜类[3-18]

鸡骨香中含有丰富的二萜及二萜内酯类化合物，其结构类型多样，主要包括克罗烷型、贝壳杉烷型、半日花烷型等。目前，已从鸡骨香中分离鉴定的二萜类化合物主要有：9-[2-(2(5*H*)-呋喃酮-4)-乙基]-4, 8, 9-三甲基-1, 2, 3, 4, 5, 6, 7, 8-八氢萘环-1-羧酸 {9-[2-(2(5*H*)-furanone-4-yl)ethyl]-4, 8, 9-trimethyl-1, 2, 3, 4, 5, 6, 7, 8-octahydronaphthalene-4-

carboxylic acid，**1**}、9-[2-(2(5*H*)- 呋喃酮 -4-) 乙基]-4, 8, 9- 三甲基 -1, 2, 3, 4, 5, 6, 7, 8- 八氢萘环 -1- 甲酯 {methyl 9-[2-(2(5*H*)-furanone-4-yl)ethyl]-4, 8, 9-trimethyl-1, 2, 3, 4, 5, 6, 7, 8-octahydronaphthalene-4-carboxylic ester}、crassifolin B（**2**）、crassifolin A、crassin H（**3**）、crassifolin C（**4**）、chettaphanin I（**5**）、crassifolin O、6-[2-(furan-3-yl)-2-oxoethyl]-1, 5, 6-trimethyl-10-oxatricyclo[7.2.1.0^{2, 7}]dodec-2(7)-en-11-one、crassifolius B（**6**）、crassin F（**7**）、crassifolin N（**8**）、crassin C（**9**）、crassifolin M（**10**）、crassifolin K（**11**）、crassifolin L（**12**）、cracroson G（**13**）、crassifolius C、crassifolin F、penduliflaworosin、spiro[furan-3-(2*H*), 1′(2′*H*)-naphthalene]-5′-carboxylic acid（**14**）、crassifolin J、crassifolin E（**15**）、neoclerodan-5, 10-en-19, 6*β*; 20, 12-diolide、crassifolius A、cracroson A（**16**）、crassifolin H（**17**）、crassifolin I、isoteufin、crassifolin D（**18**）、crassifolin G（**19**）、isoteucvin（**20**）、teucvin、cracroson B、teucvidin、cracroson E）、cracroson F、(12*S*)-15, 16-epoxy-6*β*-methoxy-19-norneoclerodane-4, 13(16), 14-triene-18, 6*α*, 20, 12-diolide、cracroson C（**21**）、crassin A（**22**）、crassin B（**23**）、crassifoliusin A（**24**）、chettaphanin II、crassin D（**25**）、methyl 9-(furan-3-yl)-2, 7, 13-trimethyl-4-oxo-10-oxatricyclo[5.3.3.0^{1, 6}]trideca-5, 8-diene-2-carboxylate、crassin E（**26**）、norcrocrassinone（**27**）、norcrassin A（**28**）、cracroson D（**29**）、*ent*-kaurane-3-oxo-16*β*, 17-diol（**30**）和 bicrotonol A（**31**）。

1 R$_1$ = COOH R$_2$ = CH$_3$ R$_3$ = H
2 R$_1$ = CH$_3$ R$_2$ = COOH R$_3$ = H
3 R$_1$ = CH$_3$ R$_2$ = COOCH$_3$ R$_3$ = *β*-OH

4 **5** **6** **7** **8** **9** **10**

11 R$_1$ = OH R$_2$ = CH$_3$ R$_3$ = H
12 R$_1$ = H R$_2$ = CH$_2$OH R$_3$ = H
13 R$_1$ = H R$_2$ = CH$_2$OH R$_3$ = OH

14 **15**

16 R = OH
17 R = H

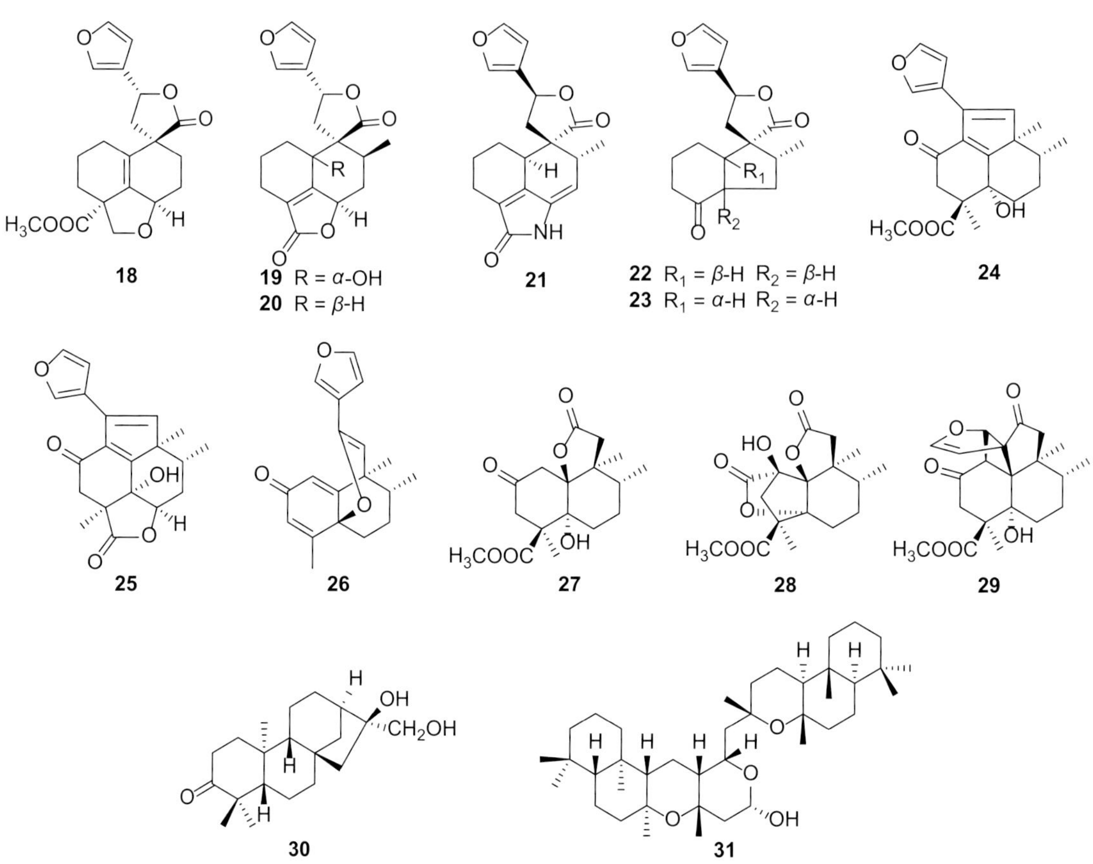

鸡骨香中分离鉴定的二萜类化合物结构式

2. 倍半萜类 [3, 5–8, 12, 17, 19–24]

除二萜类化合物，鸡骨香中还含有丰富的倍半萜类化合物，已分离鉴定的主要有：(4S*, 7R*, 8R*, 10S*)-8- 羟基 -α- 愈创木烯 [(4S*,7R*,8R*,10S*)-8-hydroxy-α-guaiene，**32**]、(+)- 愈创木 (10), 11- 二烯 -9- 酮 [(+)-guaial(10),11-dien-9-one]、匙叶桉油烯醇（spathulenol，**33**）、aromadendrene diol（**34**）、4β, 10α-aromadendranediol、aromadendrane-4α, 8α, 10α-triol、6S-hydroxycyperenoic acid（**35**）、cyperenoic acid-9-O-β-D-glucopyranoside（**36**）、cyperenoic acid、cyperenol、cracroson H、4, 5- 裂环 -4, 5- 二羰基 - 愈创木 (10), 11- 二烯 [4,5-secoguaial(10),11-diene-4,5-dioxo，**37**]、1β, 11- 二羟基 -5- 桉叶烯（1β,11-dihydroxy-5-eudesmene，**38**）、crassifterpenoid A（**39**）、crocrassin A（**40**）和 crocrassin B（**41**）。

此外，运用毛细管气相色谱 - 质谱联用法对鸡骨香的挥发油类成分进行了分析，鉴定出了蓝桉醇（globulol）、ledol、可巴烯 [(−)-α-copaene，**42**]、γ- 榄香烯（γ-elemene，**43**）、(+)-epi-bicyclosesquiphellandrene（**44**）、氧化石竹烯 [(−)-caryophyllene oxide，**45**] 和石竹烯（β-caryophyllene）等多种倍半萜类成分。

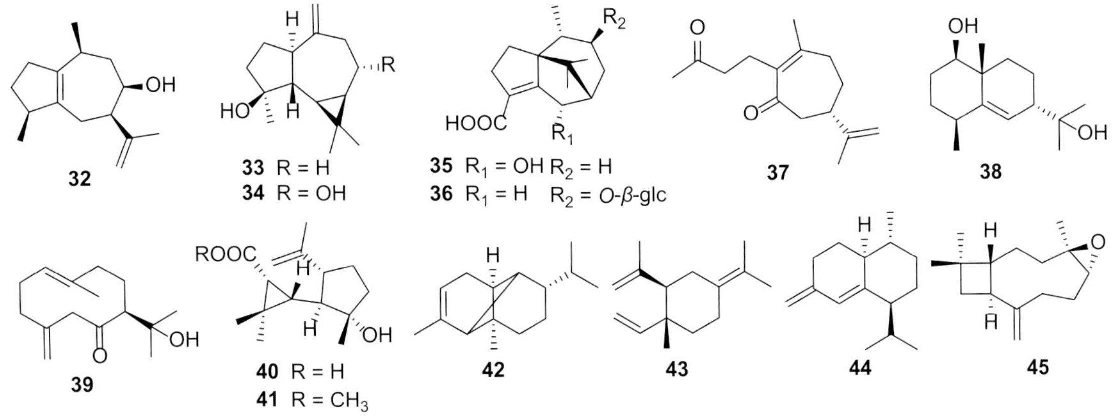

鸡骨香中分离鉴定的倍半萜类化合物结构式

3. 吡喃酮类 [3, 15]

文献报道，鸡骨香中还含有少量的吡喃酮类化合物，其结构特点为含有一个长的脂肪族侧链，如 crotonpyrone A（**46**）、crotonpyrone B（**47**）、crassifoliuspyran B（**48**）、crassifoliuspyran A（**49**）和 4- 甲 氧 基 -6- 壬 基 -2*H*- 吡 喃 -2- 酮（4-methoxy-6-nonyl-2*H*-pyran-2-one）。

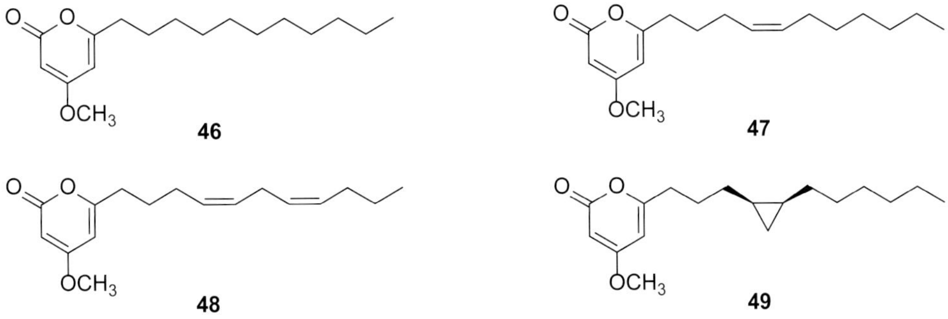

鸡骨香中分离鉴定的吡喃酮类化合物结构式

4. 三萜及甾醇类 [3, 5–6, 12, 14, 23]

除以上化学成分，鸡骨香中还含有 *β*- 香树脂醇（*β*-amyrin）、紫胶酮油酸（aleuritolic acid）、油酮酸（acetylaleuritolic acid）、蒲公英赛醇（epitaraxerol）、羽扇豆醇（lupol）、豆甾醇（stigmasterol）和 *β*- 谷甾醇（*β*-sitosterol）等三萜及甾醇类化合物。

【药理作用】

1. 抗肿瘤

利用斑马鱼模型发现鸡骨香的超临界 CO_2 萃取物具有显著的抑制血管新生活性，其中二萜内酯类化合物 crassifolin A、crassifolin B、crassifolin F 和 penduliflaworosin 分别在 15.4 μM、16.7 μM、75.1 μM 和 3.4 μM 的浓度时，对血管新生的抑制率为 60% [7]；而倍半萜类化合物 cyperenoic acid 在 10 μM 浓度下可抑制 51.7% 的血管新生[24]。

2. 抗炎镇痛

复方风湿宁为岭南民间治疗风湿的验方，由两面针、七叶莲、威灵仙、宽筋藤、过岗龙、鸡骨香 6 味中药组成，具有祛风除湿、活血散瘀、舒筋止痛之功效，民间也曾用于治疗跌打损伤。研究发现，复方风湿宁可明显改善大鼠急性软组织损伤所造成的瘀斑程度、改善伤肢肿胀程度和肌肉颜色、抑制肉芽组织的增生；对醋酸所致的小鼠疼痛扭体、二甲苯所致的小鼠耳肿胀均有明显的抑制作用；并可增强小鼠耳郭微动脉血流速度，降低大鼠高切、低切全血黏度[25]。

另有研究发现，鸡骨香复方温经通络方外洗可减少膝关节创伤性关节炎患者的关节液中一氧化氮和丙二醛的含量，增加超氧化物歧化酶的含量，可有效地缓解创伤性关节炎的临床症状[26]。

3. 抗菌

鸡骨香复方胃舒散对功能性消化不良患者的血浆胃动素及幽门螺杆菌的影响研究显示，鸡骨香复方胃舒散组的显效率和总有效率分别为 47.6% 和 90.5%，优于吗丁啉组的 19.2% 和 76.9%（$P < 0.05$）[27]。

【质量标准】

鸡骨香为《广东省中药材标准》收录品种，其中规定了鸡骨香药材的显微鉴别、水分灰分检查和醇溶性浸出物等检测项，但尚无指纹图谱、含量测定等定性、定量检测方法。

1. 高效液相指纹图谱

以 isoteucvin（**20**）为参照峰，建立了 10 批鸡骨香药材的 HPLC 指纹图谱，标定了 10 个共有指纹峰，并对其中的 8 个主要色谱峰进行了指认。色谱条件为：Agilent Zorbax SB-C18 柱（4.6 mm×250 mm，5 μm）；甲醇 -0.05% 三氟乙酸水为流动相梯度洗脱；流速 1.0 mL/min；柱温 40 ℃；检测波长为 220 nm；进样量 15 μL[6]。

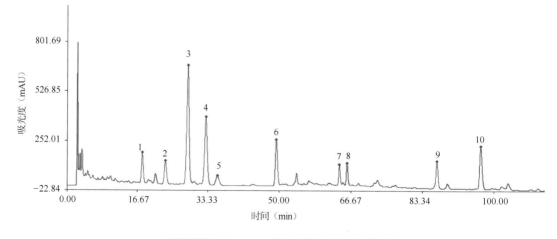

鸡骨香药材的 HPLC 指纹图谱（共有模式）[6]

以甘菊酸 cyperenoic acid 为参照峰，建立了 10 批鸡骨香药材挥发油的 HPLC 指纹图谱，标定了 24 个共有指纹峰。色谱条件为：Phenomenex Luna（2）C18 色谱柱（4.6 mm×250 mm，5 μm）；乙腈 -0.1% 磷酸水为流动相梯度洗脱；检测波长 225 nm；流速 1.0 mL/min；柱温 30 ℃；进样量 10 μL；采集时间 110 min [28]。

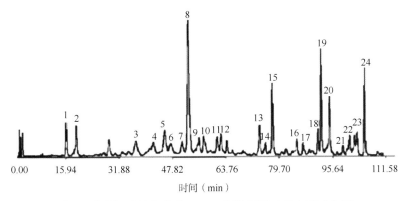

鸡骨香药材挥发油部位的 HPLC 指纹图谱（共有模式）[28]

2. 含量测定方法

以 chettaphanin I（**5**）为对照品，在已建立的指纹图谱基础上，建立了鸡骨香药材中 chettaphanin I 的含量测定方法。色谱条件为：Agilent ZORBAX SB-C18 色谱柱（4.6 mm×250 mm，5 μm）；甲醇 -0.05% 三氟乙酸水为流动相梯度洗脱；流速 1.0 mL/min；柱温 40 ℃；检测波长 220 nm；进样量 15 μL [6]。

另有研究建立了鸡骨香药材中甘菊酸（cyperenoic acid）的含量测定方法。色谱条件为：Kromail C18 色谱柱（4.6 mm×250 mm，5 μm）；流动相为甲醇 -0.01% 甲酸水（87：13）；流速 1.0 mL/min；检测波长 240 nm；柱温 25 ℃ [12]。

以 chettaphanin II 为对照品，建立了鸡骨香药材中药效成分 chettaphanin II 的含量测定方法。色谱条件为：Phenomenex Luna（2）C18 色谱柱（4.6 mm×250 mm，5 μm）；乙腈 -0.1% 磷酸水为流动相梯度洗脱；检测波长 355 nm；流速 1.0 mL/min；柱温 30 ℃；进样量 15 μL [29]。

此外，还有研究建立了同时测定鸡骨香药材中 6 个萜类成分 chettaphanin I（**5**）、山藿香定（teucvidin）、crassifolin B（**2**）、cyperenoic acid、crassifolin A 和 cyperenol 含量的 HPLC 方法。色谱条件为：Kromail 100-5 C18 色谱柱（4.6 mm×250 mm，5 μm）；以乙腈 -0.02% 三氟乙酸水梯度洗脱；流速 1.0 mL/min；检测波长 210 nm；柱温 25 ℃ [30]。

参 考 文 献

[1] 广东省食品药品监督管理局 . 广东省中药材标准（第二册）[S]. 广州：广东科技出版社，2011：190–192.

[2] 中国科学院《中国植物志》编委会 . 中国植物志 [M]. 北京：科学出版社，1996，44（2）：130.

[3] 王家建 . 鸡骨香的萜类成分研究 [D]. 暨南大学硕士学位论文，2016.

[4] Hu Y，Zhang L，Wen XQ，et al. Two new diterpenoids from *Croton crassifolius* [J]. *Journal of Asian Natural Products Research*，2012，14（8）：785–788.

[5] Qiu MS，Cao D，Gao YH，et al. New clerodane diterpenoids from *Croton crassifolius* [J]. *Fitoterapia*，2016，108：81–86.

[6] 李甲桂. 鸡骨香的化学成分研究 [D]. 暨南大学硕士学位论文，2013.

[7] Wang JJ，Zhang YB，Chung HY，et al. Diterpenoids from the roots of *Croton crassifolius* and their anti-angiogenic activity [J]. *Phytochemistry*，2016，122：270–275.

[8] Wang GC，Li JG，Li GQ, et al. Clerodane diterpenoids from *Croton crassifolius* [J]. *Journal of Natural Products*，2012，75（12）：2188–2192.

[9] Yuan QQ，Tang S，Song WB，et al. Crassins A–H，diterpenoids from the roots of *Croton crassifolius* [J]. *Journa of Natural Products*，2017，80（2）：254–260.

[10] Qiu MS，Jin J，Zhou L，et al. Diterpenoids from *Croton crassifolius* include a novel skeleton possibly generated via an intramolecular [2+2]-photocycloaddition reaction [J]. *Phytochemistry*，2018，145：103–110.

[11] Tian JL，Yao GD，Wang YX，et al. Cytotoxic clerodane diterpenoids from *Croton crassifolius* [J]. *Bioorganic & Medicinal Chemistry Letters*，2017，27（5）：1237–1242.

[12] 李树华. 鸡骨香化学成分的研究 [D]. 广州中医药大学硕士学位论文，2012.

[13] Zhang ZX，Li HH，Qi FM，et al. A new halimane diterpenoid from *Croton crassifolius* [J]. *Bulletin of the Korean Chemical Society*，2014，35（5）：1556–1558.

[14] 朱耀魁，胡颖，程妮，等. 鸡骨香化学成分研究 [J]. 中草药，2013，44（10）：1231–1236.

[15] Tian JL，Yao GD，Zhang YY，et al. Pyran-2-one derivatives from *Croton crassifolius* as potent apoptosis inducers in HepG2 Cells via p53-mediated Ras/Raf/ERK pathway [J]. *Bioorganic Chemistry*，2018，79：355–362.

[16] Zhang ZX，Wu PX，Li HH，et al. Norcrassin A，a novel C_{16} tetranorditerpenoid，and bicrotonol A，an unusual dimeric labdane-type diterpenoid，from the roots of *Croton crassifolius* [J]. *Organic & Biomolecular Chemistry*，2018，16（10）：1745–1750.

[17] Zhang ZX，Li HH，Qi FM，et al. Crocrassins A and B：two novel sesquiterpenoids with an unprecedented carbon skeleton from *Croton crassifolius* [J]. *RSC Advances*，2014，4（57）：30059–30061.

[18] Zhang ZX，Li HH，Zhi DJ，et al. Norcrocrassinone：a novel tetranorditerpenoid possessing a 6/6/5 fused ring system from *Croton crassifolius* [J]. *Tetrahedron Letters*，2018，59（45）：4028–4030.

[19] 杨先会，陈尚文，林强，等. 鸡骨香的萜类成分研究 [J]. 广西植物，2009，29（2）：272–274.

[20] Yuan QQ，Song WB，Wang WQ，et al. A new patchoulane-type sesquiterpenoid glycoside from the roots of *Croton crassifolius* [J]. *Natural Product Research*，2017，31（3）：289–293.

[21] 杨先会，邓世明，梁振义，等. 鸡骨香挥发油成分分析 [J]. 海南大学学报自然科学版，2007，25（3）：262–263.

[22] Tian JL，Li CX，Shang YX，et al. Sesquiterpenoids from the roots of *Croton crassifolius* [J]. *Journal of Asian Natural Products Research*，2018：1–7.

[23] Boonyarathanakornkit L，Che CT，Harry HS，et al. Constituents of *Croton crassifolius* Roots [J]. *Planta Medica*，1988，54（1）：61–63.

[24] Huang WH，Wang JJ，Liang YY，et al. Potent anti-angiogenic component in *Croton crassifolius* and its mechanism of action [J]. *Journal of Ethnopharmacology*，2015，175：185–191.

[25] 杨敏. 复方风湿宁治疗跌打损伤和风湿机制探讨 [J]. 中国当代医药，2010，17（18）：89–90.

[26] 陈文治，王慧敏，邓晓强，等. 温经通络方外洗对膝关节创伤性关节炎关节液 NO、SOD、MDA 的影响 [J]. 实用医学杂志，2010，26（16）：3041–3042.

[27] 詹海勇，黄聪武，李璧宏，等. 胃舒散对功能性消化不良患者血浆胃动素及幽门螺杆菌的影响 [J]. 广东药学院学报，2006，22（3）：346–348.

[28] 王佰灵，王淑美，孟江，等. 鸡骨香挥发油的 HPLC 指纹图谱研究 [J]. 时珍国医国药，2015，26（3）：565–567.

[29] 王佰灵，王国才，梁生旺，等. 鸡骨香药材中 Chettaphanin II 的含量测定 [J]. 中国实验方剂学杂志，2014，20（13）：61–63.

[30] 丘茂松，杨滔，谭庆龙，等. HPLC 法同时测定鸡骨香中 6 个萜类成分 [J]. 中草药，2016，47（21）：3901–3904.

鸡 蛋 花

【植物来源】

本品为夹竹桃科（Apocynaceae）鸡蛋花属植物鸡蛋花 *Plumeria rubra* L. cv. Acutifolia 的干燥花，因其花瓣洁白，花心淡黄，极似蛋白包裹着蛋黄因此而得名，又名缅栀子、印度素馨、蛋黄花、摇摇花、寺树、大季花等。鸡蛋花原产于墨西哥以及西印度群岛等美洲热带地区，为多年生的小乔木，200 多年前引入中国，主要在广东、福建、广西、云南等地有栽培。夏秋季节采收，在花盛时趁天晴将花朵摘下晒干，或略蒸再晒干备用[1–2]。

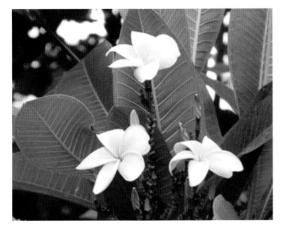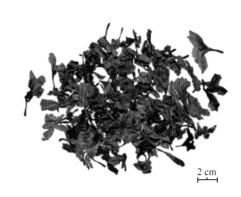

鸡蛋花基源植物（左）与药材（右）图片

【功能与主治】

鸡蛋花入药始载于《岭南采药录》，后在《广西本草选编》和《福建草药志》中均有收录。鸡蛋花为干燥花入药，其味甘、淡，性凉，具清热利湿、润肺解毒之功效，可用于治疗湿热下痢、里急后重、肺热咳嗽等[1]。鸡蛋花是岭南地区习用草药，也是广东凉茶的常用组方药材之一，为广东著名的五大凉茶花茶之一，两广地区常用其治疗夏季的中暑、痢疾、腹痛等。此外，鸡蛋花还可用于制作化妆品、肥皂和食品添加剂等[3–7]。

【化学成分】

鸡蛋花中含有多种化学成分，如环烯醚萜类、三萜及甾醇类、黄酮及其苷类、生物碱类和挥发油类，其中环烯醚萜类和挥发油类化合物为其特征性成分。

1. 环烯醚萜类 [8–15]

环烯醚萜类化合物是鸡蛋花中的一类特征性成分，据文献报道，已从鸡蛋花中共分离鉴定了包括黄鸡蛋花素（fulvoplumierin，**1**）、鸡蛋花素（plumericin，**2**）、异鸡蛋花素（isoplumericin）、黄蝉花素（allamcin，**3**）、黄蝉花定（allamandin，**4**）、β-dihydroplumericin、

β-dihydroplumericinic acid、α-allamcidin（**5**）、β-allamcidin（**6**）、plumieridin A（**7**）、plumieridin B（**8**）、rubradoid（**9**）、15- 去甲基鸡蛋花苷（15-demethylplumieride，**10**）、鸡蛋花苷（plumieride）、15- 去甲基异鸡蛋花苷（15-demethylisoplumieride，**11**）、1α- 鸡蛋花苷（1α-plumieride，**12**）、plumieride-*p*-Z-coumarate 和 plumieride-*p*-E-coumarate（**13**）在内的 18 个该类成分。

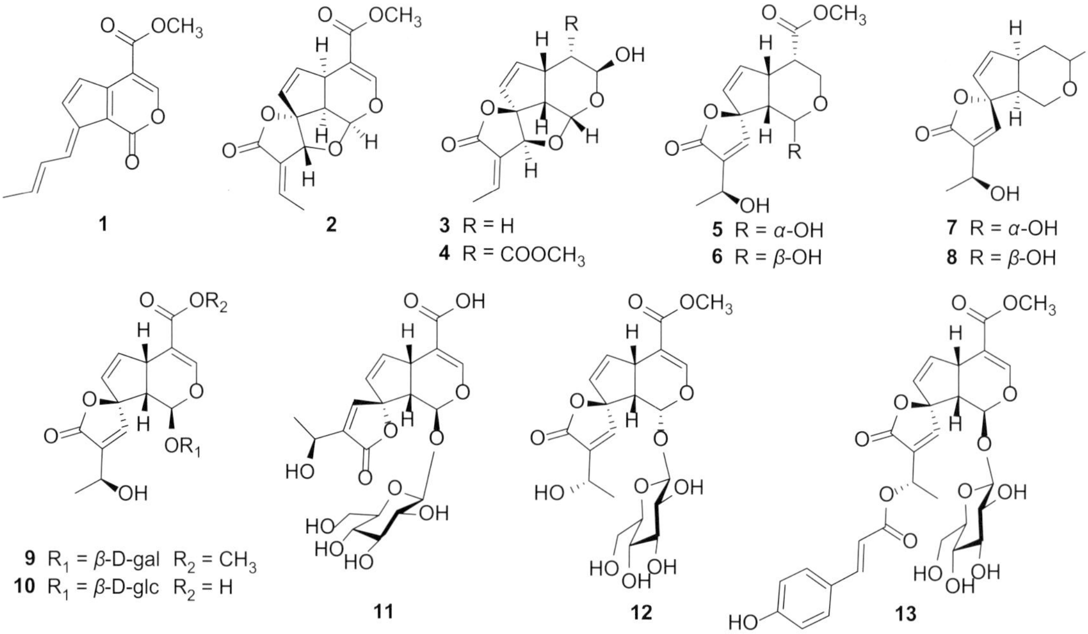

1

2

3　R = H
4　R = COOCH₃

5　R = α-OH
6　R = β-OH

7　R = α-OH
8　R = β-OH

9　R₁ = β-D-gal　R₂ = CH₃
10　R₁ = β-D-glc　R₂ = H

11

12

13

鸡蛋花中分离鉴定的环烯醚萜类化合物结构式

2. 三萜及甾醇类 [8–10, 14, 16]

此外，鸡蛋花中还含有乌苏酸（ursolic acid）、α- 香树脂醇（α-amyrin）、rubrinol、蒲公英甾醇乙酸酯（taraxasteryl acetate，**14**）、3α-3, 27- 二羟基齐墩果 -12- 烯（3α-3,27-dihydroxyolean-12-ene，**15**）、6α- 羟基 -3-*epi*- 表齐墩果酸（6α-6-hydroxy-3-*epi*-oleanolic acid，**16**）、β- 香树脂醇（β-amyrin）、羽扇豆醇乙酸酯（lupeol acetate，**17**）、rubrajaleelol（**18**）、rubrajaleelic acid（**19**）、1*H*, 19*H*-cyclopropa[9, 10]cyclopenta[α]phenanthrene（1*H*,19*H*-cyclopropa[9,10]cyclopenta[α]phenanthrene，**20**）、β- 谷 甾 醇（β-sitosterol）和β-谷甾醇3-*O*- 葡萄糖苷（β-sitosterol 3-*O*-glucoside）等三萜及甾醇类化合物。

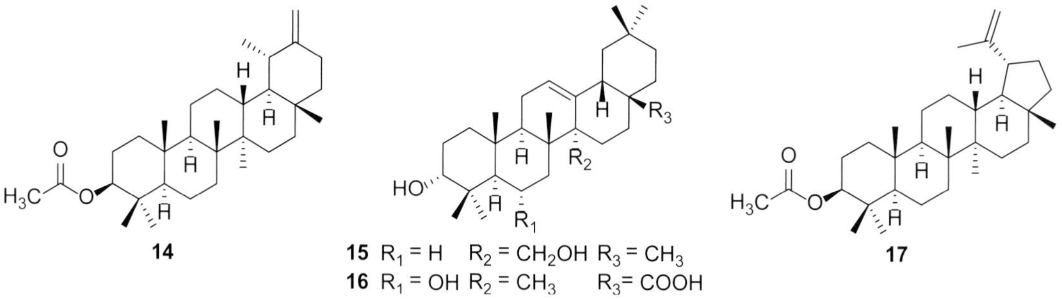

14

15　R₁ = H　　R₂ = CH₂OH　R₃ = CH₃
16　R₁ = OH　R₂ = CH₃　　　R₃ = COOH

17

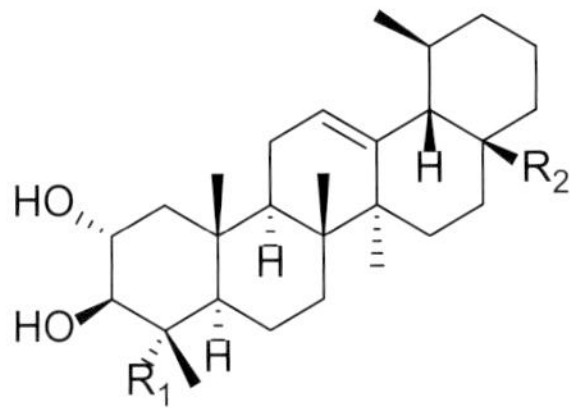

18 R₁ = CH₂OH R₂ = CH₃
19 R₁ = CH₃   R₂ = COOH

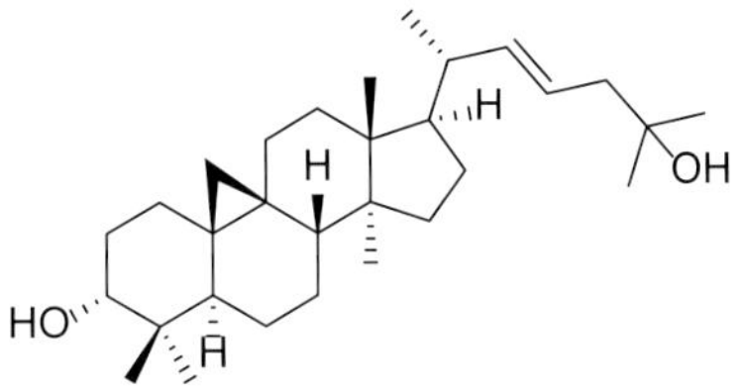

20

鸡蛋花中分离鉴定的三萜及甾醇类化合物结构式

3. 黄酮及其苷类 [8, 12, 14, 15, 17]

据文献报道，鸡蛋花中还含有少量的黄酮类化合物，如山奈酚（kaempferol）、阿亚黄素（ayanin，**21**）、pilloin（**22**）、山奈酚 -3-*O*- 芸香糖苷（kaempferol-3-*O*-rutinoside）、rubranonoside（**23**）、矢车菊素 -3-*O*-*β*- 吡喃半乳糖苷（cyanidin-3-*O*-*β*-galactopyranoside，**24**）和矢车菊素 -3-*O*-*β*-(2″- 吡喃葡萄糖基 -*O*-*β*- 吡喃半乳糖苷)[cyanidin-3-*O*-*β*-(2″-glucopyranosyl-*O*-*β*-galactopyranoside)，**25**]。

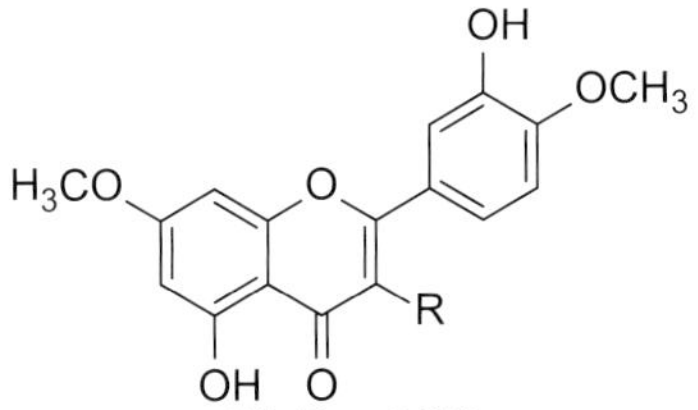

21 R = OCH₃
22 R = H

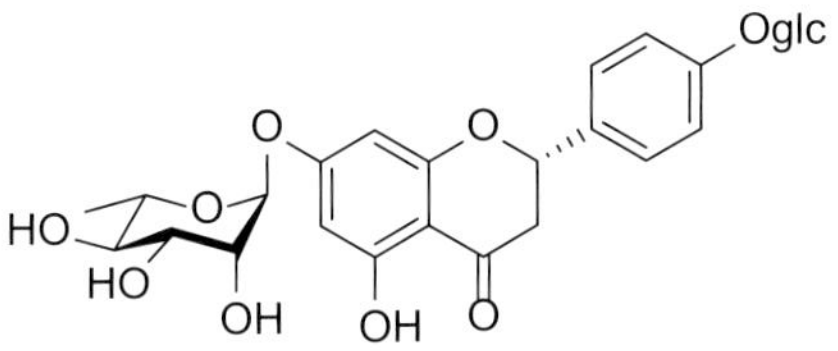

23

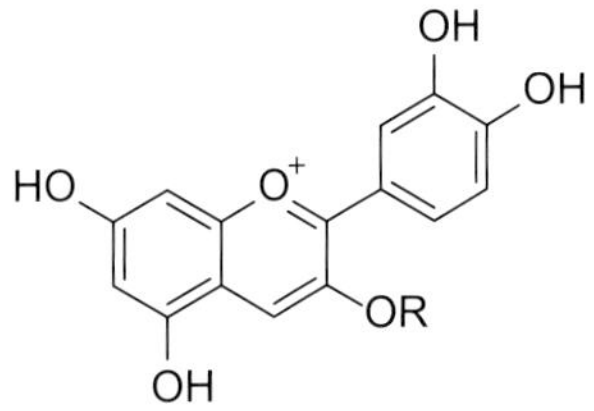

24 R = *β*-D-gal
25 R = *β*-D-gal² - *β*-D-glc

鸡蛋花中分离鉴定的黄酮及其苷类化合物结构式

4. 生物碱类 [18–19]

还从鸡蛋花中分离鉴定了 plumerinine（**26**）和 plumericidine（**27**）两个生物碱类化合物。

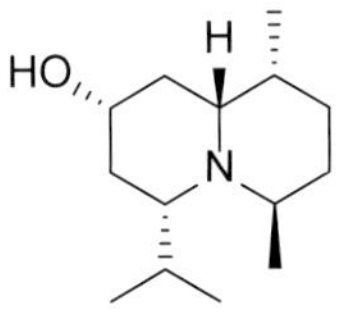

26

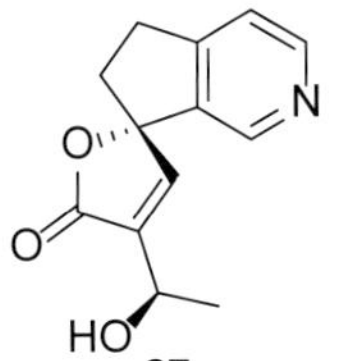

27

鸡蛋花中分离鉴定的生物碱类化合物结构式

5. 其他类 [9, 11, 15, 20–30]

文献报道，鸡蛋花中还含有 liriodendrin、cerberic acid B、2, 5- 二甲氧基醌（2, 5-dimethoxy-*p*-benzoquinone）和 scopoletin 等木脂素类及香豆素类成分。

此外，采用色谱 - 质谱（GC-MS）联用技术对鸡蛋花中的挥发油类成分进行了分析，并通过计算机谱库检索和查阅有关文献资料等方法，鉴定了其中的部分挥发油类成分，包括：反式 - 苦澄醇（*trans*-nerolidol）、金合欢醇（farnesol）、*α*- 没药醇（*α*-bisabolol）、芳樟醇（lilalol）、苯乙醛（phenylacetaldehyde）、法尼醇（farnesol）、*β*- 苯乙基醇（*β*-phenylethylalcohol）、顺式 - 香叶醇（*cis*-geraniol）、反式 - 香叶醇（*trans*-geraniol）、香叶醛（geranial）、3, 7, 10- 三甲基 -1, 6, 10- 十二碳三烯 -3- 醇（1, 6, 10-dodecatrien-3-ol-3, 7, 10-trimethy）和 *α*- 松油醇（*α*-terpineol）等。

【药理作用】

1. 抑菌

研究发现，鸡蛋花的花和叶的甲醇提取物对化脓棒杆菌（*Corynebacterium pyogenes*）、粪链球菌（*Streptococcus faecalis*）和枯草芽孢杆菌（*Bacillus subtilis*）均具有显著的抑菌作用[31]。鸡蛋花的挥发油类成分对金黄色葡萄球菌（*Staphylococcus aureus*）、枯草芽孢杆菌（*B. subtilis*）、大肠埃希菌（*Escherichia coli*）及沙门氏菌（*Salmonella typhi*）均具有一定的抑菌活性，最低抑菌浓度分别为 3.2 mg/mL、6.3 mg/mL、6.3 mg/mL 和 12.5 mg/mL[32]。有文献报道，鸡蛋花的叶、茎、茎皮的 50% 乙醇提取物对淋病奈瑟菌（*Neisseria gonorrhoeae*）标准菌株和从临床分离的对青霉素和环丙沙星耐药的淋病奈瑟菌均有不同程度的抑菌作用[33]。此外，鸡蛋花挥发油对枯草芽孢杆菌（*B. subtilis* ATCC 6501）、粪肠球菌（*Enterococcus faecalis* ATCC 15753）、金黄色葡萄球菌（*S. aureus* ATCC 25923）、大肠埃希菌（*E. coli* ATCC 25922）、铜绿假单胞菌（*Pseudomonas aeruginosa* ATCC 27852）和白色念珠菌（*Monilia albicans* ATCC 64548）也表现出一定的抑菌作用[30]。

2. 抗病毒

从鸡蛋花中分离得到的环烯醚萜类化合物黄鸡蛋花素（fulvoplumierin，**1**）对两种艾滋病毒（HIV）连接酶均具有一定的抑制作用 [HIV-1，$IC_{50} = 98$ µg/mL（400 µM）；HIV-2，$IC_{50} = 87$ µg/mL（357 µM）]，提示其可能与这两种酶蛋白共同的结构片段相互作用[34-35]。

3. 抗肿瘤

研究发现，鸡蛋花叶的乙醇提取物在 200 mg/kg 和 400 mg/kg 的剂量下，可延长患埃利希腹水癌（EAC）小鼠的寿命，具有一定的抗肿瘤活性[36]。鸡蛋花乙醇提取物对肝癌细胞株 HepG2 的 IC_{50} 为 98.14 µg/ml[37]。此外，从鸡蛋花中分离鉴定的黄鸡蛋花素（**1**）、allamcin（**3**）、allamandin（**4**）、2, 5-dimethoxy-*p*-benzoquinone、plumericin（**2**）和 liriodendrin 对乳腺癌、结肠癌、肺癌、纤维肉瘤、黑素瘤和 KB 等肿瘤细胞株均有一定的抑制作用[11]。

4. 其他

鸡蛋花醇提物具有较好的清除 1, 1- 二苯基 -2- 三硝基苯肼（DPPH）自由基的效果，清除率可达 93%，其 DPPH 自由基清除率与其浓度呈良好的量效关系，IC_{50} 为 2.88 mg/mL[32]。

鸡蛋花 80% 甲醇提取物的乙酸乙酯萃取部位可明显降低四氧嘧啶所诱导的高血糖大鼠的血清甘油三酯水平，而血清胆固醇和葡萄糖则无明显变化[38]。

从鸡蛋花乳汁中分离得到的一种蛋白酶，对伤口愈合具有明显的效果，并能明显抑制角叉菜胶所致的大鼠足趾肿胀，表明鸡蛋花具有较好的抗炎和促进伤口愈合的作用[39]。

鸡蛋花水提物能延长浓氨水所致的小鼠咳嗽的潜伏期，并可使小鼠气管酚红分泌量升高，表明鸡蛋花水提物具有镇咳、祛痰的作用[40]。

通过高架十字迷宫模型，发现鸡蛋花的醇提物能显著增加小鼠进入开放臂的时间，具有抗焦虑作用[41]。

5. 毒性

研究表明，在实验剂量范围内，鸡蛋花提取液各剂量组孕鼠的生殖能力、胚胎形成以及胎仔外观、骨骼和内脏生长发育情况与阴性对照组相比均无统计学差异，说明鸡蛋花提取液（10.87 ～ 43.49 g/kg）对大鼠无胚胎毒性和致畸毒性[42]。

【质量标准】

鸡蛋花为《广东省中药材标准》收录品种，其中规定了鸡蛋花药材的显微鉴别、水分灰分检查和醇溶性浸出物等检测项，但尚无含量测定项。此外，文献中对鸡蛋花质量标准的研究也较少，主要对其主成分进行了含量测定方法的研究。

有研究建立了测定鸡蛋花中羽扇豆醇含量的 RP-HPLC 方法。色谱条件为：采用 Welch Ultimate AQ-C18 色谱柱（4.6 mm×250 mm，5 μm）；流动相为甲醇 - 水（92 ：8）；流速 1.0 mL/min；检测波长 203 nm；柱温 25 ℃；进样量 10 μL；羽扇豆醇峰的理论塔板数大于 10000[43]。

以槲皮素和山柰酚为对照品，建立了同时测定鸡蛋花中上述两种黄酮类成分的 RP-HPLC 方法。色谱条件为：采用 Welch Ultimate AQ-C18 反相色谱柱（4.6 mm×250 mm，5 μm）；流动相为甲醇 -0.4% 磷酸水溶液（60 ：40）；流速 0.8 mL/min；检测波长 370 nm；柱温 20 ℃；进样量 10 μL；槲皮素、山柰酚的理论塔板数均大于 12000[43]。

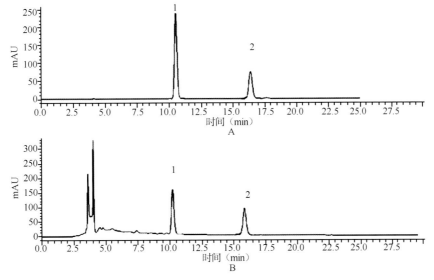

1. 槲皮素；2. 山柰酚

混合对照品溶液（A）与鸡蛋花供试品溶液（B）的 HPLC 色谱图[43]

以芳樟醇、香叶醇和橙花叔醇为对照品，建立了同时测定鸡蛋花中上述三种挥发性成分含量的气相色谱方法。色谱条件为：RTX-11701 毛细管气相色谱柱（0.32 mm×15 m，0.25 μm）；氢火焰离子检测器（FID）检测器，程序升温：80 ℃（5 min），以 2 ℃/min 的速度升温至 220 ℃；载气氮气；流速 1 mL/min；进样量 1 μL [43–44]。

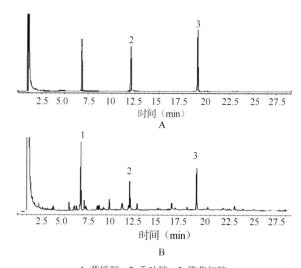

1. 芳樟醇；2. 香叶醇；3. 橙花叔醇

混合对照品溶液（A）与供试品溶液（B）的气相色谱图[44]

参 考 文 献

[1] 陈元胜，叶永才.广东省中药材标准（第一册）[M].广州：广东科技出版社，2004：121.

[2] 高尚士，南国奇葩鸡蛋花 [J].国土绿化，2004，（12）：35.

[3] 谢赤军，戴素贤.鸡蛋花及鸡蛋花茶的香气成分分析 [J].广东茶叶，1992，（2）：34–37.

[4] 苏艳萍，周双云，张丽霞.清香淡雅鸡蛋花 [J].植物杂志，2003，（3）：25.

[5] Zeng YW，Zhao JL，Peng YH. A comparative study on the free radical scavenging activities of some fresh flowers in southern China [J]. *LWT-food Science Technology*，2008，41（9）：1586–1591.

[6] Zhou SP. Flower herbal tea used for treatment of menopathies [J]. *Journal of Traditional Chinese Medicine*，2008，28（3）：202–204.

[7] 郭萌，宁熙平，张寿洲.鸡蛋花植物文化和国内栽培历史 [J].广东园林，2015，（1）：65–68.

[8] 洪挺，余勃，陆豫，等.鸡蛋花中化学成分及生物活性研究进展 [J].天然产物研究与开发，2011，23（3）：565–570，589.

[9] Sharma G，Chahar MK，Dobhal S，et al，Dobhal MP. Phytochemical constituents，traditional uses，and pharmacological properties of the genus *Plumeria* [J]. *Chemistry & Biodiversity*，2011，8（8）：1357–1369.

[10] Zaheer Z，Konale AG，Patel KA，et al. *Plumeria rubra* Linn.：an Indian medicinal plant [J]. *International Journal of Pharmacy & Therapeutics*，2010，1（2）：116–119.

[11] Kardono LB，Tsauri S，Padmawinata K，et al. Cytotoxic constituents of the bark of *Plumeria rubra* collected in Indonesia [J]. *Journal of Natural Products*，1990，53（6）：1447–1455.

[12] Ye G，Yang YL，Xia GX，et al. Complete NMR spectral assignments of two new iridoid diastereoisomers from the flowers of *Plumeria rubra* L. cv. Acutifolia [J]. *Magnetic Resonance in Chemistry*，2008，46（12）：1195–1197.

[13] Elsaesser B，Krohn K，Akhtar MN，et al. Revision of the absolute configration of plumericin and isoplumericin from *Plumeria rubra* [J]. *Chemistry & Biodiversity*，2005，2（6）：799–808.

[14] Akhtar N，Saleem M，Riaz N，et al. Isolation and characterization of the chemical constituents from *Plumeria rubra* [J]. *Phytochemistry Letters*，2013，6（2）：291–298.

[15] Zhao MQ，Liang ZK，Xie ZY，et al. Separation and purification of 15-demethylplumieride，cerberic acid B，and kaempferol-3-rutinoside from *Plumeria rubra* 'Acutifolia' by high-speed counter-current chromatography [J]. *Separation Science and Technology*，2015，50（15）：2360–2366.

[16] Akhtar N，Malik A. Oleanene type triterpenes from *Plumeria rubra* [J]. *Phytochemistry*，1993，32（6）：1523–1525.

[17] Byamukama R，Namukobe J，Jordheim M，et al. Anthocyanins from ornamental flowers of red frangipani，*Plumeria rubra* [J]. *Scientia Horticulturae*，2011，129（4）：840–843.

[18] Kazmi SN，Ahmed Z，Ahmed W，et al. Plumerinine – A novel lupin alkaloid from *Plumeria rubra* [J]. *Heterocycles*，1989，29（10）：1901–1906.

[19] Ye G，Li ZX，Xia GX，et al. A new iridoid alkaloid from the flowers of *Plumeria rubra* L. cv. *acutifolia* [J]. *Helvetica Chimica Acta*，2009，92（12）：2790–2794.

[20] 林敬明，许寅super，冯飞跃，等. 鸡蛋花超临界萃取物的GC-MS分析 [J]. 中药材，2001，24（4）：276–277.

[21] Pino JA，Ferrer A，Alvarez D，et al. Volatiles of an alcoholic extract of flowers from *Plumeria rubra* L. var. acutifolia [J]. *Flavour and Fragrance Journal*，1994，9（6）：343–345.

[22] 黄美燕，周光雄，金钱星，等. 鸡蛋花挥发油化学成分的研究 [J]. 安徽中医学院学报，2005，24（4）：50–51.

[23] 韩明. 鸡蛋花精油提取及其成分分析 [J]. 安徽农业科学，2007，35（20）：6100，6102.

[24] 李颖，刘吉金，杨敏，等. GC-MS对鸡蛋花挥发油成分研究 [J]. 天津药学，2006，18（4）：2–3.

[25] Tohar N，Mohd MA，Jantan I，et al. A comparative study of the essential oils of the genus *Plumeria* Linn. from Malaysia [J]. *Flavour and Fragrance Journal*，2006，21（6）：859–863.

[26] Tohar N，Awang K，Mohd MA，et al. Chemical composition of the essential oils of four *Plumeria* species grown on peninsular Malayasia [J]. *Journal of Essential Oil Research*，2006，18（6）：613–617.

[27] 张丽霞，刘红星，陈今浩. 鸡蛋花挥发油成分的提取及分析 [J]. 北工技术与开发，2010，39（6）：39–40.

[28] 肖新玉，崔龙海，周欣欣，等. 超临界 CO_2 萃取老挝产鸡蛋花挥发油的研究 [J]. 中药材，2011，34（5）：789–794.

[29] Zhang S，Dong J，Cheng H. Essential oil composition of the flowers of *Plumeria rubra* cv. *acutifolia* from China [J]. *Chemistry of Natural Compounds*，2016，52（1）：154.

[30] Liu YQ，Wang HW，Wei SL，et al. Chemical composition and antimicrobial activity of the essential oils extracted by microwave-assisted hydrodistillation from the flowers of two *Plumeria* Species [J]. *Analytical Letters*，2012，45（16）：2389–2397.

[31] Egwaikhide PA，Okeniyi SO，Gimba CE. Screening for anti-microbial activity and phytochemical constituents of some Nigerian medicinal plants [J]. *Journal of Medicinal Plants Research*，2009，3（12）：1088–1091.

[32] 黄晓辰，李妍，张思然，等. 鸡蛋花挥发油的提取及其抗氧化和抑菌活性研究 [J]. 广州化工，2017，45（12）：31–33.

[33] Shokeen P，Bala M，Tandon V. Evaluation of the activity of 16 medicinal plants against *Neisseria gonorrhoeae* [J]. *International Journal of Antimicrobial Agents*，2009，33（1）：86–91.

[34] Vermani K，Garg S. Herbal medicines for sexually transmitted diseases and AIDS [J]. *Journal of Ethnopharmacology*，2002，80（1）：49–66.

[35] Tan GT，Lee S，Lee IS，et al. Natural-product inhibitors of human DNA ligase I [J]. *Biochemical Journal*，1996，314（3）：993–1000.

[36] Rekha JB，Jayakar B. Anti cancer activity of ethanolic extract of leaves of *Plumeria rubra*（Linn）[J]. *Current Pharma Research*，2011，1（2）：175–179.

[37] Muruganantham N，Solomon S，Senthamilselvi MM. Anti cancer activity of *Plumeria rubra*（Flowers）against human liver cancer [J]. *International Journal of Pharmacognosy and Phytochemical Research*，2014，6（4）：1007–1009.

[38] John MA，Sivanesan D，Hazeena BV，et al. Antioxidant and hypolipidemic effect of *Plumeria rubra* L. in alloxan induced hyperglycemic rats [J]. *Journal of Chemistry*，2010，7（1）：1–5.

[39] Chanda I，Sarma U，Basu SK，et al. A protease isolated from the latex of *Plumeria rubra* Linn(Apocynaceae)2：Anti-inflammatory and wound-healing activities [J]. *Tropical Journal of Pharmaceutical Research*，2011，10（6）：755–760.

[40] 覃茜柠，李远辉，黄莹，等．鸡蛋花水提取物对小鼠镇咳及祛痰作用 [J]. 医药导报，2015，34（12）：1569–1571.

[41] Chatterjee M，Verma R，Lakshmi V，et al. Anxiolytic effects of *Plumeria rubra* var. *acutifolia*（*Poiret*）L. flower extracts in the elevated plus-maze model of anxiety in mice [J]. *Asian Journal of Psychiatry*，2013，6（2）：113–118.

[42] 赵敏，陈壁锋，谭剑斌，等．鸡蛋花提取液对大鼠致畸作用的研究 [C]. 第四届第二次中国毒理学会食品毒理学专业委员会与营养食品所毒理室联合召开学术会议论文集，2008：304–309.

[43] 林丽珍．鸡蛋花的生药学研究 [D]. 广东药学院硕士学位论文，2015.

[44] 林丽珍，顾利红，陈娟，等．鸡蛋花挥发性成分的气相特征图谱及含量测定 [J]. 中国实验方剂学杂志，2015，21（11）：46–49.

金钱白花蛇

【药材基源】

本品为眼镜蛇科（Elapidae）动物银环蛇 *Bungarus multicinctus* Blyth 幼蛇的干燥体。夏、秋二季捕捉，剖开腹部，除去内脏，擦干血迹，用乙醇浸泡后处理，盘成圆形，用竹签固定，干燥。金钱白花蛇主产于广东、广西，为"十大广药"之一[1]。

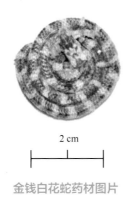

2 cm

金钱白花蛇药材图片

【功能与主治】

一般认为金钱白花蛇始载于《饮片新参》，"色花白，身长细，盘如钱大。治麻风瘫痪疥癫"。金钱白花蛇性温，味甘、咸，有毒。具有祛风、通络、止痉等功效。可用于治疗风湿顽痹、麻木拘挛、中风口眼㖞斜、半身不遂、抽搐痉挛、破伤风、麻风、疥癣等[1]。

【化学成分】

金钱白花蛇中主要含有蛋白质和肽类、氨基酸、脂肪酸及微量元素等成分。

1. 金钱白花蛇干燥体的化学成分

1.1 氨基酸类[2]

金钱白花蛇干燥体中含有丰富的氨基酸类成分，包括：甘氨酸（glycine）、半胱氨酸（cysteine）、丙氨酸（alanine）、丝氨酸（serine）、天冬氨酸（aspartic acid）、苏氨酸（threonine）、缬氨酸（valine）、蛋氨酸（methionine）、脯氨酸（proline）、谷氨酸（glutamic acid）、L-异亮氨酸（isoleucine）、亮氨酸（leucine）、赖氨酸（lysine）、精氨酸（arginine）、组氨酸（histidine）、苯丙氨酸（phenylalanine）、酪氨酸（tyrosine）和牛磺酸（taurine）等。

1.2　脂肪族类 [3-4]

从金钱白花蛇干燥体中鉴定了（Z）-17- 三十四碳烯 -4, 31- 二酮、6, 21- 三十五碳二烯 - 醇 -1 和 2- 二十烷氧基乙醇等脂肪族类化合物。

1.3　微量元素 [2]

金钱白花蛇干燥体中还含有钙、磷、镁、铁、铝、锌、锶、钛、锰、钒、铜等多种微量元素。

2. 金钱白花蛇毒液的化学成分

2.1　肽类 [5-9]

从金钱白花蛇毒液中鉴定的肽类成分主要有 κ- 银环蛇毒素（κ-bungarotoxin，**1**）、κ₂- 银环蛇毒素（κ_2-bungarotoxin，**1**）、κ₃- 银环蛇毒素（κ_3-bungarotoxin，**3**）、n- 银环蛇毒素（neuronal bungarotoxin，**4**）、α- 银环蛇毒素（α-bungarotoxin，**5**）、β- 环蛇毒素（β-bungarotoxin）、γ- 银环蛇毒素（γ-bungarotoxin，**6**）、BM 10-1（**7**）、BM 10-2（**8**）和 L- 氨基酸氧化酶 BM-Apotxin（见下表）。

金钱白花蛇毒液中肽类化合物的氨基酸序列表

编号	氨基酸序列
1	RTCLISPSST-PQTCPNGQDI-CFLKAQCDKF-CSIRGPVIEQ-GCVATCPQFR-SNYRSLLCCT -TDNCNH
2	KTCLKTPSST-PQTCPQGQDI-CFLKVSCEQF-CPIRGPVIEQ-GCAATCPEFR-SNDRSLLCCT -TDNCNH
3	RTCLISPSST-PQTCPNGQDI-CFRKAQCDNF-CHSRGPVIEQ-GCVATCPQFR-SNYRSLLCCR -TDNCNH
4	RTCLISPSST-PQTCPNGQDI-CFLKAQCDKF-CSIRGPVIEQ-GCVATCPQFR-SNYRSLLCCT -TDNCNH
5	IVCHTTATSP-ISAVTCPPGE-NLCYRKMWCD-AFCSSRGKVV-ELGCAATCPS-KKPYEEVTCC -STDKCNPHPK-QRPG
6	MQCKTCSFYT-CPNSETCPDG-KNICVKRSWT-AVRGDGPKRE-IRRECAATCP-PSKLGLTVFC -CTTDNCNH
7	MKCKICHFDT-CRAGELKVCA-SGEKYCFKES-WREARGTRIERGCAATCPKG-SVYGLYVLCC -TTDDCN
8	KTCFNDDLTN-PKTTELCRHS-MYFCFKNSWI-AGGVERIERG-CSLTCPDIKY-NGKYIYCCTR-DNCNA

2.2　其他类 [2, 9-10]

此外，金钱白花蛇毒液中还含有半胱氨酸（cysteine）、脯氨酸（proline）和精氨酸（arginine）等氨基酸类化合物，以及鸟苷（guanosine）等核苷类成分。

3. 金钱白花蛇蛇蜕的化学成分 [4]

利用气相色谱 - 质谱（GC-MS）联用技术，分析了金钱白花蛇蛇蜕甲酯化后的脂肪酸类成分，并通过计算机 NBS 谱库检索、查阅质谱手册 EPA/NIH 或 EPI、人工解析质谱等方法，共鉴定出 36 种脂肪酸：辛酸（caprylic acid）、十五烷酸（n-pentadecanoic acid）、十六烷酸（n-palmitic acid）、十七烷酸（n-heptadecanoic acid）、十八烷酸（n-octadecanoic acid）、二十烷酸（n-arachidic acid）、二十二烷酸（n-behenic acid）、二十三烷酸（n-tricosanoic acid）、二十四烷酸（n-tetracosanoic acid）、二十五烷酸（n-pentacosanoic acid）、二十六烷酸（n-hexacosanoic acid）、壬二酸（anchoic acid）、癸二酸（decanedioic acid）、十一烷二酸（undecanedioic acid）、十二烷二酸（dodecanedioic acid）、十三烷二酸(tridecanedioic acid)、十四烷二酸(tetradecanedioic acid)、十五烷二酸(pentadecanedioic acid）、十六烷二酸（hexadecanedioic acid）、十八烷二酸（octadecanedioic acid）、十九烷二酸（nonadecandioic acid）、二十烷二酸（eicosandioic acid）、二十一烷二酸（heneicosanedioic acid）、二十二烷二酸（phellogenic acid）、二十三烷二酸（tricosanedioic acid）、二十四烷二酸（tetracosanedioic acid）、油酸（oleic acid）、10, 13-十八碳二烯酸（10, 13-octadecadienoic acid）、芥酸（erucic acid）、(E)-15-二十四烯酸 [(E)-tetracos-15-enoic acid]、8, 14-十六碳二烯酸（8, 14-hexadecadienoic acid）、12-甲基十三烷酸（12-methyl-tridecanoic acid）、3-甲基-十六烷二酸（3-methyl-hexadecanedioic acid）、24-二十六碳烯酸（24-hexacosenoic acid）、2-己基-环丙基-正辛酸（2-hexyl-cyclopropyl-n-octoic acid）和二十七碳三烯酸（heptacosatrienoic acid）。

【药理作用】

1. 抗炎镇痛

在二甲苯所致小鼠耳郭炎症及大、小鼠蛋清性足跖肿胀模型中，金钱白花蛇乙醇提取物可抑制模型动物的肿胀度[11-13]。在小鼠疼痛模型中，金钱白花蛇提取物可显著提高热板实验中小鼠的痛阈值，以及减少醋酸扭体实验中小鼠的扭体反应次数[13]。

2. 抗肿瘤

金钱白花蛇毒液中分离纯化的 L-氨基酸氧化酶 BM-Apotxin 为一种分子量为 65 kDa 的糖蛋白，在测试浓度为 10 μg/mL 时，对肿瘤细胞 MGC-803、SMMC-7721 和 PC3 的抑制率分别可达到 78%、95% 和 80%[8]。

3. 抗血小板聚集

金钱白花蛇毒液中的 γ-环蛇毒素可抑制胶原所诱导的血小板聚集，IC_{50} 值约为 200 nM[14]。蛇毒液粗品也具有一定的抗凝活性，可以延长活化部分凝血活酶时间（APTT）[15]。

4. 神经毒性

金钱白花蛇毒液中的 α-神经毒素可与乙酰胆碱受体结合，抑制乙酰胆碱对横纹肌细胞膜的去极化作用，从而导致神经传导的阻断，造成横纹肌松弛；β-神经毒素主要作用于神经系统，在外周神经系统中可以不可逆地阻断神经肌肉接头的兴奋传递，在中枢神经系统中则特异地抑制某些神经元突触前膜递质的释放[16]。γ-环蛇毒素可抑制 M_2 毒蕈碱乙酰胆碱受体与其配体的结合，阻断信号传导[14]。此外，肽类化合物 BM 10-1 在浓度为 154 nM 时，可显著减弱卡巴胆碱（20 μM）所诱导的肌肉收缩效应[7]。

【质量标准】

2015 年版《中国药典》中规定了金钱白花蛇药材的性状和醇溶性浸出物的测定项目，尚无指纹图谱、含量测定等定性、定量检测方法。目前对金钱白花蛇药材质量标准的研究报道也较少。

1.毛细管电泳指纹图谱

以尿苷为参照物，建立了10批金钱白花蛇药材的毛细管电泳指纹图谱，标定了9个共有指纹峰。其色谱条件如下：Beckman P/ACE System MDQ 毛细管电泳仪；毛细管柱（55 cm×50 μm）；电泳缓冲液为 50 mmol/L 硼砂 -200 mmol/L 硼酸（pH 8.64）水溶液；柱温 25 ℃；分离电压 20 kV；检测波长 245 nm；数据采集时间 20 min[17]。

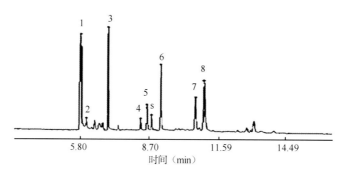

时间（min）

金钱白花蛇药材的毛细管电泳对照指纹图谱（共有模式）[17]

2.含量测定方法

采用紫外分光光度法，使用Folch（氯仿 - 甲醇 2 ∶ 1）试剂，超声提取金钱白花蛇药材，钼蓝显色，建立了金钱白花蛇中总磷脂的含量测定方法，测定波长为 824 nm[18]。

参 考 文 献

[1] 国家药典委员会 . 中华人民共和国药典（2015 年版，一部）[S]. 北京：中国医药科技出版社，2015：219.

[2] 惠永正 . 中药天然产物大全（第 11 册）[M]. 上海：上海科学技术出版社，2011：8743.

[3] 陈红红，李考铮 . 银环蛇蛇蜕新化学成分的研究 [J]. 分析测试学报，1997，16（6）：58–60.

[4] Aird AD，Womble GC，Yates III JR，et al. Primary structure of γ-bungarotoxin，a new postsynaptic neurotoxin from venom of *Bungarus multicinctus* [J]. *Toxicon*，1999，37（4）：609–625.

[5] Sutcliffe MJ，Dobson CM，Oswald RE. Solution structure of neuronal bungarotoxin determined by two-dimensional NMR spectroscopy：calculation of tertiary structure using systematic homologous model building，dynamical simulated annealing，and restrained molecular dynamics [J]. *Biochemistry*，1992，31（11）：2962–2970.

[6] Samson AO，Chill JH，Rodriguez E，et al. NMR mapping and secondary structure determination of the major acetylcholine receptor α-subunit determinant interacting with α-bungarotoxin [J]. *Biochemistry*，2001，40（18）：5464–5473.

[7] Chang LS，Chung C，Liou JC，et al. Novel neurotoxins from Taiwan banded krait（*Bungarus multicinctus*）venom：purification，characterization and gene organization [J]. *Toxicon*，2003，42（3）：323–330.

[8] Lu WG，Hu LL，Yang J，et al. Isolation and pharmacological characterization of a new cytotoxic L-amino acid oxidase from *Bungarus multicinctus* snake venom [J]. *Journal of Ethnopharmacology*，2017，213：311–320.

[9] Wei AL，Lee CY. A nucleoside isolated from the venom of *Bungarus multicinctus* [J]. *Toxicon*，1965，3（1）：1–4.

[10] 陈红红，李考铮 . 银环蛇蛇蜕的化学成分研究 Ⅱ . 脂肪酸和氨基酸成分 [J]. 分析测试学报，2001，20（3）：70–72.

[11] 鄢顺琴，凤良元，丁荣光 . 金钱白花蛇抗炎作用的实验研究 [J]. 中药材，1994，12（17）：29–30.

[12] 王正波，苗明三 . 金钱白花蛇药酒的抗炎作用研究 [J]. 中药药理与临床，2004，（6）：40–42.

[13] 陈龙全，殷智，郜红利 . 金钱白花蛇抗炎镇痛作用的实验观察 [J]. 贵阳中医学院学报，2003，11：68–70.

[14] Chang LS，Chung CL，Wu BN，et al. Characterization and gene organization of Taiwan banded krait（*Bungarus multicinctus*）

gamma-bungarotoxin [J]. *Journal of Protein Chemistry*，2012，21（4）：223–229.

[15] Utkin YN，Gantsova EA，Andreeva TV，et al. Venoms of kraits *Bungarus multicinctus* and *Bungarus fasciatus* contain anticoagulant proteins [J]. *Doklady Biochemistry & Biophysics*，2015，460（1）：53–58.

[16] 邵敏贞，郑颖，叶锋平，等 . α- 银环蛇毒素和 β- 银环蛇毒素的研究进展 [J]. 蛇志，2010，22（2）：132–136.

[17] 许婧，王成芳，杜树山，等 . 金钱白花蛇商品药材的高效毛细管电泳指纹图谱研究 [J]. 中成药，2014，36（3）：563–566.

[18] 原扬，于龙，王殿波 . 金钱白花蛇商品药材中总磷脂测定 [J]. 辽宁中医杂志，2016，43（6）：1258–1260.

鱼 腥 草

【植物来源】

本品为三白草科（Saururaceae）蕺菜属植物蕺菜 *Houttuynia cordata* Thunb. 的新鲜全草或干燥地上部分[1]，又名岑草、蕺、菹菜、紫背鱼腥草、紫蕺、菹子、臭猪巢、侧耳根、猪鼻孔、九节莲、折耳根、肺形草、臭腥草。鱼腥草生长于沟边、溪边及潮湿的疏林下，在我国主要分布于陕西、甘肃及长江流域以南各地。夏、秋季采收，将全草连根拔起，洗净，晒干[2]。

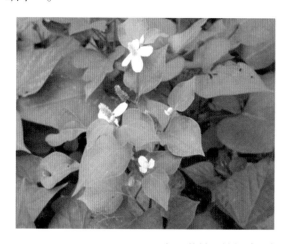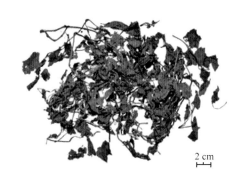

2 cm

鱼腥草基源植物（左）与药材（右）图片

【功能与主治】

鱼腥草始载于《名医别录》，其味辛，性微寒，归肺经，具有清热解毒、消痈排脓、利尿通淋等功效，可用于治疗肺痈吐脓、痰热喘咳、热痢、热淋、痈肿疮毒等症[1-2]。

【化学成分】

鱼腥草中主要含有黄酮类、苯丙素及其衍生物类、含氮类、萜类及甾醇类等化学成分。

1. 黄酮及其苷类 [3-12]

黄酮及其糖苷类化合物为鱼腥草的主成分之一，其结构类型包括黄酮、黄酮醇及其苷类，此外，鱼腥草中还含有一类黄酮与长链脂肪酰基醛的杂合物，即鱼腥草杂合黄酮。目前，已从鱼腥草中分离鉴定的该成分主要有：芹菜素（apigenin）、野黄芩素（scutellarein，**1**）、牡荆素（vitexin，**2**）、异牡荆素（isovitexin，**3**）、荭草苷（orientin，**4**）、异荭草苷（isoorientin，**5**）、槲皮素（quercetin）、山柰酚（kaempferol）、芦丁（rutin）、quercetin-3, 7, 3′, 4′- 四甲氧基槲皮素（quercetin-3,7,3′,4′-tetramethyl ether，**6**）、5- 羟基 -3,

6, 7, 4′- 四甲氧基黄酮（5-hydroxy-3,6,7,4′-tetramethoxyflavone，**7**）、槲皮苷（quercitrin，**8**）、山奈酚 -3-*O*-β-D- 吡喃葡萄糖苷（kaempferol-3-*O*-β-D-glucopyranoside，**9**）、山奈苷（kaempferitrin，**10**）、槲皮素 -3-*O*-α-L- 吡喃鼠李糖 -(1→6)-β-D- 吡喃半乳糖苷 [quercetin-3-*O*-α-L-rhamnopyranosyl-(1→6)-β-D-galactopyranoside]、金丝桃苷（hyperoside，**11**）、异鼠李素（isorhamnetin）、槲皮素 -3-*O*-α-L- 吡喃鼠李糖 -7-*O*-β-D- 吡喃葡萄糖苷（quercetin-3-*O*-α-L-rhamnopyranosyl-7-*O*-β-D-glucopyranoside）、蔓荆子黄素（vitexicarpin，**12**）、山奈酚 -3-*O*-α-L- 吡喃鼠李糖 -(1→6)-β-D- 吡喃葡萄糖苷 [kaempferol-3-*O*-α-L-rhamnopyranosyl-(1→6)-β-D-glucopyranoside]、阿福豆苷（afzelin，**13**）、kaempferol-3,7, 4′-trimethyl ether、chrysosplenol D（**14**）、槲皮素 -3-*O*-β-D- 吡喃半乳糖 -7-*O*-β-D- 吡喃葡萄糖苷（quercetin-3-*O*-β-D-galactopyranoside-7-*O*-β-D-glucopyranoside）、异槲皮苷（quercetin-3-*O*-β-D-glucopyranoside，**15**）、山奈酚 -3-*O*-β-D- 吡喃半乳糖苷（kaempferol-3-*O*-β-D-galactopyranoside）、鱼腥草杂合黄酮 A（houttuynoid A，**16**）、鱼腥草杂合黄酮 B（houttuynoid B，**17**）、鱼腥草杂合黄酮 F（houttuynoid F，**18**）、鱼腥草杂合黄酮 D（houttuynoid D，**19**）、鱼腥草杂合黄酮 E（houttuynoid E，**20**）、鱼腥草杂合黄酮 C（houttuynoid C，**21**）、鱼腥草杂合黄酮 H（houttuynoid H，**22**）、鱼腥草杂合黄酮 G（houttuynoid G，**23**）、鱼腥草杂合黄酮 I（houttuynoid I，**24**）、鱼腥草杂合黄酮 J（houttuynoid J，**25**）、鱼腥草杂合黄酮 K（houttuynoid K，**26**）、鱼腥草杂合黄酮 L（houttuynoid L，**27**）、鱼腥草杂合黄酮 M（houttuynoid M，**28**）、芸香柚皮苷（narirutin）和橙皮苷（hesperidin）。

1 R_1 = OH	R_2 = H	R_3 = H	R_4 = H
2 R_1 = H	R_2 = β-D-glc	R_3 = H	R_4 = H
3 R_1 = β-D-glc	R_2 = H	R_3 = H	R_4 = H
4 R_1 = H	R_2 = β-D-glc	R_3 = OH	R_4 = H
5 R_1 = β-D-glc	R_2 = H	R_3 = H	R_4 = OH

6 R_1 = CH$_3$	R_2 = H	R_3 = CH$_3$	R_4 = OCH$_3$	R_5 = CH$_3$	R_6 = H
7 R_1 = CH$_3$	R_2 = OCH$_3$	R_3 = CH$_3$	R_4 = H	R_5 = CH$_3$	R_6 = H
8 R_1 = α-L-rha	R_2 = H	R_3 = H	R_4 = H	R_5 = H	R_6 = OH
9 R_1 = β-D-glc	R_2 = H	R_3 = H	R_4 = H	R_5 = H	R_6 = H
10 R_1 = α-L-rha	R_2 = H	R_3 = α-L-rha	R_4 = H	R_5 = H	R_6 = H
11 R_1 = β-D-gal	R_2 = H	R_3 = H	R_4 = OH	R_5 = H	R_6 = H
12 R_1 = CH$_3$	R_2 = OCH$_3$	R_3 = CH$_3$	R_4 = OH	R_5 = CH$_3$	R_6 = H
13 R_1 = α-L-rha	R_2 = H	R_3 = H	R_4 = H	R_5 = H	R_6 = H
14 R_1 = CH$_3$	R_2 = OCH$_3$	R_3 = CH$_3$	R_4 = OH	R_5 = H	R_6 = OH
15 R_1 = β-D-glc	R_2 = H	R_3 = H	R_4 = OH	R_5 = H	R_6 = H

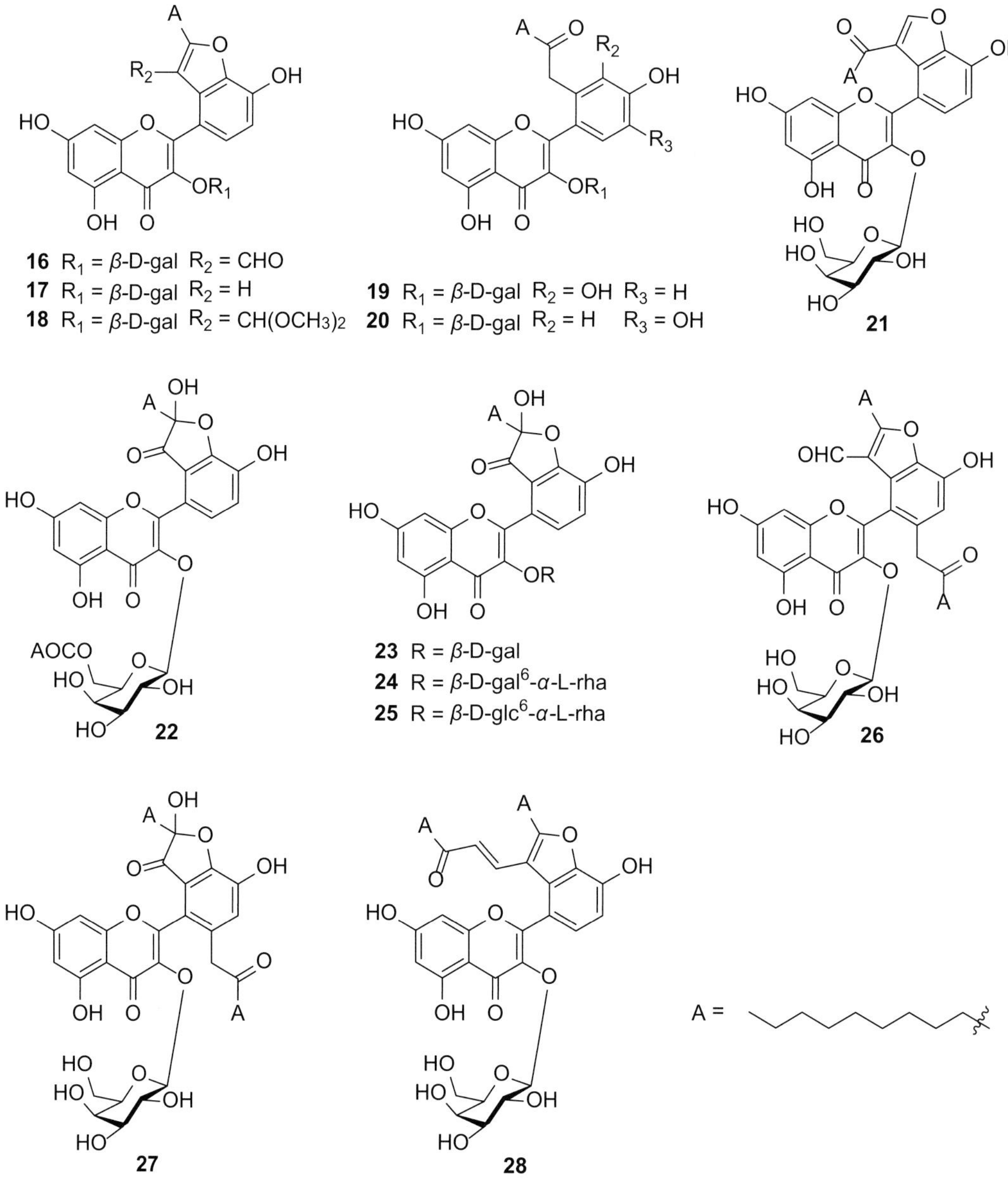

16 R$_1$ = β-D-gal R$_2$ = CHO
17 R$_1$ = β-D-gal R$_2$ = H
18 R$_1$ = β-D-gal R$_2$ = CH(OCH$_3$)$_2$

19 R$_1$ = β-D-gal R$_2$ = OH R$_3$ = H
20 R$_1$ = β-D-gal R$_2$ = H R$_3$ = OH

21

22

23 R = β-D-gal
24 R = β-D-gal^6-α-L-rha
25 R = β-D-glc^6-α-L-rha

26

27

28

A =

鱼腥草中分离鉴定的黄酮及其苷类化合物结构式

2. 苯丙素及其衍生物类 [3, 5, 13–16]

鱼腥草中还含有咖啡酰衍生物等苯丙素类化合物，如：3-O-methylcrenatoside（**29**）、（＋）-suspensaside A（**30**）、连翘脂苷 A（forsythiaside A, **31**）、desrhamnosylverbascoside（**32**）、大车前苷（plantamajoside，**33**）、毛蕊花糖苷（acteoside，**34**）、车前草苷 D（plantainoside D, **35**）、scroside E（**36**）、木通苯乙醇苷 B（calceolarioside B, **37**）、plantainoside A（**38**）、plantainoside B（**39**）、绿原酸（chlorogenic acid）、绿原酸甲酯（1-methoxychlorogenic acid）、新绿原酸（neochlorogenic acid）、隐绿原酸（cryptochlorogenic acid）、咖啡酸（caffeic acid）、反 - 阿魏酸甲酯（methyl *trans*-ferulate）、顺 - 阿魏酸甲酯（methyl *cis*-ferulate）、6，

7- 二羟基香豆素（esculetin）和东莨菪内酯（scopoletin）。

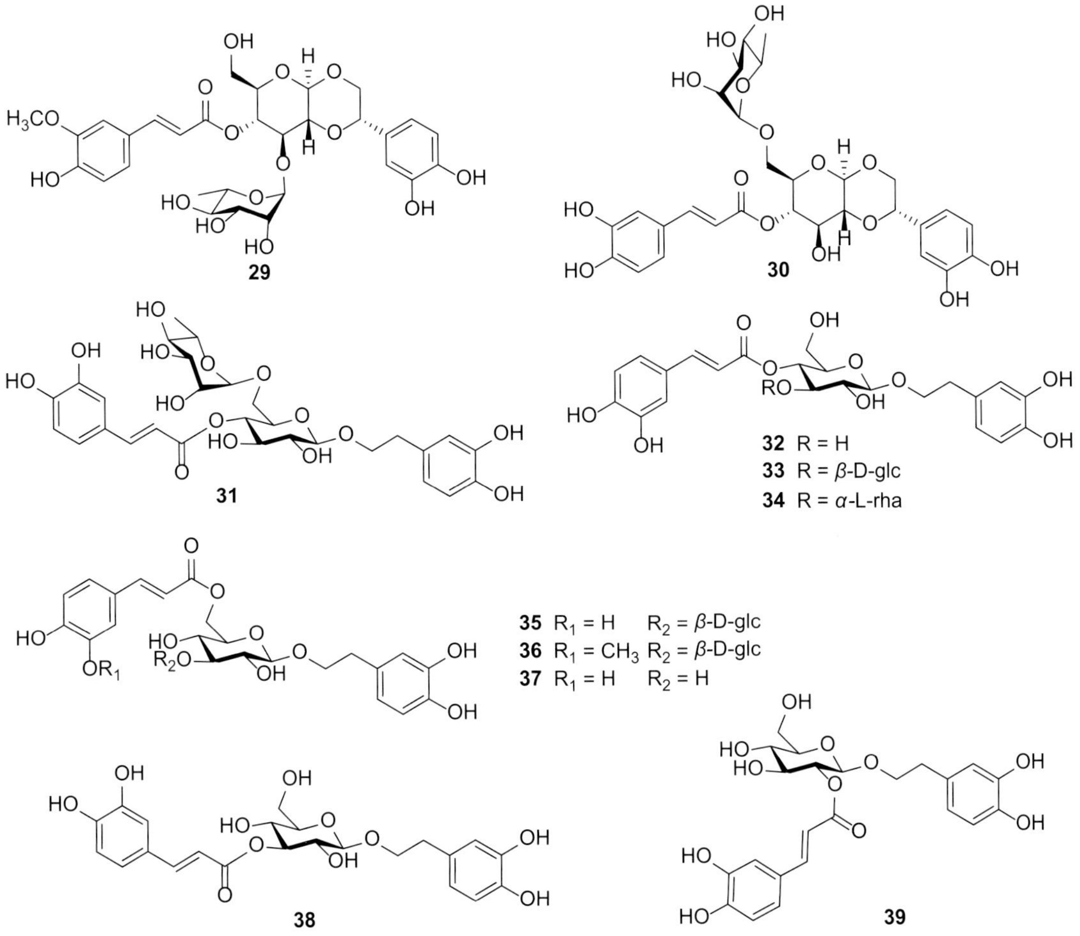

鱼腥草中分离鉴定的苯丙素及其衍生物类化合物结构式

3. 含氮类 [16–23]

鱼腥草中含有生物碱等结构类型多样的有机含氮类成分，如：ouregidione（**40**）、7-choloro-6-demethyl cepharadione B（**41**）、cepharadione B（**42**）、noraristolodione、norcepharadione B（**43**）、cepharadione A、lysicamine（**44**）、7-oxodehydroasimilobine（**45**）、splendidine（**46**）、atherospermidine、鹅掌楸碱（liriodenine）、六驳碱（laurotetanine，**47**）、波尔定碱 2- 甲醚（*N*-methyllaurotetanine，**48**）、isoboldine（**49**）、去甲异波尔定（norisoboldine）、*N*- 去 甲 基 荷 叶 碱（*N*-nornuciferine，**50**）、asimilobine（**51**）、*N*-methylasimilobine（**52**）、马兜铃内酰胺 AII（aristolactam AII，**53**）、cepharanone B（**54**）、胡椒内酰胺 A（piperolactam A，**55**）、马兜铃内酰胺 FII（aristolactam FII，**56**）、piperolactam C（**57**）、piperolactam D（**58**）、piperolactam B（**59**）、sauristolactam（**60**）、houttuycorine（**61**）、perlolyrine（**62**）、4- 羟基喹啉 [4(1*H*)-quinolinone]、3- 羧基吲哚（indole-3-carboxylic acid）、3, 5- 二癸酰基 -4- 壬基 -1, 4- 二氢吡啶（3,5-didecanoyl-

4-nonyl-1,4-dihydropyridine，**63**）、3, 5- 双 十 二 烷 酰 基 -4- 壬 基 -1, 4- 二 氢 吡 啶
（3,5-didodecanoyl-4-nonyl-1,4-dihydropyridine，**64**）、3- 癸酰基 -4- 壬 基 -5- 十二烷酰基 -1, 4-
二氢吡啶（3-decanoyl-4-nonyl-5-dodecanoyl-1,4-dihydropyridine，**65**）、2- 壬基 -5- 十二烷
酰基吡啶（2-nonyl-5-decanoylpyridine，**66**）、3, 5- 双十二烷酰基吡啶（3,5-didecanoylpyridine，
67）、烟酰胺（nicotinamide）、orientaline（**68**）、2- 甲酰基 -5-(甲氧基甲基)-1*H*- 吡 咯 -1-
丁 酸 [2-formyl-5-(methoxymethyl)-1*H*-pyrrole-1-butanoic acid]、*N*- 甲基 -5- 甲氧基 - 吡咯
烷 -2- 酮（5-methoxy-1-methylpyrrolidin-2-one）、houttuynamide B（**69**）、houttuynamide
A（**70**）、*N*-(2- 葡萄糖基 -2- 苯乙基) 苯甲胺 [*N*-(2-glucosidyl-2-phenylethyl)benzamide，
71]、houttuynamide C（**72**）、橙黄胡椒酰胺苯甲酸酯（aurantiamide benzoate）、橙黄胡
椒酰胺乙酸酯（aurantiamide acetate）、*N*- 反式阿魏酰酪胺（*N-trans*-feruloyltyramine，
73）、橙黄胡椒酰胺（aurantiamide）、*N*- 苯乙基苯甲酰胺（*N*-phenethylbenzamide）、苯
甲酰胺（benzamide）、4- 羟基苯甲酰胺（4-hydroxybenzamide）、4- 羟基 -3- 甲氧基苯甲
酰胺（4-hydroxy-3-methoxybenzamide）、D- 半乳糖胺（D-galactosamine）、5′- 去氧 -5′-
(甲基亚硫酰基) 腺苷 [5′-deoxy-5′-(methylsulfinyl)adenosine]、腺苷（adenosine）和尿苷
（uridine）。

40 R₁ = H   R₂ = H   R₃ = OCH₃
41 R₁ = H   R₂ = Cl   R₃ = H
42 R₁ = CH₃ R₂ = H   R₃ = H
43 R₁ = H   R₂ = H   R₃ = H

44 R₁ = CH₃ R₂ = H
45 R₁ = H   R₂ = H
46 R₁ = CH₃ R₂ = OCH₃

47 R₁ = H,   R₂ = CH₃
48 R₁ = CH₃ R₂ = CH₃
49 R₁ = CH₃ R₂ = H

50 R₁ = H   R₂ = CH₃
51 R₁ = H   R₂ = H
52 R₁ = CH₃ R₂ = H

53 R₁ = H   R₂ = H   R₃ = H   R₄ = CH₃
54 R₁ = H   R₂ = H   R₃ = CH₃   R₄ = CH₃
55 R₁ = H   R₂ = H   R₃ = CH₃   R₄ = H
56 R₁ = H   R₂ = OCH₃   R₃ = H   R₄ = CH₃
57 R₁ = H   R₂ = OCH₃   R₃ = CH₃   R₄ = CH₃
58 R₁ = H   R₂ = OH   R₃ = CH₃   R₄ = CH₃
59 R₁ = H   R₂ = OCH₃   R₃ = CH₃   R₄ = H
60 R₁ = CH₃ R₂ = H   R₃ = H   R₄ = CH₃

61

62

63 R₁ = (CH₂)₈   R₂ = (CH₂)₈
64 R₁ = (CH₂)₁₀   R₂ = (CH₂)₁₀
65 R₁ = (CH₂)₁₀   R₂ = (CH₂)₈

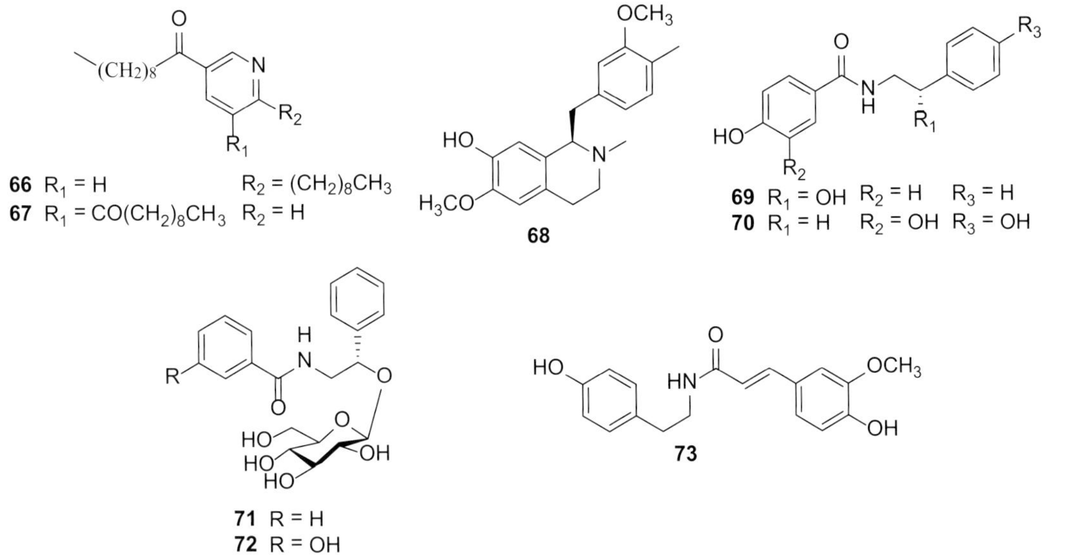

66 R_1 = H　　　　R_2 = $(CH_2)_8CH_3$
67 R_1 = CO$(CH_2)_8CH_3$　R_2 = H

68

69 R_1 = OH　R_2 = H　　R_3 = H
70 R_1 = H　　R_2 = OH　R_3 = OH

71 R = H
72 R = OH

73

鱼腥草中分离鉴定的含氮类化合物结构式

4. 萜类及甾醇类 [16, 24–26]

此外，鱼腥草还含有少量的萜类及甾醇类成分。萜类主要有长寿花糖苷（roseoside）、去氢吐叶醇（dehydrovomifoliol）、吐叶醇（vomifoliol）、sterculin A、25- 环木菠萝烯 -3, 24- 二醇（cycloart-25-ene-3β, 24-diol）和乌苏酸（ursolic acid）；甾体类成分主要有（3β）- 豆甾 -5- 烯 -3- 醇（stigmast-5-en-3β-ol）、sitoindoside I、西托糖苷（β-sitosteryl glucoside）、豆甾烷 -4- 烯 -3, 6- 二醇（stigmast-4-ene-3, 6-diol）、豆甾醇（stigmasterol）、豆甾烷 -3, 6- 二酮（stigmastane-3, 6-dione）、豆甾烯 -4- 烯 -3- 酮（stigmast-4-en-3-one）、6- 羟基豆甾 -4- 烯 -3- 酮（stigmast-4-en-6β-ol-3-one）和豆甾烷 -4- 烯 -3, 6- 二酮（stigmast-4-ene-3, 6-dione）。

5. 其他类 [3, 12, 16–18, 27–31]

除以上化学成分，鱼腥草还含有 4- 羟基苯甲醛（4-hydroxybenzaldehyde）、香草醛（vanillin）、3, 4- 二羟基苯甲醛（3, 4-dihydroxybenzaldehyde）、原儿茶酸（3, 4-dihydroxybenzoic acid）、香草酸（vanillic acid）、4- 羟基苯甲酸甲酯（methyl 4-hydroxybenzoate）、香草酸甲酯（methyl vanillate）、对羟基苯甲酸（4-hydroxybenzoic acid）、1, 4- 苯二酚（1, 4-benzenediol）、对苯二甲醚（1, 4-dimethoxybenzene）、2, 5- 二甲氧基间苯二酚（2,5-dimethoxyresorcinol）、棕榈酸（hexadecanoic acid）、十七烷酸（heptadecanoic acid）、硬脂酸（octadecanoic acid）、二十三烷酸（tricosylic acid）、琥珀酸（succinic acid）和亚油酸（linoleic acid）等其他类型化合物。

此外，鱼腥草地上部分还含有丰富的挥发油类成分，其中鱼腥草素（又名癸酰乙醛 / decanoyl acetaldehyde）、月桂醛（dodecanal）、α- 蒎烯（α-pinene）、芳樟醇（linalool）

是鱼腥草抗菌的主要有效成分，前两者有特异臭气。鱼腥草挥发油中还含有甲基正壬酮（2-undecanone）、月桂烯（myrcene）、十一酰乙醛（undenoyl acetaldehyde）、十二酰乙醛（dodenoyl acetaldehyde）、癸酸（decanoic acid）、癸醛（decanal）和十一烷酸（undecanoic acid）等。

【药理作用】

1. 抗菌

研究发现，鱼腥草水提取物具有抗小鼠沙门氏菌（*Salmonella typhimurium*）的作用，且对感染鼠伤寒沙门氏菌的 BALB/c 小鼠具有减毒作用[32]。而鱼腥草的乙醇提取物则具有广谱的抗细菌活性，对多黏菌（*Bacillus polymyxa*）、大肠埃希菌（*Escherichia coli*）、金黄色葡萄球菌（*Staphylococcus aureus*）、枯草芽孢杆菌（*Bacillus subtilis*）、裂殖酵母（*Schizosaccharomyces pombe*）、酿酒酵母（*Saccharomyces cerevisiae*）和黑曲霉（*Aspergillus niger*）的 MIC 值分别为 0.06 g/mL、0.06 g/mL、0.08 g/mL、0.08 g/mL、0.1 g/mL、0.1 g/mL 和 0.1 g/mL[33]。此外，还发现其乙醇提取物对耐甲氧西林金黄色葡萄球菌（MRSA）亦有抗菌作用[34]。

2. 抗病毒

鱼腥草水提取物对冠状病毒 SARS-CoV 3C 型蛋白酶（3CL^pro），以及 RNA 依赖的 RNA 聚合酶有明显的抑制作用[35]。其水提物亦可通过抑制 NF-κB 的活化来阻断 2 型单纯疱疹病毒（HSV-2）的感染，而其主要活性成分为槲皮素、槲皮苷和异槲皮苷等黄酮类成分[36]。鱼腥草水提取物还可显著减少登革 2 型病毒（DEN-2）RNA 的产生，减少登革热蛋白的表达量，并抑制登革 2 型病毒的释放[37]。其中，从鱼腥草乙醇提取物中分离获得的具有新颖骨架的鱼腥草素杂合黄酮对 1 型单纯性疱疹病毒（HSV-1）有不同程度的抑制活性[4, 11]。

3. 抗炎

鱼腥草 80% 乙醇提取物可通过抑制 NF-κB 的激活，从而降低干细胞因子对肥大细胞 HMC-1 的趋化能力，有治疗肥大细胞所引起的炎症性疾病的潜力，其活性部位可能为其乙酸乙酯萃取部位[38]。另有研究表明，鱼腥草可通过抑制 ERK 信号通路，来抑制人牙龈上皮细胞炎症相关基因的表达，对放线菌所引起的牙周炎有一定的预防效果[39]。

4. 抗过敏

通过小鼠被动皮肤过敏反应和 IgE 介导的大鼠肥大细胞 RBL-2H3 过敏反应等体内外实验，提示鱼腥草水提取物可抑制肥大细胞中的细胞因子和 FcεRI 介导的信号传导，可用于治疗炎性过敏性疾病[40]。

5. 免疫调节

鱼腥草水提物能显著促进小鼠淋巴细胞的增殖，增加 CD4^+ 和 CD8^+ 细胞的比例，并能使小鼠脾淋巴细胞分泌的白细胞介素 IL-2 和 IL-10 增多[35]。其中，鱼腥草水提取物中的果胶多糖（HCP-2）能促进人体外周血单核细胞中白细胞介素 -1β（IL-1β）、肿瘤坏死

因子 -α（TNF-α）、巨噬细胞抑制蛋白 -1α（MIP-1α）、巨噬细胞抑制蛋白 -1β（MIP-1β）及调节激活正常 T 细胞表达和分泌的趋化因子（RANTES）的释放，提示该多糖可能是一种免疫增强剂[41]。

6. 抗癌

鱼腥草 50% 乙醇提取物能够剂量依赖性地抑制原发性肠癌细胞的生长[42]。而鱼腥草甲醇提取物可激活 HIF-1A/FOXO3 和 MEF2A 信号通路，从而诱导肝癌细胞 HepG2 的凋亡，同时亦可抑制人肝癌裸鼠移植瘤的生长[43]。另有研究发现，鱼腥草中的水溶性果胶多糖（HCA4S1）可通过 caspase-3 和 cyclinB1 信号通路，诱导肺癌细胞 A549 的周期阻滞，促进细胞凋亡，从而抑制 A549 细胞的生长，提示该多糖可能具有治疗肺癌的潜在作用[44]。

7. 抗氧化

鱼腥草 70% 甲醇提取物在 1, 1- 二苯基 -2- 三硝基苯肼（DPPH）实验中表现出强的自由基清除活性，通过在线 DPPH 自由基清除结合液质联用（LC-ESI-MS）技术，发现其抗氧化活性成分为奎宁酸类、咖啡酸类及绿原酸类化合物等[14]。另外，相比于乙醇、乙酸乙酯、氯仿提取物，鱼腥草水提物对 DPPH 自由基、超氧化物自由基和羟基自由基的还原能力和清除活性均为最好，提示鱼腥草抗氧化作用的主要活性成分为水溶性多糖[45]。

8. 毒性

在 28 天亚急性毒性试验中，发现鱼腥草 80% 甲醇提取物对大鼠血清谷草转氨酶、血清谷丙转氨酶、白蛋白、肌酐、胆红素、白细胞总数、白细胞计数等均无明显影响。肝、脑、肾等组织病理学检查也未发现因给药而导致的组织损伤，说明大鼠口服 400 mg/kg 体重的鱼腥草提取物是安全的[46]。

【质量标准】

鱼腥草为 2015 年版《中国药典》收录品种，其中规定了鱼腥草药材的显微鉴别、水分、酸不溶性灰分检查和水溶性浸出物等检测项，但尚无含量测定项。

1. 指纹图谱

1.1 高效液相指纹图谱

有文献以槲皮苷（8）为参照物，建立了 11 个产地的 13 批鱼腥草药材黄酮类成分的 HPLC 指纹图谱，并标定了 14 个共有峰。色谱条件为：Lichrospher ODS-2 C18 色谱柱（4.6 mm×250 mm，5 μm）；流动相为甲醇和 0.1% 磷酸水 - 甲醇（90 ：10）混合溶液梯度洗脱；流速 1.0 mL/min；柱温 35 ℃；检测波长 254 nm；进样量 20 μL[47]。

采用 HPLC-DAD-MS 法，建立了 11 批鱼腥草药材样品的 HPLC 指纹图谱，确定并指认了 11 个共有峰。色谱条件为：Alltima C18 色谱柱（4.6 mm×150 mm，5 μm）；流动相为乙腈 -0.2% 醋酸水溶液梯度洗脱；流速 0.6 mL/min；柱温为室温；检测波长为 280 nm；进样量 10 μL。质谱条件为：ESI 离子源；载气 N₂（7 L/min）；干燥温度 400 ℃；在正离子模式下，喷雾电压 5000 V；孔板电压 101 V；聚焦环电压 380 V；在负离子模式下，

喷雾电压 –4000 V；孔板电压 –101 V；聚焦环电压 –380 V；扫描范围 m/z 130 ～ 800 [22]。

1.2　气相色谱指纹图谱

以甲基正壬酮为参照物，建立了不同采收时期 10 批新鲜鱼腥草药材挥发油成分的气相色谱图谱，并标定了 3 个共有峰。色谱条件为：HP-5 毛细管柱（0.32 mm×30 m，0.25 μm）；程序升温：初始柱温 40 ℃，保持 10 min，以 5 ℃/min 的速率升温至 200 ℃，保持 10 min；进样口温度 250 ℃；检测器温度 300 ℃；载气 N₂；载气流速 1.5 mL/min；分流比 20 ∶ 1；进样量 1 μL [48]。

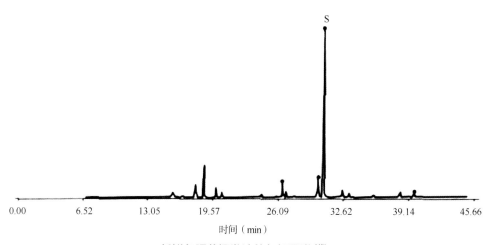

新鲜鱼腥草挥发油的气相图谱[48]

2. 含量测定方法

2.1　高效液相色谱法

以金丝桃苷（**11**）和槲皮苷（**8**）为对照品，建立了同时测定鱼腥草药材中上述 2 种黄酮类化合物含量的 HPLC 方法。其色谱条件如下：Waters SunFire C18 色谱柱（4.6 mm×250 mm，5 μm）；流动相为乙腈 -0.1% 磷酸水溶液（18 ∶ 82）；流速 1 mL/min；柱温 30 ℃；检测波长 205 nm [49]。

以山奈酚 -3-*O*-*β*-D-[-*α*-L- 吡喃鼠李糖（1→6）] 吡喃葡萄糖苷、金丝桃苷（**11**）、槲皮苷（**8**）、芦丁、槲皮素、山奈素和异鼠李素为对照品，建立了同时测定鱼腥草药材中上述 7 种成分含量的 HPLC 方法。色谱条件为：Symmetry C18 色谱柱（3.9 mm×150 mm，5 μm）、Shim-pack C18 色谱柱（4.6 mm×250 mm，5 μm）、迪马 C18 色谱柱（4.6 mm ×300 mm，5 μm）；流动相为乙腈 - 水梯度洗脱；流速 0.8 mL/min；柱温 40 ℃；检测波长为 320 nm；进样量 20 μL [6]。

2.2　气相色谱法

以 *α*- 蒎烯、*β*- 蒎烯、乙酸龙脑酯和甲基正壬酮为对照品，建立了同时测定上述 4 种挥发油成分的 GC 方法。色谱条件为：HP-5 毛细管柱（0.25 mm×30 m，0.25 μm）；程序升温：进样口温度 250 ℃；检测器温度 280 ℃；初始柱温 75℃，保持 5 min，以 2 ℃/min 的速率升温至 90 ℃，保持 2 min，以 20 ℃/min 的速率升温至 125 ℃，保持 5 min；载气

N$_2$；流速 1 mL/min；分流比 10 ∶ 1；进样量 1 μL[50]。

参 考 文 献

[1] 国家药典委员会. 中华人民共和国药典（2015 年版，一部）[S]. 北京：中国医药科技出版社，2015：224.

[2] 国家中医药管理局《中华本草》编委会. 中华本草（Vol Ⅲ）[M]. 上海：上海科学技术出版社，1999：415–418.

[3] Jiang Y，Lu Y，Zhang YY，et al. Anti-complementary constituents of *Houttuynia cordata* and their targets in complement activation cascade [J]. *Natural Product Research*，2014，28（6）：407–410.

[4] Chen SD，Li T，Gao H，et al. Anti HSV-1 flavonoid derivatives tethered with houttuynin from *Houttuynia cordata* [J]. *Planta Medica*，2013，79（18）：1742–1748.

[5] Yang ZN，Sun YM，Luo SQ，et al. Quality Evaluation of *Houttuynia cordata* Thunb. by high performance liquid chromatography with photodiode-array detection（HPLC-DAD）[J]. *Pakistan Journal of Pharmaceutical Sciences*，2014，27（2）：223–231.

[6] 彭全材，杨占南，胡继伟，等. 高效液相色谱法同时测定鱼腥草中 7 黄酮的含量 [J]. 江西师范大学学报（自然科学版），2008，32（6）：645–648.

[7] Meng J，Leung KS，Dong XP，et al. Simultaneous quantification of eight bioactive components of *Houttuynia cordata* and related Saururaceae medicinal plants by on-line high performance liquid chromatography–diode array detector–electrospray mass spectrometry [J]. *Fitoterapia*，2009，80：468–474.

[8] 孟江，董晓萍，姜志宏，等. 鲜鱼腥草的黄酮类化合物研究 [J]. 中国中药杂志，2006，31（16）：1335–1337.

[9] Chen SD，Gao H，Zhu QC，et al. Houttuynoids A-E，anti-herpes simplex virus active flavonoids with novel skeletons from *Houttuynia cordata* [J]. *Organic Letters*，2012，14（7）：1772–1775.

[10] 姚新生，彭涛，高昊，等. 鱼腥草素杂合黄酮体及其制备方法和用途 [P]. 中国发明专利，ZL 201210062237.3.

[11] Li JJ，Chen GD，Fan HX，et al. Houttuynoid M，an anti-HSV active houttuynoid from *Houttuynia cordata* featuring a bis-houttuynin chain tethered to a flavonoid core [J]. *Journal of Natural Products*，2017，80（11）：3010–3013.

[12] Lin MC，Hsu PC，Yin MC. Protective effects of *Houttuynia cordata* aqueous extract in mice consuming a high saturated fat diet [J]. *Food & Function*，2013，4（2）：322–327.

[13] Ma QG，Guo YC，Liu WM，et al. Phenylethanoid glycosides from *Houttuynia cordata* and their hepatoprotective activities [J]. *Chemistry of Natural Compounds*，2016，52（4）：761–763.

[14] Nitra N，Kamlai K，Kornkanok I. Rapid screening and identification of antioxidants in aqueous extracts of *Houttuynia cordata* using LC-ESI-MS coupled with DPPH assay [J]. *Food Chemistry*，2009，117（4）：750–756.

[15] 孟江，董晓萍，周毅生，等. 鲜鱼腥草酚类化学成分的研究 [J]. 中国中药杂志，2007，32（10）：929–931.

[16] Chou SC，Su CR，Ku YC，et al. The constituents and their bioactivities of *Houttuynia cordata* [J]. *Chemical & Pharmaceutical Bulletin*，2009，57（11）：1227–1230.

[17] Ma QG，Wei RR，Wang ZQ，et al. Bioactive alkaloids from the aerial parts of *Houttuynia cordata* [J]. *Journal of Ethnopharmacology*，2017，195：166–172.

[18] Jong TT，Jean MY. Alkaloids from *Houttuyniae cordata* [J]. *Journal of the Chinese Chemical Society*，1993，40（3）：301–303.

[19] Qu W，Wu FH，Li J，et al. Alkaloids from *Houttuynia cordata* and their antiplatelet aggregation activities [J]. *Chinese Journal of Natural Medicines*，2011，9（6）：425–428.

[20] Ahn J，Chae HS，Chin YW，et al. Alkaloids from aerial parts of *Houttuynia cordata* and their anti-inflammatory activity [J]. *Bioorganic & Medicinal Chemistry Letters*，2017，27（12）：2807–2811.

[21] 陈少丹，高昊，卢传坚，等. 鱼腥草中生物碱和酰胺类成分的研究 [J]. 沈阳药科大学学报，2013，30（11）：847–850.

[22] Meng J，Leung KS，Jiang ZH，et al. Establishment of HPLC-DAD-MS fingerprint of fresh *Houttuynia cordata* [J]. *Chemical & Pharmaceutical Bulletin*，2005，53（12）：1604–1609.

[23] Proebstle A，Neszmelyi A，Jerkovich G，et al. Novel pyridine and 1, 4-dihydropyridine alkaloids from *Houttuynia cordata* [J]. *Natural Product Letters*，1994，4（3）：235–240.

[24] Qu W，Liang JY，Li MR. Chemical constituents from *Houttuynia cordata* [J]. *Chinese Journal of Natural Medicines*，2009，7（6）：425–427.

[25] 王利勤，赵友兴，周露，等.鱼腥草的化学成分研究 [J]. 中草药，2007，38（12）：1788–1790.

[26] Jong TT，Jean MY. Constituents of *Houttuyniae cordata* and the crystal structure of vomifoliol [J]. *Journal of the Chinese Chemical Society*，1993，40（4）：399–402.

[27] Yang UJ，Maeng H，Park TS，et al. *Houttuynia cordata* etract improves physical endurance performance by regulating endothelial production of nitric oxide [J]. *Journal of Medicinal Food*，2015，18（9）：1022–1031.

[28] Verma RS.，Joshi N，Padalia RC，et al. Chemical composition and allelopathic，antibacterial，antifungal，and antiacetylcholinesterase activity of fish-mint(*Houttuynia cordata* Thunb.)from India [J]. *Chemistry & Biodiversity*, 2017, 14(10). e1700189

[29] Yang ZN，Luo SQ，Ma J，et al. GC-MS analyses of the volatiles of *Houttuynia cordata* Thunb [J]. *Pakistan Journal of Pharmaceutical Sciences*，2016，29（5）：1591–1600.

[30] Xu YW，Liu L，Zhao D，et al. Aliphatic aldehyde rich volatile constituents of *Houttuyania cordata* from Southwest China [J]. *Journal of Medicinal Plant Research*，2011，5（24）：5844–5847.

[31] Xue QS. Highly Efficient extraction of aromatic compounds from *Houttuynia cordata* Thunb by cryogenic grinding techniques [J]. *International Journal of Biotechnology for Wellness Industries*，2013，2（4）：145–152.

[32] Kim GS，Kim DH，Lim JJ，et al. Biological and antibacterial activities of the natural herb *Houttuynia cordata* water extract against the intracellular bacterial pathogen *Salmonella* within the RAW 264.7 macrophage [J]. *Biological & Pharmaceutical Bulletin*，2008，31（11）：2012–2017.

[33] Huang L，Wang JL，Li F，et al. Study on the antimicrobial activity of ethanol extracts from *H. cordata* leaves [J]. *Medicinal Plant*，2012，3（3）：33–37.

[34] Sekita Y，Murakami K，Yumoto H，et al. Anti-bacterial and anti-inflammatory effects of ethanol extract from *Houttuynia cordata* poultice [J]. *Bioscience，Biotechnology，and Biochemistry*，2016，80（6）：1205–1213.

[35] Lau KM，Lee KM，Koon CM，et al. Immunomodulatory and anti-SARS activities of *Houttuynia cordata* [J]. *Journal of Ethnopharmacology*，2008，118（1）：79–85.

[36] Chen XQ，Wang ZX，Yang ZY，et al. *Houttuynia cordata* blocks HSV infection through inhibition of NF-κB activation [J]. *Antiviral Research*，2011，92（2）：341–345.

[37] Leardkamolkarn V，Sirigulpanit W，Phurimsak C，et al. The inhibitory actions of *Houttuynia cordata* aqueous extract on dengue virus and dengue-infected cells [J]. *Journal of Food Biochemistry*，2012，36（1）：86–92.

[38] Kim IS，Kim JH，Kim JS，et al. The inhibitory effect of *Houttuynia cordata* extract on stem cell factor-induced HMC-1 cell migration [J]. *Journal of Ethnopharmacology*，2007，112（1）：90–95.

[39] Kabir MA，Fujita T，Ouhara K，et al. *Houttuynia cordata* suppresses the *Aggregatibacter actinomycetemcomitans*-induced increase of inflammatory-related genes in cultured human gingival epithelial cells [J]. *Journal of Dental Sciences*，2015，10(1)：88–94.

[40] Han EH，Park JH，Kim JY，et al. *Houttuynia cordata* water extract suppresses anaphylactic reaction and IgE-mediated allergic response by inhibiting multiple steps of FcεRI signaling in mast cells [J]. *Food & Chemical Toxicology*，2009，47（7）：1659–1666.

[41] Cheng BH，Chan JY，Chan BC，et al. Structural characterization and immunomodulatory effect of a polysaccharide HCP-2 from *Houttuynia cordata* [J]. *Carbohydrate Polymers*，2014，69（1）：244–249.

[42] Lai KC，Chiu YJ，Tang YJ，et al. *Houttuynia cordata* Thunb extract inhibits cell growth and induces apoptosis in human primary colorectal cancer cells [J]. *Anticancer Research*，2010，30（9）：3549–3556.

[43] Kim JM，Hwang IH，Jang IS，et al. *Houttuynia cordata* Thunb promotes activation of HIF-1A–FOXO3 and MEF2A pathways to induce apoptosis in human HepG2 hepatocellular carcinoma cells [J]. *Integrative Cancer Therapies*，2017，16（3）：360–372.

[44] Han K，Jin C，Chen HJ，et al. Structural characterization and anti-A549 lung cancer cells bioactivity of a polysaccharide from *Houttuynia cordata* [J]. *International Journal of Biological Macromolecules*，2018，120（1）：288–296.

[45] Tian LM，Zhao Y，Guo C，et al. A comparative study on the antioxidant activities of an acidic polysaccharide and various solvent extracts derived from herbal *Houttuynia cordata* [J]. *Carbohydrate Polymers*，2011，83（2）：537–544.

[46] Yadav SK，Das S，Ghosh SK，et al. Toxic effect of methnolic extract of *Houttuynia cordata* on kidney，blood and liver of rats [J]. *European Journal of Biomedical and Pharmaceutical Sciences*，2016，3（11）：243–250.

[47] 张婷婷，吴毅，杭太俊 . 鱼腥草黄酮类成分 HPLC 指纹对照法研究 [J]. 中药材，2009，32（5）：687–690.

[48] 施春阳，方建国，王文清，等 . 宜昌产鲜鱼腥草挥发油成分的特征图谱 [J]. 中国医院药学杂志，2009，29（10）：815–817.

[49] 张思荻，赖月月，杨超，等 . 基于金丝桃苷和槲皮苷的鱼腥草含量测定及质量分析 [J]. 中国现代中药，2018，20（5）：556–560.

[50] 隋添爽，李清，刘然，等 . 毛细管气相色谱法测定鱼腥草中 4 种挥发油的含量 [J]. 沈阳药科大学学报，2011，28（2）：130–134.

荔 枝 核

【植物来源】

本品为无患子科（Sapindaceae）荔枝属植物荔枝 *Litchi chinensis* Sonn. 的干燥成熟种子，又名荔仁。荔枝核形似卵，呈长圆形或卵圆形，略扁，长 1.5 ～ 2.2 cm，直径 1 ～ 1.5 cm，表面平滑有光泽，略有凹陷及细波纹，呈棕红色或紫棕色，质硬。荔枝在我国主要分布于广东、广西、四川、福建等省区[1]。夏季采摘其成熟果实，除去果皮和肉质假种皮，洗净，晒干[2]。

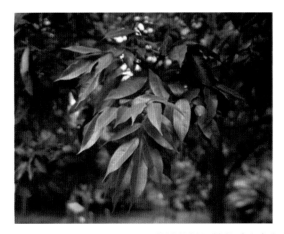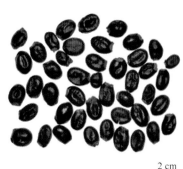

2 cm

荔枝核基源植物（左）与药材（右）图片

【功能与主治】

荔枝核味甘，微苦，归肝、肾经，具理气、祛寒、止痛等功效，多用于治疗胃脘久痛、肝郁气滞、疝气疼痛、女性气滞血瘀腹痛、睾丸肿痛等症[2]。

【化学成分】

荔枝核中主要含有黄酮及其苷类、茉莉酮酸衍生物类、倍半萜及挥发油类化合物。

1. 黄酮及其苷类 [3–23]

黄酮及其苷类化合物是荔枝核中的主成分，其结构类型主要包括黄酮及黄酮醇、二氢黄酮及二氢黄酮醇、二氢查尔酮、黄烷及黄烷醇和原花色素类。其中，黄酮及黄酮醇类主要有：槲皮素（quercetin）、异鼠李素 -3-*O*- 芸香糖苷（isorhamnetin-3-*O*-rutinoside，**1**）、山奈酚（kaempferol）、芦丁（rutin，**2**）、山奈酚 -7-*O*-β-D- 吡喃葡萄糖苷（kaempferol-7-*O*-β-D-glucopyranoside）、山奈酚 -7-*O*- 新橘皮糖苷（kaempferol-7-*O*-neohesperidoside，**3**）、异牡荆素（isovitexin，**4**）、槲皮素 -3-*O*-β-D- 吡喃葡萄糖苷（quercetin-3-*O*-β-D-glucopyranoside）、槲皮素 -3-*O*- 木糖苷（quercetin-3-*O*-xyloside）和槲皮素 -3-*O*-β-D- 半

乳糖苷（quercetin-3-*O*-β-D-galactoside）；二氢黄酮及二氢黄酮醇类主要有：litchioside D（**5**）、pinocembrin-7-*O*-β-D-glucoside（**6**）、柚皮素 -7-*O*-(3-*O*-α-L- 吡喃鼠李糖基 -β-D-吡喃葡萄糖苷)[naringenin-7-*O*-(3-*O*-α-L-rhamnopyranosyl-β-D-glucopyranoside)，**7**]、柚皮苷（naringin，**8**）、橙 皮 苷（hesperidin，**9**）、pinocembrin-7-*O*-(6-*O*-α-L-arabinose-β-D-glucopyranoside)（**10**）、pinocembrin-7-*O*-(6-*O*-β-D-glucopyranosyl)-β-D-glucopyranoside（**11**）、pinocembrin-7-*O*-rutinoside、柚皮素 -7-*O*-β-D- 吡喃葡萄糖苷（naringenin-7-*O*-β-D-glucopyranoside，**12**）、pinocembrin-7-*O*-rutinoside（**13**）、柚皮素 -7-*O*-β-D- 芸香糖苷（naringenin-7-*O*-β-D-rutinoside，**14**）和二氢槲皮素 -4-*O*-β-D- 吡喃葡萄糖苷（taxifolin-4-*O*-β-D-glucopyranoside，**15**）；二氢查尔酮类主要有：根皮苷（phlorizin，**16**）和根皮素芸香苷（phloretin rutinoside，**17**）；黄烷及黄烷醇类主要有：(−)- 儿茶素 [(−)-catechin]、(−)- 表儿茶素 [(−)-epicatechin]、表儿茶素 -(7, 8-*bc*)-4β-(4- 羟苯基)- 二氢 -2(3*H*)- 吡喃酮 [epicatechin-(7,8-*bc*)-4β-(4-hydroxyphenyl)-dihydro-2(3*H*)-pyranone，**18**]、leucopeonidin（**19**）、proanthocyanidin B$_2$（**20**）、proanthocyanidin B$_1$（**21**）、proanthocyanidin B$_4$（**22**）、proanthocyanidin A$_1$（**23**）、proanthocyanidin A$_2$、proanthocyanidin A$_6$（**24**）、表 儿 茶素 -(2β-*O*-7, 4β-8)- 表阿福豆素 -(4α-8)- 表儿茶素 [epicatechin-(2β-*O*-7,4β-8)-epiafzelechin-(4α-8)-epicatechin，**25**]、litchitannin A1（**26**）、aesculitannin A（**27**）、litchitannin A2（**28**）和 cinnamtannin B$_1$（**29**）；花青素类主要有：花青素 -3- 芸香糖苷（cyanidin-3-rutinoside，**30**）、花青素 -3- 葡萄糖苷（cyanidin-3-glucoside）和 malvidin-3-glucoside（**31**）。

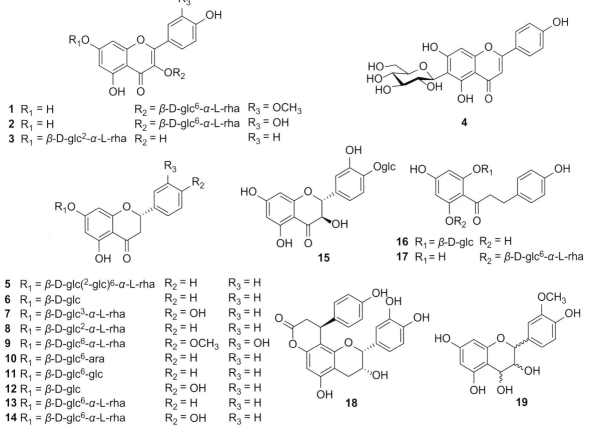

1 R$_1$ = H   R$_2$ = β-D-glc^6-α-L-rha   R$_3$ = OCH$_3$
2 R$_1$ = H   R$_2$ = β-D-glc^6-α-L-rha   R$_3$ = OH
3 R$_1$ = β-D-glc^2-α-L-rha   R$_2$ = H   R$_3$ = H

4

16 R$_1$ = β-D-glc   R$_2$ = H
17 R$_1$ = H   R$_2$ = β-D-glc^6-α-L-rha

15

5 R$_1$ = β-D-glc(^{2}-glc)^6-α-L-rha   R$_2$ = H   R$_3$ = H
6 R$_1$ = β-D-glc   R$_2$ = H   R$_3$ = H
7 R$_1$ = β-D-glc^3-α-L-rha   R$_2$ = OH   R$_3$ = H
8 R$_1$ = β-D-glc^2-α-L-rha   R$_2$ = H   R$_3$ = H
9 R$_1$ = β-D-glc^6-α-L-rha   R$_2$ = OCH$_3$ R$_3$ = OH
10 R$_1$ = β-D-glc^6-ara   R$_2$ = H   R$_3$ = H
11 R$_1$ = β-D-glc^6-glc   R$_2$ = H   R$_3$ = H
12 R$_1$ = β-D-glc   R$_2$ = OH   R$_3$ = H
13 R$_1$ = β-D-glc^6-α-L-rha   R$_2$ = H   R$_3$ = H
14 R$_1$ = β-D-glc^6-α-L-rha   R$_2$ = OH   R$_3$ = H

18

19

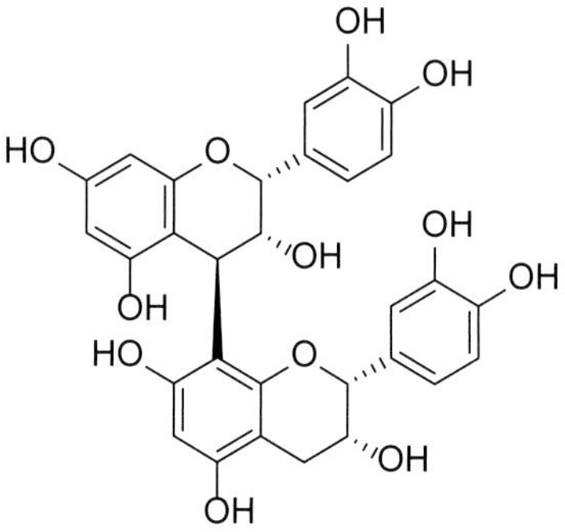

20

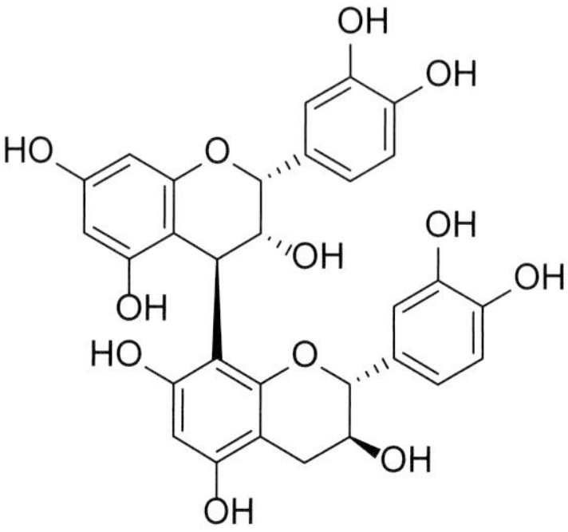

21

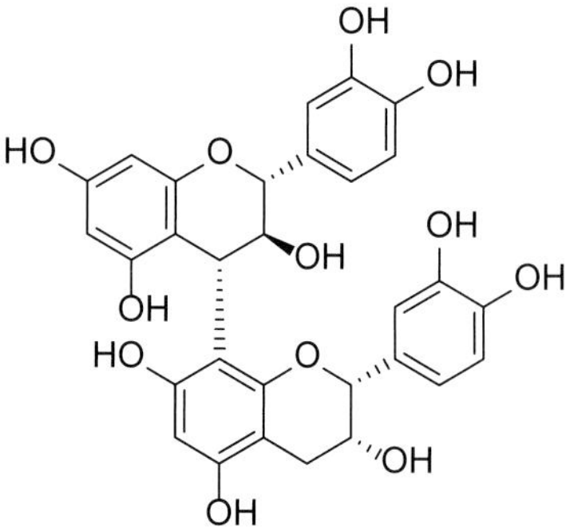

22

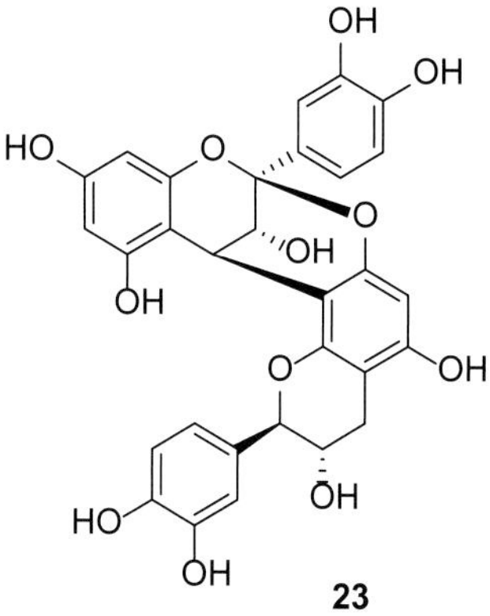

23

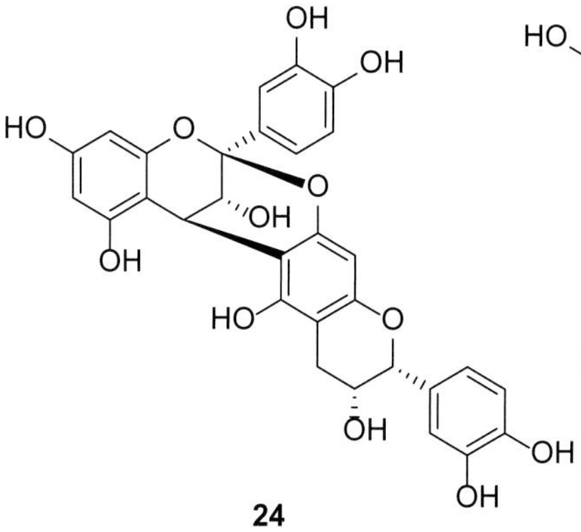

24

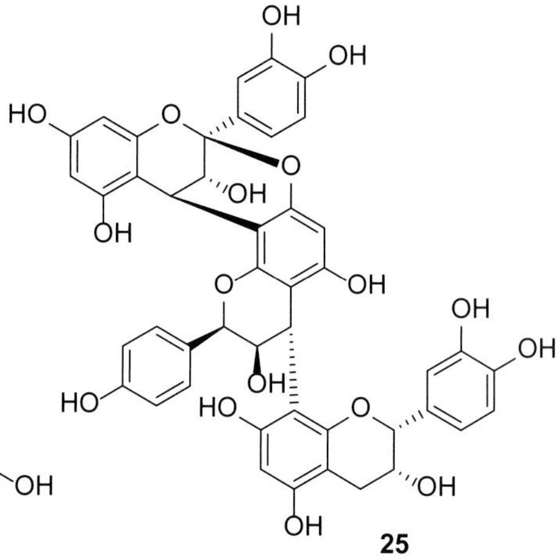

25

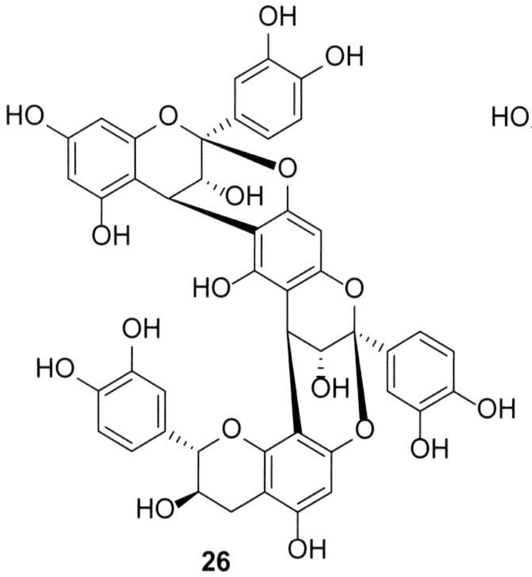

26

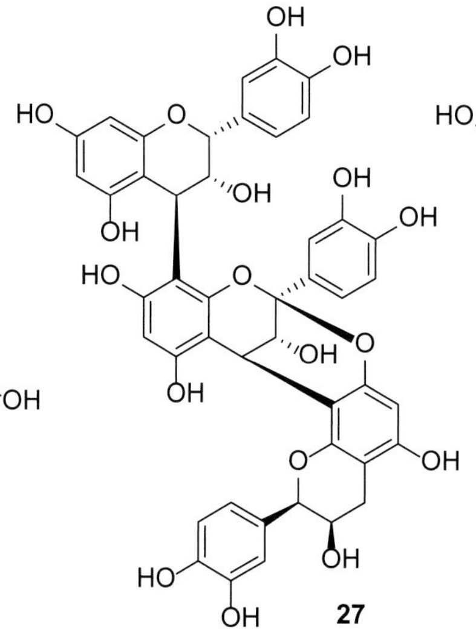

27

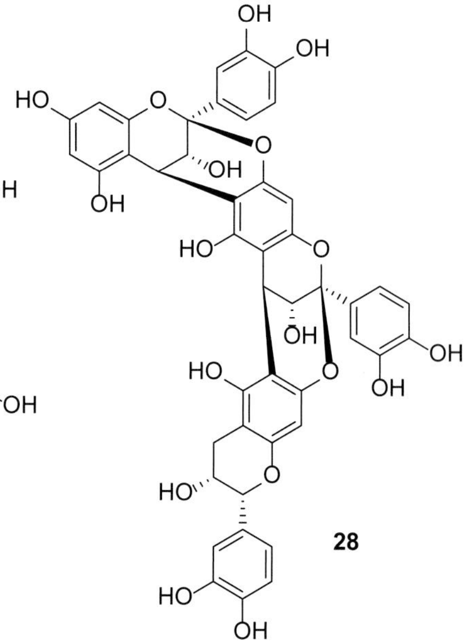

28

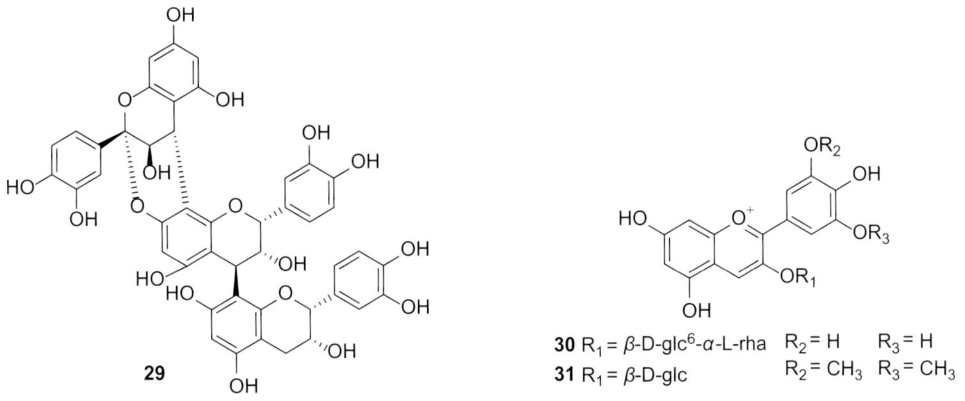

荔枝核中分离鉴定的黄酮类化合物结构式

2. 茉莉酮酸衍生物[12-13, 24]

有研究从荔枝核中分离鉴定了一系列的茉莉酮酸衍生物类化合物，如：(1R, 2R, 2′Z)-2-[5′-(乙酰氧基)-2- 戊烯 -1- 基]-3- 羰基 - 环戊乙酸甲酯 {(1R,2R,2′Z)-2-[5′-(acetyloxy)-2-penten-1-yl]-3-oxo-cyclopentaneacetic acid methyl ester，**32**}、(1R, 2R, 2′Z)-2-(5-methoxy-5-oxo-2-penten-1-yl)-3-oxo-cyclopentaneacetic acid methyl（**33**）、(1R, 2R, 2′E)-3- 羟基 -2-(5- 甲氧基 -5- 羰基 -2- 戊烯 -1- 基)- 环戊乙酸甲酯 [(1R,2R,2′E)-3-hydroxy-2-(5-methoxy-5-oxo-2-penten-1-yl)-cyclopentaneacetic acid methyl ester，**34**]、(1R, 2R, 2′Z)-12- 羟基茉莉酸甲酯 [(1R,2R,2′Z)-methyl-12-hydroxyjasmonate，**35**] 和 5′-β-D- 葡萄糖苷茉莉酸。

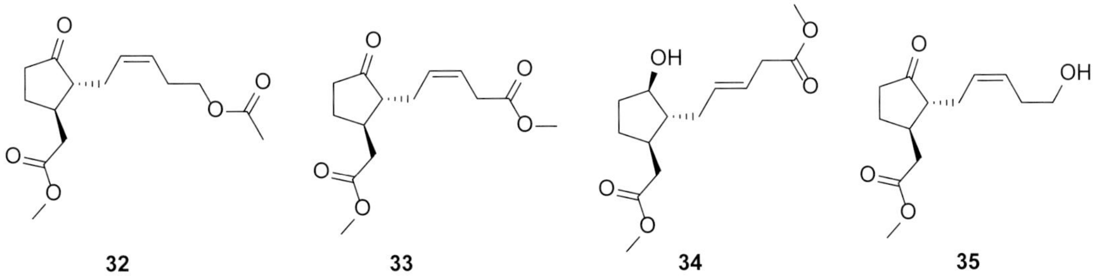

荔枝核中分离鉴定的茉莉酮酸衍生物类化合物结构式

3. 倍半萜及挥发油类[20]

荔枝核中还含有倍半萜及挥发油类成分，如：pumilaside A（**36**）、litchiosides A（**37**）、litchiosides B（**38**）、funingensin A（**39**）、methional、香 叶 醇（geraniol）、furaneol、nerol、dimethyl trisulfide、linalool、(E, Z)-2, 6- 壬二烯醛 [(E,Z)-2,6-nonadienal] 和橙花叔醇（nerolidol）。

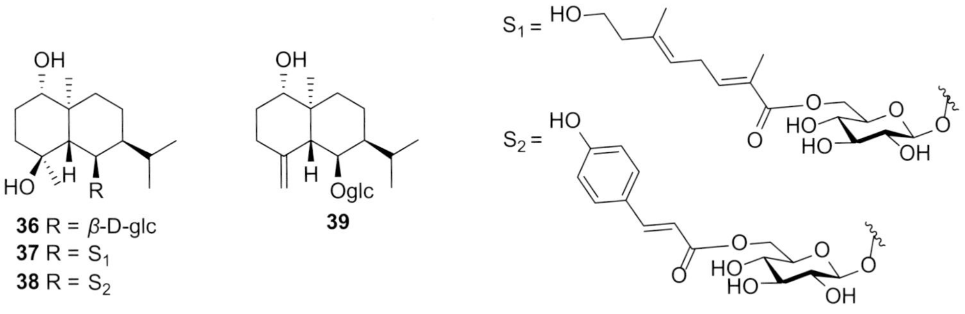

荔枝核中分离鉴定的倍半萜类化合物结构式

4. 其他类 [8, 11, 13–14, 17, 24–32]

此外，荔枝核中还含有 (–)-(8*S*, 7′*S*, 8′*S*)-burselignan-9′-*O*-α-L-arabinoside、(7*R*, 8*S*)-3, 5′-dimethoxy-4′, 7-epoxy-8, 3′-neoligane-5, 9, 9′-triol、(7*R*, 8*S*)-dihydrodehydrodiconiferyl alchol 9′-*O*-β-D-glucopyranoside、羽扇豆醇（lupeol）、3-oxotrirucalla-7, 24-dien-21-oic acid、β- 谷甾醇（β-sitosterol）、豆甾醇（stigmasterol）、lyoniside、豆甾 -22- 烯 -3, 6- 二酮（stigmast-22-ene-3,6-dione）、24(*R*)-5α- 豆甾 -3, 6- 二酮 [24(*R*)-5α-stimgast-3,6-dione]、3β- 羟基 -7α- 甲氧基 -24β- 乙基 - 胆甾 -5- 烯（3β-hydroxy-7α-methoxy-24β-ethyl-cholest-5-ene）、litchioside C、莽草酸正丁酯、菠萝香藤苷甲、α-D- 甲基呋喃果糖苷、原儿茶酸（protocatechuate）、羟基苯甲醛（hydroxybenzaldehyde）、丁羟甲苯（butylated hydroxytoluene）、原儿茶酸甲酯（protocatechuic acid methyl ester）、*p*- 对羟基扁桃酸（*p*-hydroxymandelic acid）、(*E*)- 对羟基肉桂酸 [(*E*)-*p*-hydroxycinnamic acid]、甲基 5-*O*-对香豆酰基奎宁酸（methyl 5-*O*-*p*-coumaroylquinic acid）、绿原酸（chlorogenic acid）、香豆酸（*p*-coumalic acid）、原儿茶醛（protocatechualdehyde）、丁香酸（syringate）、(–)- 松脂素 4-*O*-β-D- 吡喃葡萄糖苷 [(–)-rosin-4-*O*-β-D-glucopyranoside]、苯乙基 -β-D- 吡喃葡萄糖苷（phenethyl-β-D-glucopyranoside）、乙基 -β-D- 吡喃葡萄糖苷（ethyl-β-D-glucopyranoside）、乙基 -α-D- 吡喃葡萄糖苷（ethyl-α-D-glucopyranoside）和胞苷（cytidine）等其他类型化合物。

【药理作用】

1. 降血糖

研究表明，荔枝核的水提物和醇提物均具有类似双胍类降糖药的降糖作用，并能调节内、外源性血脂代谢紊乱，还具有抗氧化作用[27]。其乙醇提取物的正丁醇萃取部位可显著抑制 α- 葡萄糖苷酶的活性，具有明显的降血糖作用[33]。

2. 抗病毒

荔枝核具有一定的体外抗乙肝病毒作用，对体外培养的 HepG2.2.15 细胞所分泌的乙肝表面抗原（HBsAg）、乙型肝炎 e 抗原（HBeAg）及细胞外乙肝病毒 DNA 的 50% 抑制浓度（IC_{50}）分别为 0.096 g/L、0.085 g/L 和 0.128 g/L，治疗指数（TI）分别为 6.98、7.88 和 5.23 [34]。荔枝核总黄酮显示出良好的体外抗腺病毒活性，其半数细胞毒性浓度（TC_{50}）和 IC_{50} 值分别为 116.83 mg/L 和 15.46 mg/L[35]。

3. 保肝

荔枝核可明显降低四氯化碳和硫代乙酰胺所引起的中毒小鼠模型中血清谷丙氨酸转氨酶（ALT）和谷草转氨酶（AST）的活性，并升高血清超氧化物歧化酶（SOD）活性，以及降低丙二醛（MDA）含量，表明荔枝核对小鼠实验性肝损伤有保护作用[36]。

4. 抗肿瘤

荔枝核水提物以及从中分离得到的多种化合物均显示出一定的抗肿瘤作用，其作用机制主要表现为：能够通过提高机体免疫功能，从而发挥抗肿瘤作用；可通过调控肿瘤细胞的凋亡基因，升高促凋亡蛋白 Bax 和降低凋亡抑制蛋白 Bcl-2 的表达，从而实现抑制小鼠移植瘤 S180 和 EAC 的生长；可通过抑制肝癌组织端粒酶活性，从而发挥抗肝癌的作用；可通过调节雌激素受体水平，从而降低子宫肌瘤的发生率，以及降低子宫肌瘤细胞 EGF 的分泌并调控子宫肌瘤 EGFR 的表达，发挥抑制肿瘤生长的作用[37]。

【质量标准】

荔枝核为《中国药典》（2015 年版）收录品种，但其中仅规定了该药材的显微鉴别方法，尚无含量测定项。

1. 超高效液相指纹图谱

以表儿茶素为参照物，建立了 22 批荔枝核多酚提取物的 RP-UPLC 指纹图谱，标定了 19 个共有峰，并指认了其中的 9 个共有峰：原花青素 B$_2$（6 号峰）、表儿茶素（8 号峰）、表儿茶素 -(4β→8, 2β→O→7)- 表儿茶素 -(4β→8)- 表儿茶素（9 号峰）、原花青素 A$_2$（15 号峰）、A 型原花青素二聚体（19 号峰）、B 型原花青素二聚体（14 号峰）和 3 个 A 型原花青素三聚体（12、16 和 17 号峰）。色谱条件：Acquity UPLC$^{®}$ HSS T3 色谱柱（2.1 mm×100 mm，1.8 μm）；流动相为乙腈 -1% 甲酸水溶液梯度洗脱；检测波长 280 nm；流量 0.35 mL/min；柱温 35 ℃；进样量 3 μL[38]。

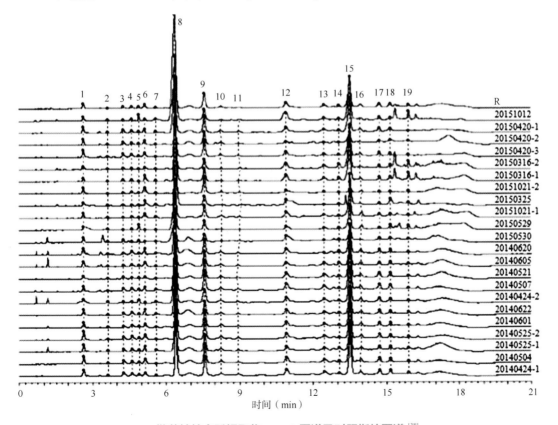

22 批荔枝核多酚提取物 UPLC 图谱及对照指纹图谱[38]

2. 含量测定方法

2.1 紫外分光光度法

以芦丁作为对照品，建立了荔枝核中总黄酮的 UV 含量测定方法，检测波长为 510nm[39-40]。

以人参二醇作为对照品，采用香草醛 - 高氯酸比色法，建立了荔枝核中总皂苷的含量测定方法，检测波长为 570 nm[41]。

2.2 高效液相色谱法

建立了荔枝核及其制剂中原儿茶酸的 HPLC 含量测定方法。色谱条件为：Spherisorb C18 色谱柱（4.6 mm×200 mm，5μm）；流动相乙腈 - 水（15 ∶ 85）；柱温 27 ℃；流速 1.0 mL/min；检测波长 260 nm；进样量 10 μL[42]。

参 考 文 献

[1] 江苏新医学院 . 中药大辞典 [M]. 上海：上海人民出版社，1977：161，6.

[2] 国家药典委员会 . 中华人民共和国药典（2015 年版，一部）[S]. 北京：中国医药科技出版社，2015：244.

[3] 于培良，赵立，廖夏云，等 . 荔枝核化学成分和药理活性研究进展 [J]. 中国民族民间医药，2018，27（15）：41–46.

[4] 张菊艳，张萃 . 荔枝核化学成分及其药理作用的研究进展 [J]. 广东药学院学报，2014（6）：792–797.

[5] 郭洁文，潘竞锵 . 荔枝和荔枝核的化学成分、生物活性及药理作用研究 [J]. 中国新药杂志，2006，15（8）：585–588.

[6] 陈剑梅，郭洁文，徐峰 . 荔枝核活性成分提取及药理作用的研究进展 [J]. 今日药学，2011，21（11）：710–712.

[7] 任坤 . 荔枝核的化学成分及其降血糖活性研究 [D]. 长春中医药大学博士学位论文，2011.

[8] 黄凯文，郭洁文，陈剑梅，等 . 荔枝核乙酸乙酯部位化学成分研究 [J]. 中药材，2012，35（01）：64–66.

[9] Xu X，Xie H，Hao J，et al. Flavonoid glycosides from the seeds of *Litchi chinensis* [J]. *Journal of Agricultural and Food Chemistry*，2011，59（4）：1205–1209.

[10] 丁丽 . 荔枝核化学成分的研究 [D]. 天津科技大学硕士学位论文，2006.

[11] 王洋 . 荔枝核化学成分的研究（Ⅱ）- 氨基酸及多酚测定 [D]. 暨南大学硕士学位论文，2008.

[12] 董旭喆 . 荔枝核化学成分研究 [D]. 广东药科大学硕士学位论文，2018.

[13] Dong X，Huang Y，Wang Y，et al. Anti-inflammatory and antioxidant jasmonates and flavonoids from lychee seeds [J]. *Journal of Functional Foods*，2019，54：74–80.

[14] Ren S，Xu D，Pan Z，et al. Two flavanone compounds from litchi（*Litchi chinensis* Sonn.）seeds，one previously unreported，and appraisal of their α-glucosidase inhibitory activities [J]. *Food Chemistry*，2011，127（4）：1760–1763.

[15] Wang L，Lou G，Ma Z，et al. Chemical constituents with antioxidant activities from litchi（*Litchi chinensis* Sonn.）seeds [J]. *Food Chemistry*，2011，126（3）：1081–1087.

[16] Man S，Ma J，Wang C，et al. Chemical composition and hypoglycaemic effect of polyphenol extracts from *Litchi chinensis* seeds [J]. *Journal of Functional Foods*，2016，22：313–324.

[17] Man S，Ma J，Yao J，et al. Systemic perturbations of key metabolites in type 2 diabetic rats treated by polyphenol extracts from *Litchi chinensis* seeds [J]. *Journal of Agricultural and Food Chemistry*，2017，65（35）：7698–7704.

[18] Xu X，Xie H，Wang Y，et al. A-type proanthocyanidins from lychee seeds and their antioxidant and antiviral activities [J]. *Journal of Agricultural and Food Chemistry*，2010，58（22）：11667–11672.

[19] Xu X，Xie H，Hao J，et al. Eudesmane sesquiterpene glucosides from lychee seed and their cytotoxic activity [J]. *Food Chemistry*，2010，123（4）：1123–1126.

[20] 汤建萍 . 中药荔枝核活性成分的分离制备新工艺及其药效活性研究 [D]. 中南大学博士学位论文，2007.

[21] 谢海辉，徐新亚，周艳阳，等 . 荔枝核化学成分及其生物活性研究 [C]. 中国化学会第六届全国化学生物学学术会议论文摘要集，2009：1.

[22] 陈定奔 . 荔枝核抗乙肝病毒有效部位的化学成分研究 [D]. 广西师范大学硕士学位论文，2004.

[23] 马宇婷 . 荔枝核降糖活性部位的化学成分研究 [D]. 长春中医药大学硕士学位论文，2012.

[24] 屠鹏飞，罗青，郑俊华 . 荔枝核的化学成分研究 [J]. 中草药，2002，33（4）：300-303.

[25] Nimmanpipug P，Lee VS，Wolschann P，et al. *Litchi chinensis*-derived terpenoid as anti-HIV-1 protease agent：structural

design from molecular dynamics simulations [J]. *Molecular Simulation*，2009，35（8）：673-680.

[26] 徐新亚，谢海辉，魏孝义．荔枝核的五个苷类成分 [J]. 热带亚热带植物学报，2012，20（2）：206–208.

[27] 潘竞锵，胡燕玲．荔枝核降血糖，调血脂和抗氧化的实验研究 [J]. 今日药学，1999，（1）：47–50.

[28] 徐多多，姜翔之，高阳，等．荔枝核降糖活性部位化学成分的研究（I）[J]. 食品科技，2014，39（01）：219–221.

[29] 徐多多，郑炜，高阳，等．荔枝核挥发油的 GC-MS 分析 [J]. 安徽农业科学，2012（7）：4058–4059.

[30] 陈玲，刘志鹏，施文兵，等．荔枝核与荔枝膜挥发油的 GC/MS 分析 [J]. 中山大学学报（自然科学版），2005，44（2）：53–56.

[31] Xu X，Xie H，Xu L，et al. A novel cyclopropyl-containing fatty acid glucoside from the seeds of *Litchi chinensis* [J]. *Fitoterapia*，2011，82（3）：485–488.

[32] 刘兴前，刘博，聂晓勤．中药荔枝核中两种化学成分的分离与鉴定 [J]. 成都中医药大学学报，2001，24（01）：55.

[33] 姜振国，任坤，林喆，等．荔枝核降血糖有效部位的研究（一）[J]. 长春中医药大学学报，2011，27（1）：14–16.

[34] 蒋蔚峰，陈建宗，张娟，等．荔枝核总皂苷体外抗乙型肝炎病毒的作用 [J]. 医学争鸣，2008，29（2）：100–103.

[35] 杨艳，彭璇，朱簏，等．荔枝核黄酮类化合物的体外抗腺病毒作用 [J]. 武汉大学学报（医学版），2014，35（1）：41–45.

[36] 肖柳英，潘竞锵，饶卫农，等．荔枝核颗粒对小鼠肝损伤保护作用的实验研究 [J]. 中华中医药杂志，2005，20（1）：42–43.

[37] 葛如意，卢文菊，张莘．荔枝核抗肿瘤及其作用机制研究进展 [J]. 广东药学院学报，2012，28（6）：693–696.

[38] 胡雪艳，李焕清，邓红，等．指纹图谱与一测多评法相结合评价荔枝多酚提取物 [J]. 中草药，2017，48（3）：490–498.

[39] 李伟，杨兆丽，詹利之，等．荔枝核总黄酮提取测定方法及工艺的优化 [J]. 中医学报，2011，26（6）：701–703.

[40] 侯敏娜，侯少平．荔枝核总黄酮提取工艺的优选 [J]. 现代中药研究与实践，2014（4）：44–45.

[41] 杨燕，罗志辉，晏全．荔枝核总皂苷的含量测定 [J]. 化工时刊，2004，18（1）：45–46.

[42] 郭洁文，叶碧波，潘竞锵．高效液相色谱法测荔枝核及其制剂中原儿茶酸的含量 [J]. 中国药房，2002，13（10）：617–618.

南板蓝根

【植物来源】

本品为爵床科（Acanthaceae）板蓝属植物马蓝 *Baphicacanthus cusia*（Nees）Bremek. 的干燥根茎和根，又名土板蓝根、蓝靛根，主要分布于我国的福建、四川、云南、广东、广西、江西和贵州，在华南、西南地区有广泛应用。夏、秋二季采挖，除去地上茎，洗净，润透，切厚片，晒干[1-2]。

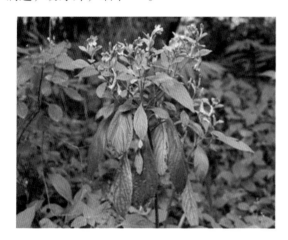 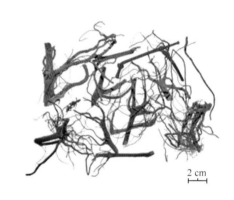

2 cm

南板蓝根基源植物（左）与药材（右）图片

【功能与主治】

板蓝根的"蓝"始载于《尔雅·释草》："葳，马蓝"。《本草图经》、《唐本草》和《本草纲目》中已将"蓝"实列为数种，时已有"菘蓝"和"马蓝"之称。板蓝早期是马蓝的别名，而马蓝的根在福建土人中有应用，可能就是今板蓝根的最早来源。早期的《中国药典》一直将菘蓝和马蓝均作为板蓝根入药，直到1995年版《中国药典》将其分别收载，板蓝根为十字花科植物菘蓝的干燥根，习称北板蓝根，为全国多数地区习用；南板蓝根为爵床科植物马蓝的根茎和根，为西南和华南地区习用。

南板蓝根性寒，味苦，归心、胃经，具有清热解毒、凉血消斑之功效，用于治疗瘟疫时毒、发热咽痛、湿毒发斑和丹毒，临床上常用于防治流感、流行性腮腺炎、流行性乙型脑炎和流行性肝炎等疾患[1-2]。

【化学成分】

南板蓝根主要含有生物碱类、甾醇类、黄酮类、苷类、五环三萜类、蒽醌类、有机酸类、氨基酸、糖类等化学成分，其中生物碱类化合物为其特征性成分。

1. 生物碱类 [2–10, 12]

南板蓝根中主要含有吲哚类和喹唑酮类生物碱，以及一些少量的其他类型生物碱，如：靛玉红（indirubin，**1**）、靛蓝（indigotin，**2**）、1H- 吲哚 -3- 羧酸（1H-indole-3-carboxylic acid）、3-(2′- 甲基丁酸甲酯)-1H- 吲哚 [3-(2′-methyl-butyric acid methyl ester)-1H-indole]、色胺酮（tryptanthrin，**3**）、4(3H)- 喹诺酮 [4(3H)-quinazolinone，**4**]、2, 4(1H，3H)- 喹诺二酮（benzouracil，**5**）、苯并二氢噁唑 -2- 酮（2-benzoxazolinone，**6**）、2- 羟基 -1, 4- 苯并噁 -3- 酮（2-hydroxy-1, 4-benzoxazin-3-one）、(2R)-2-O-β-D- 吡喃葡萄糖基 -1, 4- 苯并噁嗪 -3- 酮 [(2R)-2-O-β-D-glucopyranosyl-2H-1, 4-benzoxazin-3(4H)-one，**7**]、(2R)2-O-β-D- 吡喃葡萄糖基 -4- 羟基 -1, 4- 苯并噁嗪 -3- 酮 [(2R)-2-O-β-D-glucopyranosyl-4-hydroxy-2H-1, 4-benzoxazin-3(4H)-one，**8**]、花椒苷（acanthaminoside，**9**）、花椒苷异构体（acanthaminoside isomer）、3-(2′- 羟基苯基)-4(3H)- 喹唑酮 [3-(2′-hydroxyphenyl)-4(3H)-quinazolinone，**10**]、2H-1, 4- 苯并噁 -3- 酮（2H-1, 4-benzoxazin-3-one）、1H- 吲哚 -3- 丙醛（1H-indol-3-carbaldehyde）、去氧鸭嘴花酮碱（deoxyvasicinone，**11**）、2, 4- 二甲氧基 -3H- 苯并噁嗪 -3- 酮（2, 4-dimethoxyl-3H-phenoxazine-3-one，**12**）和 baphicacanthin B（**13**）。

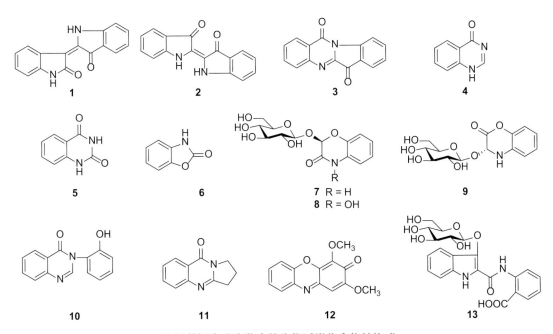

南板蓝根中分离鉴定的生物碱类化合物结构式

2. 木脂素糖苷类 [9–12]

南板蓝根中还含有多种木脂素糖苷类化合物，如松脂醇 -4-O-β-D- 芹菜糖基 -(1→2)-β-D- 吡喃葡萄糖苷 [pinoresinol-4-O-β-D-apiofuranosyl-(1→2)-β-D-glucopyranoside，**14**]、(+)-9-O-β-D- 吡喃葡萄糖基南烛木树脂酚 [(+)-9-O-β-D-glucopyranosyl lyoniresinol，**15**]、(+)- 南烛木树脂酚 -3α-O-β- 呋喃芹菜糖 -(1→2)-β-D- 吡喃葡萄糖苷 [(+)-lyoniresinol 3α-O-β-D-apiofuranosyl-(1→2)-β-D-glucopyranoside，**16**]、(2S, 3R, 4S)- 南烛木树脂酚 -3α-O-β-D-

吡喃葡萄糖苷 [(2S, 3R, 4S)-lyoniresinol-3α-O-β-D-glucopyranoside，**17**]、(2R, 3S, 4R)- 南烛木树脂酚 -3α-O-β-D- 吡喃葡萄糖苷 [(2R, 3S, 4R)-lyoniresinol-3α-O-β-D-glucopyranoside，**18**]、(+)-5, 5′- 二甲氧基 -9-O-β-D- 吡喃葡萄糖基落叶松脂醇 [(+)-5, 5′-dimethoxy-9-O-β-D-glucopyranosyl lariciresinol，**19**] 和 (+)-5, 5′- 二甲氧基 -9-O-β-D- 吡喃葡萄糖基开环异落叶松脂醇 [(+)-5, 5′-dimethoxy-9-O-β-D-glucopyranosyl secoisolariciresinol，**20**]。

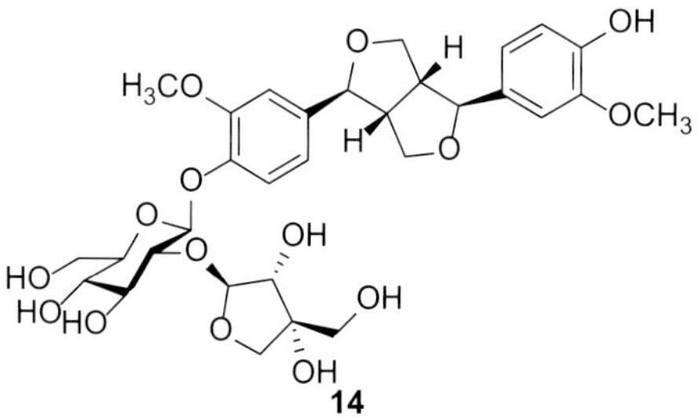

14

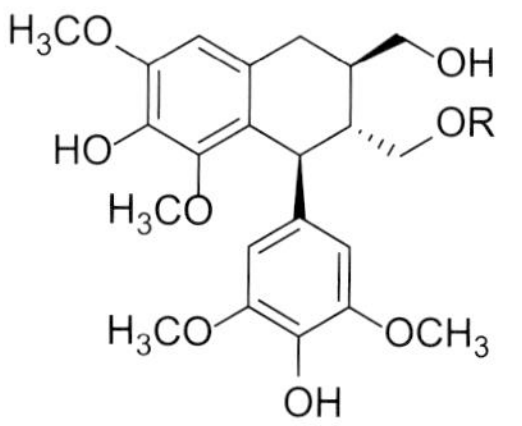

15　R = β-D-glc
16　R = β-D-glc²-β-D-api

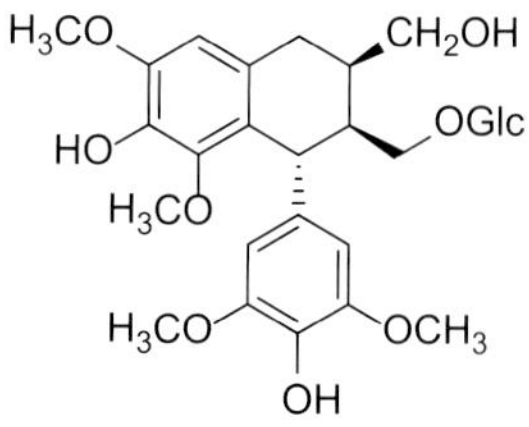

17

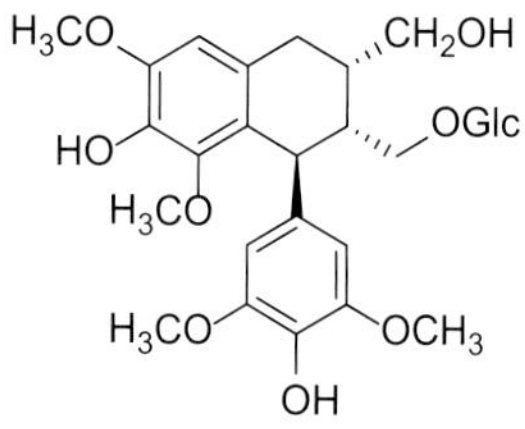

18

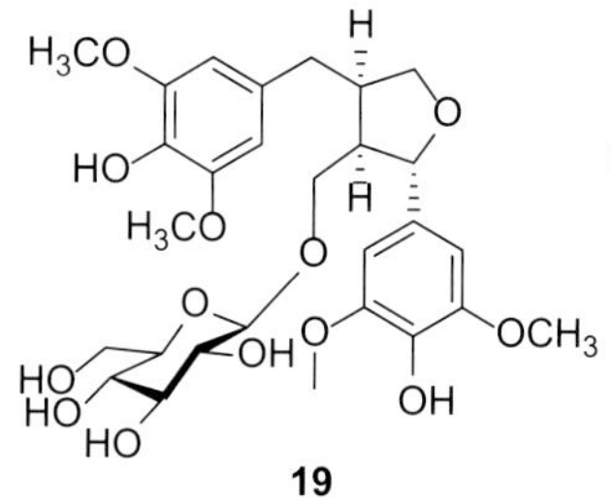

19

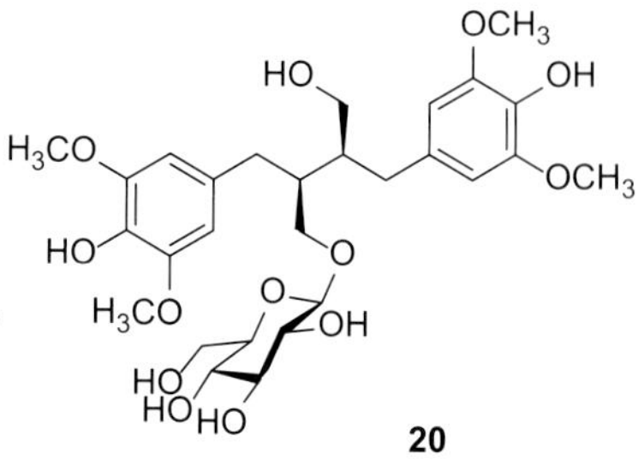

20

南板蓝根中分离鉴定的木脂素糖苷类化合物结构式

3. 苯丙素糖苷类 [11-13]

除上述木脂素类成分外，南板蓝根中还含有 [2-(3, 4- 二羟基苯乙基)-3-O-α-D- 呋喃芹菜糖基 -(1→4)-(4-O- 咖啡酰)-β-D- 吡喃葡萄糖苷（cusianoside A，**21**）、2-(3, 4- 二羟基苯乙基)-3-O-β-D- 吡喃木糖基 -(1→3)-(4-O- 咖啡酰)-β-D- 吡喃葡萄糖苷（cusianoside B，**22**）和毛蕊花糖苷（acteoside，**23**）等其他苯丙素糖苷类化合物。

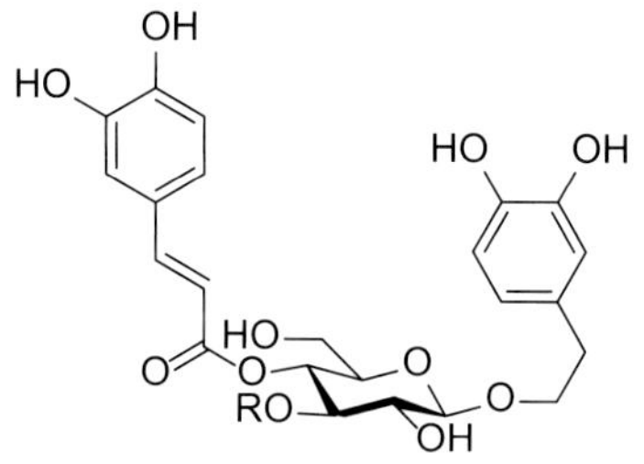

21　R = α-D-api
22　R = β-D-xyl
23　R = α-L-rha

南板蓝根中分离鉴定的苯丙素糖苷类化合物结构式

4. 黄酮类 [4]

目前，仅从南板蓝根中分离鉴定了三个黄酮类化合物，分别为 5, 7, 4′- 三羟基 -6- 甲氧基黄酮（5, 7, 4′-trihydroxy-6-methoxyflavone）、3′, 4′, 5, 7- 四羟基二氢黄酮醇（3′, 4′, 5, 7-quadrihydroxy-flavanonol）和高车前苷（hispiduloside）。

5. 三萜及甾醇类 [3, 5, 9–10, 14–15]

南板蓝根中的三萜类化合物，主要为齐墩果烷型、乌苏烷型和羽扇豆烷型三萜，另外，南板蓝根中还含有少量的甾醇类化合物。目前已从南板蓝根中鉴定的三萜及甾醇类成分主要有：2, 3- 二羟基 -12- 齐墩果烯 -28- 羧酸（augustic acid，**24**）、山楂酸（maslinic acid，**25**）、乌苏酸（ursolic acid）、羽扇酮（lupenone，**26**）、羽扇豆醇（lupeol，**27**）、白桦脂醇（betulin，**28**）、羽扇豆醇 -20(29)- 二烯 -3β, 30- 二醇（hennadiol，**29**）、桦木酸（betulinic acid，**30**）、γ- 谷甾醇（γ-sitosterol）、β- 谷甾醇（β-sitosterol）、豆甾醇 -5, 22- 二烯 -3β, 7β- 二醇（stigmasta-5, 22-diene-3β, 7β-diol）、豆甾醇 -5, 22- 二烯 -3β, 7α- 二醇（stigmasta-5, 22-diene-3β, 7α-diol）、菠甾醇 -3-O-β-D- 葡萄糖苷（spinasterol-3-O-β-D-glucopyranoside）和豆甾醇 -3-O-β-D- 葡萄糖苷（stigmasterol-3-O-β-D-glucopyranoside）。

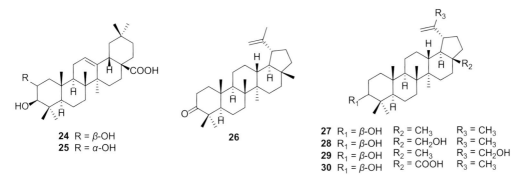

24 R = β-OH	
25 R = α-OH	

26

27 R$_1$ = β-OH	R$_2$ = CH$_3$	R$_3$ = CH$_3$
28 R$_1$ = β-OH	R$_2$ = CH$_2$OH	R$_3$ = CH$_3$
29 R$_1$ = β-OH	R$_2$ = CH$_3$	R$_3$ = CH$_2$OH
30 R$_1$ = β-OH	R$_2$ = COOH	R$_3$ = CH$_3$

南板蓝根中分离鉴定的三萜类化合物结构式

6. 其他类 [5, 10, 13, 16]

此外，南板蓝根中还含有大黄酚（chrysophanol）、香草酸（vanillic acid）、月桂酸（lauric acid）、11, 12- 二羟基 -7, 9- 二烯 - 十八烷酸（11, 12-dihydroxy-7, 9-diene-octadecanoic acid）、尿苷（uridine）和腺苷（adenosine）等其他类型化合物。

【药理作用】

1. 抗病毒

研究表明，南板蓝根中分离得到的生物碱类化合物 4(3H)- 喹唑酮（**6**）和 2, 4(1H, 3H)- 喹唑二酮（**7**）在低浓度时具有抑制流感病毒和柯萨奇病毒的活性[17]。

2. 抗菌

南板蓝根具有广谱抑菌作用，其乙酸乙酯萃取部位的活性最强，对金黄色葡萄菌（*Staphylococcus aureus*）的最低抑菌浓度（MIC）为 0.125 mg/mL，对大肠埃希菌（*Escherichia coli*）的 MIC 值为 0.25 mg/mL [18]。南板蓝根中所含有的 tryptanthrin 对可引起脚癣的皮癣菌有很强的抗菌作用 [19]。

3. 抗肿瘤

南板蓝根的主成分靛玉红（1）可抑制肿瘤细胞 DNA 的合成，对慢性粒细胞白血病有良好的治疗效果 [20-21]。

4. 抗炎、免疫调节

有学者对广东省江门、湛江、梅州、韶关四个产地的南板蓝根药材进行了研究，结果显示上述四个产地的南板蓝根药材均具有一定的解热、抗炎、免疫调节作用。其中，以韶关产的南板蓝根药材的作用最强，而梅州产的活性最弱 [22]。南板蓝根注射液对小鼠毛细血管通透性增高和二甲苯所致的小鼠耳郭炎症有显著的抑制作用，可提高小鼠腹腔巨噬细胞的吞噬功能，并增强小鼠的细胞免疫功能 [23]。南板蓝根多糖可使小鼠巨噬细胞的吞噬能力增强，并可协同促进淋巴细胞的增殖 [24]。

【质量标准】

目前，《中国药典》（2015 年版）仅规定了南板蓝根药材的显微鉴别、水分灰分检查和醇溶性浸出物的测定项目，尚无含量测定项。

1. 高效液相指纹图谱

有文献采用 HPLC 法对 11 批不同产地的南板蓝根药材进行了分析，建立了南板蓝根药材的 HPLC 指纹图谱，并确定了 10 个共有峰。色谱条件为：ZORBAX Eclipse XDB-C18 色谱柱（Analytical 4.6 mm×250 mm，5 μm）；进样量 20 μL；流速 1.0 mL/min；检测波长 280 nm；流动相为 0.05% 磷酸水溶液（A）- 甲醇（B）梯度洗脱；柱温 30 ℃ [25]。

以靛玉红为参照物，建立了 11 批不同产地的南板蓝根药材的 HPLC 指纹图谱，并标定了 5 个共有峰。色谱条件为：Waters Xbridge C18 色谱柱（4.6 mm×250 mm，5 μm）；甲醇（A）- 水（B）为流动相梯度洗脱；检测波长 262 nm；流速 0.8 mL/min；柱温 30 ℃；进样量 10 μL [26]。

2. 含量测定方法

以南板蓝根的主要成分靛蓝和靛玉红为对照品，建立了同时测定南板蓝根药材中靛蓝和靛玉红含量的 RP-HPLC 方法。色谱条件为：Kromasil C18 色谱柱（4.6 mm×250 mm，5 μm）；以甲醇 - 水（75：25）为流动相；检测波长 290 nm；流速 1.0 mL/min；柱温 40 ℃ [27]。

有研究建立了同时测定南板蓝根药材中色胺酮、2- 苯并噁唑酮、靛玉红、靛蓝、阿克苷和角胡麻苷 6 种活性成分的 RP-HPLC 含量测定方法。色谱条件为：ZORBAX SB-C18 色谱柱（4.6 mm×250 mm，5 μm）；流动相为乙腈 - 水梯度洗脱；流速 1.0 mL/min；检测波长 280 nm；柱温 30 ℃ [28]。

另有研究建立了测定广东不同产地南板蓝根药材中有效成分腺苷含量的 RP-HPLC 法。色谱条件为：ZORBAX Extend-C18 色谱柱（4.6 mm×250 mm，5 μm）；流动相为甲醇 - 水（7：93，*V/V*）；检测波长 260 nm；流速 1.0 mL/min；柱温 30 ℃ [29]。

参 考 文 献

[1] 国家药典委员会.中华人民共和国药典(2015年版,一部)[S].北京:中国医药科技出版社,2015:245.

[2] 孙小兵,盛家荣,王定培.南板蓝根化学成分及药理作用研究[J].广西师范学院学报,2008,25(4):66–69.

[3] 杨秀贤,吕曙华,吴寿金.马蓝叶化学成分的研究[J].中草药,1995,26(12):622.

[4] 吴煜秋.南北板蓝根的药学基础研究[D].昆明医学院硕士学位论文,2005.

[5] 王曈.五种药用植物化学成分与资源的研究[D].中国科学院昆明植物研究所博士学位论文,2008.

[6] 肖元,钟鸣.南板蓝根的化学成分、药理作用研究进展[J].河南中医,2006,26(8):78–80.

[7] 李玲,梁华清,廖时萱,等.马蓝的化学成分研究[J].药学学报,1993,28(3):238–240.

[8] Xie HH,Wei HH,Yashikawa M,et al. Benzoxazinoid glucosides from *Baphicacanthus cusia* [J]. *Biochemical Systematics and Ecology*,2005,33:551–554.

[9] Feng QT,Zhu GY,Gao WN,et al. Two new alkaloids from the roots of *Baphicacanthus cusia* [J]. *Chemical & Pharmaceutical Bulletin*,2016,64(10):1505–1508.

[10] Pei Y,Shi C,Nie JL,et al. Studies on chemical constituents of the *Baphicacanthus cusia*(Nees)Bremek Root [J]. *Advanced Materials Research*,2012,550-553:1759–1762.

[11] 裴毅.菘蓝和马蓝药用部位的药学研究[D].黑龙江中医药大学博士学位论文,2007.

[12] Tanaka T,Ikeda T,Kaku M,et al. A new lignan glycoside and phenylethanoid glycosides from *Strobilanthes cusia* Bremek [J]. *Chemical & Pharmaceutical Bulletin*,2004,52(10):1242–1245.

[13] 魏欢欢,吴萍,魏孝义,等.板蓝根中苷类成分的研究[J].热带亚热带植物学报,2005,13(2):171–174.

[14] 吴煜秋,钱斌,张荣平.南板蓝根的化学成分研究[J].中草药,2005,36(7):982–983.

[15] 陈熔,陆哲雄,关德棋.南板蓝根化学成分研究[J].中草药,1987,18(11):8–10.

[16] 陈熔,江山.南板蓝根中大黄酚的分离鉴定[J].中药材,1990,13(5):148–152.

[17] 李玲,董同义,李修禄,等.大青叶类药材及其制剂质量控制的研究[J].药学学报,1994,29(2):128–131.

[18] 吴煜秋,张荣平,邹澄.南、北板蓝根的药学基础研究[J].昆明医学学报,2008,29(1):168.

[19] 袁俊贤.从马蓝中分离抗真菌成分[J].国外医学·药学分册,1980,7(3):179.

[20] 周金黄,刘干中.中药药理与临床研究进展(第一册)[M].北京:科学出版社,1992,358.

[21] 吴莲明,杨尧平,朱传先,等.青黛治疗慢性粒细胞白血病有效成分的研究[J].中草药通讯,1978,16(4):6-8.

[22] 罗霄山,杜铁良,陈玉兴,等.广东省不同产地南板蓝根解热、抗炎、免疫调节效应的对比研究[J].新中医,2011,43(11):113–116.

[23] 陶光远,谭毓治.南板蓝根注射液药效学试验研究[J].广东药学,2002,12(3):36–38.

[24] 张明,朱道玉.3个产地板蓝根多糖作用的比较研究[J].动物医学进展,2008,29(3):32–35.

[25] 王烈,茅向军,杨丹.黔产南板蓝根HPLC特征图谱研究[J].微量元素与健康研究,2014,31(1):51–52.

[26] 罗霄山,孙冬梅,李素梅,等.不同产地南板蓝根药材脂溶性成分HPLC指纹图谱研究[J].现代中药研究与实践,2012,26(6):64–67.

[27] 罗丹东,丘振文.HPLC法对比不同产地南板蓝根药材靛蓝、靛玉红含量的研究[J].现代生物医学进展,2010,10(14):2720–2722.

[28] 肖春霞,杨万霞,徐江涛,等.RP-HPLC法测定不同产地及不同部位马蓝中六种活性成分的含量[J].天然产物研究与开发,2018,30(7):1188–1194.

[29] 李世杰,陈奕龙,张丹雁.广东不同产地南板蓝根药材中腺苷含量的测定[J].安徽农业科学,2012,40(26):12852–12854.

鸦 胆 子

【植物来源】

本品为苦木科（Simaroubaceae）植物鸦胆子 *Brucea javanica*（L.）Merr. 的干燥成熟果实，又名苦榛子、小苦楝、老鸦胆、苦参子。主要分布于东半球的热带地区，在我国主要分布在南方沿海地区，如海南、广东、广西、云南及台湾等省区。秋季果实成熟时采收，除去杂质，晒干[1]。

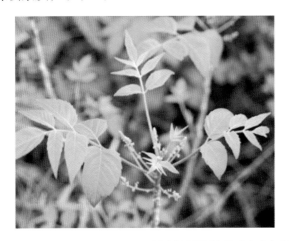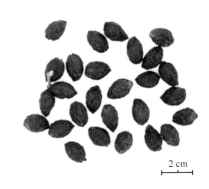

2 cm

鸦胆子基源植物（左）与药材（右）图片

【功能与主治】

鸦胆子始载于《本草纲目拾遗》，谓："治痢：何梦瑶《医碥》：鸦胆丸，用鸦胆子去壳捶去油一钱，文蛤醋炒，枯矾川连炒，各三分，糊丸，朱砂为衣，或鸦胆霜、黄丹各一钱，加木香二分亦可。里急后重：《吉云旅抄》：用鸦胆即苦榛子，去壳留肉，包龙眼肉内，每岁一粒，白滚水下。"其性寒，归大肠、肝经，有小毒。具清热解毒、截疟、止痢等功效，可用于治疗热性赫痢或便血、疟疾、鸡眼、疣等症[2-3]。

【化学成分】

鸦胆子中含有苦木苦味素、三萜、生物碱、黄酮及苯丙素等多种化学成分，其中苦木苦味素型降三萜类和生物碱类化合物为其主要及特征性成分。

1. 苦木苦味素类

鸦胆子中含有丰富的苦木苦味素型降三萜类化合物，根据其骨架结构中碳原子数目的不同，主要可分为 C19 型和 C20 型苦木苦味素。

1.1　C19 型苦木苦味素类 [4–15]

目前，已从鸦胆子中分离鉴定的 C19 型苦木苦味素类成分主要有：bruceaketolic acid（**1**）、bruceanic acid F（**2**）、bruceanic acid E（**3**）、bruceanic acid E methyl ester（**4**）、javanicin（**5**）、yadanziolide D（**6**）和 javanicolide A（**7**）。

1 R₁ = H　　R₂ = CH₃ R₃ = Ac
2 R₁ = H　　R₂ = H　　R₃ = S
3 R₁ = H　　R₂ = CH₃ R₃ = S
4 R₁ = CH₃ R₂ = CH₃ R₃ = S

鸦胆子中分离鉴定的 C19 型苦木苦味素类化合物结构式

1.2　C20 型苦木苦味素类 [4–12, 14, 16–47]

鸦胆子中的 C20 型苦木苦味素类成分主要有：bruceolide（**8**）、bruceine B（**9**）、鸦胆苦醇 [（＋）-brusatol，**10**]、鸦胆子素 A（bruceine A，**11**）、（－）-bruceantin（**12**）、bruceantinol（**13**）、bruceine C（**14**）、bruceantarin（**15**）、bruceine J、bruceantinol B（**16**）、（－）-yadanzioside I（**17**）、bruceoside B（**18**）、yadanzioside B（**19**）、yadanzioside P（**20**）、yadanzioside L（**21**）、yadanzioside K（**22**）、javanicoside A（**23**）、鸦胆苦素 D（bruceine D / brucein D, **24**）、javanicolide B（**25**）、bruceine H（yadanziolide A）、yadanziolide B（**26**）、yadanziolide W（**27**）、（－）-bruceoside C（**28**）、shinjulactone M（**29**）、（＋）-bruceoside D（**30**）、（＋）-bruceoside E（**31**）、（＋）-bruceoside F（**32**）、javanicoside F（**33**）、javanicoside D（**34**）、javanicoside E（**35**）、yadanzioside O（**36**）、yadanzioside F（**37**）、bruceoside A、yadanzioside A、bruceantinoside A（**38**）、yadanzioside C（**39**）、yadanzioside M（**40**）、yadanzioside G（**41**）、dehydrobruceine B（**42**）、dehydrobruceine A（**43**）、dehydrobruceine C（**44**）、（＋）-dehydrobruceantinol（**45**）、（＋）-dehydrobrusatol、javanicoside C（**46**）、hydroisobrucein B（**47**）、bruceine L、hydroisobrucein A、javanicolide D（**48**）、yadanzioside D（**49**）、yadanzioside E（**50**）、yadanzioside H（**51**）、bruceine E、bruceine F（**52**）、bruceine M（**53**）、yadanzigan（**54**）、shinjulactone A（2-dihydroailanthone，**55**）、bruceine K（**56**）、javanicolide E（**57**）、javanicolide F（**58**）、javanicolide H（**59**）、javanicoside B（**60**）、yadanzioside N（**61**）、javanicolide C（**62**）、（＋）-bruceene（**63**）、bruceene A（**64**）、javanic acid A（**65**）、javanic acid B（**66**）、nigakilactone B（**67**）、15β-hydroxyklaineanone（**68**）、14, 15β-dihydroxyklaineanone（**69**）、yadanziolide S（**70**）、15β-O-acetyl-14-hydroxyklaineanone、11-dehydroklaineanone（**71**）、

5α，14β，15β-trihydroxyklaineanone、brujavanol B、brujavanol A、brujavanol D（**72**） 和 brujavanol C（**73**）。

8	$R_1 = H$	$R_2 = CH_3$	$R_3 = H$
9	$R_1 = H$	$R_2 = CH_3$	$R_3 = Ac$
10	$R_1 = H$	$R_2 = CH_3$	$R_3 = S_1$
11	$R_1 = H$	$R_2 = CH_3$	$R_3 = S_2$
12	$R_1 = H$	$R_2 = CH_3$	$R_3 = S_3$
13	$R_1 = H$	$R_2 = CH_3$	$R_3 = S_4$
14	$R_1 = H$	$R_2 = CH_3$	$R_3 = S_5$
15	$R_1 = H$	$R_2 = CH_3$	$R_3 = S_6$
16	$R_1 = H$	$R_2 = H$	$R_3 = S_7$
17	$R_1 = \beta\text{-D-glc}$	$R_2 = CH_3$	$R_3 = Ac$
18	$R_1 = \beta\text{-D-glc}$	$R_2 = CH_3$	$R_3 = S_1$
19	$R_1 = \beta\text{-D-glc}$	$R_2 = CH_3$	$R_3 = S_2$
20	$R_1 = \beta\text{-D-glc}$	$R_2 = CH_3$	$R_3 = S_3$
21	$R_1 = \beta\text{-D-glc}$	$R_2 = CH_3$	$R_3 = S_5$
22	$R_1 = \beta\text{-D-glc}$	$R_2 = CH_3$	$R_3 = S_8$

23

24 $R_1 = H$ $R_2 = CH_3$ $R_3 = H$
25 $R_1 = H$ $R_2 = CH_3$ $R_3 = \beta\text{-OH}$
26 $R_1 = OH$ $R_2 = CH_2OH$ $R_3 = H$
27 $R_1 = OAc$ $R_2 = CH_2OH$ $R_3 = H$

28

29

30	$R_1 = H$	$R_2 = S_1$
31	$R_1 = H$	$R_2 = S_2$
32	$R_1 = H$	$R_2 = S_4$
33	$R_1 = CH_3$	$R_2 = S_9$
34	$R_1 = CH_3$	$R_2 = S_{10}$
35	$R_1 = CH_3$	$R_2 = S_{11}$
36	$R_1 = CH_3$	$R_2 = S_{12}$
37	$R_1 = CH_3$	$R_2 = Ac$
38	$R_1 = CH_3$	$R_2 = S_3$
39	$R_1 = CH_3$	$R_2 = S_5$
40	$R_1 = CH_3$	$R_2 = S_6$
41	$R_1 = CH_3$	$R_2 = S_8$

42 $R_1 = H$ $R_2 = Ac$
43 $R_1 = H$ $R_2 = S_2$
44 $R_1 = H$ $R_2 = S_5$
45 $R_1 = H$ $R_2 = S_8$
46 $R_1 = \beta\text{-D-glc}$ $R_2 = S_1$

47 $R_1 = H$ $R_2 = Ac$
48 $R_1 = H$ $R_2 = S_5$
49 $R_1 = \beta\text{-D-glc}$ $R_2 = Ac$
50 $R_1 = \beta\text{-D-glc}$ $R_2 = S_1$
51 $R_1 = \beta\text{-D-glc}$ $R_2 = S_2$

52 $R_1 = H$ $R_2 = CH_2OH$
53 $R_1 = CH_3$ $R_2 = CH_3$
54 $R_1 = \beta\text{-D-glc}$ $R_2 = CH_3$

55

56

57 R = S_1
58 R = S_4

59

60 R = S_2
61 R = S_3

62

63 R = CH_3
64 R = CH_2OH

65 R = H
66 R = CH_3

67

68 R_1 = H R_2 = H
69 R_1 = H R_2 = OH
70 R_1 = OH R_2 = OH

71

72 R = H
73 R = OH

S_1 =
S_2 =
S_3 =
S_4 =
S_5 =
S_6 =
S_7 =
S_8 =
S_9 =
S_{10} =
S_{11} =
S_{12} =

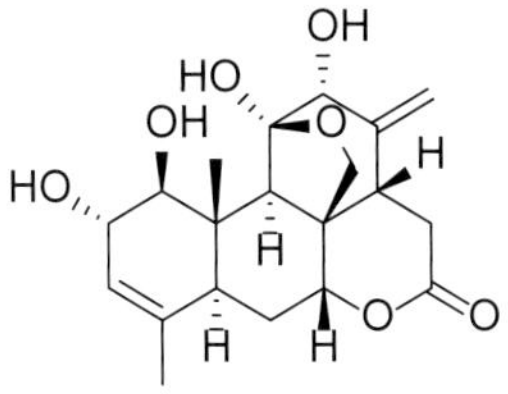

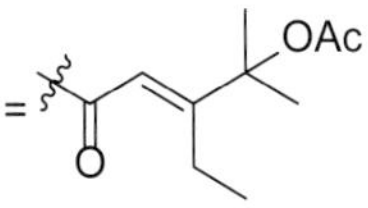

鸦胆子中分离鉴定的 C20 型苦木苦味素类化合物结构式

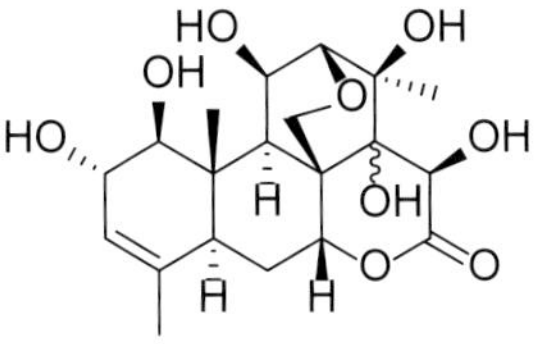

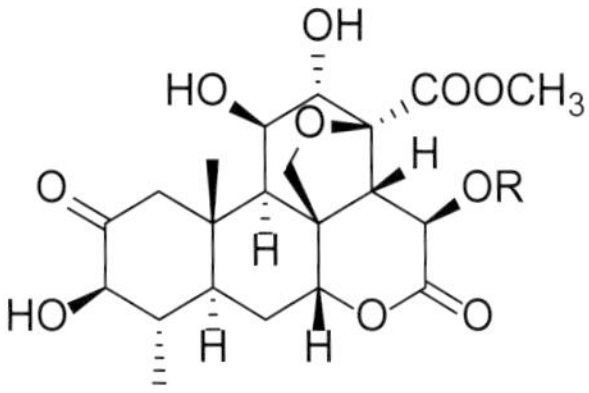

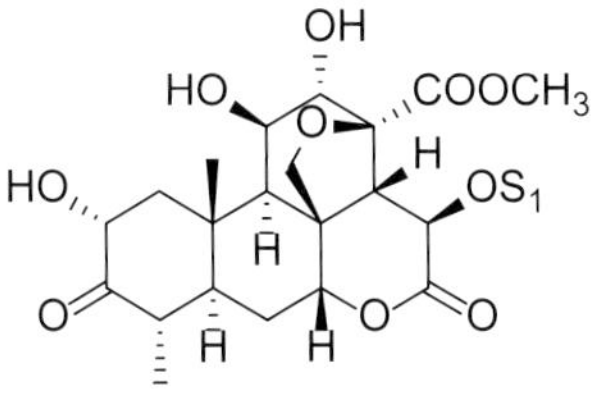

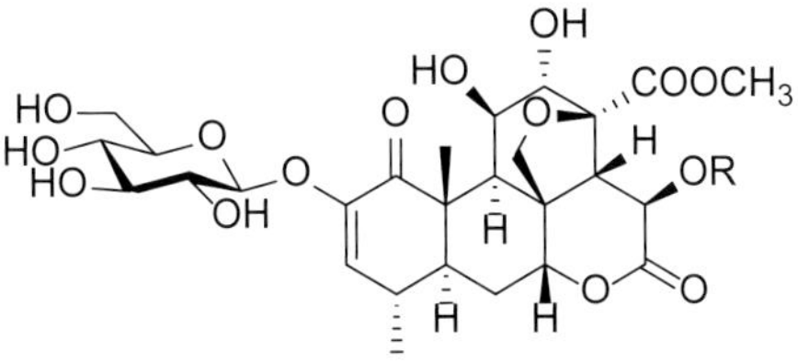

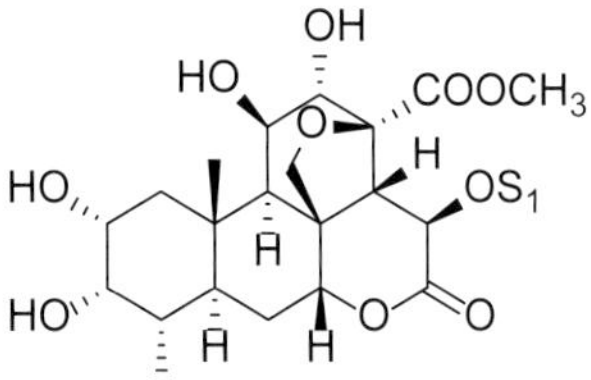

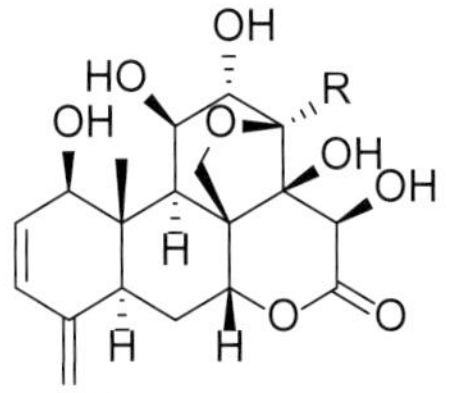

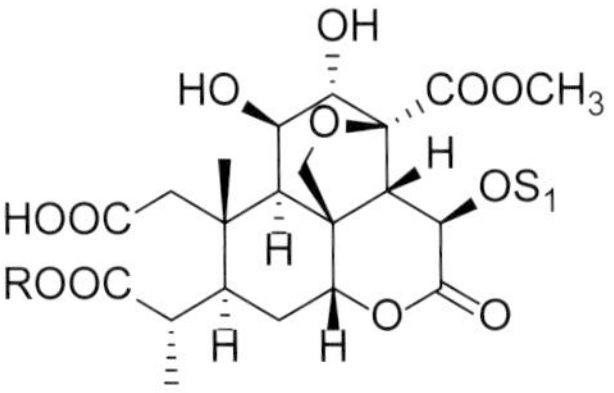

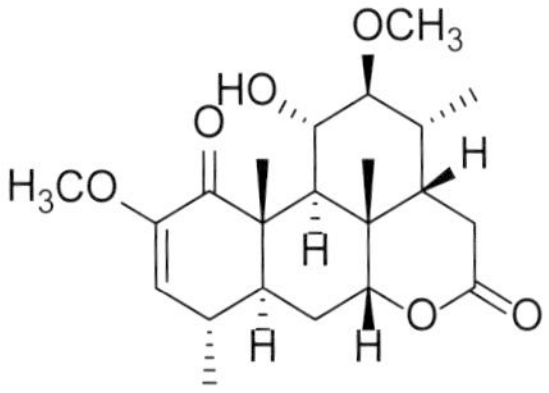

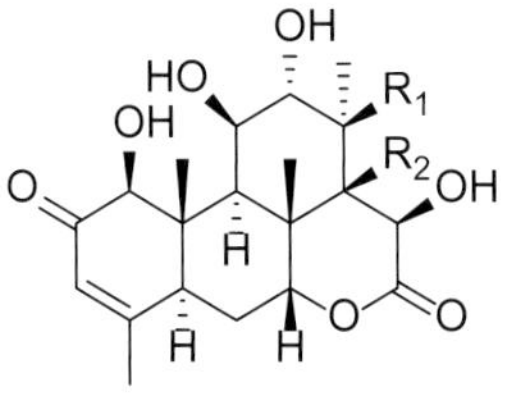

2. 三萜类 [6, 8, 10, 18, 30, 38]

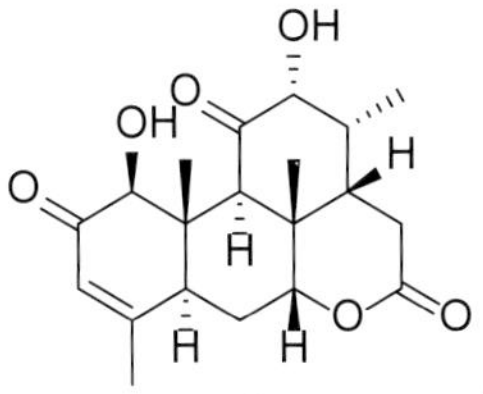

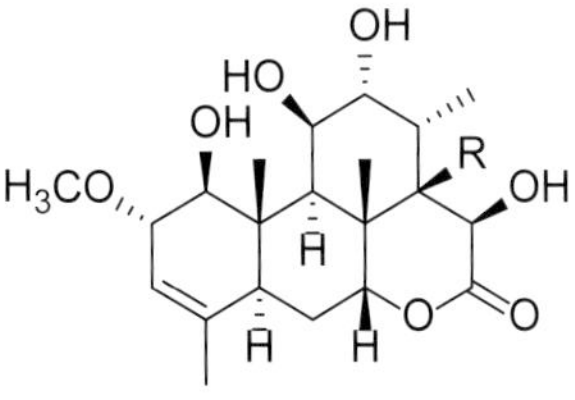

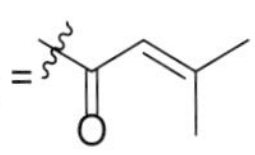

此外，鸦胆子中还含有丰富的三萜类成分，主要有：brujavanone C、brujavanone B

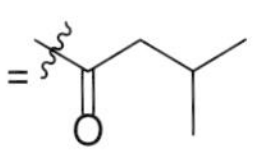

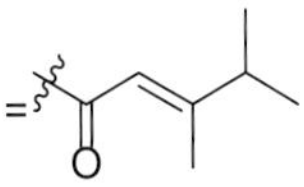

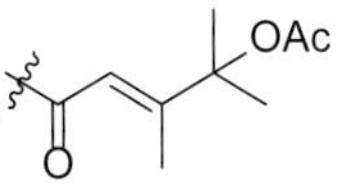

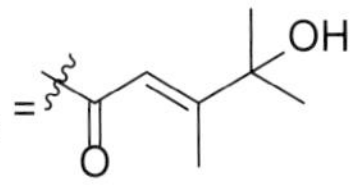

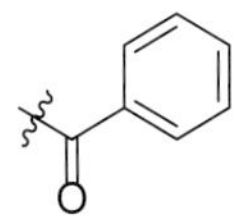

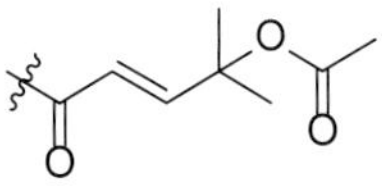

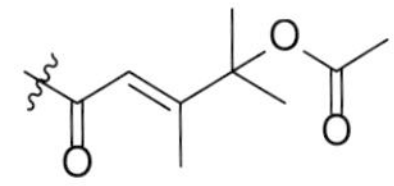

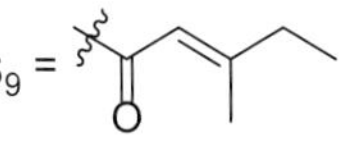

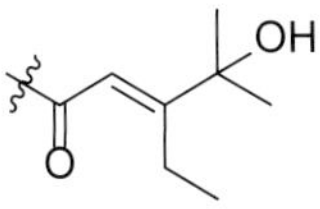

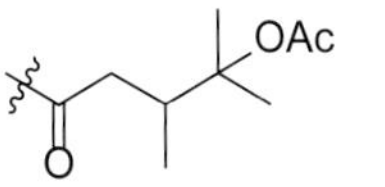

（**74**）、brujavanone A（**75**）、brujavanone D（**76**）、brujavanone E、brujavanone F（**77**）、brujavanone G（**78**）、brujavanone H、bruceajavanone A（**79**）、bruceajavanone A 7-acetate、bruceajavanone B（**80**）、brujavanone N、brujavanone I（**81**）、brujavanone J（**82**）、brujavanone M（**83**）、brujavanone K、brujavanone L、bruceajavanone C（**84**）和 bruceajavaninone A（**85**）。

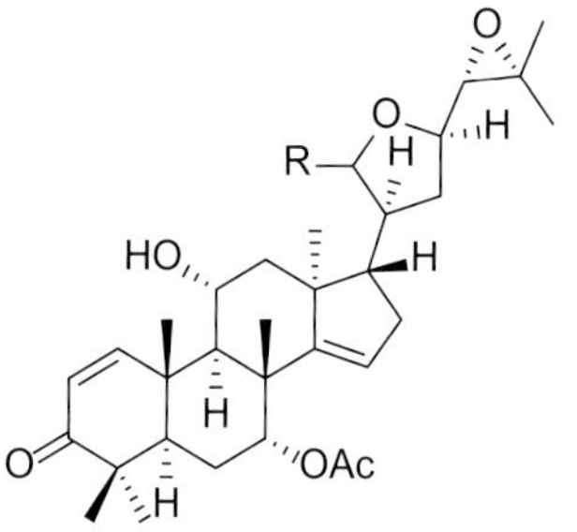

74 R = α-OCH₃
75 R = β-OAc

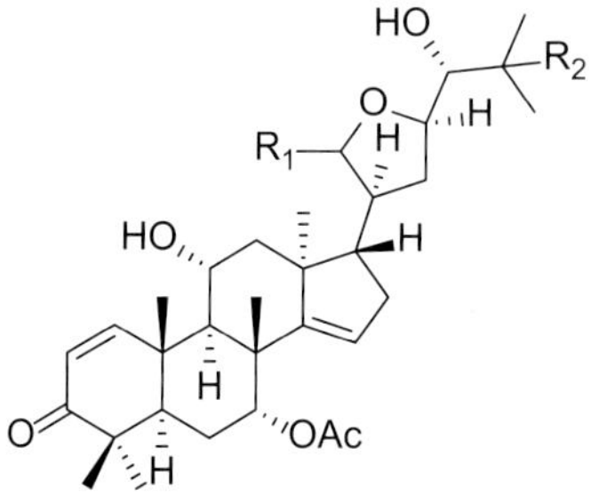

76 R₁ = β-OCH₃　R₂ = OH
77 R₁ = α-OCH₃　R₂ = OCH₃

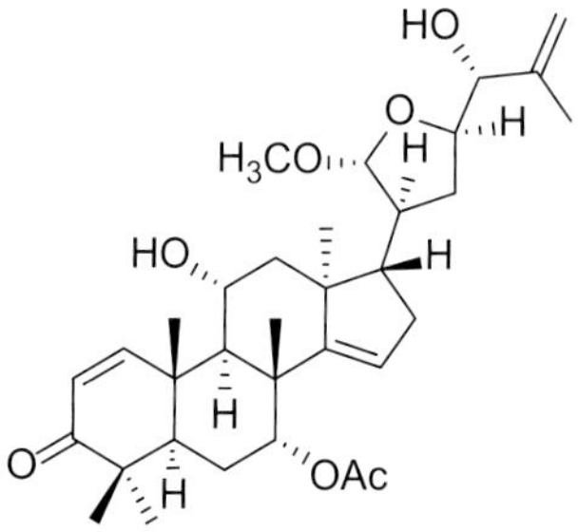

78

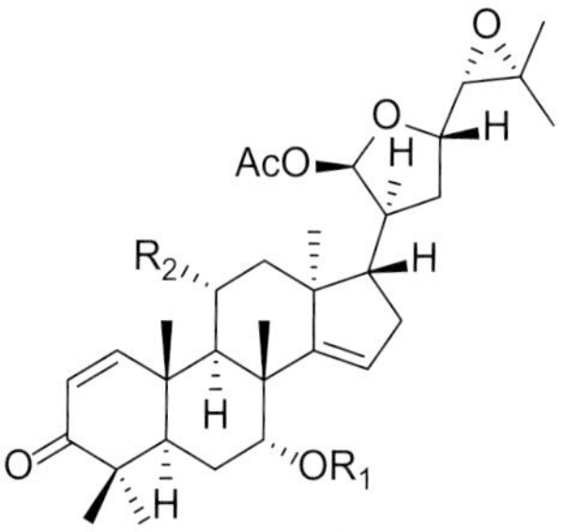

79 R₁ = H　R₂ = S₁₃
80 R₁ = Ac　R₂ = S₁₄

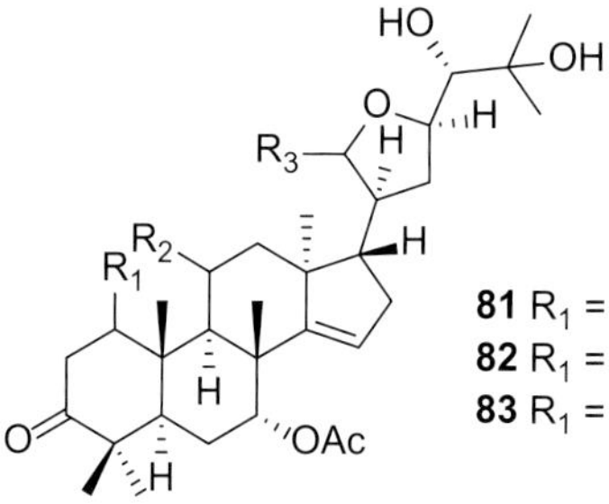

81 R₁ = H　　R₂ = H　　R₃ = α-OCH₃
82 R₁ = H　　R₂ = H　　R₃ = β-OCH₃
83 R₁ = α-OH R₂ = α-S₁₃ R₃ = α-OCH₃

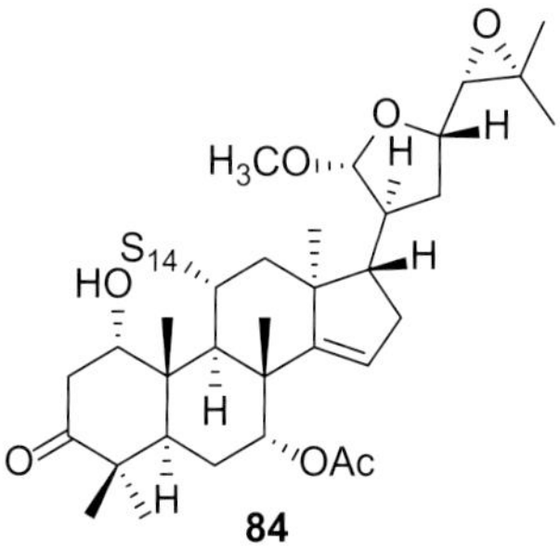

84

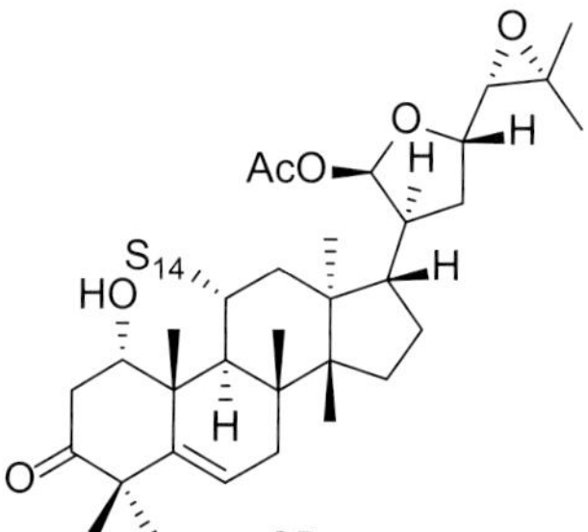

85

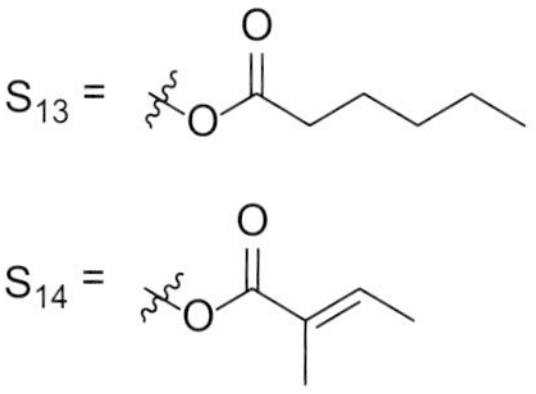

S₁₃ =

S₁₄ =

鸦胆子中分离鉴定的三萜类化合物结构式

3. 生物碱类 [6, 8, 10, 37, 48]

β-卡波林型生物碱类化合物为苦木科植物的特征性成分之一，目前已从鸦胆子中分离鉴定了 8 个该类型化合物：flazine（**86**）、canthin-6-one（**87**）、11-hydroxycanthin-6-one（amarorine）、11-methoxycanthin-6-one（**88**）、5-methoxycanthin-6-one（**89**）、4-hydroxy-5-methoxycanthm-6-one（**90**）、bruceacanthinoside（**91**）　和 canthin-6-one-3N-oxide（**92**）。

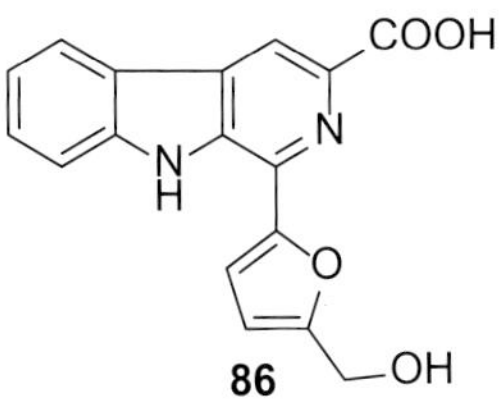

87 $R_1 = H$ 　　$R_2 = H$ 　　　　　　　$R_3 = H$
88 $R_1 = H$ 　　$R_2 = H$ 　　　　　　　$R_3 = OCH_3$
89 $R_1 = H$ 　　$R_2 = OCH_3$ 　　　　　$R_3 = H$
90 $R_1 = OH$ 　$R_2 = OCH_3$ 　　　　　$R_3 = H$
91 $R_1 = H$ 　　$R_2 = \beta\text{-D-glc}^6\text{-}\beta\text{-D-glc}$ 　$R_3 = H$

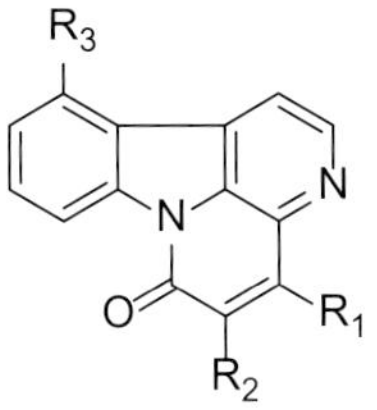

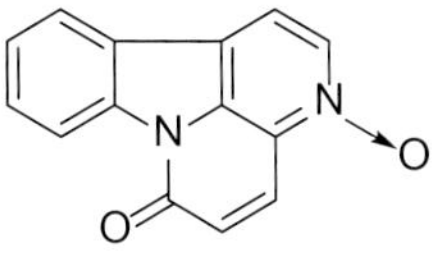

鸦胆子中分离鉴定的 β- 卡波林型生物碱类化合物结构式

4. 黄酮类 [6, 8, 10, 30, 45]

此外，从鸦胆子中还分离得到了少量的黄酮类成分，如：木犀草素、thevetiaflavone（ **93** ）、chrysoeriol(**94**)、木犀草素 -7-O-β-D- 吡喃葡萄糖苷（ luteolin-7-O-β-D-glucopyranoside，**95** ）、(−)-hydnocarpin（ **96** ）、 槲皮素（quercetin，**97**）和槲皮素 -3-O-β-D- 半乳糖苷（ quercetin-3-O-β-D-galactoside，**98** ）。

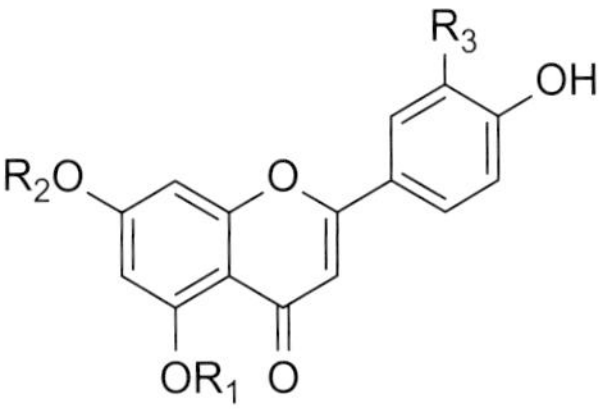

93 $R_1 = CH_3$ 　$R_2 = H$ 　　　　$R_3 = H$
94 $R_1 = H$ 　　$R_2 = H$ 　　　　$R_3 = OCH_3$
95 $R_1 = H$ 　　$R_2 = \beta\text{-D-glc}$ 　$R_3 = OH$

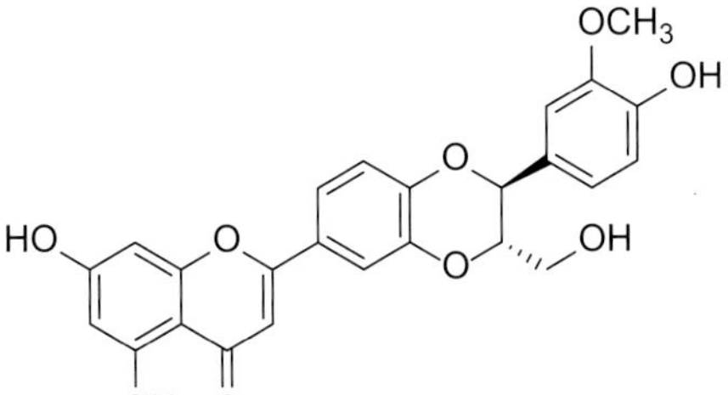

96

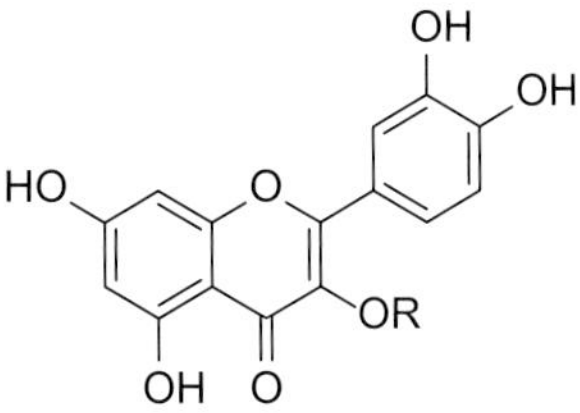

97 $R = H$
98 $R = \beta\text{-D-gal}$

鸦胆子中分离鉴定的黄酮类化合物结构式

5. 苯丙素类 [10, 45]

另有文献报道，从鸦胆子中分离得到了 5 个苯丙素类化合物：cleomiscosin A（ **99** ）、cleomiscosin C、cleomiscosin B（ **100** ）、松脂醇（ pinoresinol，**101** ）和 secoisolariciresinol（ **102** ）。

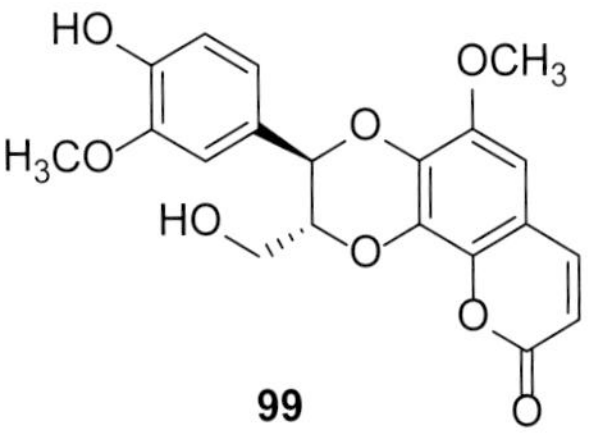

99

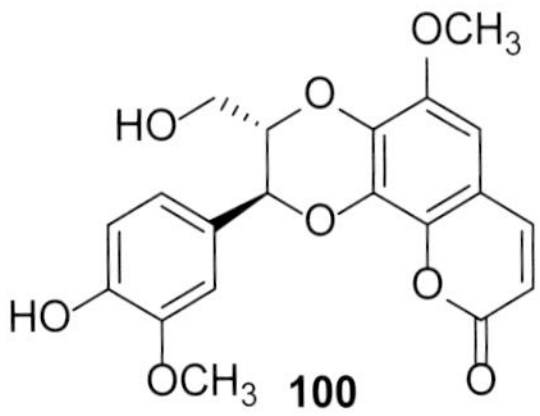

100

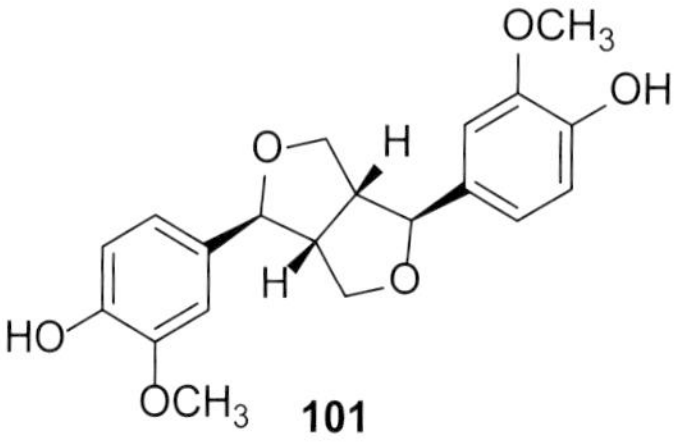

101

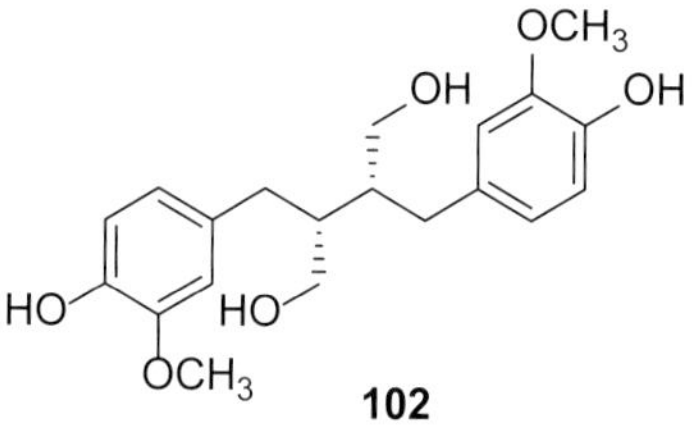

102

鸦胆子中分离鉴定的苯丙素类化合物结构式

6. 单萜及倍半萜类 [45, 49]

除降三萜及三萜类化合物，还从鸦胆子属植物中分离鉴定了 5 个单萜及倍半萜类化合物，分别为：brucojavan 1（**103**）、brucojavan 2（**104**）、brucojavan 3（**105**）、(6*S*，7*E*)-6, 9, 10- 三羟基巨豆 -4, 7- 二烯 -3- 酮 [(6*S*,7*E*)-6,9,10-trihydroxymegastigma-4,7-dien-3-one，**106**] 和 (6*S*，7*E*)-6, 9- 二羟基巨豆 -4, 7- 二烯 -3- 酮 [(6*S*,7*E*)-6,9-dihydroxymegastigma-4,7-dien-3-one，**107**]。

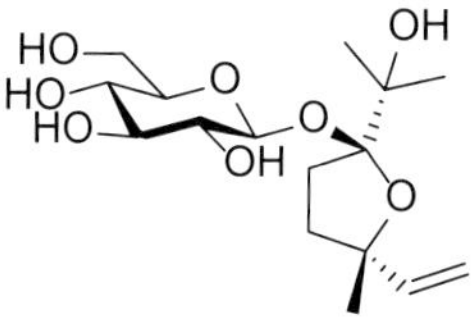

103

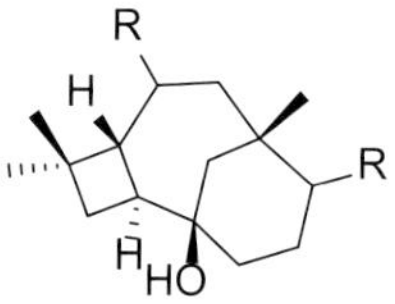

104 R = *α*-OH
105 R = *β*-OH

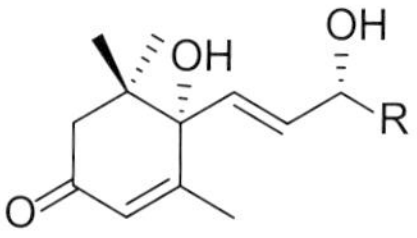

106 R = CH_2OH
107 R = CH_3

鸦胆子中分离鉴定的萜类化合物结构式

7. 其他类 [50–52]

此外，从鸦胆子中还分离得到 *β*- 谷甾醇、豆甾醇、豆甾醇 -3-*O*-*β*-D- 葡萄糖苷、谷甾醇、腺嘌呤核苷、尿嘧啶和对羟基苯甲酸等其他类化合物。另有文献对鸦胆子油中三萜醇类化合物进行了分析，从中鉴定出 7 种三萜醇类化合物：蒲公英赛醇（taraxerol）、甘遂二烯醇（tirucalla-7, 24-dien-3*β*-ol）、羽扇醇（lupeol）、24- 亚甲基环阿屯烷醇（24-methylenecycloartanol）、环阿屯醇（cycloartanol）、*β*- 香树精（*β*-amyrin）和 *α*- 香树精（*α*-amyrin）。

利用毛细管气相色谱 - 质谱联用仪结合计算机检索，对鸦胆子中的挥发油成分进行了分析，结果表明，黄樟脑、（+）-4- 蒈烯、*β*- 香叶烯、丁香油酚甲醚、2, 6- 二甲氧基甲苯、柠檬烯和甲基胡椒酚为鸦胆子挥发油中的主要成分。

【药理作用】

1. 抗肿瘤

苦木苦味素类化合物是鸦胆子抗肿瘤作用的主要活性成分。研究发现，鸦胆子提取物的中、高剂量组均能明显抑制 S180 实体瘤的生长，抑瘤率分别为 20.4% 和 24.6%；并且，鸦胆子提取物的低、中剂量组可延长 S180 腹水瘤小鼠的生存期，延长率分别为 21%

和 18.5%[53]。

缺氧诱导因子 -1（HIF-1）是一种重要的转录因子，可在缺氧条件下诱导人肿瘤的适应性反应，并引起传统治疗的不良预后。鸦胆子中的苦木苦味素类化合物 brusatol（**10**）能在缺氧或 $CoCl_2$ 诱导的结肠癌细胞 HCT116 中，抑制 HIF-1 的活性，同时抑制 HIF-1 的靶基因 VEGF、GLUT1、HK2 和 LDHA 的表达，并可通过抑制 HIF-1 信号通路降低缺氧状态下的葡萄糖消耗[54]。而苦木苦味素类化合物 brucein D（**24**）可通过活化 p38-MAPK 信号通路，从而诱导胰腺癌细胞 PANC-1 的凋亡[55]；dehydrobruceine B（**42**）可通过线粒体途径，使线粒体膜电位（MMP）丢失，细胞色素 c 向胞质释放及 caspase-9、caspase-3 和多聚 ADP- 核糖聚合酶裂解，从而诱导 A549 和 NCI-H292 细胞的凋亡[56]。

研究发现，从鸦胆子中提取得到的活性多肽 F9-9 亦可显著抑制人乳腺癌细胞 MCF-7 的增殖，其 IC_{50} 值为（0.124 ± 0.004）µg/mL[57]。鸦胆子油因其富含脂肪酸和 β- 谷甾醇，可与蟾蜍内酯联合，用于治疗肿瘤，有利于保持 Na^+-K^+-ATP 酶的活性，从而减轻蟾蜍内酯的毒性[58]。

2. 杀虫

苦木苦味素类化合物 bruceine A（**11**）、bruceantinol（**13**）、bruceine C（**14**）、brusatol（**10**）和 bruceine B（**9**）有较强的抗埃文西锥虫活性，其 IC_{50} 值为 2.9 ~ 17.8 nM[59-60]。此外，化合物 brusatol（**10**）和 bruceine A（**11**）还具有显著的抗巴贝斯虫活性，其 IC_{50} 值分别为 0.74 ng/mL 和 4.0 ng/mL[61]。

3. 昆虫拒食

鸦胆子醇提物的氯仿萃取部位和乙酸乙酯萃取部位均可抑制菜青虫幼虫蛋白酶的活性，阻断或减弱蛋白酶对能量物质的水解，使昆虫营养不良，生长发育受阻[62]。鸦胆子甲醇提取物的氯仿、乙酸乙酯和正丁醇 3 个萃取部位中，氯仿萃取物对小菜蛾幼虫的拒食活性明显优于其他组分，其 24 h、48 h 的拒食率分别为 91.95% 和 92.61%[63]。

研究发现，brucein D（**24**）对小菜蛾（*Plutella xylostella* L.）、甜菜夜蛾（*Spodoptera exigua* Hübner）和棉叶虫（*Spodoptera litura* Fabricius）均有显著的拒食活性，在 100 µg/mL 条件下 24 h 和 48 h 对小菜蛾的拒食率可达到 93.80% 和 96.83%[64]。而 brusatol（**10**）对甜菜夜蛾三龄幼虫具有较强的接触毒性（LD_{50}，2.91 µg/ 幼虫，72 h）和拒食活性（AFC_{50}，17.4 mg/L，48 h），其以线粒体依赖性途径诱导 IOZCAS-Spex-II 和 Sf21 等昆虫细胞系凋亡，主要表现为凋亡细胞 DNA 的裂解、caspase-3 的活化和细胞色素 c 的释放[65]。

4. 抗病毒

研究发现，bruceine E 能够抑制病毒所致合胞体的形成，可抑制反转录酶和蛋白酶的活性，并对艾滋病病毒（HIV-1）复制的早期和晚期阶段均产生抑制效应[66]。

5. 降糖

从鸦胆子中分离得到的 bruceine E 和 bruceine D（**24**）具有显著的降血糖活性，给予剂量 1 mg/kg，正常小鼠的血糖浓度分别下降（40.07±11.45）% 和（48.82±13.34）%，而链脲佐菌素（STZ）诱导的糖尿病大鼠的血糖浓度分别下降了（73.57±13.64）% 和

（87.99±2.91）%[67]。

6. 抗炎

鸦胆子醇提物的乙酸乙酯萃取部位可抑制促炎细胞因子一氧化氮（NO）、前列腺素 E_2（PGE_2）、肿瘤坏死因子 -α（TNF-α）、白细胞介素 IL-1β 和 IL-6 的产生，促进抗炎细胞因子 IL-10 的产生，从而发挥其抗炎作用[68]。

鸦胆子油乳注射液对葡聚糖硫酸钠诱导的小鼠溃疡性结肠炎有明显的抗炎作用，主要通过降低促炎细胞因子水平和抑制 NF-κB 信号通路来发挥抗炎作用[69]。

此外，鸦胆子素 A（**11**）能够抑制糖尿病肾病重要的炎症因子白细胞介素 IL-6、糖尿病肾病相关蛋白纤维粘连蛋白 FN 和四型胶原 Col IV 的 mRNA 表达，可有效防治糖尿病肾病[70]。

7. 其他

鸦胆子素 A（**11**）能够显著地增加骨量，逆转骨小梁流失，增加骨体积分数和骨小梁厚度，具有防治骨质疏松的作用[71]。

鸦胆子油口服乳液对无水乙醇、阿司匹林、利血平和束缚 - 浸水应激诱导的小鼠胃溃疡及冰醋酸、幽门结扎诱导的大鼠胃溃疡均有一定的胃保护作用，可能与抗氧化、抗炎及促进胃黏液分泌有关[72]。

8. 毒性

研究表明，鸦胆子苦木苦味素类化合物富集部位对小鼠具有一定的毒性，可抑制小鼠血清胆碱酯酶的活性，并能使血清中总胆红素升高[73]。

【质量标准】

鸦胆子为《中国药典》（2015 年版）收录品种，其中规定了鸦胆子药材的显微鉴别、水分灰分检查及含量测定等检测项。

1. 高效液相指纹图谱

有研究建立了鸦胆子油的 HLPC-ELSD 指纹图谱，标定了 9 个共有峰，并通过 LC-MS 联用技术指认了其中的 8 个共有峰。色谱条件如下：Agilent Eclipse XDB-C18 色谱柱（4.6 mm×250 mm，5 μm）；流动相为乙腈 - 异丙醇 - 正己烷（66∶20∶14）；流速 1.0 mL/min；蒸发光检测器，检测温度 70 ℃；载气流量 1.5 mL/min；进样量 2 μL[74]。

建立了 10 批鸦胆子药材总脂肪酸的 HPLC-ELSD 指纹图谱。色谱条件如下：Eclipse XDB-C18 色谱柱（4.6 mm×150 mm，5 μm）；流动相为甲醇 - 水 - 醋酸（88∶11∶1）；流速 1.0 mL/min；柱温 25 ℃；蒸发光检测器，检测温度 70 ℃；N_2 载气流量为 1.5 mL/min；进样量 5 μL[75]。

另有研究建立了鸦胆子非油部位的 HPLC 指纹图谱。色谱条件为：Cosmosil C18 色谱柱（4.6 mm×250 mm，5μm）；流动相为甲醇 - 水梯度洗脱；流速 1.0 mL/min；检测波长 221 nm；柱温 29 ℃；进样量 10 μL[76]。

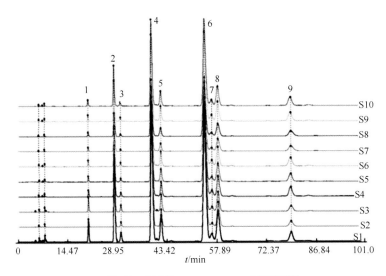

10 批鸦胆子油的 HPLC-ELSD 色谱图 [74]

2. 含量测定方法

2.1 高效液相色谱法

以鸦胆苦醇（**10**）和鸦胆素 A（**11**）为对照品，建立了同时测定鸦胆子药材中上述 2 种苦木苦味素类化合物含量的 HPLC 方法。色谱条件为：CAPCELL PAK C18 色谱柱（4.6 mm× 250 mm，5 μm）；流动相为乙腈 - 水梯度洗脱；流速 1.0 mL/min；柱温 25 ℃；检测波长 280 nm；进样量 20 μL [77]。

以鸦胆苦素 D（**24**）、鸦胆苦醇（**10**）和鸦胆因 H 为对照品，建立了鸦胆子中上述 3 种苦木苦味素的 HPLC 含量测定方法。色谱条件为：Phenomenex C18 色谱柱（4.6 mm× 150 mm，5 μm）；甲醇 - 水梯度洗脱；流速 1.0 mL /min；柱温 25 ℃；检测波长 270 nm；进样量 20 μL [78]。

建立了鸦胆子中水溶性成分尿嘧啶的含量测定方法。色谱条件为：Phenomenex Gemini C18 色谱柱（4.6 mm×250 mm，5 μm）；流动相为乙腈 -0.1% 磷酸水溶液（50 ∶ 50）；流速 1.0 mL/min；柱温 30 ℃；检测波长 265 nm；分析时间 15 min；进样量 10 μL [79]。

建立了测定鸦胆子油中油酸和亚油酸含量的 RP-HPLC 方法。色谱条件为：Shim-pack VP-ODS（4.6 mm×150 mm，5 μm）；流动相为甲醇 - 乙腈 - 水（30 ∶ 20 ∶ 50）；柱温 25 ℃；检测波长 242 nm；流速 0.8 mL/min；进样量 20 μL [80]。

采用 UPLC-ELSD 法，建立了同时测定鸦胆子药材中 1, 2- 油酸 -3- 亚油酸甘油酯和甘油三油酸酯 2 种脂溶性成分含量的方法。色谱条件为：Thermo Accucore XL C18 色谱柱（2.1 mm× 250 mm，4 μm）；流动相为乙腈 - 二氯甲烷（70 ∶ 30）；流速 0.4 mL/min；柱温 30 ℃；进样量 4 μL [81]。

参 考 文 献

[1] 国家药典委员会. 中华人民共和国药典（2015 年版，一部）[S]. 北京：中国医药科技出版社，2015：254–255.

[2] 胡世林. 中国道地药材 [M]. 哈尔滨：黑龙江科学技术出版社，1989：71.

[3] 杨峰，于红，王凤礼，等. 鸦胆子的研究概况 [J]. 黑龙江医药，1998，11（2）：112–113.

[4] 丁晨旭，索有瑞. 中药鸦胆子化学成分及药理学研究进展 [J]. 中成药，2006，28（1）：117–120.

[5] 傅丽霞，黄崇刚，林明宝，等. 鸦胆子苦木内酯类成分及其药理活性研究进展 [J]. 中国药理学通报，2016，32（11）：1481–1486.

[6] 刘俊宏. 鸦胆子的化学成分及生物活性研究 [D]. 沈阳药科大学博士学位论文，2012.

[7] 胡树枝. 鸦胆子的化学成分研究 [D]. 暨南大学硕士学位论文，2013.

[8] 赵丽娟. 鸦胆子化学成分及生物活性研究 [D]. 山东大学硕士学位论文，2014.

[9] 赵廷. 鸦胆子化学成分及药理活性研究 [D]. 河北医科大学硕士学位论文，2015.

[10] 王群. 中药鸦胆子药渣的化学成分研究 [D]. 广东药科大学硕士学位论文，2016.

[11] Zhang ZK，Ouyang MA，Zhan JS，et al. Quassinoids from *Brucea javanica* seeds inhibiting the replication of tobacco mosaic virus [J]. *Current Bioactive Compounds*，2013，9（3）：247–254.

[12] Liu JH，Zhao N，Zhang GJ，et al. Bioactive quassinoids from the seeds of *Brucea javanica* [J]. *Journal of Natural Products*，2012，75（4）：683–688.

[13] Lin LZ，Cordell GA，Ni CZ，et al. A quassinoid from *Brucea javanica* [J]. *Phytochemistry*，1990，29（8）：2720–2722.

[14] Kim IH，Suzuki R，Hitotsuyanagi Y，et al. Three novel quassinoids，javanicolides A and B，and javanicoside A，from seeds of *Brucea javanica* [J]. *Tetrahedron*，2003，59（50）：9985–9989.

[15] Yoshimura S，Ogawa K，Tsuyuki T，et al. Yandanziolide D，a new C19-quassinoid isolated from *Brucea javanica* [J]. *Chemical & Pharmaceutical Bulletin*，1988，36（2）：841–844.

[16] Anderson MM，O'Neill MJ，Phillipson JD，et al. In vitro cytotoxicity of a series of quassinoids from *Brucea javanica* fruits against KB cells [J]. *Planta Medica*，1991，57（1）：62–64.

[17] Ryu SM，Kwon J，Seo YH，et al. Quassinoids isolated from *Brucea javanica* inhibit pepper mottle virus in pepper [J]. *Virus Research*，2017，227：49–56.

[18] Dong SH，Liu J，Ge YZ，et al. Chemical constituents from *Brucea javanica* [J]. *Phytochemistry*，2013，85：175–184.

[19] Yan XH，Chen J，Di YT，et al. Anti-tobacco mosaic virus（TMV）quassinoids from *Brucea javanica*（L.）Merr [J]. *Journal of Agricultural and Food Chemistry*，2010，58（3）：1572–1577.

[20] Bawm S，Matsuura H，Elkhateeb A，et al. In vitro antitrypanosomal activities of quassinoid compounds from the fruits of a medicinal plant，*Brucea javanica* [J]. *Veterinary Parasitology*，2008，158（4）：288–294.

[21] Subeki，Matsuura H，Takahashi K，et al. Screening of Indonesian medicinal plant extracts for antibabesial activity and isolation of new quassinoids from *Brucea javanica* [J]. *Journal of Natural Products*，2007，70（10）：1654–1657.

[22] Phillipson JD，Darwish FA. Bruceolides from Fijian *Brucea javanica* [J]. *Planta medica*，1981，41（3）：209–220.

[23] Ryu SM，Kwon J，Seo YH，et al. Quassinoids isolated from *Brucea javanica* inhibit pepper mottle virus in pepper [J]. *Virus Research*，2017，227：49–56.

[24] Ye QM，Bai LL，Hu SZ，et al. Isolation，chemotaxonomic significance and cytotoxic effects of quassinoids from *Brucea javanica* [J]. *Fitoterapia*，2015，105：66–72.

[25] Su ZW，Hao J，Xu ZF，et al. A new quassinoid from fruits of *Brucea javanica* [J]. *Natural Product Research*，2013，27（21）：2016–2021.

[26] Zhao M，Lau ST，Leung PS，et al. Seven quassinoids from Fructus Bruceae with cytotoxic effects on pancreatic adenocarcinoma cell lines [J]. *Phytotherapy Research*，2011，25（12）：1796–1800.

[27] 林隆泽，张金生，陈仲良，等. 鸦胆子化学成分的研究 I. 鸦胆子酮酸等五个苦木素的分离和鉴定 [J]. 1982，化学学报，40（1）：73–78.

[28] 谢慧媛，邓胡宁，黄淑霞，等. 鸦胆子化学成分研究 [J]. 中药材，1998，21（8）：398–400.

[29] Elkhateeb A，Tosa Y，Matsuura H，et al. Antitrypanosomal activities of acetylated bruceines A and C；a structure–activity relationship study [J]. *Journal of Natural Medicines*，2012，66（1）：233–240.

[30] Pan L，Chin YW，Chai HB，et al. Bioactivity-guided isolation of cytotoxic constituents of *Brucea javanica* collected in Vietnam [J]. *Bioorganic & Medicinal Chemistry*，2009，17（6）：2219–2224.

[31] Li Jun，Zheng D，Sun Y，et al. Dehydrobruceine C，a new quassinoid from the Seeds of *Brucea javanica* [J]. *Letters in Organic Chemistry*，2017，14（5）：368–371.

[32] Fukamiya N，Okano M，Miyamoto M，et al. Antitumor agents，127. Bruceoside C，a new cytotoxic quassinoid glucoside，and related compounds from *Brucea javanica* [J]. *Journal of Natural Products*，1992，55（4）：468–475.

[33] Sakaki T，Yoshimura S，Ishibashi M，et al. Structures of new quassinoid glycosides，yadanziosides A, B, C, D, E, G, H，and new quassinoids，dehydrobrusatol and dehydrobruceantinol from *Brucea javanica*（L.）Merr [J].*Bulletin of the Chemical Society of Japan*，1985，58（9）：2680–2686.

[34] Sakaki T，Yoshimura S，Tsuyuki T，et al. Structures of yadanziosides K, M, N, and O，new quassinoid glycosides from *Brucea javanica*（L.）Merr [J]. *Bulletin of the Chemical Society of Japan*，1986，59（11）：3541–3546.

[35] Chumkaew P，Srisawat T. Antimalarial and cytotoxic quassinoids from the roots of *Brucea javanica* [J]. *Journal of Asian Natural Products Research*，2017，19（3）：247–253.

[36] Chumkaew P，Pechwang J，Srisawat T. Two new antimalarial quassinoid derivatives from the stems of *Brucea javanica* [J]. *Journal of Natural Medicines*，2017，71（3）：570–573.

[37] Su BN，Chang LC，Park EJ，et al. Bioactive constituents of the seeds of *Brucea javanica* [J]. *Planta Medica*，2002，68（8）：730–733.

[38] Pan L，Chin YW，Chai HB，et al. Corrigendum to "Bioactivity-guided isolation of cytotoxic constituents of *Brucea javanica* collected in Vietnam"[*Bioorg. Med. Chem.* 17（2009）2219] [J]. *Bioorganic & Medicinal Chemistry*，2011，4（19）：1562.

[39] Yoshimura S，Sakaki T，Ishibashi M，et al. Constituents of seeds of *Brucea javanica*. Structures of new bitter principles，yadanziolides A, B, C, yadanziosides F, I, J, and L [J]. *Bulletin of the Chemical Society of Japan*，1985，58（9）：2673–2679.

[40] 王群，杨勇勋，刘庆鑫，等 . 鸦胆子种子化学成分的研究 [J]. 中草药，2015，46（19）：2839–2842.

[41] Ohnishi S，Fukamiya N，Okano M，et al. Bruceosides D, E, and F, three new cytotoxic quassinoid glucosides from *Brucea javanica* [J]. *Journal of Natural Products*，1995，58（7）：1032–1038.

[42] Kim IH，Takashima S，Hitotsuyanagi Y，et al. New quassinoids，javanicolides C and D and javanicosides B–F，from seeds of *Brucea javanica* [J]. *Journal of Natural Products*，2004，67（5）：863–868.

[43] Sakaki T，Yoshimura S，Tsuyuki T，et al. Two new quassinoid glycosides，yadanziosides N and O isolated from seeds of *Brucea javanica*（L.）merr [J]. *Tetrahedron Letters*，1986，27（5）：593–596.

[44] 王立军、黄娴、祝静静，等 . 鸦胆子化学成分及肿瘤细胞毒活性研究 [J]. 天然产物研究与开发，2013，25（6）：772–776.

[45] Zhao M，Lau ST，Zhang XQ，et al. Bruceines K and L from the ripe fruits of *Brucea javanica* [J]. *Helvetica Chimica Acta*，2011，94（11）：2099–2105.

[46] NoorShahida A，Wong TW，Choo CY. Hypoglycemic effect of quassinoids from *Brucea javanica*（L.）Merr（Simaroubaceae）seeds [J]. *Journal of Ethnopharmacology*，2009，124（3）：586–591.

[47] 张金生、徐任生、李育辉，等 . 鸦胆子化学成分的研究Ⅲ . 新苦木素 - 鸦胆子苦烯的分离和结构 [J]. 化学学报，1984，42（7）：684–687.

[48] Liu KCS. Yang SL，Roberts MF，et al. Canthin-6-one alkaloids from cell suspension cultures of *Brucea javanica* [J]. *Phytochemistry*，1990，29（1）：141–143.

[49] Chen QJ，OuyangMA，Tan QW，et al. Constituents from the seeds of *Brucea javanica* with inhibitory activity of *Tobacco mosaic* virus [J]. *Journal of Asian Natural Products Research*，2009，11（6）：539–547.

[50] 田雪芹、邵志宇 . 中药鸦胆子的化学成分研究 [J]. 广东化工，2013，40（263）：33–34.

[51] 汪洪武，刘艳清，严子军，等 . 不同方法提取鸦胆子挥发油化学成分的 GC-MS 分析 [J]. 精细化工，2011，28（7）：668–670.

[52] 李华民，谭雷，张铁垣．鸦胆子油中三萜醇的分离和结构鉴定 [J]．北京师范大学学报（自然科学版），1995，31（2）：230–233．

[53] 田桂英，谢荣辉．鸦胆子提取物对 S_{180} 小鼠抗肿瘤作用的实验研究 [J]．肿瘤药学，2011，1（3）：220–222．

[54] Lu Y，Wang B，Shi Q，et al. Brusatol inhibits HIF-1 signaling pathway and suppresses glucose uptake under hypoxic conditions in HCT116 cells [J]. *Scientific Reports*，2016，6（1）：39123．

[55] Lau ST，Lin ZX，Liao Y，et al. Brucein D induces apoptosis in pancreatic adenocarcinoma cell line PANC-1 through the activation of p38-mitogen activated protein kinase [J]. *Cancer Letters*，2009，281（1）：42–52．

[56] Zhao L，Wen Q，Yang G，et al. Apoptosis induction of dehydrobruceine B on two kinds of human lung cancer cell lines through mitochondrial-dependent pathway [J]. *Phytomedicine*，2016，23（2）：114–122．

[57] 黄会方．抗肿瘤活性 - 鸦胆子生物肽的分离纯化及其对人乳腺癌细胞 MCF-7 作用机制研究 [D]．北京中医药大学硕士学位论文，2017．

[58] 孙小慧．抗肿瘤单体华蟾蜍精的生物转化和抗肿瘤药鸦胆子油的成分分析研究 [D]．暨南大学硕士学位论文，2015．

[59] Bawm S，Matsuura H，Elkhateeb A，et al. In vitro antitrypanosomal activities of quassinoid compounds from the fruits of a medicinal plant，*Brucea javanica* [J]. *Veterinary Parasitology*，2008，158（4）：288–294．

[60] Elkhateeb A，Tosa Y，Matsuura H，et al. Antitrypanosomal activities of acetylated bruceines A and C；a structure–activity relationship study [J]. *Journal of Natural Medicines*，2012，66（1）：233–240．

[61] Elkhateeb A，Yamasaki M，Maede Y，et al. Anti-babesial quassinoids from the fruits of *Brucea javanica* [J]. *Natural Product Communications*，2008，3（2）：145–148．

[62] 曾涛，黎柳峰，韦德卫，等．鸦胆子提取物对菜青虫幼虫蛋白酶活性和蛋白质含量的影响 [J]．植物保护，2006，32（5）：58–59．

[63] 陈振东，黎柳锋，曾宪儒，等．中药植物鸦胆子提取物对小菜蛾的拒食活性研究 [J]．安徽农业科学，2015，43（13）：122–123．

[64] Mao G，Tian Y，Sun Z，et al. Bruceine D isolated from *Brucea Javanica*(L.)Merr. as a systemic feeding deterrent for three major lepidopteran pests [J]. *Journal of Agricultural and Food Chemistry*，2019，67（15）：4232–4239．

[65] Zhang L，Feng X，Ma D，et al. Brusatol isolated from *Brucea javanica*(L.)Merr. induces apoptotic death of insect cell lines [J]. *Pesticide Biochemistry and Physiology*，2013，107（1）：18–24．

[66] 牟联军．鸦胆子提取物鸦胆子苦素 E（Bruceine E）的抗 HIV-1 活性及机制研究 [D]．广西医科大学博士学位论文，2017．

[67] NoorShahida A，Wong TW，Choo CY. Hypoglycemic effect of quassinoids from *Brucea javanica*(L.)Merr(Simaroubaceae)seeds [J]. *Journal of Ethnopharmacology*，2009，124（3）：586–591．

[68] Yang J，Li S，Xie C，et al. Anti-inflammatory activity of ethyl acetate fraction of the seeds of *Brucea Javanica* [J]. *Journal of Ethnopharmacology*，2013，147（2）：442–446．

[69] Huang Y F，Zhou J T，Qu C，et al. Anti-inflammatory effects of *Brucea javanica* oil emulsion by suppressing NF-κB activation on dextran sulfate sodium-induced ulcerative colitis in mice [J]. *Journal of Ethnopharmacology*，2017，198：389–398．

[70] 王真，邱强，李会英，等．鸦胆子素 A 在制备防治糖尿病、糖尿病肾病的药物中的应用 [P]．中国发明专利，201811368333.4．

[71] 王真，赵晓丽，李会英，等．鸦胆子素 A 在制备防治骨质疏松症药物中的应用 [P]．中国发明专利，201811367189.2．

[72] Li Q，Yang L，Fan L，et al. Activity of *Brucea javanica* oil emulsion against gastric ulcers in rodents [J]. *Asian journal of Pharmaceutical Sciences*，2018，13（3）：279–288．

[73] 程富胜，程世红，张霞，等．鸦胆子苦木素对小鼠血清胆碱酯酶和总胆红素的影响 [J]．中兽医医药杂志，2011，30（4）：12–14．

[74] 郭辉，胡晨，钱俊青，等．鸦胆子油 HPLC-ELSD 指纹图谱研究 [J].，2012，32（7）：1311–1314．

[75] 胡晨．鸦胆子质量标准及指纹图谱研究 [D]．浙江工业大学硕士学位论文，2012．

[76] 马俊．中药鸦胆子质量控制方法的初步研究 [D]．暨南大学硕士学位论文，2018．

[77] 王欣，俞桂新，李宏，等．鸦胆子苦木内酯类成分的 TLC 鉴别和 HPLC 含量测定 [J]．上海中医药大学学报，2018，32（4）：100–104．

[78] 周中流，石任兵，刘斌，等 . HPLC 同时测定鸦胆子中 3 个苦木内酯的含量 [J]. 中国中药杂志，2011，36（14）：1979–1981.

[79] 谢加庭，吴燕红，杨凡，等 . 鸦胆子水溶性成分的含量测定及提取工艺 [J]. 广东化工，2017，44（349）：18–19.

[80] 李盈，沈琦，段成才，等 . RP-HPLC 法测定鸦胆子油中油酸和亚油酸的含量 [D]. 中国药房，2009，20（36）：2836–2837.

[81] 张怿辰，刘晓庆，罗岩，等 . UPLC-ELSD 法同时测定鸦胆子中两种脂溶性成分的含量 [J]. 沈阳药科大学学报，2016，33（9）：713–717.

穿 心 莲

【植物来源】

本品为爵床科（Acanthaceae）穿心莲属植物穿心莲 *Andrographis paniculata*（Burm. F.）Nees 的干燥地上部分，又名春莲秋柳、一见喜、榄核莲、苦胆草、斩蛇剑、圆锥须药草、日行千里、四方莲、金香草、金耳钩、春莲夏柳、印度草、苦草。穿心莲喜高温湿润气候，原产于东南亚，在我国福建、广东、海南、广西、云南有广泛栽培，江苏、陕西亦有引种。在播种当年 9～10 月花盛期或种子成熟初期采收，齐地割取全株晒干，或割取全株后摘下叶片分别晒干[1]。

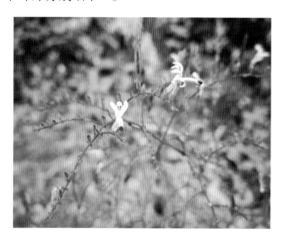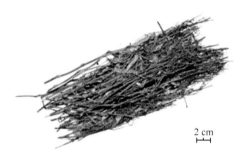

2 cm

穿心莲基源植物（左）与药材（右）图片

【功能与主治】

穿心莲其味苦，性寒，无毒，归心、肺、大肠、膀胱经。具清热解毒、凉血消肿等功效。主治急性菌痢、胃肠炎、感冒、流脑、气管炎、肺炎、百日咳、肺结核、肺脓疡、胆囊炎、高血压、鼻衄、口咽肿痛、疮疖痈肿、水火烫伤、毒蛇咬伤等。目前，临床用于治疗细菌性痢疾、尿路感染、急性扁桃体炎、肠炎、咽喉炎、肺炎和流行性感冒等，外用还可治疗疮疖肿毒、外伤感染等[1-2]。

【化学成分】

二萜内酯及其苷类化合物为穿心莲的主要及特征性化学成分，此外穿心莲中还含有黄酮和酚酸类成分，以及少量的环烯醚和甾醇等其他类型化合物。

1. 二萜内酯类 [3-18]

穿心莲中主要含有对映-半日花烷（*ent*-labdane）型二萜内酯类化合物，已报道从穿心莲中分离鉴定的二萜内酯类化合物主要有：穿心莲内酯（andrographolide，**1**）、穿心莲内酯苷（andrographiside，**2**）、14-*epi*-andrographolide（**3**）、3(*R*), 19- 二羟基 -8(17), 12(*E*)- 半日花二烯 -16, 15- 内酯 [3(*R*),19-dihydroxy-8(17),12(*E*)-labdadien-16,15-olide]、3, 19-*O*-diacetylanhydroandrographolide（**4**）、19-*O*-acetylanhydroandrographolide、12*R*- 羟基穿心莲内酯（12*R*-hydroxyandrographolide，**5**）、12*S*- 羟基穿心莲内酯（12*S*-hydroxyandrographolide）、脱氧穿心莲内酯 /14- 去氧穿心莲内酯（14-deoxyandrographolide，**6**）、去氧穿心莲内酯苷（deoxyandrographiside，**7**）、3- 吡喃葡萄糖基穿心莲内酯（3-*O*-β-D-glucopyranosyl-14, 19-dideoxyandrographolide，**8**）、7*R*-hydroxy-14-deoxyandrographolide（**9**）、7*S*-hydroxy-14-deoxyandrographolide（**10**）、14-deoxy-12-hydroxyandrographolide、14-deoxy-12-methoxyandrographiside、12-*epi*-14-deoxy-12-methoxyandrographiside、新穿心莲内酯苷元（andrograpanin）、新穿心莲内酯（neoandrographolide）、6′-acetylneoandrographiside、8(17), 13-*ent*- 半日花二烯 -15→16- 内酯 -19- 酸 [8(17),13-*ent*-labdadien-15→16-lactone-19-oic acid]、14- 去氧 -11- 羟基穿心莲内酯（14-deoxy-11-hydroandrographolide，**11**）、8- 甲基新穿心莲内酯苷元（8-methylandrograpanin，**12**）、17- 羟基脱氧穿心莲内酯（14-deoxy-17-hydroxyandrographolide，**13**）、8α-methoxyl-14-deoxy-17β-hydroxyandrographolide、8, 17-epoxy-14-deoxyandrographolide（**14**）、8α, 17β- 环氧 -3, 19- 二羟基 -11, 13- 对映 - 半日花三烯 -15, 16- 内酯（8α,17β-epoxy-3,19-dihydroxy-11,13-*ent*-labdatrien-15,16-olide）、3, 7, 19- 三羟基 -8, 11, 13- 对映 - 半日花三烯 -15, 16- 内酯（3,7,19-trihydroxy-8,11,13-*ent*-labdatrien-15,16-olide，**15**）、14- 去氧 -11, 12- 二去氢穿心莲内酯（14-deoxy-11, 12-didehydroandrographolide）、15- 甲氧基 -3, 19- 二羟基 -8(17), 11, 13- 对映 - 半日花三烯 -16, 15- 内酯 [15-methoxy-3,19-dihydroxy-8(17),11,13-*ent*-labdatrien-16,15-olide]、19- 乙酰基 - 脱水穿心莲内酯（19-*O*-acetyl-14-deoxy-11, 12-didehydroandrographolide）、14- 去氧 -11, 12- 二去氢穿心莲内酯苷（14-deoxy-11, 12-dihydroandrographiside，**16**）、(13*R*, 14*R*)-3, 13, 14, 19- 四羟基 - 对映 - 半日花 -8(17), 11- 二烯 -16, 15- 内酯 [(13*R*,14*R*)-3,13,14,19-tetrahydroxy-*ent*-labda-8(17),11-dien-16,15-olide，**17**]、3, 19- 二羰基半日花 -8(17), 11*E*, 13- 三烯 -16, 15- 内酯 [3,19-dioxolabda-8(17),11*E*,13-trien-16,15-olide，**18**]、3-oxo-14-deoxy-11, 12-didehydroandrographolide、异穿心莲内酯（isoandrographolide，**19**）、3(*R*), 14(*S*)- 二羟基 -8(17), 12(*Z*)- 半日花二烯 -16, 15- 内酯 -19-*O*-β-D- 葡萄糖苷 [3(*R*),14(*S*)-dihydroxy-8(17),12(*Z*)-labdadien-16,15-olide-19-*O*-β-D-glucoside，**20**]、3-oxo-14-deoxyandrographolide、hexahydro-14-dehydroxyandrographolide、3, 19- 异亚丙基 -14- 去氧 - 对映 - 半日花 -8(17), 13- 二烯 -16, 15- 内酯 [3,19-isopropylidene-14-deoxy-*ent*-labda-8(17),13-dien-16, 15-olide]、(8*S*, 12*S*)-isoandrographolide（**21**）、(8*S*, 12*R*)-isoandrographolide（**22**）、(8*R*, 12*S*)-isoandrographolide（**23**）、(8*R*, 12*R*)-isoandrographolide（**24**）、4(*R*)-3-oxo-8(17), 13-19-norlabdaquien-16, 15-olide（**25**）、6(*R*)-hydroxy-2, 4(18), 8(17), 13, 19-norlabdaquien-16, 15-olide（**26**）、8(17), 13- 对映 - 半日花二烯 -15, 16, 19- 三醇 [8(17),13-*ent*-labdadiene-15,16,19-triol，**27**]、3, 15, 19- 三羟基 -8(17), 13- 对映 - 半日花二烯 -16- 酸 [3,15,19-trihydroxy-8(17),13-*ent*-labdadien-16-oic acid，**28**]、andrographic acid（**29**）、 andrographatoside 和 andrographolactone（**30**）。此外，还从穿心莲中发现了少量的二萜内酯二聚体，如 bisandrographiside A（**31**）、bisandrographiside B、bisandrographiside C 和 bisandrographiside D（**32**）。

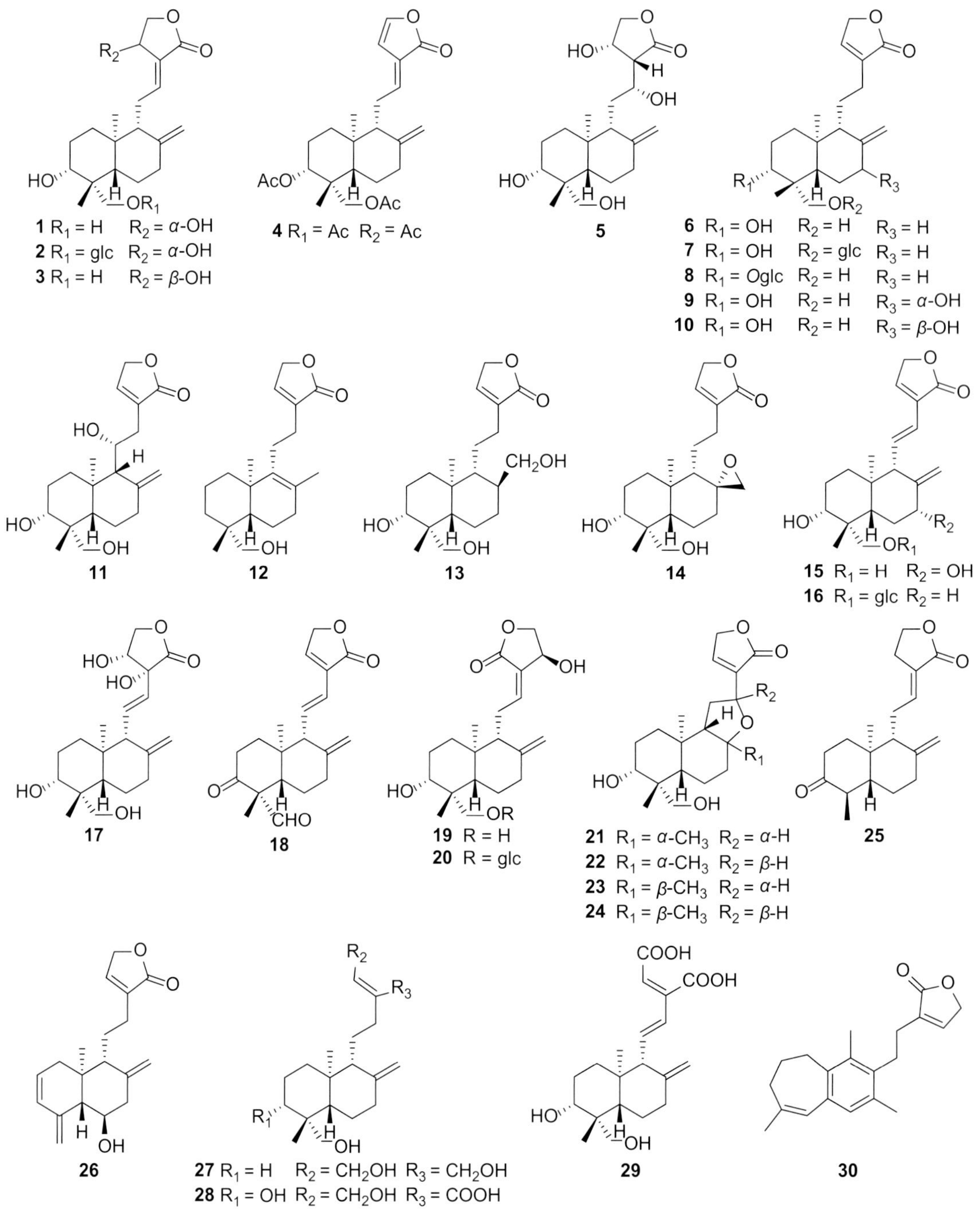

1 R_1 = H $\quad$ R_2 = α-OH
2 R_1 = glc $\quad$ R_2 = α-OH
3 R_1 = H $\quad$ R_2 = β-OH

4 R_1 = Ac $\quad$ R_2 = Ac

5

6 R_1 = OH $\quad$ R_2 = H $\quad$ R_3 = H
7 R_1 = OH $\quad$ R_2 = glc $\quad$ R_3 = H
8 R_1 = Oglc $\quad$ R_2 = H $\quad$ R_3 = H
9 R_1 = OH $\quad$ R_2 = H $\quad$ R_3 = α-OH
10 R_1 = OH $\quad$ R_2 = H $\quad$ R_3 = β-OH

11

12

13

14

15 R_1 = H $\quad$ R_2 = OH
16 R_1 = glc $\quad$ R_2 = H

17

18

19 R = H
20 R = glc

21 R_1 = α-CH₃ $\quad$ R_2 = α-H
22 R_1 = α-CH₃ $\quad$ R_2 = β-H
23 R_1 = β-CH₃ $\quad$ R_2 = α-H
24 R_1 = β-CH₃ $\quad$ R_2 = β-H

25

26

27 R_1 = H $\quad$ R_2 = CH₂OH $\quad$ R_3 = CH₂OH
28 R_1 = OH $\quad$ R_2 = CH₂OH $\quad$ R_3 = COOH

29

30

穿心莲中分离鉴定的二萜内酯类化合物结构式

2. 黄酮类[19-28]

穿心莲中还含有大量的黄酮、黄酮醇、二氢黄酮、双苯吡酮及它们的糖苷类化合物，如已报道的 5, 4′- 二羟基 -7, 8, 2′, 3′- 四甲氧基黄酮（5, 4′-dihydroxy-7, 8, 2′, 3′-tetramethoxyflavone，**33**）、2′- 甲氧基黄芩黄酮（skullcapflavone I 2′-methylether）、5, 2′- 二羟基 -7, 8- 二甲氧基黄酮（panicolin）、黄芩黄酮 -2′-*O*- 葡萄糖苷（skullcapflavone I 2′-*O*-glucoside，**34**）、5- 羟 基 -7, 8, 2′, 3′- 四 甲 氧 基 黄 酮（5-hydroxy-7, 8, 2′, 3′-tetramethoxyflavone）、5- 羟基 -7, 8- 二甲氧基黄酮（7-*O*-methylwogonin）、5- 羟基 -7, 8, 2′, 5′- 四甲氧基黄酮（5-hydroxy-7, 8, 2′, 5′-tetramethoxyflavone，**35**）、5- 羟 基 -3, 7, 8, 2′- 四甲氧基黄酮（5-hydroxy-3, 7, 8, 2′-tetramethoxyflavone）、5- 羟基 -7, 2′, 6′- 三甲氧基黄酮（5-hydroxy-7, 2′, 6′-trimethoxyflavone，**36**）、5- 羟基 -7, 2′, 3′- 三甲氧基黄酮（5-hydroxy-7, 2′, 3′-trimethoxyflavone）、5, 4′- 二羟基 -7- 甲氧基黄酮 -8-*O*-β-D- 吡喃葡萄糖苷（5, 4′-dihydroxy-7-methoxyflavone-8-*O*-β-D-pyranoglucoside，**37**）、andrographidine G、5- 羟基 -7, 8, 2, 5- 四甲氧基黄酮 -5-*O*-β-D- 葡萄糖苷（5-hydroxy-7, 8, 2, 5-tetramethoxy-flavone-5-*O*-β-D-glucopyranoside，**38**）、汉黄芩素（wogonin）、芹菜素（apigenin）、木犀草素（luteolin）、5, 4′- 二羟基 -7- 甲氧基黄酮 -6-*O*-β-D- 葡萄糖苷（5, 4′-dihydroxy-7-methoxy-flavone-6-*O*-β-D-glucopyranoside）、6, 8- 二 -*C*-β-D- 葡萄糖白杨素（6, 8-di-*C*-β-D-glucosylchrysin，**39**）、异高黄芩素（isoscutellarein）、5- 羟 基 -7, 8- 二甲氧基二氢黄酮（7-*O*-methyldihydrowogonin）、5, 2′- 二羟基 -7, 8- 二甲氧基二氢黄酮（dihydroskullcapflavone I）、5, 7, 8- 三甲氧基二氢黄酮（5, 7, 8-trimethoxydihydroflavone）、5, 7, 2′, 3′- 四甲氧基二氢黄酮（5, 7, 2′, 3′-tetramethoxyflavanone，**40**）、andrographidine A（**41**）、5-hydroxy-7, 8-dimethoxy(2*R*)-flavanone-5-*O*-β-D-glucopyranoside（**42**）、1, 8- 二羟基 -3, 7- 二甲氧基双苯吡酮（1, 8-dihydroxy-3, 7-dimethoxyxanthone）、4, 8- 二羟基 -2, 7- 二甲氧基双苯吡酮（4, 8-dihydroxy-2, 7-dimethoxyxanthone，**43**）、1, 2- 二羟基 -6, 8- 二甲氧基双苯吡酮（1, 2-dihydroxy-6, 8-dimethoxyxanthone）和 3, 7, 8- 三甲氧基 -1- 羟基双苯吡酮（3, 7, 8-trimethoxy-1-hydroxyxanthone，**44**）。

33 $R_1 = H$ $R_2 = H$	$R_3 = CH_3$	$R_4 = OCH_3$	$R_5 = OCH_3$	$R_6 = OCH_3$	$R_7 = OH$	$R_8 = H$	$R_9 = H$	$R_{10} = H$
34 $R_1 = H$ $R_2 = H$	$R_3 = CH_3$	$R_4 = OCH_3$	$R_5 = Oglc$	$R_6 = H$	$R_7 = H$	$R_8 = H$	$R_9 = H$	$R_{10} = H$
35 $R_1 = H$ $R_2 = H$	$R_3 = CH_3$	$R_4 = OCH_3$	$R_5 = OCH_3$	$R_6 = H$	$R_7 = H$	$R_8 = H$	$R_9 = H$	$R_{10} = OCH_3$
36 $R_1 = H$ $R_2 = H$	$R_3 = CH_3$	$R_4 = H$	$R_5 = OCH_3$	$R_6 = H$	$R_7 = OH$	$R_8 = H$	$R_9 = OCH_3$	$R_{10} = H$
37 $R_1 = H$ $R_2 = H$	$R_3 = CH_3$	$R_4 = Oglc$	$R_5 = H$	$R_6 = H$	$R_7 = OH$	$R_8 = H$	$R_9 = H$	$R_{10} = H$
38 $R_1 = glc$ $R_2 = H$	$R_3 = CH_3$	$R_4 = OCH_3$	$R_5 = OCH_3$	$R_6 = H$	$R_7 = H$	$R_8 = OCH_3$	$R_9 = H$	$R_{10} = H$
39 $R_1 = H$ $R_2 = Oglc$	$R_3 = H$	$R_4 = Oglc$	$R_5 = H$	$R_6 = H$	$R_7 = H$	$R_8 = H$	$R_9 = H$	$R_{10} = H$

40 $R_1 = CH_3$ $R_2 = H$ $R_3 = OCH_3$ $R_4 = OCH_3$
41 $R_1 = glc$ $R_2 = OCH_3$ $R_3 = H$ $R_4 = H$

43 $R_1 = OH$ $R_2 = H$ $R_3 = OCH_3$ $R_4 = H$ $R_5 = OH$
44 $R_1 = OCH_3$ $R_2 = OH$ $R_3 = H$ $R_4 = OCH_3$ $R_5 = H$

穿心莲中分离鉴定的黄酮类化合物结构式

3. 酚酸类 [21, 25]

此外，穿心莲中还含有 5- 咖啡酰基奎宁酸（5-caffeoylquinic acid）、3, 4- 二咖啡酰基奎宁酸（3, 4-dicaffeoylquinic acid）、3, 4- 二咖啡酰基奎宁酸甲酯（3, 4-dicaffeoylquinic acid mehtylester）、3, 4- 二咖啡酰基奎宁酸丁酯（3, 4-dicaffeoylquinic acid butylester）、4, 5- 二咖啡酰基奎宁酸甲酯（4, 5-dicaffeoylquinic acid methylester）、咖啡酸（caffeic acid）、对羟基肉桂酸（*p*-hydroxy-coumaric acid）、阿魏酸（ferulic acid）和原儿茶酸（protocatechuic acid）等酚酸类化合物。

4. 其他类 [9, 25–26, 29]

除以上成分，穿心莲中还含有环烯醚萜类化合物 procumbide、procumboside、curvifloruside F、andrographidoid A、andrographidoid B、andrographidoid C、andrographidoid D 和 andrographidoid E；木脂素类化合物 acanthoside B，以及富马酸单乙酯（ethyl fumarate）、麦焦甾醇过氧化物（ergosterol peroxide）、*β*- 谷甾醇（*β*-sitosterol）和豆甾醇（stigmasterol）等其他类型化合物。

【药理作用】

1. 抗炎

穿心莲甲素（脱氧穿心莲内酯，**6**）、乙素（穿心莲内酯，**1**）、丙素（穿心莲内酯苷，

2）、丁素（脱水穿心莲内酯，**12**）均有不同程度的抗炎作用，通过抑制急性炎症早期的毛细血管通透性亢进从而发挥抗渗出、改善水肿等作用[30-32]。由穿心莲内酯半合成的 14-去氧 -11, 12- 二去氢穿心莲内酯 -3, 19- 二琥珀酸半酯，对二甲苯、乙酸所致小鼠腹腔毛细血管通透性增高、鸡蛋清所致大鼠足趾肿胀及巴豆油所致炎性渗出均有明显的抑制作用[33]。由穿心莲内酯半合成的 3, 14, 19- 三乙酰基穿心莲内酯，能显著改善葡聚糖硫酸钠（DSS）诱导的小鼠溃疡性结肠炎，是一种潜在的治疗溃疡性结肠炎药物[34]。

2. 抗病毒

临床研究表明，喜炎平注射液（由穿心莲叶中提取的穿心莲乙素经磺化工艺制成的水溶性注射剂）具有抗病毒、抗炎、退热、提高机体免疫力等作用，用于治疗各种感染性疾病，疗效确切[35-37]。穿琥宁注射液（主成分为穿心莲内酯琥珀酸半酯单钾盐）具有抗菌、抗病毒、抗炎、解热及促进肾上腺皮质功能等多种作用，可用于治疗呼吸道病毒感染所引起的疾病，效果显著[38]。含 0.5% 精制穿心莲内酯的病毒净滴眼液对单纯疱疹病毒 I 型、腺病毒 7 型有良好的灭活作用[39]。在治疗艾滋病病毒（HIV）感染的临床 I 期试验中，穿心莲内酯可抑制 HIV-1 所致的细胞周期失调，上调 HIV-1 感染患者的淋巴细胞 $CD4^+$ 水平[40]。穿心莲内酯琥珀酸衍生物可抑制香港病毒（HKV）、埃博拉病毒（EBOV）和呼吸道合胞病毒（RSV）等病毒的包膜糖基蛋白的裂解，从而阻止病毒入侵宿主细胞，发挥保护宿主细胞的作用[41]。

3. 解热

穿心莲内酯可抑制和延缓肺炎双球菌和溶血性乙型链球菌（*β-hemolytic Streptococcus*）所引起的体温升高[30-31]。

4. 免疫调节

研究发现，穿心莲内酯可有效阻断 T 细胞在体内、外的激活，下调体液和细胞适应性免疫反应。在体外实验中，穿心莲内酯能干扰 T 细胞的增殖和负责变态原刺激的细胞因子释放。而在小鼠体内，穿心莲内酯可显著抑制对胸腺依赖性抗原的抗体反应和迟发性超敏反应[42]。穿心莲内酯除对效应细胞有直接作用外，还可通过刺激机体产生各种免疫活性物质而发挥免疫调节作用。莲必治注射液由穿心莲内酯与硫酸氢钠制备而成（$C_{20}H_{30}O_5 \cdot NaHSO_4$），临床上主要用于治疗细菌性痢疾、胃肠炎、肺炎、扁桃体炎、胆囊炎等各种由病毒、细菌感染所引起的炎症，研究发现其作用于外周血单核细胞，可显著诱导 IFN-α、IFN-γ 和 TNF-α 的产生，通过影响 NK、MΦ 及细胞因子的分泌而发挥免疫调节作用[43]。

5. 心血管系统作用

内皮细胞在调节血管功能和体内平衡中起着重要作用，血管内皮损伤是动脉粥样硬化发病的关键环节。研究表明，穿心莲内酯可通过激活人脐静脉内皮细胞中的 Akt-BAD 通路，抑制人脐静脉内皮细胞发生去除生长因子所诱导的凋亡[44]。

6. 抗肿瘤

穿心莲内酯可通过下调促血管生成因子 VEGF、上调抗血管生成因子白细胞介素 IL-2

和 TIMP-1 而抑制肿瘤血管的新生，进而阻止肿瘤的生长和转移[45]。研究表明，穿心莲内酯可抑制在结直肠癌中高表达的白细胞介素 IL-8 的 mRNA 和蛋白表达，降低 IL-8 的转录水平，并发现穿心莲内酯可通过抑制结直肠癌细胞 HCT116 中 NADPH 氧化酶/ROS/NF-κB 和 Src/MAPKs/AP-1 信号通路，来抑制肿瘤微环境中的血管生成[46]。

7. 抗生育

穿心莲胶囊能影响雄性大鼠的生育功能，降低雌鼠的受孕率[47]。

8. 毒性

穿心莲内酯的体内毒性很小。在急性毒性实验中，小鼠灌服穿心莲内酯的 LD_{50} 值在 40 g/kg 以上，小鼠每日最大耐受量为 110.25 g/kg；亚急性毒性实验中，对大鼠或家兔灌服穿心莲内酯 1 g/kg，每日 1 次，连续 7 日，未见明显的毒性[30]。

【质量标准】

穿心莲为 2015 年版《中国药典》收录品种，其中规定了穿心莲药材的显微鉴别、醇溶性浸出物和含量测定等检测项。

1. 高效液相指纹图谱

有文献报道，建立了 10 个不同产地 23 批穿心莲药材样品的特征 HPLC 指纹图谱，标定了 23 个共有指纹峰（8 号峰为穿心莲内酯）。色谱条件为：Shimadzu VP-ODS 柱（4.6 mm×150 mm，5 μm）；0.1% 甲酸乙腈溶液（A）与 0.2% 甲酸水（B）梯度洗脱 [0～30 min（20%～40% A），30～55 min（40%～85% A），55～60 min（85% A）]；流速 1.0 mL/min；检测波长 254 nm；柱温 25 ℃；进样量 20 μL[48]。

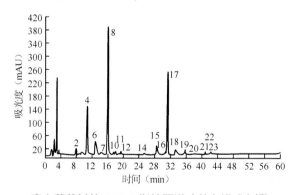

穿心莲药材的 HPLC 指纹图谱（共有模式）[48]

以穿心莲内酯和脱水穿心莲内酯为参照物，建立了 10 个不同产地穿心莲药材样品的特征 HPLC 指纹图谱，标定了 10 个共有指纹峰。其色谱条件为：色谱柱 Alltima C18 色谱柱（4.6 mm×150 mm，5 μm）；流动相为乙腈（A）-水（B）梯度洗脱（0～5 min，22%～25% A；5～30 min，25%～30% A；30～60 min，30%～45% A）；流速 1.0 mL/min；检测波长为 215 nm；穿心莲内酯和脱水穿心莲内酯的检测波长分别为 225 nm 和 254 nm；进样量 10 μL；柱温室温。在上述色谱条件下，穿心莲甲醇提取物中的主要色谱峰在 60 min 内均能达到基线分离，其中穿心莲内酯和脱水穿心莲内酯与其相邻峰的分离度均大于 1.5，理论塔板数分别为 8000 和 40000[49]。

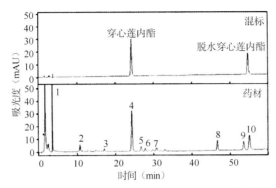

穿心莲内酯和脱水穿心莲内酯混标与穿心莲药材的 HPLC 色谱图（共有模式）[49]

穿心莲干浸膏（由穿心莲叶的乙醇提取物干燥而成）系生产莲芝消炎片和莲芝消炎胶囊的原料。以穿心莲内酯为参照峰，利用 RP-HPLC 法对 16 批穿心莲干浸膏样品进行了分析，建立了穿心莲干浸膏的指纹图谱，确定了 7 个共有峰。色谱条件为：Cosmosil 5C18-MS-II 色谱柱（4.6 mm×250 mm，5 μm）；乙腈 - 水梯度洗脱；流速 1.0 mL/min；检测波长 225 nm；柱温 30 ℃[4, 50]。

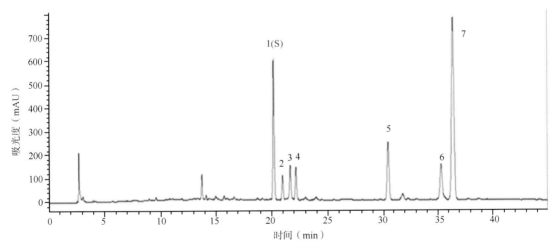

1. 穿心莲内酯（S）；2. 脱氧穿心莲内酯苷；3. 异穿心莲内酯；4. 脱水穿心莲内酯苷；5. 新穿心莲内酯；6. 脱氧穿心莲内酯；7. 脱水穿心莲内酯

穿心莲干浸膏的 HPLC 色谱图[4]

2. 含量测定方法

2.1 高效液相色谱法

HPLC 法已广泛应用于穿心莲内酯的含量测定和稳定性研究，通常检测手段为紫外检测[51]。张树云等应用 RP-HPLC 法测定了穿心莲茎、叶、果中穿心莲内酯的含量，色谱柱为 Shim-pack CLC-ODS 柱（6.0 mm×150 mm，5 μm）；流动相为甲醇 - 水（60：40）；检测波长为 254 nm[52]。董海荣等采用 HPLC 法测定了穿心莲药材和消炎利胆片中穿心莲内酯、脱水穿心莲内酯的含量，色谱柱为 Nueleosil C18 柱（4.6 mm×220 mm，7 μm）；流动相为甲醇 - 水（55：45）；检测波长为 254 nm；柱温为 35 ℃[53]。

2.2 薄层色谱法

采用薄层扫描法测定了 15 批穿心莲药材中穿心莲内酯和脱水穿心莲内酯的含量，将样品超声提取后，在硅胶 GF$_{254}$ 板上以氯仿 - 乙酸乙酯 - 甲醇（8：6：0.8）展开，紫外光灯 254 nm 下定位，双波长反射法线性扫描测定（穿心莲内酯 λ_S = 228 nm，λ_R = 370 nm；脱水莲内酯 λ_S = 263 nm，λ_R = 370 nm）[54]。

2.3 近红外光谱法

采用 HPLC 法测定了 144 批穿心莲药材中穿心莲内酯的含量，作为参考值，选择其中的 117 批样品作为校正集，采集其近红外光谱数据，结合偏最小二乘法（PLS），建立了穿心莲中穿心莲内酯含量的近红外光谱定量分析模型[55]。

<h2 style="text-align:center">参 考 文 献</h2>

[1] 国家药典委员会 . 中华人民共和国药典（2015 年版，一部）[S]. 北京：中国医药科技出版社，2015：268–269.

[2] 广西壮族自治区革命委员会 . 广西中草药，（第二册）[M]. 南宁：广西人民出版社，1970：27–29.

[3] 蒋珍藕 . 穿心莲属植物化学成分研究进展 [J]. 中成药，2011，33（8）：1382–1388.

[4] 刘飞飞 . 穿心莲干浸膏的化学成分及 HPLC 特征指纹图谱研究 [D]. 中国药科大学硕士学位论文，2015.

[5] 王国才 . 穿心莲的化学成分研究 [D]. 中国药科大学硕士学位论文，2005.

[6] 王国才，胡永美，张晓琦，等 . 穿心莲的化学成分研究 [C]. 第八届全国中药和天然药物学术研讨会与第五届全国药用植物和植物药学学术研讨会论文集，2005，72–73.

[7] Wang GY，Wen T，Liu FF，et al. Two new diterpenoid lactones isolated from *Andrographis paniculata* [J]. *Chinese Journal of Natural Medicines*，2017，15（6）：458–462.

[8] Matsuda T，Kuroyanagi M，Sugiyama S，et al. Cell differentiation-inducing diterpenes from *Andrographis paniculata* NEEs [J]. *Chemical & Pharmaceutical Bulletin*，1994，42（6）：1216–1225.

[9] Chao WW，Kuo YH，Lin BF. Anti-inflammatory activity of new compounds from *Andrographis paniculata* by NF-kappaB transactivation inhibition [J]. *Journal of Agricultural and Food Chemistry*，2010，58（4）：2505–2512.

[10] Chen LX，Zhu HJ，Wang R，et al. *ent*-Labdane diterpenoid lactone stereoisomers from *Andrographis paniculata* [J]. *Journal of Natural Products*，2008，71（5）：852–855.

[11] 褚晨亮 . 穿心莲药材的化学成分和质量控制研究 [D]. 广东药学院硕士学位论文，2013.

[12] Shen YH，Li RT，Xiao WL，et al. *ent*-Labdane diterpenoids from *Andrographis paniculata* [J]. *Journal of Natural Products*，2006，69（3）：319–322.

[13] 王国才，胡永美，张晓琦，等 . 穿心莲的化学成分 [J]. 中国药科大学学报，2005，36（5）：405–407.

[14] Ma XC，Zhang BJ，Deng S. A new *ent*-Labdane diterpenoid lactone from *Andrographis paniculata* [J]. *Chinese Chemical Letters*，2009，20（3）：317–319.

[15] Ma XC，Gou ZP，Wang CY，et al. A new *ent*-labdane diterpenoid lactone from *Andrographis paniculata*. [J]. *Chinese Chemical Letters*，2010，21（5）：587-589.

[16] Xu C，Chou GX，Wang ZT. A new diterpene from the leaves of *Andrographis paniculata* Nees [J]. *Fitoterapia*，2010，81（6）：610–613.

[17] 陈丽霞，曲戈霞，邱峰 . 穿心莲二萜内酯类化学成分的研究 [J]. 中国中药杂志，2006，31（19）：1594–1597.

[18] Wang GC，Wang Y，Williams ID，et al. Andrographolactone, a unique diterpene from *Andrographis paniculata* [J]. *Tetrahedron Letters*，2009，50（34）：4824–4826.

[19] 陈丽霞，曲戈霞，邱峰 . 穿心莲黄酮类化学成分的研究 [J]. 中国中药杂志，2006，31（5）：391–395.

[20] Reddy MK，Reddy MVB，Gunasekar D，et al. A flavone and an unusual 23-carbon terpenoid from *Andrographis paniculata* [J]. *Phytochemistry*，2003，62（8）：1271–1275.

[21] Rao YK，Vimalamma G，Rao CV，et al. Flavonoids and andrographolides from *Andrographis paniculata* [J]. *Phytochemistry*，2004，65（16）：2317–2321.

[22] Gupta KK，Taneja SC，Dhar KL. Flavonoids from *Andrographis paniculata* [J] *Phytochemistry*，1983，22（1）：314.

[23] Li WK，Xu XD，Zhang HJ. Secondary metabolites from *Andrographis paniculata* [J]. *Chemical & Pharmaceutical Bulletin*，2007，55（3）：455–458.

[24] 任秀华，杜光，周冰峰. 穿心莲中两个黄酮苷的波谱学研究 [J]. 化学学报，2007，65（14）：1399–1402.

[25] 靳鑫，时圣明，张东方，等. 穿心莲化学成分的研究（II）[J]. 中草药，2014，45（2）：164–169.

[26] Hapuarachchi SD，Ali Z，Abe N，et al. Andrographidine G，a new flavone glucoside from *Andrographis paniculata* [J]. *Natural Products Communication*，2013，3（8）：333–334.

[27] 朱品业，刘国樵. 穿心莲叶中黄酮化合物的分离和鉴定 [J]. 中草药，1984，8：39.

[28] Dua VK，Ojha VP，Roy R，et al. Anti-malarial activity of somexanthones isolated from the roots of *Andrographis paniculata* [J]. *Journal of ethnopharmacology*，2004，95（2-3）：247–251.

[29] Xu C，Chou GX，Wang CH，et al. Rare noriridoids from the roots of *Andrographis paniculata* [J]. *Phytochemistry*，2012，77：275–279.

[30] 李曙光，叶再元. 穿心莲内酯的药理活性作用 [J]. 中华中医药学刊，2008，26（5）：984–986.

[31] 李修海，李大新. 穿心莲的药理作用研究进展 [J]. 齐鲁药事，2009，28（8）：480–482.

[32] 邓文龙，聂仁吉，刘家玉. 四种穿心莲内酯的药理作用比较 [J]. 中国药学杂志，1982，17（4）：195–198.

[33] 邓文龙，刘家玉，聂仁吉. 脱水穿心莲内酯琥珀酸半酯的药理作用研究 I. 抗炎作用 [J]. 药学学报，1980，15（10）：590–597.

[34] Gao ZF，Yu CC，Liang HY，et al. Andrographolide derivative CX-10 ameliorates dextran sulphate sodium–induced ulcerative colitis in mice：Involvement of NF-κB and MAPK signalling pathways [J]. *International Immunopharmacology*，2018，57：82–90.

[35] 胡永美. 喜炎平注射液物质基础研究 [D]. 中国药科大学博士学位论文，2006.

[36] 唐春山，叶文才，胡永美，等. 穿心莲内酯磺化衍生物及其药物组合物 [P]. 中国发明专利，ZL 200510038561.1.

[37] 王伟，董国力. 喜炎平注射液的临床研究进展 [J]. 中国医药指南，2013，11（18）：87–88.

[38] 张文志，万里燕. 穿琥宁注射液临床应用 [J]. 现代中西医结合杂志，2007，16（16）：2329–2330.

[39] 廖世煌，张国辉，朱俊章，等. 病毒净滴眼液对单纯疱疹性角膜炎疗效研究 [J]. 中国中医眼科杂志，1992，2（1）：5–6.

[40] Calabrese C，Berman SH，Babish JG，et al. A phase I trial of andrographolide in HIV positive patients and normal volunteers [J]. *Phytotherapy Research*，2000，14（5）：333–338.

[41] Basak A，Zhong M，Munzer JS，et al. Implication of the proprotein convertases furin，PC5 and PC7 in the cleavage of surface glycoproteins of Hong Kong，Ebola and respiratory syncytial viruses：a comparative analysis with fluorogenic peptides [J]. *Biochemical Journal*，2001，353（3）：537–545.

[42] Iruretagoyena MI，Tobar JA，Gonzalea PA. Andrographolide interferes with T cell activation and reduces experimental autoimmune encephalomyelitis in the mouse [J]. *Journal of Pharmacology and Experimental Therapeutics*，2005，312（1）：366–372.

[43] 彭光勇，周峰，丁如宁，等. 莲必治注射液（穿心莲内酯）对免疫功能的调节作用 [J]. 中国中药杂志，2002，27（2）：147–150.

[44] Chen JH，Hsiao G，Lee AR. Andrographolide suppresses endothelial cell apoptosis via activation of phosphatidyl inositol-3-kinase/Akt pathway [J]. *Biochemistry Pharmacology*，2004，67（7）：1337–1345.

[45] 杨琼，李曙光，董建华，等. 穿心莲内酯及其衍生物的抗肿瘤作用及机制 [J]. 山东医药，2009，49（12）：108–109.

[46] Yuan MM，Meng W，Liao WZ，et al. Andrographolide antagonizes TNF-α-induced IL-8 via inhibition of NADPH Oxidase/ROS/NF-κB and Src/MAPKs/AP-1 axis in human colorectal cancer HCT116 cells [J]. *Journal of Agricutrural and Food Chemistry*，2018，66（20）：5139–5148.

[47] 李荣，戴伟娟，肖顺汉，等. 穿心莲胶囊对大鼠生育功能的影响 [J]. 泸州医学院学报，2008，31（6）：625–627.

[48] 董海娟，张尊建，余静. 不同产地穿心莲药材色谱指纹图谱的比较研究 [J]. 中成药，2006，28（3）：321–324.

[49] 李军，段然，黄雯，等. 穿心莲指纹图谱和不同产地质量研究 [J]. 中国现代中药，2009，11（6）：21–24.

[50] 刘飞飞，范春林，黄晓君，等. 穿心莲干浸膏 HPLC 特征指纹图谱研究 [J]，中药材，2015，38（7）：1505–1508.

[51] 冯祚臻，俸小平，官东秀. 穿心莲内酯的提取及其含量测定研究进展 [J]. 中国药业，2005，14（10）：71–72.

[52] 张树云，吴丽萍，敦菊玲，等. RP-HPLC 法分别测定穿心莲茎、叶、果中穿心莲内酯、脱水穿心莲内酯的含量 [J]. 药物分析杂志，2002，22（6）：480.

[53] 董海荣，鲁静. 穿心莲及消炎利胆片中内酯类成分的含量测定 [J]. 中成药，1999，21（1）：11.

[54] 顾利红，朱品业. 薄层扫描法测定穿心莲中穿心莲内酯、脱水穿心莲内酯的含量 [J]. 中草药，2000，31（4）：260–262.

[55] 赖秀娣，林晓菁，龚雪，等. 近红外光谱法快速测定穿心莲中穿心莲内酯的含量 [J]. 中国医药工业杂志，2018，49（9）：1300–1305.

鸭 脚 木

【植物来源】

本品为五加科（Araliaceae）鹅掌柴属植物鹅掌柴 *Schefflera octophylla*（Lour.）Harms 的干燥根皮或树皮，又名鸭脚板、鸭脚皮、鹅掌柴、五指通、伞托树，是热带、亚热带地区常绿阔叶林常见的植物，原产大洋洲、中国广东、中国福建以及南美洲等地的亚热带雨林，日本、越南、印度也有分布，现广泛种植于世界各地[1]。

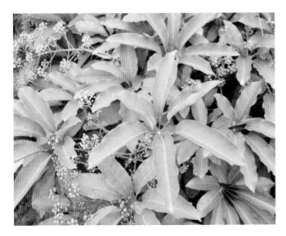 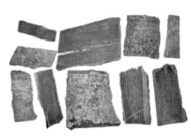

2 cm

鸭脚木基源植物（左）与药材（右）图片

【功能与主治】

鸭脚木味苦,性凉,其茎、皮、叶均可入药,在我国民间多用于治疗风湿骨痛、跌打肿痛、驳骨止血、咽喉肿痛等症[2]。《生草药性备要》中记载鸭脚木的根皮可以治酒病、洗烂脚、敷跌打，十蒸九晒、浸酒祛风；《岭南采药录》中记载其可治斑痧毒，以之煎水服；《陆川本草》中记载该植物可以驳骨止血、消肿止痛，治疗风湿骨痛、跌打骨折、伤积肿痛、刀伤出血。

【化学成分】

五环三萜及其皂苷类化合物为鸭脚木中的主要及特征性成分,此外鸭脚木中还含有少量的有机酸、倍半萜及甾体等化合物。

1. 三萜及其皂苷类 [3-17]

鸭脚木中的三萜及其皂苷类化合物其苷元结构主要有齐墩果烷型（oleanane）、乌苏烷型（ursane）和羽扇豆烷型（lupane）。目前，已从鸭脚木中分离鉴定出40余个该类成分。

1.1　齐墩果烷型三萜及其皂苷类化合物

鸭脚木中分离鉴定的齐墩果烷型三萜及其皂苷类化合物主要有：齐墩果酸（oleanolic acid）、齐墩果酮酸（oleanonic acid）、heptoleoside D（**1**）、scheffoleoside F（**2**）、heptoleoside C、scheffoleoside B（**3**）、scheffoleoside A、scheffoleoside D（**4**）、威岩仙皂苷（cauloside D，**5**）、scheffoleoside E（**6**）、heptoleoside A（**7**）和 heptoleoside B（**8**）。

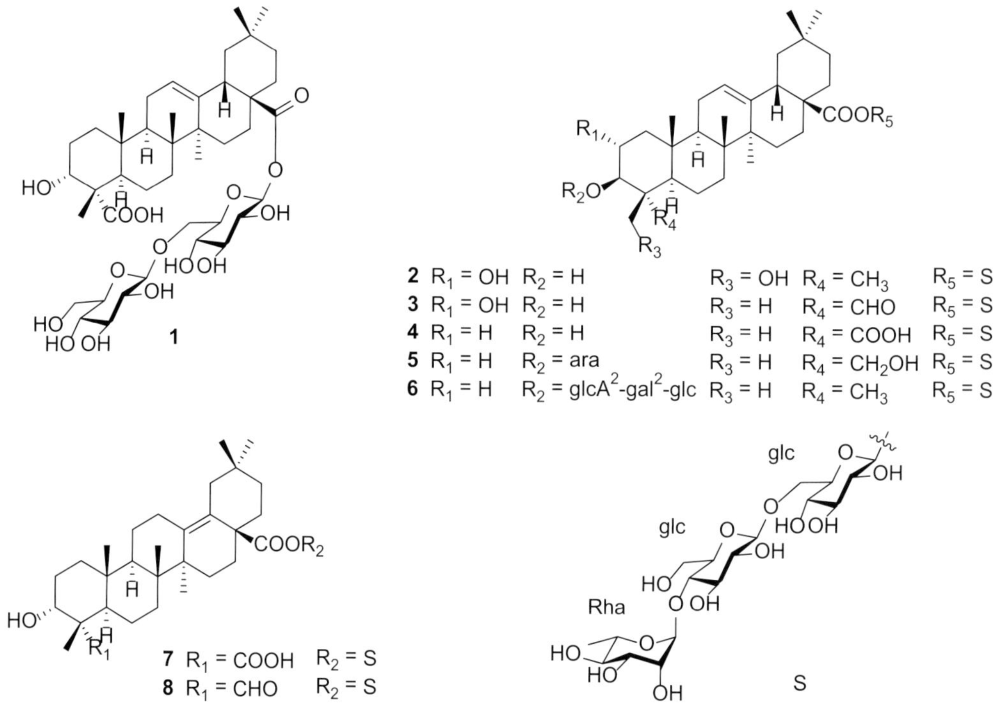

2 R_1 = OH　R_2 = H	R_3 = OH　R_4 = CH_3	R_5 = S
3 R_1 = OH　R_2 = H	R_3 = H　R_4 = CHO	R_5 = S
4 R_1 = H　R_2 = H	R_3 = H　R_4 = COOH	R_5 = S
5 R_1 = H　R_2 = ara	R_3 = H　R_4 = CH_2OH	R_5 = S
6 R_1 = H　R_2 = glcA^2-gal^2-glc　R_3 = H　R_4 = CH_3		R_5 = S

7 R_1 = COOH　R_2 = S
8 R_1 = CHO　R_2 = S

鸭脚木中分离鉴定的齐墩果烷型三萜及其皂苷类化合物结构式

1.2　乌苏烷型三萜及其皂苷类化合物

鸭脚木中分离鉴定的乌苏烷型三萜及其皂苷类化合物主要有：积雪草酸（asiatic acid，**9**）、3α-羟基乌苏酸-12-烯-23, 28-二酸（3a-hydroxy-urs-12-ene-23, 28-dioic acid）、heptursoside D（**10**）、asiaticoside D（**11**）、scheffursoside F（**12**）、scheffursoside B、heptursoside A（**13**）、scheffursoside D（**14**）、积雪草皂苷（asiaticoside，**15**）、scheffursoside C（**16**）、scheffursoside E（**17**）、heptursoside B（**18**）、heptursoside C（**19**）和 3-oxo-urs-12-en-28-oic acid。

1.3　羽扇豆烷型三萜及其皂苷类化合物

鸭脚木中分离鉴定的羽扇豆烷型三萜及其皂苷类化合物主要包括：3-表白桦脂酸（3-*epi*-betulinic acid）、3α-羟基羽扇豆-20(29)-烯-23, 28-二羟酸 [3a-hydroxylup-20(29)-ene-23, 28-dioic acid]、3α, 11α-二羟基羽扇豆-20(29)-烯-23, 28-二羟酸 [3a, 11a-dihydroxylup-20(29)-ene-23, 28 dioic acid]、3α, 11α-dihydroxylup-20(29)-ene-23, 28-dioic acid（**20**）、3-*epi*-betulinic acid 3-*O*-β-D-glucopyranoside、3-表白桦脂酸-3-*O*-硫酸酯（3-*epi*-betulinic acid-3-*O*-sulfate，**21**）、白桦脂酸-3-*O*-硫酸酯（betulinic acid 3-

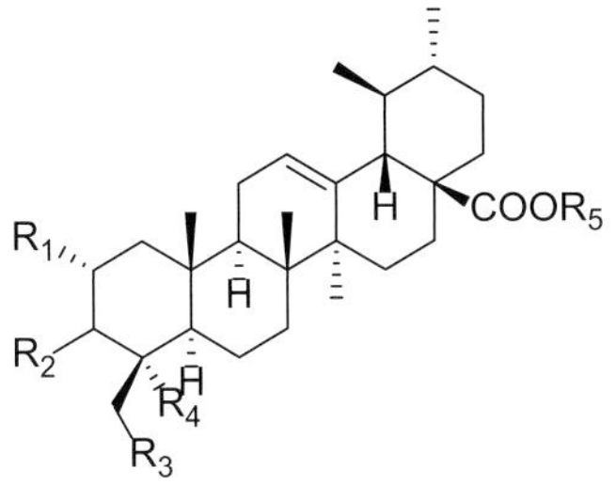

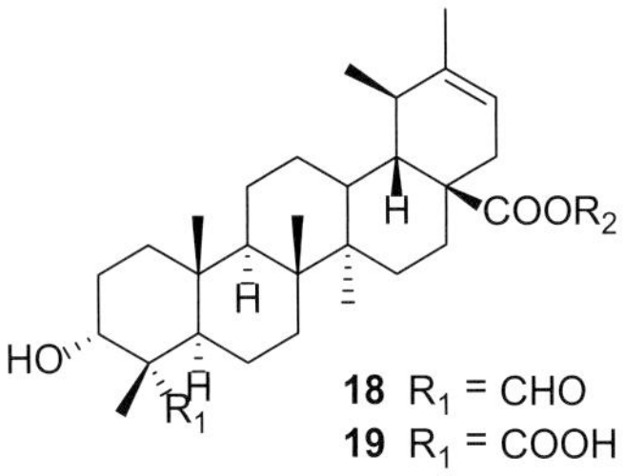

9	R_1 = OH	R_2 = β-OH	R_3 = H	R_4 = CH_2OH	R_5 = H
10	R_1 = H	R_2 = α-OH	R_3 = H	R_4 = COOH	R_5 = glc^6-glc
11	R_1 = OH	R_2 = β-OH	R_3 = H	R_4 = CH_3	R_5 = S
12	R_1 = OH	R_2 = β-OH	R_3 = OH	R_4 = CH_3	R_5 = S
13	R_1 = H	R_2 = α-OH	R_3 = H	R_4 = CHO	R_5 = S
14	R_1 = H	R_2 = α-OH	R_3 = H	R_4 = COOH	R_5 = S
15	R_1 = OH	R_2 = β-OH	R_3 = H	R_4 = CH_2OH	R_5 = S
16	R_1 = H	R_2 = β-*O*-ara	R_3 = H	R_4 = CH_2OH	R_5 = S
17	R_1 = H	R_2 = β-*O*-glcA^2-gal^2-glc	R_3 = H	R_4 = CH_3	R_5 = S

18	R_1 = CHO	R_2 = S
19	R_1 = COOH	R_2 = S

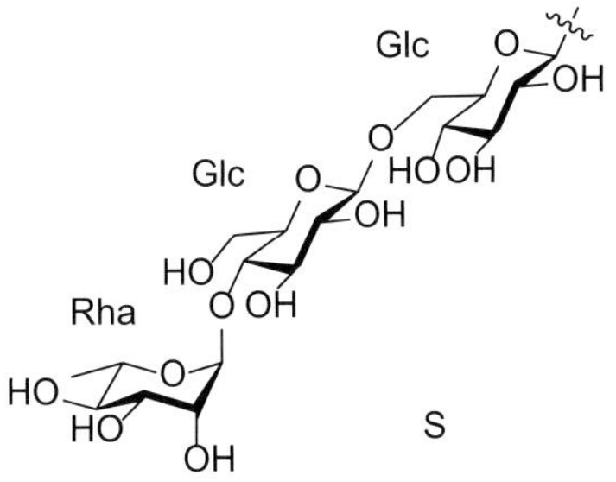

鸭脚木中分离鉴定的乌苏烷型三萜及其皂苷类化合物结构式

O-sulfate，**22**）、3-*epi*-betulinic acid 3-*O*-sulphate 28-*O*-[*α*-L-rhamnopyranosyl-(1→4)-*O*-*β*-D-glucopyranosyl(1→6)]-*β*-D-glucopyranoside（**23**）、3-*epi*-betulinic acid 28-*O*-[*α*-L-rhamnopyranosyl-(1→4)-*O*-*β*-D-glucopyranosyl(1→6)]-*β*-D-glucopyranoside（**24**）、3*α*-hydroxylup-20(29)-ene-23, 28-dioic acid 28-*O*-[*α*-L-rhamnopyra-nosyl(1→4)-*O*-*β*-D-glucopyranosyl(1→6)]-*β*-D-glucopyranoside、3*α*，11*α*-dihydroxylup-20(29)-ene-23, 28-dioic acid 28-*O*-[*α*-L-rhamno-pyranosyl(1→4)-*O*-*β*-D- glucopyranosyl(1→6)]-*β*-D-glucopyranoside（**25**）、3-*epi*-betulinic acid 3-*O*-*β*-D-glucopyranoside 28-*O*-[*α*-L-rhamnopyranosyl(1→4)-*O*-*β*-D-glucopyranosyl(1→6)]-*β*-D-glucopyranoside(**26**) 和 3-*epi*-betulinic acid 3-*O*-*β*-D-6′-acetylglucopyranoside 28-*O*-[*α*-L-rhamnopyranosyl(1→4)-*O*-*β*-D-glucopyranosyl(1→6)]-*β*-D-glucopyranoside。

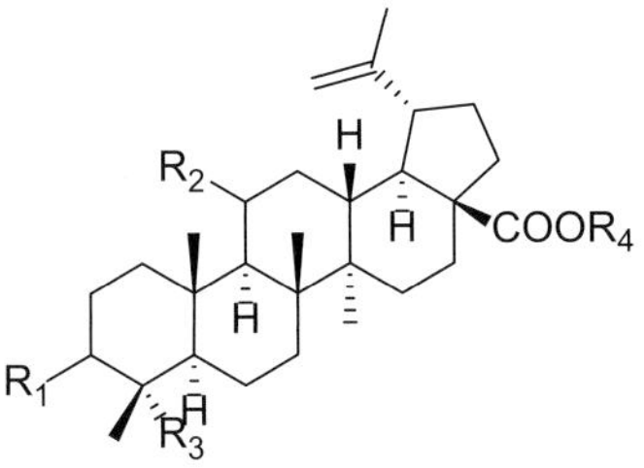

20	R_1 = α-OH	R_2 = α-OH	R_3 = COOH	R_4 = H
21	R_1 = α-OSO_3H	R_2 = H	R_3 = CH_3	R_4 = H
22	R_1 = β-OSO_3H	R_2 = H	R_3 = CH_3	R_4 = H
23	R_1 = α-OSO_3H	R_2 = H	R_3 = CH_3	R_4 = glc^6-glc^4-rha
24	R_1 = α-OH	R_2 = H	R_3 = CH_3	R_4 = glc^6-glc^4-rha
25	R_1 = α-OH	R_2 = α-OH	R_3 = COOH	R_4 = glc^6-glc^4-rha
26	R_1 = α-O-glc	R_2 = H	R_3 = CH_3	R_4 = glc^6-glc^4-rha

鸭脚木中分离鉴定的羽扇豆烷型三萜及其皂苷类化合物结构式

1.4 达玛烷型三萜皂苷类化合物

除五环三萜皂苷类成分外，还从鸭脚木中分离鉴定了一个达玛烷型三萜皂苷类化合物 heptdamoside A（**27**）。

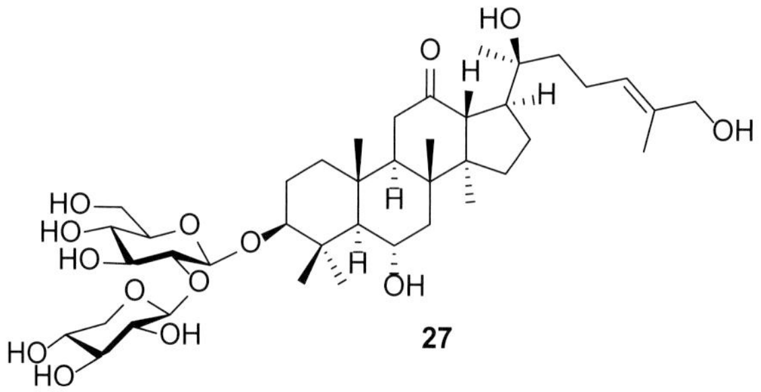

Heptdamoside A 的结构式

2. 咖啡酰奎宁酸类 [4]

除三萜及其皂苷类成分，鸭脚木中还含有丰富的咖啡酰奎宁酸类化合物，如：3-*O*-咖啡酰基 - 奎宁酸（3-*O*-caffeoylquinic acid，**28**）、3, 4- 二咖啡酰奎宁酸（3, 4-di-*O*-caffeoylquinic acid，**29**）、3, 5- 二咖啡酰奎宁酸（3, 5-di-*O*-caffeoylquinic acid，**30**）和 3, 5-di-*O*-caffeoylquinic acid methyl ester。

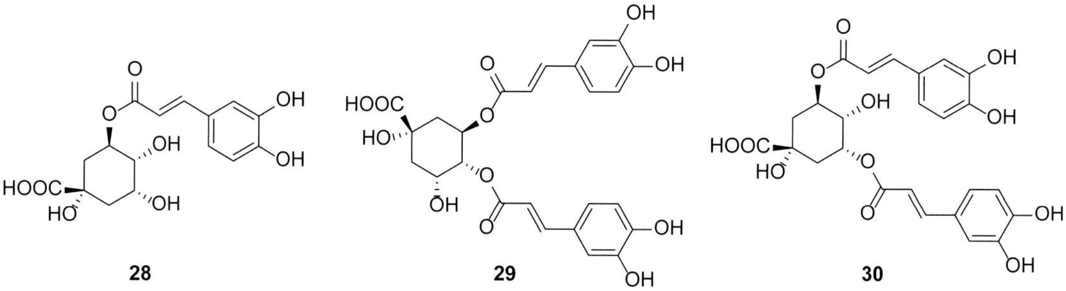

鸭脚木中分离鉴定的咖啡酰奎宁酸类化合物结构式

3. 其他类 [5, 18–19]

此外，还从鸭脚木中分离鉴定了一些其他类型化合物，如：vanillic acid、balanophonin、dysodensiol D 和 dysodensiol E 等。

另有学者采用 GC-MS 联用技术，从鸭脚木中鉴定出了 27 种挥发油类成分和一个连有长脂肪链的羽扇豆烷型化合物，主要为月桂醛（dodecanal）、3-hexen-1-ol、*β*- 月桂烯（*β*-myrcene）、3, 7-dimethyl-1, 6-octadien、1-methyl-4-(1-methylethylidene)-cyclohexene、柠檬烯（limonene）、1-methyl-4-(1-methylethyl)-1, 4-cyclohexadiene、*α*- 水芹烯（*α*-phellandrene）、4-methyl-1-(1-methylethyl)-3-cyclohexene、3- 蒈 烯（3-carene）、*β*- 蒎 烯（*β*-pinene）、*β*-caryophyllene、germacrene D 和 3*α*-hydroxylup-20(29)-ene-23, 28-dioic acid faty acid ester。

【药理作用】

1. 抗炎

鸭脚木根中所含的挥发油类成分能显著抑制大鼠蛋清性足趾肿胀，提示为其抗炎的活性成分[20]。此外，鸭脚木中的三萜类化合物可能是其镇痛、抗炎、抗类风湿关节炎的活性成分[21]。

2. 抗病毒

鸭脚木的水提物具有较强的抗呼吸道合胞病毒（RSV）活性（IC$_{50}$值为 12.5 μg/mL）[22]，其抗病毒的活性成分可能为三萜类化合物[23]。另有研究表明，鸭脚木水提液对单纯疱疹病毒（HSV）也有抑制作用[24]。

3. 抗氧化

鸭脚木 60% 乙醇提取物具有良好的抗氧化活性，对 1, 1- 二苯基 -2- 三硝基苯肼（DPPH）自由基和羟基自由基的清除率分别为 78.57% 和 74.99%，对脂质体过氧化的抑制率为 21.41%。与维生素 E、维生素 C、2, 6- 二叔丁基对甲酚（BHT）比较，鸭脚木提取物的还原能力和对 Fe^{2+} 的络合能力较强，但其对超氧阴离子自由基的清除能力则较弱[25]。

【质量标准】

目前，鸭脚木暂未被《中国药典》或《广东省中药材标准》所收录，仅有少量文献对其 HPLC 指纹图谱和含量测定方法进行了研究。

1. 高效液相指纹图谱

建立了不同来源的 10 批鸭脚木药材的特征 HPLC 指纹图谱，并标定了 9 个共有峰。色谱条件为：Agilent Zorbax SB-C18 色谱柱（4.6 mm×250 mm，5 μm）；流动相为甲醇（A）-0.1% 乙酸水溶液（B）梯度洗脱（0 ～ 5 min，12% A；5 ～ 10 min，12% ～ 60% A；10 ～ 40 min，60% ～ 70% A；40 ～ 45 min，70% ～ 90% A；45 ～ 55 min，90% ～ 100% A；55 ～ 60 min，100% A）；流速 1.0 mL/min；进样量 20 μL；柱温 35 ℃；ELSD 检测器漂移管温度 110 ℃，氮气流速 3.0 L/min[26]。

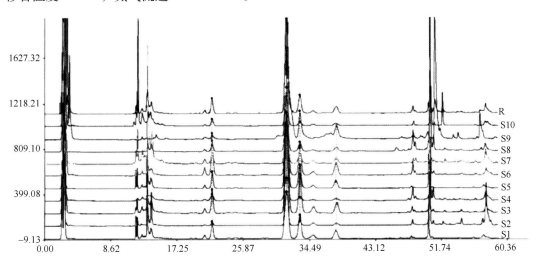

10 批鸭脚木药材的 HPLC 色谱图及指纹图谱共有模式（R）[26]

2. 含量测定方法

2.1 紫外分光光度法

以齐墩果酸为对照品，建立了鸭脚木中总三萜的含量测定方法，该方法以香草醛 - 高氯酸 - 硫酸作为显色剂，检测波长为 540 nm [3]。

2.2 高效液相色谱法

以 3 种三萜皂苷类化合物鹅掌柴熊果酸皂苷 F、鹅掌柴熊果酸皂苷 D 和鹅掌柴齐墩果酸皂苷 D 为对照品，建立了同时测定鸭脚木中上述 3 种三萜皂苷类化合物含量的 RP-HPLC 方法。色谱条件为：Agilent Zorbax SB-C18 色谱柱（4.6 mm×250 mm，5 μm）；流动相为甲醇（A）-0.1% 乙酸水溶液（B）梯度洗脱（0 ~ 5 min，12%A；5 ~ 10 min，12% ~ 60% A；10 ~ 40 min，60% ~ 70% A；40 ~ 45 min，70% ~ 90% A；45 ~ 55 min，90% ~ 100% A；55 ~ 60 min，100% A）；流速 1.0 mL/min；进样量 20 μL；柱温 35 ℃；ELSD 检测器漂移管温度 110 ℃，氮气流速 3.0 L/min [26]。

参 考 文 献

[1] 中国科学院《中国植物志》编委会 . 中国植物志 [M]. 北京：科学出版社，1978：54，50.

[2] 国家中医药管理局《中华本草》编委会 . 中华本草 [M]. 上海：上海科学技术出版社，1999，5：859–867.

[3] 张慧 . 鸭脚木中总三萜的富集工艺及化学成分研究 [D]. 广东药学院硕士学位论文，2014.

[4] 吴春 . 鸭脚木化学成分及指纹图谱的初步研究 [D]. 暨南大学硕士学位论文，2011.

[5] Wu C，Wang L，Yang XX，et al. A new ursane-type triterpenoid from *Schefflera heptaphylla*(L.)Frodin [J]. *Journal of Asian Natural Products Research*，2011，13（5）：434–439.

[6] Sung TV，Peter KJ，Adam G. A bidesmosidic triterpenoid saponin from *Schefflera octophylla*[J]. *Phytochenmistry*，1991，30（11）：3717–3720.

[7] Sung TV，Adam G. A sulphated triterpenoid saponin from *Scheflerra octophylla* [J]. *Phytochemistry*，1991，30（8）：2717–2720.

[8] Maeda C，Ohtani K，Kasai R，et al. Oleanane and ursane glycosides from *Schefflera octophylla* [J]. *Phytochemistry*，1994，37（4）：1131–1137.

[9] Sung TV，Lavaud C，Porzel A，et al. Triterpenoids and their glycosides from the bark of *Schefflera octophylla* [J]. *Phytochemistry*，1992，31（1）：227–231.

[10] Wu C，Duan YH，Li MM，et al. Triterpenoid saponins from the stem barks of *Schefflera heptaphylla* [J]. *Planta Medica*，2013，79（14）：1348-1355.

[11] Wu C，Tang W，Li MM，et al. New ursane-type terpenoid saponins from the stem bark of *Schefflera heptaphylla* [J]. *Fitoterapia*，2014，92：127-132.

[12] Adam G，Lischewski M，Phiet HV，et al. Natural Products from Vietnamese Plants. Part 6. 3*α*-Hydroxy-lup-20(29)-ene-23, 28-dioic Acid from *Schefflera octophylla* [J]. *Phytochemistry*，1982，21（6）：1385–1387.

[13] Sung TV，Steglich W，Adam G. Triterpene glycosides from *Schefflera octophylla* [J]. *Phytochemistry*，1991，30（7）：2349–2356.

[14] Tran VS，Adam G. An acetylated bidesmosidic saponin from *Schefflera octophylla* [J]. *Journal of Natural Products*，1992，55（4）：503–505.

[15] Lischewski M，Ty PD，Schmidt J，et al. Natural roducts from Vietnamese Plants. Part 8. 3*α*，11*α*-Dihydroxylup-20(29)-ene-23, 28-dioic Acid from *Schefflera octophylla* [J]. *Phytochemistry*，1984，23（8）：1695–1697.

[16] Kitajima J，Tanaka Y. Two new triterpenoid glycosides from the leaves of *Schefflera octophylla* [J]. *Chemical & Pharmaceutical Bulletin*，1989，37（10）：2727–2730.

[17] Kitajima J，Shindo M，Tanako Y. Two new triterpenoid sulfates from the leaves of *Schefflera octophylla* [J]. *Chemical & Pharmaceutical Bulletin*，1990，38（3）：714–716.

[18] Li YL，Yeung CM，Chiu LCM，et al. Chemical composition and antiproliferative activity of essential oil from the leaves of a medicinal herb，*Schefflera heptaphylla* [J]. *Phytotherapy Research*，2009，23（1）：140–142.

[19] Schmidt J，Vu VN，Lischewski M，et al. Natural Products from Vietnamese Plants. Part 10. Long-chain fatty acid esters of 3α-hydroxy-lup-20(29)-ene-23, 28-dioic acid and other triterpenoid constituents from the bark of *Schefflera octophylla* [J]. *Phytochemistry*，1984，23（9）：2081–2082.

[20] 郭晓蓉，张晓吉. 鸭脚木根有效成分的初步研究 [J]. 赣南医学院学报，1998，18（4）：279–280.

[21] Chen YF，Tao SH，Zeng FL，et al. Antinociceptive and anti-inflammatory activities of *Schefflera octophylla* extracts [J]. *Journal of Ethnopharmacology*，2015，171：42–50.

[22] Li YL，Ooi LSM.，Wang H，et al. Antiviral activities of medicinal herbs traditionally used in southern mainland China [J]. *Phytotherapy Research*，2004，18（9）：718–722.

[23] Li YL，Paul PH，Ooi VEC. Antiviral terpenoids from the Chinese medicinal plant *Schefflera octophylla* [J]. *Antiviral Research*，2004，62（2）：A 78–78.

[24] 广州市医药卫生研究所. 40 种中草药对呼吸道病毒抑制作用的初步观察 [J]. 新医学通讯，1974，（1）：14–16.

[25] 郑亚军，陈良秋，龙翊岚. 鹅掌柴提取物的抗氧化活性 [J]. 热带作物学报，2009，30（4）：500–504.

[26] 吴春，王国才，段营辉，等. 鸭脚木指纹图谱研究及 3 种三萜皂苷类化合物的含量测定 [J]. 中药材，2012，35（7）：1062–1065.

黄 皮 核

【植物来源】

本品为芸香科（Rutaceae）黄皮属植物黄皮 *Clausena lansium*（Lour.）Skeels 的干燥成熟种子，又名黄批、黄弹子。黄皮是我国热带亚热带地区重要的特产果树，原产于我国华南地区，广泛分布于广东、广西、云南、四川等省区。7～9月采摘黄皮成熟的果实，剥取种子，洗净，鲜用或晒干[1-2]。

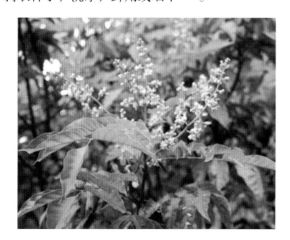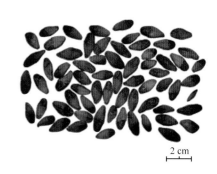

2 cm

黄皮核基源植物（左）与药材（右）图片

【功能与主治】

黄皮核味辛、微苦，性温，无毒，归肺、胃、肝经。具理气、散结、止痛、解毒等功效，可用于治胃痛、疝气、疮疖等症[3]。广州部队《常用中草药手册》中记载，黄皮核可用于治疗胃痛及腹部痉挛性疼痛，其用量为三至五钱，水煎服；《本草求原》中记载，黄皮核水磨涂可用于治疗小儿头上疮疖；《岭南采药录》中记载"黄皮核捣烂敷之，可用于治疗百足咬伤"。

【化学成分】

黄皮核中主要含有生物碱类、挥发油类、香豆素类及糖苷类化合物，其中生物碱类化合物为其主要及特征性成分。

1. 生物碱类[4-14]

酰胺类生物碱是黄皮核的特征性成分，已报道的主要有：肉桂酰胺（cinnamamide，**1**）、*N*-甲基肉桂酰胺（*N*-methylcinnamamide，**2**）、黄皮新肉桂酰胺 A（lansiumamide A，**3**）、黄皮新肉桂酰胺 B（lansiumamide B，**4**）、黄皮新肉桂酰胺 I（lansiumamide I，

5）、黄皮新肉桂酰胺 C（lansiumamide C，**6**）、1′-methoxylclausenalansamide B（**7**）、2′-dehydroxy-2′-acetoxylclausenalansamide B（**8**）、苯乙基肉桂酰胺（phenethyl cinnamide，**9**）、3-dehydroxy-3-methoxylsecoclausenamide（**10**）、seco-demethylclausenamide（**11**）、dihydroalatamide（**12**）、黄皮酰胺（clausenamide，**13**）、新黄皮酰胺（neoclausenamide，**14**）、新黄皮酰胺酮（neoclausenamidone，**15**）、neoclausenamide B（**16**）、anhydroelausenamide（**17**）、neoclausenamide A（**18**）、桥环黄皮酰胺（cycloclausenamide，**19**）和 ζ-clausenamide（**20**）。此外，还从黄皮核中分离鉴定了两个其他类型生物碱 3-formyl-6-methoxy carbazole（**21**）和水苏碱（stachydrin，**22**）。

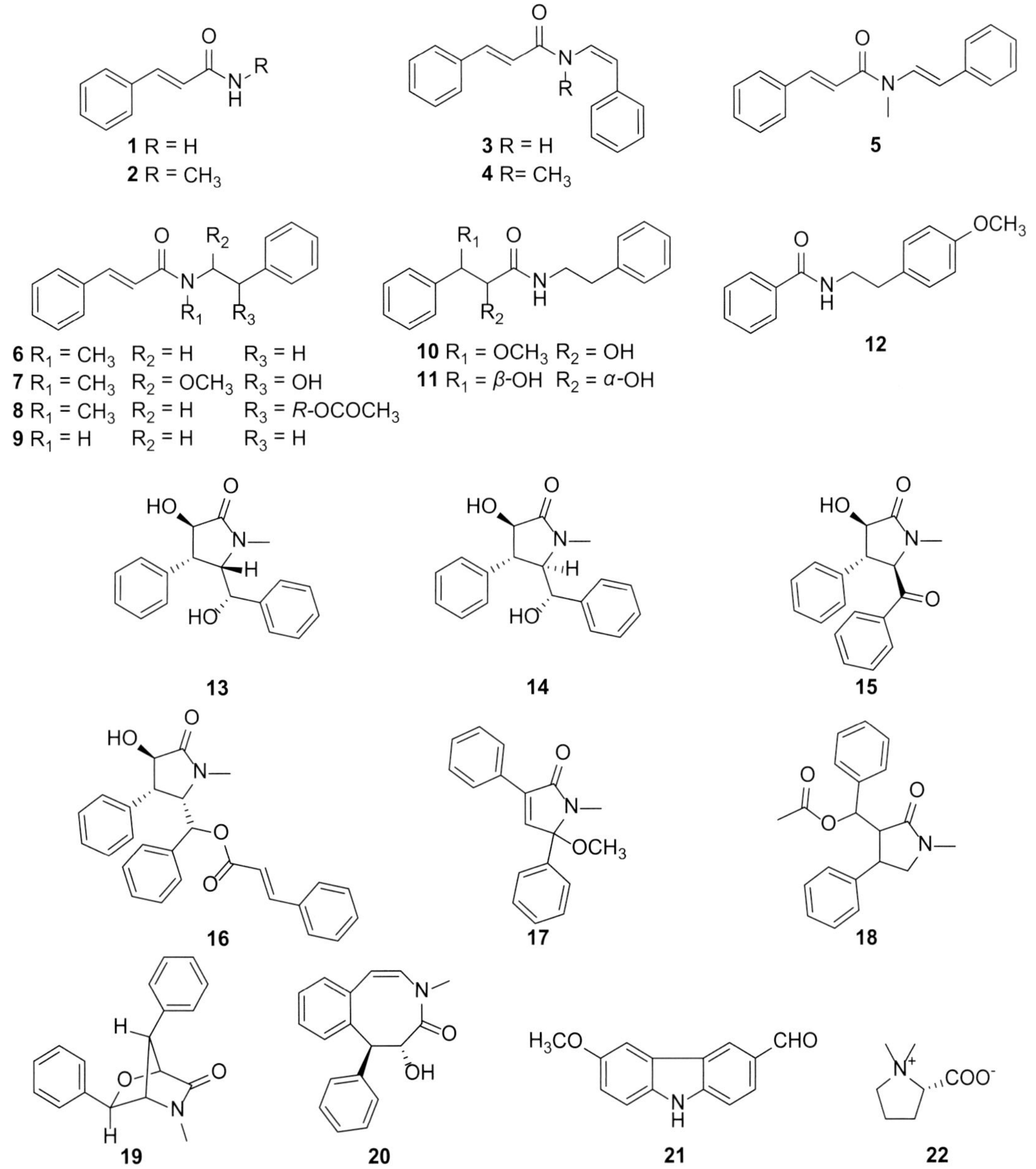

黄皮核中分离鉴定的生物碱类化合物结构式

2. 其他类 [5, 6, 15–16]

据文献报道，黄皮核中除含有 3- 苄基香豆素（3-benzylchromen-2-one）、(2*E*)-3-phenyl-2-propenoic acid-2-oxo-2-phenylethyl ester、*p*-hydroxybenzaldehyde、5- 羟甲基糠醛（5-hydroxymethyl-2-furaldehyde）、*β*- 谷甾醇（*β*-sitosterol）和胡萝卜苷（daucosterol）等化合物外，还分离得到了少量单萜类化合物，如 (4*R*，5*S*)-4-hydroxy-5-isopropyl-2-methyl-2-cyclohexehone、clausenoid、4-hydroxycryptone 和 4-hydroxy-4-methyl-2-cyclohexen-1-one。

此外，还利用 GC-MS 联用技术，结合数据库检索，从黄皮果核的挥发性部位中检识到了一系列挥发油类成分，主要为：*β*- 月桂烯（*β*-myrcene）、3, 7- 二甲基 -1, 6- 辛二烯 -3- 醇（3, 7-dimethyl-1, 6-oeta-dien-3-ol）、柠檬醛（citral）、（limonene）、*α*- 水芹烯（aphellandrene）、*α*- 松油烯（*α*-terpinene）、对 - 聚伞花烯（*p*-cymene）、*γ*- 松油烯（*γ*-terpinene）、*α*- 松油醇（*α*-terpineol）、*β*- 蒎烯（*β*-pinene）、3- 蒈烯（3-carene）、乙酸龙脑酯（bornyl acetate）、反 - 丁香烯（*trans*-caryophyllene）和 2- 辛烯 -4- 醇（2-octen-4-ol）。

【药理作用】

1. 增强记忆、益智、抗神经细胞凋亡

黄皮核中所含有的 (−)- 黄皮酰胺可通过促进胆碱能神经元的发育、促进乙酰胆碱的释放、增加胆碱乙酰转移酶的活性及抑制乙酰胆碱酶的活性，来调节胆碱能系统，发挥益智作用[17]。研究证明，(−)- 黄皮酰胺能增强突触的基础传递活动和提高高频电刺激所引起的突触长时程增强的幅度[18]。在自然衰老的大鼠模型中，(−)- 黄皮酰胺可显著提高衰老大鼠的空间和被动学习记忆能力[19]。另有报道，黄皮酰胺对大鼠因 Aβ_{25-35} 所致记忆获得性障碍具有明显的改善作用[20]，其对长期糖尿病造成的学习记忆障碍亦有明显的改善作用[21]。相关机制研究表明，(−)- 黄皮酰胺可通过抑制去血清所致 PC12 细胞中 GSK-3β 的表达、增加 Bcl-2/Bax 的比值，而阻断去血清所致神经细胞的凋亡，表明 (−)- 黄皮酰胺可能是通过抑制神经细胞的损伤而改善学习记忆障碍[22]。另有研究表明，(−)- 黄皮酰胺可剂量依赖性地对抗硝普钠的神经毒性作用，其机制可能与增加抗凋亡基因 Bcl-2 的表达、降低促凋亡基因 Bax 的表达，增高 Bcl-2/Bax 的比值有关[23]。另有文献报道，(−)- 黄皮酰胺在脑缺血 - 再灌注早期即有脑保护作用，可显著上调 Bcl-2 的表达，从而抑制细胞的凋亡，并可能与 Bcl-2 具有协同抑制凋亡的作用[24]。

2. 保肝

大量研究表明黄皮酰胺类化合物具有良好的肝保护作用。其中，黄皮酰胺（clausenamide，**13**）可降低硫代乙酰胺和对乙酰氨基酚对小鼠的肝毒性，并能显著抑制 CCl_4 诱导的肝微粒体脂质过氧化和 ^{14}C-CCl_4 与微粒体脂质的共价结合。进一步的机制研究表明，其可能是通过增强谷胱甘肽生物合成的关键酶 *γ*- 谷氨酰半胱氨酸合成酶的活性，来增加肝谷胱甘肽的含量[25-26]。研究还发现，黄皮酰胺类化合物对黄曲霉毒素 B$_1$ 引起的大鼠肝细胞非程序性 DNA 合成损伤和谷丙转氨酶释放也具有保护作用[27]。

3. 清除自由基、抗氧化

黄皮核中抗氧化作用的主要活性物质为黄皮酰胺。研究表明，黄皮酰胺能阻止酒精中毒所引起的肝脂质过氧化反应，显著增强肝脏和脑组织细胞液内谷胱甘肽过氧化物酶（GSH-PX）的活性，达到清除自由基、保护细胞免受损伤的目的[28]。另有研究表明，黄皮酰胺可抑制铁 - 半胱氨酸体系所引起的大鼠脑、心、肝和睾丸微粒体脂质过氧化，并提示黄皮酰胺对氧自由基的直接捕捉作用是其抗脂质过氧化作用的机制之一[29]。

4. 抑菌

黄皮核中的酰胺类化合物具有良好的抑菌活性。研究表明，黄皮果核甲醇提取物对香蕉炭疽病菌（Colletotrchum musae）的 EC_{50} 为 4.34 mg/mL [30]；后经活性追踪，确定 (E)-N-(2- 苯乙基) 肉桂酰胺为其抑菌的主要活性成分[31]。另有研究发现，黄皮新肉桂酰胺 B（lansiumamide B，4）对芒果炭疽病（Colletotrichum gloeosporioides）和香蕉枯萎病菌（Fusarium oxysporum）的菌丝生长抑制率分别为 83.33% 和 60.78%[32]。

5. 杀虫

研究表明，黄皮核甲醇提取物和石油醚提取物对萝卜蚜虫（Lipaphis erysimi）具有一定的杀灭作用[33]。另有研究发现，黄皮核甲醇提取物对松材线虫（Bursaphelenchus xylophilus）具有一定的杀虫活性，在 1 mg/mL 水溶液中处理 72 h 的校正死亡率为 100%。通过活性追踪方法，从中分离得到的化合物黄皮新肉桂酰胺 B（lansiumamide B，4）对松材线虫 24 h、48 h 和 72 h 的 LC_{50} 值分别为 8.38 mg/L、6.36 mg/L 和 5.38 mg/L，提示该化合物是黄皮核中主要杀松材线虫的活性成分[34]。

6. 除草

研究表明，黄皮核的甲醇提取物对小麦、油菜、稗草、水稻和含羞草等 5 种植物的生长抑制率为 30% ～ 50%[35]。

【质量标准】

黄皮核为《广东省中药材标准》收录品种，但尚未规定其显微鉴别、含量测定等检测项目。在质量标准研究方面，目前仅有有关黄皮核含量测定方法的一些研究报道。

1. 气相色谱 - 质谱法

采用超临界二氧化碳提取黄皮核中的风味物质，归一法测定其含量，并利用 GC-MS 技术鉴定黄皮核提取物中的化学成分，共鉴定出 38 种挥发性成分，约占挥发油总量的 82.49%，主要包括酰胺类、烯萜类和有机酸酯类，其中酰胺类成分主要为 N- 甲基 -N- 苯乙基 - 桂皮酰胺、N- 甲基 -N- 顺式 - 苯乙烯基 - 桂皮酰胺、N- 甲基 -N- 反式 - 苯乙烯基 - 桂皮酰胺和 N- 甲基 - 桂皮酰胺，其含量达到总提取物质含量的 64% 以上；烯萜类主要为松油烯、β- 没药烯等，占总提取物含量的 13% 以上；有机酸酯类主要为棕榈酸、亚麻酸乙酯、亚油酸乙酯等，占总提取物含量的 6.2% 以上。色谱条件为：Rtx R-5Ms（30×0.25×0.25）色谱柱；采用程序升温（进样口温度 260 ℃，从 45 ℃ 开始升温，保持 2 min，以 2 ℃/min 升温至 230 ℃，再以 15 ℃/min 升温至 295 ℃）；载气为氦气，柱前压为 10 Psi，流速

1 mL/min；分流比 1 : 20；进样量 0.5 μL。质谱条件：EI 源，扫描质量 *m/z* 35 ～ 450，离子源温度 180 ℃，接口温度 280 ℃，电子倍增管电压 1600 V [36]。

2. 高效液相色谱法

黄雪松等 [37] 建立了测定炮制黄皮核、自然干燥黄皮核、新鲜黄皮果肉及黄皮核 20% 食用酒精浸泡液中黄皮酰胺含量的 HPLC 方法，发现只有自然干燥的黄皮核中含有黄皮酰胺，而炮制黄皮核、新鲜黄皮果肉及 20% 乙醇溶液浸泡的自然干燥黄皮核溶液中均未检出黄皮酰胺。色谱条件：Kromasil C18 色谱柱（4.6 mm×250 mm，5 μm）；流动相为乙腈 - 甲醇 - 水（21 : 16.5 : 62.5）；流速 1.0 mL/min；检测波长 257 nm；柱温 20 ℃；进样量 2 μL。

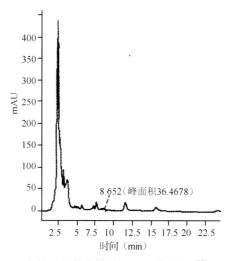

自然干燥黄皮核的 HPLC 色谱图 [37]

参 考 文 献

[1] 陈元胜，叶永才. 广东省中药材标准（第一册）[M]. 广州：广东科技出版社，2004：169–170.

[2] 潘瑞乐，朱兆仪. 黄皮属药用植物研究进展 [J]. 国外医药（植物药分册），1990，5（6）：243-247.

[3] 《全国中草药汇编》编写组. 全国中草药汇编（上册）[M]. 北京：人民卫生出版社，1975：756.

[4] 张瑞明，万树青，赵冬香. 黄皮的化学成分及生物活性研究进展 [J]. 天然产物研究与开发，2012，24（1）：118–123.

[5] 李雯. 黄皮核及中药壁虎化学成分研究 [D]. 中国药科大学硕士学位论文，2010.

[6] 申文伟，李雯，王国才，等. 黄皮核的化学成分 [J]. 暨南大学学报（自然科学版），2012，33（5）：506–509.

[7] 卢晓旭. 黄皮核中桂皮酰胺类成分的提取分离与鉴定 [D]. 暨南大学硕士学位论文，2007.

[8] 卢晓旭，黄雪松. 黄皮核中 *N*- 甲基 - 桂皮酰胺的提取分离与鉴定 [J]. 中国调味品，2008，33（7）：40–42.

[9] Bayer A，Maier ME. Synthesis of enamides from aldehydes and amides [J]. *Tetrahedron*，2004，60（31）：6665–6677.

[10] Fan YJ，Chen HQ，Mei WL，et al. Nematicidal amide alkaloids from the seeds of *Clausena lansium* [J]. *Fitoterapia*，2018，128：20–25.

[11] Yang MH，Chen YY，Huang L. Three novel cyclic amides from *Clausena lansium* [J]. *Phytochemistry*，1988，27（2）：445–450.

[12] Lin JH. Cinnamamide derivatives from *Clausena lansium* [J]. *Phytochemistry*，1991，28（2）：621–622.

[13] Yan H，Xiong Z，Xie N，et al. Bioassay-guided isolation of antifungal amides against *Sclerotinia sclerotiorum* from the seeds of *Clausena lansium* [J]. *Industrial Crops and Products*，2018，121：352–359.

[14] 杨明河，曹延怀，李伟勋，等. 黄皮叶中黄皮酰胺的分离和结构测定 [J]. 药学学报，1987，22（1）：33–40.

[15] 张建和，蔡春，罗辉，等. 黄皮果核挥发油成分的研究 [J]. 中药材，1997，20（10）：518–519.

[16] 李瑞珍，廖华卫，陈飞苑 . 广州黄皮果挥发油成分研究 [J]. 广东药学院学报，2007，23（2）：141–143.

[17] 薛薇，张威，陈乃宏 . 手性黄皮酰胺的研究进展 [J]. 中国新药杂志，2008，17（4）：268–271.

[18] 张均田，段文贞，刘少林，等 . (–)- 黄皮酰胺的抗老年痴呆作用 [J]. 医药导报，2001，20（7）：403–404.

[19] 程勇，张钧田 . 黄皮酰胺对自然衰老大鼠学习记忆的改善作用 [J]. 中国药理通讯，2004，21（2）：24.

[20] 孔晓龙，蒋伟哲，林自中 . 黄皮酰胺对 β- 淀粉样多肽 25 ～ 35 片段诱导的大鼠学习记忆功能障碍的影响 [J]. 广西医科大学学报，2003，20（5）：673–674.

[21] 侯软玲 . 黄皮酰胺对糖尿病大鼠学习记忆障碍机制保护作用的研究 [D]. 广西医科大学硕士学位论文，2008.

[22] 胡金凤，宁娜，薛薇，等 . 左旋黄皮酰胺抑制剂去血清所致神经细胞凋亡及其相关机制的研究 [J]. 中药新药与临床药理，2009，20（1）：1–4.

[23] 刘勇军，祝其锋 . (–)- 黄皮酰胺对硝普钠诱导的海马神经元凋亡的影响 [J]. 中国老年学杂志，2006，26（7）：936–938.

[24] 蒋祝昌，毕桂南，石胜良 . 黄皮酰胺对高血压局灶性脑缺血 - 再灌注大鼠 Bcl-2 蛋白表达和细胞凋亡的影响 [J]. 中国危重病急救医学，2005，17（5）：289–292.

[25] Liu GT，Li WX，Chen YY，et al. Hepatoprotective action of nine constituents isolated from the leaves of *Clausena lansium* in mice [J]. *Drug Development Research*，1996，39（2）：174–178.

[26] Wu YQ，Liu LD，Wei HL，et al. Different effects of nine clausenamide enantiomers on liver glutathione biosynthesis and glutathione S-transferase activity in mice [J]. *Acta Pharmacologica Sinica*，2006，27（8）：1024–1028.

[27] 吴宇群，刘耕陶 . 光学活性黄皮酰胺类化合物体外对黄曲霉毒素 B_1 损伤大鼠肝细胞非程序性 DNA 合成的保护作用 [J]. 中国药理学与毒理学杂志，2006，20（5）：393–398.

[28] 刘云，石成璋，张均田 . 黄皮酰胺的抑制脂质过氧化和脑保护作用 [J]. 药学学报，1991，26（3）：166–170.

[29] Lin TJ，Liu GT，Li XJ，et al. Anti-lipid peroxidation and oxygen free radical scavenging activity of clausenamide [J]. *China Journal of Pharmacol Toxicology*，1992，6（2）：97–102.

[30] 刘序铭，马伏宁，万树青 . 黄皮甲醇提取物的抑真菌作用 [J]. 植物保护，2008，34（2）：64–66.

[31] 刘序铭，万树青 . 黄皮不同部位 (*E*)-*N*-(2- 苯乙基) 肉桂酰胺的含量及杀菌活性 [J]. 农药，2008，47（1）：15–16.

[32] 刘艳霞，巩自勇，万树青 . 黄皮酰胺类生物碱的提取及对 7 种水果病原真菌的抑菌活性 [J]. 植物保护，2009，35（5）：53–56.

[33] 万树青，郑大睿 . 几种植物提取物对萝卜蚜的光活化杀虫活性 [J]. 植物保护，2005，31（6）：55–57.

[34] 马伏宁，万树青，刘序铭，等 . 黄皮种子中杀松材线虫成分分离及活性测定 [J]. 华南农业大学学报，2009，30（1）：23–26.

[35] 万树青，陈兴聪，杨天梁 . 几种植物提取物光活化他感生长抑制作用研究 [J]. 杂草科学，2004，（1）：5–8.

[36] 卢晓旭，曲翔，黄雪松 . GC-MS 法分析黄皮核超临界二氧化碳提取物的风味成分 [J]. 中国调味品，2007，（11）：62–65.

[37] 黄雪松，罗丽君 . 黄皮果、黄皮核中黄皮酰胺的测定 [J]. 食品工业科技，2006，27（6）：172–173.

桫 椤

【植物来源】

本品为桫椤科（Cyatheaceae）桫椤属蕨类植物桫椤 *Alsophila spinulosa*（Wall. ex Hook.）R. M. Tryon 的干燥茎、叶，又名树蕨、蛇木、飞天禽蟒、大贯众、龙骨风等，有"蕨类植物之王"之称。桫椤多生于林下或溪边荫地，主产于我国的广西、广东、海南、福建、台湾、云南、贵州、四川等省区，在尼泊尔、印度锡金、不丹、印度、缅甸、泰国、越南、菲律宾及日本南部也有分布[1-2]。

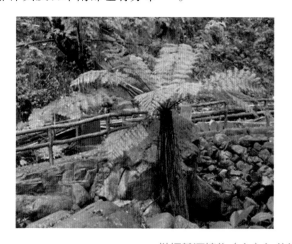
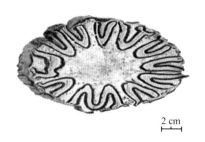

2 cm

桫椤基源植物（左）与药材（右）图片

【功能与主治】

桫椤药材又称龙骨风，具有清热止咳、祛风除湿、化痰散结之功效，是广西壮族地区民间常用草药，用于治疗肺热咳嗽、吐血、风火牙痛、风湿骨痛等症，尤其对肺结核、红白痢疾有特殊疗效[2]。

【化学成分】

桫椤中主要含有黄酮及其苷类、酚酸类、萜类等化学成分，其中黄酮类化合物为其主要及特征性化学成分。

1. 黄酮及其苷类[3-5]

桫椤中含有黄酮、黄酮醇、二氢黄酮以及它们的碳苷及氧苷类化合物，已分离鉴定的主要有：芹菜素（apigenin）、木犀草素（luteolin）、牡荆素（vitexine，**1**）、叶黄素（lutexin，**2**）、异荭草素（isoorientin，**3**）、异牡荆苷（isovitexin，**4**）、kaempferol-3-*O*-glucoside（**5**）、桫椤黄酮 A（hegoflavone A，**6**）和桫椤黄酮 B（hegoflavone B，**7**）。

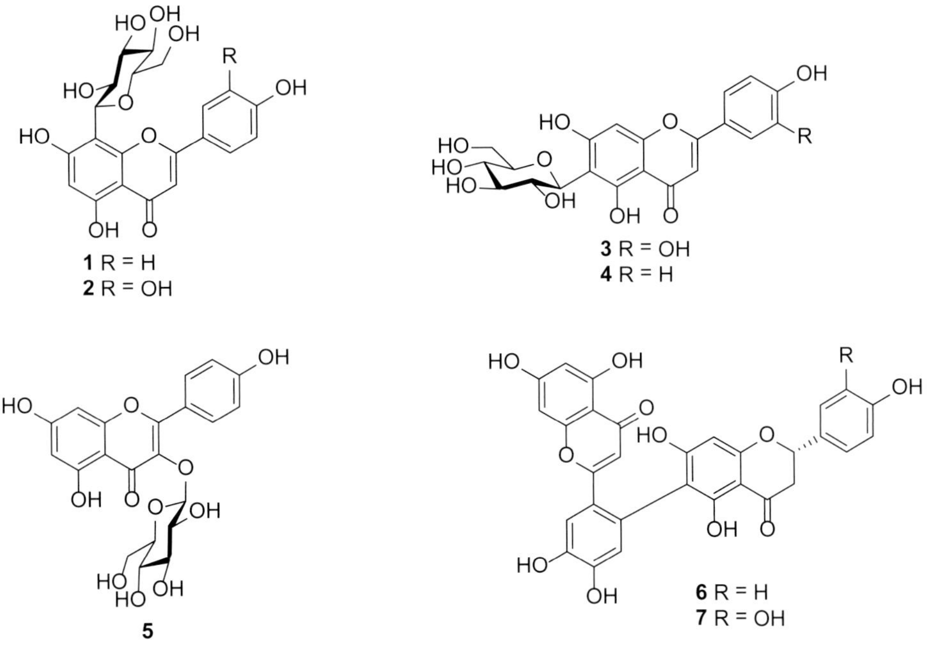

桫椤中分离鉴定的黄酮类化合物结构式

2. 三萜及甾体类 [3-4, 6]

桫椤植物中三萜类化合物的结构类型主要有 hopane 型、filicane 型和 fernane 型，如：hopan-29, 17α-olide（**8**）、hopan-17α, 29-epoxide（**9**）、3α-hydroxyfilic-4(23)-ene（**10**）、filic-4(23)-ene、2-oxofilic-3-ene（**11**）、filic-3-ene（**12**）、hop-22(29)-ene（**13**）、fern-7-ene、fern-9(11)-ene（**14**）、hydroxyhopane、dryocrassol（**15**）、tetrahymanol（**16**）、β-sitosterol、daucosterol 和 cyclolaudenyl plamitate。

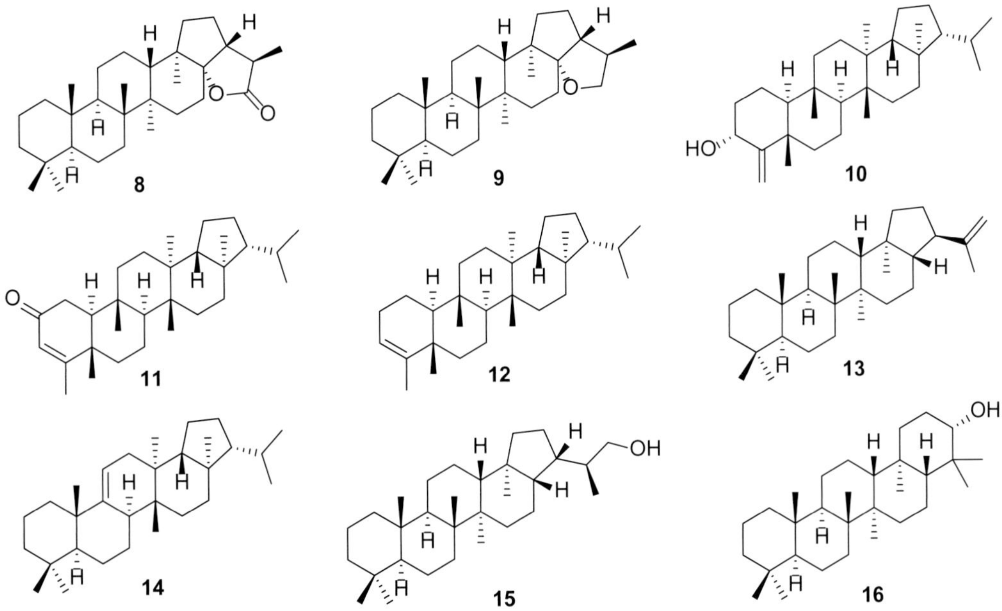

桫椤中分离鉴定的三萜类化合物结构式

3. 酚酸类 [7–8]

桫椤中还含有大量的酚酸类化合物，如：caffeic acid、protocatechuic acid、*trans*-1-(3′, 4′-dihydroxyphenyl)-1-ene-3-butanone、benzoic acid-3, 4-dihydroxy、vanillic acid、*trans*-1-(4-hydroxyphenyl)-1-ene-3-butanone、piceatannol、oxo-bis（5-methylfuroic acid）、6′-*O*-(*E*-*p*-coumaroyl)glucopyranose（**17**）、6′-*O*-(*E*-*p*-caffeoyl)-glucopyranose（**18**）、1-*O*-feruloyl-*β*-D-glucopyranoside（**19**）、*trans*-*p*-coumaroyl-*β*-D-glucopyranoside（**20**）、（*Z*）-2-(*β*-D-glucopyranosyloxy)-3-phenylpropenoic acid（**21**）和 syringin（**22**）。

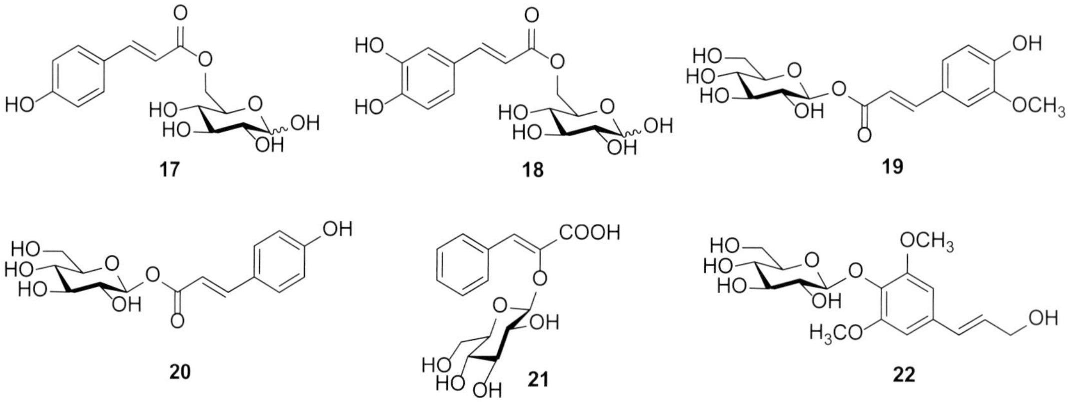

桫椤中分离鉴定的酚酸类化合物结构式

【药理作用】

1. 抗肿瘤

从桫椤茎叶中分离得到的黄酮类化合物 D01，对黑色素瘤细胞 B16 具有抑制作用，并具有较强的抗氧化作用，可提高荷瘤小鼠血清和肝匀浆中超氧化物歧化酶（SOD）和谷胱甘肽过氧化物酶（GSH-Px）的活性，并减少丙二醛（MDA）的生成，与化疗药物联用时具有明显的增效减毒作用[9]。

2. 抗菌

有研究初步探讨了桫椤叶和茎干的甲醇提取物对大肠埃希菌（*Escherichia coli*）、金黄色葡萄球菌（*Staphylococcus aureus*）和枯草芽孢杆菌（*Bacillus subtilis*）的抑菌作用。结果显示，桫椤叶对大肠埃希菌的抑制效果良好，桫椤茎干对枯草芽孢杆菌的抑制效果较好[10]。

【质量标准】

目前，桫椤暂未被《中国药典》或《广东省中药材标准》所收录，且其指纹图谱和含量测定方法的研究也较少。

1. 高效液相指纹图谱

以 6-*O*- 香豆酸葡萄糖苷为参照物，建立了不同产地的 10 批桫椤药材样品的特征 HPLC 指纹图谱，标定了 8 个共有指纹峰。其色谱条件如下：Agilent Zorbax SB-C18 色谱柱（4.6 mm×250 mm，5 μm）；流动相甲醇（A）—水（0.1% 醋酸）（B）梯度洗脱（0 ～ 30 min，6%→8% A；30 ～ 40 min，8%→13% A；40 ～ 42 min，13%→17% A；42 ～ 65 min，17%→20% A；65 ～ 67 min，20%→25% A；67 ～ 90 min，25% A；90 ～ 100 min，25%→35% A；100 ～ 110 min，35% A；110 ～ 112 min，35%→50% A；112 ～ 120 min，50%→100% A；120 ～ 125 min，100% A）；流速 1.0 mL/min；柱温 35 ℃；检测波长为 330 nm；进样量 8 μL；采集时间 125 min[8]。

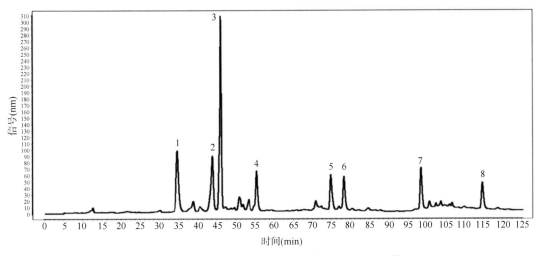

桫椤药材的对照 HPLC 指纹图谱（共有模式）[8]

2. 含量测定方法

采用电感耦合等离子体发射光谱（ICP-OES）法测定了桫椤中的 Na、Mg、Al、P、K、Ca 共 6 种常量元素的含量，并采用电感耦合等离子体质谱（ICP-MS）法测定了其中 V、Cr、Mn、Fe、Ni、Cu、Zn、Cd、Hg、Pb 共 10 种微量元素的含量[11]。

参 考 文 献

[1] 中国科学院《中国植物志》编委会 . 中国植物志 [M]. 北京：科学出版社，1978，44（1）：165.

[2] 国家中医药管理局《中华本草》编委会 . 中华本草 [M]. 上海：上海科学技术出版社，1999，29（2）：45.

[3] 陈封政，李书华，向清祥 . 孑遗植物桫椤叶化学成分的研究 [J]. 西北植物学报，2008，28（6）：1246–1249.

[4] Seshadri R，Rangaswa S. Chemical components of *Cyathea spinulosa* leaves [J]. *Indian Journal of Chemistry*，1974，12（7）：783–784.

[5] Wada H，Satake T，Murakami T. Studies of the chemical constituents of *Alsophila spinulos* [J]. *Chemical & Pharmaceutical Bulletin*，1985，33（10）：4182–4187.

[6] Arai Y，Koide N，Ohki F. Fern constituents：triterpenoids isolated from leaflets of *Cyathea spinulosa* [J]. *Chemical & Pharmaceutical Bulletin*，1994，42（2）：228–232.

[7] Chiang HC，Lo YJ. Xanthine oxidase inhibitors from the leaves of *Alsophila spinulosa* [J]. *Journal of Enzyme Inhibition and Medicinal Chemistry*，1994，8（1）：61–67.

[8] 刘红丽 . 龙利叶和桫椤的化学成分及桫椤指纹图谱的研究 [D]. 暨南大学硕士学位论文，2012.

[9] 唐栩 . 黄酮类化合物 D01 抗肿瘤的药理作用研究 [D]. 中山大学硕士学位论文，2003.

[10] 弓加文，陈封政，李书华 . 桫椤叶和茎干抑菌活性初探 [J]. 安徽农业科学，2007，35（33）：10566–10568.

[11] 江波，唐莉娟，黄建华 . 珍稀濒危植物桫椤中无机组成元素的研究 [J]. 光谱学与光谱分析，2016，36（5）：1468–1472.

救 必 应

【植物来源】

本品为冬青科（Aquifoliaceae）冬青属植物铁冬青 *Ilex rotunda* Thunb. 的树皮，又名龙胆仔、冬青仔、碎骨木、千丁密（黎药）、林寨亮（瑶药）、久拜安（壮药）。救必应常生于山下疏林或沟、溪边，广泛分布于我国广东、广西、云南、湖南、江西、福建、台湾等省区[1-3]。

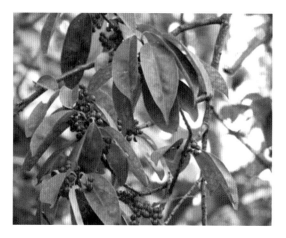 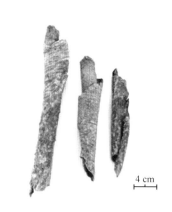

救必应基源植物（左）与药材（右）图片

【功能与主治】

救必应始载于《岭南采药录》，其味苦，性寒，归肺、胃、大肠、肝经。具有清热解毒、消肿止痛、利湿等功效，可用于治疗湿疹、脓疱疮、牙痛、烧烫伤、跌打损伤、外伤出血、毒蛇咬伤等。在民间，特别是苗族、瑶族、壮族等少数民族地区，可用于治疗胃溃疡出血、感冒发热、痢疾、风湿骨痛、高血压、肾结石、中风、急性盆腔炎等[4]。

【化学成分】

救必应中含有三萜及其苷类、苯丙素类、酚酸类等多种化学成分，其中三萜及其苷类化合物为救必应的主要及特征性成分。

1. 三萜及其苷类 [5-15]

三萜及其苷类成分为冬青科冬青属植物的特征性化学成分，救必应中的三萜苷元多为乌苏烷型三萜，另含有少量的齐墩果烷型三萜。目前，已从救必应中分离鉴定的三萜及其苷类成分主要有：ilexosapogenin B（**1**）、3-*O*-乙酰基乌苏酸（3-acetylursolic acid）、ilemaminoside A（**2**）、hilexoside K（**3**）、3*β*-*O*-*β*-D-glucopyranosyl-(1→2)-*α*-

L-arabinopyranosyl-19-hydroxyl-20α-urs-12-en-28-oic acid 28-*O*-β-D-glucopyranosyl ester、rotundunoside D（**4**）、ilexoside O（**5**）、坡模醇酸（pomolic acid，**6**）、救必应酸（rotundic acid，**7**）、具栖冬青苷（长梗冬青苷 / peduncloside / pedunculoside，**8**）、ilexoside XLI（**9**）、3β, 19α- 二 羟 基 -12- 烯 -24, 28- 乌 苏 酸（3β, 19α-dihydroxyurs-12-en-24, 28-dioic acid）、ilexoside XLII（**10**）、ilexoside XLV（**11**）、rotundinoside G₃、28-*O*-β-D-glucopyranosyl pomolic acid、3-*O*-α-L- 阿拉伯糖基 -19α- 羟基 - 乌苏酸（3-*O*-α-L-arabinopyranosyl pomolic acid）、苦丁冬青苷 H（kudinoside H，**12**）、苦丁茶冬青苷（ilekudinoside D）、oblonganoside I（**13**）、19α, 23-dihydroxyurs-12-en-28-oic acid 3β-*O*-[β-D-glucuronopyranoside-6-*O*-methylester]-28-*O*-β-D-glucopyranosyl ester、rotundunoside B（**14**）、rotundunoside C（**15**）、ilexpublesnin E（**16**）、rotundinoside（**17**）、mateside（**18**）、19α, 23-dihydroxyurs-12-en-28-oic acid 3β-*O*-β-D-glucuronopyranoside-6′-*O*-methyl ester、ilexside II（**19**）、rotundinoside I（**20**）、rotundinoside J（**21**）、rotundinoside E（**22**）、19α, 24- 二羟基 -3- 酮 -12- 烯 -28- 乌苏酸（19α, 24-dihydroxy-12-en-ursane-3-keto-28-oic acid，**23**）、rotundanonic acid（**24**）、ilexoside XLIII（**25**）、ilexoside XLIV（**26**）、rotundinoside F（**27**）、3β, 23-dihydroxy-20-*epi*-urs-12, 18-dien-28-oic acid（**28**）、9-anhydro-4-epirotungenic acid、3β, 23-dihydroxyursa-12, 18(19)-dien-28-oic acid 28-β-D-glucopyranosyl ester（**29**）、木栓酮（friedelin）、28β- 羟基 - 木栓酮（canophyllol）、3- 羟基齐墩果烷（3β-hydroxyoleanane）、β- 香树脂醇（β-amyrin）、齐墩果酸（oleanolic acid）、3-*O*- 乙酰齐墩果酸（3-*O*-acetyloleanolic acid）、ilexoside XLVIII（**30**）、ilexoside L（**31**）、ilexoside XLIX（**32**）、chikusetsusaponin V methyl ester（**33**）、hedergenin 3-*O*-β-D-glucuronopyranoside-6′-*O*-methyl ester、oleanolin acid 3-*O*-β-D-glucuronopyranoside-6′-*O*-methyl ester、ilexoside XLVI（**34**）、ilexoside XLVII（**35**）、ilexoside LI（**36**）、rotundunoside A（**37**）、rotundinoside K、gardeniside B 和 3β-[(α-L-arabinopyranosyl)oxy]-19α-hydroxyolean-12-en-28-oic acid。

2 R₁ = α-L-ara		R₂ = H
3 R₁ = β-D-xyl²-β-D-glc		R₂ = β-D-glc
4 R₁ = α-L-ara²-β-D-glc²-α-L-rha		R₂ = β-D-glc
5 R₁ = β-D-xyl²-β-D-glc²-α-L-rha		R₂ = β-D-glc

6 R₁ = H	R₂ = CH₃	R₃ = CH₃	R₄ = H
7 R₁ = H	R₂ = CH₃	R₃ = CH₂OH	R₄ = H
8 R₁ = H	R₂ = CH₃	R₃ = CH₂OH	R₄ = β-D-glc
9 R₁ = H	R₂ = CH₃	R₃ = CH₂OH	R₄ = β-D-glc²-α-D-glc
10 R₁ = H	R₂ = CH₂OH	R₃ = CHO	R₄ = β-D-glc
11 R₁ = H	R₂ = CH₂OH	R₃ = COOH	R₄ = β-D-glc

12 $R_1 = \alpha$-L-rha $\qquad$ $R_2 = CH_3$ $\quad$ $R_3 = CH_3$ $\qquad$ $R_4 = \beta$-D-glc
13 $R_1 = \beta$-D-xyl $\qquad$ $R_2 = CH_3$ $\quad$ $R_3 = CH_2OH$ $\quad$ $R_4 = \beta$-D-glc
14 $R_1 = \beta$-D-xyl^2-β-D-glc $\qquad$ $R_2 = CH_3$ $\quad$ $R_3 = CH_3$ $\qquad$ $R_4 = \beta$-D-glc
15 $R_1 = \alpha$-L-ara^2-β-D-glc^2-α-L-rha $\quad$ $R_2 = CH_3$ $\quad$ $R_3 = CH_3$ $\qquad$ $R_4 = \beta$-D-glc
16 $R_1 = \beta$-D-xyl^2-β-D-glc^2-α-L-rha $\quad$ $R_2 = CH_3$ $\quad$ $R_3 = CH_3$ $\qquad$ $R_4 = \beta$-D-glc
17 $R_1 = \alpha$-D-glc $\qquad$ $R_2 = CH_3$ $\quad$ $R_3 = CH_2OH$ $\quad$ $R_4 = \beta$-D-glc
18 $R_1 = \alpha$-L-ara $\qquad$ $R_2 = CH_3$ $\quad$ $R_3 = CH_2OH$ $\quad$ $R_4 = H$
19 $R_1 = \beta$-D-glc^2-α-L-ara $\qquad$ $R_2 = CH_3$ $\quad$ $R_3 = CH_3$ $\qquad$ $R_4 = \beta$-D-glc
20 $R_1 = \beta$-D-xyl^2-β-D-glc^2-α-L-rha $\quad$ $R_2 = CH_3$ $\quad$ $R_3 = CH_3$ $\qquad$ $R_4 = H$
21 $R_1 = \alpha$-L-ara^2-β-D-glc^2-α-L-rha $\quad$ $R_2 = CH_3$ $\quad$ $R_3 = CH_3$ $\qquad$ $R_4 = H$

22

23 $R_1 = CH_2OH$ $\quad$ $R_2 = CH_3$
24 $R_1 = CH_3$ $\qquad$ $R_2 = CH_2OH$

25

26

27

28 $R_1 = H$ $\qquad$ $R_2 = \beta$-CH$_3$
29 $R_1 = \beta$-D-glc $\quad$ $R_2 = \alpha$-CH$_3$

30 $R_1 = \beta$-D-glcA $\qquad$ $R_2 = CH_3$ $\qquad$ $R_3 = CH_2OH$
31 $R_1 = \beta$-D-glcA $\qquad$ $R_2 = CH_2OH$ $\quad$ $R_3 = CH_3$
32 $R_1 = \beta$-D-glcA^6-β-D-gal $\qquad$ $R_2 = CH_3$ $\qquad$ $R_3 = CH_2OH$
33 $R_1 = \beta$-D-glcA(^{2}-β-D-glc)^6-OCH$_3$ $\quad$ $R_2 = CH_3$ $\qquad$ $R_3 = CH_3$

34 $R_1 = \beta$-D-glcA $\qquad$ $R_2 = CH_3$ $\qquad$ $R_3 = CH_2OH$
35 $R_1 = \beta$-D-glcA $\qquad$ $R_2 = CH_2OH$ $\quad$ $R_3 = CH_3$
36 $R_1 = \beta$-D-glcA^2-β-D-gal $\quad$ $R_2 = CH_3$ $\qquad$ $R_3 = CH_3$
37 $R_1 = \beta$-D-xyl^2-β-D-glc $\qquad$ $R_2 = CH_3$ $\qquad$ $R_3 = CH_3$

救必应中分离鉴定的三萜类及其苷类化合物结构式

2. 苯丙素类 [5–6, 8, 11–12, 16]

苯丙素类化合物为救必应中的另一大类化学成分，已报道的主要有：顺式甲基异丁香烯（cis-methylisoeugenol，**38**）、芥子醛（sinapaldehyde，**39**）、芥子醛葡萄糖苷（sinapaldehyde glucoside）、紫丁香苷（syringin，**40**）、咖啡酸 4-O-β-D- 吡喃葡萄糖苷（caffeic acid-4-O-β-D-glucopyranoside）、救必应醇（rotundaol）、rotundarpenoside B（**41**）、rotundarpenoside A（**42**）、二丁香苷醚（disyringin ether，**43**）、ilexrotunin（**44**）、丁香脂素 4′-O-β-D- 吡喃葡萄糖苷（syringaresinol-4′-O-β-D-glucopyranoside）、丁香脂素 4′, 4″-二 -O-β-D- 吡喃葡萄糖苷（syringaresinol 4′,4″-di-O-β-D-glucopyranoside）。

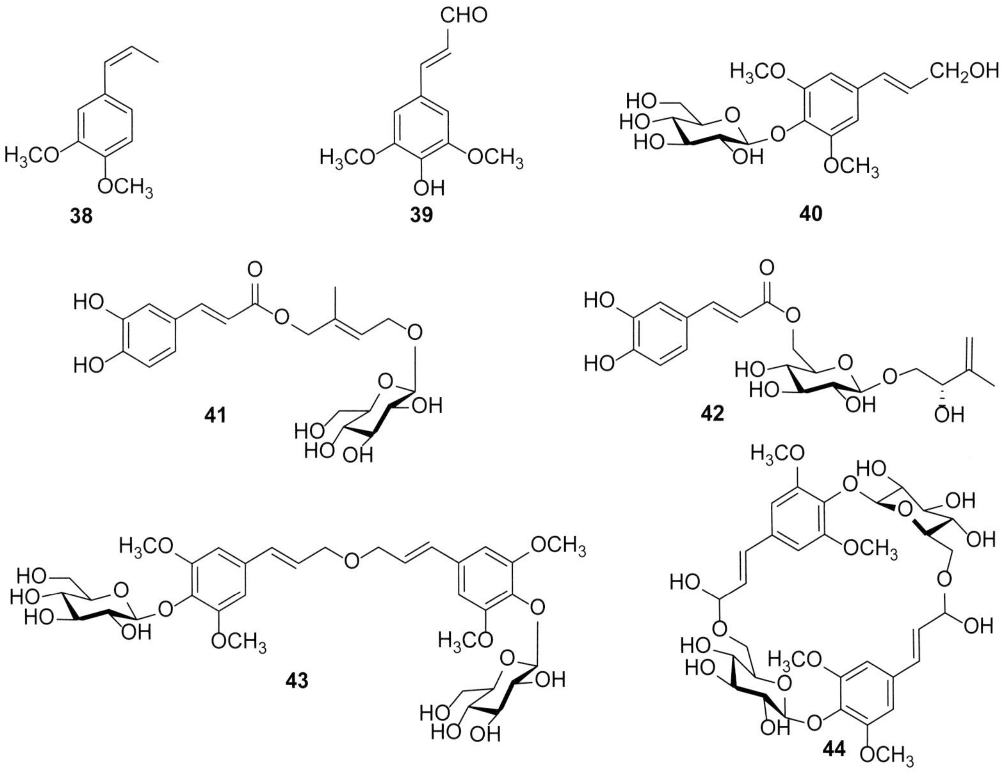

救必应中分离鉴定的苯丙素类化合物结构式

3. 其他类 [5–6, 8, 11, 17]

除以上化学成分，救必应中还含有左旋龙脑（L-borneol）、香芹酚（carvacrol）、麝香草酚（m-thymol）、阿贝苦酮（abbeokutone）、sugereoside、二叔丁对甲酚（dalpac）、丁香醛（syringic aldehyde）、2, 4- 二羟基 -3,6- 二甲基苯甲酸甲酯（atraric acid）、香草酸 4-O-β-D- 吡喃葡萄糖苷（vanillic acid 4-O-β-D-glucopyranoside）、蜂蜜曲菌素（mellein）、β- 谷甾醇（β-sitosterol）和 β- 胡萝卜苷（β-daucosterol）等其他类型化合物。

此外，利用气相色谱 - 质谱（GC-MS）联用技术对救必应的超临界 CO_2 萃取物进行了分析，鉴定出 (23)-ethylcholest-5-en-3β-ol、9-octadecenoic acid、角鲨烯（squalene）、

十六烷酸（hexadecanoic acid）、dibutylphtalate、baccharan-3*β*-ol、*α*- 香树脂醇（*α*-amyrin）、亚油酸乙酯（ethyl linoleate）、*n*-eicosane 和 23-*S*-methylcholesterol 等 52 个成分。

【药理作用】

1. 抑菌

救必应醇提物和水提物对金黄色葡萄球菌（*Staphylococcus aureus* ATCC26112）和乙型溶血性链球菌（*β-hemolytic Streptococcus* CMCC32210）均具有较强的抑菌作用，对其进行硅胶柱层析分离后，发现醇提物的甲醇 / 氯仿（1：1）洗脱部位和水提物的 90% 和 70% 乙醇洗脱部位为其抑菌的活性部位[18]。救必应醇提物与抗菌药联合诱导细菌传代的实验中，对产超广谱 *β*- 内酰胺酶（extended spectrum *β*-lactamases，ESBLs）的耐药大肠埃希菌表现出一定的抑菌活性[19]。

2. 抗炎、镇痛

救必应醇提物能够显著提高小鼠的痛阈值，具有一定的镇痛作用，并能明显抑制二甲苯所致的小鼠耳肿胀和棉球诱导的大鼠肉芽肿，具有较好的抗炎活性[20]。救必应水提物在热板法模拟的中枢性疼痛和醋酸扭体法模拟的外周性疼痛实验中，可提高实验动物的痛阈值并减少扭体次数，表现出良好的镇痛作用[21]。

3. 心血管活性

从救必应中分离得到的三萜苷类化合物具栖冬青苷（**8**）可明显减轻犬冠脉前降支导致的心肌缺血程度和范围，降低心肌耗氧指数，并能明显对抗氯化钡诱导的大鼠心律失常，还可减少局灶性脑缺血大鼠的脑梗死面积[22]。救必应酸（**7**）则具有改善心肌缺血、心肌梗死的作用，并可提高耐缺氧能力、降低全血比黏度和血浆比黏度以及改善脑缺血、脑梗死[23]。

4. 保肝

救必应水提物能显著降低四氯化碳（CCl_4）或 D- 氨基半乳糖所诱导的肝损伤小鼠血清谷丙转氨酶（ALT）和谷草转氨酶（AST）的含量，降低肝匀浆丙二醛（MDA）的含量，升高超氧化物歧化酶（SOD）和谷光甘肽（GSH-Px）的活性，并减轻肝组织的病理损伤程度，表明救必应对小鼠急性肝损伤具有显著保护作用，其作用机制可能与抗脂质过氧化有关[24-25]。其中，活性成分救必应酸（**7**）具有治疗血脂症以及高血脂所引起的脂肪肝的作用[26]。

5. 抗肿瘤

救必应中分离鉴定的单体化合物救必应酸（**7**）具有抑制人鼻咽癌（CNE_1 和 CNE_2）、人宫颈癌（HeLa）、人结肠癌（SW620）、人肝癌（Hep3B）、人肺癌（A549）和人乳腺癌（MDA-MB-435）等肿瘤细胞体外增殖的活性，IC_{50} 值分别为 16.48 μM、18.59 μM、15.70 μM、18.24 μM、29.80 μM、70.20 μM 和 11.21 μM；而 3*β*, 19*α*-dihydroxyurs-12-en-24, 28-dioic acid 具有抑制人肝癌（Hep3B）、人结肠癌（SW620 和 LoVo）和人乳腺癌（MDA-MB-435）等肿瘤细胞体外增殖的活性，IC_{50} 值分别为 7.37

μM、20.07 μM、30.22 μM 和 27.79 μM [8]。救必应醇提物可以显著抑制 C57 小鼠腹水瘤增长，显著升高胸腺指数、降低肝指数，故对免疫器官具有一定的保护作用。进一步，通过检测肝脏中 ALT 和 AST 的含量，确定救必应醇提物可改善荷瘤小鼠的肝功能，提示救必应主要通过增强免疫力而发挥抗肿瘤作用 [27]。

6. 毒性

救必应正丁醇提取物腹腔注射的 LD$_{50}$ 值及 95% 可信限为（22.04 ± 5.42）g 药材 /kg，具有良好的安全性 [28]。

【质量标准】

救必应为 2015 年版《中国药典》收录品种，其中规定了救必应药材的显微鉴别、水分检查和含量测定等检测项。

1. 高效液相指纹图谱

有文献以紫丁香苷（**40**）为参照物，建立了 22 批次救必应药材的 HPLC 指纹图谱。色谱条件为：Dikma C18 色谱柱（4.6 mm×200 mm，5 μm）；以乙腈 -0.1% 磷酸水溶液为流动相梯度洗脱；流速 1.0 mL/min；柱温 35 ℃；检测波长 210 nm；进样量 20 μL；采集时间 80 min [29]。

以紫丁香苷（**40**）为参照物，对 12 批次救必应药材样品进行了相似度分析、聚类分析和主成分分析，并建立了其特征 HPLC 指纹图谱，标定了 13 个共有指纹峰。色谱条件为：LiChrospher 100 RP-C18 色谱柱（4.6 mm×250 mm，5 μm）；以甲醇 -0.5% 冰乙酸溶液为流动相梯度洗脱；流速 1.0 mL/min；柱温 25 ℃；检测波长 290 nm；进样量 10 μL；采集时间 60 min [30]。

2. 含量测定方法

2.1 紫外分光光度法

有文献以长梗冬青苷（**8**）作为对照品，建立了救必应益心片中总皂苷的含量测定方法，检测波长为 562 nm [31]。

2.2 高效液相色谱法

有研究以紫丁香苷（**40**）为对照品，建立了测定救必应药材中紫丁香苷含量的 HPLC 方法。色谱条件为：Phnomenex C18 色谱柱（4.6 mm×250 mm，5 μm）；流动相乙腈 -水（15：85）；流速 1.0 mL/min；柱温 25 ℃；检测波长 265 nm；进样量 10 μL。理论塔板数按紫丁香苷计算不低于 3000 [32]。

2015 年版《中国药典》中规定了同时测定救必应药材中长梗冬青苷（**8**）和紫丁香苷（**40**）含量的 HPLC 方法。色谱条件为：十八烷基硅烷键合硅胶色谱柱（4.6 mm×200 mm，5 μm）；流动相为乙腈（A）- 水梯度洗脱（0 ～ 10 min，10% A；10 ～ 20 min，10% ～ 40% A；20 ～ 30 min，40% A）；流速 1.0 mL/min；柱温 30 ℃；检测波长 210 nm；进样量 10 μL。理论板数按紫丁香苷峰计算不低于 3000 [1, 33]。

此外，以救必应酸（**7**）、长梗冬青苷（**8**）、紫丁香苷（**40**）和丁香脂素 4′-*O*-β-D-吡喃葡萄糖苷为对照品，建立了同时测定救必应药材中上述四种成分含量的 HPLC 方法。

色谱条件为：Kromasil 100-5C18 色谱柱（4.6 mm×250 mm，5 μm）；乙腈（A）-0.02% 三氟乙酸水溶液流动相梯度洗脱（0～10 min，10%→18% A；10～23 min，18% A；23～33 min，18%→55% A；33～45 min，55%→57% A）；流速 1.0 mL/min；柱温 30 ℃；检测波长 210 nm；进样量 10 μL[34]。

参 考 文 献

[1] 国家药典委员会.中华人民共和国药典（2015 年版，一部）[M].北京：中国医药科技出版社，2015：312.

[2] 广东省中药材标准编辑委员会.广东省中药材标准（第一册）[M].广州：广东科技出版社，2004：172.

[3] 中国医学科学院药用植物资源开发研究所.中药志（第五册）[M].北京：人民卫生出版社，1994：494–497.

[4] 江苏新医学院.中药大辞典 [M].上海：上海科学技术出版社，1977：2096.

[5] 彭喻嫄，梁敬钰，冯锋.救必应的研究进展 [J].海峡药学，2014，12（26）：4–8.

[6] 扈芷怡，唐梅，张谦华，等.救必应化学成分和药理作用研究进展 [J].长春师范大学学报，2018，4（34）：69–74.

[7] 孙辉.救必应的化学成分研究 [D].中国药科大学博士学位论文，2008.

[8] 许睿.救必应化学成分研究及抗肿瘤活性成分初步筛选 [D].广东中医药大学博士学位论文，2009.

[9] Yang B，Zhu JP，Rong Li，et al. Triterpenoids with antiplatelet aggregation activity from *Ilex rotunda* [J]. *Phytochemistry*，2018，145：179–186.

[10] Fan Z，Zhou L，Xiong TQ，et al. Antiplatelet aggregation triterpene saponins from the barks of *Ilex rotunda* [J]. *Fitoterapia*，2015，101：19–26.

[11] 孙辉，张晓琦，蔡艳，等.救必应的化学成分研究 [J].林产化学与工业，2009，29（1）：111–114.

[12] Wen DX，Chen ZL. A dimeric sinapaldehyde glucoside from *Ilex rotunda* [J]. *Phytochemistry*，1996，41（2）：657–659.

[13] Wang C，Chao ZM，Wu XY，et al. Enrichment and purification of pedunculoside and syringin from the barks of *Ilex rotunda* with macroporous resins [J]. *Journal of Liquid Chromatography & Related Technologies*，2014，37（4）：572–587.

[14] Liu C，Shen YJ，Tu QB，et al. Pedunculoside，a novel triterpene saponin extracted from *Ilex rotunda* ameliorates high-fat diet induced hyperlipidemia in rats [J]. *Biomedicine & Pharmacotherapy*，2018，101：608–616.

[15] 许睿，高幼衡，魏志雄，等.救必应化学成分研究（Ⅰ）[J].中草药，2011，42（12）：2389–2393.

[16] Kim MH，Park KH，Oh MH，et al. Two new hemiterpene glycosides from the leaves of *Ilex rotunda* thumb [J]. *Archives of Pharmacal Research*，2012，35（10）：1779–1784.

[17] 黎锦城，吴忠，林敬明.救必应超临界 CO_2 萃取物的 GC-MS 分析 [J].中药材，2001，24（4）：271–272.

[18] 张榕文，黄兆胜，范庆亚，等.救必应抑菌抗炎有效部位筛选 [J].中华中医药学刊，2008，26（8）：1820–1822.

[19] 宋剑武，陈秋莹，陆云，等.救必应不同提取物与西药联合对产 ESBLs 细菌作用研究 [J].中国畜牧兽医，2014，41（4）：248–251.

[20] 张榕文.救必应抑菌抗炎镇痛有效部位筛选 [D].广州中医药大学硕士学位论文，2008.

[21] 范文昌，梅全喜，高玉桥.12 种广东地产清热解毒药的镇痛作用实验研究 [J].今日药学，2010，20（2）：12–15.

[22] 李超生，潘书祥.具栖冬青苷在制备治疗脑缺血药物中的作用 [P].中国发明专利，ZL 201010518605.1.

[23] 赵全成.救必应酸在防治心脑血管疾病的药物中的应用 [P].中国发明专利，ZL 201010204596.9.

[24] 陈壮，肖刚.救必应对小鼠急性化学性肝损伤的保护作用 [J].中国医药导报，2012，9（36）：15–19.

[25] 丘芬，张兴燊，江海燕，等.救必应水提液对小鼠肝脏病理损害的治疗作用研究 [J].亚太传统医药，2015，11（5）：10–12.

[26] 赵全成，赫玉芳，南敏伦，等.救必应酸在制备调血脂的药物中的应用 [P].中国发明专利，ZL 201010204607.3.

[27] 赵立春.响应曲面法用于救必应等三种药材高效提取及其提取物的药理活性研究 [D].河北大学博士学位论文，2013.

[28] 陈小夏，何冰，徐苑芬，等.救必应正丁醇提取物抗心律失常和抗心肌缺血作用研究 [J].中药药理与临床，1998，14（4）：23–25.

[29] 顾利红，毕福钧，陈蔼.不同来源救必应药材的质量评价 [J].中草药，2013，44（5）：622–625.

[30] 蒋莉娟，皮胜玲，方铁铮，等.救必应药材高效液相色谱指纹图谱研究 [J].中药定量指纹图谱与中药标准制剂，2016，14（3）：235–238.

[31] 潘书洋，谷雨，孟令军，等．紫外分光光度法测定救必应益心片中救必应总皂苷含量 [J]．世界科学技术—中医药现代化，2014，16（8）：1855–1857.

[32] 李惠琴．不同来源救必应紫丁香苷的含量测定 [J]．海峡药学，2014，26（10）：57–58.

[33] 毕福钧，钟顺好，陈蔼，等．HPLC 法同时测定救必应药材中紫丁香苷和长梗冬青苷 [J]．中草药，2010，41（8）：1386–1388

[34] 朱锦萍，杨宝，杨滔，等．HPLC 法同时测定救必应药材中 4 种成分的含量 [J]．中药新药与临床药理，2015，26（4）：558–560.

淡 竹 叶

【植物来源】

本品为禾本科（Gramineae）淡竹叶属植物淡竹叶 *Lophatherum gracile* Brongn. 的干燥茎叶，又名山鸡米、碎骨子、竹叶麦冬、舌古咪（瑶药）、瑞路罗（苗药）等。淡竹叶野生于山坡、林下及阴湿处，在我国主要分布于广东、浙江、安徽、湖南、四川、湖北、江西等省区，夏末抽花穗前采割，晒干[1-2]。

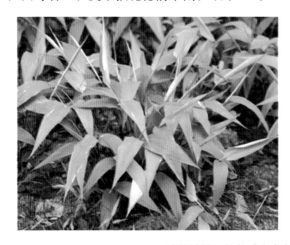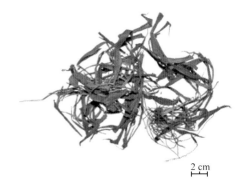

2 cm

淡竹叶基源植物（左）与药材（右）图片

【功能与主治】

淡竹叶作药用始载于《本草纲目》草部，湿草类。其味甘、淡，性寒，归心、胃、小肠经。具清热泻火、除烦止渴、利尿通淋等功效，可用于治疗热病烦渴、小便短赤涩痛、口舌生疮等症。岭南民间常用其治疗呼吸道感染所引起的感冒、发热等疾病，瑶族用其全草治疗热病烦渴、感冒发热，苗族用其全草治疗小儿受凉发烧及热病烦渴[3]。

【化学成分】

淡竹叶中主要含有黄酮及其苷类、酚酸类、三萜类化合物，其中黄酮及其苷类化合物为其主要及特征性成分。

1. 黄酮及其苷类[4-14]

淡竹叶中的黄酮类成分以黄酮的碳苷、氧苷为主，另外还含有少量的黄酮醇类化合物。目前，已从该植物中分离鉴定的黄酮类成分主要有：芹菜素 6-*C*-*β*-D- 半乳糖醛酸基 -(1→2)-*α*-L- 阿拉伯糖苷 [apigenin 6-*C*-*β*-D-galacto-pyranosiduronic acid(1→2)-*α*-L-arabinopyranoside]、木犀草素 6-*C*-*β*-D- 半乳糖醛酸基 -(1→2)-*α*-L- 阿拉伯糖苷 [luteolin

6-*C*-*β*-D-galactopyranosiduronic acid(1→2)-*α*-L-arabinopyranoside]、 芹 菜 素 6-*C*-*β*-D- 半 乳糖醛酸甲酯基 -(2→1)-*α*-L- 阿拉伯糖苷 [apigenin 6-*C*-*β*-D-galactopyranosiduronic acid 6‴-methyl ester(1→2)-*α*-L-arabinopyranoside，**1**]、3′- 甲氧基木犀草素 6-*C*-*β*-D- 半乳糖醛酸基 -(1→2)-*α*-L- 阿拉伯糖苷 [3′-methoxyl-luteolin 6-*C*-*β*-D-galactopyranosiduronic acid(1→2)-*α*-L-arabinopyranoside，**2**]、芹菜素 6-*C*-*β*-D- 半乳糖醛酸 -(1→2)-*β*-D- 葡萄糖基苷 [apigenin 6-*C*-*β*-D-galactopyranosiduronic acid(1→2)-*β*-D-glucopyranoside]、 木 犀 草 素 6-*C*-*β*-D- 半乳糖醛酸基 -(1→2)-*β*-D- 葡萄糖苷 [luteolin 6-*C*-*β*-D-galactopyranosiduronic acid(1→2)-*β*-D-glucopyranoside，**3**]、木犀草素 6-*C*-*β*-D- 葡萄糖醛酸基 -(1→2)-*α*-L- 呋喃阿拉伯糖苷 [luteolin 6-*C*-*β*-D-glucopyranosiduronic acid(1→2)-*α*-L-arabinofuranoside，**4**]、 木 犀 草 素 6-*C*-*β*-D- 葡萄糖醛酸基 -(1→2)-*β*-D- 葡萄糖苷 [luteolin 6-*C*-*β*-D-glucuronopyranosyl(1→2)-*β*-D-glucopyranoside，**5**]、木犀草素 6-*C*-*β*-D- 葡萄糖醛酸基 -(1→2)-*α*-L- 阿拉伯糖苷 [luteolin 6-*C*-*β*-D-glucuronopyranosyl(1→2)-*α*-L-arabinopyranoside，**6**]、 木 犀 草 素 7-*O*-*β*-D- 葡 萄 糖基 -6-*C*-*α*-L- 阿拉伯糖苷 [luteolin 7-*O*-*β*-D-glucopyranosyl-6-*C*-*α*-L-arabinopyranoside，**7**]、木犀草素 6-*C*-*α*-L- 阿拉伯糖苷（luteolin 6-*C*-*α*-L-arabinopyranoside）、大麦黄苷（lutonarin，**8**）、日本当药黄素（swertiajaponin）、异荭草苷（isoorientin）、牡荆素（vitexin，**9**）、异牡荆素（isovitexin）、当药黄素（swertisin）、荭草苷（orientin）、木犀草素 7-*O*-*β*-D- 葡萄糖苷（luteolin 7-*O*-*β*-D-glucopyranoside，**10**）、 木 犀 草 素（luteolin）、苜蓿素 7-*O*- 新橙皮糖苷（tricin 7-*O*-neohesperidoside，**11**）、苜蓿素 7-*O*-*β*-D- 葡萄糖苷（tricin 7-*O*-*β*-D-glucopyranoside）、 苜 蓿 素（tricin，**12**）、salcolin A（**13**）、salcolin B（**14**）、salcolin 7-*O*-*β*-D-glucopyranoside、阿福豆苷（afzelin，**15**）和木犀草素 7- 甲醚 -6-*C*-*β*-D- 半乳糖苷（luteolin 7-methyl ether-6-*C*-*β*-D-galactopyranoside）。

1 R$_1$ = S$_1$	R$_2$ = H	R$_3$ = H	R$_4$ = H
2 R$_1$ = S$_2$	R$_2$ = H	R$_3$ = H	R$_4$ = OCH$_3$
3 R$_1$ = S$_3$	R$_2$ = H	R$_3$ = H	R$_4$ = OH
4 R$_1$ = S$_4$	R$_2$ = H	R$_3$ = H	R$_4$ = OH
5 R$_1$ = S$_5$	R$_2$ = H	R$_3$ = H	R$_4$ = OH
6 R$_1$ = S$_6$	R$_2$ = H	R$_3$ = H	R$_4$ = OH
7 R$_1$ = *α*-L-ara	R$_2$ = *β*-D-glc	R$_3$ = H	R$_4$ = OH
8 R$_1$ = *β*-D-glc	R$_2$ = *β*-D-glc	R$_3$ = H	R$_4$ = OH
9 R$_1$ = H	R$_2$ = H	R$_3$ = *β*-D-glc	R$_4$ = OH
10 R$_1$ = H	R$_2$ = *β*-D-glc	R$_3$ = H	R$_4$ = OH

11 R = S$_7$
12 R = H

13 *threo*
14 *erythro*

15

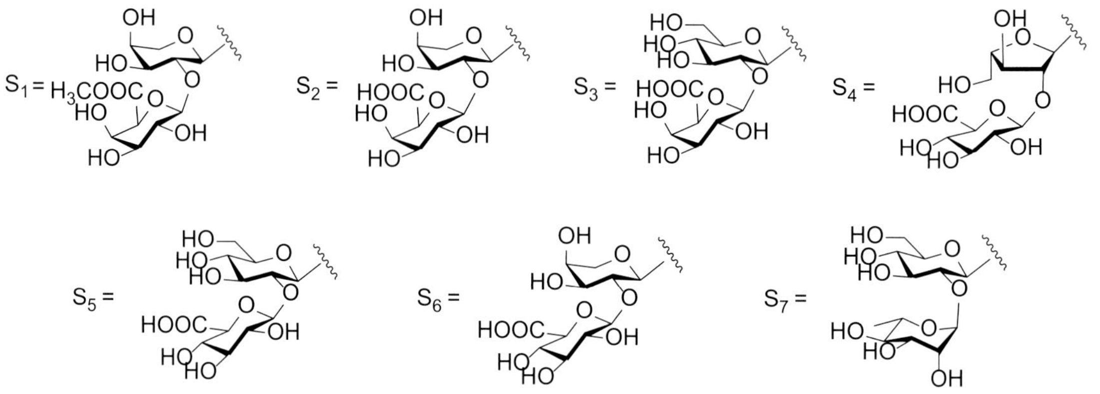

淡竹叶中分离鉴定的黄酮及其苷类化合物结构式

2. 酚酸类 [8, 11, 13–15]

除黄酮及其苷类成分，淡竹叶中还含有大量的酚酸类成分，已报道的主要有：3-O-香豆酰奎宁酸（3-O-coumaroylquinic acid，**16**）、4-O-香豆酰奎宁酸（4-O-coumaroylquinic acid，**17**）、5-O-香豆酰奎宁酸（5-O-coumaroylquinic acid，**18**）、3-O-阿魏酰奎宁酸（3-O-feruloylquinic acid，**19**）、绿原酸（chlorogenic acid，**20**）、新绿原酸（neochlorogenic acid，**21**）、隐绿原酸（cryptochlorogenic acid，**22**）、反式对羟基肉桂酸（trans-p-hydroxycinnamic acid）、咖啡酸（caffeic acid）、对甲氧基肉桂酸 [β-(p-methoxyphenyl) acrylic acid]、香草酸（vanillic acid）和 4-羟基 -3, 5-二甲氧基苯甲醛（4-hydroxy-3, 5-dimethoxybenzaldehyde）。

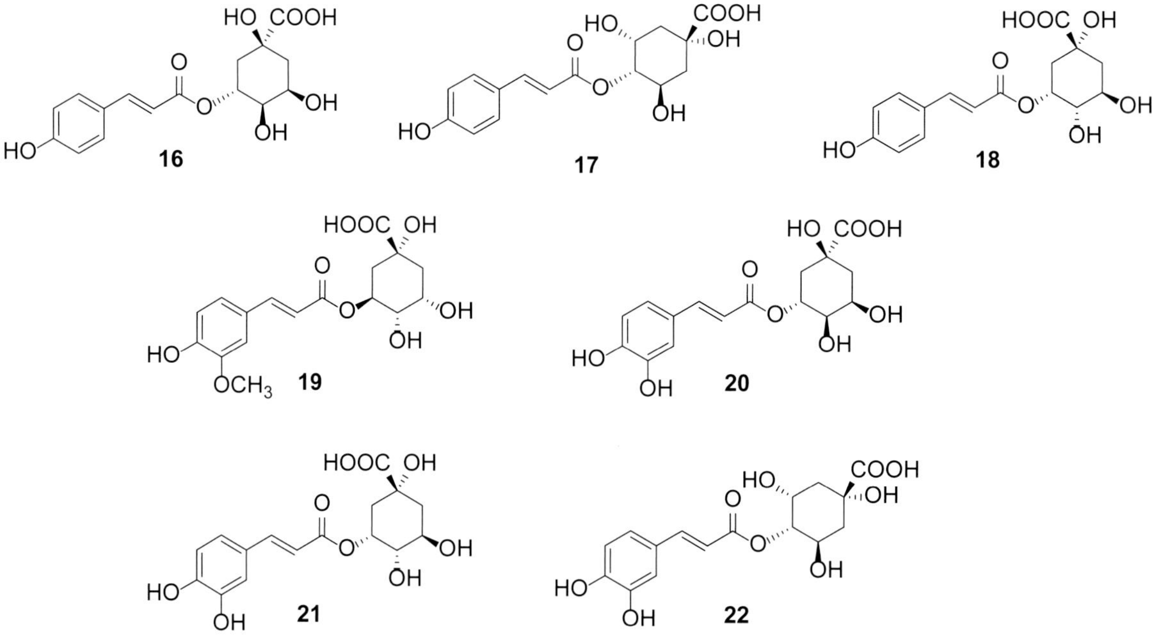

淡竹叶中分离鉴定的酚酸类化合物结构式

3. 三萜及甾醇类 [5, 11, 16]

此外，淡竹叶中还含有蒲公英赛醇（taraxerol，**23**）、木栓酮（friedelin，**24**）、表木栓醇（*β*-friedelinol，**25**）、白茅萜（cylindrin，**26**）、芦竹萜（arundoin，**27**）、*β*-谷甾醇（*β*-sitosterol）和胡萝卜苷（daucosterol）等三萜及甾醇类化合物。

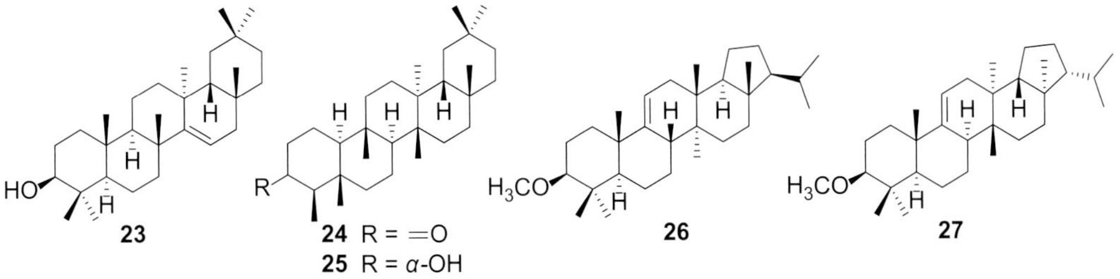

23

24 R = =O
25 R = *α*-OH

26

27

淡竹叶中分离鉴定的三萜类化合物结构式

【药理作用】

1. 抗病毒

研究发现，淡竹叶中主要的黄酮碳苷类化合物当药黄素、异荭草苷、异牡荆素和日本当药黄素均显示出良好的体外抗呼吸道合胞病毒（RSV）活性，其 IC_{50} 值为 5.7 ～ 50 μg/mL，选择性指数（SI）为 63.6 ～ 5.6。其中，异荭草苷的 SI 值为阳性对照药利巴韦林的 3 倍 [7, 17–18]。

2. 解热

淡竹叶水提物给酵母混悬液所引起的发热大鼠灌胃，具有解热作用。此外，对大肠埃希菌所致发热的猫和兔，2 g/kg 淡竹叶的解热效价约为 33 mg/kg，为非那西丁的 0.83 倍 [19]。

3. 利尿

采用淡竹叶治疗特发性水肿具有与利尿剂药物同等的效果 [20–21]。临床观察发现，长期服用淡竹叶饮，可扩充血容量、降低血液黏滞度、改善微循环，并增加肾小球的滤过功能、促进肾小管对蛋白的重吸收、缓解 M 样球蛋白及多肽链对肾脏的损害以及防止异常蛋白沉积形成管型而阻塞肾小管，因此利于肾功能的维持与恢复 [22]。

4. 抑菌

淡竹叶提取物对金黄色葡萄球菌(*Staphylococcus aureus*)、溶血性链球菌(*Streptococcus haemolyc*)、铜绿假单胞菌（ *Pseudomonas aeruginosa* ）、大肠埃希菌（ *Escherichia coli* ）均具有较强的抑菌活性，但对黑曲霉（ *Aspergillus niger* ）和常见青霉（ *Penicillium frequentans* ）等霉菌的抑菌效果不明显 [23]。

5. 保肝

淡竹叶总黄酮可明显降低小鼠血浆谷丙转氨酶（ALT）的活性以及降低肝组织中丙二醛（MDA）和一氧化氮（NO）的含量，并显著提高血浆和肝组织的抗氧化能力指数，对拘束负荷所引起的小鼠急性肝损伤有一定的保护作用 [24]。

6. 抗肿瘤

淡竹叶的醇提物可显著抑制 p38、JNK 和 NF-κB 的活化和蛋白水解酶活性，并通过降低肿瘤的促血管生成因子来抑制人脐静脉内皮细胞（HUVECs）的迁移和血管生成[25]。

7. 毒性

淡竹叶提取物的毒性较低，具有良好的安全性，其对小鼠的 LD_{50} 值为 64.5 g/kg[19]。

【质量标准】

2015 年版《中国药典》一部中仅规定了淡竹叶药材的显微鉴别和水分、灰分检查等项目，尚无含量测定项。

1. 高效液相指纹图谱

有报道以日本当药黄素为参照物，建立了 8 个产地 10 批淡竹叶药材样品的特征 HPLC 指纹图谱，并标定了 10 个共有指纹峰。其色谱条件如下：Hedera C18 色谱柱（4.6 mm×250 mm，5 μm）；乙腈 -1% 醋酸水溶液为流动相梯度洗脱；流速 1.0 mL/min；柱温 25 ℃；检测波长 331 nm；进样量 5 μL；采集时间 87 min[26]。

以反式对香豆酸为参照物，建立了不同来源的 15 批淡竹叶药材的特征 HPLC 指纹图谱，并标定了 16 个共有峰。色谱条件为：Agilent Eclipse XDB-C18 色谱柱（4.6 mm×150 mm，5 μm）；甲醇 -3% 冰乙酸水溶液为流动相梯度洗脱；流速 1.0 mL/min；柱温 30 ℃；检测波长为 0 min→260 nm、30 min→308 nm、60 min→331 nm；进样量 10 μL；采集时间 90 min[27]。

此外，采用 RP-HPLC 法对 10 批淡竹叶药材样品进行了分析，建立了淡竹叶的 HPLC 指纹图谱，确定了 15 个共有峰，并对其中 13 个主要色谱峰进行了明确的化学指认。色谱条件为：Cosmosil C18-MS-II 色谱柱（4.6 mm×250 mm，5 μm）；流动相为乙腈（B）-0.1% 醋酸水溶液（A）梯度洗脱（0 min 8% B，20 min 10.5% B，30 min 10.5% B，40 min 12.5% B，55 min 12.5% B，56 min 15% B，56 min 15% B，75 min 15% B，77 min 8% B）；检测波长为 330 nm；对照峰（S）为日本当药黄素[6]。

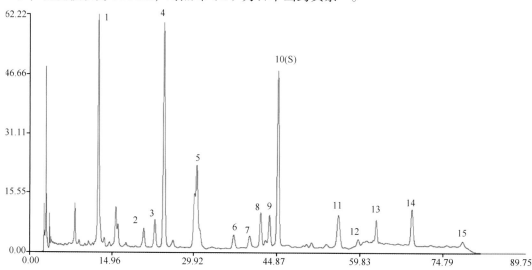

淡竹叶药材的对照 HPLC 指纹图谱（共有模式）[6]

2. 含量测定方法

2.1　紫外分光光度法

以芦丁作为对照品,建立了淡竹叶中总黄酮的含量测定方法,检测波长为510 nm[28–29]。

2.2　高效液相色谱法

有文献报道,以荭草苷、异荭草苷、牡荆苷和异牡荆苷4种黄酮苷类化合物为对照品,建立了同时测定淡竹叶中上述4种黄酮苷类化合物含量的RP-HPLC方法。色谱条件为:Waters XBridge C18柱(4.6 mm×250 mm, 5 μm);流动相为甲醇-0.05%冰醋酸(35 ∶ 65);柱温25 ℃;检测波长340 nm;灵敏度0.5 AUFS。在上述色谱条件下,荭草苷、异荭草苷、牡荆苷和异牡荆苷的色谱峰与相邻色谱峰的分离度大于2.0,理论塔板数均大于6000[30]。

以异荭草苷、牡荆苷、苜蓿素7-O-葡萄糖和芦丁为对照品,建立了淡竹叶中总黄酮及4种黄酮苷的同时HPLC检测方法。色谱条件为:Agilent SB-C18柱色谱柱;乙腈和0.5%冰醋酸水溶液为流动相梯度洗脱;柱温30 ℃;检测波长为350 nm[31]。

此外,还有研究建立了HPLC波长切换法同时测定淡竹叶中香草酸、反式对香豆酸和牡荆素3种成分的含量测定方法。色谱条件为:Agilent Eclipse XDB-C18柱(4.6 mm×150 mm, 5 μm);甲醇-3%冰乙酸水溶液为流动相梯度洗脱;流速1.0 mL/min;柱温30 ℃;检测波长为0 min→260 nm、30 min→308 nm、60 min→331 nm。在上述色谱条件下,香草酸、反式对香豆酸和牡荆素的理论塔板数均不小于10000,各成分与其他峰的分离度分别为4.8、1.7和3.2[32]。

参 考 文 献

[1] 国家药典委员会.中华人民共和国药典(2015年版,一部)[S].北京:中国医药科技出版社,2015:328.

[2] 国家中医药管理局《中华本草》编委会.中华本草(Vol Ⅷ)[M].上海:上海科学技术出版社,1999:366–369.

[3] 江苏新医学院.中药大辞典(下册)[M].上海:上海科学技术出版社,1977:2253–2254.

[4] 陈泉.淡竹叶的化学成分研究[D].沈阳药科大学硕士论文,2001.

[5] 张靖.淡竹叶的化学成分研究[D].中国药科大学硕士学位论文,2009

[6] 陈梅.淡竹叶化学成分及指纹图谱研究[D].暨南大学硕士学位论文,2011.

[7] Wang Y,Chen M,Zhang J,et al. Flavone C-glycosides from the leaves of *Lophatherum gracile* and their *in vitro* antiviral activity [J]. *Planta Medica*,2012,78(1):46–51.

[8] Tang QF,Shao M,Wang Y,et al. Simultaneous determination of 10 bioactive components of *Lophatherum gracile* Brongn by HPLC-DAD [J]. *Journal of Chromatographic Science*,2015,53(6):963–967.

[9] 赵慧男、陈梅、范春林,等.淡竹叶中一个新的黄酮碳苷[J].中国中药杂志,2014,39(2):247–249.

[10] Fan JS,Lee IJ,Lin YL. Flavone glycosides from commercially available Lophatheri Herba and their chromatographic finger-printing and quantitation [J]. *Journal of Food and Drug Analysis*,2015,23(4):821–827.

[11] Zhang J,Wang Y,Zhang XQ,et al. Chemical constituents from the leaves of *Lophatherum gracile* [J]. *Chinese Journal of Natural Medicines*,2009,7(6):428–431.

[12] 薛月芹、宋杰、叶素萍,等.淡竹叶中黄酮苷的分离鉴定及其抑菌活性的研究[J].华西药学杂志,2009,24(3):218–220.

[13] 陈泉、吴立军、阮丽军.中药淡竹叶的化学成分研究Ⅱ[J].沈阳药科大学学报,2002,19(4):257–269.

[14] 陈泉、吴立军、王军,等.中药淡竹叶的化学成分研究[J].沈阳药科大学学报,2002,19(1):23–24.

[15] 潘智然、王腾华、朱首伦,等.基于超高压液相色谱-高分辨多级质谱联用技术的中药淡竹叶化学成分分析[J].广东药学院学报,2016,32(3):300–306.

[16] Ohmoto T,Ikuse M,Natori S. Triterpenoids of the gramineae [J]. *Phytochemistry*,1970,9(10):2137–2148.

[17] 申文伟 . 淡竹叶中黄酮碳苷类化合物抗呼吸道合胞病毒活性研究 [D]. 暨南大学硕士学位论文，2013.

[18] 李药兰，叶文才，王英，等 . 一种淡竹叶提取物及其制备方法和用途 [P]. 中国发明专利，ZL 201110124349.2.

[19] 阴健 . 中药现代研究与临床应用（2）[M]. 北京：中医古籍出版社，1995：344.

[20] 宋秋烨，吴启南 . 中药淡竹叶的研究进展 [J]. 中华中医药学刊，2007，25（3）：526–527.

[21] 吕华 . 淡竹叶治疗特发性水肿 37 例 [J]. 中国中西医结合杂志，1994，14（10）：634.

[22] 陈民胜，张学鉴，陈峰 . 淡竹叶辅佐治疗多发性骨髓瘤 16 例报告 [J]. 中原医刊，1999，26（7）：12–13.

[23] 刘晓蓉，张媛媛 . 淡竹叶提取物抑菌作用的研究 [J]. 食品科技，2008，33（12）：211–214.

[24] 林冠宇，姚楠，何蓉蓉，等 . 淡竹叶总黄酮对拘束负荷所致小鼠肝损伤的保护作用 [J]. 中国实验室方剂学杂志，2010，16（7）：177–179.

[25] Aeyung K，Minju I，Min JG，et al. Ethanol extract of Lophatheri Herba exhibits anti-cancer activity in human cancer cells by suppression of metastatic and angiogenic potential [J]. *Scientific Reports*，2016，6：36277.

[26] 邬云霞，吴启南 . 淡竹叶 HPLC 指纹图谱研究 [J]. 南京中医药大学学报，2009，25（3）：209–211.

[27] 郭妍，郭晏华 . 淡竹叶药材 HPLC 指纹图谱研究 [J]. 中药材，2010，33（1）：41–44.

[28] 王自军，邓红 . 淡竹叶中总黄酮的提取与含量测定 [J]. 甘肃中医，2004，17（7）：35–36.

[29] 岳秀梅 . 淡竹叶中总黄酮的提取与含量测定 [J]. 世界中西医结合杂志，2009，4（3）：177–178.

[30] 袁珂，薛月芹，殷明文 . RP-HPLC 同时测定淡竹叶中 4 种黄酮苷的含量 [J]. 中国中药杂志，2008，33（19）：2216–2218.

[31] 刘体云，卢艳花，魏东芝，等 . 淡竹叶中总黄酮和三种黄酮苷的同步 HPLC 检测 [J]. 中成药，2009，31（1）：96–100.

[32] 郭妍，郭晏华 . HPLC 波长切换法同时测定淡竹叶中 3 种成分的含量 [J]. 中成药，2010，32（9）：1624–1626.

棕　榈

【植物来源】

本品是棕榈科（Palmae）棕榈属常绿乔木棕榈 *Trachycarpus fortunei*（Hook.）H. Wendl. 的干燥叶柄，又名并榈、棕树、唐棕。棕榈栽培于村边、溪边、田边、丘陵地或山地，在长江以南各地多有分布，如浙江、福建、广东、广西、江西、湖南等省区，全年均可采收，采棕时割取旧叶柄下延部分和鞘片，除去纤维状的棕毛，晒干[1]。

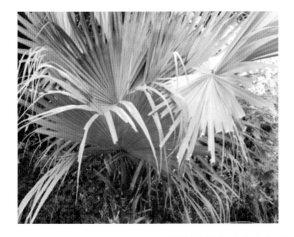 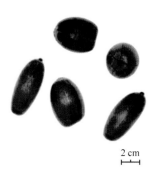

棕榈基源植物（左）与药材（右）图片

【功能与主治】

棕榈始载于《本草纲目》木部，其入药部位有棕榈心、花、子、叶、皮、根。棕榈心、花、子、叶、皮部位味苦、涩，性平，归肝、脾、大肠经。棕榈根味苦、涩，性凉。棕榈树心具养心安神、收敛止血之功效，主治头晕心悸、子宫脱垂；棕榈花、棕榈子可治泻祛痢，主治肠风便血、血崩瘰疬；棕榈叶具收敛止血、通血降压之功效；棕榈皮主治便血尿血、吐血血崩、外伤出血；棕榈根具止血止痢、清热解毒、祛湿消肿之功效[2]。

【化学成分】

棕榈中含有黄酮及其苷类、蒽醌类、酚酸类、甾体类、挥发油类等多种化学成分。

1. 黄酮及其苷类[4-6]

已从棕榈中分离鉴定的黄酮类化合物主要有：D- 儿茶素（D-catechin）、木犀草苷（glucoluteolin，**1**）、木犀草素 -7-*O*- 芸香糖苷（luteolin-7-*O*-rutinoside，**2**）和芦丁（rutin，**3**）。

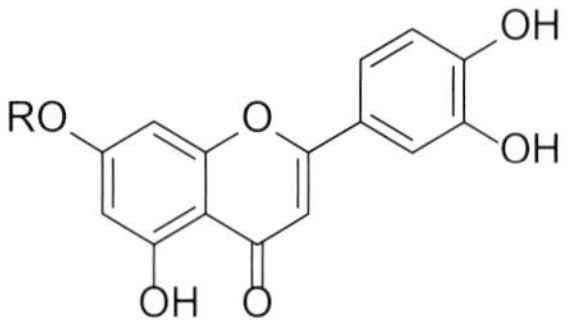

1 R = *β*-D-glc

2 R = *β*-D-glc⁶-rha

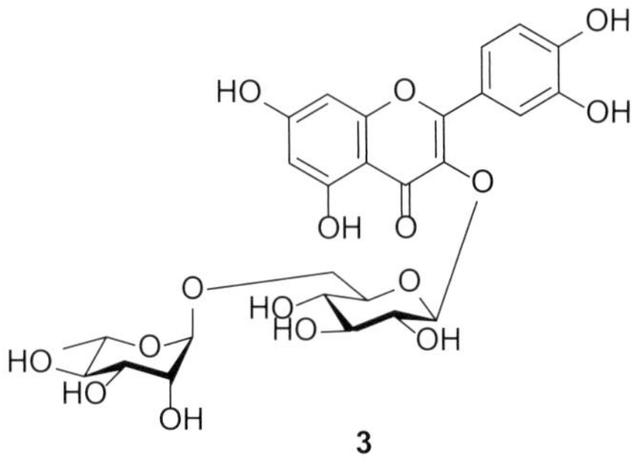

棕榈中分离鉴定的黄酮及其苷类化合物结构式

2. 甾体类 [5–8]

棕榈中含有 C21 甾和螺甾烷等甾体类化合物，如：hypoglaucin H（**4**）、甲基原薯蓣皂苷（methyl protodioscin）、methyl proto Pb（**5**）、Pb（**6**）、薯蓣皂苷（dioscin，**7**）、*β*- 谷甾醇（*β*-sitosterol）和胡萝卜苷（daucosterol）。

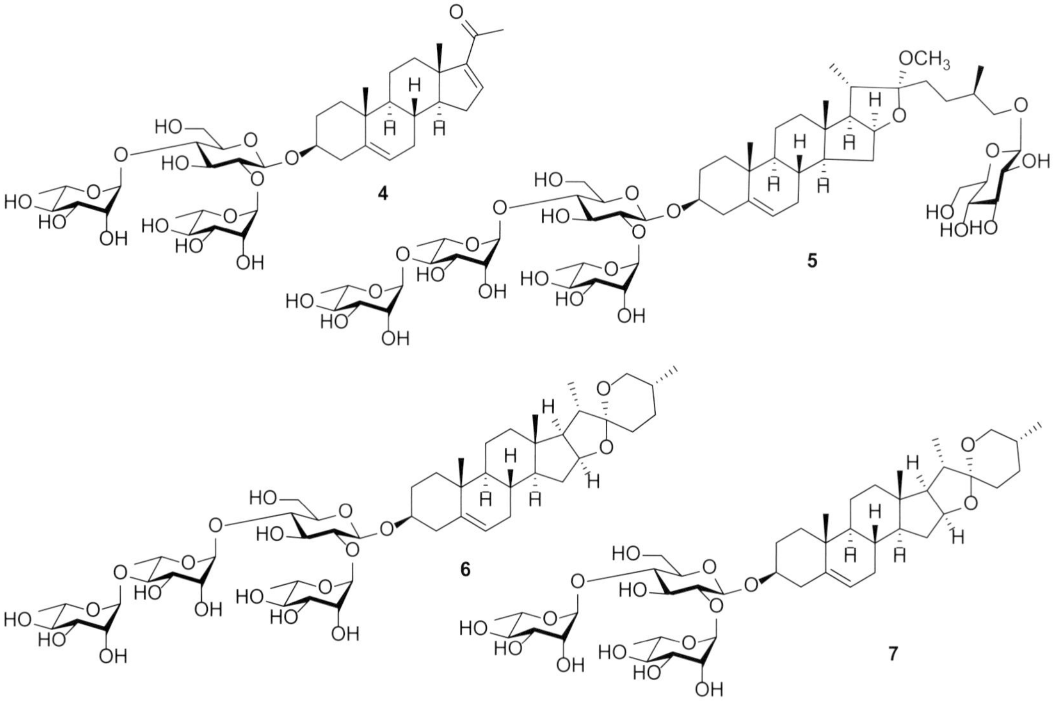

棕榈中分离鉴定的甾体类化合物结构式

3. 蒽醌类 [7–8]

有文献从棕榈中分离得了 *α*- 羟基蒽醌（*α*-hydroxyanthraquinone，**8**）、1, 3- 二羟基蒽醌（1, 3-dihydroxyanthraquinone，**9**）和 1, 3, 6- 三羟基 -2- 甲基蒽醌 -3-*O*-*β*-D- 吡喃鼠李糖 (1→2)-*O*-*β*-D- 吡喃葡萄糖苷 [(1, 3, 6-trihydroxy-2-methyl-9, 10-anthraquinone-3-*O*-*α*-L-rhamnosyl(1→2)-*β*-D-glucoside，**10**] 等蒽醌类化合物。

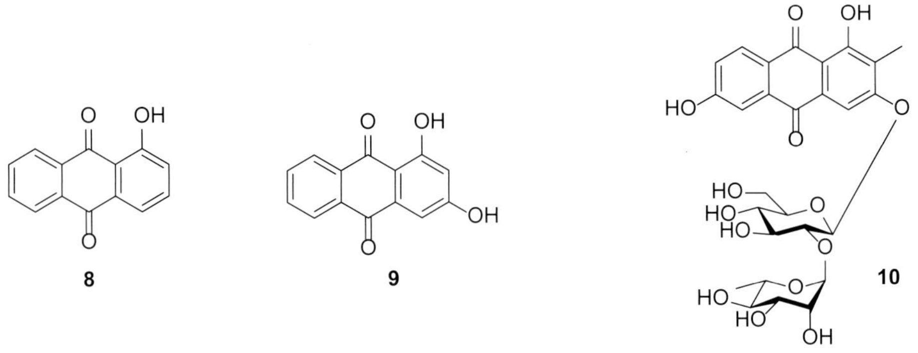

棕榈中分离鉴定的蒽醌类化合物结构式

4. 酚酸类 [4, 6–8]

棕榈中分离鉴定的酚酸类成分主要有：儿茶酚（pyrocatechol）、对羟基苯甲酸（4-hydroxybenzoic acid）、原儿茶酸（protocatechuic acid）、异香草酸（isovanillic acid，**11**）、没食子酸（gallic acid）、原儿茶醛（protocatechuic aldehyde）、4- 羟基 -2, 6- 二甲氧基 - 苯甲酸（4-hydroxy-2,6-dimethoxybenzoic acid）、咖啡酸（caffeic acid）、5- 咖啡酰氧基莽草酸（5-O-caffeoylshikimic acid，**12**）和大叶茜草素（mollugin，**13**）。

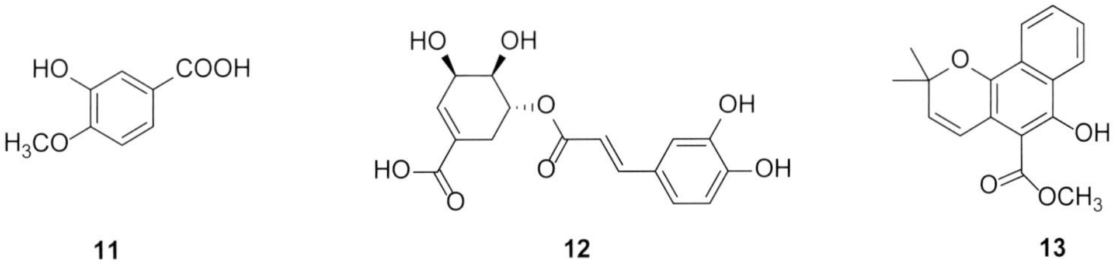

棕榈中分离鉴定的酚酸类化合物结构式

5. 挥发性成分 [9–10]

还有研究从棕榈中分离鉴定了一些挥发性成分，如：十八酰胺、(E)-6, 10- 二甲基 -5, 9- 十一烷二烯 -2- 酮、2, 4- 二叔丁基苯酚、4- 乙烯基 -2- 甲氧基苯酚、(9Z)-(13S)-12, 13- 环氧 -9, 11- 十八碳二烯酸 [(9Z)-(13S)-12,13-epoxyoctadeca-9,11-dienoic acid]、(9Z，12Z)-(8R)- 羟基 -9, 12- 十八碳二烯酸 [(9Z,12Z)-(8R)-hydroxyoctadeca-9,12-dienoic acid]、4, 4- 二氟孕甾 -5- 烯 -3, 20- 二酮（4,4-difluoropregn-5-ene-3,20-dione）、原藜芦碱 A（protoveratrine A）和 trimeprazine。

6. 其他类 [7–8, 11]

此外，棕榈中还含有 5- 羟基 -2- 哌啶酸（5-hydroxypipecolic acid）、天冬酰胺（asparagine）、γ- 氨基丁酸（4-aminobutyric acid）、5- 羟基 -2- 羟甲基 -γ- 吡喃酮（5-hydroxy-2-hydroxymethyl-γ-pyranone，**14**）、3, 5- 二羟基 -2- 甲基 -γ- 吡喃酮（3, 5-dihydroxy-2-methyl-γ-pyranone，**15**）和 3, 5- 二羟基 -γ- 吡喃酮（3, 5-dihydroxy-γ-pyranone，**16**）等其

他类型化合物。

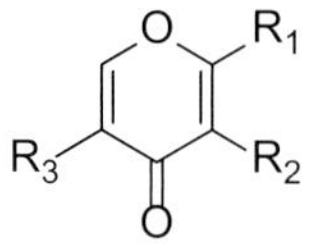

14	$R_1 = CH_2OH$	$R_2 = H$	$R_3 = OH$
15	$R_1 = CH_3$	$R_2 = OH$	$R_3 = OH$
16	$R_1 = H$	$R_2 = OH$	$R_3 = OH$

棕榈中分离鉴定的其他类型化合物结构式

【药理作用】

1. 凝血止血

采用毛细管法，表明 0.13 mL/20 g 的棕骨、棕榈皮水煎液灌胃可缩短小鼠的凝血时间[12]。

2. 抗肿瘤

研究表明，棕树心醇提物中大叶茜草素（**13**）对人骨肉瘤细胞株 U20S 具有显著的生长抑制作用，其 IC_{50} 值为 18.1 μg/mL [7]；棕榈子醇提物的正丁醇部位对 HepG2 细胞株具有较强的抑制作用，IC_{50} 值为（24.01 ± 2.56）μg/mL [13]。

3. 抗氧化

棕榈花苞醇提物的 1, 1- 二苯基 -2- 三硝基苯肼（DPPH）自由基清除率为 92.05%，$ABTS^+$ 阳离子清除率为 63.82%，其中 100 g 棕榈花苞的体外抗氧化能力相当于 2990 ～ 6262 mg 的维生素 C [14]。羟基自由基清除实验结果显示，从棕榈心中分离得到的大叶茜草素（**13**）的抗氧化活性最好，浓度为 0.0625 mg/mL 时，其清除率可达 92.88%；$ABTS^+$ 自由基清除实验也验证了大叶茜草素（**13**）的抗氧化活性，其总抗氧化能力（TEAC）为 0.94 mM [7]。

4. 抑菌

棕榈的花、叶、茎挥发油对伤寒沙门氏菌（*Salmonella typhimurium*）等的 MIC 值均小于 7.81 mg/mL，显示出良好的抗菌作用。棕榈茎环己烷萃取物对大肠埃希菌（*Escherichia coli*）、假丝酵母（*Candidaspp*）、枯草杆菌（*Bacillus subtilis*）和白色念珠菌（*Canidia albicans*），以及乙醚萃取物对变形杆菌（*Proteus vulgaris*）和金黄色葡萄球菌（*Staphylococcus aureus*）均具有明显的抑制作用，MIC 值为 0.062 mg/mL 或 0.031 mg/mL [9]。

5. 降血糖

棕榈果实的水 - 醇提取物具有明显减轻小鼠体重和胸腺、脾脏重量，以及降低血糖作用[15]。

【质量标准】

棕榈为《中国药典》(2015 年版)收录品种，其中仅规定了棕榈药材的显微鉴别等项目，尚无含量测定项。

1. 含量测定方法

1.1　紫外分光光度法

有研究以芦丁作为对照品，建立了棕榈中总黄酮的 UV 含量测定方法，检测波长 510 nm[16]。

1.2　高效液相色谱法

建立了测定棕榈子药材中原儿茶酸含量的 HPLC 方法。色谱条件为：Hypersil Sino Chrom ODS-BP C18 色谱柱（4.6 mm×250 mm，5 μm）；流动相为乙腈 -0.1% 磷酸水溶液（$V : V = 15 : 85$）；流速 0.8 mL/min；检测波长 260 nm；柱温 25 ℃；进样量 10 μL[17]。

以没食子酸、原儿茶醛、原儿茶酸、D- 儿茶素和对羟基苯甲酸为对照品，建立了棕榈饮片中以上 5 种化学成分的 HPLC 含量测定方法。色谱条件为：shim-pack C18 ODS 色谱柱（4.6 mm×15 cm，5 μm）；流动相为甲醇 - 水 -N, N- 二甲基甲酰胺 - 冰醋酸（1 : 76 : 20 : 3）；流速 0.8 mL/min；检测波长 275 nm；柱温 25 ℃[18]。

参 考 文 献

[1] 国家药典委员会 . 中华人民共和国药典（2015 年版、一部）[S]. 北京：中国医药科技出版社，2015：335–336.

[2] 国家中医药管理局《中华本草》编委会 . 中华本草（Vol VIII）[M]. 上海：上海科学技术出版社，1999：463–468.

[3] 江苏新医学院 . 中药大辞典（下册）[M]. 上海：上海科学技术出版社，1977：3248–3251.

[4] 孙立立，王琦 . 不同炮制方法对棕榈中 5 种主要化学成分的影响 [J]. 中国中药杂志，1995，20（10）：595–597.

[5] Yasuaki H，Shuichi S，Yoshiteru I. Studies on the constituents of plamae plants. I. The constituents of *Trachycarpus* [J]. *Chemical & Pharmaceutical Bulletin*，1984，32（1）：295–301.

[6] 卢汝梅，张宏建，谭新武，等 . 棕榈花蕾化学成分研究 [J]. 中国实验方剂学杂志，2011，17（7）：97–99.

[7] 桂利利 . 棕树心抗肿瘤活性成分研究 [D]. 安徽医科大学硕士学位论文，2017.

[8] 桂利利，陈立，董俊兴 . 棕树心化学成分研究 [J]. 军事医学，2017，41（1）：62–64.

[9] 卫强，王燕红 . 棕榈花、叶、茎挥发油成分及抑菌活性研究 [J]. 浙江农业学报，2016，28（5）：875–884.

[10] Ahmed S，Liu H，Ahmad A，et al. Characterization of anti-bacterial compounds from the seed coat of Chinese windmill palmtree（*Trachycarpus fortunei*）[J]. *Frontiers in Microbiology*，2017，8：1–11.

[11] Murakoshi I，Ikegami F. Study on the amino acid composition in the flowers of *Trachycarpus fortunei* H. Wendl. [J]. *Shoyakugaku Zasshi*，1984，38（4）：355–358.

[12] 郭长强，王琦 . 棕榈不同药用部位的质量研究 [J]. 山东中医杂志，1992，11（2）：35–36.

[13] 陈小会，周云凯 . 棕榈子提取物抗肿瘤活性研究 [J]. 海峡药学，2012，24（6）：265–267.

[14] 刘龙云 . 棕榈花苞抗氧化成分提取及体外抗氧化活性研究 [J]. 林业工程学报，2017，2（1）：70–77.

[15] 刘善庭，李建美 . 棕榈果实水 - 醇提取物的药理研究 [J]. 济宁医学院学报，2003，26（1）：36–37.

[16] 王觐，薛长勇 . 棕榈叶中黄酮类化合物的提取工艺研究 [J]. 时珍国医国药，2009，19（3）：659–660.

[17] 杨彦坤，王珂 . 中药棕榈子质量控制方法研究 [J]. 中国医院用药评价与分析，2017，17（1）：18–21.

[18] 孙立立，王琦 . HPLC 法测定棕榈饮片主要化学成分的含量 [J]. 中药材，1994，17（9）：28–29.

鹅不食草

【植物来源】

本品为菊科（Compositae）石胡荽属植物鹅不食草 *Centipeda minima*（L.）A. Br. et Aschers. 的干燥全草，又名石胡荽、天胡荽、野园荽、鸡肠草、地胡椒、球子草、白地茜等。鹅不食草多生于路旁荒野、田埂及阴湿草地上，在全国各地均有分布，主产于浙江、湖北、江苏、广东等省区，夏、秋二季花开时采收，洗去泥沙，晒干[1]。

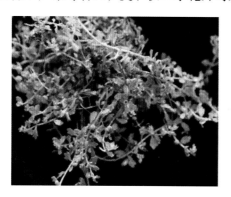 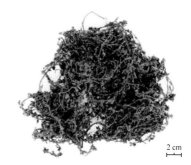

鹅不食草基源植物（左）与药材（右）图片

【功能与主治】

鹅不食草始载于南唐《食性本草》，微臭，揉碎有辛辣味。其味苦、微辛，性温，归肺、肝经。具有通鼻窍、止咳等功效，可用于治疗风寒头痛、咳嗽痰多、哮喘、喉痹、耳聋、目翳、鼻塞息肉、跌打损伤、湿毒疮肿、虫蛇咬伤等。岭南民间常用其治疗慢性鼻窦炎、过敏性鼻炎、百日咳、伤风感冒等症[1-2]。

【化学成分】

鹅不食草中含有萜类、黄酮类、苯丙素类、甾体类等多种化学成分，其中以倍半萜内酯为代表的萜类化合物是鹅不食草中种类最丰富、含量最高的一类特征性成分。

1. 单萜、倍半萜及二萜类[3-22]

鹅不食草中含有丰富的单萜、倍半萜及二萜类化合物，其中（伪）愈创木内酯型倍半萜类化合物的种类和数量最为丰富，为该植物的特征性化学成分。目前，已从鹅不食草中分离鉴定的单萜、倍半萜及二萜类成分主要有：堆心菊灵（helenalin，**1**）、多梗白菜菊素（plenolin，**2**）、山金车内酯 C（arnicolide C / 6-*O*-isobutyroylplenolin，**3**）、山金车内酯 D（arnicolide D，**4**）、异丁酰二氢堆心菊灵（6-*O*-senecioyl plenolin，**5**）、短叶老鹳草素（brevilin A / 6-*O*-angeloylprenolin，**6**）、minimolide A（**7**）、minimolide B

（**8**）、minimolide D（**9**）、minimolide C（**10**）、惕各酸天人菊灵（pulchellin-2*α-O*-tiglate，**11**）、异戊酸天人菊灵（pulchellin-2*α-O*-isovalerate，**12**）、minimaoside B（**13**）、异丁酸堆心菊内酯（florilenalin-2*α-O*-isobutyrate，**14**）、当归酸堆心菊内酯（florilenalin-2*α-O*-惕各酸堆心菊内酯，**15**）、异戊酸堆心菊内酯（florilenalin isovalerate，**16**）、florilenalin-2*α-O*-tiglate（**17**）、2*β*-(异丁酰氧基) 堆心菊内酯 [2*β*-(isobutyryloxy)florilenalin，**18**]、4, 5*β*- 二羟基 -2*β*-(异丁酰氧基)-10*β*H- 愈创木 -11(13)- 烯 -12, 8*β*- 内酯 [4,5*β*-dihydroxy-2*β*-(isobutyryloxy)-10*β*H-guai-11(13)-en-12,8*β*-olide，**19**]、4- 羟基 -1*β*H- 愈创木 -9, 11(13)- 二烯 -12, 8*α*- 内酯 [4-hydroxy-1*β*H-guaia-9,11(13)-dien-12,8*α*-olide，**20**]、minimolide F（**21**）、minimolide E（**22**）、2*α*-hydroxylemmonin C（**23**）、minimolide G（**24**）、minimolide H（**25**）、3′-desulfatedatractyloside（**26**）、15-*O*-[*α*-L-rhamnosyl-(1→2)-*β*-D-glucosyl]grandiflorolic acid（**27**）、9- 羟基百里酚（9-hydroxythymol，**28**）、3-*O-β*-D- 吡喃型葡糖基 -8- 羟基百里酚（minimaoside A，**29**）、*β*- 吡喃型葡糖基百里酚（thymol-*β*-glucopyranoside，**30**）、百里氢醌 5-*O-β*-D- 吡喃葡萄糖苷（thymoquinol 5-*O-β*-D-glucopyranoside，**31**）、2- 异丙基 -5- 甲基 -*p*- 对苯二酚 -4-*O-β*-D- 吡喃木糖苷（2-isopropyl-5-methyl-*p*-hydroquinone-4-*O-β*-D-xylopyranoside，**32**）、百里氢醌 2-*O-β*- 吡喃葡萄糖苷（thymoquinol 2-*O-β*-glucopyranoside，**33**）、thymohydroquinone 6-*O-β*-6′-acetylglucoside（**34**）、8, 9, 10- 三羟基百里酚（8, 9, 10-trihydroxythymol，**35**）、8, 10- 二羟基 -9-（2- 甲基）丁酰氧基百里酚 [8, 10-dihydroxy-9(2)-methylutyryloxythymol，**36**]、8, 10- 二羟基 -9- 异丁酰氧基百里酚（8, 10-dihydroxy-9-isobutyryloxythymol，**37**）、8- 羟基 -9, 10- 双异丁酰氧基百里酚（8-hydroxy-9, 10-diisobutyryloxythymol，**38**）、9- 异丁酰氧基 -10-(2- 甲基丁酰氧基)-8- 羟基百里酚 [9-isobutyryloxy-10-(2-methylbutryloxy)-8-hydroxythymol，**39**]、10- 羟基 -8, 9- 二氧异丙亚基百里酚（10-hydroxy-8, 9-dioxyisopropylidenethymol，**40**）和 10- 异丁酰基 -8, 9- 环氧 - 百里酚 - 异丁酸酯（10-isobutyryloxy-8, 9-epoxithymol isobutyrate，**41**）。

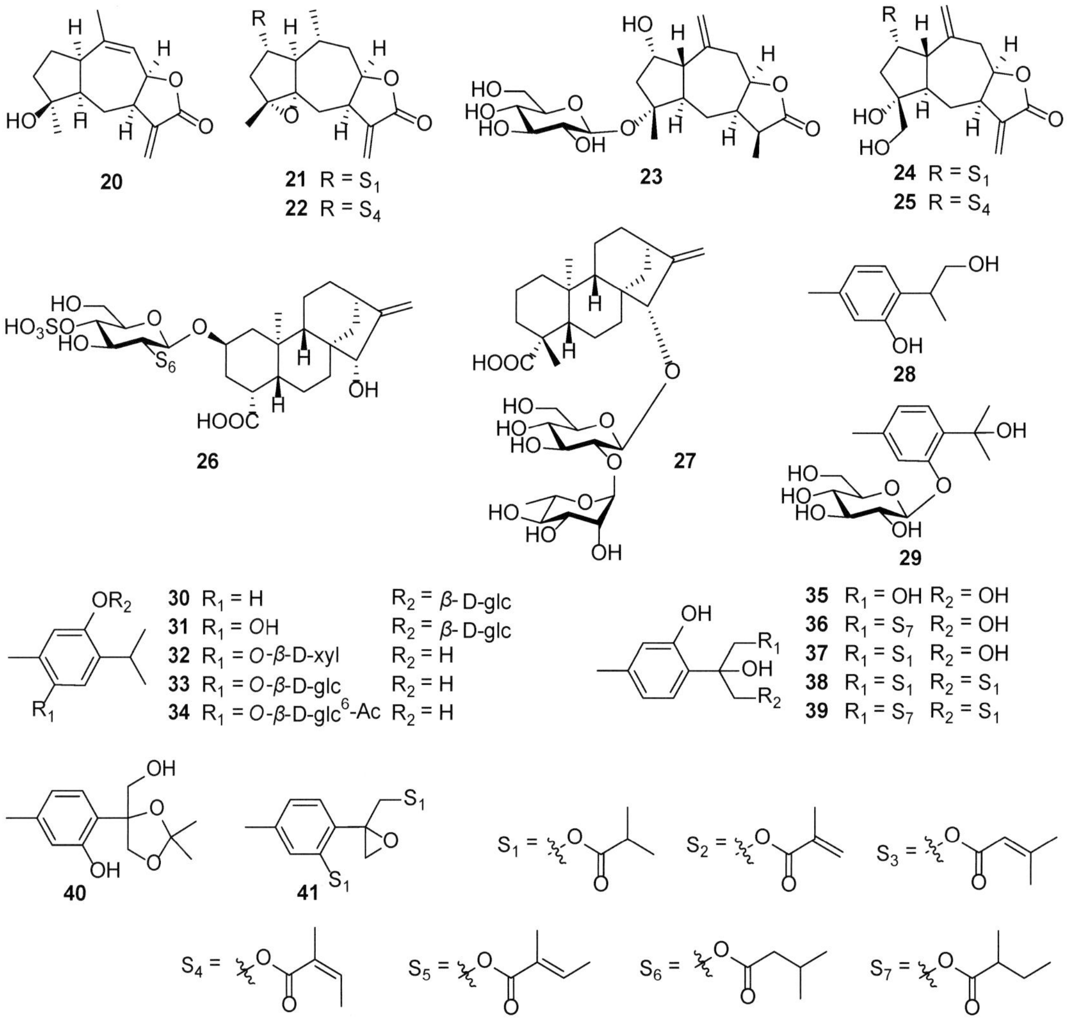

20

21 R = S₁
22 R = S₄

23

24 R = S₁
25 R = S₄

26

27

28

29

30 R₁ = H   R₂ = β-D-glc
31 R₁ = OH   R₂ = β-D-glc
32 R₁ = O-β-D-xyl   R₂ = H
33 R₁ = O-β-D-glc   R₂ = H
34 R₁ = O-β-D-glc⁶-Ac   R₂ = H

35 R₁ = OH   R₂ = OH
36 R₁ = S₇   R₂ = OH
37 R₁ = S₁   R₂ = OH
38 R₁ = S₁   R₂ = S₁
39 R₁ = S₇   R₂ = S₁

40

41

S₁ =

S₂ =

S₃ =

S₄ =

S₅ =

S₆ =

S₇ =

鹅不食草中分离鉴定的单萜、倍半萜及二萜类化合物结构式

2. 三萜类 [3, 10, 20, 23–27]

除单萜、倍半萜及二萜类化合物，鹅不食草中还含有大量的三萜类化合物，以齐墩果烷和乌苏烷型三萜为主，如：3α，21β，22α，28- 四羟基 -12- 齐墩果烯（3α，21β，22α，28-tetrahydroxyolean-12-ene，**42**）、3α，21β，22α，28- 四羟基 -12- 齐墩果烯 -28-O-β-D- 吡喃木糖苷（3α，21β，22α，28-tetrahydroxyolean-12-en-28-O-β-D-xylopyranoside，**43**）、3α，21α，22α，28- 四羟基 -12- 齐墩果烯 -28-O-β-D- 吡喃木糖苷（3α, 21α, 22α, 28-tetrahydroxyolean-12-en-28-O-β-D-xylopyranoside）、3α，16α，21α，22α，28- 五羟基 -12- 齐墩果烯 -28-O-β-D- 吡 喃 木 糖 苷（3α, 16α, 21α, 22α, 28-pentahydroxyolean-12-en-28-O-β-D-xylopyranoside，**44**）、3β，16α，21β，22α，28- 五羟基 -12- 齐墩果烯 -28-O-β-D- 吡喃木糖苷（3β, 16α, 21β, 22α, 28-pentahydroxyolean-12-en-28-O-β-D-xylopyranoside，**45**）、1β，2α，3β，19α- 四羟基 -12- 乌苏烯 -28- 酯（1β, 2α, 3β, 19α-tetrahydroxyurs-12-ene-28-oate）、1β，2β，3β，19α- 四羟基 -12- 乌苏烯 -28- 酯（1β, 2β, 3β, 19α-tetrahydroxyurs-12-ene-28-oate）、1β，2α，3β，19α- 四羟基 -12-

乌苏烯 -28- 酯 -3-O-β-D- 吡喃木糖苷（1β, 2α, 3β, 19α-tetrahydroxyurs-12-ene-28-oate-3-O-β-D-xylopyranoside，**46**）、1β, 2β, 3β, 19α- 四羟基 -12- 乌苏烯 -28- 酯 -3-O-β-D- 吡喃木糖苷（1β, 2β, 3β, 19α-tetrahydroxyurs-12-ene-28-oate-3-O-β-D-xylopyranoside，**47**）、1β, 2α, 3β, 19α, 23- 五羟基 -12- 齐墩果烯 -28- 酸 -O-β-D- 吡喃木糖苷（1β, 2α, 3β, 19α, 23-pentahydroxyurs-12-en-28-oic acid-28-O-β-D-xylopyranoside，**48**）、2α, 3β, 19α, 23- 四羟基 -12- 齐墩果烯 -28- 酸 -28-O-β-D- 吡喃木糖苷（2α, 3β, 19α, 23-tetrahydroxyurs-12-en-28-oic acid-28-O-β-D-xylopyranoside）、1α, 3β, 19α, 23- 四羟基 -12- 齐墩果烯 -28- 酸 -O-β-D- 吡喃木糖苷（1α, 3β, 19α, 23-tetrahydroxyurs-12-en-28-oic acid-28-O-β-D-xylopyranoside，**49**）、蒲公英甾醇（taraxasterol，**50**）、乙酸蒲公英甾醇酯（acetate taraxasterol）、山金车烯二醇（arnidiol，**51**）、20(30)- 蒲公英甾 -3β, 16β, 21α- 三醇 [20(30)-taraxasten-3β,16β,21α-triol，**52**]、棕榈酸蒲公英甾醇酯（taraxasteryl palmitate）、伪蒲公英甾醇（pseudotaraxasterol，**53**）、伪蒲公英甾醇乙酸酯（pseudotaraxasteryl acetate）、木栓酮（friedelin）、羽扇豆醇（lupeol）和乙酸羽扇豆醇酯（lupeol acetate）。

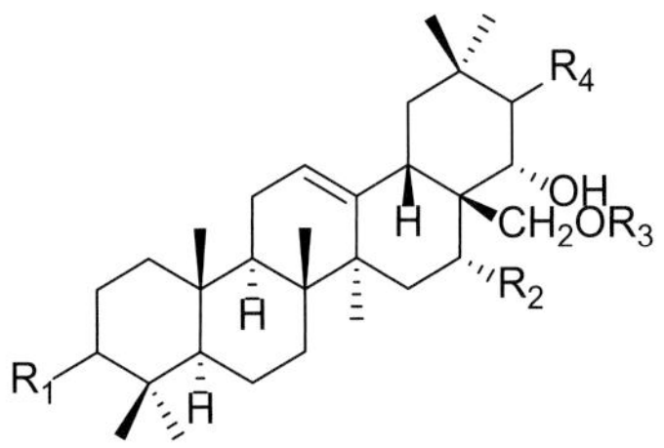

42	R$_1$ = α-OH	R$_2$ = H	R$_3$ = H	R$_4$ = β-OH
43	R$_1$ = α-OH	R$_2$ = H	R$_3$ = β-D-xyl	R$_4$ = β-OH
44	R$_1$ = β-OH	R$_2$ = OH	R$_3$ = β-D-xyl	R$_4$ = α-OH
45	R$_1$ = β-OH	R$_2$ = OH	R$_3$ = β-D-xyl	R$_4$ = β-OH

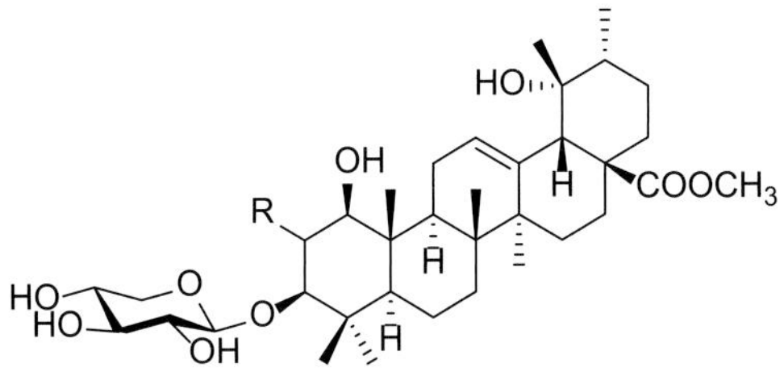

46 R = α-OH
47 R = β-OH

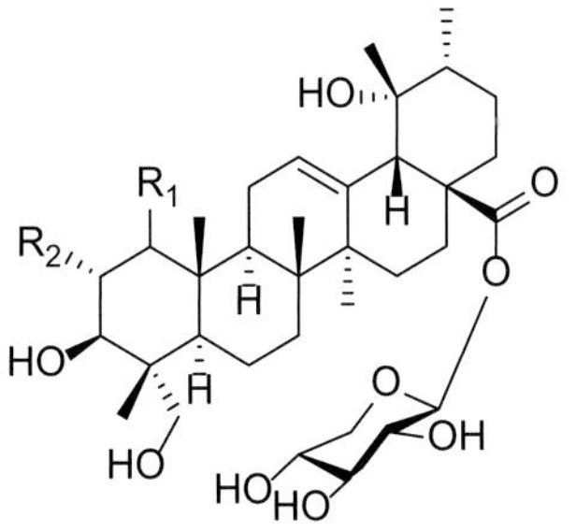

48 R$_1$ = β-OH R$_2$ = OH
49 R$_1$ = α-OH R$_2$ = H

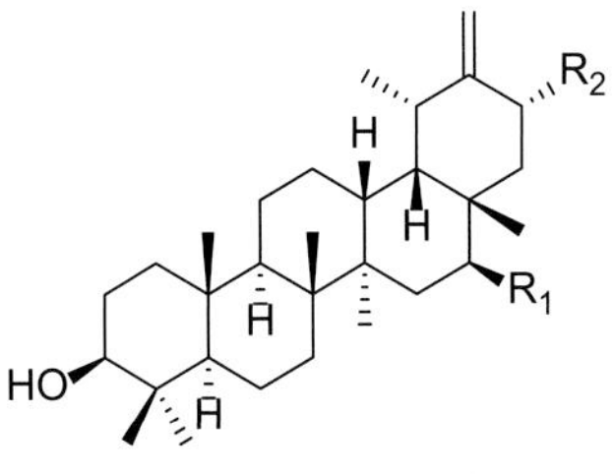

50 R$_1$ = H   R$_2$ = H
51 R$_1$ = OH R$_2$ = H
52 R$_1$ = OH R$_2$ = OH

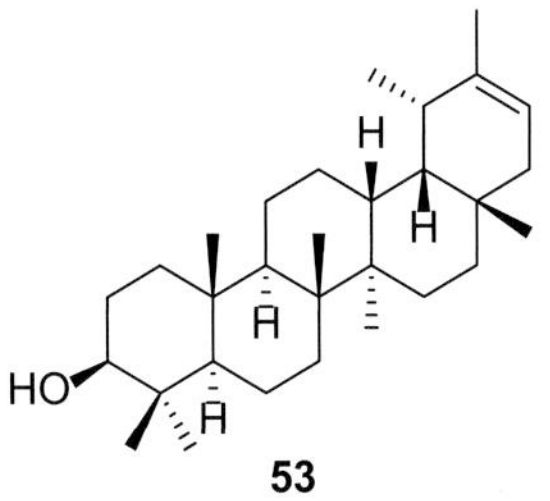

53

鹅不食草中分离鉴定的三萜类化合物结构式

3. 黄酮及其苷类 [3, 7, 10, 18, 21, 28, 29]

除萜类成分，鹅不食草中还含有黄酮、黄酮醇、二氢黄酮醇及异黄酮类化合物以及它们的糖苷，如：芹菜素（apigenin）、木犀草素（luteolin）、苜蓿素（tricin）、粗毛豚草素（hispidulin，**54**）、槲皮素（quercetin）、3-甲氧基槲皮素（quercetin-3-methyl ether）、3, 3′-二甲氧基槲皮素（quercetin-3, 3′-dimethyl ether）、山奈酚-3-O-α-L-吡喃鼠李糖基-(1→6)-β-D-吡喃葡萄糖苷 [kaempferol-3-O-α-L-rhamnopyranosyl-(1→6)-β-D-glucopyranoside]、山奈酚-7-β-D-葡萄糖基鼠李糖苷（kaempferol-7-β-D-glucosylrhamnoside）、紫花牡荆素（casticin，**55**）、艾香素（artemitin，**56**）、7, 4′-二甲氧基双氢山奈酚（7, 4′-di-O-methylaromadendrin，**57**）、5, 8, 4′-三羟基-7-甲氧基异黄酮（5, 8, 4′-trihydroxy-7-methoxyisoflavone，**58**）和鸢尾甲苷 A（iristectorin A，**59**）。

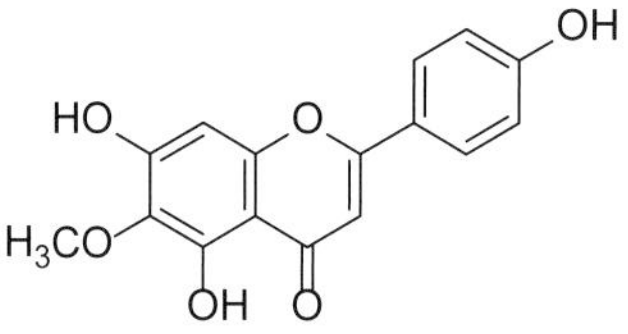

54

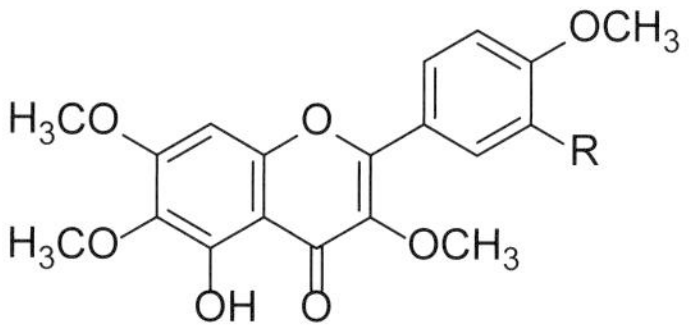

55 R = OH
56 R = OCH₃

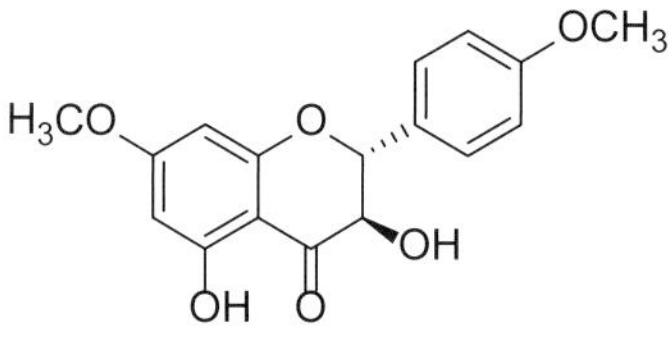

57 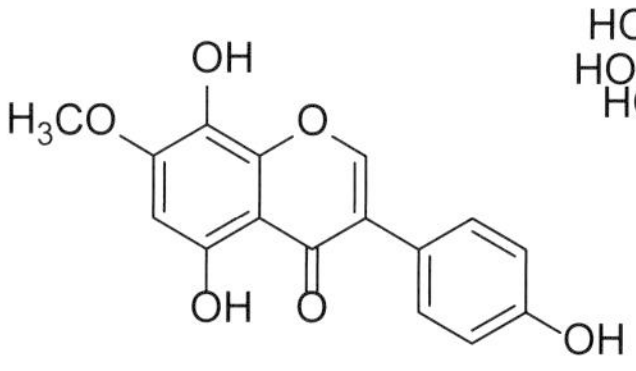   **58** 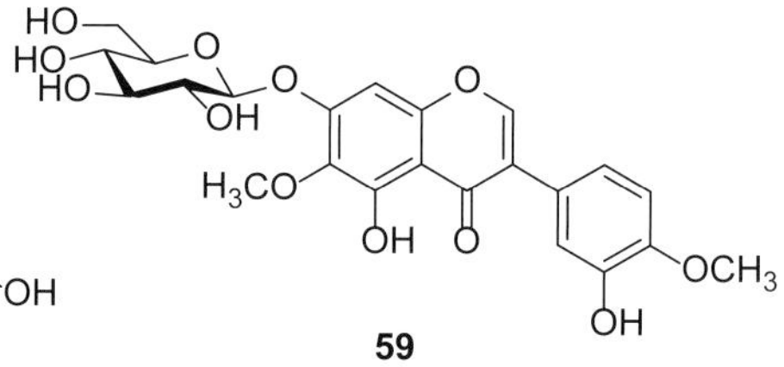   **59**

鹅不食草中分离鉴定的黄酮及其苷类化合物结构式

4. 其他类 [3, 6–7, 10, 18, 27–30]

此外，鹅不食草中还含有咖啡酸乙酯（ethyl caffeate）、3, 5, 4′-三甲氧基反式二苯乙烯（3,5,4′-trimethoxy-$trans$-stilbene）、3, 3′, 5, 5′-四甲氧基二苯乙烯（3,3′,5,5′-tetramethoxy stilbene）、3, 5-二-O-咖啡酰奎宁酸（3,5-di-O-caffeoyl quinic acid）、3, 5-二-O-咖啡酰奎宁酸甲酯（methyl 3,5-di-O-caffeoylquinate）、表松脂醇（epipinoresinol）、4-氨基-4-羧基苯并二氢吡喃-2-酮（4-amino-4-carboxychroman-2-one）、金色酰胺醇酯（aurantiamide acetate）、豆甾醇（stigmasterol）、β-谷甾醇（β-sitosterol）、β-胡萝卜苷（daucosterin）、γ-菠菜甾醇（γ-spinasterol）和豆甾醇-3-O-β-D-葡萄糖苷（stigmasterol-3-O-β-D-glycoside）等其他类型化合物。

【药理作用】

1. 抗炎

鹅不食草在民间常用于治疗鼻炎，疗效显著。研究发现，鹅不食草的挥发油部位对小鼠棉球肉芽肿和蛋清致大鼠足肿均有明显的抑制作用，可明显减少大鼠炎症组织中组胺的含量[31]；并对二甲苯所致的小鼠耳肿胀和角叉菜胶所致小鼠足趾肿胀亦有明显的抑制作用[32]。

2. 抗病原微生物

鹅不食草提取物及其 CO_2 超临界萃取物均具有良好的抗 H_1N_1、H_5N_1 和 H_9N_2 型流感病毒的活性，其中倍半萜内酯类化合物为其抗病毒的活性成分[33-34]。

从鹅不食草中分离得到的 3 个倍半萜内酯类化合物山金车内酯 D（**4**）、山金车内酯 C（**3**）和短叶老鹳草素（**6**）对枯草芽孢杆菌（*Bacillus subtilis*）、甲氧西林敏感和耐药的金黄色葡萄球菌（*Staphylococcus aureus*）均具有一定的抗菌作用[5]。从鹅不食草中分离得到的 4 个倍半萜内酯类化合物 4, 5β-dihydroxy-2β-（isobutyryloxy）-10βH-guai-11（13）-en-12, 8β-olide（**19**）、4-hydroxy-1βH-guaia-9, 11（13）-dien-12, 8α-olide（**20**）、2β-(isobutyryloxy)florilenalin（**18**）和愒各酸天人菊灵（**11**）对甲型副伤寒杆菌（*Salmonella paratyphi* A）、乙型副伤寒杆菌（*Salmonella paratyphi* B）、金黄色葡萄球菌（*Staphylococcus aureus*）、表皮葡萄球菌（*Staphylococcus epidermidis*）、弗氏志贺菌（*Shigella flexneri*）、鼠伤寒沙门菌（*Salmonella typhimurium*）、枯草芽孢杆菌（*Bacillus subtilis*）及大肠埃希菌（*Escherichia coli*）8 种病原微生物均具有一定的抑制作用，其 MIC 值介于 6.25 ～ 100 μg/mL[12]。从鹅不食草中分离得到的异丁酸堆心菊内酯（**14**）和 10- 羟基 -8, 9- 二氧异丙亚基百里酚（**40**）对金黄色葡萄球菌（*Staphylococcus aureus* CMCC26001）的抗菌效果（MIC = 12.5 μg/mL）优于阳性对照药头孢拉定（MIC=15 μg/mL）[17]；而愒各酸天人菊灵（**11**）、8, 9, 10- 三羟基百里酚（**35**）和乙酸蒲公英甾醇酯对鼠伤寒沙门菌（*Salmonella typhimurium*）的效果（MIC = 6.25 μg/mL）亦好于阳性对照药头孢拉定（MIC = 7.5 μg/mL）[12, 17, 26]。

鹅不食草中分离得到的倍半萜内酯类化合物短叶老鹳草素（**6**）还具有良好的抗肠贾第虫（*Giardia intestinalis*）、痢疾阿米巴（*Entamoeba histolytica*）及恶性疟原虫（*Plasmodium falciparum*）的活性，IC_{50} 值分别为 16.1 μM、4.5 ～ 9 μM 和 9.42 μM[9]。

3. 抗肿瘤

研究表明，采用水蒸气蒸馏法和 CO_2 超临界萃取法所获得的鹅不食草挥发油均可有效地抑制人鼻咽癌细胞（CNE）的增殖，而 CO_2 超临界萃取法所得挥发油的抑制效果更优，其 IC_{50} 值分别为 56.6（24 h）、8.7（48 h）和 5.2（72 h）mg/mL，而水蒸气蒸馏法所得挥发油的 IC_{50} 值分别为 123.5 mg/mL、97.1 mg/mL 和 83.3 mg/mL[35]。从中分离得到的倍半萜内酯类化合物堆心菊灵（**1**）、多梗白菜菊素（plenolin，**2**）、山金车内酯 D（**4**）、minimolide A（**7**）、florilenalin-2α-O-isobutyrate（**14**）、minimolide F（**21**）和 minimolide E（**22**）对 CNE 细胞增殖亦显示出显著的抑制作用，IC_{50} 值为 1.1 ～ 20.3 μM，其中堆心菊灵（**1**）的活性最好[3-4]。此外，从中分离得到的 2β-(isobutyryloxy)florilenalin（**18**）亦对 CNE 细胞的生长有明显的抑制作用，并呈剂量和时间依赖性，可引起亚 -G1 细胞群的积累、DNA 碎片化和核的皱缩、caspase-3 活化和 PARP 裂解，从而诱导 CNE 细胞凋亡[14]。

研究还发现，从鹅不食草中分离得到的短叶老鹳草素（**6**）对人白血病细胞（HL-60、

K-562 和 Kasumi-1）和人肺癌细胞（A549）的增殖均显示出良好的抑制活性[8, 11]。

4. 抗过敏

鹅不食草挥发油对过敏性鼻炎有显著的治疗效果，可能是由于其挥发油可抑制肥大细胞和嗜碱粒细胞脱颗粒，阻止嗜酸粒细胞趋化因子释放，从而使嗜酸粒细胞及其胞浆颗粒释放碱性蛋白、嗜酸粒细胞阳离子蛋白和神经毒素减少，减轻对鼻黏膜上皮的损害[36]。另外，从鹅不食草中分离鉴定的 2 个倍半萜内酯类化合物山金车内酯 C（**3**）和异丁酰二氢堆心菊灵（**5**）均具有良好的抗过敏活性，可抑制肥大细胞释放组胺[6]。

5. 保肝

鹅不食草水煎液能明显降低由四氯化碳、对乙酰氨基酚、D- 氨基半乳糖＋脂多糖（LPS）所引起的肝损伤小鼠血清中谷丙转氨酶（ALT）的水平，对实验性肝损伤有明显的保护作用[37]。

6. 抑制血管新生

鹅不食草乙醇提取物的正己烷、乙酸乙酯萃取部位，以及水蒸气蒸馏提取的挥发油和 CO_2 超临界萃取的挥发油，均可显著抑制斑马鱼模型的血管新生，其中 CO_2 超临界萃取物的活性最好[13]。

【质量标准】

鹅不食草已被 2015 年版《中国药典》所收录，其中规定了鹅不食草药材的显微鉴别、水分检查及水溶性浸出物等检测项，尚无含量测定项。

1. 高效液相指纹图谱

采用 HPLC-QTOF-MS 和 HPLC-DAD 法，对 10 批鹅不食草药材样品进行了分析，建立了其 HPLC 指纹图谱，并对其中的 10 个主要色谱峰进行了指认。色谱条件为：Grace Alltima 色谱柱（4.6 mm×250 mm，5 μm）；流动相为乙腈 -0.2% 醋酸水溶液梯度洗脱；检测波长为 326（0 ～ 55 min）nm 和 224（55 ～ 65 min）nm；进样量 5 μL；流速 1.0 mL/min；柱温为室温[38]。

2. 含量测定方法

2.1 紫外分光光度法

以芦丁作为对照品，建立了鹅不食草中总黄酮的 UV 含量测定方法，检测波长为 510 nm[39]。

2.2 高效液相色谱法

有研究建立了鹅不食草中短叶老鹳草素（**6**）的 HPLC 含量测定方法。色谱条件为：Kromasil C18 色谱柱（4.6 mm×250 mm，7 μm）；流动相为甲醇 - 水（55 ∶ 45）；流速 1.0 mL/min；柱温 25 ℃；检测波长 220 nm[40]。

采用不同的色谱条件，也建立了鹅不食草中短叶老鹳草素（**6**）的 HPLC 含量测定方法。色谱条件为：Kromasil C18 色谱柱（4.6 mm×250 mm，5 μm）；流动相为乙腈 - 水（45 ∶ 55）；流速 1.0 mL/min；柱温 30 ℃；检测波长 225 nm[41]。

此外，还有文献报道以槲皮素、山柰酚、3- 甲氧基槲皮素、芹菜素和蜜橘黄素为对照品，建立了同时测定鹅不食草中上述 5 种黄酮类化合物含量的 HPLC-DAD 方法。色谱条件为：Diamonsil C18 色谱柱（4.6 mm×200 mm，5 μm）；流动相为乙腈 -0.1% 磷酸水溶液梯度洗脱；流速为 0.8 mL/min；柱温 30 ℃；检测波长 360 nm [42]。

参 考 文 献

[1] 国家中医药管理局《中华本草》编委会 . 中华本草（Vol Ⅶ）[M]. 上海：上海科学技术出版社，1999：770–772.

[2] 田代华 . 实用中药辞典（下卷）[M]. 北京：人民卫生出版社，2002：1992–1995.

[3] 吴鹏 . 鹅不食草超临界萃取部位化学成分研究 [D]. 暨南大学硕士学位论文，2010.

[4] Wu P，Su MX，Wang Y，et al. Supercritical fluid extraction assisted isolation of sesquiterpene lactones with antiproliferative effects from *Centipeda minima* [J]. *Phytochemistry*，2012，76：133–140.

[5] Taylor RSL，Towers GHN. Antibacterial constituents of nepalese medicinal herb，*Centipeda minima* [J]. *Phytochemistry*，1997. 47（4）：631–634.

[6] Wu JB，Chun YT，Ebizuka Y，et al. Biologically active constituents of *Centipeda minima*：isolation of a new plenolin ester and the antiallergy activity of sesquiterpene lactones [J]. *Chemical & Pharmaceutical Bulletin*，1985，33（9）：4091–4094.

[7] 蒲首丞，郭远强，高文远 . 鹅不食草化学成分的研究 [J]. 中国中药杂志，2009，34（12）：1520–1522.

[8] Ding LF，Lin Y，Liang HX，et al. Two new terpene glucosides and antitumor agents from *Centipeda minima* [J]. *Journal of Asian Natural Product Research*，2009，11（8）：732–736.

[9] Yu HW，Wright CW，Cai Y，et al. Antiprotozoal activities of *Centipeda minima* [J]. *Phytotheapy Research*，1994，8（7）：436–438.

[10] 周娇娇，毕志明，黄炎，等 . 鹅不食草的化学成分 [J]. 药学与临床研究，2013，21（2）：133–134.

[11] Li CL，Wu HZ，Huang YP，et al. 6-*O*-Angeloylenolin induces apoptosis through a mitochondrial/caspase and NF-*κ*B pathway in human leukemia HL-60 cells [J]. *Biomedicine& Pharmacotherapy*，2008，62（6）：401–409.

[12] Liang HX，Bao FK，Dong XP，et al. Two new antibacterial sesquiterpenoids from *Centipeda minima* [J]. *Chemistry Biodiversity*，2007，4（12）：2810–2816.

[13] Huang WH，Yu XB，Liang N，et al. Anti-angiogenic activity and mechanism of sesquiterpene lactones from *Centipeda minima* [J]. *Natural Product Communications*，2016，11（4）：435–438.

[14] Su MX，Li YL，Chung HY，et al. 2*β*-(Isobutyryloxy)florilenalin，a sesquiterpene lactone isolated from the medicinal plant *Centipeda minima*，induces apoptosis in human nasopharyngeal carcinoma CNE cells [J]. *Molecules*，2009，14（6）：2135–2146.

[15] Nguyen NYT，Nguyen TH，Dang PH，et al. Three terpenoid glycosides of *Centipeda minima* [J]. *Phytochemistry Letters*，2017，21：21–24.

[16] Wu P，Li XG，Liang N，et al. Two new sesquiterpene lactones from the supercritical fluid extract of *Centipeda minima* [J]. *Journal of Asian Natural Products Research*，2012，14（6）：515–520.

[17] Liang HX，Bao F，Dong XP，et al. Antibacterial thymol derivatives isolated from *Centipeda minima* [J]. *Molecules*，2007，12（8）：1606–1613.

[18] 蒲首丞，郭远强，高文远 . 鹅不食草化学成分的研究 [J]. 中草药，2009，40（3）：363–365.

[19] Sanghi R，Srivastava P，Singh J. Hydroquinone *O*-*β*-xylopyranoside from *Centipeda minima* [J]. *Indian Journal of Chemistry*，Section B：*Organic Chemistry Including Medicinal Chemistry*，2001，40B（9）：857–859.

[20] Gupta D，Singh J. Triterpenoid saponins from *Centipeda minima* [J]. *Phytochemistry*，1990，29（6）：1945–1950.

[21] Pu SC，Guo YQ，Guo WY，et al. New thymol derivate from *Centipeda minima* [J]. *Chemistry Research in Chinese Universities*，2009，25（1）：125–126.

[22] Bohlmann F，Chen ZL. New guaianolides from *Centipeda minima* [J]. *Kexue Tongbao*（*Foreign Language Edition*）1984，29（7）：900–903.

[23] Gupta D，Singh J. Triterpenoid saponins from *Centipeda minima* [J]. *Phytochemistry*，1989，28（4）：1197–1201.

[24] Rai N，Siddiqui IR，Singh J. Two new triterpenoids from *Centipeda minima* [J]. *Pharmaceutical Biology*，1999，37（4）：314–317.

[25] Rai N，Singh J. Two new triterpenoid glycosides from *Centipeda minima* [J]. *Indian Journal of Chemistry Section B*：*Organic*

Chemistry Including Medicinal Chemistry，2001，40B（4）：320–323.

[26] 梁恒兴，宝福凯，董晓萍，等．鹅不食草中具有抗菌活性的三萜类成分 [J]. 云南植物研究，2007，29（4）：479–482.

[27] Murakami T，Chen CM. Constituents of *Centipeda minima* [J]. *Yakugaku Zasshi*，1970，90（7）：846–849.

[28] 曹俊岭，李国辉．鹅不食草化学成分研究 [J]. 中国中药杂志，2012，37（15）：2301–2303.

[29] 熊婕．鹅不食草抗肿瘤活性成分及其指纹图谱研究 [D]. 湖北中医学院硕士学位论文，2007.

[30] 褚红芬，孔德云，恽英．石胡荽中的甾醇成分 [J]. 中草药，1994，25（11）：612.

[31] 覃仁安，梅璇，陈敏，等．鹅不食草挥发油抗炎作用及机制研究 [J]. 中国医院药学杂志，2006，26（4）：369–371.

[32] 张立剑，许树军，张海珠，等．超临界 CO_2 萃取法与水蒸气蒸馏法提取的鹅不食草挥发油抗炎作用研究 [J]. 黑龙江中医药，2007，（6）：47–48.

[33] 王国才，李药兰，李国强，等．鹅不食草 CO_2 超临界萃取物在制备具有抗流感病毒作用的药物或食品中的应用 [P]. 中国发明专利，ZL201310546342.9.

[34] 李药兰，王国才，和君，等．鹅不食草提取物在制备具有抗流感病毒作用的药物或食品中的应用 [P]. 中国发明专利，ZL201310551627.1.

[35] Su MX，Wu P，Li YL，et al. Antiproliferative effects of volatile oils from *Centipeda minima* on human nasopharyngeal cancer CNE cells [J]. *Natural Product Communications*，2010，5（1）：151–156.

[36] 刘志刚，余洪猛，文三立，等．鹅不食草挥发与治疗过敏性鼻炎作用机制的研究 [J]. 中国中药杂志，2005，30（4）：292–294.

[37] 钱研，赵春景，颜雨．鹅不食草煎液对小鼠肝损伤的保护作用 [J]. 药物研究，2004，13（6）：25–26.

[38] Chan CO，Jin DP，Dong NP，et al. Qualitative and quantitative analysis of chemical constituents of *Centipeda minima* by HPLC-QTOF-MS & HPLC-DAD [J]. *Journal of Pharmaceutical & Biomedical Analysis*，2016，125：400–407.

[39] 陈惠红，黄婳，向小珍．鹅不食草总黄酮的含量测定方法研究 [J]. 中国药业，2008，17（21）：9–10.

[40] 刘宇，杨艳芳，吴和珍，等．RP-HPLC 法测定鹅不食草中短叶老鹳草素的含量 [J]. 中药材，2005，28（6）：473–474.

[41] 吴静，程谦凡，孙莉，等．鹅不食草中短叶老鹳草的定量方法研究 [J]. 北方药学，2015，12（10）：8–9.

[42] 匡毅，向琴．HPLC-DAD 法同时测定鹅不食草中 5 种黄酮类成分的含量 [J]. 中国药师，2017，20（7）：1302–1304.

猴 耳 环

【植物来源】

本品为豆科（Leguminosae）猴耳环属植物猴耳环 *Pithecellobium clypearia*（Jack）Benth. 的枝叶，又名围涎树、婆劈树、鸡心树、蛟龙木、鸡三树、落地金钱等。猴耳环多为灌木，主产于我国浙江、福建、台湾、广东、广西、云南等省区[1]。

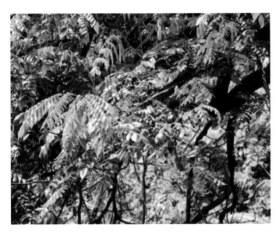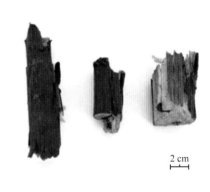

2 cm

猴耳环基源植物（左）和药材（右）图片

【功能与主治】

猴耳环始载于明代的《本草纲目》，在清代的《陆川本草》中也有记载。猴耳环药材味苦、涩，性偏寒、凉，具有良好的清热泻火、抗炎消肿、解毒祛湿、敛疮的功效，是广东地区常用中草药，现已被开发成为多种中成药制剂，如猴耳环消炎胶囊、猴耳环消炎颗粒、猴耳环消炎片等，广泛用于小儿手足口病、急性上呼吸道感染、小儿肺炎、急性咽炎、急性肠炎和小儿扁桃体炎等疾病的治疗[2]。

【化学成分】

猴耳环中含有黄酮及其苷类、苯丙素类、酚酸及其酯类等多种化学成分，其中酚酸类为其主要活性成分。

1. 黄酮及其苷类[3-14]

猴耳环中的黄酮类化合物的结构类型较为丰富，主要包括黄酮、黄酮醇、二氢黄酮、二氢黄酮醇、黄烷、黄烷醇、查尔酮以及它们的糖苷类成分。目前，已从猴耳环中分离鉴定的黄酮类成分主要有：木犀草素（luteolin）、槲皮素（quercetin）、thevetiaflavon、5, 3′- 二甲氧基木犀草素（luteolin-5,3′-dimethylether）、木犀草苷（luteoloside，**1**）、槲皮苷（quercitrin）、杨梅苷（myricitrin，**2**）、槲皮素 3-*O*-β-D- 半乳糖苷（quercetin 3-*O*-β-D-galactoside，**3**）、3, 7, 3′- 三甲氧基 - 槲皮苷 -4′-*O*-β-D- 呋喃型芹糖基 -(1→2)-*O*-β-D- 吡喃葡萄糖苷 [3,7,3′-tri-*O*-methyl-quercetin-4′-*O*-β-D-apiofuranosyl-(1→2)-*O*-β-D-glucopyranoside，**4**]、homo-flavoyadorinin-B、鼠李秦素 -3, 4′- 二 -*O*- 葡萄糖苷（rhamnazin-3,4′-di-*O*-glucoside，**5**）、flavoyadorinin B、鼠李秦素 -4′-*O*-β-D-[芹糖基 (1→2) 葡萄糖苷] {rhamnazin-4′-*O*-β-D-[apiosyl(1→2)glucoside]}、异鼠李素 3-*O*- 吡喃葡萄糖苷（isorhamnetin 3-*O*-glucopyranoside）、柚皮素（naringenin）、柚皮素 7-*O*-β-D- 吡喃葡萄糖苷（naringenin 7-*O*-β-D-glucopyranoside，**6**）、(2*S*)-5- 羟基 -7, 3′- 二甲氧基二氢黄酮 -4′-*O*-β-[芹糖基 (1→2)] 葡萄糖苷 {(2*S*)-5-hydroxy-7,3′-dimethoxyflavanone-4′-*O*-β-[apiosyl(1→2)]glucoside，**7**}、(2*S*)-5- 羟基 -7, 3′- 二甲氧基二氢黄酮 -4′-*O*-β-D- 呋喃芹糖基 -(1→5)-*O*-β-D- 呋喃芹糖基 -（1→2）-*O*-β-D- 吡喃葡萄糖苷 [(2*S*)-5-hydroxy-7,3′-dimethoxyflavanone-4′-*O*-β-D-apiofuranosyl-(1→5)-*O*-β-D-apiofuranosyl-(1→2)-*O*-β-D-glucopyranoside，**8**]、(2*R*，3*R*)-7, 8, 3′, 4′- 四羟基二氢黄酮醇 [(2*R*,3*R*)-7,8,3′,4′-tetrahydroxydihydroflavonol，**9**]、(2*S*)-5, 7- 二羟基二氢黄酮 7-*O*-β-D- 吡喃葡萄糖苷 [(2*S*)-5,7-dihydroxyflavanone 7-*O*-β-D-glucopyranoside]、特利色黄烷 [triceticflavan / (−)-5,7,3′,4′,5′-pentahydroxyflavan，**10**]、(+)- 儿茶素 [(+)-catechin]、(2*R*，3*S*)-5, 7, 3′- 三甲氧基儿茶素 [(2*R*,3*S*)-5,7,3′-trimethoxycatechin]、(2*S*)- 没食子儿茶素 -7, 4- 二 - 没食子酸酯 [(2*S*)-gallocatechin-7,4-di-gallates，**11**]、(2*R*，3*S*)-catechin-7-gallate（**12**）、7-*O*- 特利色黄烷没食子酸酯（7-*O*-galloyltriceticflavan /5, 3′, 4′, 5′-tetrahydroxyflavan-7-gallate）、(−)- 没食子儿茶素 -7- 没食子酸酯 [(−)-epigallocatechin-7-gallate，**13**]、(+)-3, 5, 3′, 4′, 5′- 五羟基黄烷 -7- 没食子酸酯 [(+)-3,5,3′,4′,5′-penta-hydroxylflavan-7-gallate]、(2*R*，3*R*)- 表没食子儿茶素 -3-*O*- 没食子酸酯 [(2*R*，3*R*)-epigallocatechin-3-*O*-gallate]、(−)-*epi*- 表没食子儿茶素 3-*O*- 没食子酸酯 [(−)-*epi*-gallocatechin 3-*O*-gallate / EGCG，**14**）、7, 4′- 二 -*O*- 没食子酰基特利色黄烷（7, 4′-di-*O*-galloyltriceticflavan，**15**）、7, 3′- 二 -*O*- 没食子酰基特利色黄烷（7, 3′-di-*O*-galloyltriceticflavan）、(2*R*，3*R*)-7-*O*-galloylplumbocatechin A（**16**）、pithecellobiumol A（**17**）、clypeside A（**18**）、clypeside B 和 3-methoxyneosakuranin（**19**）。

1 R₁ = *O*-β-D-glc　R₂ = H　　　R₃ = OH　R₄ = H　R₅ = OH
2 R₁ = OH　　　　R₂ = *O*-α-L-rha　R₃ = OH　R₄ = OH　R₅ = OH
3 R₁ = OH　　　　R₂ = *O*-β-D-gal　R₃ = OH　R₄ = H　R₅ = OH
4 R₁ = OCH₃　　　R₂ = OCH₃　　　R₃ = OCH₃　R₄ = H　R₅ = *O*-β-D-glc²-api(*f*)
5 R₁ = OCH₃　　　R₂ = *O*-β-D-glc　R₃ = OCH₃　R₄ = H　R₅ = *O*-β-D-glc

6 R₁ = β-D-glc　R₂ = H　　　R₃ = OH
7 R₁ = CH₃　　　R₂ = OCH₃　R₃ = *O*-β-D-glc²-api
8 R₁ = CH₃　　　R₂ = OCH₃　R₃ = *O*-β-D-glc²-api(*f*)⁵-api(*f*)

9

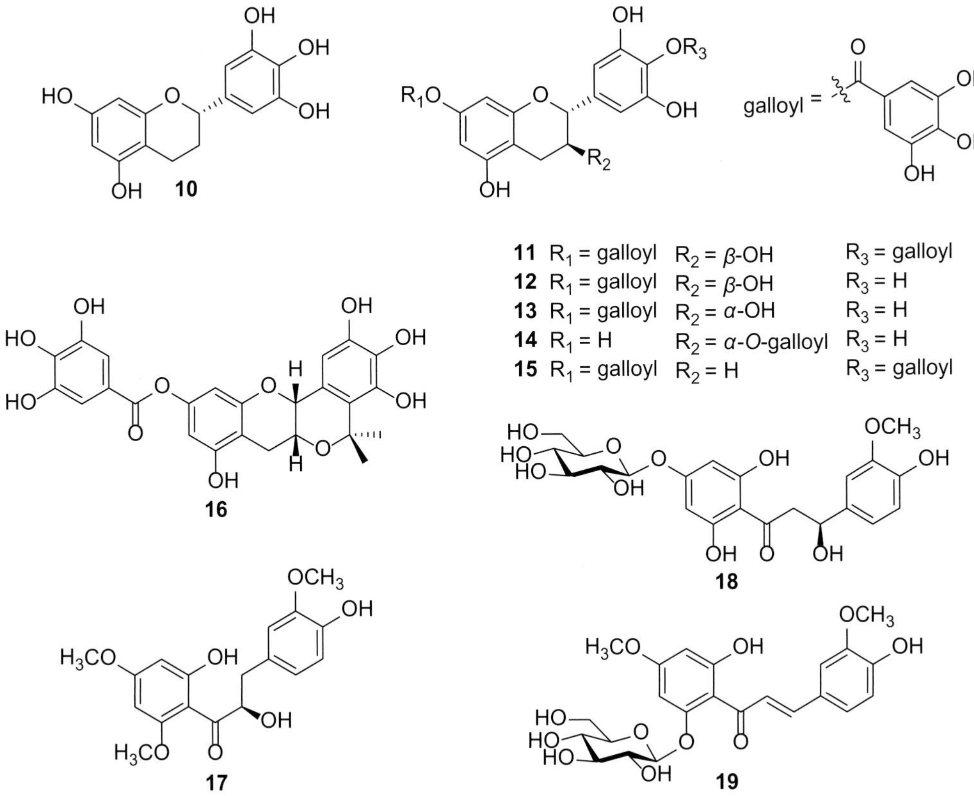

猴耳环中分离鉴定的黄酮类化合物结构式图

2. 苯丙素类 [3, 11, 15–16]

除黄酮类成分，猴耳环中还含有丰富的苯丙素类成分，如：3-(4′- 羟基 -3′, 5′- 二甲氧基)- 苯基 -1, 2- 二丙醇 [3-(4′-hydroxy-3′, 5′-dimethoxyphenyl)propan-1, 2-diol]、3-（4′- 羟基 -3′- 甲氧基）- 苯基 -1, 2- 二丙醇 [3-(4′-hydroxy-3′-methoxyphenyl)propan-1, 2-diol]、lawsoniaside B、3-(4β-D- 吡喃葡萄糖氧基 -3- 甲氧基苯基)-2E- 丙烯醇 [3-(4β-D-glucopyranosyloxy-3-methoxyphenyl)-2E-propenol]、polygalatenoside E、4-O-β-D- 吡喃葡萄糖基反式肉桂酸（4-O-β-D-glucopyranosyl trans-cinnamic acid，20 ）、绿原酸乙酯 (ethyl chlorogenic acid)、厚朴酚（magnolol）、厚朴醛（magnaldehyde ）、randaiol、clypearianin A、clypearianin B（21 ）、clypearianin C、clypearianin D、clypearianin E、clypearianin F、clypearianin G（22 ）、(7′R，8′R)-7′-methoxyl strebluslignanol（23 ）、(+)- 南烛木树脂酚 [(+)-lyoniresinol]、polystachyol、(+)- 南烛木树脂酚 3α-O-β-D- 吡喃葡萄糖苷 [(+)-lyoniresinol 3α-O-β-D-glucopyranoside]、(−)- 南烛木树脂酚 3α-O-β-D- 吡喃葡萄糖苷 [(−)-lyoniresinol 3α-O -β-D-glucopyranoside]、(+)- 松脂素 [(+)-pinoresinol] 和 alangilignoside C。

20

21 R_1 = α-OCH_3 R_2 = β-OH R_3 = OH
22 R_1 = α-OH R_2 = α-OH R_3 = Cl
23 R_1 = β-OCH_3 R_2 = β-OH R_3 = H

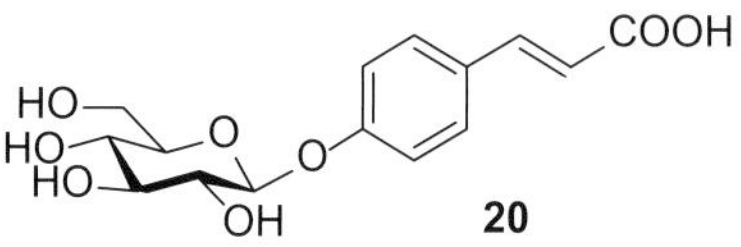

猴耳环中分离鉴定的苯丙素类化合物结构式图

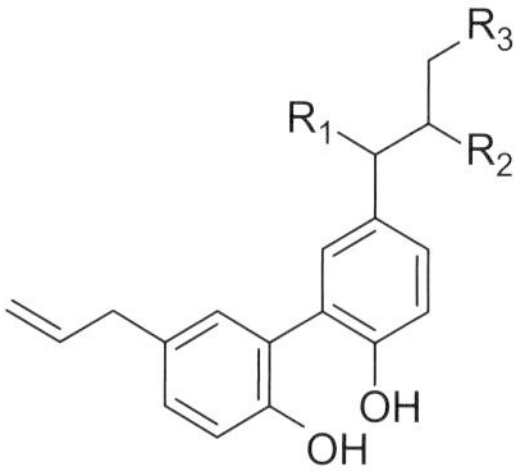

3. 酚酸类 [3, 6, 8–9, 17–18]

酚酸类成分在猴耳环中有较高的含量，主要有：没食子酸（gallic acid）、没食子酸甲酯（methyl gallate）、没食子酸乙酯（ethyl gallate）、2-*O*-*β*-D- 吡喃葡萄糖基苯甲酸甲酯（methyl-2-*O*-*β*-D-glucopyranosylbenzoate）和 canthoside A 等。

4. 其他类 [4–5, 15, 18–19]

此外，猴耳环中还含有苯基 -*O*-*β*-D- 吡喃葡萄糖苷（benzyl-*O*-*β*-D-glucopyranoside）、arclyside B、苦杏仁苷（amygdalin）、pithecellobiumol B、arclyside A、(6*S*，9*R*)-6-hydroxy-3-oxo-*α*-ionol-9-*O*-*β*-D-glucopyranoside、(6*S*，9*R*)-9- 羟基 -4, 7- 巨豆二烯 -3- 酮 -9-*O*-*β*-D- 呋喃芹糖基 (1→6′)-*β*-D- 吡喃葡萄糖苷 [(6*S*,9*R*)-9-hydroxy-4,7-megastigmadien-3-one-9-*O*-*β*-D-apiofuranosy (1→6′)-*β*-*D*-glucopyranoside]、(6*S*, 9*R*)- 吐叶醇 -9-*O*-*β*-D- 呋喃芹糖基 -(1→6′)-*O*-吡喃葡萄糖苷 [(6*S*,9*R*)-vomifoliol-9-*O*-*β*-D-apiofuranosy-(1→6′)-*O*-glucopyranoside]、lauroside D、齐墩果酸（oleanolic acid）、乌苏酸（ursolic acid）、*α*- 香树脂醇（*α*-amyrin）、*β*- 谷甾醇（*β*-sitosterol）和胡萝卜苷（daucosterol）等其他类型化合物。

【药理作用】

1. 抗病毒

猴耳环水提物或醇提物对人单纯性疱疹病毒(HSV-1 和 HSV-2)、呼吸合胞病毒(RSV)、流感病毒甲 3 型、副流感病毒 1 型（HVJ）、肠道病毒（CoxB3）、鼻病毒（RV）及腮腺炎病毒等均表现出良好的抗病毒活性 [20–25]。此外，还发现猴耳环水提物具有抗鸭乙肝病毒（DHBV）的活性 [26]。

从猴耳环乙酸乙酯部位分离得到的 5, 3′, 4′, 5′-tetrahydroxyflavan-7-gallate 和 7-*O*-galloylplumbocatechin A（**16**）对流感 H_1N_1 病毒神经氨酸苷酶（NA）具有抑制作用，这 2 个化合物和 (+)-3, 5, 3′, 4′, 5′-pentahydroxylflavan-7-gallate、7, 4′-di-*O*-galloyltricetiflavan（**15**）均可抑制由 H_1N_1 感染肺癌细胞（A549）后所产生的炎症因子白细胞介素 IL-6 和 MCP-1 的表达，由此推测猴耳环可能通过抑制宿主细胞释放病毒及降低病毒感染后炎症因子的释放等机制发挥抗病毒作用，并且黄酮类化合物是其主要的活性物质 [12]。另有研究表明，猴耳环中的黄烷类化合物 7-*O*-galloyltricetiflavan 和 7, 4′-di-*O*-galloyltricetifavan(**15**) 对 RSV、H_1N_1、柯萨奇病毒（CoxB3）和 1 型单纯疱疹病毒（HSV-1）均显示出一定的抗病毒活性 [13]。

研究表明，猴耳环中的主成分之一槲皮素具有良好的体外抗 RSV 病毒活性[6, 27]。

2. 抗炎

研究发现，猴耳环水提物对二甲苯所致的小鼠耳郭肿胀和鸡蛋清所致的大鼠足跖肿胀均有明显的抑制作用，同时还可抑制大鼠棉球肉芽肿的形成[28]。猴耳环水提物虽然对卵清蛋白（OVA）诱发的豚鼠哮喘模型并未表现出治疗作用，但可影响白细胞介素 IL-4 和一氧化氮（NO）的释放，表明猴耳环可能是通过调节炎症因子而发挥抗炎作用[29]。

抗炎作用机制研究表明，猴耳环可通过抑制前列腺素 E_2 的产生，阻断核转录因子 NF-κB 及其上游的蛋白酪氨酸激酶的激活，进而降低环氧合酶 -2（COX-2）和肿瘤坏死因子 -α（TNF-α）的 mRNA 表达水平从而达到抗炎的作用[30]。进一步的机制研究表明，猴耳环 95% 甲醇提取物可通过抑制 IRAK1 酶的活性来抑制 AP-1 通路[31]。

从猴耳环中分离得到的 (−)-5, 7, 3′, 4′, 5′-pentahydroxyflavan（**10**）、(−)-tetrahydroxyflavan-7-gallate 和 (−)-epigallocatechin-7-gallate（**13**）等化合物具有显著的抑制组胺释放的作用[9, 21]。从猴耳环中分离得到的黄酮类化合物 quercitrin、quercetin 3-O-β-D-galactoside（**3**）、3, 7, 3′-tri-O-methylquercetin-4′-O-β-D-apiofuranosyl-(1→2)-O-β-D-glucopyranoside（**4**）、rhamnazin-3, 4′-di-O-glucoside（**5**）、flavoyadorinin B、isorhamnetin 3-O-glucopyranoside 和 7-O-galloyltriceti flavan 可抑制可溶性环氧化物水解酶（sEH）的活性，且表现出剂量依赖性，IC_{50} 为 10.0 ～ 30.1 μmol/L，提示抗炎作用明显[10]。

3. 抗氧化

猴耳环中的木犀草素、槲皮素和没食子酸等化合物在 1, 1- 二苯基 -2- 三硝基苯肼（DPPH）和 2, 2′- 联氮 - 二（3- 乙基 - 苯并噻唑 -6- 磺酸）二铵盐（ABTS）自由基清除实验中均显示出良好的抗氧化活性[3]。此外，从猴耳环中分离得到的苯丙素类化合物在 DPPH 和 ABTS 自由基清除实验中也显示出一定的抗氧化活性[16]。

4. 其他

猴耳环甲醇提取物在体外可有效地抑制大鼠肠道内蔗糖酶的活性，具有降低餐后血糖的作用[15, 22]。研究发现，猴耳环水提物能显著降低血清中谷丙转氨酶（ALT）的水平（$P < 0.05$），可较好地改善肝损伤小鼠的血液生化指标，提高肝损伤小鼠的免疫功能[32]。

【质量标准】

猴耳环为《广东省中药材标准》收录品种，其中规定了猴耳环药材的显微鉴别，但尚无指纹图谱、含量测定等定性、定量检测方法，目前对其质量标准的研究报道也较少。

1. 高效液相指纹图谱

测定了 10 批猴耳环叶的 HPLC 指纹图谱[33]，色谱条件为：Odyssll C18 色谱柱（4.6 mm×250 mm，5 μm）；流动相为甲醇 -0.5% 磷酸水梯度洗脱；流速 1 mL/min；柱温 35 ℃；检测波长 273 nm。确定了 15 个特征峰，并利用质谱及色谱技术，指认了其中 6 个特征峰，分别为没食子酸、木犀草苷（**1**）、没食子酸乙酯、(−)-(2S)-5, 3′, 4′, 5′- 四羟基黄烷 -7- 没食子酸酯、7, 4′- 二 -O- 没食子酰基特利色黄烷（**15**）和槲皮苷。

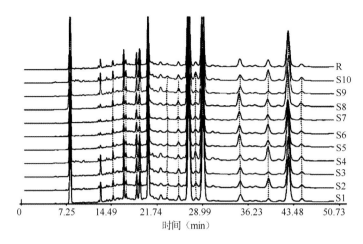

10 批猴耳环叶 HPLC 色谱图叠加图及指纹图谱共有模式 [33]

2. 含量测定方法

2.1 高效液相色谱法

对 11 批猴耳环药材中 3 种黄酮类化合物杨梅苷（**2**）、5, 3′, 4′, 5′- 四羟基黄烷 -7- 没食子酸酯和槲皮苷进行了含量测定。色谱条件为：Hypersil BDS-C18 色谱柱（4.0 mm×150 mm，5 μm）；流动相为 0.2% 磷酸水 - 乙腈，梯度洗脱；柱温 26 ℃；检测波长 320 nm。结果显示，11 批猴耳环药材中 3 种黄酮的含量分别为 0.36 ～ 2.23 mg/g、6.46 ～ 22.41 mg/g 和 1.06 ～ 4.59 mg/g[34]。

2.2 紫外分光光度法

用丙酮提取猴耳环消炎片中的没食子酸，采用紫外分光光度法测定其含量，检测波长为 273 nm，此法可用于猴耳环消炎片的质量控制 [35]。

参 考 文 献

[1] 陈元胜，叶永才 . 广东省中药材标准（第一册）[M]. 广州：广东科技出版社，2004：197–199.

[2] 《全国中草药汇编》编写组 . 全国中草药汇编（下册）[M]. 北京：人民卫生出版社，1986：613–614.

[3] 李霖光，刘庆博，黄肖霄，等 . 猴耳环化学成分的分离与鉴定及抗氧化活性测定 [J]. 沈阳药科大学学报，2015，32（5）：343–346.

[4] Wang YX，Ren Q，Yan ZY，et al. Flavonoids and their derivatives with *β*-amyloid aggregation inhibitory activity from the leaves and twigs of *Pithecellobium clypearia* Benth [J]. *Bioorganic & Medicinal Chemistry Letters*，2017，27（21）：4823–4827.

[5] 谢春英，林乐维 . 猴耳环化学成分研究 [J]. 中药材，2011，34（7）：1060–1062.

[6] 李药兰，李克明，苏妙贤，等 . 猴耳环抗病毒有效成分研究 [J]. 中国中药杂志，2006，31（5）：397–400.

[7] 王永刚，淡墨，李咏华，等 . 猴耳环化学成分的研究 [J]. 中药材，2005，28（9）：774–775.

[8] Guo XY，Wang NL，Bo L，et al. Chemical constituents from *Pithecellobium clypearia* and their effects on T lymphocytes proliferation [J]. *Journal of Chinese Pharmaceutical Sciences*，2007，16（3）：208–213.

[9] Bao L，Yao XS，Xu JK，et al. Effects of *Pithecellobium clypearia* Benth extract and its main components on inflammation and allergy [J]. *Fitoterapia*，2009，80（6）：349–353.

[10] Thao NP，Luyen BTT，Kim JH，et al. Identification，characterization，kinetics，and molecular docking of flavonoid constituents from *Archidendron clypearia*（Jack.）Nielsen leaves and twigs [J]. *Bioorganic & Medicinal Chemistry*，2016，24（14）：3125-3132.

[11] 陈昱桦 . 猴耳环化学成分的分离与鉴定 [J]. 天津药学，2015，27（6）：5–8.

[12] Kang J，Liu C，Wang HQ, et al. Studies on the bioactive flavonoids isolated from *Pithecellobium clypearia* Benth [J]. *Molecules*，2014，19（4）：4479–4490.

[13] Li YL，Leung KT，Yao FH, et al. Antiviral flavans from the leaves of *Pithecellobium clypearia* [J]. *Journal of Natural Products*，2006，69（5）：833–835.

[14] 苏妙贤，唐之岳，黄伟欢，等 . 猴耳环化学成分研究 [J]. 中药材，2009，32（5）：705–707.

[15] Thao NP，Luyen BTT，Vinh LB, et al. Rat Intestinal sucrase inhibited by minor constituents from the leaves and twigs of *Archidendron clypearia* Nielsen [J]. *Bioorganic & Medicinal Chemistry Letters*，2016，26（17）：4272–4276.

[16] Lou LL，Li LG，Liu QB, et al. 3, 3'-neolignans from *Pithecellobium clypearia* Benth. and their anti-inflammatory activity [J]. *Fitoterapia*，2016，112（3）：16–21.

[17] 陈连剑 . 猴耳环中某酸性成分的分离与鉴定 [J]. 广东医学院学报，1994，12（1）：40–41.

[18] 羡冀，罗显峰，于韬，等 . 猴耳环叶化学成分的分离与鉴定 [J]. 沈阳药科大学学报，2014，31（4）：262–265.

[19] Duong NT，Vinh PD，Thuong PT, et al. Xanthine oxidase inhibitors from A*rchidendron clypearia*（Jack）I. C. Nielsen：Results from systematic screening of Vietnamese medicinal plants [J]. *Asian Pacific Journal of Tropical Medicine*，2017，10(6)：619–626.

[20] 吴蓉蓉，黄杰昌，雷佳，等 . 猴耳环提取物的新用途 [P]. 中国发明专利，ZL 200610033698.2.

[21] 付元凤，刘芳，李思佳，等 . 猴耳环的研究进展 [J]. 中草药，2018，49（5）：1174–1183.

[22] 刘蕊，雒江菡，魏驰，等 . 猴耳环药理作用研究进展 [J]. 新经济，2016，（30）：118–119.

[23] 彭亮，李诒光，陈杰，等 . 我国猴耳环属植物药理作用及临床应用研究进展 [J]. 江西中医药大学学报，2015，27（6）：117–120.

[24] 张中贤，黄剑臻，李沛波 . 猴耳环水提取物抗流感病毒的实验研究 [J]. 中国热带医学，2008，8（1）：30–34.

[25] Li YL，Ooi LSM，Wang H, et al. Antiviral activities of medicinal herbs traditionally used in southern mainland China [J]. *Phytotherapy Research*，2004，18（9）：718–722.

[26] Leung KT，Chiu LCM，Lam WS, et al. *In vitro* antiviral activities of Chinese medicinal herbs against duck hepatitis B virus [J]. *Phytotherapy Research*，2006，20（10）：911–914.

[27] 苏妙贤 . 小紫金牛（*Ardisia chinensis* Benth）和猴耳环（*Pithecellobium clypearia* Benth）的化学成分和生物活性研究 [D]. 暨南大学硕士学位论文，2006.

[28] 关润霞，申作洁，欧阳胜 . 猴耳环抗炎镇痛活性部位的筛选 [J]. 江西中医药大学学报，2018，30（1）：70–73.

[29] 符路娣，潘卫松，谭滴清，等 . 猴耳环浸膏对豚鼠过敏性哮喘的治疗作用 [J]. 中兽医学杂志，2016，（6）：22–23.

[30] Yang WS，Lee J，Kim TW, et al. Src/NF-*k*B-targeted inhibition of LPS-induced macrophage activation and dextran sodium sulphate-induced colitis by *Archidendron clypearia* methanol extract [J]. *Journal of Ethnopharmacology*，2012，142（1）：287–293.

[31] Yang WS，Jeong D，Nam G, et al. AP-1 pathwaytargeted inhibition of inflammatory responses in LPS-treated macrophages and EtOH/HCl-treated stomach by *Archidendron clypearia* Methanol Extract [J]. *Journal of Ethnopharmacology*，2013，146（2）：637–644.

[32] 谭滴清，潘卫松，肖瑛，等 . 猴耳环水提物对免疫性肝损伤小鼠血液生化指标的影响 [J]. 中兽医学杂志，2015，（3）：12–13.

[33] 彭亮，陈杰，李诒光，等 . 猴耳环叶 HPLC 指纹图谱 [J]. 中国实验方剂学杂志，2015，21（3）：63–66.

[34] 冯秀丽，王欢，祝晨蔯，等 . HPLC 法同时测定猴耳环药材中 3 种黄酮类成分的含量 [J]. 中药新药与临床药理，2015，26（5）：668–671.

[35] 陈连剑，刘新宇，郭华 . 紫外分光光度法测定猴耳环消炎片中没食子酸的含量 [J]. 广东医学院学报，1998，16（4）：322–323.

蒲　桃

【植物来源】

本品为桃金娘科（Myrtaceae）蒲桃属常绿乔木蒲桃 *Syzygium jambos*（L.）Alston 的干燥茎，又名檐木、香果、风鼓、南蕉、水葡桃、水石榴、水桃树等。蒲桃喜生于河边及河谷湿地，在我国主要分布于我国台湾、福建、广东、广西、贵州、云南等省区。全年均可以采收，砍取后切成片块，洗净，干燥[1]。

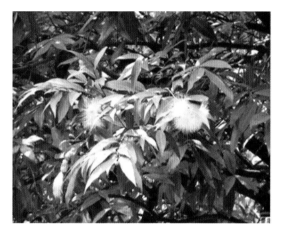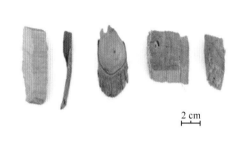

2 cm

蒲桃基源植物（左）与药材（右）图片

【功能与主治】

蒲桃药用始载于《罗浮志》，其味甘、涩，性微温，归肺、脾、胃、大肠经。蒲桃的茎、果皮、种子、根皮、叶均可供药用。蒲桃茎的功效为温中散寒、降逆止呕、温肺止咳，可用于治疗胃寒呃逆、肺虚寒咳；蒲桃壳可以暖胃健脾、补肺止嗽、破血消肿，主治胃寒呃逆、脾虚泄泻、久痢、肺虚寒嗽、疮瘤；蒲桃种子可以健脾止泻，主治脾虚泄泻、久痢、糖尿病；蒲桃根皮功能为凉血解毒，主治泄泻、痢疾、外伤出血；蒲桃叶则可以清热解毒，主治口舌生疮、疮疡、痘疮等[2-4]。

【化学成分】

目前，国内外关于蒲桃化学成分的研究涵盖了蒲桃的茎、叶、种子和花等多个药用部位，主要含有挥发油类、萜类、酰基间苯三酚类、黄酮类化合物等。

1. 酰基间苯三酚类[5-6]

酰基间苯三酚类化合物为桃金娘科植物的特征性化学成分之一，蒲桃中分离鉴定的酰基间苯三酚类化合物的结构特点为，以间苯三酚或色原酮为母核，并连有一个长的酰基脂肪族侧链。目前，已从蒲桃中分离鉴定的该类成分主要有：jambone A（**1**）、jambone B（**2**）、jambone C（**3**）、jambone D（**4**）、jambone E（**5**）、jambone F（**6**）、jambone G（**7**）、crinatusin A$_1$（**8**）和 5, 7- 二羟基 -2- 十五烷基色原酮（5,7-dihydroxy-2-pentadecylchromone，**9**）。

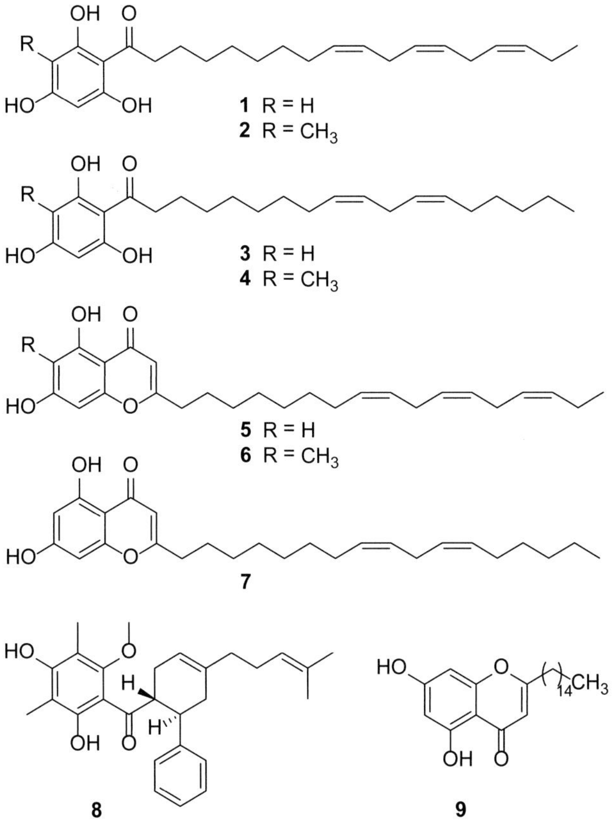

1 R = H
2 R = CH$_3$

3 R = H
4 R = CH$_3$

5 R = H
6 R = CH$_3$

7

8　　　9

蒲桃中分离鉴定的酰基间苯三酚类化合物结构式

2. 黄酮类 [5–12]

蒲桃中还含有丰富的黄酮类化合物，主要为黄酮和查尔酮，结构特点为黄酮的 A 环多有甲基取代，已从该植物中分离鉴定的黄酮类成分主要有 5, 7- 二羟基黄酮（5, 7-dihydroxyflavone，**10**）、5, 7- 二甲氧基黄酮（5, 7-dimethoxyflavone，**11**）、5, 7- 二羟基 -6, 8- 二甲基 -4′- 异氧黄酮（5, 7-dihydroxy-6, 8-dimethyl-4′-methoxyflavone，**12**）、6-desmethylsideroxylin(**13**)、5- 羟基 -7- 甲氧基 -6, 8- 二甲基二氢黄酮（5-hydroxy-7-methoxy-6, 8-dimethylflavanone，**14**）、8- 羟基 -6- 甲氧基二氢黄酮（8-hydroxy-6-methoxyflavanone）、杨梅素 -3-*O*-*β*-D- 吡喃木糖基 (1→2)α-L- 吡喃鼠李糖苷 [myricetin-3-*O*-*β*-D-xylopyranosyl(1→2) α-L-rhamnopyranoside]、槲皮素 -3-*O*-*β*-D- 吡喃木糖基 (1→2)α-L- 吡喃鼠李糖基 [quercetin-3-*O*-*β*-D-xylopyranosyl(1→2) α-L-rhamnopyranoside]、芦丁（rutin）、2′, 6′- 二羟基 -4′- 甲氧基二氢查尔酮（2′,6′-dihydroxy-4′-methoxydihydrochalcone，**15**）、myrigalone B（**16**）和 myrigalone G（**17**）。

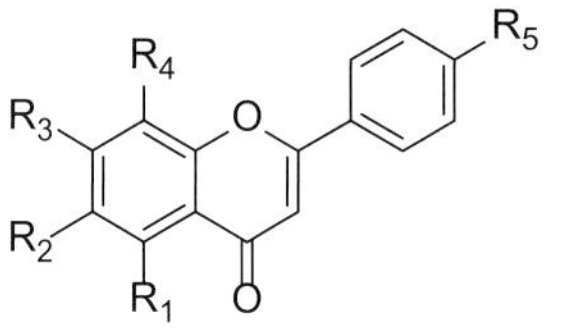

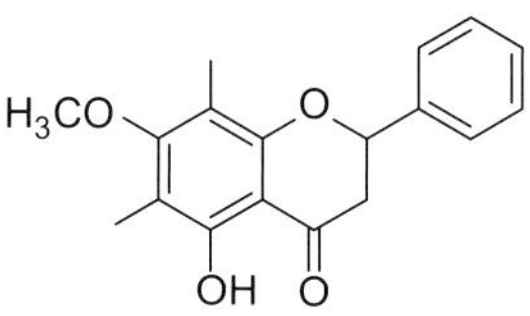

10 R$_1$ = OH　　R$_2$ = H　　R$_3$ = OH　　R$_4$ = H　　R$_5$ = H
11 R$_1$ = OCH$_3$　R$_2$ = H　　R$_3$ = OCH$_3$　R$_4$ = H　　R$_5$ = H
12 R$_1$ = OH　　R$_2$ = CH$_3$　R$_3$ = OCH$_3$　R$_4$ = CH$_3$　R$_5$ = H
13 R$_1$ = OH　　R$_2$ = CH$_3$　R$_3$ = OH　　R$_4$ = CH$_3$　R$_5$ = OCH$_3$
14 R$_1$ = OH　　R$_2$ = H　　R$_3$ = OCH$_3$　R$_4$ = CH$_3$　R$_5$ = OH

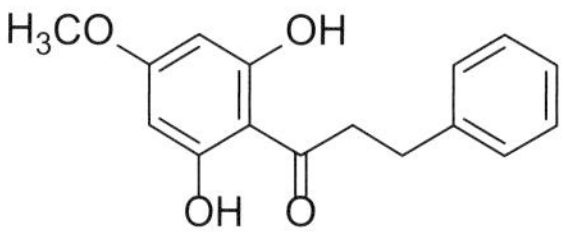

15 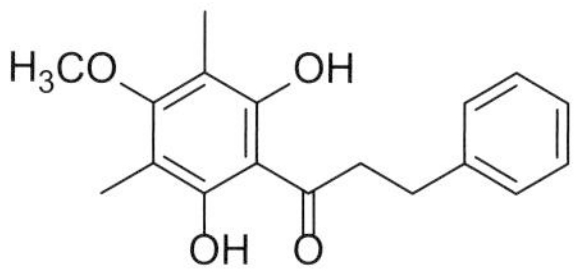　　　　　　　**16** 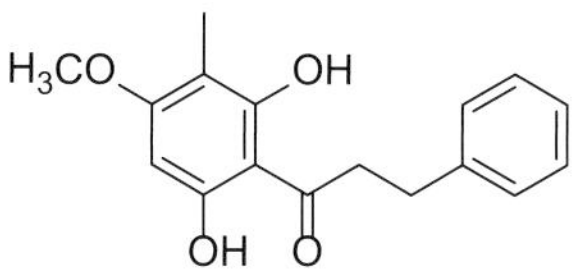　　　　　　　**17**

蒲桃中分离鉴定的黄酮类化合物结构式

3. 萜类和甾醇类 [5–7, 12–14]

蒲桃中含有羽扇豆醇（lupeol）、桦木酸（betulinic acid）、麦珠子酸（alphitotic acid，**18**）、3β-O- 反式 - 对羟基肉桂酰基麦珠子酸（3β-O-*trans-p*-coumaroylalphitolic acid，**19**）、3β-O- 顺式 - 对羟基肉桂酰基麦珠子酸（3β-O-*cis-p*-coumaroylalphitolic acid，**20**）、齐墩果酸（oleanolic acid）、阿江榄仁酸（arjunolic acid，**21**），香树脂醇乙酸酯（amyrin acetate）、木栓酮（friedelin）、木栓醇（friedelanol）、friedelalactone（**22**）、积雪草酸（asiatic acid，**23**）、乌苏酸（ursolic acid）、乙酰乌苏酸（acetylursolic acid）和 β- 谷甾醇（β-sitosterol）等三萜及甾醇类化合物。

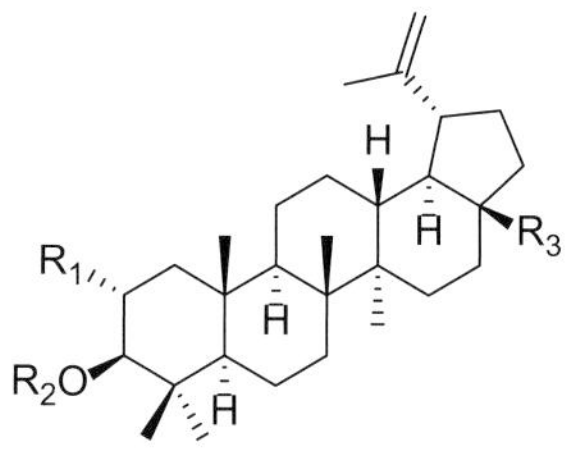

18 R$_1$ = OH　　R$_2$ = H　　　　　　　　R$_3$ = COOH
19 R$_1$ = OH　　R$_2$ = *trans-p*-coumaroyl　R$_3$ = COOH
20 R$_1$ = OH　　R$_2$ = *cis-p*-coumaroyl　　R$_3$ = COOH

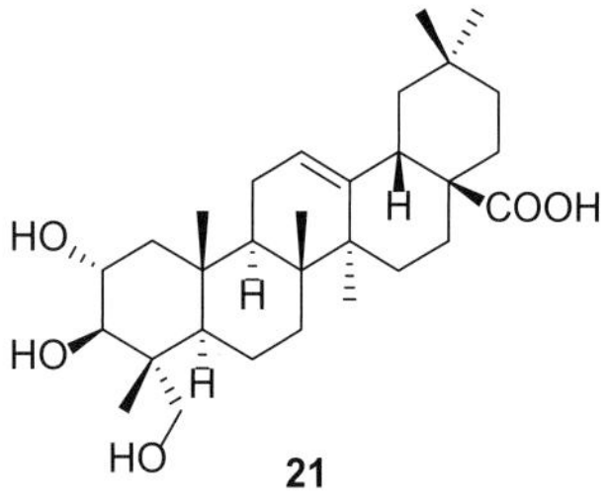

21 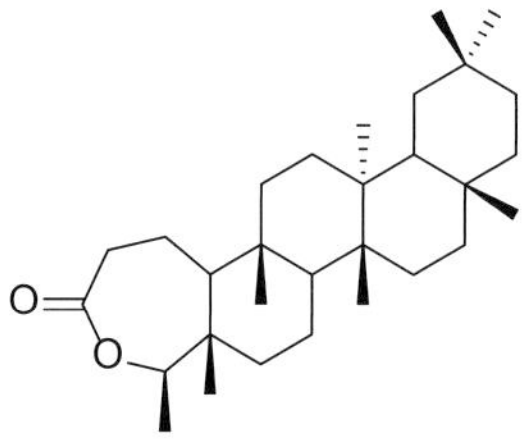　　　　　　　**22** 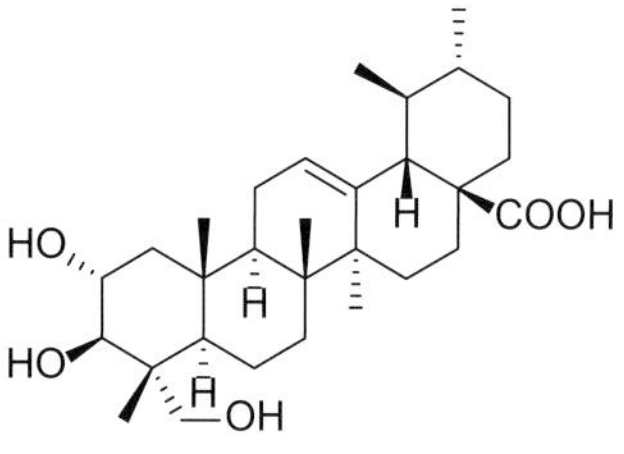　　　　　　　**23**

蒲桃中分离鉴定的三萜类化合物结构式

4. 挥发油类 [7, 15–18]

挥发油类成分也是桃金娘科植物的特征性成分之一，主要为单萜和倍半萜类化合物，已鉴定的主要有：丁香烯（caryophyllene）、丁香烯 -5- 醇（caryophyllen-5-ol）、氧化石竹烯（caryophyllene oxide）、丁香烯醇（caryophyllenol）、α- 葎草烯（α-humulene）、β- 芹子烯（β-selinene）、α- 芹子烯（α-selinene）、γ- 桉叶油醇（γ-eudesmol）、桉叶醇（eudesmol）、愈创萜醇（guaiol）、喇叭茶醇（ledol）、8- 雪松烯 -13- 醇（cedr-8-en-13-ol）、α- 古巴烯（α-copaene）、γ- 杜松烯（γ-cadinene）、1, 4- 杜松二烯（cadina-1, 4-diene）、δ- 杜松烯（δ-cadinene）、β- 岩兰酮（β-vetivone）、β- 没药烯（β-bisabolene）和柠檬烯（limonene）。

5. 其他类 [19]

此外，还从蒲桃中分离鉴定了 1-O- 没食子酰基栗木鞣花素（1-O-galloyl castalagin）和 casuarinin 等少量的其他类型化合物。

【药理作用】

1. 抗菌

多项研究显示，蒲桃的叶、茎皮和种子对金黄色葡萄球菌（*Staphylococcus aureus*）、铜绿假单胞菌（*Pseudomonas aeruginosa*）、枯草芽孢杆菌（*Bacillus subtilis*）和大肠埃希菌（*Escherichia coli*）等均具有不同程度的抑菌作用 [20–22]。蒲桃茎皮乙酸乙酯提取物中含有的三萜类化合物还具有抗皮肤真菌的作用 [13]。

2. 抗肿瘤

从蒲桃叶醇提物中分离得到的 2 个含有 3 氧 - 肉豆蔻酰基的羽扇豆烷型三萜类化合物（**19** 和 **20**）对黑色素瘤 SK-MEL-28 和 SK-MEL-110 细胞表现出较好的生长抑制作用 [5]。从蒲桃叶中分离得到两个单宁类化合物（1-O-galloyl castalagin 和 casuarinin）对人白血病细胞 HL-60 表现出明显的抑制作用，而对人腺癌细胞 SK-HEP-1 及人正常淋巴细胞和肝细胞的毒性则较小 [19]。

3. 抗氧化

文献报道，蒲桃果实和叶提取物均具有清除 1, 1- 二苯基 -2- 三硝基苯肼（DPPH）自由基的作用，其中的黄酮和花青素等酚性类成分可能是其抗氧化的活性成分 [11–12, 23]。

4. 抗炎、镇痛

研究显示，蒲桃叶的甲醇提取物对热刺激所产生的皮肤疼痛有持久的镇痛作用，其起效时间和疗效与阿片类镇痛药吗啡相当，且该醇提物对炎症所引起的疼痛也具有镇痛作用，其镇痛效果优于抗炎药双氯芬酸 [24]。另外，蒲桃叶的正己烷、二氯甲烷、乙酸乙酯和甲醇 4 种提取物对大鼠的急性和慢性炎症均具有抑制作用，其中乙酸乙酯和甲醇提取物的效果最好，而其水提取物的抗炎活性较 4 种有机试剂提取物的活性都强 [25]。

5. 保肝

蒲桃叶的醇提物能显著改善 CCl_4 所诱导的肝损伤大鼠的血清标志酶、总胆红素、总蛋白和肝脏重量等指标，具有明显的保肝作用[23]。

6. 降血糖

研究表明，蒲桃种子的乙醇提取物能降低四氧嘧啶诱导的糖尿病小鼠和大鼠的血糖水平，亦能降低外源性葡萄糖所引起的血糖升高，而对正常小鼠的血糖影响较小，其降糖作用可能与增加血清胰岛素的含量有关[26]。进一步的研究发现，蒲桃仁乙醇提取物对肾上腺素和葡萄糖引起的小鼠高血糖也具有明显的降血糖作用[27]。

【质量标准】

目前，蒲桃收录于《广东省中药材标准》，其中仅规定了蒲桃药材的显微鉴别，尚无其他检测项。文献中对蒲桃药材的质量标准研究也较少，且仅限于含量测定方法。

1. 紫外分光光度法

以芦丁为对照品，建立了紫外分光光度法测定蒲桃中总黄酮含量的测定方法，检测波长为 510 nm [28-29]。

以没食子酸为对照品，建立了蒲桃中总酚的含量测定方法[29]。

2. 差分脉冲伏安法

以芦丁为对照品，建立了在磷酸盐缓冲溶液中用差分脉冲伏安法测定芦丁含量的方法，并用标准加入法测定了蒲桃叶中芦丁的含量[30]。

参 考 文 献

[1] 中国科学院《中国植物志》编委会. 中国植物志 [M]. 北京：科学出版社，1984：53：68–69.

[2] 中国药科大学. 中药辞海（第三卷）[M]. 北京：中国医药科技出版社，1997，3：1101–1102.

[3] 广东省食品药品监督管理局. 广东省中药材标准 [M]. 广州：广东科技出版社，2004：200–201.

[4] 国家中医药管理局《中华本草》编委会. 中华本草 [M]. 上海：上海科学技术出版社，1999：656–657.

[5] Li GQ, Zhang YB, Wu P, et al. New phloroglucinol derivatives from the fruit tree *Syzygium jambos* and their cytotoxic and antioxidant activities [J]. *Journal of Agriculture and Food Chemistry*，2015，63（47）：10257–10262.

[6] 李国强. 喜树果和蒲桃叶的化学成分研究 [D]. 暨南大学博士学位论文，2014.

[7] 林大都，成金乐，彭丽华，等. 蒲桃的研究进展 [J]. 安徽农业科学，2015，43（10）：76–78.

[8] Hoang VL，Nguyen QT. Chemical compositions of *Syzygium jambos*（Linn）Alston [J]. *Vietnam Analytical Sciences Society*，2004，9（1）：20–23.

[9] Slowing K，Sollhuber M，Carretero E，et al. Flavonoid glycosides from *Eugenia jambos* [J]. *Phytochemistry*，1994，37（1）：255–258.

[10] 时二敏. 野生蒲桃枝叶中化学成分的研究 [D]. 贵州大学硕士学位论文，2015.

[11] Reynertson KA，Yang H，Jiang B，et al. Quantitative analysis of antiradical phenolic constituents from fourteen ddible Myrtaceae fruits [J]. *Food Chemistry*，2008，109（4）：883–890.

[12] Jayasinghe UL，Ratnayake RM，Medawala MM.，et al. Dihydrochalcones with radical scavenging properties from the leaves of *Syzygium jambos* [J]. *Natural Product Research*，*Part A：Structure and Synthesis*，2007，21（6）：551–554.

[13] Kuiate JR，Mouokeu S，Wabo HK，et al. Antidermatophytic triterpenoids from *Syzygium jambos*（L）Alston（Myrtaceae）[J]. *Phytotherapy Research*，2007，21（2）：149–152.

[14] 林大都，刘嘉炜，李武国，等. 蒲桃茎化学成分及其体外细胞毒活性研究 [J]. 中草药，2014，45（14）：1993–1997.

[15] 位宁，安立群，杜怜昊，等. 蒲桃种仁和种壳挥发性成分的对比研究 [J]. 时珍国医国药，2011，22（1）：173–174.

[16] 刘艳清. 蒲桃茎、叶和花挥发油化学成分的气相色谱质谱分析 [J]. 精细化工，2008，25（3）：243–246.

[17] 安立群，刘建华，杨嘉，等. 蒲桃种肉普通粉与超微粉的挥发性成分对比 [J]. 生物技术，2010，20（3）：83–84.

[18] 林大都，刘嘉炜，李武国，等 . 蒲桃茎超临界 CO_2 萃取物的 GC-MS 分析 [J]. 中国药房，2014，24（31）：2946–2948.

[19] Yang LL，Lee CY，Yen KY. Induction of apoptosis by hydrolyzable tannins from *Eugenia jambos* L. on human leukemia cells [J]. *Cancer Letters*，2000，157（1）：65–75.

[20] Mohanty S，Cock I. E. Bioactivity of *Syzygium jambos* methanolic extracts：antibacterial activity and toxicity [J]. *Pharmacognosy Research*，2010，2（1）：4–9.

[21] Djipa CD，Delmee M，Quetin-Leclercq J. Antimicrobial activity of bark extracts of *Syzygium jambos*（L）Alston（Myrtaceae）[J]. *Journal of Ethnopharmacology*，2000，71（1/2）：307–313.

[22] Murugan S，Devi PU，Parameswari NK，et al. Antimicrobial activity of *Syzygium jambos* against selected human pathogens [J]. *International Journal of Pharmacy and Pharmaceutical Sciences*，2011，3（2）：44–47.

[23] Islam MR，Parvin MS，Islam ME. Antioxidant and hepatoprotective activity of an ethanol extract of *Syzygium jambos* (L.) leaves [J]. *Drug Discoveries & Therapeutics*，2012，6（4）：205–211.

[24] Avila-pena D，Pena N，Quintero L，et al. Antinociceptive activity of *Syzygium jambos* leaves extract on rats [J]. *Journal of Ethnopharmacology*，2007，112（2）：380–385.

[25] Slowing K，Carretero E，Villar A. Anti-inflammatory activity of leaf extracts of *Eugenia jambos* in rats [J]. *Journal of Ethnopharmacology*，1994，43（1）：9–11.

[26] 李玲，黄能慧 . 蒲桃种子提取物对四氧嘧啶糖尿病鼠血糖的影响 [J]. 贵阳医学院学报，2004，29（5）：413–415.

[27] 邓家刚，李学坚，覃振林 . 蒲桃仁提取物降血糖作用的实验研究 [J]. 广西植物，2006，26（2）：214–216.

[28] 乔明福，杨秋霞，何洋 . 蒲桃不同提取部位总黄酮含量比较研究 [J]. 广州化工，2014，42（15）：125–127.

[29] 张声源，熊风琴，庄远杯，等 . 蒲桃枝叶化学成分预试及其总酚、总黄酮含量测定 [J]. 中国民族民间医药，2018，27（11）：42–45.

[30] 罗济文，陈渊，黎中良，等 . 差分脉冲伏安法测定蒲桃叶中芦丁的含量 [J]. 林产化学与工业，2009，29（3）：85–88.

滇桂艾纳香

【植物来源】

本品为菊科（Compositae）艾纳香属植物假东风草 *Blumea riparia*（Bl.）DC.的干燥全草，又名管芽（壮药）、假东风草等。滇桂艾纳香生于林边、山坡灌丛或密林中，在我国主要分布于云南的西南至东南部以及广西、广东的西南部，另外在南亚及东南亚地区也有分布。夏、秋季采割，阴干或鲜用[1]。

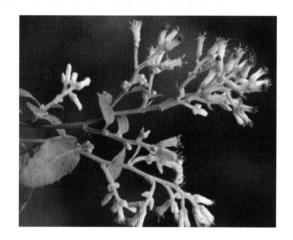 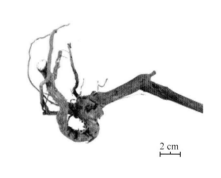

滇桂艾纳香基源植物（左）与药材（右）图片

【功能与主治】

滇桂艾纳香为壮族民间常用草药（管芽），在《中华药海》中亦有收载。其味淡，性平，归肝、脾经。具有活血、止血、利水之功效，可用于治疗经期提前、产后血崩、产后浮肿、不孕症、阴疮等症。壮族用其全草治疗水肿、不孕、风湿骨痛、跌打肿痛等[2]。

【化学成分】

滇桂艾纳香中含有咖啡酸衍生物类、酚酸类、黄酮及其苷类、萜类、三萜及甾醇等多种化学成分，其中咖啡酸衍生物及酚酸类成分为其主要及特征性成分。

1. 咖啡酸衍生物类 [3-7]

滇桂艾纳香中含有丰富的咖啡酸类及咖啡酰奎宁酸酯类成分，如：对香豆酸（*p*-coumaric acid）、咖啡酸（caffeic acid）、咖啡酸甲酯（caffeic acid methyl ester）、4-*O*-咖啡酰奎宁酸甲酯（4-*O*-caffeoylquinic acid methyl ester，**1**）、4，5-*O*-二咖啡酰奎宁酸甲酯（4，5-di-*O*-caffeoylquinic acid methyl ester，**2**）、3，4-*O*-二咖啡酰奎宁酸（3，4-di-*O*-caffeoylquinic acid，**3**）、3，4，5-*O*-三咖啡酰奎宁酸（3，4，5-tri-*O*-caffeoylquinic acid，**4**）、绿原酸（chlorogenic acid，**5**）、3, 5-*O*- 二咖啡酰奎宁酸甲酯（3, 5-di-*O*-caffeoylquinic acid methyl ester，**6**）、3, 5-*O*- 二咖啡酰奎宁酸（3, 5-di-*O*-caffeoylquinic acid，**7**）、3, 4-*O*- 二咖啡酰奎宁酸甲酯（3, 4-di-*O*-caffeoylquinic acid methyl ester，**8**）、1, 5-*O*- 二咖啡酰奎宁酸（1, 5-di-*O*-caffeoylquinic acid，**9**）和 3, 4-*O*- 二咖啡酰表奎宁酸（3, 4-di-*O*-caffeoyl-*epi*-quinic acid）。

1	R_1 = H	R_2 = H	R_3 = caffeoyl	R_4 = H	R_5 = CH_3
2	R_1 = H	R_2 = H	R_3 = caffeoyl	R_4 = caffeoyl	R_5 = CH_3
3	R_1 = H	R_2 = caffeoyl	R_3 = caffeoyl	R_4 = H	R_5 = H
4	R_1 = H	R_2 = caffeoyl	R_3 = caffeoyl	R_4 = caffeoyl	R_5 = H
5	R_1 = H	R_2 = caffeoyl	R_3 = H	R_4 = H	R_5 = H
6	R_1 = H	R_2 = caffeoyl	R_3 = H	R_4 = caffeoyl	R_5 = CH_3
7	R_1 = H	R_2 = caffeoyl	R_3 = H	R_4 = caffeoyl	R_5 = H
8	R_1 = H	R_2 = caffeoyl	R_3 = caffeoyl	R_4 = H	R_5 = CH_3
9	R_1 = caffeoyl	R_2 = H	R_3 = H	R_4 = caffeoyl	R_5 = H

滇桂艾纳香中分离鉴定的咖啡酸衍生物类化合物结构式

2. 酚酸类 [3–8]

除咖啡酸衍生物类成分，滇桂艾纳香中还含有其他简单酚酸类成分，如：对苯二酚（hydroquinone，**10**）、对羟基苯甲醛（4-hydroxybenzaldehyde，**11**）、对羟基苯甲酸（*p*-hydroxybenzoic acid，**12**）、原儿茶醛（protocatechuic aldehyde，**13**）、原儿茶酸（protocatechuic acid，**14**）、原儿茶酸甲酯（protocatechuic acid methyl ester，**15**）、香草酸（vanillic acid，**16**）、水杨酸（salicylic acid，**17**）、没食子酸（gallic acid，**18**）、丁香酸（syringic acid，**19**）、2, 4- 二甲氧基 -6- 甲基苯甲酸（2, 4-dimethoxy-6-methylbenzoic acid，**20**）、2- 羟基 -4, 6- 二甲氧苯乙酮（2-hydroxy-4, 6-dimethoxyacetophenone，**21**）和 2, 4- 二羟基 -6- 甲氧基苯乙酮（2, 4-dihydroxy-6-methoxyacetophenone，**22**）。

10	R_1 = OH	R_2 = H	R_3 = H	R_4 = OH
11	R_1 = OH	R_2 = H	R_3 = H	R_4 = CHO
12	R_1 = OH	R_2 = H	R_2 = H	R_4 = COOH
13	R_1 = OH	R_2 = H	R_3 = OH	R_4 = CHO
14	R_1 = OH	R_2 = H	R_3 = OH	R_4 = COOH
15	R_1 = OH	R_2 = H	R_3 = OH	R_4 = $COOCH_3$
16	R_1 = OH	R_2 = H	R_3 = OCH_3	R_4 = COOH
17	R_1 = OH	R_2 = H	R_3 = COOH	R_3 = COOH
18	R_1 = OH	R_2 = OH	R_3 = OH	R_4 = COOH
19	R_1 = OH	R_2 = OCH_3	R_3 = OCH_3	R_4 = COOH
20	R_1 = COOH	R_2 = OCH_3	R_3 = CH_3	R_4 = OCH_3
21	R_1 = $COCH_3$	R_2 = OH	R_3 = OCH_3	R_4 = OCH_3
22	R_1 = $COCH_3$	R_2 = OH	R_3 = OCH_3	R_4 = OH

滇桂艾纳香中分离鉴定的酚酸类化合物结构式

3. 黄酮及其苷类 [3-7, 9]

此外，滇桂艾纳香中还含有黄酮、黄酮醇、二氢黄酮、二氢黄酮醇及它们的糖苷类化合物，如：芹菜素（apigenin）、木犀草素（luteolin）、小麦黄素（tricin）、芹菜素-7-O-β-D- 葡萄糖苷（apigenin-7-O-β-D-glucopyranoside，**23**）、木犀草素 -7-O-β-D- 葡萄糖苷（luteolin-7-O-β-D-glucoside，**24**）、6- 甲氧基木犀草素 -7-O-β-D- 葡萄糖苷（nepitrin，**25**）、小麦黄素 -7-O-β-D- 葡萄糖苷（tricin-7-O-β-D-glucopyranoside，**26**）、山奈酚（kaempferol）、槲皮素（quercetin）、柽柳素（tamarixetin，**27**）、鼠李柠檬素（rhamnocitrin，**28**）、槲皮素 -7, 3′, 4′- 三甲醚（quercetin-7, 3′, 4′-trimethyl ether，**29**）、槲皮素 -7- 甲醚（quercetin-7-methyl ether，**30**）、槲皮素 -7, 4′- 二甲醚（quercetin-7, 4′-dimethyl ether，**31**）、槲皮素 -3, 7, 4′- 三甲醚（quercetin-3, 7, 4′-trimethyl ether，**32**）、槲皮素 -3, 7, 3′, 4′- 四甲醚（quercetin-3, 7, 3′, 4′-tetramethyl ether，**33**）、二氢槲皮素 -4′- 甲醚（taxifolin-4′-methyl ether，**34**）、圣草素 -7- 甲醚（eriodictyol-7-methyl ether，**35**）、圣草素 -7, 4′- 二甲醚（eriodictyol-7, 4′-dimethyl ether，**36**）和圣草素 -7, 3′- 二甲醚（eriodictyol-7, 3′-dimethyl ether，**37**）。

23 $R_1 = H$	$R_2 = H$	$R_3 = H$	
24 $R_1 = H$	$R_2 = H$	$R_3 = OH$	
25 $R_1 = OCH_3$	$R_2 = H$	$R_3 = OH$	
26 $R_1 = H$	$R_2 = OCH_3$	$R_3 = OCH_3$	

27 $R_1 = H$	$R_2 = H$	$R_3 = OH$	$R_4 = CH_3$
28 $R_1 = H$	$R_2 = CH_3$	$R_3 = H$	$R_4 = H$
29 $R_1 = H$	$R_2 = CH_3$	$R_3 = OCH_3$	$R_4 = CH_3$
30 $R_1 = H$	$R_2 = CH_3$	$R_3 = OH$	$R_4 = H$
31 $R_1 = H$	$R_2 = CH_3$	$R_3 = OH$	$R_4 = CH_3$
32 $R_1 = CH_3$	$R_2 = CH_3$	$R_3 = OH$	$R_4 = CH_3$
33 $R_1 = CH_3$	$R_2 = CH_3$	$R_3 = OCH_3$	$R_4 = CH_3$

34 $R_1 = OH$	$R_2 = H$	$R_3 = H$	$R_4 = CH_3$
35 $R_1 = H$	$R_2 = CH_3$	$R_3 = H$	$R_4 = H$
36 $R_1 = H$	$R_2 = CH_3$	$R_3 = H$	$R_4 = CH_3$
37 $R_1 = H$	$R_2 = CH_3$	$R_3 = CH_3$	$R_4 = H$

滇桂艾纳香中分离鉴定的黄酮及其苷类化合物结构式

4. 萜类 [3, 5]

除以上酚性成分，滇桂艾纳香中还含有单萜及倍半萜类成分，如：1- 当归酰氧基桉叶-4, 7- 二醇（1-angeloyolxy-eudesm-4,7-diol）、blumeaguaianone C、blumeaguaianone A、blumeaguaianone B、香木兰烯（aromadendrene，**38**）、柳杉二醇（cryptomeridiol，**39**）、(+)-1α, 9β- 二羟基 -7α-H- 桉烷 -4- 烯 -6- 酮 [(+)-1α,9β-dihydroxy-7α-H-eudesm-4-en-6-one，**40**）、austroinulin（**41**）、(−)- 黑麦草内酯 [(−)-loliolide，**42**]、3β- 羟基 -5α, 6α- 环氧 -7- 巨豆烯 -9- 酮（3β-hydroxy-5α,6α-epoxy-7-megastigmen-9-one，**43**）和 (+)- 去氢吐叶醇 [(+)-dehydrovomifoliol，**44**]。

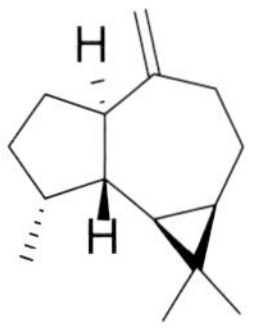

滇桂艾纳香中分离鉴定的萜类化合物结构式

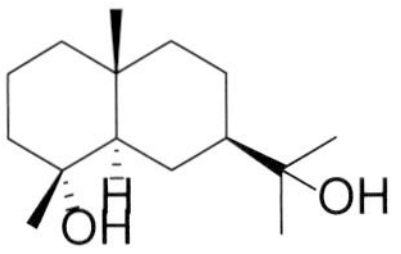

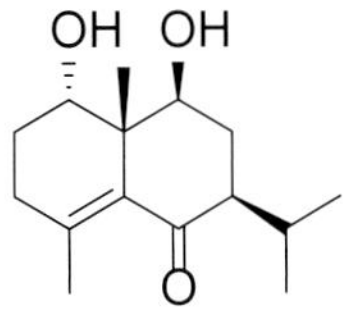

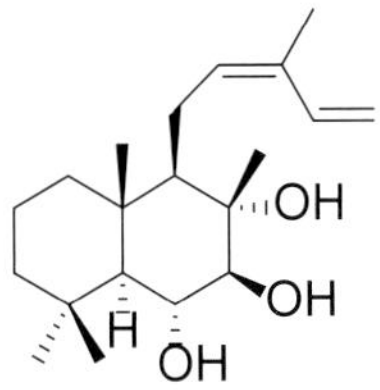

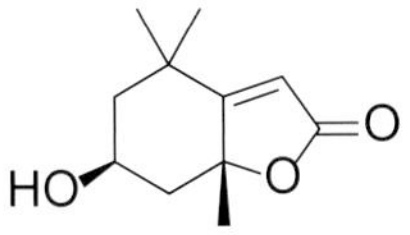

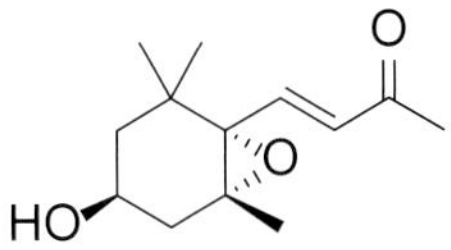

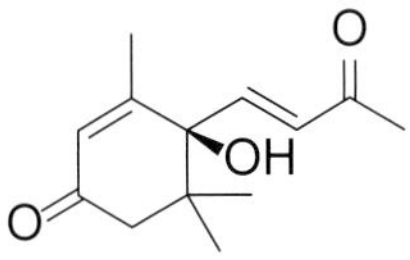

5. 三萜及甾醇类 [3-7]

滇桂艾纳香中还含有少量的木栓酮（friedelin）、达玛二烯乙酸酯（dammaradienyl acetate）、β- 谷甾醇（β-sitosterol）、胡萝卜苷（daucosterol）、豆甾醇（stigmasterol）、(24S) 豆甾 -4- 烯 -3- 酮 [(24S)stigmast-4-en-3-one] 和 (24S) 豆甾 -4, 22- 二烯 -3- 酮 [(24S)stigmast-4, 22-dien-3-one] 等三萜及甾醇类化合物。

6. 其他类 [3-5, 7-8, 10-15]

除以上类型化合物，还从滇桂艾纳香中分离鉴定了艾纳香氧杂蒽（blumeaxanthene，**45**）、艾纳香氧杂蒽（blumeaxanthene II，**46**）、丁香脂素（syringaresinol，**47**）、丁香脂素 4-O-β-D- 葡萄糖苷（syringaresinol 4-O-β-D-glucopyranoside，**48**）、丁子香酚（eugenol，**49**）、blumeacetylene A、blumeacetylene B、秋水仙醇（ichthyothereol）、环 (亮 - 脯) 二肽 [cyclo-(L-Pro-L-Leu)]、3, 4- 二甲氧基苯丙酰胺 [3-(3, 4-dimethoxyphenyl)propionamide]、苯甲基 -O-β-D- 葡萄糖苷（benzyl-O-β-D-glucopyranoside）、呋喃甲酸（2-furanoic acid）、十六酸（palmitic acid）和正二十九酸（nonacosanoic acid）等其他类型化合物。

此外，滇桂艾纳香中还含有大量的挥发油类成分，已从中鉴定的主要成分有：芳樟醇（linalool），L- 龙脑（L-borneol）、香芹酮（carvone）、香橙烯、顺 -α- 没药烯（cis-α-bisabolene）、β- 荜澄茄油烯（β-cubebene）、大叶香烯 D（germacrene D）、γ- 依兰油烯（γ-muurolene）、1, 2, 4α, 5, 6, 8α- 六氢 -4, 7- 二甲基 -1-（1- 甲乙基)- 萘 [1, 2, 4a, 5, 6, 8a-hexahydro-4, 7-dimethyl-1-（1-methylethyl）naphthalene]、3, 9- 杜松二烯（cadina-3, 9-diene）、桉叶油醇 [(－)-α-eudesmol)]、愈创木醇（guaiol）、香树素氧化物（aromadendrene oxide）、δ- 古芸烯（δ-gurjunene）和 α- 石竹烯（α-caryophyllene）。

除以上小分子类成分，滇桂艾纳香中还含有多糖类成分，如滇桂艾纳香多糖（blumearipaia polysaacharide，BRP），其分子量为 3.3×10^4 Da，结构式为 β-D-fructose-{2[→1)-β-D-fructose(2→]_n-1}-β-D-fructose，其中滇桂艾纳香多糖 BRP-0 和 BRP-1.5 主要由鼠李糖、果糖和半乳糖所组成。另外，从滇桂艾纳香中分离得到的水溶性多糖（BRP-B）数均分子量和质均分子量分别为 2654 Da 和 2716 Da。滇桂艾纳香寡糖（blumearipaia oligosaccharide，BROS）分子量为 1314 Da，其由 1 个葡萄糖（α-D-glucose）和 7 个果糖（β-D-fructose）所组成。

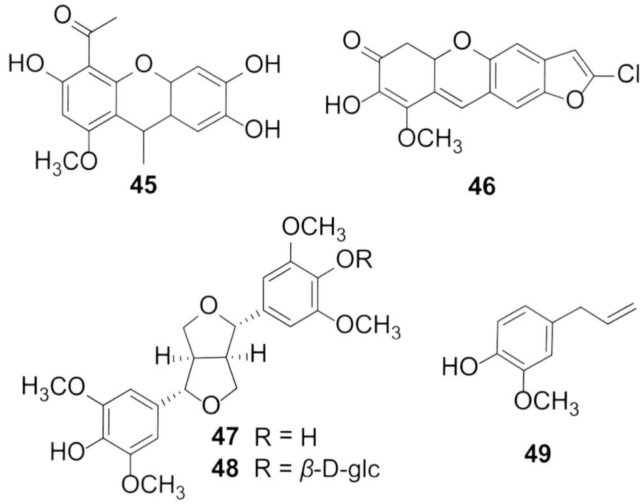

45　**46**

47 R = H
48 R = β-D-glc
49

滇桂艾纳香中分离鉴定的其他类型化合物结构式

【药理作用】

1. 止血

滇桂艾纳香水提物和 50%、70% 乙醇提取物均具有一定的缩短动物出血、凝血时间和血浆复钙时间的作用，其中 70% 乙醇提取物可明显缩短小鼠的出血时间、毛细管法凝血时间、玻片法凝血时间，并可显著缩短家兔体外给药血浆的复钙时间[16]。

滇桂艾纳香水提物可降低大鼠子宫肌匀浆中一氧化氮（NO）和一氧化氮合酶（NOS）的含量，升高内皮素（ET）的含量，引起血管收缩；还可升高大鼠血浆中血栓素（TXA$_2$）的含量，显著降低大鼠血浆中前列环素（PGI$_2$）的含量，从而促进血小板的黏附、聚集；此外，亦能降低药物流产后大鼠子宫蜕膜中层粘连蛋白（LN）和纤维粘连蛋白（FN）的表达，利于蜕膜排出体外，减少出血时间[17]。

滇桂艾纳香乙酸乙酯提取物能缩短小鼠凝血时间（CT）和尾巴横断面的出血时间，其中原儿茶酸（**14**）可明显减少凝血时间（CT）并以剂量依赖的方式增加子宫的收缩频率，香草酸（**16**）可减少凝血酶原时间（PT），丁香酸（**19**）可减少活化部分凝血活酶时间（APTT），而对香豆酸则能减少凝血时间（CT）和活化部分凝血活酶的时间（APTT）[18]。

滇桂艾纳香水溶性多糖（BRP-B）在质量浓度为 6.25×10^{-2} g/L 时，凝血时间为 248.52 s，凝血时间的抑制率达 22.42%[14]。

妇血康颗粒（以滇桂艾纳香为原料）可缩短实验动物的出血时间、凝血时间、凝血酶原时间（PT）、复钙时间，并降低血管的通透性，增强子宫收缩，促进子宫内膜螺旋动脉的闭合，调节下丘脑 - 腺垂体 - 卵巢轴，促进卵泡成熟及排卵，以及拮抗过量雌激素所导致的大鼠子宫内的异常增生性改变及水钠潴留，提示妇血康颗粒对功能失调性子宫出血具有多层次、多途径、多靶点的止血和调节作用[19-20]。

2. 对子宫平滑肌的影响

滇桂艾纳香水提物能显著增强家兔在体子宫平滑肌的收缩强度[21]。滇桂艾纳香水提液、含药血清均可显著提高小鼠离体子宫的收缩频率，且水提液能提高大鼠在体子宫的收缩强度及收缩频率[22]。滇桂艾纳香水溶性多糖（BRP-B）亦能明显增加小鼠离体子宫平滑肌的收缩频率[14]。

3. 抗病毒、抗菌

滇桂艾纳香总咖啡酰奎宁酸部位具有显著的抗病毒作用，且毒性较小，可用于制备预防和治疗病毒感染的药物和保健品，具有良好的应用前景[23]。另外，滇桂艾纳香70%甲醇提取物具有抗嗜水气单胞菌、荧光假单胞菌和爱德华氏菌的作用，可用来治疗鱼类由上述细菌感染所致的肠炎病、赤皮病或烂鳃病[24]。滇桂艾纳香70%甲醇提取物还具有显著的抗致呼吸道疾病和肠道疾病细菌的作用，如可用于治疗多杀巴氏杆菌和猪胸膜肺炎放线杆菌所引起的猪呼吸道感染，沙门氏菌（*Salmonella* spp.）所引起的伤寒和副伤寒，败血霉形体所引起的禽霉形体病、鸡霍乱、鸡白痢、大肠埃希菌病等。此外，还可治疗由巴氏杆菌、金黄色葡萄球菌（*Staphylococcus aureus*）等所引起的鱼类细菌性败血症、肠炎等[25]。

4. 细胞毒

从滇桂艾纳香中分离得到的含氯原子的艾纳香氧杂蒽（blumeaxanthene II，**46**）对人肝癌细胞 Bel-7404 具有一定的细胞毒作用[12]。

5. 急性毒性

采用小鼠灌胃给药的方法，测定滇桂艾纳香水提取物的半数致死率（LD_{50}）为143.1034 g 生药 /kg；50% 和 70% 乙醇提取物的最大耐受量（MTD）分别为 259.60 g 生药 /kg 和 309.68 g 生药 /kg[26]。

【质量标准】

1. 高效液相指纹图谱

以绿原酸（**5**）和原儿茶酸（**14**）为参照物，建立了不同来源的 12 批滇桂艾纳香药材的特征 HPLC 指纹图谱，并标定了 11 个共有峰。色谱条件为：Phenomenex Synergi 4 u Polar-RP 80A 色谱柱（4.6 mm×250 mm，4 μm）；流动相为甲醇 - 水（用冰乙酸调 pH 至 2.8）梯度洗脱；检测波长 256 nm；柱温 25 ℃；流速 1 mL/min[27]。

有研究建立了滇桂艾纳香药材的 HPLC 指纹图谱，并指认了其中的 7 个色谱峰。色谱条件为：Agilent Zorbax SB-C18 色谱柱（4.6 mm×250 mm，5 μm）；乙腈 -0.5‰ 甲酸水溶液梯度洗脱；流速 1 mL/min；柱温 30 ℃；检测波长 208 nm 和 327 nm[4]。

2. 含量测定方法

2.1　紫外分光光度法

以芦丁为对照品，建立了滇桂艾纳香中总黄酮的含量测定方法，检测波长为 510 nm[28]。

2.2 高效液相色谱法

有研究建立了测定滇桂艾纳香中绿原酸（**5**）含量的 HPLC 方法。色谱条件为：Kromasil-C18色谱柱（4.6 mm×150 mm，5 μm）；流动相为乙腈 -0.2% 磷酸水溶液（7∶93）；流速 1 mL/min；柱温为室温；检测波长 326 nm [29]。

另有研究建立了测定滇桂艾纳香片中原儿茶酸（**14**）含量的 HPLC 方法。色谱条件为：岛津 VP-C18色谱柱（4.6 mm×150 mm，5 μm），流动相为甲醇 -1% 冰醋酸水溶液（7∶93）；流速 1 mL/min；柱温为室温；检测波长 256 nm [30]。

还有文献以原儿茶醛（**13**）和原儿茶酸（**14**）为对照品，建立了妇血康颗粒中上述两种酚酸类成分含量的 RP-HPLC 检测方法。色谱条件为：Aichrom Bond-1 C18 色谱柱（4.6 mm×250 mm，5 μm）；流动相为甲醇 - 水（20∶80，用冰醋酸调 pH 2.80）；流速 1 mL/min；检测波长 256 和 280 nm [31]。

参 考 文 献

[1] 广西壮族自治区卫生厅.广西中药材标准（第 2 册）[M].南宁：广西科学技术出版社，1996：274–278.

[2] 广西壮族自治区食品药品监督管理局.广西壮族自治区壮药材质量标准（第一卷）[M].南宁：广西科学技术出版社，2008：196–197.

[3] 梁冰，蒋珍藕.壮药滇桂艾纳香近十年研究进展 [J].中国民族民间医药，2018，27（8）：43–47.

[4] 郑丹.滇桂艾纳香化学成分的研究 [D].中国药科大学硕士学位论文，2008.

[5] 曹家庆.滇桂艾纳香的化学成分的研究 [D].沈阳药科大学博士学位论文，2007.

[6] 郑丹，张晓琦，王英，等.滇桂艾纳香地上部分的化学成分 [J].中国天然药物，2007，5（6）：421–424.

[7] 曹家庆，王亚男，周玉枝，等.滇桂艾纳香化学成分的分离与鉴定 [J].中国药物化学杂志，2008，18（6）：449–451.

[8] 董伟.滇桂艾纳香超临界萃取物成分分析及在卷烟中的应用 [J].食品工业，2009，（2）：55–56.

[9] 曹家庆，孙淑伟，陈欢，等.滇桂艾纳香黄酮类化学成分的研究 [J].中国中药杂志，2008，33（7）：782–784.

[10] 马芝玉，林翠梧，黄克建，等.滇桂艾纳香茎和叶中挥发性化学成分的 HS-SPME-GC-MS 分析 [J].中山大学学报，2009，48（1）：46–50.

[11] Cao，JQ，Yao Y，Chen H，et al. A new xanthene from *Blumea riparia* [J]. *Chinese Chemical Letters*，2007，18（3）：303–305.

[12] Huang L，Lei T，Lin C，et al. Blumeaxanthene II，a novel xanthene from *Blumea riparia* DC [J]. *Fitoterapia*，2010，81（5）：389–392.

[13] 许子竞，林翠梧.滇桂艾纳香多糖 BRP 的结构解析 [J].化学学报，2011，69（9）：1101–1106.

[14] 廖敏富，林翠梧，黄丽，等.滇桂艾纳香水溶性多糖 BRP-B 的分离纯化及止血活性 [J].应用化学，2011，28（1）：83–86.

[15] 许子竞，林翠梧，廖敏富.新的滇桂艾纳香寡糖 BROS 结构分析 [J].有机化学，2011，31（11）：1811–1819.

[16] 姜建萍，陈晨，蓝仁青，等.滇桂艾纳香不同提取物凝血作用的比较研究 [J].中国实验方剂学杂志，2010，16（1）：104–106.

[17] 姜建萍.壮药滇桂艾纳香止血效应的实验研究 [D].湖南中医药大学博士学位论文，2010.

[18] Huang L，Lin C，Li A，et al. Pro-coagulant activity of phenolic acids isolated from *Blumea riparia* [J]. *Natural Product Communications*，2010，5（8）：1263–1266.

[19] 李迪.妇血康颗粒治疗功能失调性子宫出血作用机制的实验研究 [D].广西医科大学硕士学位论文，2008.

[20] 金晶，向英，吴双，等.妇血康颗粒对功能失调性子宫出血模型大鼠凝血功能及性激素水平的影响 [J].中国妇幼保健，2017，32（13）：3040–3042.

[21] 黄永林，陈月圆，文永新，等.滇桂艾纳香收缩子宫平滑肌活性及膜技术初步分离纯化研究 [J].中药材，2009，32（10）：1598–1600.

[22] 姜建萍，陈美安，马雯芳，等.滇桂艾纳香对动物离体及在体子宫平滑肌作用的影响 [J].时珍国医国药，2013，24（2）：312–313.

[23] 叶文才，李药兰，张晓琦，等 . 一种艾纳香属植物提取物及其制备方法与应用 [P]. 中国发明专利，ZL 201410671304.0.

[24] 叶文才，李药兰，王国才，等 . 艾纳香属植物提取物在制备具有抗菌作用的渔药中的应用 [P]. 中国发明专利，ZL 201510932495.6.

[25] 叶文才，李药兰，王国才，等 . 艾纳香属植物提取物在制备兽药或饲料添加剂中的应用 [P]. 中国发明专利，ZL 201510932491.8.

[26] 姜建萍，刘喜华，杜秀，等 . 滇桂艾纳香不同提取物急性毒性研究 [J]. 华夏医学，2009，22（5）：808–810.

[27] Leelakittisin B，蒋伟哲，黄兴振 . 滇桂艾纳香的高效液相色谱指纹图谱鉴别方法的研究 [J]. 中国临床新医学，2014，7（5）：407–410.

[28] 陈美安，姜建萍，甄汉深，等 . 滇桂艾纳香乙酸乙酯提取物中总黄酮的含量测定 [J]. 中国民族民间医药，2013，22（7）：15–16.

[29] 雷婷，林翠梧，陈海燕，等 . 反相高效液相色谱法测定滇桂艾纳香中绿原酸的含量 [J]. 时珍国医国药，2008，19（9）：2073–2074.

[30] 黄园，廖厚知，梁月钊，等 . HPLC 法测定滇桂艾纳香片中原儿茶酸的含量 [J]. 广州化工，2012，40（19）：99–101.

[31] 陆一菱，蓝晓步，吴闯 . RP-HPLC 法测定妇血康颗粒中原儿茶酸与原儿茶醛的含量 [J]. 中国药房，2008，19（18）：1403–1404.

裸花紫珠

【植物来源】

本品为马鞭草科（Verbenaceae）紫珠属植物裸花紫珠 *Callicarpa nudiflora* Hook. et Arn. 的干燥地上部分，又名赶风柴、节节红、饭汤叶、亚寨凡、白花茶。多生于溪旁林中、谷地、山坡或灌丛中，在我国主要分布于广东、广西、海南等省区。全年均可采收，以夏、秋两季采收为最好，以叶入药，除去杂质，晒干 [1-2]。

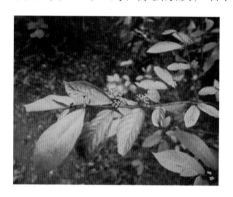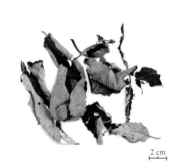

裸花紫珠基源植物（左）与药材（右）图片

【功能与主治】

裸花紫珠是一味著名的岭南地区中草药，也是海南黎族的常用药材。其味苦、微辛，性平，归脾、胃、肝经。具有散瘀止血、解毒消肿的功效，主治各类出血、跌打瘀肿、水火烫伤、疮毒溃烂等 [3]。

【化学成分】

裸花紫珠中含有黄酮类、二萜类、环烯醚萜类、三萜类、苯乙醇苷类、苯丙素类、酚酸类及挥发油类等多种化学成分，其中黄酮类化合物为其主要及特征性成分。

1. 黄酮类 [4-13]

研究发现，裸花紫珠中含有大量的黄酮、黄酮醇及其苷类成分，已报道的主要有：5, 7, 4′- 三羟基 -3′- 甲氧基黄酮（5, 7, 4′-trihydroxy-3′-methoxyflavone）、芹菜素（apigenin）、芹菜素 -7-*O*-*β*-D- 葡萄糖苷（apigenin-7-*O*-*β*-D-glucoside）、芹菜素 -7-*O*-*β*-D- 葡萄糖醛酸丁酯（apigenin-7-*O*-*β*-D-glucuronide buthyl ester）、6- 羟基木犀草素 -7-*O*-*β*- 葡萄糖苷（6-hydroxyluteolin-7-*O*-*β*-glucoside）、木犀草苷（luteoloside，**1**）、木犀草素（luteolin）、木犀草素 -3′-*O*-*β*-D- 吡喃葡萄糖苷（luteolin-3′-*O*-*β*-D-glucopyranoside，**2**）、木犀草素 -4′-*O*-*β*-D- 吡喃葡萄糖苷（lutedin-4′-*O*-*β*-D-glucoside，**3**）、木犀草

素 -7, 4′- 二 -O- 葡 萄 糖 苷（luteolin-7, 4′-di-O-glucoside，**4**）、 野 漆 树 苷（rhoifolin，**5**）、luteolin-7-O-neohesperidoside、木 犀 草 素 -7-O-(6″-p- 香 豆 酰 基)-β-D- 吡 喃 葡 萄 糖 苷 [luteolin-7-O-(6″-p-coumaryl)-β-D-glucopyranoside，**6**]、木 犀 草 素 -7-O-(6″-E- 咖 啡 酰)-β-D- 吡 喃 葡 萄 糖 苷 [luteolin-7-O-(6″-E-caffeoyl)-β-D-glucopy-ranoside，**7**]、木 犀 草 素 -7-O-（6″-E- 阿 魏 酰 ）-β-D- 吡 喃 葡 萄 糖 苷 [luteolin-7-O-(6″-E-feruloyl)-β-D-glucopyranoside，**8**]、木 犀 草 素 -3′-O-(6″-E- 咖 啡 酰)-β-D- 吡 喃 葡 萄 糖 苷 [luteolin-3′-O-(6″-E-caffeoyl)-β-D-glucopyranoside，**9**]、木 犀 草 素 -4′-O-(6″-E- 咖 啡 酰)-β-D- 吡 喃 葡 萄 糖 苷 [luteolin-4′-O-(6″-E-caffeoyl)-β-D-glucopyranoside]、5, 4′- 二 羟 基 -3, 7, 3′- 三 甲 氧 基 黄 酮（5, 4′-dihydroxy-3, 7, 3′-trimethoxyflavone，**10**）、isorhamnetin（**11**）、5, 7- 二 羟 基 -3, 3′, 4′- 三 甲 氧 基 黄 酮（5, 7-dihydroxy-3, 3′, 4′-trimethoxyflavone）、5- 羟 基 -3, 7, 3′, 4′- 四 甲 氧 基 黄 酮（5-hydroxy-3, 7, 3′, 4′-tetramethoxyflavone）、鼠 李 秦 素（rhamnazin，**12**）、5- 羟 基 -3, 7, 4′- 三 甲 氧 基 黄 酮（5-hydroxy-3, 7, 4′-trimethoxyflavone）、岳 桦 素（ermanine，**13**）、阿 亚 黄 素（ayanin，**14**）和 槲 皮 素（quercetin）。

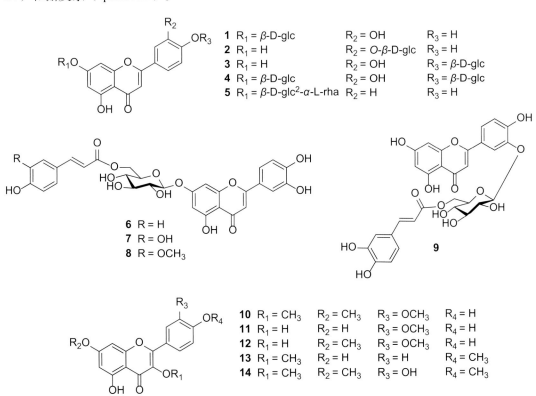

裸花紫珠中分离鉴定的黄酮类化合物结构式

2. 二萜类 [6, 9, 14–17]

裸花紫珠中还含有丰富的二萜类化合物，根据其结构类型，主要为贝壳杉烷型、海松烷型及裂环半日花烷型二萜等，已报道的主要包括：16, 17- 二羟基 -3-O- 扁枝杉烷（16, 17-dihydroxy-3-O-phyllocladane，**15**）、7α- 羟基 - 山达海松酸（7α-hydroxysandaracopimaric acid，**16**）、愈创木酚酸 A（callicarpic acid A，**17**）、3, 4- 裂 -12R, 13S- 二羟基 -4(18), 8(17), 14(15)- 半 日 三 烯 -3- 酸 [3,4-*seco*-12R,13S-dihydroxy-4(18),8(17),14(15)-labdatrien-3-oic acid，**18**]、愈创木酚内酯（callicarpaolide，**19**）、对映 -3, 4- 裂 -12R, 15- 环氧 -4(18), 8(17), 13- 半日三烯 -3- 酸 [*ent*-3,4-*seco*-12R,15-epoxy-4(18),8(17),13-labdatrien-3-oic acid, **20**]、nudiflopene H（**21**）、nudiflopene F（**22**）、 nudiflopene G（**23**）、 对映 -3, 4- 裂 -16- 羟基 -12, 15- 环氧 -4(18), 8(17), 12, 14- 半日四烯 -3- 酸 [*ent*-3,4-*seco*-16-hydroxy-12,15-epoxy-4(18),8(17),12,14-labdatetraen-3-oic acid，**24**]、对映 -3, 4- 裂 -14- 羰 基 -15, 16- 环氧 -4(18), 8(17), 13(14)- 半日三烯 -3- 酸 [*ent*-3,4-*seco*-14-carbonyl-15,16-epoxy-4(18),8(17),13(14)-labdatrien-3-oic acid, **25**]、 愈 创 木 酚 酸 （callicarpic acid）、methylcallicarpate、*syn*-3, 4-*seco*-12R-hydroxy-15, 16-epoxy-4(18), 8(17), 13(16), 14(15)-labdatetraen-3-oic acid（**26**）、*syn*-3, 4-*seco*-12S-hydroxy-15, 16-epoxy-4(18), 8(17), 13(16), 14(15)-labdatetraen-3-oic acid（**27**）、nudiflopene C、nudiflopene D（**28**）、 nudiflopene E（**29**）、 nudiflopene A（**30**）、 nudiflopene B（**31**）和 nudiflopene I（**32**）。

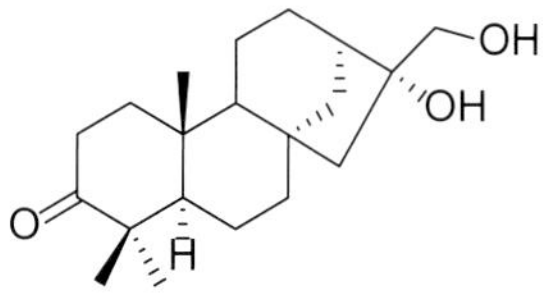

15 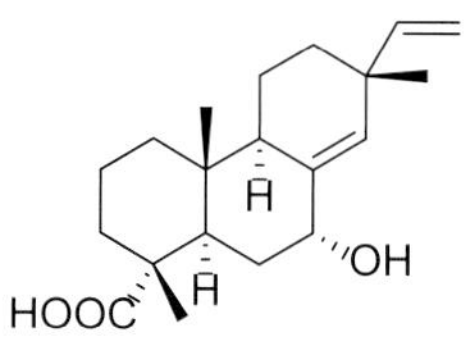　　**16** 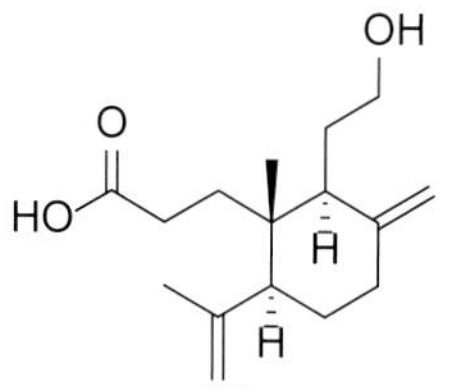　　**17**

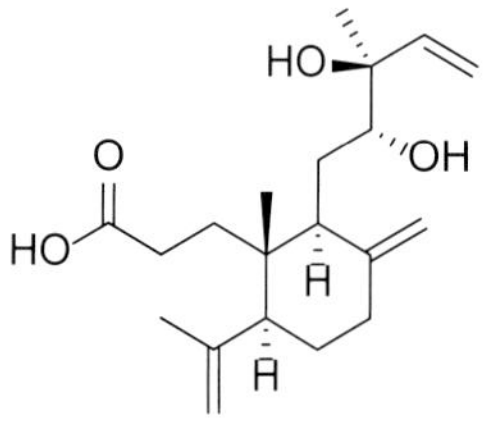

18 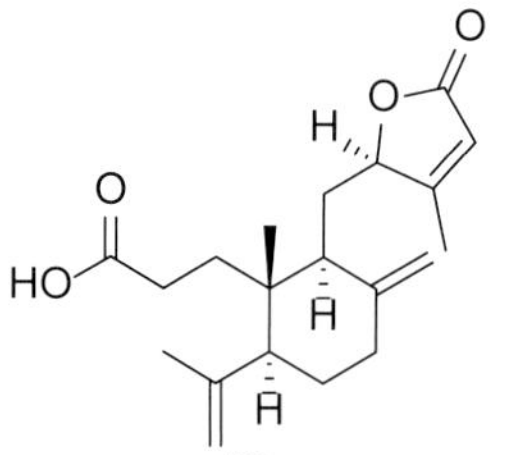　　**19** 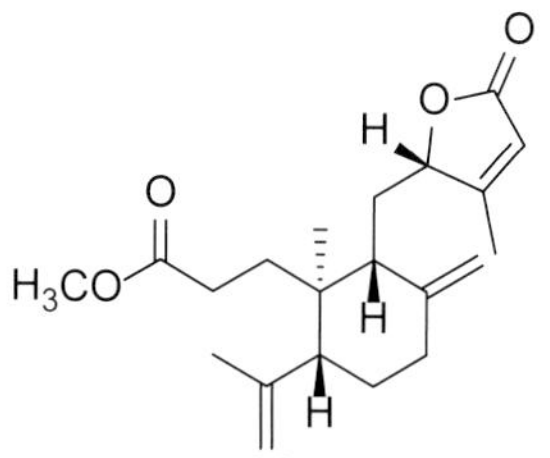　　**20**

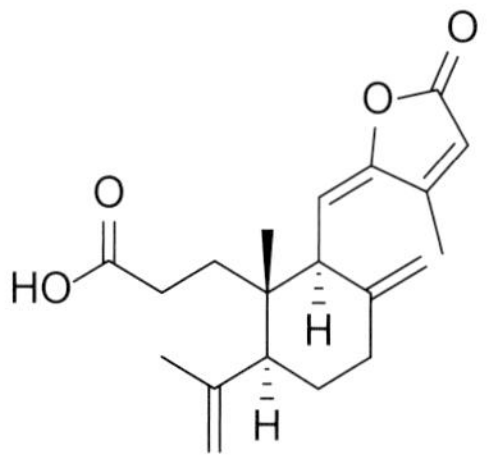

21 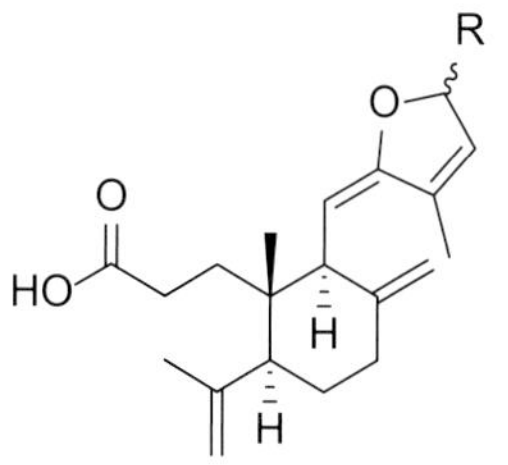　　**22** R = β-OCH₃　**23** R = α-OCH₃　　**24**

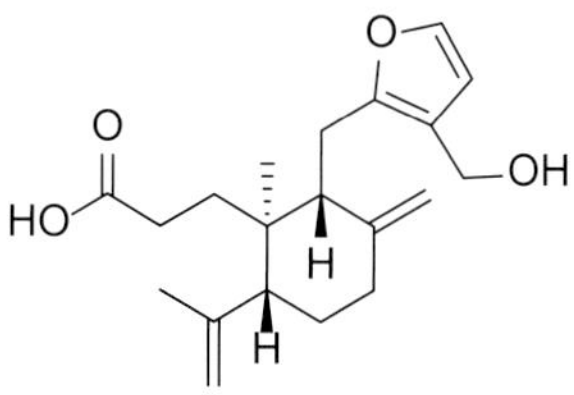

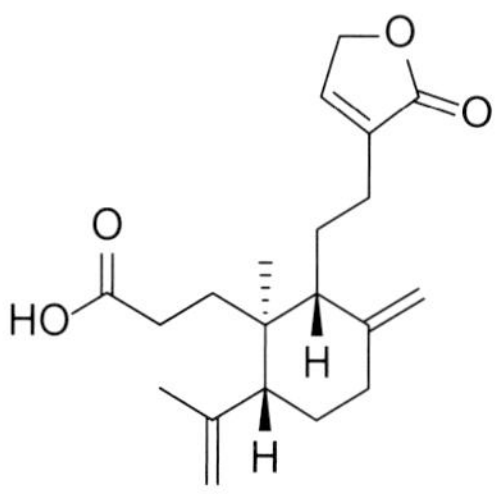

25 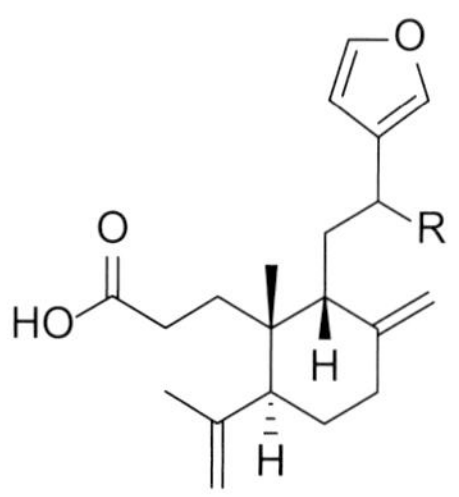　　**26** R = α-OH　**27** R = β-OH　　**28** R = H　**29** R = CH₃

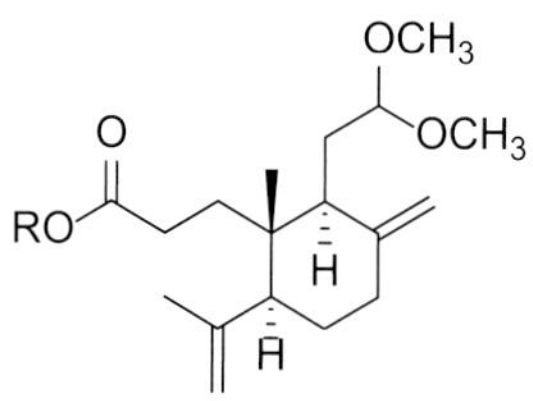

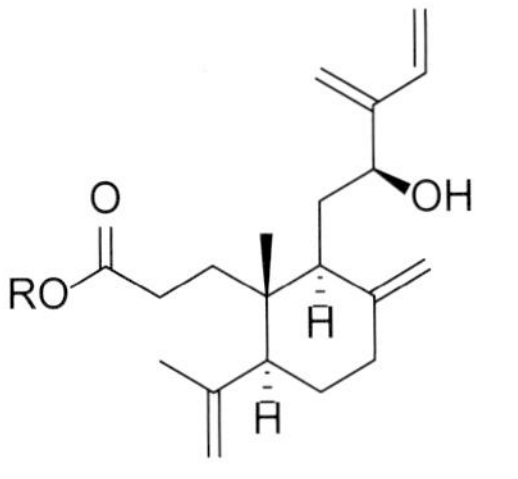

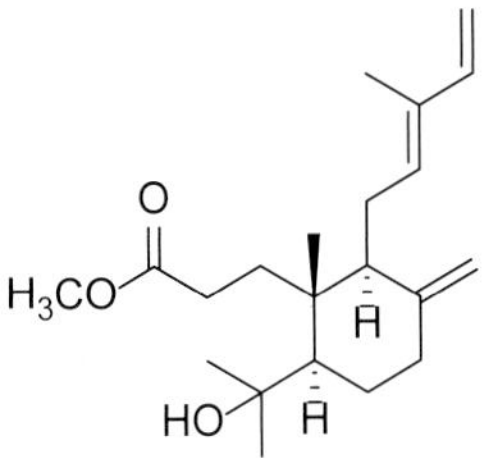

30 R = CH₃
31 R = H

32

裸花紫珠中分离鉴定的二萜类化合物结构式

3. 环烯醚萜类 [6, 12, 18–19]

从裸花紫珠中分离鉴定的环烯醚萜苷类成分主要有：益母草苷（ajugol，**33**）、6-O-丁香酰-筋骨草醇（6-O-syringoylajugol，**34**）、6-O-香草酰-筋骨草醇苷（6-O-vanilloylajugol，**35**）、nudifloside（**36**）、linearoside（**37**）、3″-methoxy-agnucastoside C（**38**）、梓醇（catalpol，**39**）、5″-methoxy-ampicoside（**40**）、6-O-阿魏酰梓醇（6-O-E-feruloylcatalpol，**41**）、6″-O-咖啡酰梓醇（6″-O-E-caffeoylcatalpol，**42**）、6″-O-阿魏酰梓醇（6″-O-E-feruloylcatalpol，**43**）、agnucastoside C（**44**）和 10-O-(E)-p-coumaroylgeniposidic acid（**45**）。

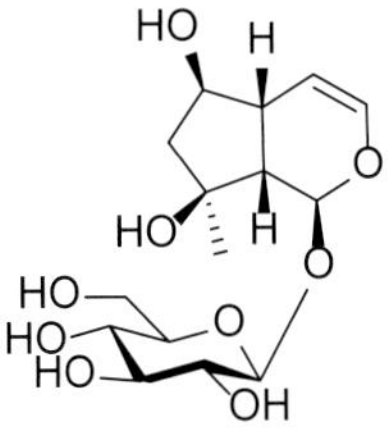

33

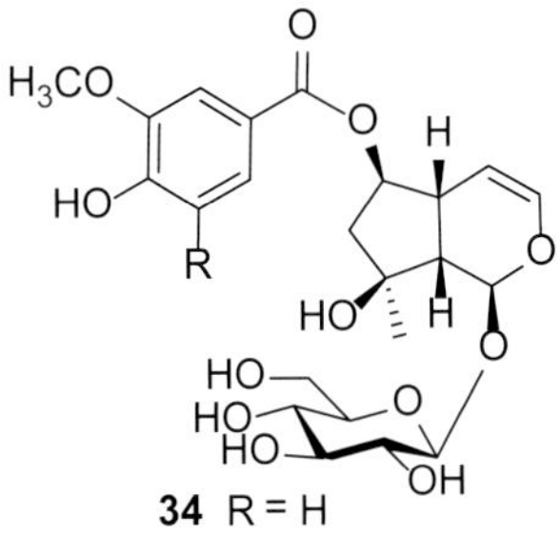

34 R = H
35 R = OCH₃

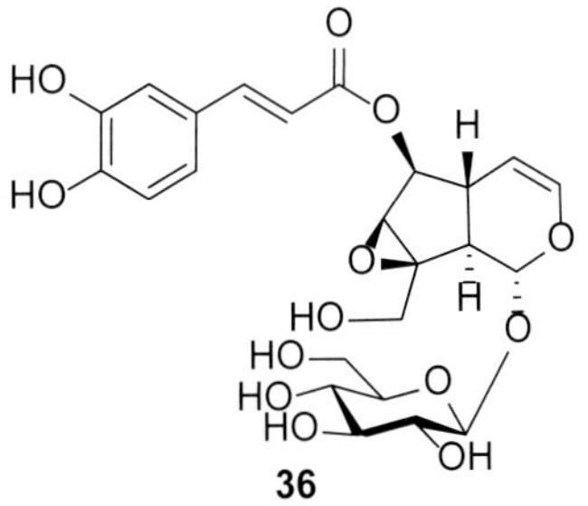

36

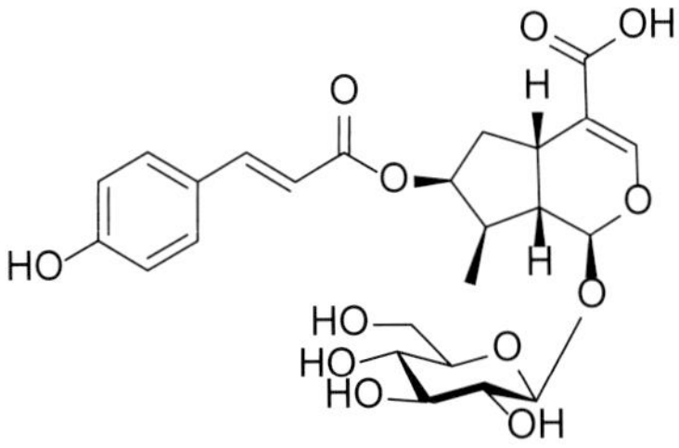

37

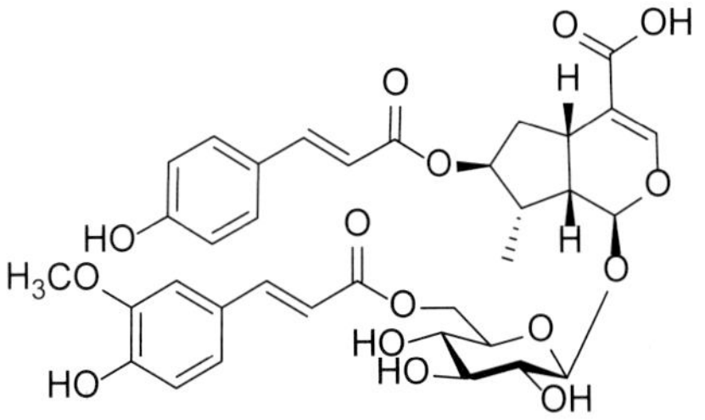

38

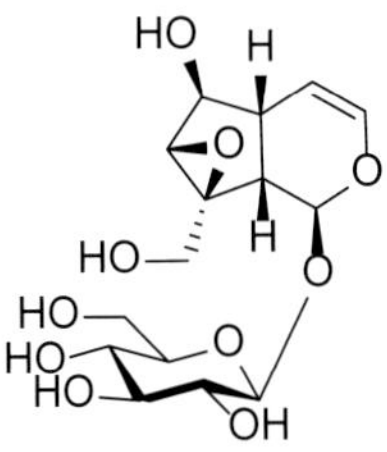

39

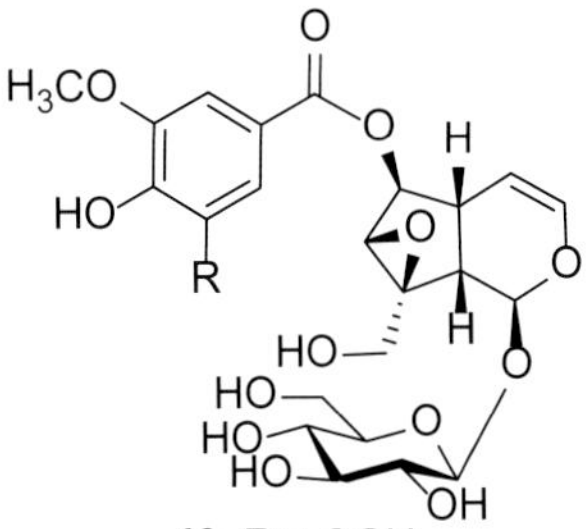

40 R = OCH₃
41 R = H

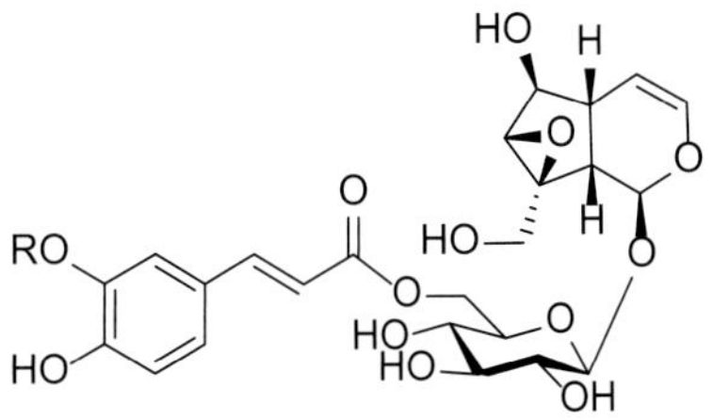

42 R = H
43 R = CH₃

裸花紫珠中分离鉴定的环烯醚萜类化合物结构式

4. 三萜类 [6, 9, 11, 13]

裸花紫珠中的三萜类化合物主要为乌苏烷型和齐墩果烷型三萜及其他们的糖苷类成分，已报道的主要有：$2\alpha, 3\alpha, 19\alpha, 23$- 四羟基 -12, 20(30)- 烯 -28- 乌苏酸 [$2\alpha, 3\alpha, 19\alpha,$ 23-tetrahydroxyurs-12, 20(30)-dien-28-oic acid，**46**]、$2\alpha, 3\alpha, 19\alpha, 23$- 四羟基 -12- 烯 -28- 乌苏酸（$2\alpha, 3\alpha, 19\alpha,$ 23-tetrahydroxyurs-12-en-28-oic acid，**47**）、$2\alpha, 3\alpha, 19\alpha, 23$- 四羟基 - 乌苏烷 -12- 烯 -28-$O$-$\beta$-D- 葡萄糖苷（$2\alpha, 3\alpha, 19\alpha,$ 23-tetrahydroxyurs-12-en-28-O-β-D-glucopyranoside，**48**）、$2\alpha, 3\alpha$- 二羟基 -12- 烯 -28- 乌苏酸（$2\alpha,3\alpha$-dihydroxyurs-12-en-28-oic acid，**49**）、$2\alpha, 3\alpha, 24$- 三羟基 - 乌苏烷 -12- 烯 -28- 酸（$2\alpha, 3\alpha,$ 24-trihydroxyurs-12-en-28-oic acid，**50**）、$2\alpha, 3\alpha, 19\alpha$- 三羟基 -12- 烯 -28- 乌苏酸 -28-O-β-D- 吡喃木糖基（1→2）-β-D- 吡喃葡萄糖基 [$2\alpha, 3\alpha, 19\alpha$-trihydroxyurs-12-en-28-oic acid-28-O-β-D-xylopyranosyl (1→2)-β-D-glucopyranoside，**51**]、kajiichigoside F$_1$（**52**）、乌苏 -12- 烯 -3β- 醇（urs-12-en-3β-ol，**53**）、乌苏酸（ursolic acid，**54**）、$2\alpha, 3\beta, 19\alpha$- 三羟基 -12- 烯 -28- 乌苏酸（$2\alpha,3\beta,19\alpha$-trihydroxyurs-12-en-28-oic acid）、齐墩果酸（oleanolic acid，**55**）、$2\alpha, 3\alpha, 24$- 三羟基 - 齐墩果烷 -12- 烯 -28- 酸（$2\alpha, 3\alpha,$ 24-trihydroxyolean-12-en-28-oic acid，**56**）和 $2\alpha, 3\alpha, 19\alpha,$ 24- 四羟基 - 齐墩果烷 -12- 烯 -28-O-β-D- 吡喃葡萄糖苷（$2\alpha, 3\alpha, 19\alpha,$ 24-tetrahydroxyolean-12-en-oic-acid-28-O-β-D-glucopyranoside，**57**）。

47 $R_1 = CH_3$	$R_2 = CH_2OH$	$R_3 = OH$	$R_4 = H$
48 $R_1 = CH_3$	$R_2 = CH_2OH$	$R_3 = OH$	$R_4 = \beta$-D-glc
49 $R_1 = CH_3$	$R_2 = CH_3$	$R_3 = H$	$R_4 = H$
50 $R_1 = CH_2OH$	$R_2 = CH_3$	$R_3 = H$	$R_4 = H$
51 $R_1 = CH_3$	$R_2 = CH_3$	$R_3 = OH$	$R_4 = \beta$-D-glc^2-xyl
52 $R_1 = CH_3$	$R_2 = CH_3$	$R_3 = OH$	$R_4 = \beta$-D-glc

53 R = CH$_3$
54 R = COOH

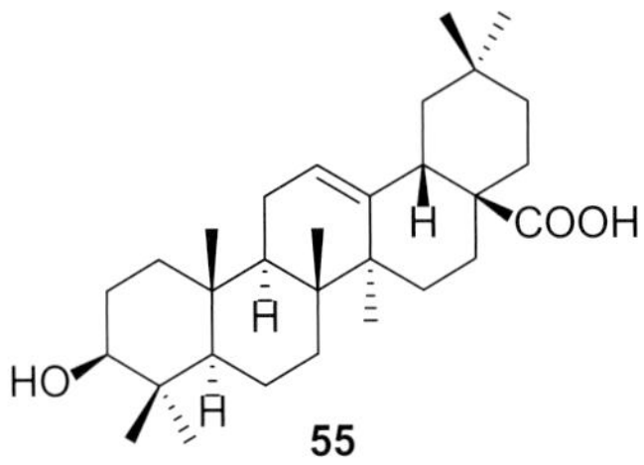

55

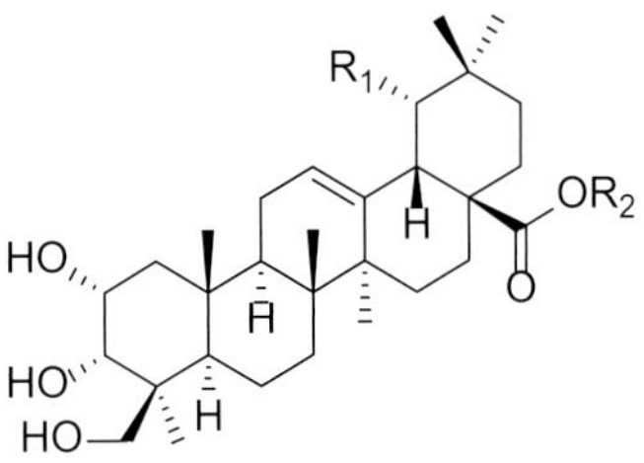

56 R_1 = H　R_2 = H

57 R_1 = OH　R_2 = β-D-glc

裸花紫珠中分离鉴定的三萜类化合物结构式

5. 苯乙醇苷类 [6, 9, 12]

此外，裸花紫珠中还含有苯乙醇苷类成分，如：毛蕊花糖苷（acteoside，**58**）、连翘酯苷（forsythoside，**59**）、连翘酯苷 B（forsythoside B，**60**）、alyssonoside（**61**）、角胡麻苷（martynoside，**62**）、异角胡麻苷（isomartynoside，**63**）、deacylisomartynoside 和 samioside（**64**）。

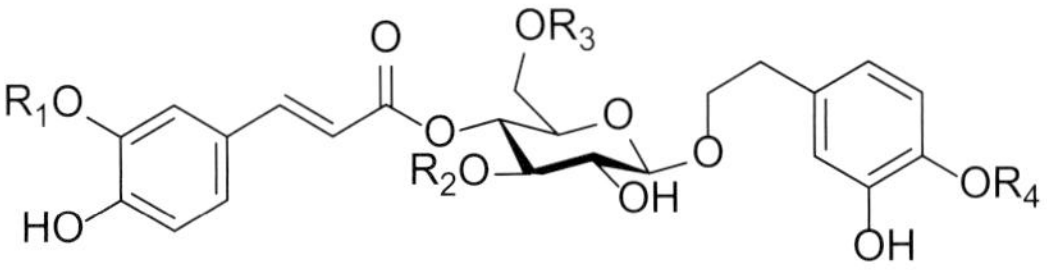

58	R_1 = H	R_2 = α-L-rha	R_3 = H	R_4 = H
59	R_1 = H	R_2 = H	R_3 = α-L-rha	R_4 = H
60	R_1 = H	R_2 = α-L-rha	R_3 = api	R_4 = H
61	R_1 = CH_3	R_2 = α-L-rha	R_3 = api	R_4 = H
62	R_1 = H	R_2 = α-L-rha	R_3 = H	R_4 = CH_3

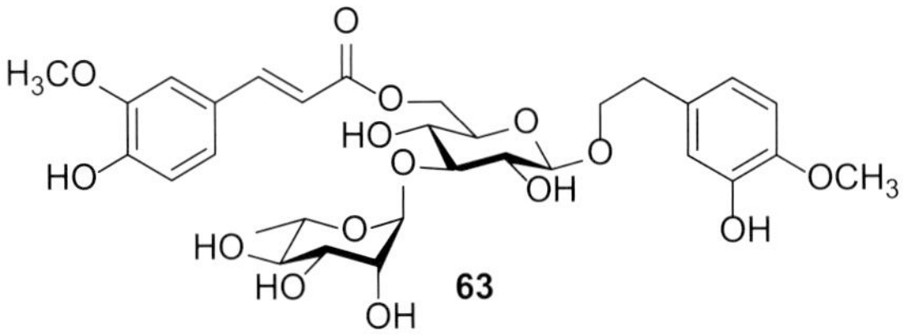

63

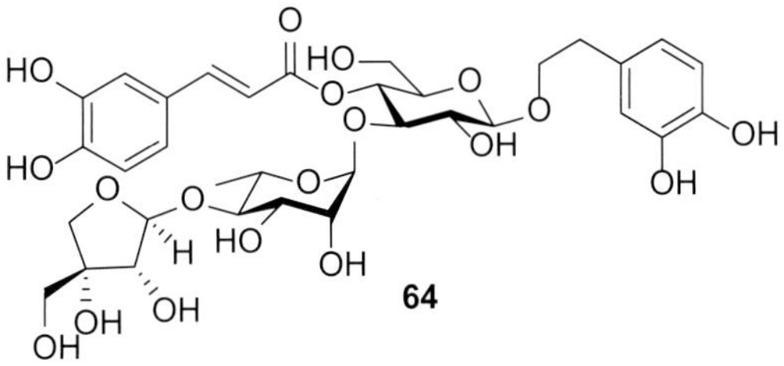

64

裸花紫珠中分离鉴定的苯乙醇苷类化合物结构式

6. 苯丙素类 [6, 20–21]

文献报道，裸花紫珠中还含有苯丙酸、香豆素、木脂素等苯丙素类化合物，如：对羟基肉桂酸（4-hydroxycinnamic acid，**65**）、咖啡酸、阿魏酸（ferulic acid，**66**）、6-*O*- 咖啡酰 -*α*-D- 葡萄糖（6-*O*-caffeyl-*α*-D-glucopyranose）、6-*O*- 咖啡酰 -*β*-D- 葡萄糖（6-*O*-caffeyl-*β*-D-glucopyranose，**67**）、七叶内酯（aesculetin，**68**）、无梗五加苷 B（acanthoside B，**69**）、nudiflorin A（**70**）、nudiflorin B、nudiflorin C（**71**）和 tortoside F（**72**）。

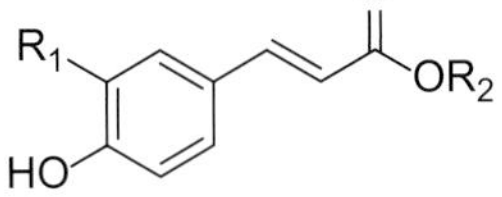

65 R_1 = H　R_2 = H

66 R_1 = OCH_3　R_2 = H

67 R_1 = OH　R_2 = β-D-glc

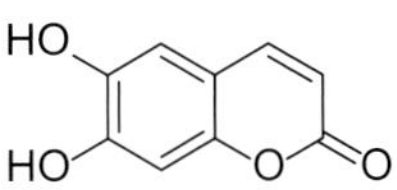

68

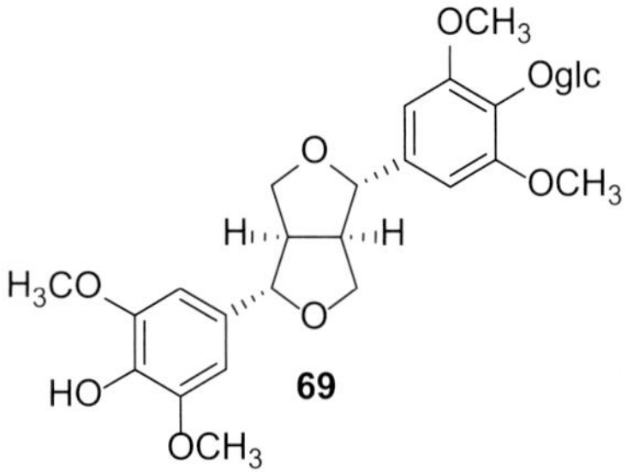

69

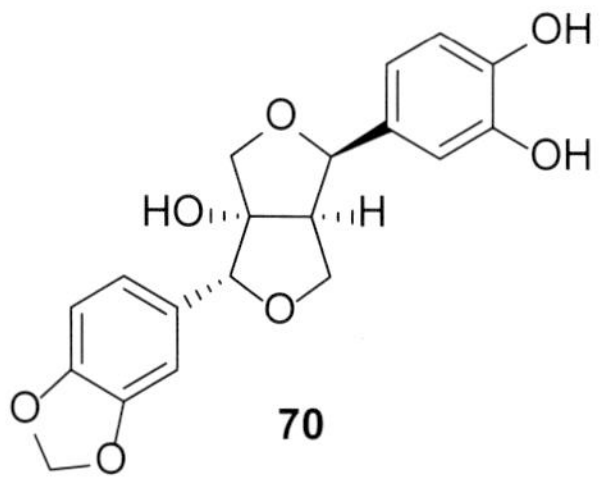

裸花紫珠中分离鉴定的苯丙素类化合物结构式

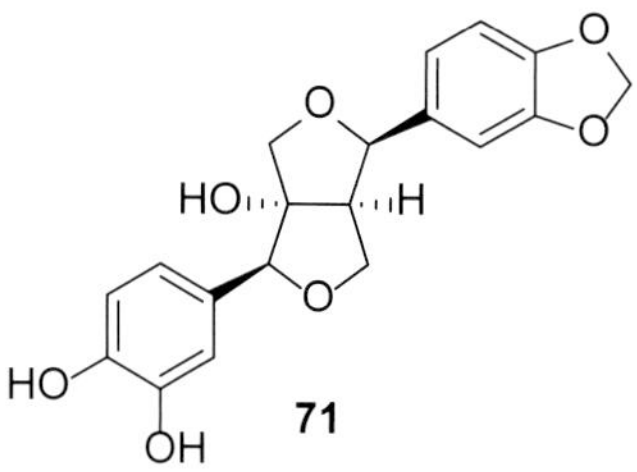

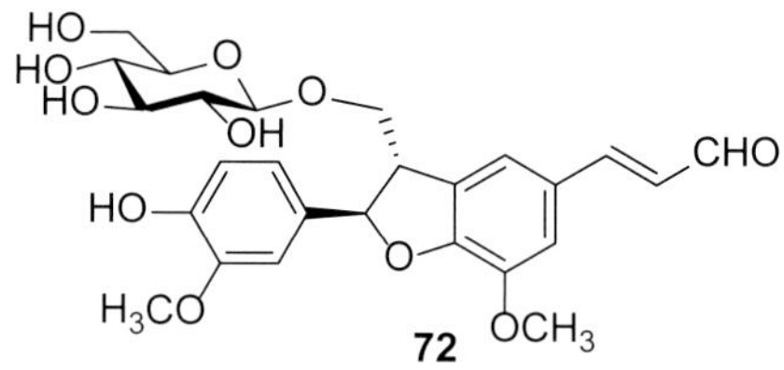

7. 酚酸类和挥发油类 [6, 20, 22]

除以上化学成分，裸花紫珠中还含有少量的原儿茶醛（protocatechualdehyde）、香草醛（vanillin）、原儿茶酸（protocatechuate）和香草酸（vanillic acid）等酚酸类成分。

有报道应用气相色谱 - 质谱联用（GC-MS）技术对裸花紫珠中的挥发油类成分进行了分析，通过色谱软件及 NIST 98 Libraries 进行检索，并结合谱图分析，对其中 29 个色谱峰进行了初步鉴定，其中含量较高的成分为 1, 5, 5, 8- 四甲基 -12- 含氧双环 [9.1.0] 十二烷 -3, 7- 二烯（1, 5, 5, 8-tetramethy-12-oxabicyclo[9.1.0]dodeca-3, 7-diene）、桉叶烷 -4(14), 11- 二烯、石竹烯（caryophyllene）、α- 石竹烯（α-caryophyllene）、石竹烯氧化物（caryophylleneoxide）、绿花白千层醇（viridiflorol）和异香树素环氧化物（isoaromadendrene epoxide）等。

【药理作用】

1. 抑菌

研究表明裸花紫珠具有广谱抗菌作用，对金黄色葡萄球菌（*Staphylococcus aureus*）、铜绿假单胞菌（*Pseudomonas aeruginosa*）、大肠埃希菌（*Escherichia coli*）、痢疾杆菌（*Shigella castellani*）和伤寒沙门氏菌（*Salmonella typhi*）均有不同程度的抑菌作用 [4-5, 23]。其挥发油类成分对金黄色葡萄球菌和白色念珠菌高度敏感，对大肠埃希菌中度敏感 [6]。

2. 止血

裸花紫珠乙酸乙酯和正丁醇萃取部位均可缩短小鼠的出血时间和凝血时间，减少活化部分凝血活酶时间（APTT），增加血小板的数量并刺激血小板活化，其可能通过影响血小板表面的 ADP 受体 P2Y12 信号转导来发挥止血活性 [24]。另有研究表明，其止血机制可能为促进血小板 PI3K/Akt 通路的信号转导以及刺激血小板的活化 [5]。从裸花紫珠中分离鉴定的单体化合物 acteoside（58）、samioside（64）、2α, 3α, 19α, 23- 四羟基 - 乌苏烷 -12-烯 -28-*O*-β-D- 葡萄糖苷（48）和 5- 羟基 -3, 7, 3′, 4′- 四甲氧基黄酮有显著缩短 APTT 的作用，而 2α, 3α, 24- 三羟基 - 乌苏烷 -12- 烯 -28- 酸（50）则对凝血酶时间有明显的延长作用。此外，鼠李秦素（12）还可显著增加纤维蛋白原的含量 [9]。

3. 抗肿瘤

裸花紫珠乙酸乙酯提取物具有明显的抗乳腺癌转移作用，可显著降低裸鼠肺组织中人细胞角蛋白 19（CK₁₉）基因的表达，迁移细胞数和侵袭细胞数均显著减少，可干扰肿瘤细胞与细胞外基质蛋白之间的黏附，而抑制细胞内 p-Snail 的活化及增加 E-cadherin 的表达可能是其抗转移作用的机制之一[25]。从裸花紫珠中分离得到的黄酮类化合物木犀草苷（**1**）、木犀草素 -4′-*O*-*β*-D- 吡喃葡萄糖苷（**3**）、6- 羟基木犀草素 -7-*O*-*β*-D- 吡喃葡萄糖苷、木犀草素 -7-*O*- 新橙皮苷、野漆树苷（**5**）和木犀草素 -7, 4′- 二 -*O*- 葡萄糖苷（**4**）对宫颈癌 HeLa、肺癌 A549 和乳腺癌 MCF-7 等细胞株均显示出不同程度的抑制作用[12]；而环烯醚萜苷类化合物 nudifloside（**36**）和 linearoside（**37**）则对慢性粒细胞白血病细胞 K562 具有一定的抑制作用，其 IC_{50} 值分别为 20.7 和 36.0 μg/mL[19]。

4. 抗炎

裸花紫珠水提液及其总黄酮部位均可明显抑制二甲苯所致的小鼠耳郭肿胀和角叉菜胶所致的大鼠足跖肿胀程度，表现出良好的抗炎活性[26–27]。

5. 增强免疫

裸花紫珠的碳粒廓清试验表明，其可提高小鼠单核吞噬细胞的吞噬指数和吞噬活性，表明裸花紫珠可增强小鼠的非特异性免疫能力，从而具有增强机体免疫功能的作用[26]。

6. 保肝

应用裸花紫珠片治疗病毒性肝炎，发现裸花紫珠片在改善患者症状、降低血清转氨酶和胆红素方面均有一定效果，有保肝降酶、利胆退黄的作用，可用于各型病毒性肝炎的辅助治疗[28]。

7. 抗氧化

裸花紫珠具有较好的抗氧化活性，其醇提物、醇提物的水部位、正丁醇部位、乙酸乙酯部位和从中分离鉴定的单体化合物木犀草素、木犀草苷（**1**）、毛蕊花糖苷（**58**）均表现出较好的清除 1, 1- 二苯基 -2- 三硝基苯肼（DPPH）自由基的能力[29]。

8. 促进伤口愈合

裸花紫珠能促进上皮细胞的生长，加快创面的愈合，减少疤痕的形成，可促进纤维母细胞合成并释放纤维结合蛋白（FN），尤其是细胞膜表面 FN 的增加极为显著[30]。

9. 毒性

在急性毒性试验中，小鼠的最大耐受量（MTD）> 60 g/kg；而在长期毒性试验中，各组动物均无死亡，动物的外观、体重增长、摄食量、血象、肝肾功能等均未见异常，各脏器系数及脏器病理学检查均未见改变，提示裸花紫珠制剂临床口服用药安全范围较大[31]。

【质量标准】

裸花紫珠为《广东省中药材标准》收录品种，其中仅规定了裸花紫珠药材的显微鉴别等项目，尚无指纹图谱、含量测定等定性、定量检测方法。

1. 高效液相指纹图谱

以毛蕊花糖苷（**58**）为参照物，建立了 5 个产地 12 批裸花紫珠药材样品的特征

HPLC 指纹图谱，共标定了 20 个共有指纹峰。其色谱条件为：Agilent TC-C18 色谱柱（4.6 mm×250 mm，5 μm）；乙腈 -0.30% 冰醋酸溶液为流动相梯度洗脱；流速 1.0 mL/min；检测波长 254 nm；柱温 30 ℃；进样量 20 μL；采集时间 105 min[32]。

以毛蕊花糖苷（**58**）为参照物，建立了不同采收时期的 25 批裸花紫珠药材的特征 HPLC 指纹图谱，标定了 14 个共有峰。色谱条件为：Agilent ZORBAX SB-C18 色谱柱（4.6 mm×250 mm，5 μm）；乙腈 -0.4% 磷酸水溶液为流动相梯度洗脱；流速 1.0 mL/min；柱温 30 ℃；进样量 10 μL；采集时间 25 min；检测波长 327 nm[33]。

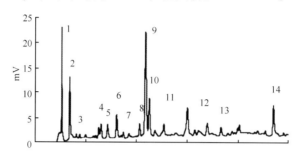

裸花紫珠药材的对照 HPLC 指纹图谱（共有模式，峰 9 为毛蕊花糖苷）[33]

2. 含量测定方法

2.1 紫外分光光度法

以芦丁为对照品，建立了裸花紫珠药材水提物中总黄酮的含量测定方法，检测波长为 510 nm[34]。

2.2 高效液相色谱法

以金石蚕苷、阿克苷（**58**）和木犀草苷（**1**）为对照品，建立了同时测定裸花紫珠中上述 3 种化合物含量的 HPLC 检测方法。色谱条件为 Cosmosil 5 C18-MS-II 色谱柱（4.6 mm×250 mm，5 μm）；流动相乙腈 -0.1% 磷酸水溶液（21 : 79）；体积流量 0.8 mL/min；检测波长 330 nm；柱温 25 ℃；进样量 10 μL[36]。

以木犀草素 -7-O-β-D- 吡喃葡萄糖苷、木犀草素、5, 4′- 二羟基 -3, 7, 3′- 三甲氧基黄酮（**10**）和 5- 羟基 -3, 7, 3′, 4′- 四甲氧基黄酮为对照品，建立了同时测定裸花紫珠中上述 4 种黄酮类化合物含量的 HPLC 方法。色谱条件为：Venusil XBP C18 色谱柱（4.6 mm×200 mm，5 μm）；流动相为甲醇 -0.1% 磷酸水梯度洗脱；检测波长 350 nm；流速 1.0 mL/min；柱温室温；进样量 10 μL[36]。

有文献报道，以芦丁、槲皮素和木犀草素为对照品，建立了同时测定裸花紫珠中这 3 种黄酮类化合物含量的 HPLC 方法。色谱条件为：Dikma Diamondsil C18 色谱柱（4.6 mm×250 mm，5 μm）；用乙腈 -0.4% 磷酸溶液梯度洗脱；流速 0.8 mL/min；检测波长 257 nm；柱温为室温[37]。

2.3 超高效液相色谱法

以木犀草苷（**1**）、毛蕊花糖苷（**58**）、木犀草素 -4′-O-β-D- 吡喃葡萄糖苷（**3**）、木犀草素和 5, 4′- 二羟基 -3, 7, 3′- 三甲氧基黄酮（**10**）为对照品，建立了同时测定裸花紫珠中上述 5 种成分的 UPLC 方法。色谱条件为：Agilent Eclipse XDB-C18 色谱柱

（3.0 mm×100 mm，1.8 μm）；流动相为乙腈（A）-0.1% 甲酸水溶液（B），梯度洗脱（0→0.5 min，10% A；0.5→12.0 min，10%→14% A；12.0→20.0 min，14%→35% A；20.0→25.0 min，35%→80% A）；流速 0.7 mL/min；检测波长 350 nm；柱温 40 ℃[38]。

参 考 文 献

[1] 陈元胜，叶永才. 广东省中药材标准（第一册）[M]. 广州：广东科技出版社，2004，206–207.

[2] 中国科学院植物研究所. 中国植物志 [M]. 北京：科学出版社，1982，65：37.

[3] 国家中医药管理局《中华本草》编委会. 中华本草 [M]. 上海：上海科学技术出版社. 1999：556.

[4] 黄胜，颜小捷，潘争红，等. 裸花紫珠的化学成分、药理活性和临床应用的研究进展 [J]. 天然产物研究与开发，2013，25：123–127.

[5] 宋潇，黄胜，袁莉，等. 裸花紫珠资源、化学成分及药理作用研究近况 [J]. 中国医药导报，2017，14（6）：45–48.

[6] 冯世秀，张旻，易博，等. 裸花紫珠化学成分与药理活性研究进展 [J]. 中草药，2017，48（5）：1015–1023.

[7] 高飞鹏. 裸花紫珠的化学成分研究 [D]. 中国药科大学硕士学位论文，2010.

[8] 潘争红，颜冬兰，宁德生，等. 裸花紫珠黄酮苷类化合物的分离与结构鉴定 [J]. 中国实验方剂学杂志，2015，21（24）：26–29.

[9] 张洁，李宝泉，冯峰，等. 裸花紫珠的化学成分及其止血活性研究 [J]. 中国中药杂志，2010，35（24）：3297–3301.

[10] Liang JJ，Qi JL，Li L，et al. Flavonoids from *Callicarpa nudiflora* leaves [J]. *Chemistry of Natural Compounds*，2011，47（1）：110–111.

[11] 罗跃华，马双成，胡寿荣，等. 裸花紫珠化学成分研究 [J]. 中药材，2015，38（11）：2306–2310.

[12] 马春燕，张旻，徐文彤，等. 裸花紫珠化学成分及细胞毒活性研究 [J]. 中国中药杂志，2014，39（16）：3094–3101.

[13] Zhou ZQ，Wei XY，Fu HZ，et al. Chemical constituents of *Callicarpa nudiflora* and their anti-platelet aggregation activity [J]. *Fitoterapia*，2013，88：91–95.

[14] Dong L，Zhang L，Zhang X，et al. Two new 3, 4-*seco*-labdane diterpenoids from *Callicarpa nudiflora* and their inhibitory activities against nitric oxide production [J]. *Phytochemistry Letters*，2014，10：127–131.

[15] Sun XC，Liu F，Yang XY，et al. *Seco*-labdane diterpenoids from the leaves of *Callicarpa nudiflora* showing nitric oxide inhibitory activity [J]. *Phytochemistry*，2018，149：31–41.

[16] Zhang L，Dong L，Huang J，et al. 3, 4-*seco*-Labdane diterpenoids from the leaves of *Callicarpa nudiflora* and their inhibitory effects on nitric oxide production [J]. *Fitoterapia*，2013，89：218–223.

[17] Dong L，Zhang XP，Liu MS，et al. Two new *ent*-3, 4-*seco*-labdane diterpenoids from *Callicarpa nudiflora* [J]. *Journal of Asian Natural Products Research*，2013，15（1）：30–34.

[18] Feng SX，Yi B，Zhang M，et al. Iridoid glycosides from *Callicarpa nudiflora* Hook [J]. *Natural Product Research*，2017，31（2）：181–189.

[19] Mei WL，Han Z，Cui HB，et al. A new cytotoxic iridoid from *Callicarpa nudiflora* [J]. *Natural Product Research*，2010，24（10）：899–904.

[20] 董琳，王金辉，刘明生. 裸花紫珠叶中的酚酸类化学成分 [J]. 沈阳药科大学学报，2010，27（4）：290–291.

[21] Luo YH，Zhou ZQ，Ma SC，et al. Three new antioxidant furofuran lignans from *Callicarpa nudiflora* [J]. *Phytochemistry Letters*，2014，7：194-197.

[22] 王治平，樊化，杨珂，等. 裸花紫珠挥发油化学成分的气相色谱 - 质谱联用分析 [J]. 时珍国医国药，2006，17（9）：1640–1641.

[23] 阴健. 中药现代研究与临床应用（2）[M]. 北京：中医古籍出版社，1995：344.

[24] 罗晨媛. 裸花紫珠的止血活性研究 [D]. 南昌大学硕士学位论文，2016.

[25] 陈斌，罗跃华，王册，等. 裸花紫珠提取物的抗乳腺癌转移作用及其机制 [J]. 中国实验方剂学杂志，2015，21（18）：94–98.

[26] 陈颖，杨国才. 裸花紫珠抗炎作用及增强免疫功能的实验研究 [J]. 广东微量元素科学，2006，13（8）：39–41.

[27] 梁纪军，徐凯，李留法，等. 裸花紫珠总黄酮的抗炎、止血作用研究 [J]. 现代中西医结合杂志，2009，18（26）：3161–3162.

[28] 李岭森，胡德建. 裸花紫珠片治疗病毒性肝炎 54 例疗效观察 [J]. 中成药，1999，21（11）：582–583.

[29] 潘争红，黄思思，黄胜，等.裸花紫珠提取物及其主要成分抗氧化活性研究 [J]. 广西植物，2016，36（9）：1107–1111.

[30] 谢彬，蔡尚达，游仕湘，等.裸花紫珠对纤维母细胞合成与释放纤维结合蛋白的影响 [J]. 中山医科大学学报，1995，16（2）：78–79.

[31] 曾祥周，符健，邝少铁，等.裸花紫珠片急性毒性及长期毒性研究 [J]. 中国热带医学，2002，2（4）：447–449.

[32] 马思遥，盛琳，关薇薇，等.海南裸花紫珠高效液相色谱法指纹图谱研究 [J]. 中药材，2014，37（3）：404–408.

[33] 刘幼娴，谷陟欣，卢凤来，等.不同采收期裸花紫珠的 HPLC 指纹图谱研究 [J]. 广西植物，2014，34（2）：174–178.

[34] 谌乐刚，宋永强.分光光度法测定裸花紫珠药材水提物中总黄酮的含量 [J]. 华西药学杂志，2005，20（5）：449–451.

[35] 颜祥云，毛忠华，黄文新，等.HPLC 同时测定裸花紫珠叶中金石蚕苷、阿克苷和木犀草苷含量 [J]. 哈尔滨医科大学学报，2017，51（2）：127–130.

[36] 董琳，关薇薇，盛琳，等.HPLC 同时测定裸花紫珠中 4 种黄酮 [J]. 中国实验方剂学杂志，2014，20（3）：52–55.

[37] 刘勇，张鹏威，许立强，等.HPLC 法同时测定裸花紫珠药材中 3 种黄酮类成分的含量 [J]. 中国药房，2014，25（31）：2926–2928.

[38] 邵军，陈伟康，马双成，等.UPLC 法同时测定裸花紫珠中 5 种类黄酮类成分 [J]. 中草药，2014，45（10）：1473–1476.

槟　榔

【植物来源】

本品为棕榈科（Palmae）槟榔属植物槟榔 *Areca catechu* L. 的干燥成熟种子，又名大腹子、青仔、洗瘴丹、椰玉、芒兵郎（壮药）。槟榔原产马来西亚，汉代引种入我国的海南、台湾、云南等热带省区。春末至秋初采收成熟果实，水煮后干燥，去果皮取种子干燥[1-2]。

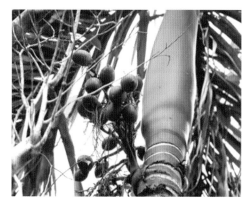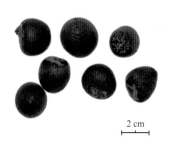

2 cm

槟榔基源植物（左）与药材（右）图片

【功能与主治】

槟榔始载于李当之《药录》，《名医别录》列入中品，谓："疗寸白，生南海"。其味苦、辛，性温，归胃、大肠经。槟榔为"四大南药"之首，具驱虫消积、行气利水、截疟等功效，可用于治疗绦虫病、蛔虫病、姜片虫病，以及虫积腹痛、积滞泻痢、里急后重、水肿脚气、疟疾等，是历代医家治病的良药。此外，壮医还用其治疗肠道寄生虫病、痢疾和疟疾[1-2]。

【化学成分】

槟榔中主要含有生物碱类、黄酮类、三萜及甾醇类等化学成分，其中生物碱类和黄酮类化合物为其主要及特征性成分。

1. 生物碱类 [3-7]

槟榔中的生物碱类化合物多为哌啶类生物碱，以及少量的酰胺类生物碱，已鉴定的主要包括：异去甲基槟榔次碱（isoguvacine，**1**）、烟酸甲酯（methy nicotinate，**2**）、烟酸乙酯（ethyl nicotinate，**3**）、*N*- 甲基哌啶 -3- 羧酸甲酯（methyl *N*-methylpiperidine-3-carboxylate，**4**）、*N*- 甲基哌啶 -3- 羧酸乙酯（ethyl *N*-methylpiperidine-3-carboxylate）、arecatemine B（**5**）、arecatemine A（**6**）、槟榔碱（arecoline，**7**）、去甲基槟榔碱（guvacoline）、槟榔次碱（arecaidine，**8**）、去甲基槟榔次碱（guvacine）、高槟榔碱（homoarecoline，**9**）、*N*- 乙基 -1, 2, 5, 6- 四氢 -1- 甲基 -3- 吡啶甲酰胺（*N*-ethyl-1,2,5,6-tetrahydro-1-methyl-3-pyridinecarboxamide）、 arecatemine C（**10**）、烟碱（nicotine，**11**）、allantoin、aurantiamide（**12**）、aurantiamide acetate、neoechinulin A 和 echinulin。

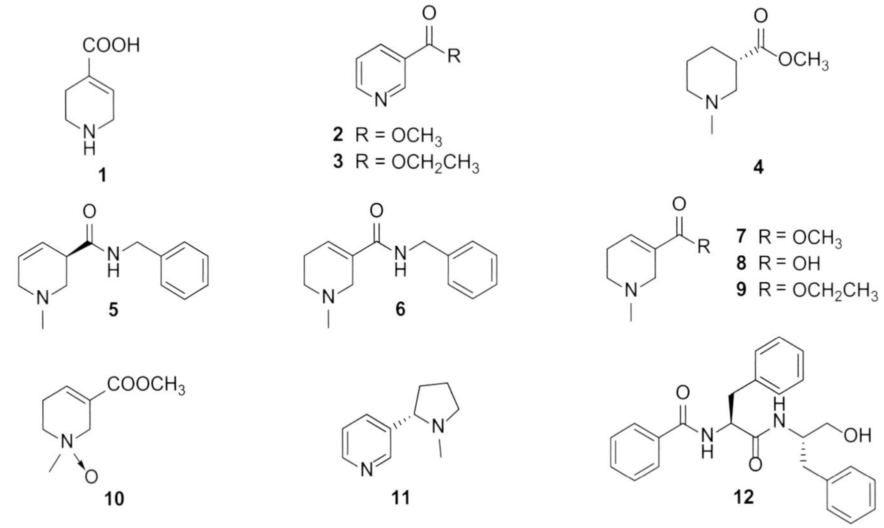

槟榔中分离鉴定的生物碱类化合物结构式

2. 原花青素类 [3-4, 8]

以原花青素类为代表的多酚类化合物是槟榔中的另一大类特征性化学成分，目前已分离鉴定的该类成分主要包括：原花青素 B_1（procyanidin B_1，**13**）、arecatannin A_1（**14**）、arecatannin A_2（**15**）、原花青素 B_2（procyanidin B_2，**16**）、原花青素 B_7（procyanidin B_7，**17**）、arecatannin B_1（**18**）、4, 8'：4', 8″：4″, 6‴-quater-2*H*-1-benzopyran]-3, 3', 3″, 3‴, 5, 5', 5″, 5‴, 7, 7', 7″, 7‴-dodecol, 2, 2', 2″, 2‴-tetrakis(3, 4-dihydroxyphenyl)-3, 3', 3″, 3‴, 4, 4', 4″, 4‴-octahydro（**19**）、原花青素 C_4（procyanidin C_4，**20**）和原花色素 A_1（proanthocyanidin A_1，**21**）。

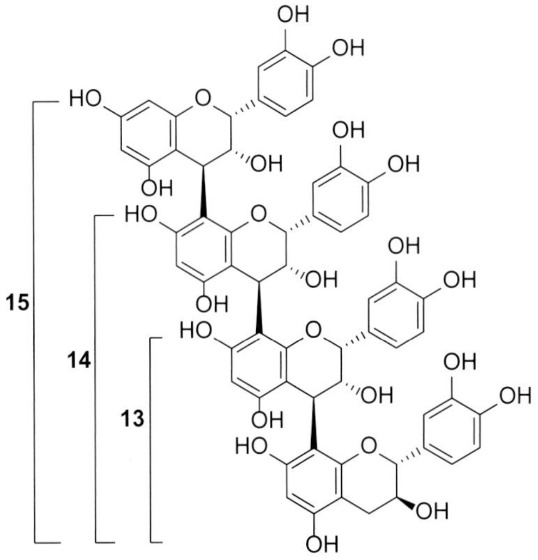

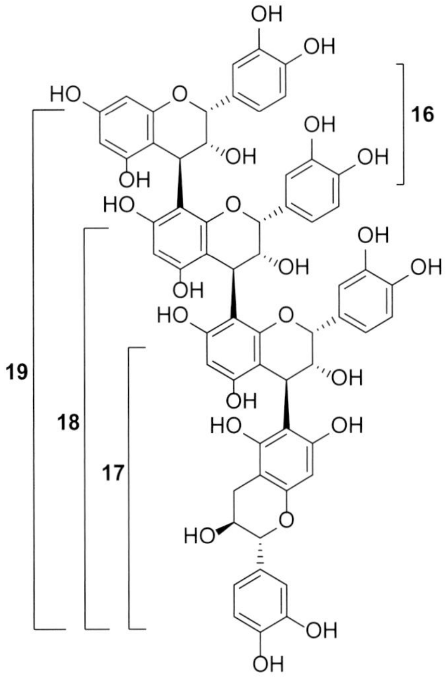

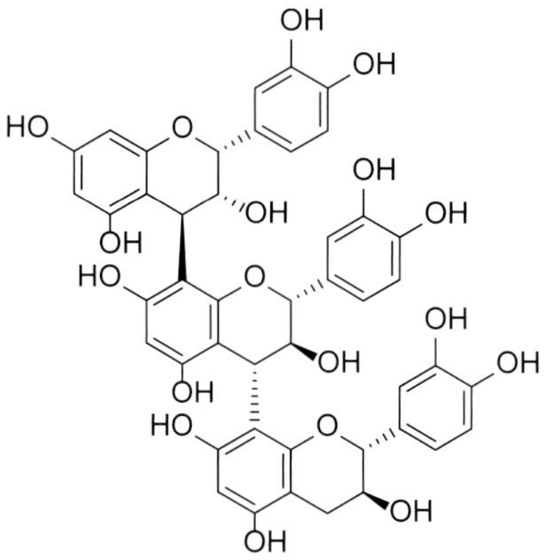

20 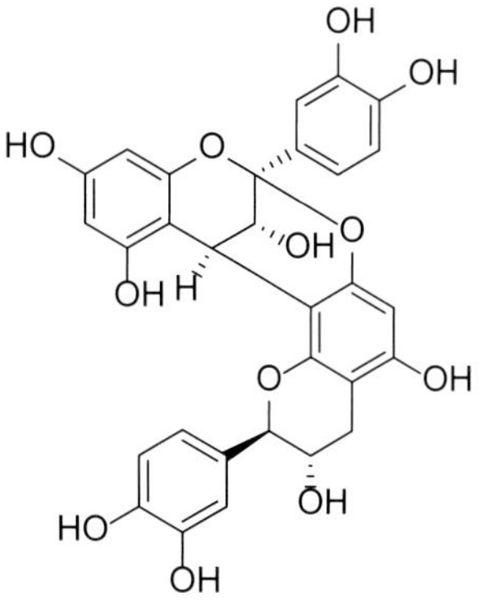　　**21**

槟榔中分离鉴定的原花青素类化合物结构式

3. 黄酮类 [3-4, 9]

除原花青素类成分，槟榔中还含有黄酮、黄酮醇、二氢黄酮、黄烷、双苯吡酮等其他黄酮类化合物，如：木犀草素（luteoline）、金圣草黄素（chrysoeriol，**22**）、5, 6, 7, 3′, 4′- 五甲氧基黄酮（5, 6, 7, 3′, 4′-pentamethoxyflavone，**23**）、eucalyptin（**24**）、槲皮素（quercetin）、异鼠李素（isorhamnetol，**25**）、甘草素（liquiritigenin，**26**）、柚皮素（naringenin，**27**）、5, 7, 4′- 三羟基 -3′, 5′- 二甲氧基二氢黄酮（dihydrotricin，**28**）、4′, 5-二羟基 -3′, 5′, 7- 三甲氧基二氢黄酮（4′, 5-dihydroxy-3′, 5′, 7-trimrthoxyflavonone）、(–) 表儿茶素 [(–)-epicatechin]、(+)- 儿茶素 [(+)-catechin] 和巴西红厚壳素（jacareubin，**29**）。

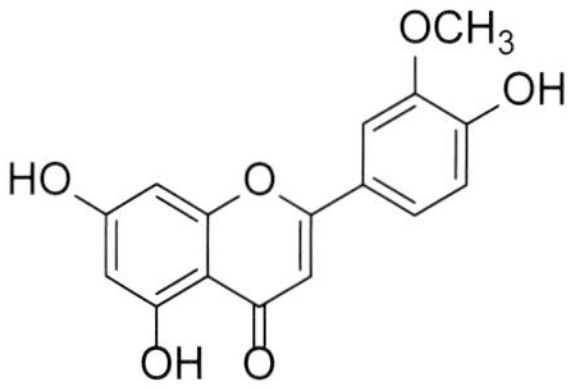

22 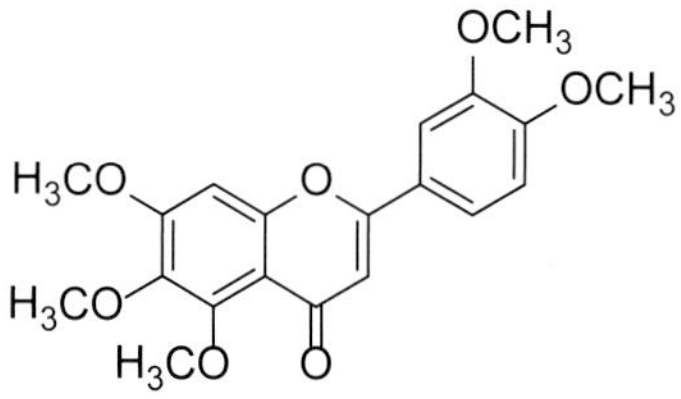　　**23** 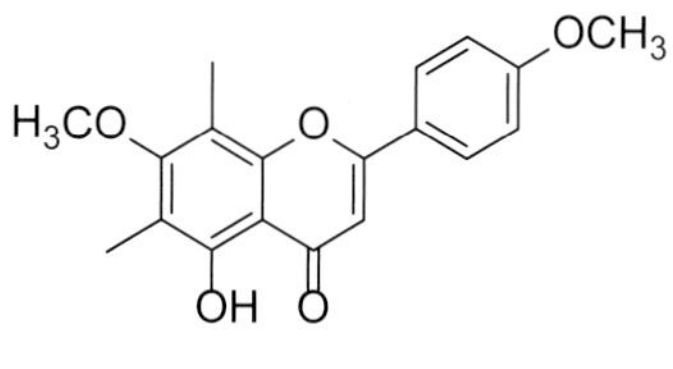　　**24**

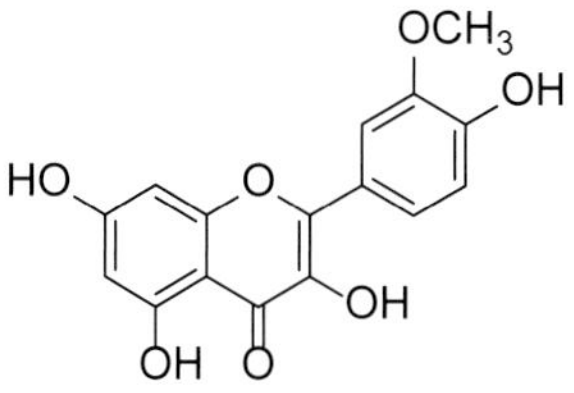

25 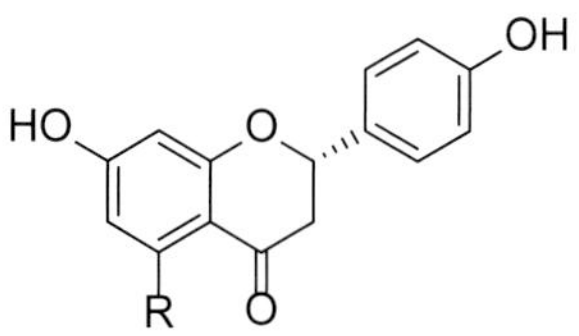　　**26** R = H　**27** R = OH　　**28**

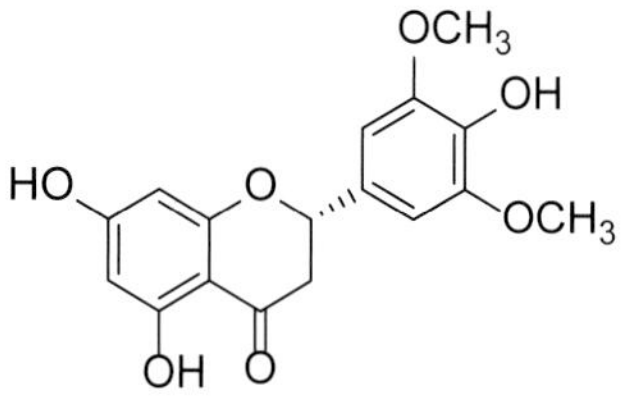

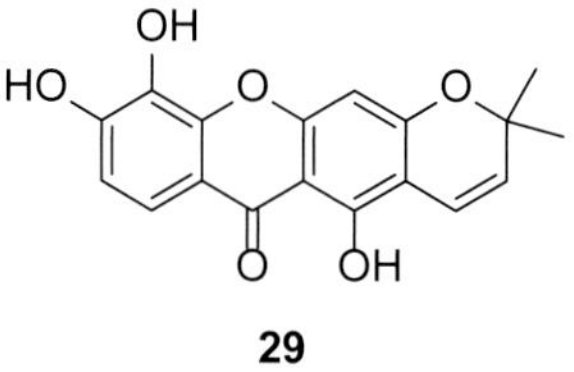

29

槟榔中分离鉴定的黄酮类化合物结构式

4. 三萜及甾醇类 [3-4, 9-10]

槟榔中还含有少量的三萜及甾醇类化合物，如：齐墩果醛（oleanoaldehyde，**30**）、环阿尔廷醇（cycloartenol，**31**）、乔木萜醇（arborinol，**32**）、乔木萜醇甲醚（arborinol methyl ether）、4, 4, 8, 14- 四 甲 基 -18- 去 甲 雄 甾 -13(17)- 烯 -3, 16- 二 酮 [4,4,8,14-tetramethyl-18-norandrost-13(17)-en-3,16-dione，**33**]、β- 谷甾醇（β-sitosterol）、豆甾 -4- 烯 -3- 酮（stigmasta-4-en-3-one）和过氧麦角甾醇（5, 8-epidioxiergosta-6, 22-dien-3β-ol）。

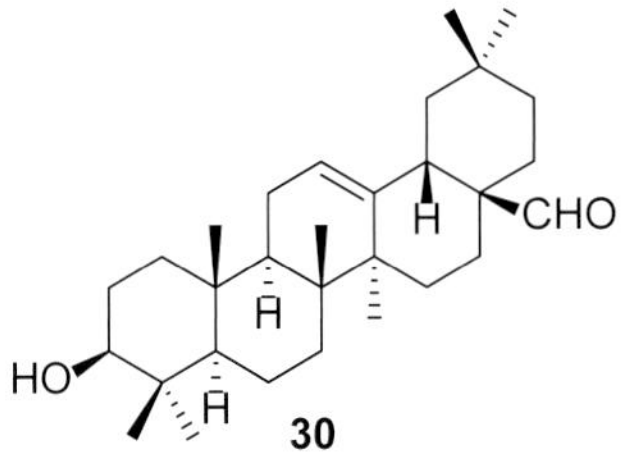

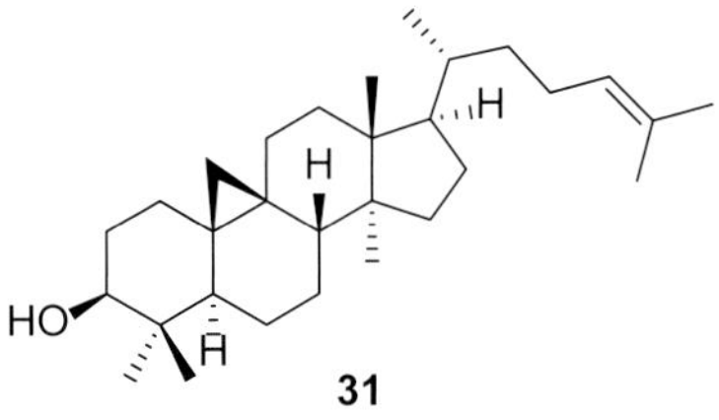

槟榔中分离鉴定的三萜及甾醇类化合物结构式

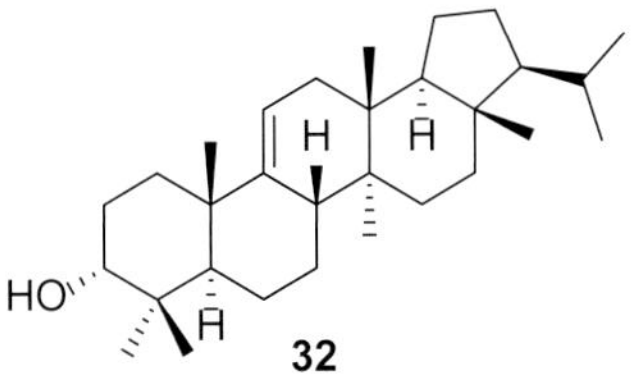

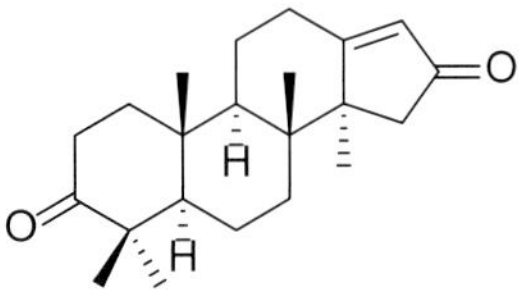

5. 其他类 [3-4, 9-10]

此外，槟榔中还含有香草酸（vanilic acid）、4-carbethoxyphenol、原儿茶酸乙酯（3, 4-dihydroxybenzoic acid ethyl ester）、de-O-methyllasiodiplodin、(+)-ozoroalide、异落松脂素（isolariciresinol）、大黄酚（chrysophanol）、大黄素甲醚（physcion）、阿魏酸（ferulic acid）和 rhapontigenin 等其他类型化合物。

【药理作用】

1. 驱虫、杀虫

槟榔能够抑制或杀灭多种寄生虫（如肝吸虫、钩虫、蠕虫、曼氏血吸虫、蛔虫、姜片虫、蛲虫、绦虫等），其主要有效成分为槟榔碱（**7**）[11-15]。

2. 神经系统活性

槟榔中的主成分槟榔碱可激活毒蕈碱型受体（M 受体）。因此，嚼食槟榔可提高胃肠平滑肌张力、增加肠蠕动、促进消化液分泌、增进食欲、促进腺体分泌、缩小瞳孔、收缩支气管、降低心率、扩张血管、降低血压 [16-18]。槟榔次碱（**8**）和去甲基槟榔次碱均可与脑部的 γ- 氨基丁酸（γ-aminobutyric acid，GABA）受体结合，阻止 GABA 对神经传递的抑制作用，令人产生愉悦的感觉 [19]。此外，槟榔碱亦可作为一类胆碱能药物来缓解老龄鼠的时间知觉损伤 [20]。

3. 消化系统活性

槟榔水煎液可促进小鼠的胃肠运动和大鼠胃底平滑肌的收缩，并可拮抗阿托品和去甲肾上腺素所产生的胃肠抑制作用，推测槟榔对胃肠运动的促进作用除与 M 受体有关外，还可能与 α- 肾上腺素受体也有关，从而产生双重调节效应，促使胃肠运动趋向正常化[21]。

4. 抑菌

采用索氏提取法提取槟榔中的有效成分，其对大肠埃希菌（*Escherichia coli*）和金黄色葡萄球菌（*Staphylococcus aureus*）均有较好的抑菌活性[22]。

5. 抗血栓

槟榔子 30% 甲醇提取物能够抑制由花生四烯酸（AA）、二磷酸腺苷（ADP）、血小板活化因子（PAF）、肾上腺素及钙离子载体所引起的血小板聚集，尤其对二磷酸腺苷及钙离子载体所引起的血小板聚集的抑制作用最为明显[23]。研究表明，氢溴酸槟榔碱能够加速溶解体外人血凝块和血小板血浆凝块，并能抗角叉菜胶所引起的小鼠尾静脉血栓的形成，具有体内、外抗血栓作用[24]。

6. 毒性

常量配伍使用槟榔饮片很少有不良反应的报道，但常嚼食槟榔会造成口腔黏膜纤维化，是导致口腔癌病变的主要原因。此外，槟榔还具有一定的生殖和神经系统毒性[12, 25-27]。

【质量标准】

目前，《中国药典》（2015 年版）已规定了槟榔药材的显微鉴别、水分检查和含量测定等检测项。

1. 高效液相指纹图谱

有文献报道以氢溴酸槟榔碱为参照物，建立了不同产地 14 批槟榔药材样品的特征 HPLC 指纹图谱，并标定了 3 个共有指纹峰。其色谱条件如下：Inertsil ODS-3 C18 色谱柱（4.6 mm×250 mm，5 μm）；流动相为甲醇 -0.15% 三乙胺水溶液（13∶87）；流速 1.0 mL/min；柱温 30 ℃；检测波长 215 nm；进样量 5 μL[28]。

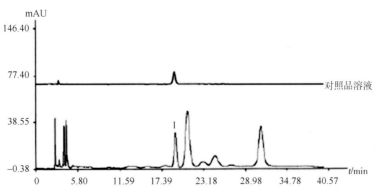

氢溴酸槟榔碱（上）及槟榔药材（下）的 HPLC 色谱图[28]

2. 含量测定方法

2.1　紫外分光光度法

以没食子酸为对照品，以 $FeCl_3$-$K_3[Fe(CN)_6]$ 为显色剂，建立了槟榔醇提物中多酚类成分的含量测定方法，检测波长为 720 nm [29]。

2.2　高效液相色谱法

《中国药典》2015 年版中以槟榔碱（**7**）为对照品，建立了测定槟榔中槟榔碱含量的 HPLC 方法。色谱条件为：SCX- 强阳离子交换树脂柱；流动相为乙腈 - 磷酸溶液（2→1000，浓氨试液调节 pH 至 3.8）（55 ∶ 45）；检测波长 215 nm。理论板数按槟榔碱峰计算应不低于 3000 [1]。

以槟榔碱（**7**）和槟榔次碱（**8**）为对照品，建立了测定槟榔中上述 2 种生物碱含量的 HPLC 方法。色谱条件为：Nucleosil SA 阳离子交换色谱柱（4.6 mm×250 mm，5 μm）；流动相为甲醇 -0.3% 磷酸水溶液（60 ∶ 40）；流速 1.0 mL/min；柱温 30 ℃；检测波长 212 nm；进样量 10 μL [30]。

参 考 文 献

[1] 国家药典委员会. 中华人民共和国药典（2015 年版，一部）[S]. 北京：中国医药科技出版社，2015：365.

[2] 贾敏如，张艺. 中国民族药辞典 [M]. 北京：中国医药科技出版社，2016：73.

[3] 杨文强. 槟榔与五倍子的化学成分研究 [D]. 暨南大学硕士学位论文，2012.

[4] 汤少男. 南药槟榔的化学成分研究 [D]. 暨南大学硕士学位论文，2017.

[5] Holdsworth DK，Jones RA，Self R. Volatile alkaloids from *Areca catechu* [J]. *Phytochemistry*，1998，48（3）：581–582.

[6] Tang SN，Zhang J，Liu D，et al. Three new areca alkaloids from the nuts of *Areca catechu* [J]. *Journal of Asian Natural Products Research*，2017，19（12）：1155–1159.

[7] Srimany A，George C，Naik HR，et al. Developmental patterning and segregation of alkaloids in areca nut（seed of *Areca catechu*）revealed by magnetic resonance and mass spectrometry imaging [J]. *Phytochemistry*，2016，125：35–42.

[8] Nonaka G，Hsu F，Nishioka I. Structures of dimeric，trimeric，and tetrameric procyanidins from *Areca catechu* L. [J]. *Journal of the Chemical Society Chemical Communications*，1981，14（15）：781–783.

[9] 杨文强，王红程，王文婧，等. 槟榔化学成分研究 [J]. 中药材，2012，35（3）：400–403.

[10] 何细新，李亚军，胡小鹏，等. 槟榔壳中三萜及蒽醌类成分的分离与结构鉴定 [J]. 中药新药与临床药理，2010，21（6）：634–636.

[11] 倪依东，王建华，王汝俊. 槟榔的药理研究进展 [J]. 中药新药与临床药理，2004，15（3）：224–226.

[12] 刘东林，王小莹，杨冰，等. 槟榔药理毒理研究进展 [J]. 中国中药杂志，2013，38（14）：2273–2275.

[13] 李韦，王定发，周璐丽，等. 槟榔驱虫作用的研究进展 [J]. 养殖与饲料，2015，（2）：6–9.

[14] 田喜凤，戴建军，董路，等. 槟榔南瓜子合剂对猪带绦虫作用的超微结构观察 [J]. 中国病原生物学杂志，2002，15（6）：363–364.

[15] Selma L，Samia L，Belgees B，et al. Screening for echinococcus granulosus in dogs：comparison between arecoline purgation，copro ELISA and copro PCR with necropsy in pre-patent infections [J]. *Veterinary Parasitology*，2014，144（3-4）：287–292.

[16] 陈洪，罗光远，陈夏雨，等. 槟榔中槟榔碱的药理研究进展 [J]. 桂林师范高等专科学校学报，2017，31（2）：116–120.

[17] 王光，胡弼. 槟榔碱的研究进展 [J]. 临床与病理杂志，2010，30（2）：171–175.

[18] Burgen ASV. The comparative activity of arecoline and arecoline *N*-metho salt [J]. *Journal of Pharmacy & Pharmacology*，1964，16（9）：638.

[19] Johnston GAR，Krogsgaard-Larsen P，Stephanson A. Betel nut constituents as inhibitors of *γ*-aminobutyric acid uptake [J]. *Nature*（*London*，*United Kingdom*），1975，258（5536）：627–628.

[20] Ono M，Minamoto Y，Shibata S，et al. Attenuating effect of arecoline and physostigmine on an impairment of mealtime-associated activity rhythm in old rats [J]. *Physiology & Behavior*，1995，57（1）：189–191.

[21] 倪依东，王建华，王汝俊. 槟榔水提液对胃肠运动的影响 [J]. 中药药理与临床，2003，19（5）：27.

[22] 黄玉林，袁腊梅，兰淑惠，等. 槟榔提取物抗菌活性的研究 [J]. 食品科技，2009，34（1）：202-204.

[23] Ghayur MN，Kazim SF，Rasheed H，et al. 槟榔子中抗血小板聚集及抑制乙酰胆碱酯酶活性的有效成分 [J]. 中西医结合学报，2011，9（6）：619-625.

[24] 唐菲，王豪，刘维俊. 氢溴酸槟榔碱抗血栓作用的研究 [J]. 中国医院药学杂志，2009，29（10）：791-793.

[25] Deng YT，Chang ZC，Yeh CC，et al. Arecoline stimulated cyr61 production in human gingival epithelial cells：inhibition by lovastatin [J]. *Oral Oncology*，2011，47（4）：256-261.

[26] Chatterjee A，Deb S. Genotoxic effect of arecoline given either by the peritoneal or oral route in murine bone marrow cells and the influence of *N*-acetylcysteine [J]. *Cancer Letter*s，1999，139（1）：23-31.

[27] Sinha A，Ramesha RA. Embryotoxicity of betel nuts in mice [J]. *Toxicology*，1985，37（3-4）：315-326.

[28] 丁野，姚蓉，龙海燕，等. 槟榔药材高效液相色谱指纹图谱研究 [J]. 药物鉴定，2011，20（19）：22-23.

[29] 周丹，刘启兵，刘月丽，等. 海南槟榔提取物中多酚和槟榔碱的含量测定 [J]. 海南医学院学报，2016，22（19）：2224-2227.

[30] 李春燕，张学敏，岳璐，等. HPLC 法测定槟榔中槟榔碱和槟榔次碱的含量 [J]. 中医药学报，2018，46（3）：21-23.

霸 王 花

【植物来源】

本品为仙人掌科（Cactaceae）量天尺属植物量天尺 *Hylocereus undatus*（Haw.）Britt. et Rose 的干燥花，又名剑花、量天尺花、霸王鞭、龙骨花。霸王花原产墨西哥至巴西诸国，现在全世界的热带及亚热带地区均有栽培，在我国主要分布于广东、广西、海南等省区，并以广东肇庆产七星剑花最为著名。夏、秋间采收净花，纵向切开，略蒸后晒干[1]。

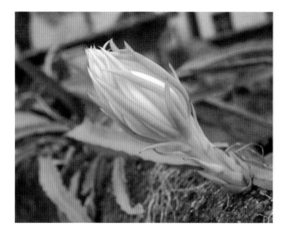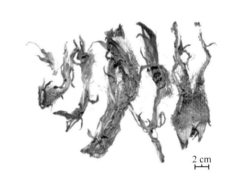

2 cm

霸王花基源植物（左）与药材（右）图片

【功能与主治】

霸王花入药始载于《岭南采药录》，其味甘，性微寒，归肺经。具清热润肺、止咳化痰、解毒消肿等功效，主治肺热咳嗽、肺痨、瘰疬、疖腮等症。岭南地区习用霸王花烹制老火靓汤，其味清香、汤甜滑，并可清心润肺、清暑解热、除痰止咳，为岭南地区著名的药食两用原料[1]。

【化学成分】

霸王花中含有黄酮及其苷类、三萜类、苯甲醇及苯乙醇苷类、有机酸类、氨基酸、甾体、多糖等多种化学成分，其中黄酮及其苷类化合物为其主要及特征性化学成分。

1. 黄酮及其苷类[2-5]

霸王花中的黄酮类化合物以黄酮醇、二氢黄酮醇及它们的糖苷类成分为主，目前已从霸王花中分离鉴定的黄酮类化合物主要有：山柰酚（kaempferol，**1**）、槲皮素（quercetin，**2**）、异鼠李素（isorhamnetin，**3**）、山柰酚 3-*O*-α-L- 阿拉伯糖苷（kaempferol 3-*O*-α-L-arabinopyranoside，**4**）、山柰酚 3-*O*-β-D- 葡萄糖苷（kaempferol 3-*O*-β-D-glucopyranoside，

5）、山奈酚 3-*O*-*β*-D- 半乳糖苷（kaempferol 3-*O*-*β*-D-galactopyranoside，**6**）、山奈酚 3-*O*-*α*-L- 鼠李糖 -(1→6)-*β*-D- 半乳糖苷 [kaempferol 3-*O*-*α*-L-rhamopyranosyl-(1→6)-*β*-D-galactopyranoside，**7**]、山奈酚 3-*O*-*α*-L- 鼠李糖 -(1→2)-*β*-D- 葡萄糖苷 [kaempferol 3-*O*-*α*-L-rhamopyranosyl-(1→2)-*β*-D-glucopyranoside，**8**]、山奈酚 3-*O*-*β*-D- 芸香糖苷（kaempferol 3-*O*-*β*-D-rutinoside，**9**）、山奈酚 7-*O*-*α*-L- 鼠李糖苷（kaempferol 7-*O*-*α*-L-rhamopyranoside，**10**）、异鼠李素 3-*O*-*β*-D- 葡萄糖苷（isorhamnetin 3-*O*-*β*-D-glucopyranoside，**11**）、异鼠李素 3-*O*-*β*-D- 半乳糖苷（isorhamnetin 3-*O*-*β*-D-galactopyranoside，**12**）、异鼠李素 3-*O*-*β*-D- 芸香糖苷（isorhamnetin 3-*O*-*β*-D-rutinoside，**13**）、异鼠李素 3-*O*-*α*-L- 鼠李糖 -（1→6）-*β*-D- 半乳糖苷 [isorhamnetin 3-*O*-*α*-L-rhamopyranosyl-(1→6)-*β*-D-galactopyranoside，**14**]、槲皮素 3-*O*-*β*-D- 芸香糖苷（quercetin 3-*O*-*β*-D-rutinoside，**15**）、槲皮素 3-*O*-*β*-D- 葡萄糖苷（quercetin 3-*O*-*β*-D-glucopyranoside，**16**）、槲皮素 3-*O*-*β*-D- 半乳糖苷（quercetin 3-*O*-*β*-D-galactopyranoside，**17**）、二氢山奈酚（dihydrokaempferol，**18**）和二氢槲皮素（dihydroquercetin，**19**）。

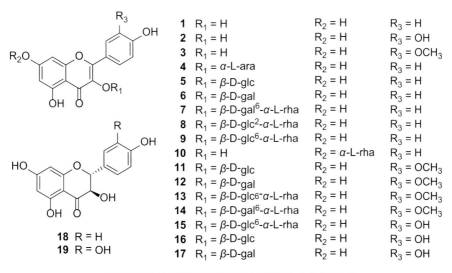

1	R_1 = H	R_2 = H	R_3 = H
2	R_1 = H	R_2 = H	R_3 = OH
3	R_1 = H	R_2 = H	R_3 = OCH$_3$
4	R_1 = α-L-ara	R_2 = H	R_3 = H
5	R_1 = β-D-glc	R_2 = H	R_3 = H
6	R_1 = β-D-gal	R_2 = H	R_3 = H
7	R_1 = β-D-gal^6-α-L-rha	R_2 = H	R_3 = H
8	R_1 = β-D-glc^2-α-L-rha	R_2 = H	R_3 = H
9	R_1 = β-D-glc^6-α-L-rha	R_2 = H	R_3 = H
10	R_1 = H	R_2 = α-L-rha	R_3 = H
11	R_1 = β-D-glc	R_2 = H	R_3 = OCH$_3$
12	R_1 = β-D-gal	R_2 = H	R_3 = OCH$_3$
13	R_1 = β-D-glc^{6-}α-L-rha	R_2 = H	R_3 = OCH$_3$
14	R_1 = β-D-gal^6-α-L-rha	R_2 = H	R_3 = OCH$_3$
15	R_1 = β-D-glc^6-α-L-rha	R_2 = H	R_3 = OH
16	R_1 = β-D-glc	R_2 = H	R_3 = OH
17	R_1 = β-D-gal	R_2 = H	R_3 = OH

18 R = H
19 R = OH

霸王花中分离鉴定的黄酮及其苷类化合物结构式

2. 三萜类 [6]

霸王花中还含有乌苏烷型及齐墩果烷型三萜类化合物，如：3*β*, 16*α*, 23- 三羟基 -urs-12- 烯 -28- 乌苏酸（3*β*,16*α*,23-trihydroxy-urs-12-en-28-oic acid，**20**）、3*β*, 6*β*, 19*α*, 22*α*- 四羟基 -12- 烯 -28- 乌苏酸（3*β*,6*β*,19*α*,22*α*-tetrahydroxy-urs-12-en-28-oic acid，**21**）、2*α*, 3*β*, 23- 四羟基 -11- 烯 -28- 乌苏酸（2*α*,3*β*,23-tetrahydroxy-urs-11-en-28-oic acid，**22**）、3*β*- 乙酰氧基 -28- 羟基齐墩果 -12- 烯（3*β*-acetoxy-28-hydroxyolean-12-ene，**23**）、3*β*, 16*α*- 二羟基齐墩果 -12- 烯（3*β*,16*α*-dihidroxyolean-12-ene，**24**）和 3*β*- 酰氧基齐墩果 -12- 烯（3*β*-acetoxy-olean-12-ene，**25**）。

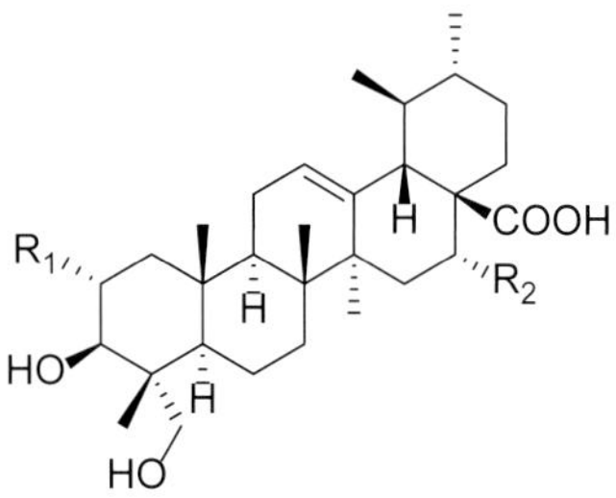

20 R_1 = H R_2 = OH
21 R_1 = OH R_2 = H

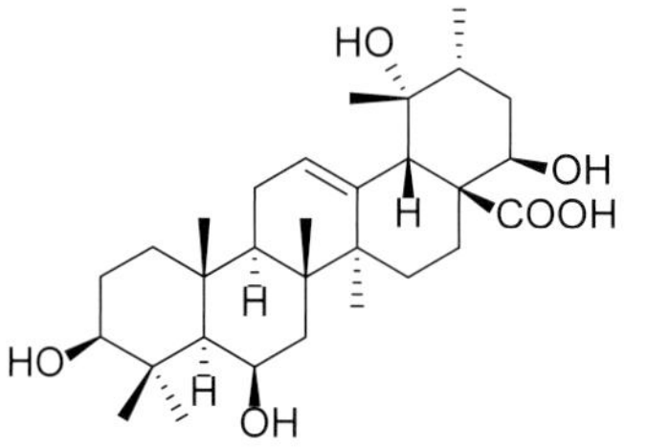

22

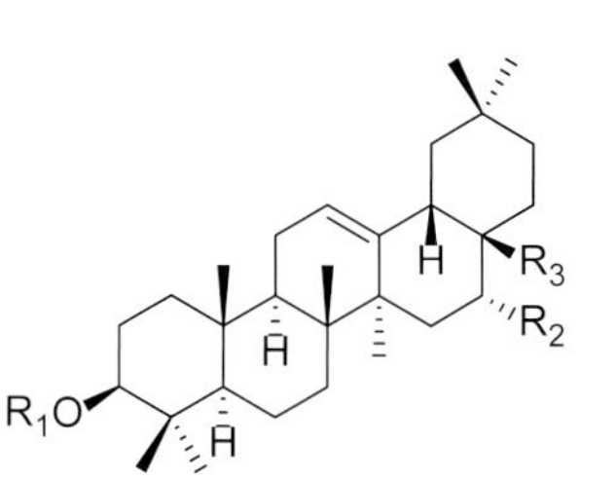

23 R_1 = Ac R_2 = H R_3 = CH_2OH
24 R_1 = H R_2 = OH R_3 = CH_3
25 R_1 = Ac R_2 = H R_3 = CH_3

霸王花中分离鉴定的三萜类化合物结构式

3. 苯甲醇和苯乙醇苷类[3, 5]

苯甲醇和苯乙醇苷类化合物为霸王花中所含有的另一类特征性成分，目前已报道的主要有: benzyl-*β*-D-glucopyranoside（**26**）、霸王花苷 A（undatuside A, **27**）、霸王花苷 B（undatuside B，**28**）、苯乙基 -*β*-D- 吡喃葡萄糖苷（phenethyl-*β*-D-glucopyranoside，**29**）和霸王花苷 C（undatuside C，**30**）。

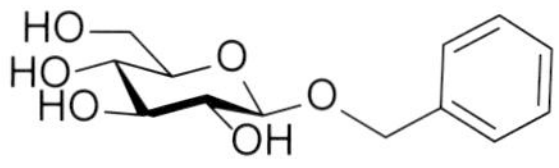

26

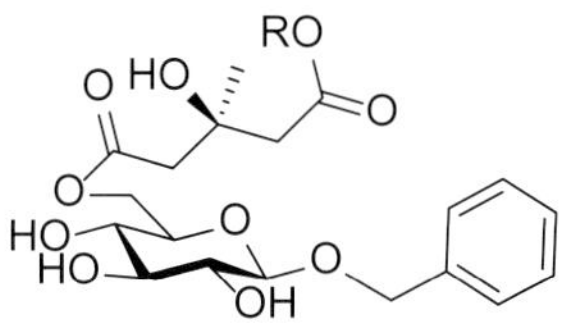

27 R = H
28 R = CH_3

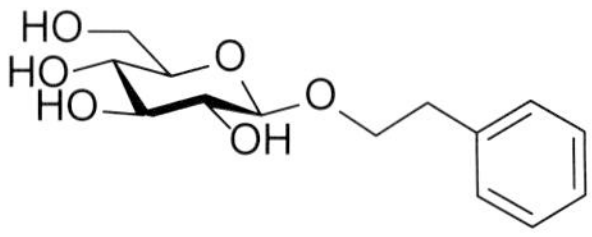

29

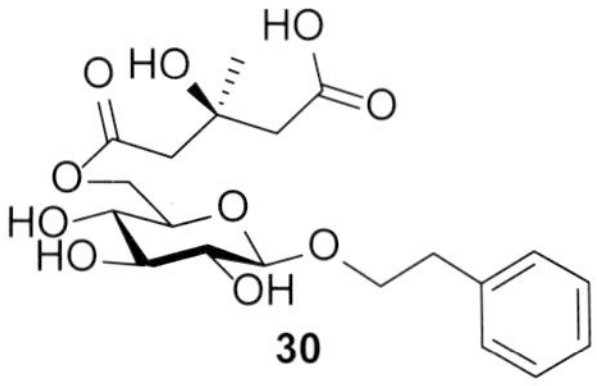

30

霸王花中分离鉴定的苯甲醇和苯乙醇苷类化合物结构式

4. 其他类[3–7]

此外，霸王花中还含有二十四烷酸、二十五烷酸、三十二烷酸、3, 4- 二甲氧基肉桂酸（3, 4-dimethoxy cinnamic acid）、阿魏酸（*trans*-ferulic acid）、(*R*)-(–)-citramalic acid、(*R*)-(–)-citramalic acid 1-methyl ester、(*R*)-(–)-citramalic acid 4-methyl ester、(10*E*, 12*E*)-14- 羟基 -9- 羰基 -10, 12- 十八碳二烯酸、二十三烷酸 *α*- 单甘油酯、邻苯二甲酸二丁酯和 1- 癸基 -2- 丁基邻苯二甲酸酯等脂肪酸及其酯类化合物，以及 L- 焦谷氨酸（L-pyroglutamic acid）、焦谷氨酸甲酯（methyl L-pyroglutamate）、焦谷氨酸乙酯（ethyl L-pyroglutamate）、*β*- 谷甾醇（*β*-sitosterol）、胡萝卜苷（daucosterol）和 (1→4)-*β*-D- 半乳聚糖（HUP0）等其他类型化合物。

【药理作用】

1. 抗氧化

采用 1, 1- 二苯基 -2- 三硝基苯肼（DPPH）自由基清除、2, 2′- 联氮 - 二（3- 乙基 - 苯并噻唑 -6- 磺酸）二铵盐（ABTS）自由基清除和铁离子还原能力等 3 种模型，对霸王花的体外抗氧化活性进行了研究。结果表明，霸王花乙醇提取物、丙酮提取物和乙酸乙酯提取物均表现出一定的抗氧化能力，其中乙酸乙酯提取物的抗氧化能力最强[8]。霸王花多糖对 Fenton 体系产生的羟自由基有清除作用，清除率为 50% 时所需霸王花多糖的质量浓度为 6.4 mg/mL [9]。另有研究表明，白玉火龙果花和红心火龙果花两种来源的霸王花多糖的总抗氧化能力分别为 288.22 ～ 374.97 U/g 和 272.93 ～ 318.79 U/g，其清除羟自由基能力分别为 5744.90 U/mL 和 5700.12 U/mL [10]。霸王花不同部位的多糖的抗氧化能力强弱顺序为：花柱＞花萼＞花瓣＞花蕊[11]。此外，分别采用 DPPH 法、水杨酸法、ABTS 法、邻苯三酚自氧化法和普鲁士蓝法测定霸王花中多酚类化合物的抗氧化能力，发现其抗氧化活性的总体趋势与阳性对照 BHT（2, 6- 二叔丁基对甲酚）相同[12]；而黄酮类化合物对 DPPH 的清除能力与特丁基对苯二酚（TBHQ）相当，清除羟自由基的 IC_{50} 值为 0.57 mg/mL，清除超氧阴离子的 IC_{50} 值为 1.41 mg/mL，抑制脂质过氧化的 IC_{50} 值为 1.80 mg/mL，表明霸王花中黄酮类化合物亦具有较强的抗氧化活性[13]。

2. 抗炎

研究表明，霸王花 70% 乙醇提取物对脂多糖（LPS）诱导 RAW 264.7 细胞产生一氧化氮（NO）有较强的抑制作用，且与浓度呈正相关，具有剂量依赖性，其 IC_{50} 值为 13.94 μg/mL，表明该提取物具有较好的抗炎活性[14]。

3. 抗菌

霸王花的乙酸乙酯提取物对金黄色葡萄球菌 ATCC25923、大肠埃希菌 ATCC35218、铜绿假单胞菌 ATCC27853 和伤寒杆菌 ATCC10231 均具有一定的抑菌作用，对伤寒杆菌的抗菌效果尤其明显，其最低抑菌浓度为 12.5 mg /mL [8]。

【质量标准】

1. 高效液相指纹图谱

以黄酮苷类化合物异鼠李素 3-*O*-α-L- 鼠李糖 -(1→6)-*β*-D- 半乳糖苷（**14**）为参照物，建立了 10 批广东肇庆产霸王花药材的 HPLC 指纹图谱，确定了 18 个共有峰，并利用化学对照品对其中的 10 个共有峰进行了化学指认。色谱条件为：Phonemenex Luna PFP 色谱柱（4.6 mm×250 mm，5 μm）；乙腈 - 甲醇 -0.2% 甲酸水溶液梯度洗脱；流速 1.0 mL/min；检测波长 360 nm；柱温 35 ℃ [5, 15]。

2. 含量测定方法

2.1　紫外分光光度法

以芦丁为标准品，建立了霸王花中总黄酮的 UV 含量测定方法，检测波长为 417 nm [16]。

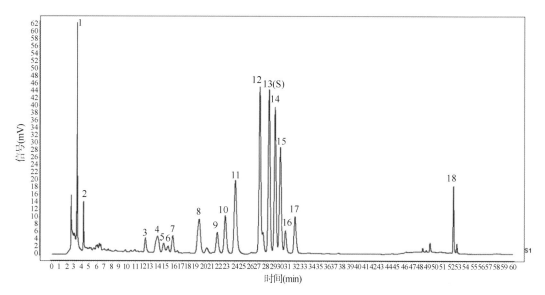

霸王花药材的 HPLC 对照指纹图谱（共有模式）[5]

以齐墩果酸为对照品，采用香草醛 - 高氯酸比色法，建立了霸王花中总皂苷的 UV 含量测定方法，检测波长为 540 nm [17]。

2.2　高效液相色谱法

以山奈酚 3-*O*-α-L- 鼠李糖 -(1→6)-β-D- 半乳糖苷（**7**）、山奈酚 3-*O*-β-D- 芸香糖苷（**9**）、异鼠李素 3-*O*-α-L- 鼠李糖 -(1→6)-β-D- 半乳糖苷（**14**）、异鼠李素 3-*O*-β-D- 芸香糖苷（**13**）、山奈酚 3-*O*-β-D- 葡萄糖苷（**5**）和异鼠李素 3-*O*-β-D- 葡萄糖苷（**11**）为对照品，建立了同时测定霸王花中上述 6 种黄酮苷类化合物含量的 RP-HPLC 方法。色谱条件为：ZORBAX SB-C8 色谱柱（2.1 mm×100 mm，1.8 μm）；乙腈 -0.1% 三氟乙酸水溶液为流动相梯度洗脱；流速 0.2 mL/min；检测波长 254 nm；柱温 25 ℃ [18]。

参 考 文 献

[1] 国家中医药管理局《中华本草》编委会 . 中华本草（Vol Ⅷ）[M]. 上海：上海科学技术出版社，2004：865.

[2] 易衍，巫鑫，王英，等 . 霸王花黄酮类成分研究 [J]. 中药材，2011，34（5）：712–716.

[3] Wu X，Wang Y，Huang XJ，et al. Three new glycosides from *Hylocereus undatus* [J]. *Journal of Asian Natural Products Research*，2011，13（8）：728–733.

[4] 黄翠萍 . 火龙果花的化学成分研究及黄酮、三萜和木脂素类化合物的质谱解释 [D]. 广西师范大学硕士学位论文，2007.

[5] 巫鑫 . 木豆叶和霸王花的化学成分研究 [D]. 中国药科大学博士学位论文，2011.

[6] Rosa MPG，Susana GEA. Ursane derivatives isolated from leaves of *Hylocereus undatus* inhibit glycation at multiple stages [J]. *Chinese Journal of Natural Medicines*，2018，16（11）：856–865.

[7] 何慕雪，孟凡成，王春明，等 . 1 种水溶性霸王花多糖的分离纯化及结构鉴定 [J]. 食品科学，2017，38（18）：106–112.

[8] 李本杰，黄茂春，廖艳芳，等 . 霸王花提取物抗氧化和抗菌活性研究 [J]. 食品工业科技，2014，7：80–82，86.

[9] 胡位荣，孙茹，李昭露，等 . 霸王花水溶性多糖提取工艺及其对羟自由基的清除作用 [J]. 食品科学，2013，34（14）：104–107.

[10] 高慧颖，王琦，黄贤贵，等 . 火龙果花多糖的超声波提取及体外抗氧化研究 [J]. 福建农业学报，2015，30（7）：1119–1202.

[11] 高慧颖，王琦，黄贤贵，等 . 火龙果花不同部位多糖的测定及其体外抗氧化活性 [J]. 福建农业学报，2015，30（7）：

944–947.

[12] 李国胜，张伟敏 . 火龙果花中多酚类化合物抗氧化活性研究 [J]. 热带农业科学，2016，36（2）：5–10.

[13] 李国胜，姚秋桂，张伟敏 . 火龙果花中黄酮类化合物抗氧化活性研究 [J]. 北方园艺，2016，2：121–125.

[14] 张艳军，廖日权，郑云云，等 . 火龙果花的体外抗氧化物提取工艺及其抗炎活性研究 [J]. 食品工业科技，2018，39（18）：137–142.

[15] 巫鑫，王英，范春林，等 . 霸王花药材 HPLC 指纹图谱研究 [J]. 药物分析杂志，2012，32（3）：400–405.

[16] 罗小艳，郭璇华 . 紫外 - 可见分光光度法测定火龙果花中总黄酮的含量 [J]. 食品研究与开发，2014，35（23）：108–111.

[17] 刘玉娜，李熙灿 . 比色法测定剑花总皂苷含量的研究 [J]. 科技创新导报，2010，11：5–6.

[18] Yi Y，Zhang QW，Li SL，et al. Simultaneous quantification of major flavonoids in "*Bawanghua*"，the edible flowers of *Hylocereus undatus* using pressurised liquid extraction and high performance liquid chromatography [J]. *Food Chemistry*，2012，135（2）：528–533.

拉丁名索引